Basis wissen Allgemeinmedizin

Bernhard Riedl · Wolfgang Peter

Basiswissen Allgemeinmedizin

2., völlig überarbeitete Auflage

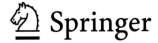

Bernhard Riedl
Facharztpraxis für Allgemeinmedizin
Wenzenbach, Deutschland

Wolfgang Peter
Facharztpraxis für Allgemeinmedizin
Zeitlarn, Deutschland

ISBN 978-3-662-60323-9   ISBN 978-3-662-60324-6   (eBook)
https://doi.org/10.1007/978-3-662-60324-6

Die Deutsche Nationalbibliothek verzeichnet diese Publikation in der Deutschen Nationalbibliografie;
detaillierte bibliografische Daten sind im Internet über ▶ http://dnb.d-nb.de abrufbar.

Planung/Lektorat: Katrin Lenhart
Springer ist ein Imprint der eingetragenen Gesellschaft Springer-Verlag GmbH, DE und ist ein Teil von
Springer Nature.
Die Anschrift der Gesellschaft ist: Heidelberger Platz 3, 14197 Berlin, Germany

Der Allgemeinarzt ist ein Spezialist sui generis

- für das Unausgelesene an der ersten ärztlichen Linie,
- für das Uncharakteristische und Unscharfe,
- für das Bedrohende und abwendbar Gefährliche ebenso wie
- für den angemessenen Umgang mit dem unabwendbar Gefährlichen; eines Spezialisten, der
- um die Falle der Banalität weiß, der
- die Handlungszwänge zum abwartenden Offenlassen engmaschig, kritisch und in geteilter Verantwortung mit dem Patienten überprüft,
- dessen fachsprachliche Ausdrucksformen sich realistisch (und damit seriös!) der Begrenztheit seiner Versorgungsmöglichkeit anpassen; eines Spezialisten,
- dem der Patient zutraut, dass er 90 % aller an ihn herangetragenen Beratungs- und Versorgungsprobleme im eigenen Bereich – selbstverständlich, wo immer es erforderlich ist, in gezielter Zusammenarbeit mit anderen Spezialisten – löst; letztlich eines Spezialisten in diesem neuen Sinn der qualifizierten Zuständigkeit,
- dessen Handlungsalgorithmus sich stets an der Frage orientiert:

Was ist das Optimum an Maßnahmen
- für diesen Patienten
- mit diesem Problem
- zum jetzigen Zeitpunkt und in Zukunft?

Prof. Dr. Frank Mader 2012

Wenn Sie sich diese Sätze verinnerlichen, dann ist Ihnen bewusst, was das Wesen hausärztlichen Arbeitens ist und mit welchen Problemen sich der Hausarzt besonders auseinandersetzen muss.

B. Riedl und W. Peter

Geleitwort

„Noch ein Lehrbuch für Allgemeinmedizin?" möchte sich der geneigte Leser fragen, wenn er den „Riedl/Peter" in die Hand nimmt. Mittlerweile gibt es nämlich erfreulicherweise eine ganze Fülle von Lehrbüchern, was einerseits auf die zunehmende akademische Aktivität, andererseits aber auch auf die steigende gesundheitspolitische Bedeutung des Fachs Allgemeinmedizin hinweist. Dieses neue Lehrbuch ist aber ein ganz besonderes: die hausärztlichen Beratungsanlässe bzw. -ursachen werden so abgearbeitet, wie sie von den Patienten tatsächlich in der Hausarztpraxis präsentiert werden. Durch diesen problemorientierten Zugang wird das Lernen für die Studierenden praxisnah und handlungsorientiert – und damit sehr abwechslungsreich und realitätsnah zu lesen. Dabei wird ein so breites Spektrum an Beratungsursachen angeboten, dass das Lehrbuch auch als schnelles Nachschlagewerk dienen kann.

Besonders innovativ und erfreulich ist das breite Oeuvre, das dem Leser geboten wird: Gut verständlich wird aufbereitet, welche Stellung und Funktion der Hausarzt bzw. die Hausärztin in Deutschland hat; und das Kapitel „Hausärztliche Praxisführung" bereitet auf die Praxisgründung vor. Im abschließenden Kapitel „Prüfungsteil" wird ein „Rund-um-Service" für die Studierenden geboten, indem auf das Staatsexamen vorbereitet wird. Das hat es bisher noch nicht gegeben und wird den Studierenden von großem Nutzen sein – und gleichzeitig vielleicht auch Motivation, sich noch stärker auf das Fach Allgemeinmedizin einzulassen und sich später in eigener Praxis niederzulassen.

Alles zusammen also ein ganz neuartiges Buch, dem eine große Leserschaft zu wünschen ist, da es auf gut verständliche Weise das gesamte Spektrum der Allgemeinmedizin abdeckt – vom individuellen Patienten bis hin zur gesundheitssystembezogenen Bedeutung. Ich könnte mir vorstellen, dass nicht nur Studierende, sondern auch Ärztinnen und Ärzte in Weiterbildung von dem Buch profitieren könnten. Man merkt jeder Zeile an, dass es von echten Praktikern geschrieben ist – und mit Dr. Bernhard Riedl auch von einem Medizindidaktiker, der als Lehrbeauftragter des Instituts für Allgemeinmedizin am Klinikum rechts der Isar/TU München seit vielen Jahren auf eine reiche Lehrexpertise zurückgreifen kann. Ich habe das Buch mit viel Freude und Gewinn gelesen – das wünsche ich Ihnen auch!

Prof. Dr. med. Antonius Schneider
Direktor des Instituts für Allgemeinmedizin, Technische Universität München (TUM)
Juli 2017

Vorwort zur 2. Auflage

Bereits nach 3 Jahren sahen wir es als notwendig an, das Basiswissen Allgemeinmedizin in einer neuen Auflage herauszubringen. Gerade die Ereignisse in diesem Jahr zeigen uns sehr deutlich auf, wie schnell sich die Anforderungen an die hausärztlich tätigen Ärztinnen und Ärzte verändern können. Nicht nur die veränderten Bedingungen, die durch die rasche Ausbreitung des Coronavirus auf die Praxen zukamen, sondern auch der immer rascher voranschreitende medizinische Fortschritt machen ein ständiges Aktualisieren des bekannten Wissens erforderlich.

Wir haben das Buch völlig überarbeitet, aktualisiert und vielfach ergänzt. Dazu haben wir auch einige neue Kapitel hinzugefügt. So finden Sie in diesem Buch neu die Abschnitte Gewichtsprobleme, Mundgeruch, übermäßiges Schwitzen, Haarausfall, Erkrankungen der Gallenwege sowie Schock und natürlich die Fakten zur Coronainfektion.

Bewusst haben wir an der Grundstruktur unseres Buches, die wir im Vorwort zur ersten Auflage erläutert haben, nichts geändert. Wir sehen die Darstellung des hausärztlichen Umgangs mit den einzelnen Beratungsursachen verbunden mit den wesentlichen Fakten als sehr gut geeignet an, dass Sie sich als angehende Ärztinnen und Ärzte in Ihrem Alltag in Blockpraktikum, PJ und Weiterbildung im Umgang mit dem einzelnen Fall problemorientiert zurechtfinden können. Dies wird umso bedeutungsvoller, da die Allgemeinmedizin in der Ausbildung einen berechtigt höheren Stellenwert bekommt.

Ziel des Buchs soll auch sein, dass Sie sich gut auf Ihre jeweiligen Prüfungen in der Allgemeinmedizin vorbereiten können, und so haben wir auch 2 neue Fälle im Prüfungsteil hinzugefügt.

Wir als erfahrene Hausärzte und Väter von zwei Ärzten in Weiterbildung wissen sehr wohl, wie schwer es für Sie heute gerade in der Allgemeinmedizin ist, sich in der immer mehr entwickelnden Komplexität der Anforderungen zurechtzufinden und so wünschen wir Ihnen, dass unser Buch in seiner 2. Auflage einen Beitrag leisten kann, dass Sie sich in Ihrer Ausbildung sicherer fühlen können.

Vielleicht schaffen wir es ja sogar, Sie für unser so schönes Fach ein wenig zu begeistern!

■ **Zum Gebrauch des Buches**

Dieses Buch hat zwei wesentliche Aufgaben. Zum einen soll es Studenten in Blockpraktikum und PJ sowie auch Ärzten in Weiterbildung den hausärztlichen Umgang mit allen wesentlichen Beratungsursachen und -ergebnissen darstellen. Zum anderen soll es der Vorbereitung zu den Staatsexamina und hier insbesondere zum dritten, mündlichen Staatsexamen dienen.

Der Umgang mit allen dargestellten Beratungsursachen und -ergebnissen ist jeweils strukturiert nach dem Schema:

- hausärztliche Relevanz (hier Wertung der Häufigkeit mit °, * – *****, ▶ Kap. 1)
- zu bedenkende abwendbar gefährliche Verläufe
- Ursachen
- Anamnese
- klinischer Befund

- Diagnostik
- hausärztliche Beratungs- und Behandlungsinhalte
- hausärztliche Verlaufskontrollen
- Zusammenarbeit mit Spezialisten
- relevante Leitlinie

dargestellt.

Sofern es eine verfügbare relevante Leitlinie gibt, ist diese angegeben, hierbei sind insbesondere die praxisrelevanten, häufig von einem Symptom ausgehenden DEGAM-Leitlinien sowie die Nationalen Versorgungsleitlinien, an denen die DEGAM meistens beteiligt ist, besonders berücksichtigt (Stand: Juli 2020).

Kapitel mit besonderer Bedeutung sind jeweils von einer Fallbeschreibung „eingeklammert", dies soll die Möglichkeit geben, anhand des Falles jedes Kapitel strukturiert durchzugehen und sozusagen den Examensablauf üben zu können.

Bei den Kapiteln Der Kleine Patient (Pädiatrie), Der Alte Patient (Geriatrie), Der Patient am Ende des Lebens (Palliativmedizin) sowie Prävention mussten wir von der oben beschriebenen Binnenstruktur abweichen, da es sich hier um Lebenssituationen der Patienten handelt und nicht um einzelne, isolierte Beratungsursachen. Für die einzelnen in der jeweiligen Lebenssituation auftretenden besonderen Beratungsursachen wurde jedoch die Struktur erhalten.

Die Kapitel Der Hausarzt im Netz der Versorgung sowie hausärztliche Praxisführung mögen dem Studenten sowie dem Arzt in Weiterbildung helfen, den Praxisablauf und die damit verbundenen Erfordernisse besser zu verstehen und gerade mit diesen, oft nie gelehrten Aspekten besser umgehen zu können.

Bei der Erstellung des Buches war es unser größtes Anliegen, uns am aktuellen Stand der wissenschaftlichen Erkenntnis der Medizin, natürlich im Besonderen der Allgemeinmedizin, zu orientieren. Uns ist bewusst, dass wir dieses Anliegen nicht hundertprozentig umsetzen können. Aus diesem Bewusstsein heraus würden wir uns sehr freuen über jede kritische Anmerkung oder Verbesserungsvorschläge. Letztendlich dienen diese denen, für die wir dieses Buch geschrieben haben: den Studierenden auf ihrem Weg, gute Ärztinnen und Ärzte oder noch besser Hausärztinnen und Hausärzte zu werden.

Aus Gründen der besseren Lesbarkeit verwenden wir in diesem Buch überwiegend das generische Maskulinum. Dies impliziert immer beide Formen, schließt also selbstverständlich die weibliche Form mit ein.

In diesem Anliegen wünschen wir allen, die dieses Buch zur Vorbereitung auf ihre Prüfung oder in den verschiedensten praktischen Tätigkeiten verwenden, dass es dem Ziel, sie dabei zu unterstützen, gerecht werden kann.

B. Riedl
W. Peter
Zeitlarn Wenzenbach
September 2020

Vorwort zur ersten Auflage

Mit dem vorliegenden Werk „Basiswissen Allgemeinmedizin" möchten wir Ihnen eine Hilfe und Unterstützung zur Verfügung stellen, in erster Linie zur Vorbereitung auf die beiden Staatsexamina, insbesondere den mündlichen 3. Teil. Aber auch der Studentin, dem Studenten im Blockpraktikum oder PJ soll es Unterstützung sein, indem es strukturiert darstellt, wie der Allgemeinarzt mit den wichtigsten Beratungsproblemen in der Praxis vom ersten Kontakt mit dem Patienten an bis zur Therapie des Gesundheitsproblems umgeht und welche „Fallstricke" sie/er dabei bedenken muss. Für die angehende Fachärztin/den angehenden Facharzt möge es als kurzes Nachschlagewerk für die wichtigsten Fälle eine schnelle Hilfe sein.

Das Buch basiert auf der berufstheoretischen, wissenschaftlichen Basis, die von Robert N. Braun begründet wurde. Es orientiert sich bewusst an den Fälleverteilungsstatistiken, die erstmals von Braun veröffentlicht wurden, und in der Folge von Landolt-Theus, Danninger sowie Fink und Haidinger bestätigt wurden. Das hausärztliche Vorgehen wird für alle regelmäßig häufig vorkommenden Beratungsergebnisse strukturiert dargestellt, wobei die häufigsten von Fallberichten ergänzt werden.

Besonders berücksichtigt ist der Umgang mit Menschen in bestimmten Lebensphasen (Kinder, alte Menschen, Patienten in der Palliativsituation). Einen weiteren Schwerpunkt legten wir auf die Darstellung der Zusammenarbeit mit den verschiedenen Fachdisziplinen im Netzwerk der Patientenversorgung sowie die Praxisführung, denn ein Allgemeinarzt wird seine Tätigkeit in aller Regel in einer Praxis selbstständig oder als angestellter Arzt ausführen.

B. Riedl
W. Peter
Zeitlarn Wenzenbach
Juli 2017

Danksagung

Ein Buch kann nie alleine durch die Arbeit des/der Autor/-en entstehen, es braucht viele Menschen, die zu seinem Entstehen beitragen. Bei diesen Menschen möchten wir uns bedanken.

Beim Springer Verlag:

- Herrn Hinrich Küster für den Anstoß zum Projekt und für das entgegengebrachte Vertrauen in sein Gelingen
- bei Frau Corinna Pracht (1. Auflage) und ihrer Nachfolgerinnen Frau Dr. Anja Goepfrich (1. Auflage) sowie Frau Christina Ströhla für die Umsetzung und die Anfangsbetreuung des Projekts
- bei Frau Rose-Marie Doyon für das Projektmanagement und den überaus großen persönlichen Einsatz
- bei Frau Renate Scheddin für die Projektbegleitung
- bei Frau Barbara Karg (1. Auflage) für die Projektkoordination
- bei Frau Dr. Martina Kahl-Scholz für ihr äußerst kompetentes Lektorat
- bei Frau Ellen Blasig für die Projektkoordination und Ihren großen Einsatz in der Umsetzung

Darüber hinaus gilt unser Dank:

- Herrn Prof. Dr. Antonius Schneider für das Geleitwort
- unseren Kollegen für die vielen wertvollen Tipps und Anregungen, besonders bei der Praxispartnerin in der Praxis Dr. Peter: Frau Dr. Maria Karl sowie den Weiterbildungsassistenten in der Praxis Dr. Riedl: Dr. Helmut Bedö und Dr. Maria Scheid
- Besonders bedanken wollen wir uns bei unseren fachkundigen Familienmitgliedern Frau Dr. Gabriele Peter, der Ärztin in Weiterbildung Fiona Peter und dem Arzt in Weiterbildung Dr. Benedikt Riedl.
- Ebenso danken wir Herrn Prof. Dr. Frank Mader und Herrn Dr. Torben Brückner für die zahlreichen, sehr hilfreichen Tipps und fachlichen Hinweise.
- Danken möchten wir auch allen hier nicht persönlich genannten Menschen, die mit kleinen Anregungen, aber auch in Medien auf zu korrigierende Teilaspekte aufmerksam gemacht haben
- Nicht zuletzt, aber umso mehr möchten wir allen lieben Menschen danken, die während der Entstehung dieses Buches uns überaus viel wertvolle Zeit geschenkt haben, aber genauso viel auf gemeinsame Zeit verzichtet haben. Dies gilt natürlich vor allem unseren Partnern und Kindern.

Riedl/Peter: Basiswissen Allgemeinmedizin

Riedl/Peter: Basiswissen Allgemeinmedizin

Einleitung:
Worum geht es in diesem Kapitel?

Einen großen Anteil der hausärztlichen Tätigkeit nimmt die Betreuung chronisch kranker Patienten ein. Als chronisch krank gelten Patienten, die aufgrund ihrer Gesundheitsstörung einer dauerhaften Behandlung, dies oft sein ganzes Leben lang, bedürfen. Die chronische Erkrankung kann dabei lebensbedrohlich (z. B. bösartige Erkrankung, schwere Herzinsuffizienz), stark einschränkend im Alltag aber nicht lebensbedrohlich (z. B. insulinpflichtiger Diabetes mellitus, Erkrankungen des rheumatischen Formenkreises) oder auch fast symptomlos (arterielle Hypertonie) bis asymptomatisch (Hypercholesterinämie) sein. In diesem Kapitel wird der hausärztliche Umgang mit den wesentlichen chronischen Erkrankungen (z. B. Diabetes mellitus, Hypertonie, Herzinsuffizienz u. v. m.) dargestellt.

4.1 Hoher Blutdruck (Hypertonie)

Klinische Binnenstruktur: Für eine übersichtliche Beschreibung der Krankheitsbilder

- Anamnese

Die Patienten suchen die Praxis häufig wegen zufällig gemessener hoher Blutdruckwerte auf. Oft geben sie keine Beschwerden an, gelegentlich aber Kopfschmerzen, Müdigkeit und Schwindel.

- Klinischer Befund

Patienten weisen einen bestimmten Blutdruckwert auf. Weitere klinische Befunde richten sich nach dem Vorliegen von Begleiterkrankungen (z. B. Herzinsuffizienzzeichen).

Merke:
Das Wichtigste auf den Punkt gebracht

❯ Eine Hypotonie verursacht häufig mehr Symptome, ist aber meist ungefährlich. Hypertonie hingegen verläuft nicht selten stumm, kann aber schwerwiegende Folgen für den Gesamtorganismus haben.

Fallbeispiel

Herr K. I., Büroangestellter, 61 Jahre, stellt sich in der Praxis vor, er möchte gerne seinen Blutdruck abgeklärt haben: »Vorgestern beim Betriebsarzt wurde ein Wert von 170 zu 100 gemessen, ist das gefährlich und was muss ich tun?«

- Diagnostik
- Die Abklärung von festgestellten erhöhten Blutdruckwerten soll die Diagnose bestätigen, im Falle einer sekundären Hypertonie die Ursache finden und weiter das kardiovaskuläre Risiko einschätzen. Bereits vorliegende Folgeschäden der Hypertonie und Begleiterkrankungen sollen aufgedeckt werden.

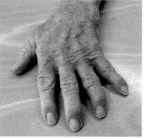

☐ **Abb. 4.7** 82-jährige Patientin mit jahrelanger Rheumaanamnese, typische Ulnarabweichung der Fingergrundgelenke – erschwerend kommt bei dieser Patientin hinzu, dass sie an dem rechten Arm amputiert ist

☐ **Tab. 4.1** Diagnosekriterien für Diabetes mellitus

	Hba1c	NPG	oGTT NPG/2h
Diabetes	>/= 6,5 mg% (</=48 mmol/mol) → **Therapie**	>/= 125 mg/dl (7,0 mmol/l) → **Therapie**	2 h >/=200 mg/dl (11,1 mmol/l) → **Therapie**
	>5,7 mg% <6,5 mg% → oGGT	>100 mg/dl<125 mg/dl → oGGT	NPG 100–125 mg/dl und/oder 2 h 140–199 mg/dl → Beratung und Kontrolle
Kein Diabetes	<5,7 mg% (<39 mmol/mol)	<100 mg/dl (5,6 mmol/l)	NPG < 100 mg/dl (5,6 mmol/l) und 2h < 140 mg/dl (7,8 mmol/l)

Fallbeispiel:
Stellen einen anschaulichen Bezug zur Praxis her

Übungsfragen am Kapitelende:
Fragen zur Selbstkontrolle. Auflösung
in der Sektion Prüfungsteil

Übungsfragen

1. Warum sind die Detektion des erhöhten Blutdrucks und die darauffolgende Behandlung so wichtig? Nennen Sie die Inhalte der Beratung zur Lebensstiländerung bei Hypertonie. Nennen Sie die wichtigsten Medikamente (erste Wahl) zur Hypertonietherapie. Gibt es eine Hierarchie zu deren Einsatz?

2. Nennen Sie die NYHA-Stadien der Herzinsuffizienz. Welche Medikamente zur Behandlung der Herzinsuffizienz sind Prognose verbessernd? Welche Bedeutung hat eine gute Aufklärung von Patienten mit Herzinsuffizienz über ihr Krankheitsbild?

3. Nennen Sie verschiedene mögliche Grunderkrankungen, die für Herzrhythmusstörungen verantwortlich sein können. Nennen Sie die Kriterien, die bei der Beurteilung zur Einleitung einer Antikoagulation bei Vorhofflimmern einbezogen werden.

Lösungen ► Kap. 16

Prüfungsteil

MC-Fragen und -Antworten

14.1 MC-Fragen

1. Welche Antwort ist **falsch**? Zu den **Centor-Kriterien** der Entscheidungsfindung, ob eine GAS-Pharyngitis vorliegt, gehören:
A. Fieber in der Anamnese
B. Fehlen von Husten
C. Vorliegen von Rhinitis
D. geschwollene vordere Lymphknoten

14.2 MC-Antworten

1. **Richtig ist Lösung C**: Vorliegen oder Nichtvorliegen von Rhinitis ist kein Kriterium für die Entscheidung, ob eine GAS-Pharyngitis vorliegt.

Klinische Fälle

Kreuzschmerz

Frau M. N., 68 Jahre, Nichtraucherin, bisher nicht ernsthaft krank gewesen, stellt sich in der Praxis mit seit 4 Tagen bestehenden starken Rückenschmerzen im Bereich der LWS vor. Sie hat außer einer leichten Hypertonie keine Vorerkrankungen. Die Schmerzen würden bei Bewegung deutlich zunehmen.

❓ 1. Schätzen Sie die Beratungsursache »Schmerzen im Bereich der LWS« als häufige Beratungsursache in der Hausarztpraxis ein?
2. Was würden Sie von dem Patienten weiter erfragen?
3. Welche abwendbar gefährlichen Verläufe sind in Betracht zu ziehen?

✓ 1. Kreuzschmerzen gehören zu den häufigsten Beratungsursachen
2. Schmerzdauer, Schmerzqualität, Ausstrahlen, tageszeitliche Schmerzverteilung, Verstärkung bei Belastung oder Ruhe, früheres ähnliches Ereignis, Stuhl-/Miktionsverhalten, Alltagseinschränkung, Medikamentenanamnese, Vorerkrankungen, Aktivitäten, psychische Belastungen
3. Schmerzdauer, Schmerzqualität, Ausstrahlen, tageszeitliche Schmerzverteilung, Verstärkung bei Belastung oder Ruhe, früheres ähnliches Ereignis, Stuhl-/Miktionsverhalten, Alltagseinschränkung, Medikamentenanamnese, Vorerkrankungen, Aktivitäten, psychische Belastungen

Lösungen zu den Übungsfragen

- **Kapitel 1**
1. akut: uncharakteristisches Fieber > Myalgie > Kreuzschmerz > Luftwegekatarrh kombiniert > Arthropathie chronisch: Hypertonie > Diabetes mellitus > Arthrose > Herzinsuffizienz > Neoplasie maligne
2. »ein gesundheitsgefährdender, möglicherweise lebensbedrohlicher Verlauf, der bei sachgemäßem Eingreifen des Arztes abwendbar ist« (Fink 2010)

Prüfungsteil:
Für eine optimale
Vorbereitung auf
MC-Fragen und
klinische Fallstudien

Inhaltsverzeichnis

III   Hausärztliche Praxisführung

IV Prüfungsteil

Über die Autoren

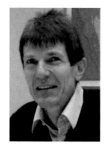

Bernhard Riedl

1959 geboren in Wenzenbach. Studium der Humanmedizin an der LMU in München, Studium der Wirtschaftswissenschaft an der Fernuniversität Hagen. 1987 Approbation und Promotion. 1988 Diplom. 1987 bis 1991 Arzt in Weiterbildung zum Facharzt für Allgemeinmedizin. Seit 1991 niedergelassen in eigener Praxis in Wenzenbach. 1998 bis 2010 Lehrpraxis für Allgemeinmedizin der Universität Regensburg. 2004 bis 2010 Lehrbeauftragter für Allgemeinmedizin an der Universität Regensburg. Seit 2010 Lehrbeauftragter für Allgemeinmedizin an der Technischen Universität München. 2016 Gesundheitsökonom. Seit 2014 Lehrbeauftragter für Gesundheitsökonomie an der Technischen Universität München. Ab 2017 Wissenschaftlicher Mitarbeiter (Koordination der Lehre) am Lehrstuhl für Allgemeinmedizin von Prof. Antonius Schneider an der Technischen Universität München. 2017 Lehrpreis der Medizinischen Fakultät der Technischen Universität München.

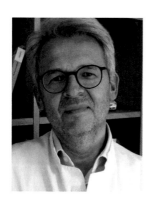

Wolfgang Peter

1961 in Regensburg geboren. Studium der Humanmedizin in Regensburg und Würzburg.

1988 Approbation, 1988 bis 1993 Weiterbildung zum Facharzt für Allgemeinmedizin.

April 1993 Niederlassung und Gründung der eigenen Praxis für Allgemeinmedizin in Zeitlarn, Landkreis Regensburg, 1994 Promotion an der Universität Würzburg.

2005 Zusatzbezeichnung Sportmedizin, 2011 Zusatzbezeichnung Suchtmedizinische Grundversorgung.

Seit 2001 Akademische Lehrpraxis für Allgemeinmedizin der Universität Regensburg.

Seit 2002 regelmäßige Weiterbildung von Assistenzärzten in der Facharztweiterbildung für Allgemeinmedizin.

Seit 1995 Mitglied im Qualitätszirkel für Allgemeinmedizin und Diabetes Regensburg, seit 2009 Moderator des Zirkels zusammen mit Dr. Bernhard Riedl.

Abkürzungsverzeichnis

(p)AVK	(periphere) arterielle Verschlusskrankheit
Abb	Abbildung
ABPM	ambulatory blood pressure monitoring
ACE	angiotensin converting enzyme
ADA	American Diabetes Association
ADL	Aktivitäten des täglichen Lebens
AED	automatische elektrische Defibrillation
AGV	abwendbar gefährlicher Verlauf
AHB	Anschlussheilbehandlung
AKdÄ	Arzneimittelkommission der deutschen Ärzteschaft
ASS	Acetylsalizylsäure
AT1	Angiotensin I
AU	Arbeitsunfähigkeitsbescheinigung
AV-Block	atrioventrikulärer Block
AWMF	Arbeitsgemeinschaft der Wissenschaftlichen Medizinischen Fachgesellschaften
BÄK	Bundesärztekammer
BB	Blutbild
BPS	Benignes Prostatasyndrom
BGB	bürgerliches Gesetzbuch
BMI	Body-Mass-Index
BSG/BKS	Blutkörperchensenkungsgeschwindigkeit
BWS	Brustwirbelsäule
BZ	Blutzucker
BZgA	Bundeszentrale für gesundheitliche Aufklärung
CAM	Cannabisarzneimittel
CAM	Confusion Assessment Method
CAT	COPD Assessment Test
CCS	Chronisches Koronarsyndrom
cCT	cranielle Computertomographie
CDT	Carbohydrat- deficientes Transferrin
CEAP	clinical condition, etiology, anatomic location, pathophysiology
CED	chronische entzündliche Darmerkrankung
CFS	chronic fatigue syndrome
COPD	chronic obstructiv pulmonal disease
CRP	C-reaktives Protein
CSE	Cholesterin-Synthese-Enzym
CT	Computertomographie
CTS	Carpaltunnel-Syndrom
CVI	chronisch venöse Insuffizienz

DDG	Deutsche Diabetes-Gesellschaft
DEGAM	Deutsche Gesellschaft für Allgemein und Familienmedizin
DGE	Deutsche Gesellschaft für Ernährung
DKA	diabetische Ketoazidose
DMKG	Deutsche Migräne und Kopfschmerzgesellschaft
DMP	Disease-Management-Programme
DMS	Durchblutung – Motorik – Sensibilität
DMW	Deutsche Medizinische Wochenschrift
DOAK	Direkte orale Antikoagulantien
DS	Duplexsonographie
EASD	European Assiciation for the Study of Diabetes
EbM	evidenzbasierte Medizin
EBV	Epstein-Barr-Virus
EDV	elektronische Daten-Verarbeitung
EHR	Epicondylitis humeroradialis
EHU	Epicondylitis humeroulnaris
EKG	Elektrokardiogramm
ERD	erosive reflux disease
ESC	European Society of Cardiologie
ESH	European Society of Hypertension
FEV1	forciertes Exspiratorisches Volumen in der ersten Sekunde
GAS	Streptokokken der Serogruppe A
GBA	gemeinsamer Bundesausschuss
GdB	Grad der Behinderung
GERD	gastro-esophageal reflux disease
GFR	glomeruläre Filtrationsrate
GKV	gesetzliche Krankenversicherung
GOLD	global initiative for chronic obstructive lung disease
Gtt	Guttae (Tropfen)
HAV	Hepatitis-A-Virus
HBPM	home blood pressure monitoring
HBV	Hepatitis-B-Virus
HCV	Hepatitis-C-Virus
HDL	high density lipoprotein
HDM	Herzdruckmassage
HF	Herzfrequenz
HHS	hyperosmolares hypoglykämisches Syndrom
HIV	human immunodeficiency virus
HNO	Hals-Nasen-Ohren
HPV	Humanes Papilloma-Virus
HWI	Harnwegeinfekt
HWS	Halswirbelsäule

i. m.	intramuskulär
i. v.	intravenös
IADL	Instrumental Activities of Daily Living
ICD	international classification of disease
IE	internationale Einheiten
IGeL	Individuelle Gesundheitsleistung
IHS	international headache society
INR	International Normalized Ratio
ISG	Ileosakralgelenk
KBV	kassenärztliche Bundesvereinigung
KF	Kammerflimmern
Kg	Kilogramm
KG	Körpergewicht
KHK	koronare Herzkrankheit
KI	Kontraindikation
KK	Kompressionsklasse
KOF	Körperoberfläche
KVB	kassenärztliche Vereinigung Bayern
LDL	low density lipoprotein
LE	Lungenembolie
LK	Lymphknoten
LUTS	Lower urinary tract syndrome
LWS	Lendenwirbelsäule
LZ	Langzeit
M	Morbus
MCS	multiple chemical sensitivity
ME	myalgische Enzephalopathie
MMW	Münchener medizinische Wochenschrift
MRSA	Methicillinresistenter Staphylokokkus aureus
MRT	Magnetresonanztomographie
NAP	Nervenaustrittspunkte
NERD	non erosive reflux disease
NLG	Nervenleitgeschwindigkeit
NMH	niedermolekulares Heparin
nnb	nicht näher bezeichnet
NOAK	neue orale Antikoagulanzien
NSAR	nichtsteroidale Antirheumatika
NVL	nationale Versorgungsleitlinie
NW	Nebenwirkung
NYHA	New York heart association

OAB	Overaczive Bladder
OAK	Orale Antikoagulantien
ÖGD	Ösophagogastroduodenoskopie
oGTT	oraler Glukosetoleranztest
OP	Operation
opB	ohne pathologischen Befund
OSA	Obstruktive Schlafapnoe
OTC	over the counter
PA	Physician Assistant
PCI	perkutane koronare Intervention
PCR	Polymerase-Kettenreaktion
PE	Probeexzision
PEG	perkutane endoskopische Gastrostomie
PJ	praktisches Jahr
PKV	private Krankenversicherung
PMS	prämenstruelles Syndrom
POCT	Point of Care Test
PPI	Protonenpumpeninhibitor
PTA	perkutane transluminale Angiolastie
QM	Qualitätsmanagement
Reha	Rehabilitation
RF	Rheumafaktor
RKI	Robert Koch Institut
RR	Blutdruck (Messmethode nach Riva Rocci)
s. c.	subcutan
SA-Block	sinuatrialer Block
SGB	Sozialgesetzbuch
SSRI	Selektive-Serotonin-Wiederaufnahmehemmer
STIKO	ständige Impfkommission
TEE	transösophageale Echokardiographie
TENS	transkutane elektrische Nervensitumulation
TEP	totale Endoprothese
TFDD	Test zur Früherkennung einer Depression
TIA	transitorische ischämische Attacke
TVT	tiefe Venenthrombose
T1DM	Typ 1 Diabetes mellitus
T2DM	Typ 2 Diabetes mellitus

UAW	unerwünschte Arzneimittelwirkung
UCC	unexpected chronic cough
VC	Vitalkapazität
VT	ventrikuläre Tachykardie
WS	Wirbelsäule

Grundlagen

Inhaltsverzeichnis

Grundlegendes zur Allgemeinmedizin

Inhaltsverzeichnis

© Springer-Verlag GmbH Deutschland, ein Teil von Springer Nature 2020
B. Riedl und W. Peter, *Basiswissen Allgemeinmedizin*,
https://doi.org/10.1007/978-3-662-60324-6_1

1

Allgemeinmedizin ist eine eigenständige ärztliche Funktion und Gegenstand einer spezifischen Grundlagenforschung. Ihre Ausübung basiert wesentlich auf dem von den Spezialfächern geschaffenen Wissen über Krankheiten und Syndrome (Mader 2014). Im Folgenden werden die Definitionen der Allgemeinmedizin und der Familienmedizin sowie die wichtigsten wissenschaftlichen Grundbegriffe der Berufstheorie dargestellt. Hinweise auf das Arbeitsspektrum sowie grundlegende Fakten der ärztlichen Versorgung in Deutschland werden kurz aufgeführt.

1.1 Was ist Allgemeinmedizin? – Definitionen

- Definition Allgemeinmedizin der DEGAM

Der Arbeitsbereich der Allgemeinmedizin beinhaltet die **Grundversorgung aller Patienten** mit **körperlichen** und **seelischen Gesundheitsstörungen** in der **Notfall-, Akut- und Langzeitversorgung** sowie wesentliche Bereiche der **Prävention** und **Rehabilitation.** Allgemeinärztinnen und Allgemeinärzte sind darauf spezialisiert, als erste ärztliche Ansprechpartner bei allen Gesundheitsproblemen zu helfen.

Die Arbeitsweise der Allgemeinmedizin berücksichtigt **somatische, psychosoziale, soziokulturelle** und **ökologische** Aspekte. Bei der Interpretation von Symptomen und Befunden ist es von **besonderer Bedeutung,** den **Patienten,** sein **Krankheitskonzept,** sein **Umfeld** und seine **Geschichte zu würdigen** (hermeneutisches Fallverständnis).

Die Arbeitsgrundlagen der Allgemeinmedizin sind eine **auf Dauer angelegte Arzt-Patienten-Beziehung** und die **erlebte Anamnese,** die auf einer breiten Zuständigkeit und Kontinuität in der Versorgung beruhen. Zu den Arbeitsgrundlagen gehört auch der Umgang mit den epidemiologischen Besonderheiten des unausgelesenen Patientenkollektivs mit den

daraus folgenden speziellen Bedingungen der Entscheidungsfindung (abwartendes Offenhalten des Falles, Berücksichtigung abwendbar gefährlicher Verläufe).

Das **Arbeitsziel** der Allgemeinmedizin ist eine **qualitativ hochstehende Versorgung,** die den Schutz des Patienten, aber auch der Gesellschaft vor Fehl-, Unter- oder Überversorgung einschließt.

Der **Arbeitsauftrag** der Allgemeinmedizin beinhaltet:

- die **primärärztliche Filter- und Steuerfunktion,** insbesondere die angemessene und gegenüber Patient und Gesellschaft verantwortliche Stufendiagnostik und Therapie unter Einbeziehung von Fachspezialisten;
- die **haus- und familienärztliche Funktion,** insbesondere die Betreuung des Patienten im Kontext seiner Familie oder sozialen Gemeinschaft, auch im häuslichen Umfeld (Hausbesuch);
- die **Gesundheitsbildungsfunktion,** insbesondere Gesundheitsberatung und Gesundheitsförderung für den Einzelnen wie auch in der Gemeinde;
- die **Koordinations- und Integrationsfunktion,** insbesondere die gezielte Zuweisung zu Spezialisten, die federführende Koordinierung zwischen den Versorgungsebenen, das Zusammenführen und Bewerten aller Ergebnisse und deren kontinuierliche Dokumentation, sowie die Vermittlung von Hilfe und Pflege des Patienten in seinem Umfeld.

- Definition Allgemeinmedizin in der Weiterbildungsordnung der Bundesärztekammer

Das Gebiet Allgemeinmedizin beinhaltet die medizinische Akut-, Langzeit- und Notfallversorgung von Patienten jeden Alters mit körperlichen und seelischen Gesundheitsstörungen sowie die Gesundheitsförderung, Prävention, Rehabilitation und die Versorgung in der Palliativsituation unter

Berücksichtigung somatischer, psychosozialer, soziokultureller und ökologischer Aspekte. Das Gebiet hat zudem auch die besondere Funktion, als erste ärztliche Anlaufstelle bei allen Gesundheitsproblemen verfügbar zu sein sowie die sektorenübergreifende Versorgungskoordination und Integration mit anderen Arztgruppen und Fachberufen im Gesundheitswesen zu gewährleisten. Es umfasst die haus- und familienärztliche Funktion unter Berücksichtigung eines ganzheitlichen Fallverständnisses und der Multimorbidität im unausgelesenen Patientenkollektiv, insbesondere die Betreuung des Patienten im Kontext seiner Familie oder sozialen Gemeinschaft, auch im häuslichen Umfeld.

▪ **Definition Familienmedizin**

Familienmedizin bedeutet **wohnortnahe, hausärztliche, lebensbegleitende Langzeitbetreuung** von Patienten jeden Alters. Hierbei betrachtet sie den Patienten sowohl in seiner individuellen gesundheitlichen Entwicklung **(longitudinale Betrachtung)** als auch im Kontext seiner aktuellen Beziehungen **in der Familie** in somatischer, psychischer und sozialer Hinsicht **im häuslichen Bereich (transversale Betrachtung).** Durch die **generationsübergreifende** Betreuung von Kindern, Eltern, Großeltern durch denselben Arzt ist ein unmittelbarer und ganzheitlicher Einfluss auf die Gesundheit des Einzelnen möglich, dies fördert die Entwicklung eines langfristigen Arzt-Patienten-Verhältnisses im Kontext seines familiären Umfeldes. Die Kenntnis des familiären und sozialen Umfeldes ermöglicht auch die Berücksichtigung und Einbeziehung familienbezogener Risikofaktoren (Sachausschuss Pädiatrie im Dt. Hausärzteverband in Anlehnung an die DEGAM 2015).

Die Kenntnis des Patientenumfeldes bietet dem Hausarzt die Möglichkeit, Prävention und Gesundheitsförderung gezielt und individuell einzusetzen, insbesondere

auch in familiären Problemlagen. Dabei müssen die Mitglieder des Umfeldes des Patienten nicht in derselben Praxis Patienten sein.

Aus den Definitionen ist erkennbar, dass der Allgemeinarzt **erster Ansprechpartner** für alle Patienten, also von Geburt an bis zum Tod im hochbetagten Alter in allen Gesundheitsfragen, ist. Er muss deshalb beim Patientenkontakt prinzipiell mit allen existierenden Erkrankungen rechnen und muss diese, auch wenn sie noch so selten sind, bedenken. Ein besonderer Vorteil in der Entscheidungsfindung ist für den Allgemeinarzt die **langjährige Betreuung** der Patienten und i. d. R. die **Kenntnis seines sozialen Umfelds („erlebte Anamnese").**

In diesem Zusammenhang sind folgende Begriffe von großer Bedeutung:
— unausgelesenes Patientenklientel (▶ Abschn. 1.2)
— Regelmäßigkeit der Fälleverteilung (▶ Abschn. 1.3)
— prozessgerechte Klassifizierung der Beratungsergebnisse (▶ Abschn. 1.4)
— biopsychosoziale Gesamtschau (▶ Abschn. 1.5)
— patientenorientierte Entscheidungsfindung (▶ Abschn. 1.6)
— problemorientiertes Handeln (▶ Abschn. 1.7)

Im Rahmen der Entscheidungsfindung spielt vor allem das Bedenken des **abwendbar gefährlichen Verlaufs (AGV)** eine Rolle, im Rahmen des problemorientierten Handelns auch das **abwartende Offenlassen** (▶ Abschn. 1.7).

1.2 Unausgelesenes Patientenklientel

Der früher von Braun geprägte Begriff „unausgelesenes Patientengut" drückt aus, dass die Allgemeinarztpraxis von nicht selektierten Patienten i. d. R. als erste

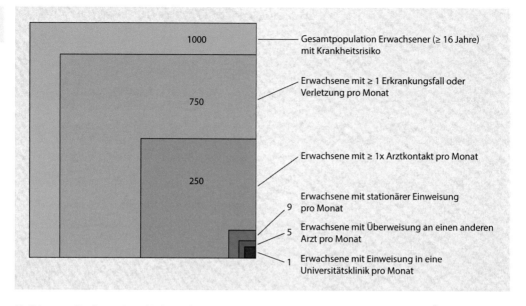

1000 ——— Gesamtpopulation Erwachsener (≥ 16 Jahre) mit Krankheitsrisiko

Erwachsene mit ≥ 1 Erkrankungsfall oder Verletzung pro Monat

750

Erwachsene mit ≥ 1x Arztkontakt pro Monat

250

9   Erwachsene mit stationärer Einweisung pro Monat

5   Erwachsene mit Überweisung an einen anderen Arzt pro Monat

1   Erwachsene mit Einweisung in eine Universitätsklinik pro Monat

◘ **Abb. 1.1** Geschätzte Krankheitshäufigkeit/Monat in der Bevölkerung sowie die Rolle von Ärzten, Kranken-häusern und Unikliniken in der medizinischen Versorgung von Erwachsenen über 16 Jahrens. (nach White et al. 1961). (Aus Mader 2013)

Anlaufstelle aufgesucht wird. Patienten jeden Alters und beiderlei Geschlechts suchen die Praxis mit jedem Problem auf. In diesem Zusammenhang ist aber zu beachten, dass nicht jeder Patient ärztlichen Rat sucht, wenn er ein gesundheitliches Problem hat. Von einer Gesamtpopulation haben ca. drei Viertel mindestens einmal im Monat ein gesundheitliches Problem, es sucht aber nur ca. ein Drittel ärztlichen Rat. Nur neun von tausend der Population werden stationär eingewiesen und lediglich einer erhält eine Einweisung in die Universitätsklinik. (◘ Abb. 1.1) Der Hausarzt arbeitet im sog. **Niedrigprävalenz-Bereich.** Das bedeutet, dass die **Wahrscheinlichkeit,** dass ein Patient, der mit **eher unspezifischen Beschwerden** in die Praxis kommt, keine wirklich objektivierbaren Symptome aufweist, **höher ist als bei einem Spezialisten oder in der Klinik.** Dennoch muss der Hausarzt **immer mit** dem Auftreten von **schweren Fällen rechnen.**

1.3 Regelmäßigkeit der Fälleverteilung

Auf **Braun** geht die Erkenntnis zurück, dass die **Verteilung der Fälle einer Allgemeinarztpraxis** in einer Population mit einer bestimmten Größe (>1000), die unter annähernd gleichen Bedingungen lebt, **einer Regelmäßigkeit** unterliegt. In unterschiedlichen Erhebungen, sowohl in ländlichen als auch städtischen Praxen, ergaben sich nahezu identische Ergebnisse der Fälleverteilung. Die größte Erhebung zur Fälleverteilung wurde von Fink und Haidinger über 10 Jahre durchgeführt, die 50 häufigsten Beratungsergebnisse sind in ◘ Tab. 1.1 dargestellt.

❯ Zur Einteilung der hausärztlichen Relevanz in den einzelnen Kapiteln ist folgende Einstufung entsprechend der Fälleverteilungsstatistik von Braun, Fink, Kamenski (Lehrbuch der Allgemeinmedizin) gewählt:

◻ **Tab. 1.1** Rangreihung der Beratungsergebnisse nach dem durchschnittlichen Vorkommen in 10 Jahren (Angaben in Promille). (Aus Fink, Haidinger 2007)

1	Uncharakteristisches Fieber	69,75
2	Hypertonie (wahrscheinlich essentiell)	48,14
3	Myalgie	35,46
4	Kreuzschmerz	29,15
5	Luftwegkatarrh kombiniert	26,62
6	Arthropathie Periarthropathie	25,44
7	Afebrile Allgemeinreaktion	23,56
8	Husten	23,28
9	Tonsillitis acuta (Angina)	20,06
10	Diabetes mellitus (Typ 1, Typ 2)	19,12
11	Erbrechen und/oder Durchfall	17,81
12	Schwindel	16,63
13	Abdomenopathie	15,08
14	Bronchitis acuta/chronica	14,76
15	Ekzeme sonstige	13,94
16	Präkordialschmerz	13,78
17	Otitis media	11,41
18	Arthrose (Arthrosis deformans)	11,33
19	Herzinsuffizienz chronisch	11,29
20	Pharyngitis	10,97
21	Zerumen	10,60
22	Kopfschmerz	10,03
23	Neuralgie + Neuritis	9,95
24	Kontusion 8	9,29
25	Konjunktivitis	8,40
26	Neoplasie maligne	7,26
27	Zystitis HWI	6,93
28	Hautwunde	6,77
29	Dermatitis acuta	6,64
30	Varizen	6,64
31	Depression	6,36
32	Obstipation (Stuhlträgheit)	6,32
33	Bronchitis asthmoid	6,28
34	Pneumonien	5,79

◻ **Tab. 1.1** (Fortsetzung)

35	Polymorphe, wahrscheinlich nicht organische Beschwerden	5,71
36	Epigastralgie (Oberbauchschmerzen)	5,63
37	Insektenstich	5,58
38	Statische (Fuß-) Beschwerden»sonstige«	5,14
39	Zeckenbiss	4,73
40	Ulcus cruris	4,65
41	Mattigkeit/Müdigkeit/allgemein	4,65
42	Halsschmerzen	4,48
43	Nervositas	4,28
44	Otalgie	4,20
45	Verruca	4,20
46	Krämpfe (abdominelle)	4,04
47	Thrombophlebitis superficialis	3,99
48	Schlafstörungen	3,99
49	Klimakterische Beschwerden	3,95
50	Urticaria (acuta)	3,95

Fälleverteilung Rang 1–20: *****, Fälleverteilung Rang 21–50: ****, Fälleverteilung Rang 51–100: ***, Fälleverteilung Rang 101–200: **, Fälleverteilung Rang 201–300: *, Rang 300–512 (nicht mehr regelmäßig häufig):

Aus den Erhebungen wurde ersichtlich, dass die häufigsten 100 Beratungsergebnisse nahezu 80 % und die häufigsten 200 über 90 % aller Beratungsergebnisse einer Allgemeinarztpraxis ausmachen. Alleine der ICD – 10 enthält 13 400 verschiedene Codes.

Besonderheiten, die durch eine Spezialisierung eines einzelnen Hausarztes entstehen (z. B. Sportmedizin, Allergologie) drücken die sog. Prosenc-Phänomene A und B aus:

- **Prosenc-Phänomen A:** Durch eine Spezialisierung eines Hausarztes auf einem bestimmten Gebiet entstehen

1

einzelne Beratungsergebnisse besonders gehäuft bei ansonsten im Vergleich zum Gesamtkollektiv ähnlicher Fälleverteilung (z. B. vermehrte Verletzungen bei Schwerpunkt Sportmedizin)

- **Prosenc-Phänomen B:** Ist der Arzt auf einem Einzelgebiet spezialisiert und ein Spezialist im nahen Umkreis, hat er diese vermehrte Einzelhäufung im Vergleich zum Vergleichskollektiv in noch höherer Abweichung, weil die Ärzte des Vergleichskollektivs aufgrund des anwesenden Spezialisten eher weniger solche Fälle haben, der spezialisierte Allgemeinarzt aber weiterhin eine Häufung.

❯ Die Begriffe der einzelnen Beratungsergebnisse escheinen dem Arzt heute etwas sperrig, doch ist dies zum Zweck der Vergleichbarkeit der Studien notwendig.

1.4 Prozessgerechte Klassifizierung

Der Realität der oft vorliegenden Unsicherheit in der allgemeinmedizinischen Praxis wird mit der Klassifizierung Rechnung getragen. So werden die Beratungsergebnisse in 4 Bereiche eingeteilt:

- Symptom (z. B. Gelenkschmerz)
- Symptomgruppe (z. B. Husten, Schnupfen, Heiserkeit, Halsschmerzen)
- Bild einer Krankheit (z. B. Varizellen – „sieht aus wie …")
- exakte Diagnose (z. B. Schnittwunde – Fraktur)

Die Realität der Praxis zeigt, dass sich in je etwa 25 % d. F. sowohl Symptome als auch Symptomgruppen, in etwa 40 % Bilder einer Krankheit und **nur in etwa 10 % exakte Diagnosen** ermitteln lassen.

1.5 Biopsychosoziale Gesamtschau

Unter biopsychosozialer Gesamtschau versteht man die ganzheitliche Betrachtung des Menschen. Gerade dem Allgemeinarzt ist es möglich, durch die i. d. R. langjährige Betreuung der Patienten nicht nur die somatischen Probleme, sondern auch sein Umfeld mit all seinen möglichen Belastungen und Einflussfaktoren auf seine Gesundheit in die Überlegungen zu Diagnostik und Therapie mit einzubeziehen.

1.6 Patientenorientierte Entscheidungsfindung

Hauptaufgabe des Allgemeinarztes ist es, auch im **begrenzten Zeitrahmen** für den Patienten die bestmögliche Entscheidung zu finden. Dabei ist es wichtig, den Patienten in die Überlegungen mit einzubeziehen, dies zum Beispiel mit der Frage, was er sich **selbst schon an Gedanken zu seinem Problem** gemacht hat. Es hat in diesem Zusammenhang eine problemorientierte Diagnostik zu erfolgen.

1.7 Problemorientiertes Handeln

Im Gegensatz zum krankheitsorientierten Handeln geht der Allgemeinarzt i. d. R. problemorientiert vor. Er entscheidet, was für den Patienten individuell mit seinem spezifischen Problem das Optimum zum jetzigen Zeitpunkt und in Zukunft darstellt. Dies ergibt sich schon daraus, dass in der Allgemeinarztpraxis nur wenige exakte Diagnosen gestellt werden können.

Wesentlich im Rahmen der Entscheidungsfindung ist der Begriff des **abwendbar gefährlichen Verlaufs (AGV):**

„ein gesundheitsgefährdender, möglicherweise lebensbedrohlicher Verlauf, der bei sachgemäßem Eingreifen des Arztes abwendbar ist" (Fink 2010). Das Herausfinden und vor allem ständige Bedenken dieser Verläufe gehört zu den wesentlichen Aufgaben des Allgemeinarztes.

Typische Beispiele für AGVs:
- Husten – Bronchialkarzinom
- Bauchschmerzen – Appendizitis
- Schwindel – Akustikusneurinom

Im Gegensatz zum abwendbar gefährlichen Verlauf gibt es auch Krankheitsereignisse, die aufgrund ihres fortgeschrittenen Stadiums kein heilendes Eingreifen mehr möglich machen. In diesem Fall spricht man vom **nicht abwendbar gefährlichen Verlauf.** Ein Beispiel wäre das multipel metastasierende Bronchialkarzinom bei Husten.

Als allgemeine, erste Hilfe, um abwendbar gefährliche Verläufe zu bedenken, kann man das im angloamerikanischen Sprachbereich seit Jahren angewendete **„I-vindicate-AIDS"**-Schema anwenden:
- I Inflammatory
- V Vascular
- I Infectious
- N Neoplastic
- D Degenerative
- I Idiopathic
- C Congenital
- A Autoimmune
- T Trauma
- E Endocrine/Metabolic
- A Allergic
- I Iatrogenic
- D Drugs
- S Social

Ebenso wichtig im Zusammenhang mit dem problemorientierten Handeln ist der Begriff des **abwartenden Offenlassens:** Aufgrund der Tatsache, dass in vielen Beratungssituationen der Allgemeinarztpraxis keine exakte Diagnosestellung bzw. Zuordnung zu einem bestimmten Krankheitsbild möglich ist, entsteht die Situation, dass der Fall offengehalten werden muss. In Absprache mit dem Patienten (»geteilte Verantwortung«) ist der Fall fortlaufend zu beobachten und es müssen kontinuierlich abwendbar gefährliche Verläufe bedacht werden. Ein Beispiel wäre: Husten – ständiges Bedenken einer sich entwickelnden Pneumonie.

> AgV und abwartendes Offenlassen stellen gerade den jungen Arzt vor die Problematik, mit Unsicherheit und Unschärfe der Diagnostik umgehen zu müssen.

1.8 Weitere wichtige Grundbegriffe der Allgemeinmedizin

- **Beratungsanlass:** Der äußere Umstand, warum der Patient zu dem von ihm gewählten Zeitpunkt den Arzt aufsucht (beispielsweise: „Hatte gerade Zeit, Ehefrau schickt mich, bin gerade an der Praxis vorbei gegangen")
- **Beratungsursache:** Das Gesundheitsproblem, das den Patienten zum Arzt führt (beispielsweise: Schulterschmerzen, Erbrechen, Müdigkeit)
- **Beratungsergebnis:** Das, was der Arzt nach dem diagnostischen Prozess als Ergebnis desselben formuliert (beispielsweise: uncharakteristisches Fieber, Bild einer Varizelleninfektion, Kopfplatzwunde)

> Der Begriff Beratungsergebnis darf nicht mit dem der Diagnose gleichgesetzt werden.

- **Programmierte Diagnostik:** Gleichsam als »Checklisten« wurden für die wichtigsten Beratungsursachen diagnostische Programme entwickelt, die zur Entscheidungsfindung gerade in Problemfällen beitragen. Es wird hier

1

durch standardisiertes Vorgehen erreicht, insbesondere abwendbar gefährliche Verläufe zu bedenken.

- **Kennerschaft:** Durch die jahrelange ärztliche Tätigkeit erwirbt ein Arzt einen „Erfahrungsschatz", der es ihm ermöglicht, gegenüber einem Unerfahrenen bestimmte Krankheitsbilder sozusagen auf einen Blick einordnen zu können. Dies ist vor allem bei bestimmten Bildern von Hauterkrankungen der Fall.
- **Red flags:** sind Warnzeichen, Symptome, die Hinweise auf einen abwendbar gefährlichen Verlauf geben können. Beispiele: Reithosensymptomatik bei Rückenschmerzen als Ausdruck eines Massenprolapses, ausgeprägte Abwehrspannung rechter Unterbauch bei perforierter Appendizitis.
- **Yellow flags:** Warnzeichen niedrigerer Schwere, die vor allem Hinweise auf Chronifizierung eines Problems darstellen können.

1.9 Hausärztliche Funktionen

Dem Hausarzt obliegen zentrale Aufgaben in der Versorgung der Bevölkerung.

- **Primärärztliche Funktion:** Basisversorgung, auch Notfallversorgung eventuell unter Einbeziehung von Spezialisten in sog. geteilter Verantwortung – umfasst sowohl akute Probleme als auch die Führung von langzeitbetreuungsbedürftigen Patienten. Ca. 90 % aller Patienten werden im hausärztlichen Bereich (unter Hinzuziehung von Spezialisten in geteilter Verantwortung) **abschließend** betreut.
- **Haus- und familienärztliche Funktion:** Betreuung von ganzen Familien über mehrere Generationen (vom Kleinkind bis zum Greis) in sozialer, psychischer und somatischer Hinsicht (siehe dazu Definition Familienmedizin, ▶ Abschn. 1.1)

- **Koordinationsfunktion:** Führung der Patienten im komplexen Gesundheitssystem (Spezialisten, Kliniken, nichtärztliche medizinische Fachberufe, Pflegedienste und -einrichtungen, Rehabilitation etc.)
- **Soziale Integrationsfunktion:** Der Hausarzt vertritt die gesundheitlichen Interessen seiner Patienten unter Einbeziehung von Hilfen jeglicher Art nach außen.
- **Gesundheitsbildungsfunktion:** Gesundheitsberatung (umfasst z. B. Prävention, Früherkennung, Prophylaxe und Rehabilitation)
- **Ökologische Funktion:** Mitarbeit bei gemeindenahen gesundheitsfördernden Maßnahmen
- **Ökonomische Funktion:** Verantwortungsvoller Umgang mit den begrenzten ökonomischen, aber auch medizinischen Ressourcen
- Die hausärztlichen Funktionen sind von der DEGAM in den grundlegenden Zukunftspositionen 1–14 der **DEGAM Zukunftspositionen** „Allgemeinmedizin – spezialisiert auf den ganzen Menschen" präzisiert (▶ https://www.degam.de/files/Inhalte/Degam-Inhalte/Ueber_uns/Positionspapiere/DEGAM_Zukunftspositionen.pdf).

1.10 Fakten zur ärztlichen Versorgung in Deutschland

- Jeder Bürger in Deutschland muss krankenversichert sein.
- Von den 82,2 Mio. Bundesbürgern sind 87,7 % gesetzlich und 10,5 % privat krankenversichert. Weitere 1,8 % sind sonstig versichert (z. B. freie Heilfürsorge für Polizisten und Bundeswehrangehörige) (▶ www.vdek.com Stand 2018)
- Bis zu einer bestimmten Einkommensgrenze müssen z. B. Arbeiter, Angestellte,

in der gesetzlichen Krankenversicherung versichert sein.

- Selbständige, Beamte und über der Einkommensgrenze Verdienende können sich in einer privaten Krankenvollversicherung versichern, aber auch in einer gesetzlichen freiwillig.
- Jeder approbierte Arzt kann eine Privatpraxis eröffnen.
- Jeder Arzt, der Versicherte der gesetzlichen Krankenversicherung behandeln will, muss Vertragsarzt sein. Das bedeutet, dass er auf Antrag eine Zulassung zur vertragsärztlichen Tätigkeit durch die kassenärztliche Vereinigung erlangen muss.
- Die Möglichkeit der Zulassung wird durch die Bedarfsplanungsrichtlinie reglementiert.
- In vielen Regionen ist aufgrund einer Überversorgung (Versorgungsgrad > 110 %) keine Neuzulassung möglich, die Niederlassung als Vertragsarzt ist dort nur durch Erwerb eines Vertragsarztsitzes von einem anderen Kollegen möglich.
- Versicherte der gesetzlichen Krankenversicherung haben Anspruch auf ärztliche Versorgung (§ 11 SGB V).
- Eine/Ein in Vollzeit tätige Hausärztin/Hausarzt muss seit 2019 in ihrer/seiner Praxis mindestens 25 h Sprechzeit anbieten.
- Die Versorgung der Versicherten muss ausreichend, zweckmäßig und wirtschaftlich sein. Die Leistungen dürfen das Maß des Notwendigen nicht überschreiten (§ 12 SGB V).
- Leistungen, die über dieses Maß hinausgehen, dürfen von den Versicherten nicht beansprucht werden, von den Ärzten nicht zur Verfügung gestellt werden und von den Krankenkassen nicht bewilligt werden (§ 12 SGB V).
- Der Gemeinsame Bundesausschuss (G-BA) definiert, welche Leistungen im Rahmen der vertragsärztlichen Versorgung zur Verfügung gestellt werden dürfen.
- Das Institut für Qualität und Wirtschaftlichkeit im Gesundheitswesen (IQWIG) arbeitet dem G-BA zu, indem es evidenzbasierte Einschätzungen zu bestimmten Verfahren erarbeitet.
- § 73 SGB V definiert die hausärztlichen Aufgaben aus der Sicht des Gesetzgebers: „Die hausärztliche Versorgung beinhaltet insbesondere 1. die allgemeine und fortgesetzte ärztliche Betreuung eines Patienten in Diagnostik und Therapie bei Kenntnis seines häuslichen und familiären Umfeldes; Behandlungsmethoden, Arznei- und Heilmittel der besonderen Therapierichtungen sind nicht ausgeschlossen, 2. die Koordination diagnostischer, therapeutischer und pflegerischer Maßnahmen, 3. die Dokumentation, insbesondere Zusammenführung, Bewertung und Aufbewahrung der wesentlichen Behandlungsdaten, Befunde und Berichte aus der ambulanten und stationären Versorgung, 4. die Einleitung oder Durchführung präventiver und rehabilitativer Maßnahmen sowie die Integration nichtärztlicher Hilfen und flankierender Dienste in die Behandlungsmaßnahmen."
- In Deutschland besteht freie Arztwahl, der primäre Zugang ist sowohl zu Hausärzten (Fachärzte für Allgemeinmedizin, praktische Ärzte, hausärztliche Internisten, Kinderärzte) als auch zu Spezialisten (z. B. Orthopäde, Kardiologe, Neurologe) möglich.
- Umfragen zufolge sei es ca. 90 % der Menschen in Deutschland wichtig, einen Hausarzt in ihrer Nähe zu haben.

❯ Eine Untersuchung hat ergeben, dass insbesondere ältere Patienten, die unkoordiniert im Gesundheitssystem versorgt werden, deutlich höhere Kosten verursachen als Patienten, die

1

▫ Tab. 1.2   Diagnosestatistikbeispiel einer kassenärztlichen Vereinigung (Bayern)

I 10	Essentielle Hypertonie	22,7 %
E 78	Störungen des Lipoproteinstoffwechsels und sonstige Lipoproteinämien	16,3 %
M 54	Rückenschmerzen	15,2 %
J 06	Akute Infektionen an mehreren oder nicht näher bezeichneten Lokalisationen der oberen Atemwege	9,6 %
J 20	Akute Bronchitis	7,4 %
E 11	Nicht primär insulinabhängiger Diabetes mellitus	7,3 %
F 32	Depressive Episode	6,4 %
E 79	Störungen des Purin- und Pyrimidinstoffwechsels	6,3 %
J 40	Bronchitis, nicht als akut oder chronisch bezeichnet	6,2 %
E 66	Adipositas	6,1 %
I 83	Varizen der unteren Extremitäten	6,0 %
E 04	Sonstige nichttoxische Struma	5,9 %
M 53	Sonstige Krankheiten der Wirbelsäule und des Rückens, andernorts nicht klassifiziert	5,9 %
I 25	Chronisch ischämische Herzkrankheit	5,3 %
M 17	Gonarthrose	4,9 %
K 76	Sonstige Krankheiten der Leber	4,4 %
I 50	Herzinsuffizienz	4,3 %
K 29	Gastritis und Duodenitis	4,3 %
F 45	Somatoforme Störungen	3,8 %
E 14	Nicht näher bezeichneter Diabetes mellitus	3,6 %
M 81	Osteoporose ohne pathologische Fraktur	3,6 %
J 45	Asthma bronchiale	3,6 %
M 47	Spondylose	3,5 %
J 30	Vasomotorische und allergische Rhinopathie	3,3 %
N 95	Klimakterische Störungen	3,3 %
L 30	Sonstige Dermatitis	3,2 %
K 21	Gastroösophageale Refluxkrankheit	3,1 %
M 16	Koxarthrose	3,1 %
G 47	Schlafstörungen	3,0 %
Z 00	Allgemeinuntersuchung und Abklärung bei Personen ohne Beschwerden oder angegebene Diagnose (z. B. Check-up-35 – Gesundheitsuntersuchung)	3,0 %

Aus der Diagnosestatistik ist ersichtlich, dass für alle Beratungsergebnisse gesicherte Diagnosen gestellt werden. Dies spiegelt keineswegs die Realität der Praxis wieder, ergeben sich aus den meisten Beratungsursachen (z. B. Husten, Durchfall, Rückenschmerzen) nur Symptome oder Symptomgruppen als Beratungsergebnisse (► Abschn. 1.4).

koordiniert vom Hausarzt im Gesundheitssystem geleitet werden (Schneider ea. 2016).

- Die Ärztekammern sind beispielsweise für die Berufsordnung oder Weiterbildung zuständig, jeder approbierte Arzt ist Pflichtmitglied.
- Die kassenärztlichen Vereinigungen sind beispielsweise für die Sicherstellung der vertragsärztlichen Versorgung und die Honorarverteilung als Interessenvertreter der Vertragsärzte zuständig, jeder Vertragsarzt („Kassenarzt") ist Pflichtmitglied der kassenärztlichen Vereinigung, in der sich sein Vertragsarztsitz befindet.
- Die Anzahl der niedergelassenen Hausärzte nimmt in Deutschland seit 1993 ständig ab, die der niedergelassenen Fachärzte (Spezialisten) ständig zu, seit 2005 sind mehr Fachärzte als Hausärzte niedergelassen.
- 2018 waren in Deutschland 37.597 Fachärzte für Allgemeinmedizin sowie 200 praktische Ärzte und ca. 14.500 hausärztlich tätige Internisten in der ambulanten hausärztlichen Versorgung tätig.
- Stark zunehmend ist in den letzten Jahren die Zahl der in Praxen angestellten Ärzte.

1.11 Arbeitsspektrum in der Allgemeinarztpraxis

In eigenen Erhebungen in unseren ländlich geprägten, aber stadtnahen Hausarztpraxen konnten wir feststellen, dass sich das Arbeitsspektrum zu ca. 40 % auf akute Probleme, zu ca. 40 % auf Langzeitbetreuung chronisch kranker Patienten und zu ca. 20 % auf Maßnahmen der Gesundheitsberatung, also Präventionsmaßnahmen wie Impfungen und Früherkennung von Krankheiten verteilt.

Die Tatsache, dass sich das Arbeitsspektrum der Praxis etwa gleich auf Betreuung chronischer Patienten und Patienten mit akuten Problemen verteilt, spiegelt sich auch in den ICD-gestützten Statistiken der kassenärztlichen Vereinigungen, die zum einen als Abrechnungsgrundlage dienen und zum anderen das Arbeitsspektrum des Allgemeinarztes abbilden.

> ❯ Diagnosestatistiken der kassenärztlichen Vereinigungen können jedoch keinesfalls mit den wissenschaftlichen Statistiken der Fälleverteilung verglichen werden.

Eine beispielhafte Statistik ist in ◘ Tab. 1.2 dargestellt.

Übungsfragen
1. Welches sind die in der Fälleverteilung häufigsten akuten Beratungsergebnisse und welches die häufigsten chronischen Erkrankungen?
2. Was sagt der Begriff „abwendbar gefährlicher Verlauf" aus?
3. Was meint man mit „abwartendem Offenlassen"?

Lösungen ▶ Kap. 15

Weiterführende Literatur zu Grundlagen der Allgemeinmedizin

Braun R, Kamenski G, Fink W (2007) Lehrbuch der Allgemeinmedizin. Horn, Berger
Fink W, Kamenski G, Kleinbichler D (2010) Braun Kasugraphie. Berger, Wien
Klein R (2019) 100 Fälle Allgemeinmedizin, 3 Aufl. Elsevier, München
Mader F, Brückner T (2019) Programmierte Diagnostik in der Allgemeinmedizin. 6.Aufl. Springer, Berlin
Mader FH, Riedl B (2018) Allgemeinmedizin und Praxis, 8. Aufl. Springer, Berlin
Basisdaten des Gesundheitswesens 2019/2020 abrufbar unter ▶ www.vdek.com
Ärztestatistik abrufbar unter ▶ https://www.bundesaerztekammer.de/ueber-uns/aerztestatistik/

Patientenversorgung (vom Umgang mit dem Patienten in der Hausarztpraxis)

Inhaltsverzeichnis

Patienten mit akuten Beratungsursachen

Inhaltsverzeichnis

© Springer-Verlag GmbH Deutschland, ein Teil von Springer Nature 2020
B. Riedl und W. Peter, *Basiswissen Allgemeinmedizin,*
https://doi.org/10.1007/978-3-662-60324-6_2

Ein großer Anteil der Beratungsursachen in der hausärztlichen Praxis entsteht durch akute, neu aufgetretene Probleme. I. d. R. handelt es sich dabei um Symptome oder auch Symptomgruppen und selbst nach eingehendem diagnostischen Vorgehen ist keine differenziertere Klassifizierung möglich. Der Hausarzt muss nach dem Ausschluss potenziell abwendbar gefährlicher Verläufe häufig abwartend offenlassen und in der Folge den Patienten mit einer gewissen Unsicherheit und unspezifischen Empfehlungen entlassen. Das Kapitel zeigt hierzu die häufigsten Beratungsursachen und den Umgang mit diesen speziellen Versorgungssituationen. (Z. B. Fieber, Kreuzschmerzen, Halsschmerzen, Ohrschmerzen, Husten, Schwindel, Kopfschmerzen u. v. m.).

Ein großer Anteil der Beratungsursachen in der hausärztlichen Praxis entsteht durch akute, neu aufgetretene Probleme. I. d. R. handelt es sich dabei um Symptome oder auch Symptomgruppen und selbst nach eingehendem diagnostischen Vorgehen ist keine differenziertere Klassifizierung möglich. Der Hausarzt muss nach dem Ausschluss potenziell abwendbar gefährlicher Verläufe (▶ Abschn. 1.8) häufig abwartend offenlassen (ebd.) und in der Folge den Patienten mit einer gewissen **Unsicherheit** und **unspezifischen Empfehlungen** entlassen. Diese Unsicherheit und die damit verbundene **diagnostische Unschärfe** bedeuten für den Hausarzt eine erhebliche Belastung, mit der er während seines gesamten ärztlichen Berufslebens zu Recht kommen muss.

Da nachgewiesen werden konnte, dass Patienten, die keine „Diagnose" für ihre Beschwerden genannt bekamen, unzufriedener sind als solche die eine „Diagnose" genannt bekamen (Rosendal et al. 2016), ist es zwingend erforderlich, dass der Patient darüber aufgeklärt werden muss, dass bei vielen Symptomen keine „Diagnosestellung" möglich ist.

> Keinesfalls sollte der Hausarzt einen Fall, wenn er für ihn auch primär noch so banal erscheinen mag, nicht ernstnehmen. Zum einen empfindet dies der Patient anders und zum anderen kann sich hinter jedem noch so banalen Fall ein ernsthaftes Beratungsergebnis verstecken.

Zu den häufigsten akuten Beratungsursachen gehören: **Fieber, Halsschmerzen, Husten, Schnupfen, Rückenschmerzen, Nackenschmerzen, Kreuzschmerzen, Gelenkschmerzen, Bauchschmerzen, Durchfall, Kopfschmerzen** und **Schwindel.** Diese und weitere regelmäßig häufig vorkommende Beratungsursachen und der dabei gebotene hausärztliche Umgang werden in den folgenden Kapiteln dargestellt.

2.1 Fieber

Fallbeispiel

Herr A. B., 43 Jahre kommt Montag früh ohne Termin in die Praxis: „Mir tut alles weh, der Hals und der Kopf und es ist mir furchtbar heiß".

Fieber ist keine eigene Erkrankung, sondern **ein Symptom** und Ausdruck unterschiedlichster, vielfältiger Ursachen. Temperaturerhöhungen unter 38,5 °C werden als **subfebril** bezeichnet, über 38,5 °C spricht man von **Fieber. Hohes Fieber** liegt bei 39,5 °C–40,5 °C und **sehr hohes Fieber** über 40,5 °C vor.

- **Hausärztliche Relevanz**
Häufigkeit Fink *****, in den großen Fälleverteilungsstatistiken immer an erster bzw. zweiter Stelle.

Fieber gehört zu den häufigsten Symptomen, die in der Hausarztpraxis festgestellt werden. Da es meist Begleitsymptom

2

einer Erkrankung ist, wird es selten codiert und taucht als Entität in den Statistiken z. B. zur kassenärztlichen Versorgung nicht auf.

■ **Abwendbar gefährliche Verläufe**

Nachdem Fieber Ausdruck der unterschiedlichsten Erkrankungen sein kann, kommen viele verschiedene abwendbar gefährliche Verläufe infrage. Die **wichtigsten** sind:
- schwere Infektionen, Sepsis, Pneumonie, Erysipel, Pyelonephritis, Endokarditis, Meningitis
- bösartige Erkrankungen, Leukämien, Lymphome
- AIDS, Tuberkulose
- Tropenkrankheiten

■ **Ursachen**

Die Ursachen für Fieber können vielfältig sein. Es kann z. B. als Folge von Infektionen oder bösartigen Erkrankungen auftreten, allerdings auch im Rahmen von Systemerkrankungen wie Kollagenosen. Auch Medikamente können Fieber („Drug-fever") auslösen.

❯ Am häufigsten ist Fieber Begleitsymptom banaler Infekte, seltenere, schwerwiegende Ursachen sind immer möglich und auszuschließen.

■ **Anamnese**

Die Patienten kommen nicht immer wegen Fieber in die Praxis, sondern wegen der das Fieber verursachenden Beschwerden. Allerdings haben die Patienten mit Fieber oft Angst, schwer erkrankt zu sein. Insbesondere Eltern sind wegen dem Fieber ihrer Kinder oft in großer Sorge und schildern das Fieber dann als dramatisches Ereignis (zu Fieber bei Kindern ▶ Abschn. 6.4). Gezielt sind die Patienten nach möglichen Ursachen zu befragen. (z. B. Schmerzen beim Wasserlassen, Schmerzen im Allgemeinen, Hauterscheinungen, Gelenkschmerzen).

Wichtige Fragen sind ferner nach der Dauer, dem Verlauf, den Begleiterscheinungen (Kopf- und Gliederschmerzen, Übelkeit, Erbrechen etc.), der eigenen Vermutung, den eigenen Maßnahmen, dem Trinkverhalten und dem Appetit.

❯ Bei Fieber ist im Rahmen der Patientenbefragung nach stattgehabten Auslandsaufenthalten zu fragen!

■ **Körperlicher Befund**

Je nach Ursache weisen die Patienten die für das Fieber verantwortlichen Befunde (z. B. gerötetes Trommelfell, klopfschmerzhaftes Nierenlager, Gelenkschwellung) auf. Meistens sind die Patienten mobil, doch je nach Schwere der Erkrankung können sich die Patienten in einem schwer reduzierten, geradezu lebensbedrohlichen Zustand befinden. Dann ist ein Hausbesuch nötig.

■ **Diagnostik**
- klinische Untersuchung, symptomorientiert bis hin zum Ganzkörperstatus (Hautbefunde nicht vergessen)
- Temperaturmessung (Goldstandard wäre rektal, jedoch in der Praxis schwierig durchzuführen, alternativ, aber ungenauer, z. B. Ohrmessung)
- Laboruntersuchungen (Urin, großes Blutbild, BSG, CRP, weiteres nach vermuteter Ursache, z. B. Leberwerte bei EBV Infektion, TSH bei Hyperthyreose, Procalcitonin in Einzelfällen)

❯ Neutrophilie im Differenzialblutbild, BSG und CRP Erhöhung können einen Hinweis auf eine eher bakteriell bedingte Infektion geben, deutlich spezifischer ist dafür das Procalcitonin.

- weitere Untersuchung nach vermuteter Grunderkrankung (z. B. Sonographie, Röntgen-Thorax, CT, MRT, bestimmte serologische Untersuchungen)

- Hausärztliche Beratungs- und Behandlungsinhalte

Am wichtigsten: genaue Anamnese und Untersuchung zur Eingrenzung der Ursache des Fiebers. Daraus folgend Veranlassen und Koordination der weiteren Diagnostik. Ist ein **abwendbar gefährlicher Verlauf ausgeschlossen,** so kann **abwartend offen**gehalten werden.

❯ Bei Fieber und erkennbaren abwendbar gefährlichen Verläufen oder gar vitaler ist eine umgehende stationäre Einweisung indiziert.

- Medikamentöse Therapie
- fiebersenkend: im Bedarfsfall (trägt nicht zur Heilung bei), Wadenwickel (feuchte Wickel – Erwachsene ca. 18 °C, Kinder ca. 30 °C – um die Unterschenkel mit trockener Einfassung – jedoch keinesfalls bei kalten Extremitäten, also Zeichen der Zentralisierung, anwenden), Paracetamol (Einzeldosis 10–15 mg/kg KG bis zu max. 60 mg/kg KG pro Tag), Ibuprofen (Einzeldosis 7–10 mg/kg KG bis max. 30 mg/kg KG pro Tag), Acetylsalicylsäure (Einzeldosis 15 mg/kg KG bis max. 60 mg/kg KG pro Tag), alle Medikamente unter Beachtung der Kontraindikationen und Nebenwirkungen (z. B. Paracetamol – Leberschäden, Acetylsalicylsäure – Reye-Syndrom und Blutungen, Ibuprofen – gastrointestinale Blutungen) in Ausnahmefällen Metamizol (NW: selten Agranulozytose)
- Weitere Behandlung richtet sich nach der jeweiligen Grunderkrankung.
- Patienten, insbesondere Kinder bzw. deren Eltern auf ausreichende Flüssigkeitszufuhr hinweisen

- Hausärztliche Verlaufskontrollen

Die Kontrolluntersuchungen richten sich nach der Grunderkrankung, in unklaren Fällen sehr engmaschig.

- Zusammenarbeit mit Spezialisten
- Laborarzt bezüglich Blutuntersuchungen, serologischen Untersuchungen
- Radiologe bei Veranlassung bildgebender Verfahren (Röntgen, CT, NMR)
- weitere Spezialisten entsprechend der Grunderkrankung (z. B. HNO-Arzt, Gastroenterologe, Pulmonologe, Rheumatologe)
- Klinik bei stationärer Einweisung

- Relevante Leitlinie

Keine Leitlinie zu Fieber allgemein verfügbar.

2.1.1 Sonderfall Infektion mit Coronavirus COVID – 19 Infektion (= Coronavirus Desease)

- Auslöser

SARS-CoV-2-Viren.

- Übertragungsweg

Tröpfcheninfektion, auch Übertragung durch Aerosole möglich, gelegentlich Kontaktübertragung möglich.

- Altersgipfel

Altersmedian ca. 50 Jahre, dabei aber Befall aller Altersgruppen möglich.

- Inkubationszeit

Im Mittel 5–6 Tage (Spannweite 1–14 Tage).

- Diagnostik

Häufig Leuko- und Lymphopenie, Nachweis über PCR (Polymerasekettenreaktion) im tiefen Rachenabstrich oder Rachenspülwasser, Nachweis von IgA und IgG Antikörpern. Im Röntgenbild Zeichen einer viralen Pneumonie, besser nachweisbar im CT (milchglasartige Infiltrate).

2

- Infektiösität

Wohl schon Beginn 2–3 Tage vor, andauernd bis zu vier bis acht Tage nach Symptombeginn.

- Immunität

Nach Infektion anzunehmen (Ausbildung spezifischer Antikörper), jedoch keine Aussage zur Dauer (wohl nicht lebenslang, eher ca. 3 Jahre) möglich.

- Typischer Verlauf

Bisherige Erfahrungen: meist (ca. 80 %) milde Verläufe mit typischen Atemwegssymptomen (am häufigsten Husten und Fieber), moderate Verläufe mit leichter Viruspneumonie sind nicht selten, ebenso aber schwere Verläufe mit Atemnot und einer Sauerstoffsättigung <94 %. Bei unter 5 % der nachgewiesenen Fälle sind die Verläufe kritisch, beatmungspflichtig bis hin zum Tod. Ein hinweisendes Symptom kann **Geruchs- und Geschmacksverlust** sein.

❯ Zur Abschätzung des Schweregrades einer Pneumonie und besseren Abschätzbarkeit einer stationären Einweisung sollte der CRB 65 Index (▶ Abschn. 2.3.1) herangezogen werden. Die Zusammenschau mit körperlichen Befunden und Sauerstoffsättigung sollte aber immer im Vordergrund der Einschätzung durch den Arzt stehen.

- Risikokonstellation

Schwere Verläufe sind auch bei jungen Patienten ohne Risikofaktoren möglich (sehr selten). Mit zunehmendem Alter steigt das Risiko für schwere Verläufe (Altersmedian der Verstorbenen: 82 Jahre). Weitere Risikofaktoren für schwere Verläufe: Raucher, COPD, Erkrankungen des Herz-Kreislaufsystems und der Leber, Diabetes mellitus, Immunsupprimierte und Krebspatienten.

- Therapie

symptomatisch.

- Therapieansätze bei schwerkranken Patienten

Antivirale Medikamente (z. B. Remdesivir) und Dexamethason (alle ohne eindeutige Evidenz, jedoch leichte Erfolge hinsichtlich verkürzter Krankheits- und Beatmungspflicht in Studien erkennbar), Plasmaspenden von Menschen nach Erkrankung.

- Komplikationen

Pneumonie mit beatmungspflichtiger Situation als schwerwiegende Komplikation bis hin zum Tod.

- Langzeitfolgen

Nach schweren Verläufen Einschränkung der Leistungsfähigkeit, Lungenkapazität und Lebensqualität möglich, insbesondere bei Patienten nach längerer Beatmung ist auch an posttraumatische Belastungsstörung zu denken.

- Prophylaxe

Durch Tragen von chirurgischem Mund – Nasenschutz Verminderung der Übertragungswahrscheinlichkeit. Allgemein Verhinderung extrem rascher Ausbreitung durch politisch veranlasste Kontaktrestriktionen. Für medizinisches Personal bei Kontakt mit nachgewiesen infizierten Patienten erhöhter Schutz erforderlich (FFP 2 Maske, Augenschutz, Schutzkittel, – anzug).

- Impfung

In Entwicklung, Verfügbarkeit nicht voraussehbar.

- Meldepflicht

Ja, bereits bei begründetem Verdacht (Symptome nach Kontakt mit betroffener Person, Zeichen der Viruspneumonie), Erkrankung und Tod.

Bei dem Patienten, der keine Vorerkrankungen aufweist, zeigt sich bei leicht reduziertem Allgemeinzustand eine Temperatur axillar 38,2 °C, der Rachen gerötet, der übrige klinische Befund unauffällig. Es wird ein banaler viraler Infekt vermutet, dem Patienten zu Schonung und ausreichender Flüssigkeitszufuhr geraten und eine Arbeitsunfähigkeitsbescheinigung über drei Tage ausgestellt. Bei Bedarf könne er Paracetamol oder Ibuprofen einnehmen, er wird aber darüber aufgeklärt, dass die fiebersenkende Medikation keinen Einfluss auf die Heilung hat. Weiter wird er angewiesen, sich bei Verschlechterung oder Beschwerdepersistenz wieder in der Praxis vorzustellen.

2.2 Halsschmerzen

Nadine, 16 Jahre, kommt Montag früh unangemeldet in die Praxis mit starken Halsschmerzen, sie fühlt sich sehr krank und hat hohes Fieber. Aufgrund ihres Zustandes verlangt sie die Verordnung eines Antibiotikums, um schnell wieder gesund und ihre Schmerzen los zu werden.

Halsschmerzen sind ein Symptom, es kann in jedem Alter auftreten, bei Kindern aber häufiger. Die DEGAM Leitlinie „Halsschmerzen" subsumiert unter „Pharyngitis" Pharyngitis, Rhinopharyngitis, akute Tonsillitis bzw. Tonsillopharyngitis für eine Dauer unter 14 Tagen bei Patienten über 2 Jahren.

- **Hausärztliche Relevanz**

Häufigkeit Fink: Tonsillitis: *****, Halsschmerzen: ****, Pharyngitis: *****.

- **Abwendbar gefährliche Verläufe**
- Peritonsillarabszess, Sepsis
- Folgen der Streptokokkeninfektion (Gelenke, Herz, Nieren)
- EBV-Infektion mit Begleitorganbeteiligungen
- Halsschmerzen als Begleitsymptom einer Agranulozytose
- bösartige Erkrankungen
- KHK, Myokardinfarkt, Aneurysma

- **Ursachen**

Ursachen einer Pharyngitis sind zu 50–80 % Viren, davon ca. 20 % Rhinoviren. Wenn Bakterien Verursacher der Pharyngitis sind, dann liegen bei ca. 15–30 % ß-hämolysierende Streptokokken der Gruppe A (GAS) vor. Nur 1 % der Virusinfekte sind EBV bedingt.

Halsschmerzen können weiterhin viele Ursachen haben, sie können Begleiterscheinungen einer Otitis oder Sinusitis sein, auch Zahnschmerzen, Schilddrüsenaffektionen oder muskuläre Verspannungen im HWS Bereich können Verursacher sein. Refluxbeschwerden sowie KHK mit Angina pectoris oder einem Infarkt sind möglich.

- **Anamnese**

Beklagt werden Schmerzen im Halsbereich, oft verstärkt beim Schlucken. Allgemeines Krankheitsgefühl, Kopfschmerzen und Fieber werden oft angegeben. Gezielt zu fragen ist nach weiteren Begleiterscheinungen, insbesondere auch Husten und Schnupfen.

- **Körperlicher Befund**

Je nach Erkrankungen zeigen sich unterschiedliche Befunde:

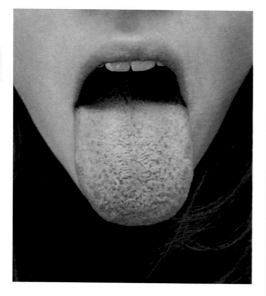

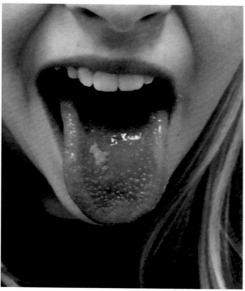

Abb. 2.1 Typisches Bild einer „**Erdbeerzunge**" bei einer Streptokokkentonsillitis eines 11-jährigen Mädchens (Streptokokkenschnelltest positiv)

Abb. 2.2 Typisches Bild einer „**Himbeerzunge**" bei Streptokokkentonsillitis eines 10-jährigen Mädchens

- Rachen leicht bis sehr stark gerötet, möglich: Schwellung des Gaumensegels: unspezifisch
- geschwollene Tonsillen, schmierig belegt mit Sekretion : Hinweis für Streptokokkentonsillitis, dazu am Anfang „Erdbeerzunge" (◘ Abb. 2.1), später „Himbeerzunge" (◘ Abb. 2.2)
- stark geschwollene Tonsillen mit weißlich-grauen Belägen: Hinweis für EBV-Infektion (sh. ▶ Abschn. 6.4.2) (◘ Abb. 2.3)
- geschwollene Tonsille mit Umgebungsschwellung/-vorwölbung: Hinweis für Peritonsillarabszess
- Bläschen auf den Tonsillen und am Gaumen: Hinweis für Herpangina

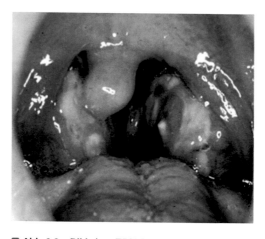

Abb. 2.3 Bild einer EBV-Tonsillitis mit typischen flächigen, schmierigen Belägen auf stark geschwollenen, geröteten Tonsillen. (Aus Widmann 2019)

❯ Insbesondere bei Streptokokken- und EBV-Infektion liegen stark geschwollene Lymphknoten am Kieferwinkel vor.

- Diagnostik
- Inspektion des Mund- und Rachenraums

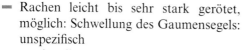

- eventuell weitere Untersuchung der Umgebung (Ohr, HWS, Kiefergelenk, Herz- Lungenauskultation)

Zur Entscheidung, ob es sich um eine GAS-Infektion handelt, stehen für Kinder

Tab. 2.1 Centor- und Mc-Isaac-Score zur Einordnung, ob eine GAS-Infektion wahrscheinlich ist. (Aus Hübner, Jansson 2012)	
Centor-Score – für Patienten >15 Jahre	
Fieber >38 °C	+1 Pkt
Fehlen von Husten	+1 Pkt
Geschwollene vordere Hals-Lymphknoten	+1 Pkt
Tonsillen-Exsudate	+1 Pkt
Mc-Isaac-Score für Kinder >3 Jahre	
Fieber >38 °C	+1 Pkt
Fehlen von Husten	+1 Pkt
Schmerzhafte vordere Hals-Lymphknoten	+1 Pkt
Tonsillen-Schwellung oder -Exsudate	+1 Pkt
Alter <15 Jahre	+1 Pkt
Alter <45 Jahre	−1 Pkt

Für Centor-Score: Wahrscheinlichkeit einer GAS-Pharyngitis bei 3 Punkten 30–35 %, bei 4 Punkten 50–60 %
Für Mc-Isaac-Score: Wahrscheinlichkeit einer GAS-Pharyngitis bei 3 Punkten 35 %, bei 4–5 Punkten 50 %

über 3 Jahren der **Mc-Isaac-Score** und für Patienten über 15 Jahren der **Centor-Score** zur Verfügung (■ Tab. 2.1).
— Bei Verdacht auf GAS-Infektion sollte ein Schnelltest (Spezifität 95–100 %, Sensitivität 70–90 %) durchgeführt werden, wenn 3 oder mehr Centor- bzw. Mc-Isaac-Kriterien erfüllt sind.
— Auch zum EBV-Nachweis Schnelltests verfügbar, besser AK-Nachweis.
— Im Einzelfall Laboruntersuchungen zur Differenzierung viral/bakteriell (► Abschn. 2.1)
— Weitere Untersuchungen je nach Indikation (z. B. EKG).

■ Hausärztliche Beratungs- und Behandlungsinhalte
Im Falle viraler Infekte nur symptomatische Behandlung, Schmerzlinderung mit

Paracetamol oder Ibuprofen, eventuell Lokalmaßnahmen (ohne Evidenz).

Bei wahrscheinlicher oder nachgewiesener GAS-Pharyngitis Penicillin (2 × 25.000 IE/kgKG bei Kindern oder 2 × 1 Mio IE bei Erwachsenen) bzw. bei Allergie Erythromycin 40 mg/kgKG in 2–4 Dosen (■ Abb. 2.4) über 7 Tage.

Beratung zu kurzem Aussetzen des Kindergarten- oder Schulbesuchs. Der Besuch von Schule oder Kindergarten ist bei Antibiotikatherapie am 2. Tag erlaubt. (► Abschn. 6.4.2).

Tonsillektomie
Bei Kindern unter 15 Jahren zu überlegen (Paradise-Kriterien)
— ≥7 GAS-oder V. a. GAS-Pharyngitiden im Vorjahr
— ≥5 GAS-oder V. a. GAS-Pharyngitiden pro Jahr in den letzten beiden Jahren
— ≥3 GAS-oder V. a. GAS-Pharyngitiden pro Jahr in den letzten 3 Jahren

❯ Die Komplikationsrate für Blutungen nach Tonsillektomie beträgt 4–6 %, deshalb sollte eine Tonsillektomie unter stationären Bedingungen erfolgen.

— Empfehlung der Tonsillektomie auch bei mechanischer Behinderung zu erwägen

■ Hausärztliche Verlaufskontrollen
Eine Wiedervorstellung wird nur bei Verschlechterung der Beschwerden oder Persistenz empfohlen, Kontrollabstriche, Urinuntersuchungen sowie eine EKG-Aufzeichnung im Nachgang der GAS-Infektion sollen nicht durchgeführt werden.

■ Zusammenarbeit mit Spezialisten
In schwerwiegenderen Einzelfällen und bei Beschwerdepersistenz ist die Zusammenarbeit mit dem HNO-Arzt erforderlich.

❯ Bei schweren Komplikationen, z. B. Peritonsillarabszess, sollte eine sofortige stationäre Einweisung erfolgen.

2

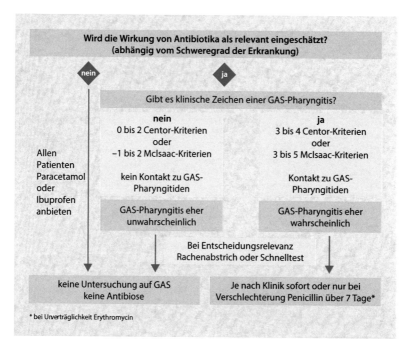

□ **Abb. 2.4** Von der DEGAM-Leitlinie empfohlenes Vorgehen zur Entscheidungsfindung bei Halsschmerzen und GAS Pharyngitis. (Aus Hübner, Jansson 2012)

- Relevante Leitlinie
- S3-Leitlinie Nr. 14 Halsschmerzen der DEGAM (2009 in Überprüfung) AWMF 053-010.

Fallbeispiel

Die bisher immer gesund gewesene Patientin gibt weiter an, dass ihr Freund vor ca. 2 Wochen ähnliche Symptome hatte. Die Inspektion des Rachens zeigt geschwollene, weißlich-grau belegte Tonsillen und eine massive Lymphknotenschwellung am Kieferwinkel beidseits. Der linke Oberbauch ist druckempfindlich, die Sonographie zeigt eine deutliche Vergrößerung der Milz auf 15 cm Länge. Aufgrund des typischen klinischen Bildes und des Alters der Patientin wird ein Mononukleose-Schnelltest durchgeführt, der positiv ist. Die Patientin wird zu ihrem Krankheitsbild beraten, auf Schonung hingewiesen (Sportverbot für 3 Wochen), symptomatisch wird ihr die Einnahme von Ibuprofen 3 × 400 mg empfohlen. Eine Antibiotikagabe, die gewünscht wurde, erfolgt nach eingehender Aufklärung bewusst nicht.

2.3 Husten und Heiserkeit

Fallbeispiel

Eine 76-jährige Patientin meldet sich in der Sprechstunde an, weil sie seit einiger Zeit an Husten leidet. „Zuerst habe ich gedacht, das ist noch von meiner Erkältung, aber jetzt huste ich schon seit 6 Wochen, und heiser bin ich auch immer wieder, das kann doch nicht normal sein!"

2.3.1 **Husten**

Husten ist ein unspezifischer uniformer Schutzreflex der Atemwege auf Reize aller Art, der als Reinigungsmechanismus dient. Jeder Husten, der nicht länger als 8 Wochen andauert, wird als **akuter Husten** bezeichnet, ab 3 bis 8 Wochen auch als subakut. Ab einer Dauer von 8 Wochen spricht man von **chronischem Husten**.

- **Hausärztliche Relevanz**

Häufigkeit Fink *****

- **Abwendbar gefährlicher Verlauf des akuten Hustens**
- (komplizierte) Pneumonie
- Pneumothorax
- Lungenembolie
- Lungenödem
- Aspiration
- Status asthmaticus
- exazerbierte COPD
- Zusätzlich beim chronischen Husten Neoplasie

- **Ursachen**
- vorwiegend akuter Husten
- bei bis zu 60 % aller akuten Hustenfälle vorwiegend virale (common cold, Influenza), gelegentlich bakterielle Infekte (Pneumokokken, HIB, Pertussis) der Atemwege
- weitere wichtige Ursachen für akuten und chronischen Husten sind:
- Asthma bronchiale und COPD (akut: Exazerbation)
- akute Lungenembolie (chronisch: rezidivierende kleine LE)
- gastroösophagealer Reflux
- allergische Bronchitis
- Medikamentenunverträglichkeit (ACE-Hemmer, selten auch AT-1 Antagonisten)
- Lungenödem
- interstitielle Lungenerkrankungen (Sarkoidose)
- Tuberkulose (wieder auf dem Vor-marsch!)

- **Anamnese**

„Ich kann nachts vor lauter Husten nicht schlafen", „Habe so einen bellenden Husten", „Mir tut der Brustkorb vor lauter Husten weh" sind typische Patientenangaben. Auch über Auswurf und Atemnot wird berichtet.

- **Körperlicher Befund**
- eher harmlose Symptome:
- schleimiger Auswurf (klar bis gelbgrün)
- leichtes Fieber
- Rhinitis
- leichte Abgeschlagenheit

❯ Die grüngelbe Farbe des Sputums ist kein Prädiktor für eine bakterielle Infektionsursache.

Warnsymtome
- Hämoptoe
- Dyspnoe und Tachypnoe
- reduzierter Allgemeinzustand (hohes Fieber, starke Abgeschlagenheit)
- Gewichtsverlust
- Heiserkeit
- besondere Umstände:
- vorbestehender Aufenthalt in Ländern mit hoher Tuberkuloserate und Expositionsmöglichkeit
- vorbekannte Defizite der Immunkompetenz (HIV, Immunsuppression, konsumierende Erkrankungen)

- **Diagnostik**
- Hausärztliche Basisdiagnostik:
- Anamnese, körperliche Untersuchung der HNO Organe, Lungenauskultation und Perkussion,
- Herzauskultation, Abdomenpalpation, Thrombosezeichen an den Beinen, Vitalparameter
- erweiterte hausärztliche Diagnostik:
- Sauerstoffsättigung, Lungenfunktionsprüfung, Sonographie des Thorax (Pleuraerguss!)

2

- Labor: BB, CRP (als Verlaufsparameter bei Pneumonie), Procalcitonin (zur Differenzierung viral/bakteriell), D-Dimer
- Erweiterte fachärztliche Diagnostik:
- Röntgen-Thorax, CT Thorax, Bronchoskopie, ÖGD, ph-Metrie

❯ Routinemäßige Influenzaabstriche sowie Sputumuntersuchungen vor ambulanter Antibiotikatherapie sind verzichtbar.

- ▪ **Hausärztliche Beratungs- und Behandlungsinhalte**

Bei Infekten:
- Schonung, hohe Trinkmenge, Inhalationen mit Wasserdampf und Solelösung
- Linderung von begleitenden Allgemeinsymptomen durch Ibuprofen, Paracetamol, kurzfristiger Einsatz von abschwellendem Nasenspray (<7 Tage, z. B. Xylometazolin)
- Phytopharmaka: Thymian, Primel, Efeu, Myrtol zeigen in Studien positive Effekte auf Hustendauer und Intensität
- Antitussiva wie Pentoxyverin, Noscapin, Kodein nur im Ausnahmefall bei sehr hartnäckigem Husten zur Nacht (Verbesserung des Nachtschlafs)

Allgemeinmaßnahmen
- Allergenkarenz (bei allergisch bedingtem Husten)
- Stimmschonung
- Inhalation mit Wasserdampf und Solelösung
- Meidung reizender Noxen
- Rauchstopp

- ▪ **Sonderfall Pneumonie**

Während die meisten infektiösen Erkrankungen der oberen, aber auch unteren Atemwege unproblematisch und selbstlimitierend verlaufen, stellt die Pneumonie eine potentiell lebensgefährliche Erkrankung dar. Insbesondere bei chronisch vorerkrankten, immunsupprimierten, aber auch generell alten Patienten.

Durch die klinische Symptomatik und Untersuchung alleine kann die Pneumonie nicht sicher von anderen Atemwegserkrankungen, wie z. B. Bronchitiden, unterschieden werden. Diese kann jedoch wegweisend für die weitergehende Diagnostik sein. Neben den klassischen Symptomen wie Husten, Auswurf, Fieber können Dyspnoe, Allgemeinzustandsverschlechterung, Kreislaufprobleme und Verwirrtheit Hinweise auf eine komplizierte Atemwegsinfektion geben. Hier sollten Laboruntersuchungen und Röntgenaufnahmen des Thorax gezielt und eher großzügig durchgeführt werden.

Ambulant erworbene Pneumonien können auch ohne Erregernachweis antibiotisch behandelt werden(▫ Tab. 2.2). Dies kann auch primär in hausärztlicher Obhut geschehen.

Zur Risikostratifizierung (ambulante versus stationäre Therapie) steht der erweiterte CRB-65-Index zur Verfügung (▫ Tab. 2.3).

Zu spezifischen Therapien Asthma/COPD, GERD, Lungenembolie etc. (siehe auch entsprechende Kapitel).

Jeder Husten ist oder war irgendwann akut. Die meisten Patienten stellen sich mit akutem Husten dann vor, wenn weitere Symptome, die sie beunruhigen oder stark beeinträchtigen, vorliegen. Im Falle von Erkältungskrankheiten oft nur wegen der erwünschten Krankschreibung und um sich „nur mal abhören zu lassen". Je länger der Husten besteht, desto eher werden Patienten auch vorstellig, wenn keine weiteren oder nur geringe Symptome vorliegen.

Husten im Rahmen eines unproblematischen Infektes („Erkältung") bedarf keiner Behandlung, die Symptome werden meist von alleine besser. Hier ist gute Aufklärung des Patienten nötig.

❯ Bei Husten sollte insbesondere die Verordnung von Antibiotika vermieden werden. Diese bleibt schwerwiegenden Bronchitiden und Pneumonien vorbehalten.

◘ Tab. 2.2 Vorwiegend einzusetzende Antibiotika bei ambulanter Behandlung einer unkomplizierten Pneumonie. (Modifiziert nach DEGAM Leitlinie)

Substanz	Dosis	Dauer
Bei Patienten ohne Risikofaktoren		
Amoxicillin	3 × 750–1000 mg	5–7 Tage
Doxyciclin	1 × 200 mg	5–7 Tage
Clarithromycin	2 × 500 mg	5–7 Tage
Bei Patienten mit Risikofaktoren (COPD, Heim, letzte Antiobiose < 3 Monate)		
Amoxicillin/Clavulansäure	2 × 1000 mg	5–7 Tage
Cefuroxim	2 × 500 mg	5–7 Tage

◘ Tab. 2.3 CRB-65-Index zur Risikostratefizierung der Pneumonie

Kriterien	CRB 65	Erweiterte Kriterien
Bewusstseinseintrübung	1 Punkt	
Atemfrequenz > 30/min	1 Punkt	
Blutdruck syst < 90 diast <=60	1 Punkt	
Alter > 65	1 Punkt	
Komorbiditäten		Dekompensiert
Sauerstoffsättigung		< 90 %
Funktioneller Status		Bettlägering (> 50 des Tages)

0 Punkte: Sehr niedriges Risiko (I. d. R. kein stationärer Aufenthalt notwendig)
1 Punkt: Erhöhtes Risiko (Stationären Aufenthalt erwägen)
2 Punkte: Hohes Risiko (Stationärer Aufenthalt meist erforderlich)
3 bis 4 Punkte: Sehr hohes Risiko (Stationärer Aufenthalt erforderlich)
Bei niedrigen Scorewerten dennoch Einweisung bei positiven Zusatzkriterien

Bei anhaltendem Husten bis zu 8 Wochen ohne weitere schwerwiegende Symptomatik kann zunächst auch auf weitergehende Diagnostik verzichtet werden. Das Bedarf i. d. R. wiederum einer gründlichen Aufklärung des Patienten. Bei sehr hartnäckigem Husten wird damit aber nicht jeder Patient einverstanden und zufrieden sein, sodass hier auch ein individuelles Vorgehen möglich sein kann.

❯ Bei über 8 Wochen persistierendem Husten muss auch ohne weitere Symptome abgeklärt bzw. gehandelt werden.

Dabei können zunächst die in der Praxis verfügbaren diagnostischen Möglichkeiten (Lungenfunktionsprüfung, Sonographie) ausgeschöpft werden. Ein Röntgenbild des Thorax sollte in jedem Fall zusätzlich veranlasst werden.

Bei fehlenden weiterführenden Befunden können Therapieversuche unternommen werden bei:

V. a. eine bronchiale Hyperreagbilität z. B. nach Atemwegsinfekt: Therapieversuch mit inhalativem Steroid (z. B. Budesonid 2 × 200 µg). Durch einen Metacholin-Provokationstest beim Pneumologen kann die Diagnose bestätigt werden.

2

❯ Bei vorbestehender ACE-Hemmer-Therapie sollte an die typische Nebenwirkung Husten gedacht werden und ein Auslassversuch durchgeführt bzw. auf einen AT-1-Antagonisten umgestellt werden.

Bei V. a. gastroösophagealen Reflux ist eine probatorische zeitlich begrenzte Therapie mit einem Protonenpumpenhemmer z. B. 2×40 mg Pantoprazol möglich. Bei Besserung sollte dann aber dennoch eine ÖGD erfolgen, um z. B. Schleimhautläsionen (Barrettösophagus!) nicht zu übersehen.

Bei V. a. Upper-Airway-Cough-Syndrom (früher: sinugene Bronchitis) können kurzfristig abschwellende Nasensprays oder auch topische Steroide rasche Symptombesserung zeigen.

Bei fehlendem Erfolg sind weitere diagnostische Maßnahmen unter Einbeziehung von Spezialisten angezeigt.

Bei Husten mit schwerwiegenden Symptomen wie oben beschrieben ist sofortiges rasches Handeln ab dem Zeitpunkt der Vorstellung in der Sprechstunde angezeigt, unabhängig davon, wie lange der Husten besteht. Im Einzelfall ist durchaus auch eine sofortige stationäre Einweisung unter notärztlicher Begleitung (Pneumothorax, Schwere Lungenembolie, exazerbierte COPD, schweres Lungenödem) notwendig.

Trotz aller therapeutischen Bemühungen kann nicht immer eine Ursache für den Husten gefunden werden, man spricht dann von **unexpected chronic cough (UCC)**. Auch psychogene Ursachen sind zu bedenken. Hier sind symptomorientierte Ansätze zu verfolgen.

▪ **Hausärztliche Verlaufskontrollen**
— Unkomplizierte Infektverläufe erfordern keine Kontrolle.
— Jeder pathologische Auskultationsbefund ist abhängig von der Schwere und vermuteten Ursache in einem individuellen Zeitfenster (1–10 Tage) zu kontrollieren.

— Der Patient ist aufzufordern, sich bei jeder deutlichen Symptomverschlechterung (Allgemeinzustand, hohes Fieber, anhaltendes Fieber, Schmerzen, Atemnot) vorzustellen.

▪ **Zusammenarbeit mit Spezialisten**
Radiologen, Pulmologen, Kardiologen, Gastroenterologen, Psychotherapie, Logopädie.

▪ **Relevante Leitlinien**
S3-Leitlinie Nr. 11 Akuter und chronischer Husten der DEGAM (2014) AWMF 053-013.
S3-Leitlinie Pneumonie, ambulant erworben AWMF 020-020.

2.3.2 Heiserkeit

Heiserkeit ist ein Symptom der gestörten Stimmbildung, die durch eine Veränderung des Schwingungsverhaltens der Stimmlippen oder durch unvollständigen Verschluss der Glottis entsteht. Bei den funktionellen und psychogenen Ursachen überwiegt der Anteil der Frauen.

▪ **Hausärztliche Relevanz**
Häufigkeit Fink ***

▪ **Abwendbar gefährliche Verläufe**
— Larynxkarzinom
— Recurrensparese
— Epiglottitis
— schwerwiegende allergische Rhinitis
— Angioödemreaktionen

▪ **Ursachen**
— bei akuter Heiserkeit: Hauptursache akute – vorwiegend virale – Infektion des Kehlkopfes
— bei akuter und chronischer Heiserkeit:
— funktionelle Stimmstörungen
— Stimmüberlastung
— organische Ursachen

- Stimmlippenknötchen ("Sängerknötchen")
- Leukoplakien des Epithels
- Stimmlippenpolypen
- Karzinome
- Stimmlippenparesen (Rekurrensparese nach Schilddrüsenoperation)
- gastroösophagealer Reflux
- psychogene Ursachen
- posttraumatische Belastungsstörungen

❯ Hauptrisiko für die Entstehung des Larynxkarzinoms ist das Rauchen.

■ **Anamnese**
„Ich habe keine Stimme mehr", „Ich bin heiser", „Meine Stimme ist immer so belegt und ich muss oft Räuspern", „Das Reden strengt mich so an", manchmal auch „Das Sprechen tut weh" sind die typischen vom Patienten vorgebrachten Beschwerden.

■ **Körperlicher Befund**
Heiserkeit im Rahmen eines Infektes der oberen Atemwege kann vergesellschaftet sein mit Rhinitis, leichten Schluckschmerzen, Husten, leichtem Fieber und Abgeschlagenheit. Die Stimme kann verändert sein (rau, belegt) oder ganz fehlen (Aphonie).
Warnsymptome sind:
- Hämoptysen
- Dyspnoe, Dysphagie
- reduzierter Allgemeinzustand
- Gewichtsverlust
- zervikale Lymphadenopathie
- Heiserkeit, die länger als 3 Wochen besteht

■ **Diagnostik**
- Hausarzt: Anamnese, körperliche Untersuchung der HNO-Organe, Lungenauskultation und Perkussion
- Spezialist: Laryngoskopie, Bronchoskopie, (ph-Metrie?), ÖGD

Verzichtbare Diagnostik sind Influenzaabstriche, Sputum vor ambulanter Antibiose.

■ **Hausärztliche Beratungs- und Behandlungsinhalte**
Akute Heiserkeit im Rahmen einer „Erkältungskrankheit" ist unproblematisch und vergeht innerhalb kurzer Zeit ohne spezifische Therapie. Ebenso verhält es sich meist bei einer einmaligen extremen Stimmüberlastung (z. B. bei Jugendlichen im Rahmen von Rockfestivals). Hier reicht der beruhigende Rat zur Stimmschonung aus. Symptomatische Therapien (z. B. Inhalationen mit Wasser/Soledampf)können empfohlen werden, da sie nicht schaden, die Evidenz dafür ist nicht hoch. Bei ausbleibender Stimmschonung kann eine chronische Laryngitis resultieren.
Medikamentöse Therapie bei Infekten:
- Linderung von begleitenden Allgemeinsymptomen durch Ibuprofen, Paracetamol, und kurfristiger Einsatz von abschwellenden Nasenspray (<7 Tage, z. B. Xylometazolin)
- Wichtig ist vor allem hier unnötige Antibiotikatherapie zu vermeiden.

Allgemeinmaßnahmen:
- Allergenkarenz
- Meidung reizender Noxen
- Rauchstopp

Heilbehandlungen:
- Logopädische Behandlung: Stimm- und Sprechtherapie

❯ Bei anhaltender Heiserkeit länger als 3 Wochen auch ohne weitere schwerwiegende Symptomatik und ohne vorausgegangenen Infekt ist eine Abklärung durch Überweisung an den Spezialisten sinnvoll.

Bei V. a. gastroösophagealen Reflux probatorische zeitlich begrenzte Therapie mit einem Protonenpumpenhemmer z. B. 2×40 mg Pantoprazol
Eine nachfolgende Diagnosesicherung durch ÖGD bei Besserung der Symptomatik sollte angestrebt werden.

2

Bei Heiserkeit, die im Rahmen eines oben beschriebenen eher schwerwiegenden Symptomenkomplexes auftritt, ist eine zügige Abklärung bereits bei der ersten Vorstellung unabhängig von der Dauer durch den HNO-Arzt angezeigt.

Stimm- und Sprechtherapie kann bei Erstverordnung durch den HNO-Arzt vom Hausarzt im Rahmen des Leistungskatalogs als Heilmittel nachverordnet werden.

- **Hausärztliche Verlaufskontrollen**

Unkomplizierte Infektverläufe erfordern keine Kontrolle.

Der Patient ist anzuhalten, sich bei jeder deutlichen Symptomverschlechterung (Allgemeinzustand, Lymphknotenschwellungen, Schmerzen), bzw. bei über 3 Wochen anhaltender Heiserkeit vorzustellen.

- **Zusammenarbeit mit Spezialisten**

HNO-Ärzte, Gastroenterologen, Logopädie, Psychotherapie.

- **Relevante Leitlinien**

Keine vorliegend.

Fallbeispiel

Bei der Befragung der Patientin stellt sich heraus, dass sie vor 6 Wochen vermutlich an einem Atemwegsinfekt mit Schnupfen, Gliederschmerzen, Abgeschlagenheit, leichtem Fieber und leichtem Husten erkrankt war. Dies hat sie in Eigenregie mit „Hausmitteln" therapiert und sich nach einigen Tagen auch wieder wohlgefühlt. Die Symptome seien dann alle abgeklungen. Geblieben sei hartnäckiger, trocken bellender Husten, der anfallsweise aufträte, sowie partielle Heiserkeit und Räusperzwang. Im Rachen verspüre sie manchmal vermehrt Schleim.

Die Patientin leidet an einer arteriellen Hypertonie, Osteoporose, Diabetes mellitus und einer generalisierten Arthrose

der großen Gelenke. Gelegentlich hätte sie Sodbrennen. Die Medikation umfasst Metformin, Amlodipin, Candesarten, Calcium und Vitamin D sowie gelegentlich Ibuprofen und bedarfsorientiert Pantoprazol.

Der körperliche Untersuchungsbefund zeigt sich nahezu unauffällig, bei der Inspektion des Rachens findet sich eine „Schleimstraße" und aufgeworfene pflastersteinartige Schleimhaut an der Rachenhinterwand.

Aus Anamnese und Untersuchung ergeben sich keine Hinweise für einen abwendbar gefährlichen Verlauf. Drei Beschwerdeursachen erscheinen primär möglich:

1. postinfektiöse Hyperreagibilität, 2. gastroösophagealer Reflux, 3. Upper-Airway-Cough-Syndrom.

Der Patientin wird ein Therapieversuch mit einem topischem Steroid für die Nase (z. B. Mometason) über 2 Wochen vorgeschlagen. Die Patientin willigt ein unter der Voraussetzung, auch ein Medikament „für den Husten" zu bekommen. Hier wird ein Phytotherapeutikum verordnet.

Bei der Kontrollvorstellung nach 2 Wochen berichtet die Patientin von einer nachhaltigen Besserung der Beschwerden, nach weiteren 2 Wochen Therapie sind Husten und Räusperzwang sowie belegte Stimme vollständig abgeklungen.

2.4 Schnupfen

Fallbeispiel

Herr A. H., 20 Jahre, kommt am Montag in die Praxis, er klagt über anhaltenden Schnupfen seit 3 Tagen und möchte ein Antibiotikum sowie eine Krankmeldung, damit es zum einen rasch besser wird und er sich auskurieren kann.

Schnupfen bzw. Nasenlaufen ist ein Symptom, tritt in jedem Alter auf und ist bei Kindern häufiger. Das Symptom kann isoliert, aber auch verbunden mit mehreren Symptomen wie Halsschmerzen, Husten, Kopfschmerzen z. B. im Rahmen eines banalen Infektes auftreten. Bis zu 12 Wochen Dauer gilt der Schnupfen als akut, wenn er länger dauert als chronisch.

Eine Sinusitis liegt vor, wenn mindestens 2 Hauptsymptome (Gesichtsschmerz, Stauungsgefühl im Gesichtsbereich, Verstopfung der Nase, eitriger Schnupfen, Hyp- oder Anosmie) oder 1 Hauptsymptom verbunden mit sichtbarem eitrigen Nasensekret oder 2 Nebensymptomen (Kopf-, Ohrenschmerzen, Fieber, Foetor, Erschöpfung, Zahnschmerzen oder Husten) vorliegt.

- akute Sinusitis: Dauer <8 Wochen
- akut rezidivierende Sinusitis: mehr als 4, sich vollständig zurückbildende Sinusitiden/Jahr
- chronische Sinusitis: mehr als 4 Episoden pro Jahr ohne vollständige Rückbildung oder Dauer über 8 Wochen

■ Hausärztliche Relevanz

Häufigkeit Fink: Schnupfen***, Sinusitis***

■ Abwendbar gefährliche Verläufe

- Sinusitis bei Schnupfen
- Fremdkörper
- bösartige Erkrankungen (sehr selten)
- Liquorrhoe nach Schädel-Hirn-Trauma (sehr selten)
- Orbitalphlegmone, Meningitis, Osteomyelitis bei Sinusitis als AGV (sehr selten), Sinusvenenthrombose

■ Ursachen

Für Schnupfen

- infektiös bedingt im Rahmen eines Atemwegsinfektes
- allergische Reaktion
- Sinusitis
- Nasenpolypen

- Fremdkörper (insbesondere bei Kindern)
- Medikamentennebenwirkungen (z. B. chronischer Nasenspraygebrauch)

Für Sinusitis

- nasale Obstruktion, Sekretstau im Rahmen eines viralen oder bakteriellen Infektes
- prädisponierend für chronische Sinusitis ist allergische Rhinitis

■ Anamnese

Die Patienten klagen über eine sie zum Teil stark belästigende laufende Nase, beschreiben das Sekret als klar oder auch zäh gelb oder grün. Oft klagen die Patienten auch über eine behinderte Nasenatmung. Schmerzen im Bereich der Nebenhöhlen können den Schnupfen begleiten, die beim Kopf Neigen nach vorne zunehmen. Riechen und Schmecken können reduziert sein.

■ Körperlicher Befund

Laufende Nase, eventuell geröteter Naseneingang. Klopfschmerz im Bereich der Nebenhöhlen. Bei der Untersuchung mit dem Nasenspekulum können Polypen sichtbar sein, die Schleimhäute sind meist stark gerötet und auch zähes Sekret kann nachgewiesen werden. Bei der Untersuchung des Rachens zeigt sich möglicherweise eine Schleimstraße.

Symptome bei Sinusitis siehe Einleitung zum Abschnitt. Für das Vorliegen einer Sinusitis spricht im Gegensatz zu anderen Gesichtskopfschmerzen (▸ Abschn. 2.12; ◘ Abb. 2.10) die Zunahme der Schmerzen bei Lagerungswechsel.

■ Diagnostik

- Inspektion der Nase
- Untersuchung mit dem Nasenspekulum (z. B. Nachweis von Polypen)
- Abklopfen der Nebenhöhlenregionen, Druck auf die Nervenaustrittspunkte Trigeminus

2

- gegebenenfalls allergologische Diagnostik, insbesondere bei chronischer Sinusitis
- gegebenenfalls Abstrich zur mikrobiologischen Untersuchung
- bildgebende Verfahren nur bei Indikation (CT und Nasenendoskopie sind Röntgen, Diaphanie und Ultraschall überlegen)

❯ Laboruntersuchungen sind nur im Einzelfall (CRP) nötig, bildgebende Verfahren sind i. d. R. bei akutem Schnupfen nicht nötig.

■ **Hausärztliche Beratungs- und Behandlungsinhalte**

Allgemein
- Beratung zu Allgemeinmaßnahmen wie erhöhter Flüssigkeitszufuhr, Dampfinhalationen, abschwellenden Nasentropfen und Schmerzmittel, Phytopharmaka (alle kein Evidenzgrad A) Isotone und hypertone Nasenspülungen haben keine Evidenz.
- Beratung des Patienten über i. d. R. harmlose Erkrankung sowie darüber, dass mehr als zwei Drittel der Sinusitiden viral bedingt sind und durch Sekretstau entstehen.

❯ Abschwellende Nasentropfen sollten nur kurzfristig (<7 Tage) angewendet werden.

Speziell
- **Fremdkörper:** vorsichtiger Versuch, den Fremdkörper zu entfernen
- **Allergie:** siehe ► Abschn. 6.5.2
- **Akute Sinusitis:** Da die meisten Sinusitiden viral bedingt sind, ist neben den oben erwähnten Allgemeinmaßnahmen eine Antibiotikatherapie nur bei schweren Verläufen (Fieber, starke Kopfschmerzen, ausgeprägte Abgeschlagenheit) oder Nachweis von CRP>10 mg/l indiziert. Amoxicillin 3×500 mg/d

(Evidenzgrad A), wenn diese nicht möglich: Cephalosporin, Makrolide, Doxycyclin oder Cotrimoxazol.
- **Chronische Sinusitis:** topisches Kortikoid Nasenspray (über mehrere Wochen) Roxithromycin 150 mg/d oder Cefuroxim bzw. Amoxicillin/Clavulansäure, Ultima ratio: Operation

■ **Hausärztliche Verlaufskontrollen**
Aufklärung über Wiedervorstellung bei Persistenz der Beschwerden bzw. Verschlechterung, Auftreten von Hauptsymptomen der Sinusitis (s. o.)

■ **Zusammenarbeit mit Spezialisten**
Bei schwerwiegenderen Einzelfällen und Beschwerdepersistenz HNO-Arzt, ebenso eventuell bei allergologischen Problemen. Im Bedarfsfall Radiologe für Bildgebung.

❯ Bei Säuglingen <3 Monaten mit nasaler Obstruktion ist gegebenenfalls eine sofortige stationäre Behandlung einzuleiten.

■ **Relevante Leitlinie**
S2k -Leitlinie Nr. 10 Rhinosinusitis der DEGAM (2017) AWMF 053-012.

Fallbeispiel

Bei dem Patienten liegt ein Schnupfen sowie leicht erhöhte Temperatur und Kopfschmerzen vor, keine zusätzlichen pathologischen Befunde. Er wird über die Harmlosigkeit seiner Erkrankung ebenso aufgeklärt wie über die wohl virale Genese. Ein Antibiotikum würde ihm mehr mögliche Nebenwirkungen einbringen als Nutzen. Eine Arbeitsunfähigkeitsbescheinigung wird für 2 Tage attestiert. Eine weitere Vorstellung aufgrund des Schnupfens erfolgte nicht.

2.5 Ohrschmerzen

Fallbeispiel

Frau S. H., 50 Jahre, erscheint im Juli in der Praxis mit ausgeprägten Ohrschmerzen links ohne weitere Begleiterscheinungen, sie will ein Antibiotikum, weil sie in 2 Tagen in den Urlaub fahren möchte.

Ohrschmerzen sind ein Symptom und treten in jedem Alter auf, sind jedoch bei Kindern häufiger. Meist gehen sie vom Ohr selbst aus, sie können aber auch Ausdruck fortgeleiteter Schmerzen, z. B. bei Tonsillitis oder auch Kiefergelenksreizungen und Halswirbelsäulenproblemen sein.

▪ Hausärztliche Relevanz

Häufigkeit Fink: Otitis media: *****, Cerumen: ****, Otitis externa: ***, Unspezifische Ohrschmerzen: ****

Bei Kindern: Ohrenschmerzen unter den 10 häufigsten Beratungsanlässen (Content).

▪ Abwendbar gefährliche Verläufe

– Abszesse, Mastoiditis
– Cholesteatom
– bösartige Erkrankungen
– Zoster oticus
– Zahn- Kiefergelenks-Entzündungen

▪ Ursachen

Otogen
– Otitis media: Kinder > Erwachsene
– Otitis externa: Erwachsene > Kinder
– Cerumen obturans (Ohrschmalzpfropf)
– Fremdkörper
– Gehörgangsabszess, Erysipel
– Tumoren

Nicht-otogen: (häufiger bei Erwachsenen)
– Zoster oticus
– Tonsillitis
– Zahn- Kiefergelenksaffektionen

– Halswirbelsäulenprobleme
– Tumoren im Rachenraum
– Neuralgien (z. B. Trigeminus)

▪ Anamnese

Meist klagen die Patienten über lokale Schmerzen im Ohr, bei Kindern können jedoch die Angaben über lokale Schmerzen völlig fehlen, sie klagen oft nur z. B. über Bauchschmerzen. Begleitend kann Hörminderung oder auch Hörverlust angegeben werden (z. B. Cerumen), die Beschreibung von Sekretion aus dem Ohr ist möglich. Zusätzlich werden manchmal Ohrgeräusche angegeben. Gezielt zu fragen ist nach Schmerzdauer, Schmerzqualität und eventuell zusätzlich vorliegenden Problemen (z. B. Halsschmerzen, Bewegungseinschränkung Kiefer, HWS) Auch ist nach vorausgegangenen Ereignissen wie Schnupfen oder Schwimmbadbesuch zu fragen.

▪ Körperlicher Befund

Je nach Ursache weisen die Patienten unterschiedliche Befunde auf. Diese können eine gerötete Ohrmuschel bei Erysipel (sh. ► Abschn. 5.9.7) sein, ein verstopftes Ohr durch Cerumen, ein geschwollener Gehörgang bei Otitis externa verbunden mit erheblichem Druckschmerz. Bei der Inspektion des Trommelfells ist je nach Ausprägung der Otitis media eine vermehrte Gefäßinjektion, Rötung des gesamten Trommelfells, Vorwölbung des Trommelfells, aber auch eine Perforation mit Sekretion zu sehen. Bei nicht otogenen Ursachen zeigen sich entsprechende Befunde, z. B. Tonsillitis mit Lymphknotenschwellung, druckschmerzhafte Kiefergelenksregion oder Blockierungen in der HWS.

▪ Diagnostik

– Inspektion des äußeren Ohrs (Hinweis auf Entzündung, Abszess)
– Abtasten des Ohrs (z. B. Tragusdruckschmerz, Lymphknotenschwellung präauriculär)

2

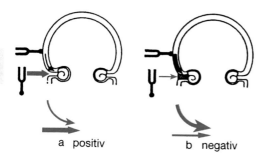

a positiv   b negativ

Abb. 2.5 Rinne-Test: Vergleich des Hörvermögens für Luft- und Knochenleitung. Normales Gehör (**a**), Schallleitungshindernis rechtes Ohr, z. B. Ohrpfropf (**b**). (Aus Mader/Riedl 2018)

— Inspektion des Gehörgangs (Hinweis für Cerumen, Gehörgangsentzündung, Bläschen bei Zoster, Fremdkörper)
— Beurteilung des Trommelfells (Rötung, Vorwölbung, Perforation?)
— eventuell weitere Untersuchung der Umgebung (HWS, Kiefergelenk, Rachen)
— Rinne- und Weber-Test (**Abb. 2.5 und 2.6**)

> Laboruntersuchungen sind nur im Einzelfall (CRP) nötig, bildgebende Verfahren sind i. d. R. nicht nötig.

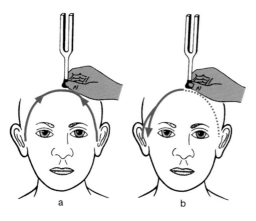

a   b

Abb. 2.6 Weber-Test: Normalbefund (**a**). Schallleitungsschwerhörigkeit rechts, Innenohrschwerhörigkeit links mit Lateralisation ins gesunde Ohr (**b**). (Aus Mader/Riedl 2018)

- Hausärztliche Beratungs- und Behandlungsinhalte

Cerumen
Spülung, wenn Trommelfellperforation ausgeschlossen (**Abb. 2.7**).

Otitis externa
— Schmerzbehandlung (z. B. NSAR – Ibuprofen unter Beachtung des Nebenwirkungsprofils)
— antibiotische Ohrtropfen (z. B. Ciprofloxacin)
— systemische Antibiose scheint der lokalen nicht überlegen zu sein
— Überweisung zum Spezialisten entsprechend EAR Score (**Abb. 2.4; Tab. 2.4**)

Gehörgangsabszess, -furunkel, -erysipel
— bei Abszess eventuell Stichinzision, zusätzlich systemische Antibiose
— Erysipel: Antibiose und Fiebersenkung (sh. ► Abschn. 5.9.7)

Otitis media

> 80 % aller Otitis-media-Fälle heilen spontan ohne Antibiotika aus.

— allgemein: ausreichende Flüssigkeitszufuhr, Zuwendung bei Kindern
— abschwellende Nasentropfen werden in der Leitlinie nicht empfohlen

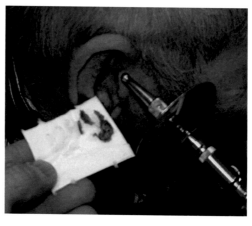

Abb. 2.7 Beispiel für Cerumenentfernung

◻ Tab. 2.4 „Evidence-based Acute Otitis Externa Referral Score" (EAR-Score).

Eines dieser Merkmale	Alter >65	1 Punkt
	Chemo- oder Radiotherapie	
	Gut kontrollierter Diabetes mellitus	
	Otitis-externa-Rezidiv	
Entweder...	Immunsuppression	2 Punkte
Oder	Schlecht kontrollierter Diabetes mellitus (HbA1c >8,0 %)	
Dauer der Behandlung		
Entweder ...	Nicht geplante Wiedervorstellung in den ersten zehn Therapie-tagen	3 Punkte
... oder	Andauernde Otitis externa trotz 14-tägiger Behandlung	
Red Flags		
Einer dieser Faktoren	Hirnnervenlähmung	5 Punkte
	Übermäßige ipsilaterale Kopfschmerzen	
	Erythem oder Schwellung der Ohrmuschel oder des Gesichts	
	Vollständig stenosierter Gehörgang (Spekulum nicht einführbar)	

Auswertung:
– 0 Punkte: Notwendigkeit fachärztlicher Behandlung unwahrscheinlich. Patient kann nach initialer Konsultation mit Rezept und Instruktionen über Warnsymptome entlassen werden
– 1–2 Punkte: Aktives Monitoring ist angezeigt. Der Patient sollte während und nach der Behandlung allgemeinärztlich nachuntersucht werden
– 3–4 Punkte: Dringende Überweisung zum Spezialisten binnen 12 bis 48 h ist ratsam
– 5 Punkte: Sofortige Notfallüberweisung zum Spezialisten

— Bei unkomplizierter Otitis media ist initial symptomatische Behandlung der Schmerzen mit Paracetamol (max. 60 mg/kgKG/d) oder Ibuprofen (max. 20–30 mg/kgKG/d) unter Verzicht auf eine systemische Antibiose möglich. Eine gute Aufklärung des Betroffenen oder der Eltern ist erforderlich (▶ Abschn. 6.4.1).

— Im Falle einer Gabe von Antibiotikum: Amoxicillin 50 mg/kgKG/d) oder Cephalosporin als 2. Wahl.

▪ Hausärztliche Verlaufskontrollen
— Aufklärung über Wiedervorstellung bei Persistenz der Beschwerden bereits nach 24 bzw. 48 h

— Hörtest bei Hörminderung über 3 Monate

▪ Zusammenarbeit mit Spezialisten
In schwerwiegenderen Einzelfällen und bei Beschwerdepersistenz HNO Arzt.

❯ Bei vitaler Gefährdung und bei Säuglingen, Kindern mit anhaltendem oder hohem Fieber als Begleitsymptom der Otitis media ist eine sofortige stationäre Behandlung einzuleiten.

▪ Relevante Leitlinie
S3-Leitlinie Nr. 7 Ohrenschmerzen der DEGAM (2014) AWMF 053-009.

2

Bei der sonst gesunden Patientin besteht ein leicht reduzierter Allgemeinzustand sowie eine Temperaturerhöhung auf 37,5°. Das äußere Ohr ist unauffällig, die Inspektion des Gehörgangs ergibt eine Rötung und Vorwölbung ventral, es besteht starker Druckschmerz. Die Patientin wird mit lokal antibiotischen Ohrtropfen (Ciprofloxacin 3 × tgl.) sowie einem Antibiotikum aufgrund des leichten Fiebers behandelt. Kurz vor Antritt der Reise ist sie beschwerdefrei, die Temperatur normal und die Rötung und Schwellung rückläufig. Nach der Reise gibt sie keine Komplikation an, sie konnte den Urlaub genießen.

2.6 Kreuzschmerz/Rückenschmerz/Nackenschmerz

Herr K. R, 48 Jahre, leitender Angestellter, kommt einen Tag nach Ostern in die Praxis, er habe eine Matratze gehoben, dabei einen Stich im Rücken verspürt und seither starke Schmerzen im unteren Rückenbereich, die auch ins linke Bein ausstrahlen.

Bei **Kreuzschmerzen** handelt es sich um Schmerzen im Bereich des unteren Rückens mit oder ohne Ausstrahlung in Gesäß oder Beine. Sie können akut (<6 Wochen) subakut (>6 Wochen) oder chronisch (>12 Wochen) auftreten. **Rückenschmerzen** betreffen den Bereich der Brustwirbelsäule, **Nackenschmerzen** den Halswirbelsäulenbereich. Kreuz-, Nacken- und Rückenschmerzen sind ein Symptom und können unterschiedlichste Ursachen haben. Braun und Mader prägen auch den Begriff „Myalgie" als eigenes Beratungsergebnis, der die verschiedensten Schmerzausprägungen im Bereich des gesamten Rückens beinhaltet. Viele verschiedene Begriffe werden bei der Bezeichnung der Rückenschmerzen verwendet, sehr häufig zum Beispiel Lumbago für nichtspezifische Kreuzschmerzen oder Lumboischialgie, wenn die Kreuzschmerzen radikulär ausstrahlend sind.

■ **Hausärztliche Relevanz**
Häufigkeit Fink: Kreuzschmerzen *****
„Myalgie" *****

■ **Abwendbar gefährliche Verläufes**
Wichtige **wirbelsäulenbezogene** AGVs:
— infektiöse Probleme, z. B. Spondylodiszitis
— bösartige Erkrankungen, insbesondere Metastasen
— rheumatologische Erkrankungen, z. B. M. Bechterew
— Frakturen, z. B. osteoporotische Fraktur (► Abschn. 4.13)
— Diskusprolaps

Wichtige **nichtwirbelsäulenbedingte** AGVs:
— kardiale Ursachen, z. B. Myokardinfarkt
— pulmonale Ursachen, z. B. Lungenembolie, Pleuritis
— Nierenkolik
— Gallenkolik
— Gefäßprobleme, z. B. Aortenaneurysma
— Pankreatitis
— Herpes zoster, Borreliose

■ **Ursachen**
Die Ursachen für Kreuz-, Nacken und Rückenschmerzen sind vielfältig. Neben den selteneren, nicht wirbelsäulenbedingten Ursachen, die ihre Schmerzprojektion in den Rücken haben, liegen die Ursachen entweder im muskulären Bereich, in den Wirbelgelenken (z. B. ISG-Blockierung) oder aber auch in den Knochen (osteoporotische Fraktur). Risikofaktoren für das Entstehen von Kreuz-, Rücken-, Nackenschmerzen sind im Folgenden dargestellt.

Beispiele für Risikofaktoren als Auslöser wirbelsäulenbedingter Schmerzen
- falsche Bewegungsabläufe
- Zwangshaltung des Rückens
- schwere Arbeit
- Bewegungsmangel
- Übergewicht
- ungünstige Arbeitsplatzgestaltung, ausgedehntes Kraftfahrzeugführen
- psychische Belastung, Stress, persönliches Umfeld
- Fehlstellungen

- **Anamnese**

Die Patienten berichten über Schmerzen im betroffenen Bereich der Wirbelsäule, je nach Auslöser auch über ein Ausstrahlen der Schmerzen in Arm, Brustkorb oder Bein. Zusätzlich wird auch häufig Bewegungseinschränkung beklagt. Der Schmerzeintritt kann als akut, aber auch schleichend zunehmend beschrieben werden. Gezielt zu fragen ist nach Lähmungen, Sensibilitätsstörungen, Kraftminderung sowie Auffälligkeiten bei Stuhlverhalten und Miktion. Verletzungen, auch leichtere, sind zu erfragen.

❯ Bereits bei der ersten Patientenbefragung sollen auch mögliche psychische Belastungen angesprochen werden.

- **Körperlicher Befund**

Die Patienten weisen häufig eine Schonhaltung sowie entlastende Fehlhaltung auf. Das Gangbild und die Beweglichkeit kann eingeschränkt sein.

- **Diagnostik**
- körperliche Untersuchung, symptomorientiert, darüber hinaus je nach Verdacht eines AGV

- Inspektion von Haltung, Beweglichkeit, Palpation (Myogelosen, Schmerzpunkte)
- Lasègue-Zeichen
- orientierender neurologischer Status (Reflexe, Sensibilität, Motorik, Kraft)
- orientierender psychischer Befund (insbesondere bei Beschwerdepersistenz über 4 Wochen)
- eventuell weitere Untersuchungen nur nach vermuteter Grunderkrankung (z. B. Labortests, Sonographie, Röntgen-Thorax, CT, MRT)
- bildgebende Diagnostik (CT, MRT) erst nach 6 Wochen Beschwerden ohne Besserung unter leitliniengerechter Therapie bzw. Bei „chronischem Kreuzschmerz" (>12 Wochen)

❯ Nach Ausschluss von AGVs sollen initial keine über die körperliche Untersuchung hinausgehenden Untersuchungen durchgeführt werden.

- **Hausärztliche Beratungs- und Behandlungsinhalte**
- Am wichtigsten: genaue Anamnese und Untersuchung zum Ausschluss von AGVs, bei Vermutung eines AGV entsprechende Veranlassung weiterer Untersuchungen und Hinzuziehen des/der nötigen Spezialisten.
- bei unspezifischem Kreuz, Nacken-, Rückenschmerz Beratung des Patienten über die ungefährliche Erkrankung und dem in aller Regel Ausheilen der Beschwerden
- Motivation zur Bewegung, Bettruhe ist eher ungünstig
- Bei unspezifischem akuten Kreuz, Nacken-, Rückenschmerz sollen weder Akupunktur, physikalische Therapie, Reizstrom oder andere physikalische Maßnahmen eingeleitet werden.

2

❯ Die Koordination eines multimodalen Behandlungskonzepts bei chronisch unspezifischem Kreuz-, Nacken-, Rückenschmerz sollte in der Hand des Hausarztes liegen.

Medikamentöse Therapie
- Hilfreich kann der Einsatz von Weidenrindenpräparaten und/oder Capsaicinpflaster oder – cremes sein
- bei unspezifischem Kreuzschmerz NSAR (z. B. Ibuprofen maximal 2,4 g/d, Naproxen maximal 1,25 g/d, Diclofenac max. 150 mg/d unter Beachtung der Nebenwirkungen). Bei NSAR eventuell Zugabe von Magenschutz (z. B. Omeprazol 20 mg)
- bei fehlendem Ansprechen eventuell schwache Opioide (Tilidin, Tramadol) oder Metamizol
- Muskelrelaxantien wegen der Nebenwirkungen (z. B. Müdigkeit) nur im Einzelfall
- Noradrenerge oder noradrenerg-serotonerge Antidepressiva (z. B. Amitryptilin), eventuell als Comedikation bei therapeutischem Gesamtkonzept bei chronischem nichtspezifischem Kreuzschmerz

❯ Invasive Therapieverfahren bei unspezifischem Kreuz-, Nacken-, Rückenschmerz werden nicht empfohlen.

Präventive Empfehlungen
- Bewegung nach Neigung und Fähigkeit
- Schulung auf Basis eines biopsychosozialen Krankheitsmodells

- Beratung zu rückengerechten Maßnahmen am Arbeitsplatz

- **Hausärztliche Verlaufskontrollen**
Die Kontrolluntersuchungen richten sich nach dem Beschwerdebild, in unsicheren Fällen sehr kurzfristig, im Falle chronischer Rückenschmerzen sind regelmäßige Kontrollen angezeigt.

- **Zusammenarbeit mit Spezialisten**
- Laborarzt im Einzelfall
- Radiologe bei Veranlassung bildgebender Verfahren (Röntgen, CT, NMR)
- weitere Spezialisten entsprechend der Grunderkrankung (z. B. Orthopäde, Neurologe, Neurochirurg, Rheumatologe, Psychiater, Psychologe)
- Klinik bei stationärer Einweisung (z. B. Massenprolaps)
- Physiotherapeut, Ergotherapeut bei Verordnung von Therapien bei chronischem unspezifischem Kreuz-, Nacken-, Rückenschmerz

- **Relevante Leitlinie**
Nationale S3-Versorgungsleitlinie nichtspezifischer Kreuzschmerz (2017) nvl-007.
S1 Handlungsempfehlung Nackenschmerzen der DEGAM (2017) AWMF 053-007.

Fallbeispiel

Bei dem Patienten, der außer einer Oberschenkeloperation als Jugendlicher keine Vorerkrankungen hat, zeigt sich bei Betreten der Praxis ein vorsichtiges Gangbild und er kann nicht lange sitzen. Die Untersuchung ergibt geringen paravertebralen Druckschmerz, die Beweglichkeit der LWS ist endgradig schmerzhaft, Lasegue-Zeichen links positiv bei 70 Grad, der ASR links leicht abgeschwächt. Es zeigen sich keine motorischen und sensiblen Ausfälle. Dem Patienten wird zur Einnahme eines NSAR geraten, bei Beschwerdepersistenz oder Verschlechterung solle er sich wieder vorstellen. Nach 4 Tagen tut er dies dann auch, da die Schmerzen erheblich zugenommen haben, er könne kaum mehr sitzen, eine längere Autofahrt über eine Stunde wäre eine Qual gewesen, weil die Beschwerden ausstrahlend ins linke Bein fast unerträglich gewesen seien (VAS: 9).

Es wird eine Kernspintomographie veranlasst, bei der sich ein Diskusprolaps L5/S1 zeigt, die Schmerztherapie eskaliert und Krankengymnastik verordnet. Die Beschwerden verschlimmern sich weiter, er kann nur noch zwei Minuten stehen, Schmerzmittel helfen gar nicht und der Patient wird nach zweieinhalb Wochen operiert, seither ist er bis auf leichte Beschwerden bei längerer Belastung nahezu beschwerdefrei. Im weiteren Verlauf bestehen leichte Sensibilitätsstörung im Vorfuß und eine Großzehenheberschwäche.

2.7 Gelenkschmerzen

Fallbeispiel

Herr K. L., 65 Jahre, braucht einen dringenden Termin, weil er sehr starke Schmerzen im rechten Vorderfuß hat. „Herr Doktor, kann es wieder meine Gicht sein?"

Gelenkschmerzen sind ein Symptom und können an jedem Gelenk einzeln oder auch an mehreren Gelenken gleichzeitig oder flüchtig wechselnd auftreten.

- **Hausärztliche Relevanz**

Häufigkeit Fink: Arthropathie: *****, Arthritis urica ***, Monarthropathie mit Erguss *, Bursitis acuta ***, Ganglion *, Arthritis acuta ***, Beschwerden bei Z. n. Gelenkersatz *

- **Abwendbar gefährliche Verläufe**
- Infektionen, vor allem pyogen
- Borreliose
- Einblutungen, z. B. bei Blutgerinnungsstörungen
- unerkannte Verletzungsfolgen

- systemische Erkrankungen, z. B. rheumatoide Arthritis, M. Reiter
- pAVK, Thrombose
- Löfgren-Syndrom, Sarkoidose

❯ Bei Gelenkschmerzen sind nicht nur gelenkspezifische AGVs zu bedenken, sondern auch systemische Erkrankungen.

- **Ursachen**

Die Ursachen für Gelenkschmerzen sind vielfältig. Verletzungen oder Überlastungen durch bestimmte Arbeiten sind häufige Ursachen für isolierte Gelenkschmerzen. Mit zunehmendem Alter kommen auch degenerative Veränderungen als Ursache in Frage. Gichtanfälle lösen meist Schmerzen nur an einem Gelenk aus. Sind mehrere Gelenke betroffen, ist immer auch an systemische Erkrankungen wie rheumatische Polyarthritis oder Kollagenosen als Auslöser zu denken (▶ Abschn. 4.11). Gelenknahe Schmerzen an fast allen Gelenken können durch eine Fibromyalgie ausgelöst werden. Auch die Folge von Infekten (z. B. Chlamydien, Yersinien, Streptokokken) können eine eher seltene Ursache sein.

- **Anamnese**

Berichtet wird über Schmerzen, Funktionseinschränkung, manchmal auch über Schwellung. Gezielt nachzufragen ist nach einem Zusammenhang mit einem Unfallereignis, übermäßiger oder falscher Belastung sowie möglichem Zusammenhang mit Ernährungsexzess (Fleisch, Wurst, Innereien, Alkohol). Morgendlicher Anlaufschmerz und dessen Dauer sowie der circadiane Schmerzverlauf sind ebenfalls zu erfragen.

❯ Bei der Patientenbefragung ist auch nach dessen eigener Vermutung zur Ursache der Gelenkschmerzen zu fragen.

- **Körperlicher Befund**

Je nach Krankheitsbild kann das betroffene Gelenk geschwollen und überwärmt sein,

2

eine Schonhaltung ist möglich. Die Beweglichkeit ist oft deutlich herabgesetzt. Sind Gelenke an Bein oder Fuß betroffen, so kann das Gangbild verändert sein.

■ Diagnostik

Klinische Untersuchung
Symptomorientiert, darüber hinaus je nach Verdacht eines AGV

— Inspektion im Hinblick auf Schwellung, Rötung, Schonhaltung, eingeschränkte Funktion (z. B. Gehbehinderung)
— Funktionsmessung des Bewegungsumfangs und Beschreibung mit der Neutral–Null–Methode (z. B. Knie: Flexion–Extension 140-0-0°)
— ggf. Durchführung bestimmter Tests (Beispiele: Gaenslen-Zeichen (▶ Abschn. 15.1), Nacken-Schürzengriff, painfull-arc (Abduktion Schulter von ca. 70–120 °C schmerzhaft)

Weitere Untersuchungen
Nur nach vermuteter Grunderkrankung (z. B. Labortests wie BSG, CRP, RF, Harnsäure), Gelenkpunktion, insbesondere bei unklarer Schwellung Sonographie, Röntgen, CT, MRT).

■ Hausärztliche Beratungs- und Behandlungsinhalte

Am wichtigsten: genaue Anamnese und Untersuchung zum Ausschluss von AGVs, bei Vermutung eines AGV entsprechende Veranlassung weiterer Untersuchungen und Hinzuziehen des/der nötigen Spezialisten.

Initial Rat zur Schonung des betroffenen Gelenks, eventuell auch Ruhigstellung. Eventuell thermische Anwendung, bei entzündlichen Reizungen i. d. R. Kälte. Auch können antiphlogistische Salben (z. B. Diclofenac- oder Ibuprofen-Gel) empfohlen werden.

Medikamentöse Therapie
Initial ist die Schmerzbekämpfung im Vordergrund, da die Patienten oft sehr leiden

(NSAR z. B. Ibuprofen maximal 2,4 g/d, Naproxen maximal 1,25 g/d, Diclofenac maximal 150 mg/d unter Beachtung der Nebenwirkungsprofile. Bei NSAR eventuell Zugabe von Magenschutz wie Omeprazol 20 mg).

❯ Die intramuskuläre Gabe von NSAR oder Kortikoiden bei Gelenkschmerzen ist heute obsolet.

Physikalische Therapie
Im Verlauf bei Beschwerdepersistenz zu erwägen, vorrangig Physiotherapie, im Einzelfall auch Ergotherapie – bei rheumatologischen Erkrankungen oder Arthrose ist die physikalische Therapie wichtiger Bestandteil der Therapie.

■ Hausärztliche Verlaufskontrollen
Die Kontrolluntersuchungen richten sich nach dem Beschwerdebild, in unsicheren Fällen sehr kurzfristig.

■ Zusammenarbeit mit Spezialisten
— Laborarzt im Einzelfall
— Radiologe bei Veranlassung bildgebender Verfahren (Röntgen, CT, NMR)
— weitere Spezialisten entsprechend der Grunderkrankung (z. B. Orthopäde, Rheumatologe)
— Klinik bei stationärer Einweisung infolge schwerwiegender Erkrankung (z. B. Vaskulitis, Löfgren-Syndrom)
— Physiotherapeut, Ergotherapeut bei Verordnung von Therapien bei längeren oder chronischen Verläufen

■ Relevante Leitlinie
Zu Gelenkschmerzen allgemein keine verfügbar.

2.7.1 Sonderfall Gichtanfall

Ein Gichtanfall (akute Gicht) ist zu vermuten, wenn eine rasche Entzündung eines

Gelenks (z. B. kleines Gelenk oder Knie) in aller Regel als Monarthritis innerhalb weniger Stunden mit Überwärmung entsteht. Auch der Befall von gelenknahem Gewebe (z. B. als **Bursitis olecrani oder praepatellaris**) ist möglich. Zur chronischen Gicht und Hyperuricämie (▶ Abschn. 4.8.2).

AGV: septische Arthritis.

■ **Anamnese und klinischer Befund**
— ausgeprägte Schmerzen ohne Vorboten im betroffenen Gelenk mit Bewegungseinschränkung durch Schmerz. (◘ Abb. 2.8)
— Überwärmung
— kein Trauma in der Anamnese
— das Beratungsergebnis wird aufgrund des klinischen Bildes gestellt, es bedarf keiner Punktion oder Röntgenuntersuchung

■ **Hausärztliche Beratungs- und Behandlungsinhalte**
— möglichst frühzeitige Therapie
— evtl. Empfehlung von Ruhigstellung und Kühlen
— Aufklärung über Auslöser (Ernährung – Fasten) und daraus folgend Diätberatung

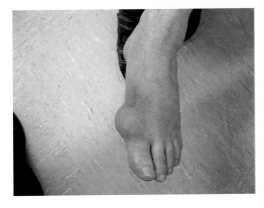

◘ **Abb. 2.8** 62-jähriger Patient mit ausgeprägten Schmerzen, Rötung, Überwärmung im linken Großzehengrundgelenk. (Aufgetreten nach exzessivem Fleischgenuss)

— Gabe von Prednisolon Tag 1: 40, Tag 2: 30, Tag 3: 20, Tag 4: 10 mg
— zusätzlich NSAR unter Beachtung von Kontraindikation und Nebenwirkungsprofil (z. B. Ibuprofen 3 × 600 mg)
— bei gleichzeitiger Gabe von Prednisolon und NSAR sowie Risikopatienten zusätzlich PPI (z. B. Omeprazol 20 mg/d)
— Colchizin 2–4 × 0,5 mg/d bei Kontraindikation für Prednisolon und/oder NSAR unter Aufklärung von Nebenwirkungsprofil (v. a. Durchfall)

❯ Im akuten Gichtanfall bzw. 2 Wochen nach dem Anfall keine Gabe von harnsäuresenkender Medikation (z. B. Allopurinol oder Febuxostat).

■ **Relevante Leitlinie**
Eine spezielle Leitlinie zu Gelenkschmerzen liegt nicht vor. DEGAM S1-Handlungsempfehlung akute Gicht (2013) (▶ https://www.awmf.org/leitlinien/detail/ll/053-032b.html).

❯ Die DEGAM-Handlungsempfehlung chronische Gicht empfiehlt eine Dauertherapie mit harnsäuresenkenden Medikamenten frühestens 2 Wochen nach einem akuten Anfall bei mehr als 2 Gichtanfällen pro Jahr oder vorhandener Urolithiasis und Gicht oder Harnsäureüberproduktion (z. B. Chemotherapie) oder bereits vorhandenen Tophi.

Fallbeispiel

Der Patient, der außer einem mit Metformin behandelten Diabetes mellitus keine sonstigen Vorerkrankungen aufweist, leidet ca. ein bis zweimal im Jahr insbesondere nach größeren Feierlichkeiten an einem Gichtanfall. Eine Behandlung mit Allopurinol hat er bisher abgelehnt, obwohl ihm dies mehrfach empfohlen wurde. Der Vorfuß zeigt sich insbesondere im Bereich des

2

Großzehengrundgelenks stark geschwollen, gerötet und stark druck- und bewegungsempfindlich. Er wird darüber aufgeklärt, dass es erneut wie das „Bild eines Gichtanfalls" aussieht und eine Behandlung mit NSAR (Ibuprofen) und kurzfristig Kortison (Prednisolon) empfehlenswert ist. Nach Einnahme von 40 mg Prednisolon berichtet der Patient bereits einige Stunden später über eine deutliche Besserung.

2.8 Bauchschmerzen

Fallbeispiel

Frau G. H., 54 Jahre, kommt ohne Termin in die Praxis, sie habe seit einigen Tagen Schmerzen im linken Unterbauch, die ständig da seien und langsam stärker werden würden.

Bauchschmerzen sind ein Symptom, das sich in unterschiedlicher Form zeigen kann, die Ursache kann vielfältig sein, von harmlos bis lebensgefährlich reichen.

■ **Hausärztliche Relevanz**
Häufigkeit Fink: Abdomenopathie *****, Epigastralgie (Oberbauchschmerzen) ****, abdominelle Krämpfe ****, Hernia inguinalis **, Appendizitisbild **, Cholezystopathie **, Pankreatitis akut *, Divertikulitis *.

■ **Abwendbar gefährliche Verläufe**
- entzündliche Prozesse (Appendizitis, Divertikulitis, Cholezystitis, Adnexitis)
- Perforationen (Appendix, Galle, Magen, Divertikel, Darm – Neoplasien, M. Crohn)
- Koliken (Niere, Galle)
- Ileus

- maligne Erkrankungen
- Pankreatitis
- Pyelonephritis
- Ischämien (z. B. Mesenterialinfarkt)
- Ruptur Aneurysma der Aorta
- Extrauteringravidität
- Inkarzeration (Nabel, Leistenhernie)
- extraabdominelle Ursachen (Herzinfarkt)
- diabetische Ketoazidose

■ **Anamnese**
Die Patienten ordnen Ihre Schmerzen meist einer Region oder gar einem Organ zu und beschreiben die Schmerzen als wellenartig oder dauerhaft. Eine genaue Befragung des Patienten ist oft richtungsweisend. Nach Vorerkrankungen (insbesondere Voroperationen im Bauch), Medikamentenanamnese, Suchtverhalten oder stattgehabtem Trauma oder Intoxikation (z. B. Alkohol) ist gezielt zu fragen. Weitere wichtige Fragen sind:
- Wo? (Region des Schmerzes weist oft auf das betroffene Organ hin: (z. B. rechter Oberbauch – Galle, rechter Unterbauch – Appendix, Ovar, Flanke – Niere) (◘ Abb. 2.9)
- Wie? z. B. Krampfartig, drückend, stechend
- Wann? z. B. nüchtern oder nach dem Essen, abhängig von Stuhlgang, Miktion
- Warum? was vermutet der Patient als Auslöser (auch psychische Einflussfaktoren beachten)

❯ **Wichtig**
Die Qualität des Schmerzes kann Hinweise auf die Ursache von Bauchschmerzen geben:
- akut eingesetzt, „messerstichartig", heftig: z. B. Perforation, Gefäßverschluss
- wellenartig: Kolik der Galle oder Niere, Ileus
- langsam zunehmend: Entzündung Appendix, Galle, Pankreas

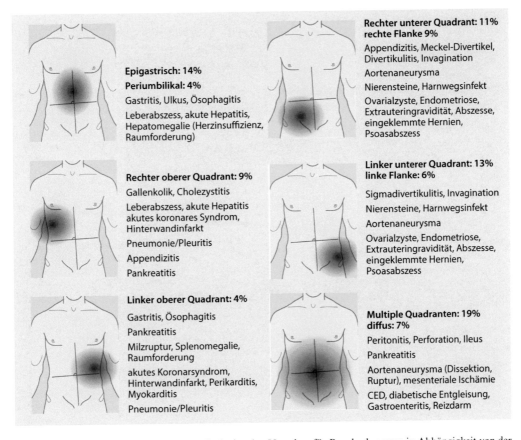

Epigastrisch: 14%
Periumbilikal: 4%
Gastritis, Ulkus, Ösophagitis
Leberabszess, akute Hepatitis,
Hepatomegalie (Herzinsuffizienz,
Raumforderung)

Rechter unterer Quadrant: 11%
rechte Flanke 9%
Appendizitis, Meckel-Divertikel,
Divertikulitis, Invagination
Aortenaneurysma
Nierensteine, Harnwegsinfekt
Ovarialzyste, Endometriose,
Extrauteringravidität, Abszesse,
eingeklemmte Hernien,
Psoasabszess

Rechter oberer Quadrant: 9%
Gallenkolik, Cholezystitis
Leberabszess, akute Hepatitis
akutes koronares Syndrom,
Hinterwandinfarkt
Pneumonie/Pleuritis
Appendizitis
Pankreatitis

Linker unterer Quadrant: 13%
linke Flanke: 6%
Sigmadivertikulitis, Invagination
Nierensteine, Harnwegsinfekt
Aortenaneurysma
Ovarialzyste, Endometriose,
Extrauteringravidität, Abszesse,
eingeklemmte Hernien,
Psoasabszess

Linker oberer Quadrant: 4%
Gastritis, Ösophagitis
Pankreatitis
Milzruptur, Splenomegalie,
Raumforderung
akutes Koronarsyndrom,
Hinterwandinfarkt, Perikarditis,
Myokarditis
Pneumonie/Pleuritis

Multiple Quadranten: 19%
diffus: 7%
Peritonitis, Perforation, Ileus
Pankreatitis
Aortenaneurysma (Dissektion,
Ruptur), mesenteriale Ischämie
CED, diabetische Entgleisung,
Gastroenteritis, Reizdarm

◻ **Abb. 2.9** Darstellung der häufigsten zu bedenkenden Ursachen für Bauchschmerzen in Abhängigkeit von der Region. (Aus Füessl 2013)

■ **Ursachen**

Bauchschmerzen haben verschiedenste Ursachen, jedoch kann bei bis zu fast der Hälfte der Fälle keine fassbare Ursache festgestellt werden („unspezifisch, uncharakteristisch") (◻ Tab. 2.5).

❯ Bei bis zu der Hälfte aller Fälle kann keine Ursache der Bauchschmerzen festgestellt werden, sie sind unspezifisch.

■ **Körperlicher Befund**

Anamnese und der erste Eindruck des Patienten spielen eine große Rolle. Je nach Ausprägung der Schmerzen kann der Patient schwer beeinträchtigt sein bis hin zum Schock (z. B. bei rupturiertem Aortenaneurysma).

Wichtige Befunde können sein:

— Druckschmerz in der betroffenen Region (z. B. rechter Unterbauch Appendix)
— diffuser Druckschmerz (z. B. bei Gastroenteritis)
— Abwehrspannung als Ausdruck der peritonealen Reizung (z. B. Perforation)
— Resistenzen (z. B. bei Gallenblasenhydrops, Harnverhalt)

2

◻ Tab. 2.5 Ursachen akuter Bauchschmerzen. (Nach Frieling 2009)

Ursache	Strömberg et al. (%)	Trede et al. (%)	OMGE-Studie (%)	Miettinen et al. (%)
Unspezifisch	44,3	26,3	34	33
Akute Appendizitis	15,9	13,2	28,1	23,3
Darmobstruktion	8,6		4,1	5,2
Divertikulitis	8,2		1,5	1,1
Pankreatitis	3,2		2,9	3,9
Gallenblasen-kolik	2,9	12,9	9,7	8,8
Perforation	2,3		2,5	2,8
GI-Tumor	1,6		1,5	2,0
Mesenteriale Ischämien	1,5			
CED	0,6			
Extraintestinal	8,3		6,9	7,0
Urologisch	5,9		2,9	2,3
Gynäkologisch	2,4		4,0	4,7

GI-Tumor: gastrointestinaler Tumor, CED: chronisch entzündliche Darmerkrankung

- lebhafte Darmgeräusche (z. B. bei Ileus)
- Erbrechen, „Miserere" (Koterbrechen) bei Ileus
- Vorwölbung Nabel, Leiste (bei Hernie, evtl. schmerzempfindlich bei Inkarzeration)

■ Diagnostik
- Anamnese und Einschätzung des ersten Eindrucks, den der Patient erweckt
- Vitalzeichen: Blutdruck, Puls, Körpertemperatur
- Inspektion (z. B. Hernien), Palpation, Auskultation (z. B. fehlende Darmgeräusche bei paralytischem Ileus) und Perkussion (z. B. hypersonor bei Meteorismus oder Dämpfung bei Aszites)
- eventuell digitale rektale Untersuchung
- eventuell Auskultation von Lunge und Herz (z. B. wegen Nachweis Vorhofflimmern bei Verdacht auf mesenteriale Ischämie)

- Beurteilung des psychischen Befundes

❯ Bei Bauchschmerzen ist häufig nur Anamnese und klinische Untersuchung erforderlich, wenn abwendbar gefährliche Verläufe und Ursachen, die eine weitere Diagnostik erforderlich machen, ausgeschlossen sind.

- Zur Einschätzung der Wahrscheinlichkeit des Vorliegens einer Appendizitis kann der Alvarado Score beitragen (◻ Tab. 2.6)

■ Erweiterte Diagnostik
Im Hausarztbereich
- Blutuntersuchungen (z. B. BSG, CRP zum Nachweis entzündlicher Prozesse, Lipase – Amylase zum Nachweis von Pankreasaffektionen, Leberwerte zum Nachweis von Choledochusstau oder Hepatitis, Urinuntersuchung zum Nachweis von Harnwegsinfekt oder Blut im

◻ Tab. 2.6 Alvarado-Score zur Einschätzung der Wahrscheinlichkeit des Vorliegens einer Appendizitis. (Modifiziert nach Alvarado und Voß)

Schmerz bewegt sich zum rechten Unterbauch	1 Pkt
Appetitlosigkeit	1 Pkt
Übelkeit und/oder Erbrechen	1 Pkt
Schmerzhafte Abwehrspannung rechter Unterbauch	2 Pkt
Loslassschmerz	1 Pkt
Temperatur >37,3° C	1 Pkt
Leukozytenzahl über 10.000/Mikrol	2 Pkt
Anteil neutrophiler Granulozyten über 70 %	2 Pkt

Appendizitiswahrscheinlichkeit:
Bei 1–4 Pkt bis 30 % (dann ambulante Kontrolle)
Bei 5–6 Pkt bis 66 % (engmaschige Kontrollen, am ehesten stationär)
Bei 7–10 Pkt bis 93 % (Operation indiziert)

Urin bei Harnleiterkolik (hilfreich z. B. bei Hausbesuch)
— Calprotectin im Stuhl, insbesondere im Hinblick auf Aktivität einer CED
— Sonographie (z. B. Nachweis freier Flüssigkeit, Steinen, Aszites, Entzündungen an Galle oder Appendix, Nierenstau)
— eventuell EKG bei Verdacht auf kardiogene Ursache der Bauchschmerzen

Im spezialisierten Bereich
— CT, Röntgenaufnahme Bauch (z. B. Nachweis freier Luft, Ileusdiagnostik)
— Röntgenaufnahme Thorax (z. B. zum Ausschluss Pleuritis) im Einzelfall
— je nach Vermutung endoskopische Diagnostik, spezielle Labordiagnostik

▪ **Hausärztliche Beratungs- und Behandlungsinhalte**
— elementar ist die Abgrenzung der Beschwerden im Hinblick auf die Dringlichkeit des weiteren Vorgehens

❯ Bei geringstem Verdacht auf einen schwerwiegenden abwendbar gefährlichen Verlauf ist eine unverzügliche stationäre Einweisung notwendig. Dazu sofortige Einleitung der nötigen Maßnahmen (▶ Abschn. 3.5) Keine Verzögerungen durch unnötige zusätzliche Untersuchungen!

— Ist ein abwendbar gefährlicher Verlauf ausgeschlossen und abwartendes Offenhalten möglich, so ist eine Analgesie zu erwägen. Z. B. Paracetamol 500 mg oder Metamizol 500 mg unter Beachtung der Kontraindikationen und des Nebenwirkungsprofils.
— Unterstützend kann Applikation von Wärme empfohlen werden, diese wird insbesondere bei Koliken als feuchte Wärme lindernd empfunden.
— bei Krämpfen, Koliken (Niere/Galle) rasche Analgesie (z. B. mit Metamizol oder NSAR, eventuell auch mit Opiaten) und Spasmolyse (Butylscopolamin 20 mg) intravenös und eventuell stationäre Einweisung
— bei Hernien Aufklärung des Patienten zum Krankheitsbild, insbesondere zur Gefahr der Einklemmung und in diesem Fall notwendiger sofortiger Einweisung

❯ Die Analgesie bei Bauchschmerzen wird wegen der Erschwernis der Diagnostik („Verschleierung") kontrovers diskutiert, im Zweifel sollte man eine weitere Abklärung anstreben, dem Patienten aber keine Schmerzbehandlung vorenthalten.

▪ **Hausärztliche Verlaufskontrollen**
— bei Unsicherheit Kontrollen großzügig vereinbaren
— Patienten eingehend darüber aufklären, dass er sich bei Beschwerdeverschlechterung umgehend wieder beim Hausarzt oder bei Nichterreichbarkeit dessen bei einer Vertretung, notfalls auch in einer Notfallsprechstunde vorstellen soll, ebenso bei Beschwerdepersistenz.

2

- Zusammenarbeit mit Spezialisten
- bei akutem Abdomen initial Notarzt/ Rettungsdienst und Krankenhaus
- je nach Verdacht Gastroenterologe, Urologe, Gynäkologe
- Chirurg (z. B. bei Hernien-OP ambulant)
- bei länger andauerndem unspezifischen, psychosomatisch bedingten Bauchschmerz eventuell Psychotherapeut

- Relevante Leitlinie

Keine allgemeine relevante Leitlinie zu Bauchschmerzen allgemein verfügbar.

Fallbeispiel

Die Patientin, deren Vorgeschichte völlig unauffällig ist, erscheint schmerzgeplagt, der Kreislauf ist stabil (RR 140/80 mmHg, Puls reg. 80/min), das Abdomen ist weich, es besteht Druckschmerzempfindlichkeit im linken Unterbauch mit einer geringen Abwehrspannung und Rüttelschmerz. Die Körpertemperatur ist leicht erhöht. (37,5° rektal) Die orientierende Urinuntersuchung ist unauffällig, in der Sonographie ist keine freie Flüssigkeit nachweisbar, die Nieren sind beidseits nicht gestaut, die Darmwand stellt sich im linken Unterbauch über ca. 5 cm etwas verbreitert dar, darum ist ein echoarmer Saum nachweisbar. In diesem Bereich zeigt sich auch der stärkste Druckschmerz. In den später erhaltenen Laborergebnissen zeigt sich eine erhöhte Leukozytenzahl (14.000) sowie ein erhöhtes CRP (24 – normal <5) Entsprechend dem Beratungsergebnis „Bild einer Divertikulitis" wird die Patientin eingehend aufgeklärt, initial ambulant geführt und es erfolgt der Beginn einer Antibiose mit 2 × 500 mg Ciprofloxacin/ Tag. Sie wird angehalten, sich bei Verschlechterung sofort vorzustellen, ein

erster Kontrolltermin wird für den übernächsten Tag vereinbart. Der Verlauf ist unkompliziert, die Beschwerden bilden sich rasch zurück, ebenso sind die Entzündungswerte und das Sonogramm rückläufig. Es erfolgt im Verlauf eine weitere Aufklärung der Patientin darüber, dass Rezidive auftreten können und sie sich dann bei erneuten Beschwerden sofort vorstellen soll. Die im Verlauf durchgeführte Coloskopie zeigte multiple Divertikel.

2.9 Übelkeit und Erbrechen

Fallbeispiel

Herr K. M., 56 Jahre, ruft in der Praxis an, er wünscht einen baldigen Hausbesuch, weil er seit einigen Stunden laufend erbricht und Bauchschmerzen hat. Er fühlt sich „gar nicht gut".

Übelkeit oder Nausea, vom Patienten oft als „schlecht sein" oder „flaues Gefühl im Oberbauch beschriebenes Gefühl ist oft der Vorbote von Erbrechen". Beim Erbrechen selbst kommt es zu reflexartiger Umkehrung des Verdauungsvorgangs mit Entleerung von Magen und/oder Darminhalt. Übelkeit und Erbrechen sind Symptome und keine Diagnose und können für den Patienten sehr belastend sein.

- Hausärztliche Relevanz

Häufigkeit Fink: Nur Nennung gemeinsam Erbrechen/Durchfall *****.

- Abwendbar gefährliche Verläufe
- bei Säuglingen, Kleinkindern, alten Patienten Probleme durch Flüssigkeitsverlust
- schwere Elektrolytverschiebungen

- Hypotonie
- Verschlechterung einer Grunderkrankung (fehlende Wirksamkeit der Medikation)
- bösartige Erkrankung
- akute Pankreatitis
- Nahrungsmittelintoxikation
- Appendizitis, Ileus, Mesenterialinfarkt
- zerebrale Erkrankungen, Raumforderungen
- kardiale Ursachen
- Verletzungen wie Commotio, subdurales Hämatom

■ **Ursachen**

Erbrechen ist ein Symptom und kann bei vielen Grunderkrankungen auftreten. Am häufigsten tritt es gemeinsam mit Durchfall im Rahmen eines gastrointestinalen Infekts auf. Weitere wichtige Ursachen sind im Folgenden dargestellt.

Wichtige mögliche Ursachen von Erbrechen

- Gastroenteritis
- Gastritis, Ulcera ventriculi oder -duodeni
- Appendizitis, Ileus
- Gallen- Nierenkolik
- Pankreatitis
- kardial bedingt: Angina pectoris, Infarkt, hypertensive Krise
- zerebral bedingt: Raumforderung, Blutung, Entzündung, Verletzungen
- Migräne
- M. Menière, Neuronitis vestibularis
- Intoxikationen mit Alkohol, Medikamenten, Nahrungsmitteln
- Schwangerschaft
- Glaukom
- diabetische Gastroparese
- Ketoazidose
- Begleiterscheinung von Strahlen-, Chemotherapie
- psychogen (auch Anorexie, Bulimie)
- Medikamentennebenwirkung

❯ Bei Erbrechen ist immer auch an nicht-abdominelle Ursachen zu denken.

■ **Anamnese**

Die Patienten berichten meist von selbst über die Symptomatik und Begleitsymptome. Gezielt ist nach der Dauer, Häufigkeit, Aussehen des Erbrochenen und Begleitsymptomen wie Schmerzen, Schwindel, Stuhlverhalten und bekannten Vorerkrankungen zu fragen. Auch ist nach Zusammenhang mit Nahrungsaufnahme, Einnahme von Medikamenten oder übermäßiger Zuführung von Suchtmitteln zu fragen.

■ **Körperlicher Befund**

Die Patienten weisen oft keine besonderen klinischen Befunde auf. Je nach auslösender Ursache zeigen sich entsprechende Befunde, z. B. ein stark druckschmerzempfindlicher Oberbauch bei einer Gallenkolik, Nystagmus und Schwindel beim M. Menière oder auch ein Meningismus bei einer Meningoenzephalitis. Bei anhaltendem Erbrechen können sich auch Exsikkosezeichen zeigen.

■ **Diagnostik**

Bei der klinischen Untersuchung ist insbesondere bei Kindern und älteren Menschen auf den Hydratationszustand zu achten. Aufgrund der vielfältig möglichen Ursachen ist zusätzlich zur Untersuchung des Bauchraums weiterführende Untersuchung bis hin zum Ganzkörperstatus nötig. Nach Möglichkeit soll das Erbrochene inspiziert werden.

Häufig ist nur eine Anamnese und klinische Untersuchung erforderlich, wenn abwendbar gefährliche Verläufe und Ursachen, die eine weitere Diagnostik erforderlich machen, ausgeschlossen sind.

■ **Erweiterte Diagnostik**

- Laboruntersuchungen (BB, CRP, Nieren-, Leber- und Pankreaswerte, Elektrolyte)
- Sonographie Abdomen

2

- Endoskopie bei V. a. Ulcus
- weitere Untersuchungen bei speziellen Fragestellungen (z. B. EKG, Röntgen, CT)

- **Hausärztliche Beratungs- und Behandlungsinhalte**
Beratung des Patienten hinsichtlich diätetischer Maßnahmen und ausreichender Flüssigkeitszufuhr.

Medikamentöse Therapie
Phytotherapeutisch: z. B. Iberis amara (cave: Potentiell hepatotoxisch).

Symptomatisch: Antiemetika (Metoclopramid, Dimenhydrinat, Domperidon) oder Setrone (cave: möglich teratogen) bei Erbrechen infolge Chemotherapie oder Radiatio.

Elektrolyt- Glukoseersatz: ggf. oral oder auch als Infusion.

❯ Eine symptomatische Therapie von Erbrechen darf erst nach Ausschluss eines AGV durchgeführt werden.

- **Hausärztliche Verlaufskontrollen**
Aufklärung über Wiedervorstellung bei Persistenz der Beschwerden, vereinbarte Kontrollen je nach Grunderkrankung.

- **Zusammenarbeit mit Spezialisten**
Oft ist keine Zusammenarbeit erforderlich. Die Zusammenarbeit richtet sich nach Art der auslösenden Erkrankung, so z. B. Überweisung zum Gastroenterologen bei Ulkusverdacht. Bei schweren Erkrankungen (z. B. Herzinfarkt, zerebrale Auslöser, Azidose) sofortige Einweisung.

❯ Bei vitaler Gefährdung durch Erbrechen sowie beim Vorliegen einer schwerwiegenden Ursache des Erbrechens ist eine sofortige stationäre Behandlung einzuleiten.

- **Relevante Leitlinie**
Keine Leitlinie verfügbar.

Fallbeispiel

Bei Ankunft liegt der Patient im Bett und befindet sich in einem schlechten Allgemeinzustand. Zur Vorgeschichte ist bekannt: ein mit Enalapril behandelter Hypertonus und Zustand nach Appendektomie vor ca. 45 Jahren. Neben dem Bett steht ein Eimer mit braunem Erbrochenem, das nach Stuhl riecht. RR 100/60 mmHg, Puls 100/min, Abdomen diffus druckschmerzempfindlich, etwas aufgetrieben, die Darmgeräusche als „Maschinengeräusche" auskultierbar. Aufgrund des erheblich reduzierten Allgemeinzustandes und des Verdachts auf einen mechanischen Ileus, am ehesten bei Verwachsungen nach Voroperation, wird der Patient sofort stationär nach Anmeldung in der Notaufnahme eingewiesen. In der Klinik bestätigt sich der Verdacht nach Sonographie und Röntgenbild und der Patient wird sofort operiert. Der weitere Verlauf ist komplikationslos und der Patient wird nach einer Woche wieder in die hausärztliche Betreuung entlassen. Dort werden die Fäden entfernt, der Patient zum Vermeiden von Heben aufgeklärt und eine Arbeitsunfähigkeitsbescheinigung ausgestellt.

2.10 Akuter Durchfall

Fallbeispiel

Frau A. L., 28 Jahre, erscheint am Montagmorgen in der Praxis, weil sie seit 2 Tagen mehr als 5 Mal am Tag wässrigen Durchfall hat. Sie fühlt sich schwach und auch etwas warm.

Durchfall, auch Diarrhoe genannt, besteht dann, wenn der Patient mehr als 3 Mal am Tag dünnen Stuhlgang aufweist, die Stuhlmenge über 250 g pro Tag beträgt und der

Wassergehalt des Stuhls über 75 % liegt. Die dünnen Stühle entstehen durch ein Ungleichgewicht von Sekretion und Resorption im Darm. Die Ursache kann vielfältig sein. Von einem akuten Durchfall spricht man, wenn die Beschwerden nicht länger als 14 Tage dauern. Dauert der Durchfall länger als zwei Wochen, wird er als chronischer Durchfall bezeichnet. (▶ Abschn. 4.18).

■ **Hausärztliche Relevanz**

Häufigkeit Fink Erbrechen/Durchfall *****.

■ **Abwendbar gefährliche Verläufe**

— bei Säuglingen, Kleinkindern, alten Patienten Probleme durch Flüssigkeitsverlust
— schwere Elektrolytverschiebungen
— Hypotonie
— Verschlechterung einer Grunderkrankung (fehlende Wirksamkeit der Medikation)
— bösartige Erkrankung
— schwerer Schub einer CED
— akute Pankreatitis
— pseudomembranöse Colitis
— Nahrungsmittelintoxikation
— Nebenniereninsuffizienz
— Appendizitis, Ileus, Mesenterialinfarkt
— Ausbildung eines hämolytisch-urämischen Syndroms bei EHEC-Infektion
— Sepsis bei Durchwanderungsperitonitis

■ **Ursachen**

Prinzipiell ist zwischen nicht entzündlichem und entzündlichem, durch Viren, Bakterien oder Protozoen verursachten Durchfall zu unterscheiden. Bei den nichtentzündlichen Durchfällen können Grunderkrankungen (Hyperthyreose, Karzinome, Neuropathie, Pankreasinsuffizienz oder Folgen einer Gallenblasenentfernung) ebenso eine Rolle spielen wie Intoxikationen, Unverträglichkeiten

oder Medikamentennebenwirkungen. Auch kann Durchfall psychogen ausgelöst sein.

❯ Bei Durchfall ist stets auch an Medikamentennebenwirkungen zu denken.

■ **Anamnese**

Die Patienten berichten meist von selbst über dünnen, häufigen Stuhl sowie über Begleitsymptome wie Abgeschlagenheit und Fieber. Gezielt ist nach Häufigkeit pro Tag, Farbe, Konsistenz sowie Beimengungen von Blut oder Schleim zu fragen. Bauchschmerzen können den Durchfall begleiten.

■ **Körperlicher Befund**

Meist bestehen keine auffälligen klinischen Befunde. Das Abdomen kann aber druckschmerzempfindlich sein, die Darmgeräusche sehr lebhaft. Bei ausgeprägter Symptomatik sind Exsikkosezeichen möglich. Weitere Befunde ergeben sich aus der auslösenden Ursache.

■ **Diagnostik**

— initial nur Anamnese und klinische Untersuchung, die meisten Erkrankungen sind harmlos und sistieren innerhalb weniger Tage
— erweiterte Diagnostik nur bei Beschwerdepersistenz, Hinweis für schweren Verlauf oder auf bösartige Erkrankung, Aufenthalt in Risikogebiet, abgelaufene Antibiotikatherapie oder Immunsuppression

Erweiterte Diagnostik

— Laboruntersuchungen
— Stuhluntersuchungen auf Blut und pathogene Keime
— Endoskopie bei entsprechender Indikation
— weitere Untersuchungen bei speziellen Fragestellungen (z. B. Bildgebung oder Nahrungsmittelunverträglichkeitstestungen)

2

- Hausärztliche Beratungs- und Behandlungsinhalte

Die meisten Patienten mit akutem Durchfall benötigen ausschließlich Beratung zum Verhalten (kurzes „Fasten" und langsamer Kostaufbau, genügend Flüssigkeitszufuhr, Hygienemaßnahmen). Erst bei längerem Verlauf ist eventuell eine medikamentöse Therapie erforderlich. Zusätzlich ist bei Berufstätigen eine meist kurze Arbeitsunfähigkeit zu attestieren. Wichtige Aufgabe des Hausarztes ist es, den Patienten darüber aufzuklären, sich wieder vorzustellen, wenn der Durchfall nicht sistiert oder Komplikationen auftreten.

❯ Die Meldepflicht bei Salmonellose und anderen Infektionen ist zu beachten.

Medikamentöse Therapie
- anfänglich wird keine medikamentöse Therapie empfohlen
- bei Übelkeit und Erbrechen (▸ Abschn. 2.9) als Begleiterscheinung eventuell Gabe von Metoclopramid oder Dimenhydrinat
- Loperamid (max. 6 mg/d) als Durchfall hemmendes Medikament erst bei Dauer des Durchfalls ab 2 Tagen (Beachtung von NW!), im Einzelfall Opiumtinktur
- supportiv Probiotika (insbesondere bei leichtem Post-Antibiotika Durchfall) (Kontraindikation: schwerkranke und immunsupprimierte Patienten)
- Antibiotika nur nach Keimnachweis
- Ggf. Elektrolyt-Glukoselösungen oral oder als Infusion

- Hausärztliche Verlaufskontrollen

Der Patient ist insbesondere darüber aufzuklären, dass er sich bei Persistenz des Durchfalls erneut in der Praxis vorstellen muss.

- Zusammenarbeit mit Spezialisten

I. d. R. ist keine Hinzuziehung eines Spezialisten erforderlich. Zusammenarbeit mit Laborarzt bei erweiterter Diagnostik. Im Falle einer Verdachtsabklärung einer bösartigen Erkrankung oder CED: Gastroenterologe (endoskopische Diagnostik).

❯ Bei vitaler Gefährdung durch Durchfall ist eine sofortige stationäre Behandlung einzuleiten.

- Relevante Leitlinie

S2k-Leitlinie Gastrointestinale Infektionen und M. Whipple (2015) AWMF 021-024.

Fallbeispiel

Auf Befragung gibt die Patientin an, der Stuhl sei hell, Blut oder Schleim habe sie nicht festgestellt. Bei der klinischen Untersuchung ist das Abdomen weich, es bestehen lebhafte Darmgeräusche, Temperatur 37,2°, RR 120/80 mmHg, Puls 76/min. Die Patientin wird über die vermutlich harmlose Erkrankung, die wohl bald sistiert, aufgeklärt, zur kurzen Diät und ausreichender Flüssigkeitszufuhr beraten und erhält eine Arbeitsunfähigkeitsbescheinigung für 3 Tage. Sie wird angewiesen, sich in der Praxis erneut vorzustellen, wenn der Durchfall nicht aufhört oder Komplikationen wie Kreislaufprobleme oder starke Schmerzen auftreten sollten. Die Symptomatik ist spontan sistiert, die Patientin ist zu dieser Beratungsursache nicht wieder in der Praxis erschienen.

2.11 Beschwerden beim Wasserlassen

Fallbeispiel

Eine 36-jährige Patientin sucht den hausärztlichen Notdienst auf, da sie seit dem Vortrag starkes Brennen beim Wasserlassen habe und ständig auf die Toilette müsse, dabei aber nur kleine Mengen Harn ablassen könne.

■ Hausärztliche Relevanz
Häufigkeit Fink Zystitis ****.

■ Abwendbar gefährlicher Verlauf
— Pyelonephritis
— Urosepsis
— Karzinomerkrankungen der Harnwege

■ Ursachen
Am häufigsten: unkomplizierte Harnwegsinfektionen (HWI), seltener: Urethritis, Kolpitis, Prostatitis, unspezifische Reizblase, interstitielle Zystitis oder andere Erkrankungen.

Bei Frauen ist die anatomische Situation mit der Kürze der Urethra und der Nähe zur Analregion ein prädisponierender Faktor. Hormonelle Veränderungen in Schwangerschaft und Menopause, aber auch verminderte Immunkompetenz z. B. durch Diabetes mellitus begünstigen die Entstehung einer Zystitis. Bei Männern sind Infektionen der Harnwege deutlich seltener. Ursache sind hier in vielen Fällen Störungen der Ableitung mit Restharnbildung durch benigne Prostatahyperplasie, Harnröhrenstrikturen oder auch Phimose.
— Eine HWI wird gemäß Leitlinie als „**unkompliziert** eingestuft, wenn im Harntrakt keine funktionellen oder anatomischen Anomalien und keine Nierenfunktionsstörungen bzw. keine Begleiterkrankungen vorliegen, die HWI begünstigen".
— HWI des Mannes, bei Schwangeren und Kindern sowie bei der älteren Frau gelten per se als **kompliziert**.
— Eine **untere HWI** (Zystitis) wird angenommen, wenn sich die Symptome nur auf den unteren Harntrakt begrenzen, z. B. Schmerzen beim Wasserlassen (Dysurie), imperativer Harndrang, Pollakisurie, Schmerzen oberhalb der Symphyse.
— Eine **obere HWI** (Pyelonephritis) wird dann angenommen, wenn sich bei den Symptomen z. B. auch ein Flankenschmerz, ein klopfschmerzhaftes Nierenlager und/oder Fieber (>38 °C) finden.

■ Anamnese
Viele Patientinnen kommen mit dem ersten Satz: „Ich glaube, ich habe eine Blasenentzündung.", manchmal auch: „Es brennt beim Wasserlassen." oder „Ich muss so oft aufs Klo." in die Praxis. Männer berichten neben Schmerzen und Brennen auch häufig bereits, „dass es nicht richtig laufe" oder gar davon, dass das „Wasserlassen nicht mehr gehe".

■ Körperlicher Befund
Häufig bestehen keine Symptome außer dem Harndrang. Gelegentlich findet sich suprapubischer Druckschmerz. Bei klopfschmerzhaften Nierenlagern ist bereits an einen komplizierteren Verlauf zu denken. Fieber, Übelkeit, Schüttelfrost, Kreislaufbeschwerden sind ernstzunehmende Symptome für eine Mitbeteiligung der oberen Harnwege. Gelegentlich findet sich insbesondere bei Männern eine prall gefüllte druckschmerzhafte Blase.

■ Diagnostik
Basisuntersuchungen
Die *Anamnese* des Hausarztes umfasst mindestens folgende Fragen:
— Welche Beschwerden bestehen (Schmerzen, Drang, Fieber, Übelkeit?)
— Seit wann bestehen sie?
— Wie häufig ist die Miktion? (auch nachts?)
— Wie ist der Harnstrahl?
— Wie sieht der Urin aus (klar, trüb, dunkelbraun, Blutbeimengung?)
— Bei Frauen: besteht eine Schwangerschaft?
— Welche Grunderkrankungen bestehen? (insbesondere der Harnorgane und Wege)
— Welche Medikation wird eingenommen?
— Wie oft hatten sie schon eine Blasenentzündung?

2

Körperliche Untersuchung

Diese umfasst die Palpation der Nierenlager, der ableitenden Harnwege und der Blase sowie ggf. die Inspektion des Genitale und beim Mann auch die rektal digitale Untersuchung der Prostata.

Dies wird bei Allgemeinbeschwerden ergänzt durch die Messung der Temperatur und des Blutdrucks.

Urinstreifentest: Der Nachweis von Nitrit und/oder Leukozyten im Urin lässt mit hoher Sicherheit die Infektion des Urins mit Bakterien vermuten. Auswertung:

- **Nitrit:** Die meisten Bakterien, die eine Zystitis verursachen, sorgen für eine Umwandlung von Nitrat in Nitrit. Nitrit weist indirekt eine Bakteriurie nach.
- **Leukozyten:** sprechen für eine Entzündungsreaktion.
- **Hämaturie:** Hinweis für Parenchymbeteiligung
- **Proteinurie:** mögliche Schädigung der Niere.

❯ Auch ohne Nachweis von Nitrit im Urinteststreifen ist ein Harnwegsinfekt möglich, da nicht alle Bakterien Nitrit bilden oder die Verweildauer der Bakterien im Urin zu kurz (<4 h) war.

❯ Bei **eindeutigem** Hinweis für eine **unkomplizierte** Harnwegsinfektion kann auf eine klinische Untersuchung und einen Streifentest verzichtet werden.

Erweiterte Diagnostik im hausärztlichen Bereich

- **Mikrobiologische Untersuchung des Urins:** mittels Eintauchnährböden, die nach Weitergabe im Speziallabor ausgewertet werden, ergibt Aufschluss über Keimart, Keimzahl und Resistenzlage durch Anfertigung eines Antibiogramms
- **Blutuntersuchung: im Einzelfall** BB; CRP bei komplizierten Verläufen, Kreatinin und Harnstoff bei Vorschädigung der Nieren

- **Sonographie der Harnorgane:** empfohlen bei rezidivierenden oder komplizierten Verläufen zum Nachweis/Ausschluss von: Harnstauung, Harnsteinen, Tumorleiden
- **Im spezialistischen Bereich:** Zystoskopie, Ausscheidungsurographie, Urodynamik, CT, MRT

- **Hausärztliche Beratungs- und Behandlungsinhalte**

Der unkomplizierte ein- oder zweimalig pro Jahr auftretende untere HWI, insbesondere der Frau, ist aus der typischen Anamnese und dem Fehlen auffälliger körperlicher Untersuchungsbefunde in der Regel schon hinreichend erklärt und kann einer Behandlung zugeführt werden.

Anders verhält es sich beim rezidivierenden, beim komplizierten und beim oberen Harnwegsinfekt. Hier ist dringend eine erweiterte Diagnostik notwendig. Insbesondere sollte in jedem möglichen Fall eine Urinkultur mit Antibiogramm erstellt werden, um eine testgerechte Therapie vornehmen zu können. Nach sonographischem Ausschluss einer Harnstauung und noch gutem Allgemeinbefinden kann der Patient hausärztlich weiter behandelt werden.

Bei Harnstauung und noch gutem AZ sollte die rasche Überweisung zum Urologen erfolgen.

Bei komplizierter Pyelonephritis oder Zeichen einer Urosepsis ist die rasche stationäre Einweisung erforderlich.

❯ Pyelonephritis und Urosepsis sind häufig die Ursache von plötzlicher Verwirrtheit bei älteren Patienten mit Fieber. Insbesondere Blasenverweilkatheter jeder Art sind eine häufige Eintrittspforte.

- **Sonderfall: symptomlose Bakteriurie**

❯ Eine beschwerdefreie Patientin (vorwiegend Frauen nach der Menopause) mit symptomloser Bakteriurie soll weder behandelt noch kontrolliert werden.

Ein Screening auf asymptomatische Bakteriurie ist ausschließlich bei Schwangeren im ersten Trimenon mithilfe einer Urinkultur sinnvoll. Keimzahlen ab 10.000 gelten als erhöht und sollten testgerecht behandelt werden.

Allgemein- und Prophylaxemassnahmen (ohne hohe Evidenz)

- Trinkmenge >2 l unter Beachtung von Kontraindikationen (Herzinsuffizienz)
- Beseitigung einer Obstipation
- Lokale Wärmeapplikation zur Spasmolyse
- Regelmäßige vollständige Entleerung der Blase
- Wasserlassen nach dem Geschlechtsverkehr
- Verzicht auf Verwendung von desinfizierenden Intimwaschlotionen
- Stuhlhygiene mit Beachtung des Abwischens vom Genitale weg

Medikation
Alternativer Ansatz

Viele Patientinnen lehnen die primäre Therapie mit einem Antibiotikum ab. Bei unkompliziertem HWI kann dies durchaus versucht werden. Es stehen verschiedene Phytotherapeutika zur Verfügung (z. B. Kapuzinerkresse, Meerrettichwurzel, Bärentraubenblätterextrakt, Harntees). Alleine oder in Kombination mit niedrigdosiertem Ibuprofen (3×400 mg) lassen sich gelegentlich Therapierfolge erzielen. Eindeutige Evidenz dafür besteht jedoch nicht.

Antibiotika
Unkomplizierte untere HWI: Fosfomycin-Trometamol, Nitrofurantoin, Nitroxolin, Pivmecillinam, Trimethoprim.

> ❯ Sulfonamid/Trimethoprim und Fluorchinolone sollen wegen erhöhter Nebenwirkungsgefahr nicht eingesetzt werden!

- **Komplizierte HWI:**
  - Schwangere: bevorzugt Penicilline oder Cephalosporine
  - Kinder: bevorzugt Nitrofurantoin oder Trimethoprim, auch Cephalosporine und Penicillinderivate
  - Männer: Pivmecillinam und Nitrofurantoin
  - Pyelonephritis: Cefpodoxim, Ceftibuten*

Ciprofloxacin, Levofloxacin.

Prophylaxe der chronisch rezidivierenden Harnwegeinfektionen

Bei rezidivieren zeitlichem Zusammenhang mit Geschlechtsverkehr: postkoitale Miktion, wenn nicht ausreichend einmalig Trimethoprim 100 mg postkoital.

Nitrofurantoin (50 mg/Tag) für maximal 6 Monate. alternativ Trimetoprim (weniger effektiv).

Weitere Therapieoptionen: (alle ohne eindeutige Evidenz)

- Erzeugung eines sauren Milieus (ph4-6) im Harn durch L-Methionin
- Verbesserung der periurethralen Schleimhautregion durch lokale Östrogenisierung
- Regelmäßige Einnahme von Cranberry Kps. oder Saft
- Lokal vaginale probiotische Therapie
- Orale Immunstimalation oder Gabe von Bakteriellysaten wie Uro-Vaxom oder „Impfung" (Strovac)
- Akupunktur

- Hausärztliche Verlaufskontrollen

Bei unkompliziertem HWI keine Kontrolle, alle anderen Verläufe Kontrollen je nach Schwere der Symptome, spätestens jedoch nach 7–10 Tagen. Befinden.

Bei Durchführung einer antibiotischen Langzeitprophylaxemaßnahme sind Urin

2

und Laborkontrollen (Leber, Nierenwerte) erforderlich. Bei Dauertherapie mit Nitrofurantoin Kontrolle der Lungenfunktion.

- ■ **Zusammenarbeit mit Spezialisten**
Urologe, Gynäkologe, gelegentlich Radiologe.

- ■ **Relevante Leitlinien**
S3 Leitlinie der DEGAM Nr. 1 Brennen beim Wasserlassen (2018) AWMF 053-001.

> **Fallbeispiel**
>
> Die Patientin schildert auf Befragung ihre seit dem Vortag bestehenden Beschwerden, die im Laufe des Tages jetzt zugenommen hätten mit häufigem Wasserlassen, Brennen beim Wasserlassen und einem stetigen Druckgefühl, als ob die Blase „immer noch nicht leer" sei. Auch nachts habe sie aufstehen müssen. Bei der körperlichen Untersuchung zeigt sich das Nierenlager unauffällig, es findet sich ein leichter Druckschmerz kranial der Symphyse im Unterbauch. Die Urinuntersuchung mit dem Streifentest zeigt positive Befunde für Nitrit und Leukozyten. Auf weitergehende Untersuchungen wird aufgrund der eindeutigen Klinik verzichtet. Die Patientin erhält eine Antibiose mit einer Einmaldosis Fosfomycin (3000 mg). Im Anschluss daran soll sie einige Stunden nichts trinken, ansonsten aber viel Flüssigkeit zu sich nehmen. Bei rascher und anhaltender Beschwerdelinderung ist eine Kontrolluntersuchung nicht notwendig.

2.12 Kopf- und Gesichtsschmerzen

> **Fallbeispiel**
>
> Eine 28-jährige Patientin kommt zur Verordnung eines Wiederholungsrezeptes für ihre „Pille" in die Sprechstunde. Nebenbei fragt sie, ob es nicht auch irgendetwas „Vernünftiges" für ihre häufigen Kopfschmerzen gäbe.

Kopf- oder Gesichtsschmerzen sind Beschwerden, die von schmerzsensiblen Strukturen im Bereich des Kopfes (wie knöcherner Schädel, Hirnhäute, Blutgefäßen und Hirnnerven, Spinalnerven) ausgehen. Das Gehirn selber ist schmerzunempfindlich. Die Einteilung erfolgt in primäre (keine erkennbare Organpathologie) und sekundäre (Kopfschmerz als Symptom einer erkennbaren Pathologie) Formen.

Als tertiäre Formen werden umschriebene Gesichtsneuralgien (Trigeminusneuralgie) bezeichnet.

- ■ **Hausärztliche Relevanz**
Häufigkeit Fink: Kopfschmerzen ****, Migräne **.

Nahezu jeder Mensch hat im Laufe seines Lebens Kopfschmerzen in unterschiedlicher Intensität und Häufigkeit erlebt. Vielfach wird die Behandlung dieser Beschwerden in Eigenverantwortung vorgenommen, ohne sich dem Arzt vorzustellen.

- ■ **Abwendbar gefährliche Verläufe**
- − hypertensive Krise und hypertensiver Notfall
- − Meningoenzephalitis
- − Subarachnoidalblutung
- − hämorrhagischer und ischämischer zerebraler Insult
- − Hirndruck durch Hydrocephalus und Raumforderung
- − Arteriitis temporalis

- ■ **Ursachen**
Die International Headache Society (IHS) teilt Kopfschmerzen in über 200 verschiedene Formen mit unterschiedlichsten Ursachen ein. Die oben beschriebene Klassifikation in primäre, sekundäre und

tertiäre Kopfschmerzformen ist der wissenschaftliche Ansatz, eine systematische Ordnung des Symptoms Kopfschmerz vorzunehmen:
- primäre Kopfschmerzen:Kopfschmerz ist die primäre Erkrankung selbst
- sekundäre Kopfschmerzen:primäre Erkrankung: Kopfschmerz als sekundäres Symptom

- IHS-Klassifikation der Kopf- und Gesichtsschmerzen

Primäre Kopfschmerzerkrankungen
- Migräne
- Kopfschmerz vom Spannungstyp
- Clusterkopfschmerz und andere Trigemino-autonome Kopfschmerzerkrankungen
- Andere primäre Kopfschmerzen

Sekundäre Kopfschmerzerkrankungen
- Kopfschmerz zurückzuführen auf ein Kopf- und/oder HWS-Trauma
- Kopfschmerz zurückzuführen auf Gefäßstörungen im Bereich des Kopfes oder des Halses
- Kopfschmerz zurückzuführen auf nicht-vaskuläre intrakraniale Störungen
- Kopfschmerz zurückzuführen auf eine Substanz oder deren Entzug
- Kopfschmerz zurückzuführen auf eine Infektion
- Kopfschmerz zurückzuführen auf eine Störung der Homöostase
- Kopf- oder Gesichtsschmerz zurückzuführen auf Erkrankungen des Schädels sowie von Hals, Augen, Ohren, Nase, Nebenhöhlen, Zähnen, Mund oder anderen Gesichts- oder Schädelstrukturen
- Kopfschmerz zurückzuführen auf psychiatrische Störungen

Kraniale Neuralgien, zentraler und primärer Gesichtsschmerz und andere Kopfschmerzen
- kraniale Neuralgien und zentrale Ursachen von Gesichtsschmerzen
- andere Kopfschmerzen, kraniale Neuralgien, zentrale oder primäre Gesichtsschmerzen

Typische, richtungsweisende Lokalisationen von Schädel- und Gesichtskopfschmerzen sind in (◘ Abb. 2.10) dargestellt.

- Anamnese

So vielfältig die Ursachen und Beschwerdetypen sein können, so uniform und unpräzise ist häufig die Angabe des Patienten, mit der er sich in der Sprechstunde vorstellt. Diese Beschwerdeschilderung geht häufig nicht über die primäre Aussage „Ich habe Kopfschmerzen" oder „Ich habe so einen Druck im Kopf", gelegentlich auch „Ich habe ein Stechen im Kopf" einher. Selten berichtet der Patient zusätzlich von einer Lokalisationsangabe wie „im Hinterkopf", „an der Seite", „hinter dem Auge". Nur sehr augenscheinliche Zusatzsymptome werden primär geschildert, wie „Mir ist dann schlecht", „Ich sehe dann schlechter".

Anamnesegespräch
Die Patientenangaben sind zusammenzufassen und zu ergänzen unter folgenden wichtigen Gesichtspunkten:
- Seit wann und wie häufig treten Kopfschmerzen auf?
- Wie lange dauert eine Episode?
- Wo genau sind diese Schmerzen lokalisiert?
- Wie sind der Schmerzcharakter und die Stärke?
- Gibt es zusätzliche Beschwerden?

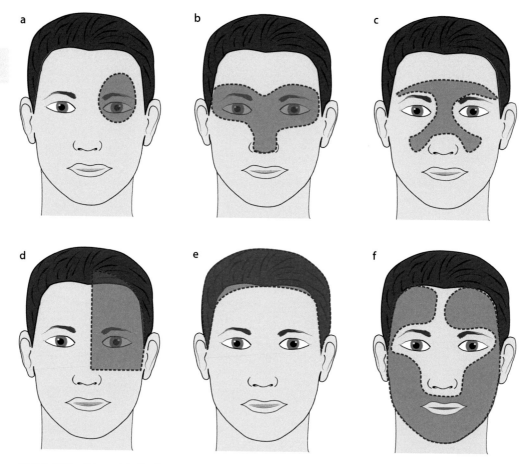

◘ Abb. 2.10   Schmerzlokalisationen. Je nach Art des Kopfschmerzes treten die Schmerzen an unterschiedlichsten Stellen im Gesicht auf: **a** Cluster-Kopfschmerz **b** Mittelgesichtsschmerz **c** Rhinosonusitis **d** Migräne **e** Spannungskopfschmerz **f** temporomandibuläre Störungen

— Sind auslösende Faktoren bekannt oder vermutet?

— Liegen Unfälle oder andere Erkrankungen vor?

— Welche Maßnahmen wurden bisher getroffen?

— Werden Suchtstoffe konsumiert?

— Welche Medikamente werden genommen?

— Sind die Schmerzen anders als sonst?

— Ist der Schmerz vernichtend?

❯ Die Erfassung der Schmerzstärke von Kopfschmerzen sollte durch numerische und/oder visuelle Analogskalen erfolgen (► Abschn. 4.21).

■ **Körperlicher Befund**

Aus Anamnese, augenscheinlichem Aspekt und Allgemeinzustand ergeben sich bereits erste Hinweise auf mögliche Einstufung und Ursache des Kopfschmerzes. Die körperliche Untersuchung umfasst mindestens:

— Palpation und Inspektion des Kopfes und der Öffnungen wie Mundhöhle, Nasenlöcher, Gehörgange

— Palpation der Nervenaustrittspunkte und Prüfung der Meningen

— Untersuchung der Pupillen auf Seitengleichheit und Okulomotorik samt Gesichtsfeld

— Inspektion, Untersuchung, Funktionsprüfung der Wirbelsäule samt paravertebraler Muskulatur (insbesondere HWS)
— Prüfung von Orientierung und Bewusstseinslage
— Romberg- Stehversuch, Gangbild, Motorik und Sensibilität der Extremitäten
— Muskeleigenreflexe
— Blutdruck, Puls und Atemfrequenz

▪ Diagnostik
Im hausärztlichen Bereich
— 24 h-Blutdruckmessungen können zur Diagnostik einer arteriellen Hypertonie beitragen.
— Im Einzelfall Labor:
  – BB und CRP zur Erkennung eines Infektes
  – BKS bei V. a. Arteriitis temporalis
  – TSH bei V. a. Schilddrüsenerkrankungen
  – Nieren- und Leberwerte bei V. a. Intoxikationen, Substanzgebrauch, Stoffwechselerkrankungen

Im spezialisierten Bereich
Bildgebende Verfahren wie MRT und CCT, ggf. Lumbalpunktion, Duplexsonographie der hirnversorgenden Gefäße.

Zur Unterscheidung der wichtigsten Kopfschmerzarten (Migräne, Spannungskopfschmerz, Sekundäre Kopfschmerzen) stehen diagnostische Kriterien der IHS zur Verfügung (▪ Tab. 2.7, 2.8, 2.9, 2.10 und 2.11):

▪ Hausärztliche Beratungs- und Behandlungsinhalte
Allgemeines
Oben dargestellte Maßnahmen erlauben sehr schnell die Einstufung, ob es sich um eine akute oder chronische Erkrankung, eine weniger dringliche oder sehr dringliche, möglicherweise lebensbedrohliche Situation handelt. Letzteres hat zur sofortigen notärztlich begleiteten Krankenhauseinweisung zu führen.

Für den **akuten einmaligen oder seltenen,** augenscheinlich nicht bedrohlichen **Kopfschmerz** (als alleiniges Symptom, aber auch als Symptomenkomplex auftretend) kann dem Patienten nach entsprechender Aufklärung eine individuell verträgliche Medikation zur Schmerzlinderung, und/oder zur Behandlung einer Grunderkrankung, so wie Allgemeinmaßnahmen wie Schonung, aber auch Bewegung, physikalische Maßnahmen etc., ggf. mit kurzfristiger Arbeitsruhe, verordnet werden.

Klagt der Patient über **rezidivierende oder chronische Kopfschmerzen**, ist die weitere diagnostische Einordnung dringend angezeigt. Dazu eignet sich unter anderem das

	Tab. 2.7 Diagnostische Kriterien für **Migräne** nach IHS
A	**Mindestens fünf Attacken, welche die Kriterien B-D erfüllen**
B	Kopfschmerzattacken, die (unbehandelt oder erfolglos behandelt) 4–72 h anhalten
C	Der Kopfschmerz weist mindestens zwei der folgenden Charakteristika auf: – einseitige Lokalisation – pulsierender Charakter – mittlere oder starke Schmerzintensität – Verstärkung durch körperliche Routineaktivitäten (z. B. Gehen oder Treppensteigen) oder Vermeidung derer
D	Während des Kopfschmerzes besteht mindestens eines: – Übelkeit und/oder Erbrechen – Photophobie und Phonophobie
E	Nicht auf eine andere Erkrankung zurückzuführen

2

▣ Tab. 2.8 Diagnostische Kriterien nach IHS für den **sporadischen Kopfschmerz** vom **Spannungstyp**

A	Wenigstens 10 Episoden, die die Kriterien B-D erfüllen und durchschnittlich an <1 Tag/Monat auftreten (weniger als 12 Tage/Jahr)
B	Die Kopfschmerzdauer liegt zwischen 30 min und 7 Tagen
C	Der Kopfschmerz weist mindestens 2 der folgenden Charakteristika auf: – beidseitige Lokalisation – Schmerzqualität drückend oder beengend, nicht pulsierend – leichte bis mittlere Schmerzintensität hotophobie und Phonophobie keine Verstärkung durch körperliche Routineaktivitäten wie Gehen oder Treppensteigen
D	Beide folgenden Punkte sind erfüllt: – Keine Übelkeit oder Erbrechen (Appetitlosigkeit kann auftreten) – Photophobie oder Phonophobie, nicht jedoch beides kann vorhanden sein
E	– Nicht auf eine andere Erkrankung zurückzuführen

▣ Tab. 2.9 Diagnostische Kriterien nach IHS für den **chronische Migräne** nach IHS

A	In der Anamnese ist akute Migräne aufgetreten
B	In mindestens den letzten 3 Monaten kam es an 15 und mehr Tagen im Monat zu Kopfschmerzen und an mehr als 7 Tagen davon lagen migräneartige Kopfschmerzen vor
C	Wie bei akuter Migräne in ▣ Tab. 2.7

▣ Tab. 2.10 Diagnostische Kriterien nach IHS für den **chronischen Kopfschmerz** vom **Spannungstyp**

A	An mehr als 15 Tagen/Monat Episoden, die die Kriterien B-D erfüllen über mindestens 3 Monate
B	Der Kopfschmerz dauert Stunden bis ganztägig
C – E	Wie bei sporadischem Kopfschmerz vom Spannungstyp (▣ Tab. 2.7)

▣ Tab. 2.11 Diagnostische Kriterien der IHS für **sekundäre Kopfschmerzen**

A	Kopfschmerz, der wenigstens eines (oder mehr) der nachfolgenden Charakteristika aufweist[a] und die Kriterien C und D erfüllt
B	Eine andere Erkrankung, von der bekannt ist, dass sie Kopfschmerzen verursachen kann, konnte nachgewiesen werden
C	Der Kopfschmerz tritt in enger zeitlicher Beziehung zu dieser anderen Erkrankung auf und/oder es besteht eine andere Evidenz für einen kausalen Zusammenhang
D	Der Kopfschmerz wird deutlich abgeschwächt oder er verschwindet innerhalb von 3 Monaten (dieser Zeitraum kann für einige Erkrankungen auch kürzer sein) nach erfolgreicher Behandlung bzw. Spontanremission der ursächlichen Erkrankung

[a] letztendlich ist wenig über charakteristische Beschwerden des sekundären Kopfschmerzes bekannt und es sind Beschwerden gemeint, die für das zugrundeliegende ursächliche Geschehen typische Kopfschmerzsymptome sein können

Führen eines **Kopfschmerzkalenders**. Diese Aufzeichnungen geben Auskunft über Häufigkeit pro Monat, tagezeitliche Zuordnung, Zeitdauer sowie Stärke einer Kopfschmerzattacke. Zusätzlich werden Aufzeichnungen geführt zu Art und Menge der eingenommenen Medikamente, ihrer Wirkung, zu auslösenden Faktoren, Begleitsymptomen sowie begleitender nichtmedikamentöser Therapie.

Die Einordnung in primäre und/oder sekundäre Kopfschmerzformen, sowie die Schwere der Erkrankung bezogen auf Häufigkeit und Intensität erlauben dann ein differenziertes und optimiertes therapeutisches Regime.

2.12.1 Primäre Kopfschmerzformen

Migräne

Die chronische Migräne mit und ohne Aura stellt die häufigste primäre Kopfschmerzform des Erwachsenen dar. Die Pathophysiologie ist bisher nicht eindeutig geklärt. Eine Migräne ist zu diagnostizieren, wenn die Kriterien nach IHS (siehe ◘ Tab. 2.6) erfüllt sind. Zur Differenzierung zum Spannungskopfschmerz im akuten Geschehen kann ein einfacher Test beitragen. Bei Migräne nimmt der Schmerz beim Schütteln des Kopfes zu, beim Spannungskopfschmerz bleibt er eher unverändert.

Klinischer Verlauf

- **Prodromalphase:** Der eigentlichen Kopfschmerzattacke vorausgehende, Stunden bis zu drei Tage andauernde Phase des allgemeinen Unwohlseins oder Krankheitsgefühls mit verschiedensten Befindlichkeitsstörungen.
- **Auraphase:** Bis zu 15 % der Patienten zeigen unmittelbar vor den Kopfschmerzen neurologische Ausfalls-oder Reizerscheinungen wie Flimmerskotome, Hypästhesien oder Hemiparesen.

Die Dauer beträgt wenige Minuten bis zu einer Stunde.
- **Kopfschmerzphase:** Diese zeigt Symptome der typischen diagnostischen Kriterien (s. o.).
- **Erschöpfungsphase:** Im Anschluss an die Kopfschmerzattacke besteht eine ausgeprägte Müdigkeit bis hin zu Schlafbedürfnis, zum Teil wieder mit Beschwerden wie in der Prodromalphase.

Medikamentöse Therapie

Für die Akuttherapie der Migräne Erwachsener mit und ohne Aura sind empfohlen (◘ Abb. 2.11):

1. **Nicht-triptanhaltige Arzneimittel**
   - Acetylsalicylsäure 1000 mg
   - Ibuprofen 200–600 mg
   - Naproxen 500 mg
   - Diclofenac 50–100 mg
   - Metamizol 1000 mg
   - Kombinationspräparate: ASS + Paracetamol + Coffein
   - Bei NSAR Kontraindikation: Paracetamol 1000 mg
2. **Triptane**
   - Sumatriptan oral 50/100 mg, nasal 10/20 mg s.c. 6 mg
   - Zolmitriptan oral 2,5/5 mg, nasal 5 mg
   - Rizatriptan oral 10 mg
   - Naratriptan oral 2,5 mg
   - Frovatriptan oral 2,5 mg
   - Eletriptan oral 20/40/80 mg
   - Almotriptan 12,5 mg

Triptane sind sowohl bei Unwirksamkeit von NSAR oder auch als Mittel erster Wahl insbesondere bei schweren Attacken zur Behandlung von Migräne ohne Aura hervorragend geeignet. Die nasalen Darreichungsformen von Sumatriptan und Zolmitriptan sind für Patienten ab 12, alle anderen für Erwachsene ab 18 Jahren, zum Teil mit Altersbeschränkung bis 65 Lebensjahren zugelassen. Triptane wirken spezifisch nur bei Migräne. Sie können im Bedarfsfall mit NSAR kombiniert werden.

2

Akutmedikation zur Behandlung von Migräneattacken

Therapie von Übelkeit/Erbrechen:

Analgetika-Therapie:
- ASS 1000 mg (ASS 900 mg + MCP 10 mg) p.o.
- Ibuprofen 200 mg/400 mg/600 mg p.o.
- Metamizol 1000 mg p.o.
- Diclofenac-Kalium 50 mg/100 mg p.o.
- Kombinationsanalgetika:
  2 Tabletten ASS 250 mg/265 mg + Paracetamol 200 mg/265 mg + Koffein 50 mg/65 mg

bei KI gegen NSAR:
Paracetamol 1000 mg
oder
Metamizol 1000 mg
p.o.

Für die (mittel-)schwere Migräneattacke und bei (bekanntem) fehlendem Ansprechen auf Analgetika

Metoclopramid 10 mg
p.o./ ggf. supp.

oder

Domperidon 10 mg p.o.

Triptan-Therapie:
schneller Wirkeintritt:
- Sumatriptan 6 mg s.c.
- Eletriptan 20 mg/40 mg/80 mg p.o.
- Rizatriptan 5 mg/10 mg p.o.
- Zolmitriptan 5 mg nasal

mittelschneller Wirkeintritt & länger anhaltende Wirkung:
- Sumatriptan 50 mg/100 mg p.o.
- Zolmitriptan 2,5 mg/ 5 mg p.o.
- Almotriptan 12,5 mg p.o.

langsamer Wirkeintritt mit lang anhaltender Wirkdauer:
- Naratriptan 2,5 mg p.o.
- Frovatriptan 2,5 mg p.o.

falls Monotherapie unzureichend:
Triptan + NSAR

Bei Wiederkehr-Kopfschmerz:
erneute Einnahme eines Triptans nach frühestens 2 h
oder
initiale Kombinationstherapie Triptan + lang wirksame NSAR (z.B.Naproxen)

Notfall-Akutmedikation bei Migräneattacken

Metoclopramid
10 mg i.v.

Lysin-Acetylsalicylat
1000 mg i.v.

oder

Sumatriptan 6 mg s.c.

◼ **Abb. 2.11** **Akutmedikation zur Behandlung von Migräneattacken aus der Leitlinie Therapie der Migräneattacke.** (Diener H.-C., Gaul C., Kropp P. et al., Therapie der Migräneattacke und Prophylaxe der Migräne, S1-Leitlinie 2018, in: Deutsche Gesellschaft für Neurologie (Hrsg.), Leitlinien für Diagnostik und Therapie in der Neurologie. Online: ► www.dgn.org/leitlinien, abgerufen am 17.06.2020)

Bei erneutem Auftreten einer Attacke kann frühestens nach 2 h eine weitere Dosis eingenommen werden. Tageshöchstdosen sind zu beachten.

Bei **schwersten akuten Migräneattacken** kann eine Akuttherapie mit MCP 10 mg i.v. **und** 1000 mg Lysin Acetylsalicylat i.v. oder Sumatriptan 6 mg s.c. durchgeführt werden.

> ❯ Die Gabe von Triptanen ist bei bekannter KHK sowie in der Auraphase kontraindiziert.

3. Cotherapeutika zur Behandlung der Übelkeit und des Erbrechens

Domperidon (10 mg) oder Metoclopramid (MCP) (10 mg p.o. oder rektal) haben sich bewährt, wobei MCP eine geringe analgetische Wirkung direkt auf den Kopfschmerz hat. Die Medikation sollte bis zu 15 min vor Einnahme des Schmerzmittels erfolgen.

> ❯ Als Kriterium für eine wirksame medikamentöse Therapie der Migränebehandlung wird die signifikante Schmerzreduktion bzw. Schmerzbefreiung nach 2 h erachtet.

Nichtmedikamentöse Therapie

Allgemeine lindernde Vorkehrungen können sein:
- abgedunkelte und stille Räume aufsuchen
- Ruhen
- Stirnkühlung
- Druckpunktmassage im Gesicht
- Verwendung von Pfefferminzölen an Stirn und im Nacken

Migräneprophylaxe

Die Indikation für die Migräneprophylaxe ergibt sich im Wesentlichen aus dem Leidensdruck und der Einschränkung der Lebensqualität des Patienten unter Berücksichtigung von zusätzlichen Kriterien wie
- Attackenhäufigkeit (mehr als 3/Monat)
- Attackendauer (länger als 72 h)

- Wirksamkeit der Akutmedikation
- bei Medikamentenbedarf an mehr als 10 Tagen/Monat

Die Migräneprophylaxe besteht aus einer Kombination von medikamentösen und nichtmedikamentösen Maßnahmen (multimodaler Ansatz).

Von einer wirksamen Prophylaxe spricht man, wenn die Attackenhäufigkeit um mindestens 50 % gesenkt wird. Eine Prophylaxemaßnahme sollte über mindestens 6 bis 9 Monate durchgeführt werden, bei Erfolglosigkeit sollte nach 2–3 Monaten nach Erreichen der vom Patienten vertragenen Höchstdosis eines Medikamentes ein Wechsel auf ein anderes Präparat durchgeführt werden.

> ❯ Bei Durchführen einer Migräneprophylaxe ist ein langsames Einschleichen der Dosis, insbesondere bei blutdrucksenkenden Medikamenten sinnvoll, um eine gute Adaptation mit wenig Nebenwirkungen und damit Therapietreue beim Patienten zu erreichen!

Medikation der Migräneprophylaxe

- Für die beiden Betablocker Metoprolol (50 bis 200 mg) und Propranolol (40–240 mg) besteht eine gute Evidenz, sie sollten daher als Mittel erster Wahl verwendet werden.
- Flunarizin als Kalziumkanalblocker ist eine gute Alternative mit einer Dosis von 10 mg (5 mg) zur Nacht.
- Das Antikonvulsivum Topiramat (25 mg–100 mg) ist für schwere Verlaufsformen und bei Unverträglichkeit oder Unwirksamkeit anderer Medikamente als Mittel 1. Wahl einsetzbar.
- Erenumab, ein Antikörper gegen den Rezeptor des Calcitonin Gene-Related-Peptide (CGRP) (70/140 mg 1 × monatlich. s.c.) für Patienten mit bisher frustranen anderen Prophylaxemaßnahmen und mindestens 4 Migränetagen pro Monat

2

- Amitriptyllin ist insbesondere bei Kopfschmerzen vom Mischtyp oder Mitbestehen anderer chronischer Schmerzen sowie bei zusätzlicher depressiver Symptomatik gut einsetzbar (Tagesdosis 50–150 mg vorwiegend zur Nacht).
- Botulinumtoxin A bei chronischer, nicht bei episodischer Migräne, wenn orale Prophylaxemedikamente keine nachhaltige Reduzierung der Attacken erbrachten. Wiederholung der Injektionen ca. alle 3 Monate
- Eine Kombination aus Magnesium und Vitamin$_{B_2}$ wird wegen ihrer guten Verträglichkeit und klinisch nachgewiesener Erfolge gerne als unterstützende Therapie bzw. bei nicht tolerierter anderer Medikation eingesetzt.

Nichtmedikamentöse Maßnahmen
- Lebensordnung: Meiden oder Reduktion von auslösenden Faktoren und Situationen, Regelmäßigkeit des Tagesablaufs, ausreichender Schlaf
- Sport: Regelmäßiger Ausdauersport trägt zur Reduktion der Anfallshäufigkeit und Intensität bei.
- Akupunktur: ausreichende Evidenz liegt vor, als nichtinvasive Maßnahme bei Patienten sehr beliebt
- Entspannungsverfahren: insbesondere progressive Muskelrelaxation nach Jacobson

Spannungskopfschmerz

Der deutlich größere Teil der Patienten, die sich mit gelegentlich bis episodisch auftretenden Kopfschmerzen vorstellen, wird, sofern man den Kopfschmerztyp eindeutig klassifizieren kann, an einem **Spannungskopfschmerz** leiden.

Im Gegensatz dazu ist bei erwachsenen Patienten mit **chronischen** Kopfschmerzen der Spannungskopfschmerz die zweithäufigste Ursache hinter der Migräne.

Medikamentöse Therapie
Bewährt haben sich hier die gleichen Analgetika, die auch bei Therapie der Migräne eingesetzt werden, mit Ausnahme der **Triptane**, die hier **wirkungslos** sind. Antiemetische Medikation ist i. d. R. nicht notwendig.

Nichtmedikamentöse Maßnahmen
Auch hier gelten die gleichen Maßnahmen wie bei Migräne als gut wirksam, mit einer wichtigen Unterscheidung: Bewegung bis hin zu moderatem Sport kann zur Besserung der akuten Beschwerden maßgeblich beitragen.

> ❯ Die dauerhafte Einnahme von Analgetika (insbesondere Mischpräparate) an mehr als 3 Tagen hintereinander und an mehr als 10 Tagen im Monat birgt die Gefahr der Entstehung eines Medikamenten-induzierten Kopfschmerzes.

Prophylaxe von Spannungskopfschmerzen
- Medikamentöse Prophylaxe
- Mittel der ersten Wahl ist das niedrig dosierte trizyklische Antidepressivum Amitriptyllin (25–150 mg), auch für Doxepin (50–150 mg) besteht Evidenz.
- Als Mittel der 2. Wahl können Mirtazapin, Venlafaxin und das Muskelrelaxans Tizanidin Verwendung finden.
- Nichtmedikamentöse Prophylaxemaßnahmen
- Lebensordnung: Meiden oder Reduktion von auslösenden Faktoren und Situationen, Regelmäßigkeit des Tagesablaufs, ausreichender Schlaf
- Entspannungs- und Stressbewältigungsverfahren (Muskelrelaxation n. Jacobson)
- Ausdauersport
- medizinische Trainingstherapie der HWS/Schultermuskulatur
- Biofeedbackmethoden

Clusterkopfschmerz

Der Clusterkopfschmerz ist insgesamt nicht häufig, gehört aber zu den Kopfschmerz-formen mit stärksten Schmerzen (Vernichtungsschmerz). Diese treten vorwiegend einseitig, Stirn, Schläfe und häufig Augenregion betreffend, auf. Sie sind begleitet von verschiedenen vegetativen Symptomen.

Die Akutbehandlung mit der besten Evidenz sind die Inhalation von 100 % Sauerstoff über mehrere Minuten sowie die Anwendung von Triptanen (Sumatriptan, Zolmitriptan) subkutan oder nasal. Auch die intranasale Applikation von 4 % Lidocain kann einen Anfall kupieren.

Eine Prophylaxemaßnahme ist dringend geboten. Mittel der ersten Wahl ist hochdosiertes Verapamil, Mittel zweiter Wahl sind Lithium und Topiramat.

2.12.2 Sekundäre Kopfschmerzen

Sekundäre Kopfschmerzformen sind Kopf-schmerzen, denen eine andere Erkrankung zugrunde liegt und bei denen Kopfschmerz sowohl das alleinige Symptom, aber auch Teil eines Symptomenkomplexes sein kann. Die Therapie der Grunderkrankung soll in einem zweiten zeitlich passenden Schritt die Befreiung vom Symptom Kopfschmerz bringen (dies ist endgültige Bestätigung der Klassifikation sekundärer Kopfschmerz). Vielfach ist aber gleichzeitig doch auch die Therapie des Symptoms notwendig (starker Schmerz).

❯ Die Klassifikationsgrundlage bei sekundären Kopfschmerzen ist die angenommene oder nachgewiesene Ursache des Kopfschmerzleidens.

– häufige sekundäre Kopfschmerzformen in der Hausarztpraxis
– Kopfschmerzen im Rahmen von Infekten
– Kopfschmerzen im Rahmen von HWS/Schädeltraumata (Problem des

chronischen posttraumatischen Kopf-schmerzes!)
– Kopfschmerzen im Rahmen von psychischen Erkrankungen
– Kopfschmerzen in Folge vom Substanz oder Medikamentenübergebrauch

❯ Eine Arteriitis temporalis ist selten, tritt vorwiegend bei älteren Frauen auf und zeigt sich klinisch wie ein Spannungs-kopfschmerz. Im Verlauf droht die Gefahr der Erblindung!

▪ Zervikogener Kopfschmerz

Von der Halswirbelsäule C1–C3 und ihrem umgebenden neuromuskulären Apparat ausgelöste und im Kopf empfundene Schmerzen werden als zervikogene Kopf-schmerzen bezeichnet.

Dabei gelten als diagnostische Kriterien:
1. stets einseitiger oder eine Seite betonender und seitenkonstanter Kopfschmerz,
2. auslösbar durch Kopf-Hals-Bewegung oder bestimmte Stellung,
3. auslösbar durch Druck auf den Nacken,
4. ausstrahlend in den Nacken und den ipsilateralen Schulter-Arm-Bereich.

Als differenzialdiagnostisches Kriterium dient die Schmerzfreiheit nach diagnostischer Lokalanästhesie des N. occipitalis major oder entsprechender Bahnen C2/C3.

Die **Occipitalneuralgie** unterscheidet sich durch einschießenden lanzierenden und kurzdauernden Schmerz.

Nach wie vor ist diese Kopfschmerz-form unter den spezialisierten Fachgebieten als eigenständige Kopfschmerzentität umstritten. In der hausärztlichen Praxis werden vom Nacken ausgehende Kopfschmerzen jedoch häufig gesehen und nicht immer sind diese differenzialdiagnostisch eindeutig zuzuordnen. Nach bewährtem hausärztlichen Vorgehen unter Abwägung des abwendbar gefährlichen Verlaufs empfiehlt sich ein abgestuftes Vorgehen unter Einbeziehung des Patienten in die Notwendigkeit therapeutischer Maßnahmen.

2

◘ Tab. 2.12 Gegenüberstellung diagnostischer Kriterien bei **Trigeminusneuralgie** nach der IHS-Klassifikation

Primäre Trigeminusneuralgie		Sekundäre Trigeminusneuralgie
A	Paroxysmale Schmerzattacken von Bruchteilen einer Sekunde bis zu 2 min Dauer, die einen oder mehrere Äste des N. trigeminus betreffen	
	Keine Dauerschmerzen	Dauerschmerz zwischen den Attacken möglich
B	Der Schmerz weist wenigstens eines der folgenden Charakteristika auf: starke Intensität, scharf, oberflächlich, stechend, ausgelöst über eine Triggerzone oder durch Triggerfaktoren	
C	Die Attacken folgen beim einzelnen Patienten einem stereotypen Muster	
D	Klinisch ist kein neurologisches Defizit nachweisbar	Sensible Störungen möglich
E	Nicht auf eine andere Erkrankung (außer vaskulärer Kompression) zurückzuführen	Eine ursächliche Läsion liegt vor

Mögliche Vorgehensweise:
- abwartendes Offenlassen, ggf. Führung eines Kopfschmerzkalenders
- lokale Maßnahmen: Therap. Lokalanästhesie („Quaddeln"), Wärme/Kälteapplikation
- Motivation zu Bewegung/Sport
- Schmerzmedikation: NSAR, Paracetamol, Novaminsulfon
- Physiotherapeutische Maßnahmen: Übungen nach Anleitung in Eigenregie, Krankengymnastik
- Hinzuziehung von Spezialisten

2.12.3 Tertiäre Kopfschmerzen oder Gesichtsschmerzen

Trigeminusneuralgie

Unter den Gesichtsschmerzen ist die Trigeminusneuralgie eine relevante Erkrankung, die der Hausarzt bei der Abklärung bedenken sollte:

Die Schmerzen treten streng einseitig auf im Versorgungsgebiet meistens des 2. oder 3. Astes, der Stirnast ist seltener betroffen. Bereits kleine Berührungen oder Bewegungen (Kauen, Sprechen) können den lanzierenden Schmerz auslösen. Es werden eine primäre und eine sekundäre Form (z. B. Postzosterneuralgie) unterschieden (◘ Tab. 2.12).

Therapie der ersten Wahl ist für beide Formen die Gabe von Carbamazepin in einer Dosis von 2–4 × 200–400 mg/die. Auch Pregabalin, Gabapentin und Baclofen können eingesetzt werden.

❯ Der häufigste Gesichtsschmerz überhaupt ist die Myoarthropathie des Kiefergelenks, wesentliche Unterscheidungsmerkmale sind mögliche Bewegungseinschränkung des Gelenkes, Dauerschmerz und Knackgeräusche beim Kauen.

▪ **Hausärztliche Verlaufskontrollen bei allen Kopfschmerzarten**

Der Patient ist anzuweisen bei ausbleibender Besserung oder Verschlechterung von akuten Schmerzen, insbesondere bei Hinzutreten weiterer Symptome, unmittelbar Kontakt aufzunehmen. Bei chronischen Verläufen ist ein regelmäßiges Wiedereinbestellen zur Besprechung der Aufzeichnungen des Patienten sinnvoll. Die Intervalle sind individuell zu wählen.

▪ **Zusammenarbeit mit Spezialisten**

Für Patienten mit chronischem nicht eindeutig zuzuordnendem oder therapierefraktärem Kopfschmerz bietet sich die Vorstellung bei einem Neurologen oder in einer spezialisierten Kopfschmerzambulanz (▶ www.dmkg.de/kopfschmerzambulanzen) an. Idealerweise geschieht dies bereits mit einem vom Patienten geführten Kopfschmerzkalender.

▪ **Relevante Leitlinien**

S1 Leitlinie Therapie der Migraeneattacke und Prophylaxe der Migräne (2018) AWMF 030-057.

S1-Leitlinie Therapie des episodischen und chronischen Kopfschmerzes vom Spannungstyp und anderer chronischer täglicher Kopfschmerzen.

> **Fallbeispiel**

> Da die Patientin ohne Termin kommt, wird in einer Art „Notfallcheck" abgeklärt, dass es sich um eine chronische häufig wiederkehrende Problematik, mit Schmerzen der Stärke 6–8 handelt, die jeweils über mehrere Stunden, manchmal auch 2–3 Tage anhalten und keine sonstigen Symptome auftreten. Die Patientin teilt mit, dass sie dann jeweils ein Schmerzmittel („was sie gerade zur Hand hätte") einnehmen würde. Eine Abklärung hätte bisher nicht stattgefunden. Aufgrund dieser Angaben konnte zunächst ein akutes Geschehen mit sofortigem Handlungsbedarf ausgeschlossen werden. Der Patientin wird ein zeitnaher Termin zur weiteren Abklärung eingeräumt.
> Bei diesem Termin kann herausgearbeitet werden, dass die Kopfschmerzqualität meist dumpf drückend, eher den ganzen Kopf, vorwiegend den Nacken und die Stirn betreffend, auftritt. Häufig sei der Schmerz bereits am Morgen vorhanden. Ein Spaziergang an frischer Luft bringt gelegentlich gute Linderung. Die Patientin gibt an, eher rasch zu Medikamenten zu greifen. Wie oft sie Kopfschmerzen habe, kann sie nicht genau sagen, meint aber, dass es sehr häufig sei, insbesondere, wenn sie Stress habe mit ihrem Mann oder im Beruf. Wenn sie nicht an Kopfschmerzen leide, sei sie „ziemlich fit".

> Die körperliche Untersuchung zeigt eine 28-jährige normgewichtige Patientin (166 cm, 57 kg) mit einem Blutdruck von 115/75 mmHg. Außer eines leichten paravertebralen Muskelhartspanns im Bereich der HWS-Muskulatur finden sich keine pathologischen Befunde.

> Anamnese und Untersuchung zeigen das Bild eines primären Kopfschmerzes, hier eines „Spannungskopfschmerzes". Offen bleiben genaue Angaben zur Häufigkeit der Attacken und zum Medikamentengebrauch.

> Der Patientin wird ein Kopfschmerzkalender vorgestellt und sie wird gebeten, diesen zu führen. Die Möglichkeiten der nichtmedikamentösen Therapie werden besprochen. Die Patientin akzeptiert für sich das lokale Auftragen von Pfefferminzöl auf Stirn und Nacken, regelmäßige möglichst tägliche Spaziergänge im Umfang von 20–30 min sowie ein tägliches Übungsprogramm für die HWS im Umfang von ca. 10 min.

> Als Schmerzmittel wird Ibuprofen in einer Dosis von 400–600 mg vereinbart.

> Die Kontrolluntersuchungen nach 6 Wochen und 3 Monaten zeigen, dass die Patientin 4–6 Kopfschmerzepisoden/Monat erleidet, die eine Dauer von 2 Tagen nicht übersteigen. Durch die Verwendung des Pfefferminzöls, das bei leichten bis mittelschweren Kopfschmerzen gut geholfen hat, konnte der Schmerzmittelverbrauch auf 8–12 Einnahmen/Monat reduziert werden. Spaziergang und Übungsprogramm wurden zu Beginn

2

kontinuierlich, zuletzt eher wieder sporadischer durchgeführt. Die Patientin berichtet aber insgesamt über eine Stabilisierung und hat den Eindruck einer Besserung.

Eine Prophylaxemaßnahme ist von der Patientin derzeit noch nicht gewünscht. Sie wird bestärkt im Weiterführen des Kalenders, in der Durchführung ihrer Übungen und ermuntert, z. B. ein Entspannungsverfahren wie PMR zu erlernen. Weitere Kontrollen wurden vereinbart.

2.13 Schwindel

Fallbeispiel

Eine 63-jährige Patientin, verheiratet, 1 erwachsener Sohn, gut situiert, kommt zum wiederholten Male notfallmäßig in die Praxis und berichtet, dass sie am Vortag wieder heftigen Schwindel verspürt habe. „Herr Dr., es ging mir schon nicht gut, als wir mit dem Auto losgefahren sind, wie wir dann die Treppe zum Konzertsaal hochgegangen sind, ist es immer schlimmer geworden und kaum, dass ich im Saal war, hat alles zu Schwanken angefangen, ich habe gedacht, ich verliere den Boden unter den Füßen. Ich bin dann hinaus an die Luft und nach einer halben Stunde Spaziergang ging es mir wieder besser".

Schwindel bezeichnet als Sammelbegriff Beschwerden, die ein Dreh-, Lift-, oder Schwankgefühl, Gangunsicherheit, Fallneigung, Kraftlosigkeit, Sehstörungen oder Benommenheit mit und ohne Angst beschreibt und eine Beeinträchtigung der Lebensqualität mit reduzierter Teilhabe am Alltagsgeschehen nach sich zieht.

- **Hausärztliche Relevanz**

Häufigkeit Fink Schwindel *****

Fast jeder Mensch kennt das Gefühl von Schwindel. Es betrifft Patienten aller Altersklassen, nimmt mit dem Alter jedoch zu. Jeder dritte Patient jenseits des 60. und jeder zweite jenseits des 80. Lebensjahres sucht einmal im Jahr eine Arztpraxis wegen des Symptoms Schwindel auf.

- **Abwendbar gefährliche Verläufe**
- hämorrhagischer oder ischämischer zerebraler Insult
- Hirnstamminsult, Basilaristhrombose
- Herzrhythmusstörungen. AV-Block III°
- hypertensive Krise und hypertensiver Notfall

- **Ursachen**

Schon die versuchte Definition zeigt, wie vielfältig das Symptom Schwindel sein kann und so gibt es zahlreichste ursächliche Möglichkeiten in unterschiedlichen Ausprägungen. Dies erschwert die diagnostische Eingrenzung und Systematisierung. Die häufigsten Schwindelformen und Ursachen und ihre Bedeutung in der hausärztlichen Praxis sind in ◘ Tab. 2.13 dargestellt.

Zentrale vestibuläre Formen
Zentrale Schädigungen der Verbindungen von den vestibulären zu den okulomotorischen Kernen im Mittel- und Kleinhirn hervorgerufen z. B. durch Schlaganfälle, Mikrozirkulationsstörungen, Entzündungen, neurodegenerative Prozesse oder auch Tumore führen zu dieser Schwindelform. Diese Situation stellt insbesondere bei akutem Auftreten eine Notfallsituation dar, die rasches Handeln und meist eine akute Krankenhauseinweisung erfordert.

Vestibuläre Migräne
Sie ist eine variantenreiche Form der Schwindelattacke. Sie kann wenige Minuten bis einige Tage dauern, in Form von Dreh-,

▪ Tab. 2.13 Synopsis der verschiedenen Schwindelformen und ihrer häufigen Ursachen

Art	Dauer	Beeinflussung	Begleitsymptome	Entstehung	Diagnose
Dreh-/Liftschwindel	Sekunden bis Minuten	Lageveränderung des Kopfes Reproduzierbarkeit	Übelkeit, Erbrechen	Peripher vestibulär	Benigner paroxysmaler Lagerungsschwindel
	Minuten bis Stunden	Hyperventilation	Hörminderung, Tinnitus	Peripher vestibulär	Vestibularisparoxysmie
			Hörminderung, Tinnitus, Ohrdruck	Peripher vestibulär	Morbus Menière
	Tage bis Wochen		Übelkeit, Gang-, Stehunsicherheit, Fallneigung	Peripher vestibulär	Neuritis vestibularis
Schwankschwindel Dreh-/Liftschwindel	Minuten bis Stunden	Typ. Migräneauslöser	Aura, Hörminderung; Tinnitus, Sehstörung, Kopfschmerz	Zentral vestibulär	Vestibuläre Migräne
	Minuten bis Dauernd		Übelkeit, Benommensein, Neurologische Ausfälle, Gang-, Standunsicherheit	Zentral vestibulär	Vaskuläre Prozesse Neurodegenerative Prozesse
Schwankschwindel	Sekunden bis Dauernd	Situationsbezogen	Angst, vegetative Symptome, fehlende objektive Gang- und Standunsicherheit	Psychogen	Phobischer Schwindel
	Bei Bewegung immer	Dunkelheit verschlechtert In Ruhe sistierend	Sehstörungen	Peripher-vestibulär beidseitig	Bilaterale Vestibulopathie
Benommenheit, Schwarzwerden	Sekunden bis Minuten	Aufstehen, langes Stehen	Schweißausbruch, Herzklopfen		Orthostase
	Sekunden	Aus dem „Nichts"	Herzstolpern		Kardiale Arrhythmie
	Stunden bis dauernd		Übelkeit, Unwohlsein	Medikation	UAW
Stolper- und Fallneigung	Dauernd		Allgemeine Schwäche	Muskoloskelet	Sarkopenie, Arthrose
Gangunsicherheit	Dauernd		Sensible Störungen	Stoffwechsels	Polyneuropathie
	Dauernd	Brille		Katarakt	Fehlsichtigkeit
Ataxie	Dauernd			Kleinhirn	Multiple Sklerose

2

aber auch nauseaartigem Schwindel, mit Übelkeit, Erbrechen, Hörminderung und Tinnitus, mit und ohne Aura, mit und ohne Kopfschmerzen, auftreten. Als sogenannte **Basiliarismigräne** können Nackenschmerz und Ataxie hinzutreten.

Peripher vestibuläre Formen
Benigner paroxysmaler Lagerungsschwindel
Durch Kopflagewechsel (z. B. Umdrehen im Bett) kommt es zu plötzlichem heftigem Drehschwindel mit und ohne Übelkeit bis hin zum schwallartigen Erbrechen. Die einzelne Attacke sistiert nach kurzer Zeit, tageszeitliche Häufungen sind möglich, Rezidive nicht selten. Ursache dieser Schwindelform sind sich frei in den Bogengängen bewegende Otokonien (Kalzitkristalle), die so zu unkontrollierter unphysiologischer Ausrichtung der Endolymphe und damit zur Erregung vestibulärer Haarzellen führen. Alle drei Bogengänge können betroffen sein, mit 90 % ist es vorwiegend der posteriore Bogengang. Zugleich ist dies die **häufigste klar definierte zuordnungsfähige Schwindelform.**

Neuritis vestibularis
Eine akut bis subakut einsetzende einseitige Drehschwindelform mit Gang- und Stehunsicherheit, die mit Übelkeit und Erbrechen einhergehen kann, es besteht eine Fallneigung zur betroffenen Seite. Die genaue Genese ist nicht geklärt, stark vermutet werden virale, hier vor allem Herpes-simplex-I Infektionen. Die Dauer des Anfalls beträgt einige Tage bis wenige Wochen.

Morbus Menière
Minuten bis Stunden dauernde Anfälle von Schwindel begleitet von Hörminderung, Tinnitus und Ohrdruckgefühl charakterisieren den Morbus Menière. Die Ätiologie ist nicht sicher geklärt.

Vestibuläre Paroxysmie
Ein attackenförmiger Drehschwindel verursacht durch eine Irritation des 8.

Hirnnerven wird als vestibuläre Paroxymie bezeichnet.

Bilaterale Vestibulopathie
Bewegungsabhängiger Schwankschwindel mit Sehstörungen (Verschwommensehen), der im Dunkeln noch zunimmt, aber beim Sitzen und im Liegen sistiert. Langsam schleichend zunehmend, häufigste Form von Schwindel im Alter und in den meisten Fällen degenerativer Ursache. Weitere Ursachen sind ototoxische Medikamente oder beidseitiger Morbus Menière.

Psychogener Schwindel
Dieser Schwindel tritt i. d. R. in Form eines ungerichteten diffusen Schwankschwindels auf und wird vom Patienten zum Teil mit subjektiver Gang- und Standunsicherheit angegeben. Der Erkrankung fehlt ein objektivierbarer zuordnungsfähiger organpathologischer Befund. Im Steh- und Gehversuch sind die Patienten unauffällig. Die Ursachen für das Auftreten sind vielfältig wie bei allen somatoformen Störungen.

Phobischer Schwindel
Ist die häufigste Form des psychogenen Schwindels und gleichzeitig die zweithäufigste Ursache von definiertem Schwindel überhaupt mit ca. 15 % aller Schwindelpatienten.

Schwindel ist hier ein Symptom (neben anderen möglichen) einer Angsterkrankung. Häufig handelt es sich um soziale oder Agoraphobien. In der Konsequenz resultiert oft ein Vermeidungsverhalten.

Weitere Ursachen für Schwindelbeschwerden und Gleichgewichtsstörungen
- **Orthostase:** ein plötzlicher Abfall des Blutdrucks beim Aufstehen oder langem Stehen
- **Vagovasale Synkope:** übermäßige Erregung vagaler Rezeptoren, z. B. durch Hustenattacken

- **Kardiale Arrhythmie:** Herzrhythmusstörungen, insbesondere Bradykardien z. B. AV-Block III°
- **Medikamenteninduzierter Schwindel:** häufige Schwindel induzierende Medikamente:
  - Antihypertonika, Antidepressiva, Anticholinergika, Antiarrhythmika, Antiemetika, Analgetika, Antidiabetika
- **Sarkopenie:** muskuläre Schwäche führt zu Gangunsicherheit
- **Visusminderung:** Sehstörungen wie Visusabnahme oder Schleiersehen z. B. bei Katarakt
- **Polyneuropathie:** sensomotorische Störungen führen zu Gehen wie auf rohen Eiern oder Watte
- **Hyperventilation:** eine unphysiologische Atmungsform, die zu einer Abnahme des alveolären und arteriellen CO_2-Partialdrucks führt
- **Kleinhirnataxie:** Störungen der efferenten Bahnen im Kleinhirn mit Folgen für die zielgerichtete motorische Umsetzung, die auch bei erhaltenen visuellen Informationen vorhanden sind. Eine der häufigsten Ursachen dafür ist die Multiple Sklerose
- **Normaldruckhydrozephalus:** eine Abflussstörung des Liquors mit Erweiterung der großen Ventrikel kann zu Gangstörung führen
- **Sturzangst:** dies führt zu kleinschrittigem und verunsichertem Gehen, welches der Patient häufig als Schwanken und Ataxie wahrnimmt

Altersschwindel

Dieser darf nicht gleichgesetzt werden mit Schwindel im Alter. Während letzterer zumindest teilweise einer klar definierten Störung zugeordnet werden kann (wie in jedem anderen Lebensalter auch), handelt es sich bei Altersschwindel um einen multifaktoriellen, keiner einzelnen Kausalität zuzuordnenden Schwindel. Ursächlich sind Mischstörungen, sowohl peripher-vestibulärer, zentral-vestibulärer, sensomotorischer Defizite, aber auch hirnorganischer Veränderungen, emotionale Störungen sowie Reduktion der Muskelkraft und arthrotische Erkrankungen. Diese Form des Schwindels findet sich in einer hausärztlichen Praxis besonders häufig. Auch wenn es schwierig und mühsam ist, ist es lohnend, differenzialdiagnostisch nach den verschiedenen möglichen Ursachen zu fahnden, denn durch Beseitigung oder zumindest teilweiser Linderung dieser einzelnen Störungen kann der Schwindel, die damit verbundene Gangunsicherheit und so auch die Sturzgefahr erheblich gemindert werden, selbst wenn dies nicht in allen Fällen gelingt.

Zervikogener Schwindel

Sicher ist, dass Rezeptoren im Bereich der oberen Halswirbel (C1–C3), insbesondere auch im Bereich der kleinen Muskulatur, wichtiger Informationsgeber für die Lage-Raum-Beziehung des Menschen sind. Ob Alterationen dieser Rezeptoren durch Fehlstellungen, Blockierungen, Traumen, Muskelverhärtungen ausreichen, Schwindel auszulösen, oder hier nicht doch vestibuläre Störungen (keine Bewegung ohne vestibuläre Erregung) eine Rolle spielen ist nicht abschließend geklärt und Anlass für kontroverse Diskussionen. Besserung durch physiotherapeutische Maßnahmen alleine reichen nicht aus, „zervikogenen Schwindel" als eigenständige Erkrankung zu postulieren.

Mit „zervikogenem Schwindel" in Zusammenhang gebrachte Beschwerden: Ataxie, Gangunsicherheit, Taumel in Verbindung mit HWS Bewegungsschmerz oder Bewegungseinschränkung.

- **Anamnese und klinischer Befund**

Der Patient berichtet von sich aus kaum über differenzierten Schwindel, gelegentlich berichtet er von „Es drehe sich alles". Manche Patienten berichten, sie würden sich

2

fast schämen, weil man glauben könnte, sie „seien betrunken". Viele Patienten bezeichnen ihre Beschwerden allgemein als „Kreislaufbeschwerden". Auch plötzliche Stürze oder häufigeres Stolpern oder unsicheres Gehen werden angegeben.

- Diagnostik

Anamnesegespräch
- Allgemeine Anamnese:
  - relevante Vorerkrankungen
  - Konsum von Alkohol, Nikotin, Drogen
  - Medikation
- Schwindelspezifische Anamnese:
  - 1. **Art des Schwindels**
    - Drehschwindel: Ist es wie Karussell fahren?
    - Schwankschwindel: Ist es wie Boot fahren?
    - Liftschwindel: Ist es wie im Lift fahren oder wie tief stürzen?
    - Benommenheitsschwindel: Ist es wie eine Leere im Kopf?
  - 2. **Dauer des Schwindels**
    - Wie lange besteht der Schwindel?
    - Wie häufig ist er schon aufgetreten?
    - Kommt der Schwindel ganz plötzlich oder langsam?
    - Wie lange dauert der Schwindel: Sekunden bis Tage, andauernd?
  - 3. **Auslöse- und Besserungsfaktoren**
    - Besteht er in Ruhe?
    - In welcher Körperlage tritt er auf oder bessert sich?
    - Wird es beim Bewegen und Gehen schlechter oder besser?
    - Besteht eine Fallneigung?
    - In welcher Situation oder Umgebung tritt er auf?
  - 4. **Begleitsymptome**
    - Besteht Übelkeit oder Erbrechen?
    - Treten Hör oder Sehstörungen auf?
    - Besteht ein Ohrgeräusch?
    - Treten Kopfschmerzen auf?
    - Wird es schwarz vor den Augen?
    - Tritt eine Ohnmacht auf?
    - Treten Gefühlsstörungen oder Lähmungen auf?

❯ Bei unklarer, nicht einordnungsfähiger Symptomatik kann das Führen eines Schwindelkalenders ähnlich einem Kopfschmerzkalender wertvolle Erkenntnisse liefern.

Körperliche Untersuchung
- Bewusstsein, Emotionalität
- Herz, und Karotidenauskultation, Puls und Blutdruckkontrolle
- grobe Kraft und Sensibilität der Extremitäten, MER, Gangbild
- Stehversuch nach Romberg
- Tretversuch nach Unterberger
- Beobachtung der Pupillomotorik beim Geradeausblick (grobschlägiger Nystagmus)
- Inspektion der Gehörgänge
- orientierender Hörtest (Flüstersprache auf 5m, Audiometrie)
- Kopfschütteltest, Kopfimpulstest
- Lagerungsversuch
- Nystagmusprüfung mit Frenzelbrille

Weitergehende Diagnostik
Im hausärztlichen Bereich
- Schellong-Test
- Ruhe-EKG
- Belastungs-EKG
- LZ-EKG
- LZ-Blutdruckmessung
- Laboruntersuchung: BB, Fe, Ferritin, BZ, OGTT, Hba1c, Elektrolyte, TSH, Vitamin B12

Bedeutung des **Nystagmus** für die Schwindeldiagnostik:
Nystagmus meint unkontrollierbare rhythmische Bewegungen der Augen in eine Richtung mit schneller Gegenbewegung. Spontannystagmus ist immer pathologisch. Nystagmus tritt unter anderem typischerweise bei Störungen des peripheren und zentralen vestibulären Apparates auf und kann daher bei Schwindel die Diagnose vestibulärer Schwindel erhärten.

Diagnostik des Nystagmus

Ab einer bestimmten Schlagzahl kann Nystagmus auch durch Fixierung des Blickes nicht mehr unterdrückt werden und somit ohne Hilfsmittel durch Blick in die Augen z. B. beim Geradeausblick gesehen werden. Durch Zuhilfenahme einer sog. „Frenzelbrille" ist dem Patienten die Blickfixierung und damit die Unterdrückung des Nystagmus unmöglich gemacht. Die Untersuchung mit der Frenzelbrille muss im abgedunkelten Raum erfolgen. Dadurch kann auch schwach ausgeprägter Nystagmus erkannt werden.

Im spezialisierten Bereich:

Bildgebende Verfahren wie MRT, cCT, Vestibularisprüfung, Duplexsonographie hirnversorgender Gefäße.

- Hausärztliche Beratungs- und Behandlungsinhalte

Mit dem Abfragen von Risikofaktoren, vier wesentlicher Schwindelcharakteristika und der körperlichen Untersuchung kann man einen guten Teil der Ursachen des Schwindels und notwendige Handlungsoptionen rasch erfassen. Dennoch bleibt auch eine nicht unerhebliche Anzahl von Patienten, deren Schwindel insbesondere im Erstkontakt in der Hausarztpraxis nicht sicher zuzuordnen ist. Das weitere Vorgehen erfolgt hier insbesondere im Hinblick auf den abwendbar gefährlichen Verlauf.

> Nicht jeder Patient mit Schwindel braucht eine Therapie, es kommt auch auf die individuelle Lebenssituation des Patienten und seinen Leidensdruck an.

Allgemeinmaßnahmen

- Überprüfen der Medikation einschließlich OTC-Präparate
- Aufforderung zu einer gesunden Lebensführung: ausreichend Schlaf, Bewegung, regelmäßige Nahrungszufuhr,

Verzicht auf übermäßigen Alkoholkonsum
- Überprüfung und Verordnung von Sehhilfen und Hörhilfen

- Verordnung von Hilfsmitteln mit Anleitung zum ordnungsgemäßen Gebrauch

> Zu unkritische Verordnung einer Gehhilfe oder eines Rollators kann die Unsicherheit und den Schwindel verfestigen.

Medikamentöse Therapie

- Antivertiginosa wie Dimenhydrinat als Einzelsubstanz (4–6 h 50 mg) oder als Mischpräparat mit Cinnarizin können zur Akuttherapie des Schwindels eingesetzt werden, sollten jedoch nur kurz für 3–5 Tage angewendet werden.
- Die Anfallshäufigkeit der vestibulären Migräne kann mit Prophylaxemassnahmen wie Metoprolol (50–200 mg/die) oder Topiramat (50–150 mg/die) deutlich reduziert werden.
- Morbus Menière spricht gut an auf eine Therapie mit Betahistin in der Dosis 3 × 48 mg. Positive Berichte gibt es auch für die transtympanale Injektion von Gentamycin.
- Die vestibuläre Paroxysmie kann mit Carbamazepin (400–800 mg/die) positiv beeinflusst werden.
- Der Verlauf der Neuritis vestibularis kann durch eine Hochdosiskortisontherapie (Prednisolon beginnend mit 100 mg/die mit Reduktion in 20 mg Schritten jeden 4. Tag) verkürzt werden.
- Für die Behandlung des psychogenen Schwindels eignen sich Antidepressiva mit anxiolytischer Komponente wie z. B. Citalopram oder Paroxetin in üblichen Tagesdosen von 10–20 mg/die.

Physiotherapie

- Der Heilmittelkatalog der gesetzlichen Krankenkassen erkennt Schwindel als

2

eigenständige Verordnungsentität an (▶ Kap. 12):

- **SO3:** Schwindel unterschiedlicher Genese und Ätiologie, z. B. – benigner Lagerungsschwindel, – vestibulärer Schwindel.
- **Symptome:** Gang- und Standunsicherheit, Verunsicherung, Angstzustände.
- **Therapieziele:** Gewöhnung (Habituation) durch Reizexposition Beseitigung des Schwindels.

Psychotherapeutische Verfahren
Neben der klassischen Gesprächstherapie für die verschiedenen Formen des psychogenen Schwindels hat sich für die Therapie des phobischen Schwindels besonders die Verhaltenstherapie etabliert.

Befreiungsmanöver bei Lagerungsschwindel
Speziell für den gutartigen Lagerungsschwindel kann man einfache Lagerungsmanöver auch in der Praxis durchführen und damit erstaunlich rasche Behandlungserfolge erzielen. Diese Übungen können vom Patienten auch Zuhause durchgeführt werden.

Für die häufigste Form des Lagerungsschwindels – den posterioren Gang betreffend – hat sich das Befreiungsmanöver nach Semont (◘ Abb. 2.12) etabliert.

Vorgehen dabei (hier exemplarisch für betroffenes linkes Ohr):

- Patient sitzt auf Untersuchungsliege, Kopfdrehung 45° nach rechts (a)
- dann Körper nach links umfallen lassen, dort verharren, bis der Schwindel zurück geht (b)
- anschließend Umlagerung nach rechts mit beibehaltener Kopfhaltung (c)
- danach langsames Aufsetzen (d)

▪ **Hausärztliche Verlaufskontrollen**
Patienten mit akutem Schwindel sind in jedem Fall kurzfristig zur klinischen Kontrolle einzubestellen. Der Patient ist anzuweisen,

bei Verschlechterung oder Hinzutreten weiterer Symptome sich rasch in erneute Behandlung zu begeben. Er ist darauf hinzuweisen, dass er dabei kein Fahrzeug bedienen darf.

Chronische Verlaufsformen sollten je nach Leidensdruck des Patienten und Einschränkung der Mobilität und Sturzgefahr regelmäßig z. B. im Rahmen sonstiger Patientenkontakte reevaluiert, oder bei Einleitung therapeutischer Maßnahmen der Erfolg gezielt überprüft werden.

▪ **Zusammenarbeit mit Spezialisten**
Die Zusammenarbeit mit HNO-Ärzten und Neurologen steht im Vordergrund, auch Radiologen und Kardiologen können hinzugezogen werden. Die Weiterleitung an einen Psychotherapeuten kann sinnvoll sein. Patienten mit besonders komplexen Schwindelbeschwerden können in speziellen interdisziplinären Schwindelzentren vorgestellt werden (▶ https://www.kimm-ev.de/Kliniken-mit-Schwind.35.0.html).

▪ **Relevante Leitlinien**
S3-Leitlinie Akuter Schwindel in der Hausarztpraxis der DEGAM (2015) AWMF 053-018.

Fallbeispiel

Der Schwindel der Patientin ist vorbekannt. Er tritt vorwiegend dann zutage, wenn die Patientin das Haus verlässt, häufig in Begleitung ihres Mannes auf dem Weg zu Freizeitveranstaltungen, auch im Urlaub. Die körperliche Untersuchung ist bisher unauffällig, auch die HNO-ärztliche und neurologische Untersuchung erbrachten keinen organpathologischen Befund. Die Patientin konsultierte auch einen Kardiologen, ein MRT des Schädels wurde ebenso ergebnislos durchgeführt. Die sehr charakteristische Schilderung des Schwindels als

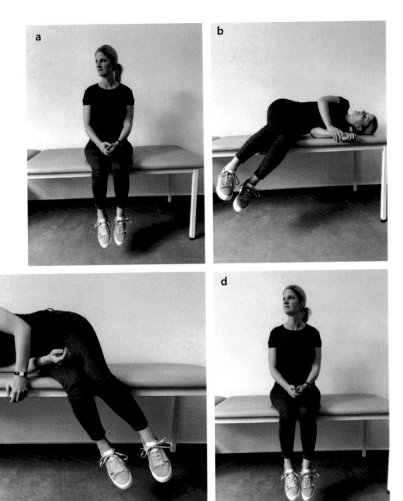

Abb. 2.12 a-d Befreiungsmanöver nach Semont

„Schwanken", auch als „wie wenn mir jemand den Boden unter den Füßen weg-
zieht", die sehr aufgewühlte und ängstliche Grundhaltung der Patientin sowie
das Fehlen typischer organpathologischer Befunde und auch die fehlende Re-
produzierbarkeit des Schwindels in der
Sprechstunde lassen hier dringend einen
sog. phobischen Schwindel vermuten.
Wichtig ist, den Leidensdruck der Patientin ernst zu nehmen, ihr aber gleichzeitig zu vermitteln, dass diese Form
von Schwindel für sie nicht akut lebensbedrohlich ist. Im Rahmen der psychosomatischen Grundversorgung kann die
eher verschlossene und anfänglich eher
misstrauisch-ängstliche Patientin ermuntert werden, über ihre Empfindun-
gen und Ängste zu sprechen, sodass sie
letztendlich das Angebot einer Psychotherapie als Hilfe annehmen kann. Als
„Notfallmedikament" wurde ihr eine
kleine Packung Dimenhydrinat (auch ein
Sedativum wie Lorazepam wäre möglich) verordnet. Bisher hat sie kaum
Medikamente verbraucht.

2

2.14 Brustschmerzen

Herr J. H., 77 Jahre, kommt zu einem dringenden Termin in die Praxis, weil er seit 2 Tagen Schmerzen im linken Brustkorb habe. Er habe einen schweren Gegenstand gehoben und seither bestünden die Schmerzen: „Kommt das vielleicht vom Herz?"

Brustschmerz ist ein Symptom, das sich in unterschiedlicher Form zeigen kann, es können sich dahinter sowohl harmlose als auch lebensgefährliche Ursachen verbergen.

- **Hausärztliche Relevanz**

Häufigkeit Fink: Brustschmerzen/Präkordialschmerz *****, Herzinfarkt **, Lungenembolie *.

- **Abwendbar gefährliche Verläufe**
- KHK, akutes Koronarsyndrom, Herzinfarkt
- Lungenembolie
- Pneumothorax
- Herzinsuffizienz, Lungenödem
- Asthmaanfall, exazerbierte COPD, Pneumonie, Pleuritis
- Traumafolgen, z. B. Rippen-, Sternumfraktur
- Herpes zoster
- Refluxösophagitis
- Aortenaneurysma, – dissektion

- **Anamnese**

Patienten haben beim Arztkontakt häufig die Sorge, dass ihre Brustschmerzen vom Herz kommen. Sie beschreiben die Schmerzen ganz unterschiedlich, z. B. als drückend (verdächtig auf KHK) oder ziehend, aber auch stechend-scharf (verdächtig auf Pneumothorax oder Pleuritis). Es ist zu eruieren, ob die Schmerzen bewegungsabhängig, atemhängig (beides eher hinweisend auf

muskuloskelettale Ursache) und/oder segmental (verdächtig auf Interkostalneuralgie) begrenzt sind.

Weitere zu stellende Fragen: War der Beginn schleichend oder plötzlich, ist der Schmerz vernichtend, gar mit Todesangst verbunden (Herzinfarktverdächtig bzw. auch verdächtig auf Aortendissektion)? Hängen die Schmerzen mit der Nahrungsaufnahme zusammen (Hinweis für Ösophagitis)?

- **Ursachen**

Nach Bösner sind 46,6 % aller Fälle mit Brustschmerzen muskuloskeletal bedingt. 14,7 % der Fälle sind durch KHK bzw. akutes Koronarsyndrom ausgelöst. Weitere relevante Ursachen für Brustschmerz sind: psychogene Störungen 9,5 %, Infekte der oberen Atemwege 8,1 %, Hypertonie 4,0 %, gastroösophagealer Reflux 3,5 %, Trauma 3,2 %, benigne Magenerkrankungen 2,1 %, Pneumonie 2,1 %, COPD/Asthma 1,9 %, Andere (z. B. Lungenembolie, Aortendissektion, Pneumothorax) 4,3 %.

> ❯ Der wesentliche lebensbedrohliche abwendbar gefährliche Verlauf bei Brustschmerz ist die KHK bzw. das akute Koronarsyndrom.

- **Körperlicher Befund**

> ❯ Noch mehr als bei vielen anderen Beschwerdebildern spielen bei der Einschätzung der Thoraxschmerzen Anamnese und der erste Eindruck, den man vom betroffenen Patienten gewinnt, eine entscheidende Rolle.

- Die Selbsteinschätzung des Patienten, insbesondere wenn er z. B. an KHK leidet oder gar schon einmal einen Herzinfarkt gehabt hat, ist enorm wichtig.
- Angst, Kaltschweißigkeit, Ruhedyspnoe können Hinweis für eine vitale Bedrohung sein.

— Zeichen des Kreislaufversagens (Schockindex <1), Herzrhythmusstörungen, Atemnot sind möglich.

— Bei der Palpation des Brustkorbs auslösbare Schmerzen weisen eher auf eine muskuloskelettale Ursache der Beschwerden hin.

— Ein eher niedergeschlagener, hoffnungslos oder depressiv wirkender Patient scheint eher eine depressive Störung zu haben, welche den Thoraxschmerz auslöst.

— Bei einem eher nervös, ängstlich und angespannt wirkenden Patienten, der über unklare körperliche Symptome wie Herzrasen, Schwindel und Atemnot klagt, scheint eher eine Angst- bzw. Panikstörung vorzuliegen.

— Sind die Beschwerden abhängig von der Nahrungsaufnahme, ist am ehesten eine Refluxösophagitis zu vermuten.

— Ist der Thoraxschmerz mit Husten, Fieber, Heiserkeit verbunden und zeigen sich z. B. zusätzlich auch Rasselgeräusche bei der Lungenauskultation, so ist dies verdächtig für das Vorliegen einer Pneumonie bzw. Bronchitis oder auch eines banalen viralen Infekts der oberen Luftwege.

▪ Diagnostik

— am wichtigsten: Anamnese und Einschätzung des ersten Eindrucks, den der Patient erweckt

— Einbeziehen der dem Patienten bekannten Risikofaktoren: Alter, Geschlecht, Familienanamnese bezüglich kardiovaskulärer Ereignisse, bereits gehabtes eigenes Ereignis, Hypertonie, Diabetes, Fettstoffwechselstörung, Rauchen

— Bestimmung der Vitalzeichen: Blutdruck, Puls

— Auskultation der Lunge, des Herzens (vor allem zum Aufdecken von Arrhythmien, pathologischen Geräuschen über Herz oder Lunge)

— Palpation des Thorax zum Erkennen möglicher muskuloskelettaler Genese

— Inspektion der Haut (z. B. Herpes zoster?)

— Heranziehen richtungsweisender Scores (◘ Abb. 2.13)

— bei fraglicher Situation können Laboruntersuchungen (Troponin-T- und Troponin-I-Schnelltests, D-Dimer-Schnelltest, Blutbild, CK, CK-MB, GOT, LDH) sowie EKG hilfreich zur Entscheidungsfindung beitragen, sind aber keineswegs verlässliche Hilfen

— bei Verdacht auf Reflux eventuell Veranlassung einer Gastroskopie

— bei Hinweis für Pneumonie Röntgen-Thorax-Aufnahme

— bei Verdacht auf Lungenembolie eventuell Veranlassung CT (meist stationär)

❷ Zur Abschätzung der KHK-Wahrscheinlichkeit dient der Marburger Herz-Score, zur Abschätzung des Vorliegens einer Lungenembolie der Wells-Score (◘ Abb. 2.13).

▪ Hausärztliche Beratungs- und Behandlungsinhalte

Am wichtigsten ist die Abgrenzung der Beschwerden im Hinblick auf die Dringlichkeit des weiteren Vorgehens.

❷ Bei geringstem Verdacht auf ein akutes Koronarsyndrom, Lungenembolie, Pneumothorax hat eine unverzügliche stationäre Einweisung mit (Not)arztbegleitung zu erfolgen. Dazu sofortige Einleitung der nötigen lebensrettenden Sofortmaßnahmen (► Abschn. 3.3). Keine Verzögerungen!

— bei stabilem Patienten, aber Hinweis für KHK umgehende Überweisung zum Kardiologen zur weiteren Diagnostik und Therapieeinleitung (► Abschn. 4.5)

— bei Hinweis für muskuloskelettale Ursache Schmerztherapie (z. B. NSAR

2

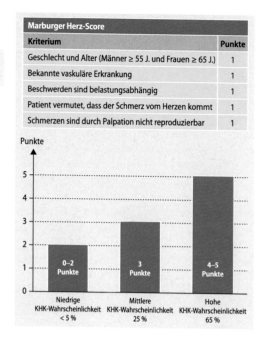

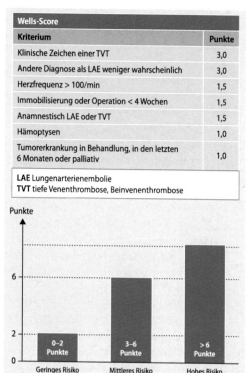

Marburger Herz-Score	
Kriterium	Punkte
Geschlecht und Alter (Männer ≥ 55 J. und Frauen ≥ 65 J.)	1
Bekannte vaskuläre Erkrankung	1
Beschwerden sind belastungsabhängig	1
Patient vermutet, dass der Schmerz vom Herzen kommt	1
Schmerzen sind durch Palpation nicht reproduzierbar	1

Wells-Score	
Kriterium	Punkte
Klinische Zeichen einer TVT	3,0
Andere Diagnose als LAE weniger wahrscheinlich	3,0
Herzfrequenz > 100/min	1,5
Immobilisierung oder Operation < 4 Wochen	1,5
Anamnestisch LAE oder TVT	1,5
Hämoptysen	1,0
Tumorerkrankung in Behandlung, in den letzten 6 Monaten oder palliativ	1,0

LAE Lungenarterienembolie
TVT tiefe Venenthrombose, Beinvenenthrombose

☐ **Abb. 2.13**   Marburger-Herz-Score und Wells-Score. (Aus Grundmeier 2014)

Ibuprofen 3 × 600 mg) unter Zugabe von PPI bei entsprechender Risikosituation (z. B. Omeprazol 20 mg/d)
- bei Vermutung psychogener Ursachen weitere Diagnostik (evtl. Hinzuziehen eines Psychiaters) (▶ Abschn. 4.14)
- bei Hinweis für gastrointestinale Ursache weitere Abklärung (z. B. Gastroskopie, Sonographie) und entsprechende Therapie (▶ Abschn. 4.17)
- bei Hinweis für pulmonale Ursache eventuell Röntgen-Thorax und entsprechende Behandlung (▶ Abschn. 2.2)

Hausärztliche Kontrollen
Aufgrund der stets bestehenden Unsicherheit bei abwartendem Offenhalten sollten Kontrollen großzügig vereinbart werden.

Der Patient sollte eingehend darüber aufgeklärt sein, dass er sich bei Beschwerdeverschlechterung umgehend wieder beim Hausarzt oder bei Nichterreichbarkeit dessen bei einer Vertretung, notfalls auch in einer Notfallsprechstunde vorstellen soll. Dasselbe gilt auch bei Beschwerdepersistenz.

▪ **Zusammenarbeit mit Spezialisten**
- bei Vorliegen akutes Koronarsyndrom initial Notarzt/Rettungsdienst und Krankenhaus
- bei stabilem Patienten mit Verdacht auf KHK Kardiologe
- je nach Verdacht Gastroenterologe, Pulmonologe, Psychiater, Radiologe
- bei längerem muskuloskelettalen Problemen eventuell Orthopäde, Physiotherapie

▪ **Relevante Leitlinie**

S3 Leitlinie Brustschmerzen Nr. 15 der DE-GAM 053-023 (2011 – in Überprüfung).

Fallbeispiel

Der Patient, der nicht raucht und außer Ramipril wegen eines Hypertonus keine Medikamente einnimmt, wirkt bei dem Erstkontakt kreislaufstabil (RR 130/80 mmHg, Puls regulär 72/min), aber deutlich schmerzgeplagt. Er bewegt sich vorsichtig. Ein lebensbedrohlicher Zustand ist nahezu ausgeschlossen, bei der weiteren Untersuchung zeigt sich ein stark druckschmerzempfindlicher Thorax links basal. Die Bewegungen des Oberkörpers sind schmerzhaft. Es wird ein Brustwandsyndrom vermutet und eine Behandlung mit Ibuprofen 3 × 600 mg unter Zugabe von Omeprazol 20 mg/d veranlasst. Eine Wiedervorstellung des Patienten wird in zwei Tagen vereinbart, bei dem Kontrolltermin sind die Schmerzen deutlich weniger, nach einer Woche dann komplett verschwunden.

2.15 Beschwerden in den Extremitäten

Fallbeispiel

Eine 64-jährige Patientin wird in der Sprechstunde vorstellig und berichtet, dass ihr seit längerer Zeit nachts immer die Hände, insbesondere die rechte Hand, „einschlafen" würden. „Jetzt wache ich davon schon auf und es tut richtig weh im Arm".

▪ **Hausärztliche Relevanz**

Häufigkeit Fink: Varizen ****, Thrombophlebitis superficialis ****, Epicondylopathia humeri ***, Karpaltunnelsyndrom **, Thrombose *, Morbus Dupuytren *.

▪ **Abwendbar gefährliche Verläufe**

− arterielle Durchblutungsstörungen: Verlust der Extremität
− venöse Durchblutungsstörungen: Ulcus cruris, Thrombembolie
− Nervenkompressionssyndrome: . Motorische und Sensible irreversible Schädigung
− Infektionen, Hämatome: Kompartmentsyndrom, Sepsis, Extremitätenverlust

▪ **Ursachen**

Beschwerden in den Extremitäten können durch Störungen und Erkrankungen
− der Weichteile
− der Knochen und Gelenke
− der Nerven
− der Gefäße

in den Extremitäten selber auftreten oder aber in die Extremitäten projiziert werden.

Die Ursachen dieser Beschwerden können:
− traumatisch (Prellung, Fraktur),
− infektiös (Abszess, Empyem),
− mechanisch/funktionell (Kompression/Überlastung),
− stoffwechselbedingt (Diabetes mellitus, Gicht),
− zirkulationsbedingt (arteriell, venös, lymphatisch)

sein.

▪ **Diagnostik**

Hausärztliche Basisdiagnostik

Anamnese:
− Welcher Extremitätenabschnitt genau ist betroffen?
− Dauer der Beschwerden?
− Akuter oder chronischer Schmerz?
− Art des Schmerzes?
− Verletzung?
− Dauerschmerz?
− Ruhe-/Bewegungs-/Belastungsschmerz?
− Gefühlsstörungen?
− Gebrauchsfähigkeit der Extremität?

- Allgemeinsymptome (Fieber, Nacht-schweiß?)
- Grunderkrankungen (AVK, Diabetes, kardiale Erkrankungen)

Körperliche Untersuchung:
- Inspektion, Palpation und Gelenksfunktion
- Untersuchung angrenzender Gelenke, Strukturen und der Wirbelsäule
- Kontrolle von Durchblutung, Motorik, Sensibilität der betroffenen Extremität
- Auskultation von Herz und Lunge
- Allgemeinzustand

2.15.1 Obere Extremität

Epicondylitis humeroradialis („Tennisellenbogen") und humeroulnaris („Golferellenbogen")

▪ Ursache
Ansatzentzündung der Sehnen des M. extensor carpi brevis und des M. extensor digitorum communis an der Aponeurose am lateralen Epicondylus humeri (EHR) bzw. der M. flexor carpi und M. pronator teres am medialen Epicondylus (EHU).

Auslöser können chronische Fehl- und Überlastung z. B. durch typische Bewegungsmuster der namensgebenden Sportarten, sowie berufliche Tätigkeiten (z. B. an EDV), sein.

▪ Anamnese
Es werden Schmerzen vom Ellenbogen ausgehend in Ober- und Unterarm bis zur Hand angegeben.

Typisch ist der Schmerz beim Halten oder Heben eines Gegenstandes.

▪ Körperlicher Befund
- Druckschmerzhaftigkeit am Sehnenansatz und Muskelverlauf
- Schmerz bei der maximalen Dorsalextension der Hand: in Unterarmpronations-

stellung (Cozen-Zeichen) bei der EHR und maximalen Dorsalflexion (umgekehrtes Cozen–Zeichen) bei der EHU
- Schmerz beim bzw. Unfähigkeit im Zangengriff einen Gegenstand anzuheben (EHR)

▪ Diagnostik
Anamnese und klinische Untersuchung wie oben dargestellt.

▪ Hausärztliche Beratungs- und Behandlungsinhalte
Allgemeinmaßnahmen:
- Korrektur der falschen Belastungsmuster
- Lokalmaßnahmen: Kälteanwendung im Akutstadium, Wärmeanwendungen im chronischen Stadium
- antiphlogistische Salbenanwendungen

Weitere Maßnahmen
- **Medikation:** NSAR (Ibuprofen 1200–1800 mg/die, Diclofenac 50–150 mg/die)
- **Physiotherapie:** Dehnung und Querfriktion
- **physikalische Maßnahmen:** TENS, Stoßwelle, Ultraschall
- **lokale Infiltration:** mit Lokalanästhetikum (Lidocain) und/oder Steroiden (Dexamethason/Triamcinolon)
- **Hilfsmittel:** Ellenbogenorthesen
- **Operation:** Denervierung nach Wilhelm, Sehnenablösung nach Hohmann in Einzelfällen (Spezialist)

Wichtigste Maßnahme ist die Aufklärung über Harmlosigkeit und meist spontane, wenn auch langwierige Heilungsphase. Hier liegt das Problem: Den meisten Patienten fehlt die Ausdauer dafür.

Ein abgestuftes Vorgehen hat sich bewährt:

Im ersten Schritt wird der Patient zum Entlasten und wenn möglich dauerhaften Verändern seiner auslösenden Bewegungsmuster angehalten. Alle lokalen Maßnahmen, außer der Injektionstherapie, können angewendet werden. Querfriktion und Dehnungsübungen sind nach Anleitung gut in Eigenregie durchführbar. Die Akuttherapie kann durch den zeitlich begrenzten Einsatz eines NSAR (z. B. über 10 Tage) ergänzt werden.

Bei ausbleibender Besserung ist die Infiltrationstherapie eine geeignete Maßnahme. Sie sollte nicht öfter als 2–3 Mal durchgeführt werden.

❯ Die Infiltration ist ein invasiver Eingriff, Infektion und Gewebsnekrose durch das Steroid können auftreten. Am medialen Epicondylus ist die Nähe des N. ulnaris zu bedenken!

Bei innerhalb von 6 Monaten ausbleibender Besserung ist die Überweisung an den Orthopäden zur Indikationsprüfung einer Operation zu überlegen.

Nervenkompressionssyndrome

Karpaltunnelsyndrom

■ **Hausärztliche Relevanz, Definition und Ursache**

Das Karpaltunnelsyndrom ist das häufigste Engpasssyndrom eines peripheren Nervens. Es entsteht durch Kompression des N. medianus im Sulcus carpi und dem nach ventral begrenzenden Retinaculum.

Frauen in der Menopause sind bevorzugt betroffen. Ein Zusammenhang besteht mit Hypothyreose, Diabetes mellitus und rheumatischen Erkrankungen. Zumeist bleibt eine eindeutige Ursache nicht nachweisbar.

■ **Anamnese und körperlicher Befund**

Schmerzen und Kribbelparästhesien („Einschlafen"), vorwiegend der Finger DI–DIV, nächtlicher Oberarmschmerz, Störungen der Feinmotorik (Knöpfe zumachen, Schreiben).

Die Beschwerden treten häufig beidseits, z. T. mit Betonung einer Seite auf.

Bei der klinischen Untersuchung können sensible und motorische Störungen in der frühen Phase der Erkrankung nicht immer objektiviert werden.

❯ Beim Zervikalsyndrom sind Beschwerden auch im kleinen Finger, Verstärkung durch HWS-Mobilisation und fehlende Besserung durch Ausschütteln der Arme die wichtigsten klinischen Unterscheidungsmerkmale zum CTS.

■ **Spezifische Diagnostik**

Hausärztliche Diagnostik

— Anamnese: Ausbreitung der Beschwerden? (Versorgungsgebiet des N. medianus)

— Klinische Untersuchung: Hoffmann-Tinel-Test (► Abschn. 14.2), Phalenzeichen (maximale Flexion des Handgelenks führt zu Kompression des N. medianus durch das Retinaculum, dies führt zu Kribbeln), Atrophie der Daumenballenmuskulatur und Abduktionsschwäche des Daumens möglich

Diagnostik im Spezialisierten Bereich

— Messung der Nervenleitgeschwindigkeit (NLG)

— Nervensonografie

■ **Hausärztliche Beratungs- und Behandlungsinhalte**

— Hilfsmittel: Nachtlagerungsschienen für Handgelenk und Unterarme

— Medikation: NSAR, Steroide

— Injektionstherapie: Lokale Steroidapplikation

— Operation: Dekompressionsoperation durch komplette Spaltung des Retinakulums

Bei klinischen Beschwerden sollte sowohl bei für CTS typischen als auch untypischem Beschwerdebild eine NLG-Messung durchgeführt werden.

Schwere des klinischen Bildes und pathologische NLG zusammen entscheiden

2

darüber, ob primär ein konservatives Vorgehen oder eine sofortige operative Versorgung durch einen Handchirurgen vorgenommen werden sollte.

Eine Nachtlagerungsschiene für zunächst 6 Wochen ist eine bewährte primäre Therapieform.

Zeitlich auf ca. 2(–4) Wochen begrenzte Therapieversuche mit oralen Steroiden, ggf. auch NSAR können ebenso wie lokal injizierte Steroide versucht werden, alternativ oder in Kombination mit einer Schienentherapie.

■ **Hausärztliche Verlaufskontrollen**

In Abhängigkeit des klinischen Verlaufs. Bei Orthesenbehandlung nach 6 Wochen. Postoperative Kontrollen nach Wundheilung, Entfernung von Nahtmaterial nach 12–14 Tagen.

■ **Zusammenarbeit mit Spezialisten**

Neurologie, Orthopädie, Handchirurgie.

■ **Relevante Leitlinie**

S3-Leitlinie Diagnostik und Therapie des Karpaltunnelsyndroms (2012) AWMF 005-003.

Kubitaltunnelsyndrom (Sulcus-ulnaris-Syndrom)

■ **Hausärztliche Relevanz, Definition und Ursache**

Es handelt sich um das zweithäufigste Kompressionssyndrom, ist jedoch deutlich seltener als das CTS.

Die Kompression des N. ulnaris erfolgt im Kubitaltunnel am medialseitigen Epicondylus des Humerus.

Man unterscheidet eine primäre, idiopathische Form von einer sekundären zumeist posttraumatisch auftretenden Kompression.

■ **Anamnese und körperlicher Befund**

Die Patienten berichten von Dys- und Parästhesien der Finger IV und besonders V sowie Schmerzen am ulnaren Unteram. Diese Beschwerden können sehr akut auftreten.

Bei der Untersuchung können neben sensiblen, vorwiegend motorische Störungen des kleinen Fingers, sowie Druckschmerz am Sulcus ulnaris auftreten. Der kleine Finger kann in leichter Abduktionsstellung sein.

Das sog. Froment-Zeichen (kompensatorische Flexion des Daumenendglieds) kann ein wegweisendes Zeichen für die Nervus-Ulnaris-Läsion sein (◘ Abb. 2.14).

■ **Spezifische Diagnostik, Therapie und hausärztliche Beratungs- und Behandlungsinhalte**

Analog zum CTS sind klinische Anamnese und klinische Untersuchung wegweisend, die Messung der NLG des N. ulnaris sichert die Diagnose. Das therapeutische Vorgehen beschränkt sich auf die Vermeidung von Druck- und Zugexposition, auf die Lagerungstherapie mittels Ellenbogenschienen für leichtere Ausprägungen und operative Verfahren, die bei sensomotorischen Ausfällen oder rascher Beschwerdeprogredienz zügig eingeleitet werden sollten.

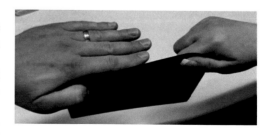

◘ **Abb. 2.14** Froment-Zeichen bei Ulnarisparese: Der Patient flektiert das Daumenendglied, um ein Blatt Papier festhalten zu können. (Foto: Bedö)

- Hausärztliche Verlaufskontrollen
wie CTS.

- Zusammenarbeit mit Spezialisten
wie CTS.

- Relevante Leitlinie
S-3 Leitlinie Diagnostik und Therapie des Kubitalsyndroms (2017) AWMF 005-009.

Palmarfibromatose (Morbus Dupytren)

- Definition und Ursachen
Es handelt sich um eine proliferative Erkrankung der Fibroblasten im Bereich der palmaren Sehnenscheiden, die zu einer Ummauerung der Beugesehnen und damit zu einer Kontraktur der Finger in Beugestellung führt.

Letztendlich sind die ursächlichen Zusammenhänge ungeklärt:
Prädisponierend sind:
- männliches Geschlecht mit Altersgipfel zwischen 50 bis 60 Jahren
- (missbräuchlicher) Nikotin und Alkoholkonsum
- genetische Faktoren
- Diabetes mellitus
- paraneoplastisches Syndrom

- Abwendbar gefährlicher Verlauf
Funktionsverlust der Hand.

- Anamnese und körperlicher Befund
Die Patienten bemerken eine Verdickung im Bereich der Hohlhand, manchmal kommen sie auch erst bei Auftreten von Streckhemmungen der Finger, vorwiegend Finger III–V.

Der klinische Befund bestätigt diese Angaben in typischer Weise (◘ Abb. 2.15).

- Diagnostik
Anamnese: Befragung nach Hinweisen zu bisher nicht bekannten Grundleiden (s. o.)

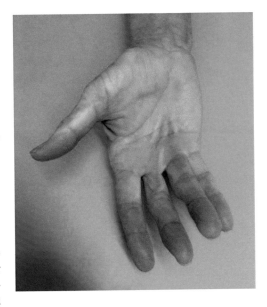

◘ **Abb. 2.15** Typisches Bild eines M. Dupuytren der rechten Hand bei einer 64-jährigen Patientin. Patientin wurde im Verlauf operiert

Untersuchung: Typische derbe Knoten und Strangbildung im Bereich der Hohlhand, Finger in Beugestellung, Streckhemmung.

- Hausärztliche Beratungs- und Behandlungsinhalte
Der Hausarzt kann zu den alternativen therapeutischen Optionen beraten:
- Strahlentherapie: Stopp der Progredienz
- Lokale Infiltration mit Kollagenase und Steroiden
- Stoßwellentherapie
- Operative Maßnahmen

Hausärztliche Aufgabe ist eine Aufklärung des Patienten über die Ursachen und das mögliche Fortschreiten der Erkrankung.

In Abhängigkeit von der klinischen Situation (Fortschritt der anatomischen Fehlstellung und Leidensdruck des Patienten) erfolgt die Vorstellung in einer handchirurgischen Einrichtung. Ab Grad 2–3 nach Tubiana (◘ Tab. 2.14) besteht eine Operationsindikation. Eigene therapeutische Op-

2

◻ Tab. 2.14	Summe der Streckdefizite aller Gelenke des am stärksten betroffenen Fingers einer Hand Einteilung nach Tubiana
Grad 0	Keine Streckdefizite
Grad 1	Summe der Streckdefizite 0° bis 45°
Grad 2	Summe der Streckdefizite 45° bis 90°
Grad 3	Summe der Streckdefizite 90° bis 135°
Grad 4	Summe der Streckdefizite 135° bis 270°

tionen in der Hand des Hausarztes liegen eher nicht vor.

■ **Hausärztliche Verlaufskontrollen**
Der Patient wird aufgefordert, sich bei Verschlechterung vorzustellen. Routinetermine zur Mitkontrolle heranziehen.

■ **Zusammenarbeit mit Spezialisten**
Radiologen, Strahlentherapeuten, Handchirurgen.

Tendovaginitis stenosans („schnellender Finger")

■ **Definition und Ursachen**
Der Gleitvorgang der Fingerbeugesehnen ist gestört, dadurch kommt es zu einer zunächst gehemmten Streckung mit schnappender oder schnellender Endbewegung des Fingers.
Durch eine Verdickung der Sehnenscheide durch entzündliche Vorgänge (z. B. durch chronische Fehlbelastung, Verletzung) kommt es zum einen zu einem gestörten Gleitvorgang im Sehnenlager und später zu einer relativen Enge im Bereich des Ringbandes in Höhe des Metacarpaleköpfchens.

■ **Anamnese, körperlicher Befund und Diagnostik**
Die Patienten schildern zu Beginn Schmerzen bei der Streckung im Sehnenverlauf, später zeigt sich ein Schnappen des Fingers

oder des Daumens und sie führen dies in typischer Weise vor (Blickdiagnose).

■ **Hausärztliche Beratungs- und Behandlungsinhalte**
Konservative Therapiemethoden sind nur im Anfangsstadium sinnvoll. Salbenanwendungen sind meist nutzlos, NSAR können in Einzelfällen die Schwellung reduzieren. Lokale Steroidinjektionen können sinnvoll sein, sollten aber dem erfahrenen Arzt vorbehalten sein.
In den meisten Fällen ist die Überweisung zum Handchirurgen mit der einfach durchzuführenden Ringbandspaltung die Therapie der Wahl.

■ **Hausärztliche Verlaufskontrollen**
Bei konservativem Vorgehen erfolgt die Vorstellung des Patienten je nach Beschwerdesituation selbständig.
Postoperative Kontrollen nach Heilungsverlauf.

❯ Nach der Operation einer Tendovaginitis stenosans am Finger ist der Patient zur sofortigen belastungsfreien Bewegung des Fingers anzuhalten.

■ **Zusammenarbeit mit Spezialisten**
Handchirurgie.

CRPS („Morbus Sudeck")

■ **Definition und Ursachen**
Das komplexe regionale Schmerzsyndrom zeichnet sich durch unklare oder einer vorausgegangenen Operation oder Trauma nicht adäquate Beschwerdesituation aus. Die genaue Pathophysiologie ist bis heute nicht völlig entschlüsselt. Das Krankheitsbild gilt als diagnostiziert, wenn es alle Merkmale der sogenannten Budapest Kriterien erfüllt (◻ Tab. 2.15).

■ **Abwendbar gefährlicher Verlauf**
Funktionsverlust der Extremität.

◘ Tab. 2.15 Modifizierte Budapest-Kriterien für das CRPS

1	Anhaltender Schmerz, der durch das Anfangstrauma nicht mehr erklärt werden kann
2	Die Patienten müssen über jeweils mindestens ein Symptom aus drei der vier folgenden Kategorien ind er Anamnese berichten: – Hyperalgesie (Überempfindlichkeit gegenüber Schmerzreizen); Hyperästhesie (Überempfindlichkeit gegenüber Berührungen, Allodynie) – Asymmetrie der Hauttemperatur, Veränderung der Farbe – Asymmetrie im Schwitzen, Ödem – reduzierte Beweglichkeit, Dystonie, Tremor, „Paresen" (Schwäche), Veränderungen von Haar- und Nagelwachstum
3	Bei den Patienten muss jeweils ein Symptom aus drei der vier folgenden Kategorien zum Zeitpunkt der Untersuchung vorliegen: – reduzierte Beweglichkeit, Dystonie, Tremor, „Paresen" (Schwächen), Veränderungen von Haar- und Nagelwachstum – Hyperalgesie (Überempfindlichkeit gegenüber Schmerzreizen); Hyerästhesie (Überempfindlichkeit gegenüber Berührungen, Allodynie) – Asymmtrie der Hauttemperatur, Veränderungen der Farbe – Asymmetrie im Schwitzen, Ödeme
4	Eine andere erkrnakung erklärt die Symptome nicht hinreichend

◾ **Diagnostik**

Hausärztliche Diagnostik.
Anamnese und klinische Untersuchung nach Budapest Kriterien (◘ Tab. 2.15).

Spezialisierte Diagnostik.
Knochenszintigraphie, Röntgenuntersuchung, MRT.

◾ **Hausärztliche Beratungs- und Behandlungsinhalte**
Bei Vorliegen des Verdachts auf ein CRPS sollte eine rasche Überweisung an ein spezialisiertes schmerztherapeutisches Team veranlasst werden. In der Regel ist dort ein multimodaler Therapieansatz notwendig:
- Topische Anwendungen: Salbenanwendungen mit DMSO
- Pharmakotherapie: Bisphosphonate, Steroide, Gabapentin/Pregabalin
- Physiotherapie, Ergotherapie
- Psychotherapie
- Invasivere Maßnahmen bei Therapieresistenz: Ketamindauerinfusionen, Stellatumblockaden, rückenmarksnahe Elektrostimulation, intrathekale Baclofen Gaben.

Die hausärztliche Aufgabe besteht in der Koordination und Überwachung der meist längerfristig notwendigen Therapie.

◾ **Zusammenarbeit mit Spezialisten**
Schmerztherapie, Handchirurgie.

◾ **Relevante Leitlinie**
S1 Leitlinie Diagnostik und Therapie komplexer regionaler Schmerzsyndrome CRPS (2018) AWMF 030-116.

2.15.2 Untere Extremität

Varizen, chronisch venöse Insuffizienz

◾ **Hausärztliche Relevanz**
Häufigkeit Fink: Varizen ****, Thrombophlebitis superficialis ****.

◾ **Abwendbar gefährlicher Verlauf**
- Thrombosen, Embolien
- Postthrombotisches Syndrom

2

■ **Definition und Ursachen.**

Varizen sind knoten-oder säckchenförmig erweiterte oberflächliche häufig geschlängelt verlaufende Venen. Die **Varikosis** stellt eine degenerative Erkrankung der Venenwand und/oder der Venenklappen dar. Neben der primären, vermutlich genetisch bedingten Venenschwäche, können sekundäre Formen z. B. als Folge einer tiefen Beinvenenthrombose entstehen (zur Einteilung der Varikosis, ◘ Tab. 2.16).

■ **Anamnese und körperlicher Befund**

„Ich habe am Abend immer so geschwollene Beine, morgens sind sie dann wieder ganz schlank", „Nachts im Bett sind meine Waden immer so schwer" oder schlicht „Was kann man eigentlich gegen Krampfadern tun" sind klassische Patientenaussagen.

■ **Diagnostik**

Hausärztliche Basisdiagnostik

— Anamnese: Ödeme im Liegen rückläufig?, Bei warmen Temperaturen zunehmend?, Schon Kompression durchgeführt?, Hat es geholfen?, Ödeme

kombiniert mit Dyspnoe?, Sind kardiopulmonale Erkrankungen vorbekannt?
— Klinische Untersuchung (◘ Tab. 2.17): Inspektion der Beine, Palpation, Untersuchung im Liegen und im Stehen, Pulsstatus, Auskultation Herz und Lunge, Blutdruck
— Laboruntersuchung: D-Dimer bei V. a. Thrombose

Spezialisierte Diagnostik

Doppler-/Duplexuntersuchung der Beinvenen, Lichtreflexionsrheographie, Venenverschlussplethysmographie, Phlebographie, ggf. MRT.

■ **Hausärztliche Beratungs- und Behandlungsinhalte**

— Allgemeinmaßnahmen: „Liegen und Laufen", statt „Sitzen und Stehen", Gefäßsport, evtl. Gewichtsreduktion
— Konservativ: sehr effektiv: Kompressionstherapie
— Heilmittel: intermittierende Kompressionstherapie, manuelle Lymphdrainage, Hydrotherapie
— Medikation: Evidenzbasiert sind standartisierter Weinlaubenextrakt, standardisierter Rosskastanienextrakt und Oxerutin
— lokale Therapie: Sklerosierungsverfahren
— invasive Verfahren: klassisch Venenstripping
— neuere Verfahren: endoluminale Radiofrequenztherapie

Der Hausarzt wird über das Krankheitsbild aufklären und dabei die Wichtigkeit der Allgemeinmaßnahmen und der Kompressionstherapie betonen. Gerade das Tragen von Kompressionsstrümpfen lehnen viele Patienten aus unterschiedlichsten Gründen ab. Hier ist Überzeugungskraft gefragt:
— richtige Kompressionsklasse und Länge (auch Strumpfhosen möglich)
— modische Aspekte, insbesondere bei Frauen (viele Farben möglich)

◘ **Tab. 2.16** Einteilung der Venenerkrankungen nach der CEAP-Klassifikation

Stadium	Symptome
C0	Keine Zeichen einer Venenkrankheit
C1	Besenreiser (Teleangiektasien) oder retikuläre Varizen
C2	Varikose ohne klinische Zeichen einer CVI
C3	Varikose mit eindrückbarem, Ödem
C4	Varikose mit Hautveränderungen
C4a	Varikose mit Pigmentierung, Ekzem
C4b	Varikose mit Dermatoliposklerose, Atrophie blanche
C5	Varikose mit Narbe eines (geheilten) Ulcus cruris
C6	Varikose mit floridem Ulcus cruris (aktivem Unterschenkelgeschwür)

◻ Tab. 2.17 Differenzialdiagnostische Überlegungen „Das dicke Bein"

Symptom	CVI	Lipödem	Lymphödem	Kardiales Ödem	Thrombose
Zeitlicher Verlauf	Chronisch	Chronisch	Chronisch	Subakut	Akut
Reversibel	Ja	Nein	Teilweise	Ja	Ja
Beschwerden	Schweregefühl Missempfindung Krämpfe	Schmerzen spontan und bei Berührung	Allenfalls Schweregefühl	Allenfalls Schweregefühl	Spannungsgefühl Schmerzen
Klinische Zeichen	Delle, Varikosis trophische Störungen	Orangenhaut, sulzig, eher keine Delle	Weiche Delle Hautfaltenbildend	Eindrückbare Delle z. B. Dyspnoe	Rötung/ Überwärmung
Seitenbeteiligung	Eher beidseitig	Beidseitig	Primär: beidseitig sekundär: einseitig	Beidseitig	Eher einseitig
Labor	Nein	Nein	Nein	BNP = Natriuretisches Peptid	D-Dimer
Fuß/Zehenbeteiligung	Fuß	Nein	Fuß und Zehen	Fuß	Fuß
Grunderkrankung:	Varikosis	Fettverteilungsstörung	Angeborene Lymphabflussstörung erworbene LAS	Rechtsherzinsuffizienz	Varikosis Malignom Trauma

- Anziehhilfen verordnen (fehlende Kraft bei älteren Menschen)
- Anziehen der Strümpfe durch Pflegekraft kann als medizinische Pflege verordnet werden

❯ Vor einer Kompressionstherapie bei chronisch venöser Insuffizienz muss eine PAVK ausgeschlossen sein.

Phytotherapeutische Medikamente mit den oben angegebenen Extrakten sind bei den Patienten sehr beliebt. Studien belegen eine Wirksamkeit bezüglich der Ödemneigung und der Schwere der Missempfindungen. Sie ersetzen nicht die Kompressionstherapie. Da ihr Nebenwirkungsprofil gering ist, kann die Einnahme erwogen werden.

Lymphdrainage kann zu Beginn der Therapie bei ausgeprägten Ödemen sinnvoll sein, sie muss mit einer Kompressionstherapie, am besten einer Wickeltherapie, kombiniert werden.

Auch der kurzfristige Einsatz von milden Diuretika kann bei ausgeprägten Ödemen und fehlenden Kontraindikationen erwogen werden, auch dies muss mit einer Kompressionsmethode verbunden werden.

Die Beratung hinsichtlich der Notwendigkeit und Art einer Operation (Stripping mit Crossektomie, endovenöse Verfahren) hängt im Wesentlichen ab vom Patientenwunsch, von bereits eingetretenen sekundären Folgen des Venenleidens, vom Allgemeinzustand des Patienten und den tech-

2

nischen Untersuchungsergebnissen des Phlebologen.

Patienten, die bereits vor dem Eingriff zur Beschwerdefreiheit Kompressionsstrümpfe getragen haben, werden dies auch danach tun müssen. Hier ist die Studienlage uneinheitlich.

PAVK ab Stadium II und akute tiefe Venenthrombose sind eine Kontraindikation zur OP.

Vorgehen bei Varikophlebitis oder Varikothrombose („oberflächliche Venenentzündung")
Häufig treten diese als Komplikation der Varizen auf.

Bei Verdacht auf eine oberflächliche Venenthrombose im Bereich der knienahen und proximal davon liegenden Stammvenen und deren akzessorischen Venen sollte eine sonographische Klärung über das tatsächliche Ausmaß des Thrombus, insbesondere auch, ob eine Mitbeteiligung der tiefen Beinvenen vorliegt, veranlasst werden.

Bei oberflächlichen Venenthrombosen in kleinen Gefäßen und Seitenvarizen werden Kühlung, Kompressionstherapie und nicht-steroidale Antiphlogistika (topisch und systemisch) nach Bedarf eingesetzt. Eine Antikoagulation ist im Einzelfall in Abhängigkeit der Ausdehnung zu erwägen.

Bei ausgedehnten Thrombosen der Stammvenen und großer Seitenäste ist es sinnvoll, eine Antikoagulation kombiniert mit Kompression und antiphlogistischen Maßnahmen für 6–12 Wochen durchzuführen.

Sinnvollerweise rät man dem Patienten nach Auftreten solcher Komplikationen zur operativen Sanierung der Venen.

- **Relevante Leitlinie**
S2k Leitlinie Diagnostik und Therapie der Varikose (2019) AWMF 037-018.

Tiefe Beinvenenthrombose

Teilweiser oder vollständiger Verschluss einer tiefen Vene durch einen Thrombus, entstanden durch einen inadäquaten Gerinnungsvorgang.

- **Hausärztliche Relevanz**
Häufigkeit Fink: Thrombose *.

- **Abwendbar gefährliche Verläufe**
- Lungenembolie mit potenziell letalen Folgen
- postthrombotisches Syndrom
- Ulcus cruris

- **Ursachen**
- Immobilisation
- vorbestehende Gefäßschäden (Varizen)
- Verletzungen/Operationen
- Gerinnungsstörungen
- paraneoplastische Prozesse
- immunologische Prozesse
- inflammatorische Prozesse

- **Diagnostik**
- Anamnese:
  - systematisches Abfragen nach dem Wells-Score (◘ Tab. 2.18)
  - Grunderkrankungen, Allgemeinzustand, Verletzungen?, Fehlbelastungen?
- Körperliche Untersuchung:
  - Inspektion der Extremität, Palpation (Homan, Meyer, Payr, ► Abschn. 14.2)
  - Waden-/Beinumfang im Seitenvergleich
- Laboruntersuchungen:
  - BB, CRP, D-Dimer
  - erweiterte Laboruntersuchungen:
  - ggf. im Rahmen der Tumorsuche, ggf. Thrombophiliediagnostik
  - erweiterte hausärztliche Diagnostik:
  - Kompressionssonographie
  - Sonographie des Abdomens

◻ Tab. 2.18 Wells-Score zur Abschätzung der Wahrscheinlichkeit eine tiefen Venenthrombose

Symptome (wenn vorhanden, dann Wertung)	Punkte		
Aktive Krebserkrankung	1	Ja	Nein
Lähmung oder kürzlich Immobilisation der Beine	1	Ja	Nein
Bettruhe (>3 Tage); große Chirurgie (<12 Wochen)	1	Ja	Nein
Schmerz/Verhärtung entlang der tiefen Venen	1	Ja	Nein
Schwellung ganzes Bein	1	Ja	Nein
Schwellung Unterschenkel >3 cm gegenüber Gegenseite	1	Ja	Nein
Eindrückbares Ödem am symptomatischen Bein	1	Ja	Nein
Kollateralvenen	1	Ja	Nein
Frühere, dokumentierte TVT	1	Ja	Nein
Alternative Diagnose mindestens ebenso wahrscheinlich wie tiefe Venenthrombose	−2	Ja	Nein
Gesamtpunktzahl			

Auswertung:
<1 Punkt: geringe Wahrscheinlichkeit einer TVT
1–2 Punkte: mittlere Wahrscheinlichkeit einer TVT
>2 Punkte: hohe Wahrscheinlichkeit einer TVT

– Spezielle Diagnostik:
– Basisdiagnostik: Duplexsonographie der Beinvenen mit Kompression
– erweiterte Diagnostik: ggf. im Rahmen einer Tumorsuche

■ Hausärztliche Beratungs- und Behandlungsinhalte
▬ Kompressionstherapie
▬ Medikamente zur Akuttherapie und Rezidivprophylaxe:
– niedermolekulare Heparine
– Fondaparinux
– Vitamin-K-Antagonisten (Phenprocoumon): Ziel-INR 2–3
– NOAK/DOAK (Rivaroxaban, Apixaban, Edoxaban, Dabigatran)

Bei Beschwerden in den Beinen, die Differenzialdiagnostisch auch eine TVT sein könnten, sollte das Risiko mithilfe des Wells-Score abgeschätzt werden. Nur bei niedrigem Wells-Score sollte der D-Dimer Test

◻ Tab. 2.19 Hausärztliches Vorgehen zum Abklären einer tiefen Venenthrombose in Abhängigkeit von den Ergebnissen von Wells-Score und D-Dimeren

Wells-Score	D-Dimer	Weitere Abklärung
Gering (<1)	Negativ	Nicht nötig
	Positiv	Nötig
Mittel (1–2)	Nicht nötig	Nötig
Hoch (>2)	Nicht nötig	Nötig

herangezogen werden. Ein sinnvolles Vorgehen in der Hausarztpraxis zeigt ◻ Tab. 2.19.

Steht eine entsprechend spezialisierte Einrichtung nicht unmittelbar zur Verfügung, so kann der Hausarzt eine Kompressionstherapie (Kurzzugbinden) und eine therapeutische Antikoagulation z. B. mit NMH gewichtsadaptiert beginnen und den Patienten damit zunächst leitliniengerecht

2

versorgen. Die weitere Abklärung ist dann zeitnah durchzuführen.

❯ Bei Bestätigung einer TVT ist eine Antikoagulation für mindestens 3–6 Monate in Kombination mit einer Kompressionstherapie durchzuführen. Vor Beendigung der Therapie ist eine Kontrolle auf Vorhandensein eines Restthrombus notwendig.

In einzelnen Fällen (z. B. nach Lungenembolie) ist es sinnvoll, die Antikoagulation über diesen Zeitraum hinaus zu verlängern (weitere 3–6 Monate). Das individuelle Risiko (Rezidiv- versus Blutungsrisiko – ▶ Abschn. 4.4) ist dabei ausschlaggebend. Der Wunsch des Patienten ist bei der Entscheidung mit einzubeziehen.

Die Kompressionstherapie sollte idealerweise genauso lange wie die Antikoagulation durchgeführt werden. Liegen danach keine Zeichen einer venösen Insuffizienz vor, kann sie beendet werden. Gegen das dauerhafte Tragen eines Unterschenkelkompressionsstrumpfes der KK Klasse II spricht nichts.

❯ Patienten mit einer Thrombose sollen unabhängig von deren Lokalisation nicht immobilisiert werden (Klug entscheiden 2018).

Bei TVT ohne erkennbares Risiko ist eine Abklärung auf mögliche Ursachen (insbesondere Karzinome) sinnvoll. Dabei sollte man sich an klinischen Wahrscheinlichkeiten orientieren, um eine Überdiagnostik (▶ Abschn. 10.5) zu vermeiden. Eine primäre Thrombophiliediagnostik ist nur in Ausnahmefällen, z. B. familiärer Belastung, sinnvoll.

- **Hausärztliche Verlaufskontrollen**

Bei Beschwerden, die primär nicht als thrombosebedingt eingestuft wurden, wird der Patient aufgeklärt, sich bei Verschlechterung rasch wieder vorzustellen.

Bei Therapieumstellung z. B. Heparin zu Phenprocoumon, dann im Rahmen der INR-Kontrolle, oder bei Dosisveränderung bei NOAKS.

Veranlassung einer gefäßsonographischen Kontrolle vor Beendigung der Therapie.

- **Relevante Leitlinie**

S2k-Leitlinie Diagnostik und Therapie der tiefen Beinvenenthrombose und Lungenembolie (2017).

Wadenkrämpfe

Plötzliche und unwillkürliche, häufig schmerzhafte Kontraktur der Wadenmuskulatur.

- **Hausärztliche Relevanz**

Häufigkeit Fink: Muskelkrämpfe *.

- **Abwendbar gefährliche Verläufe**
- Tiefe Beinvenenthrombose
- Muskelrisse
- AVK
- Nervenläsionen/Wurzelreizerscheinungen
- Polyneuropathie

- **Ursachen**

Vorwiegend kommen Wadenkrämpfe bei Überlastung der Muskulatur z. B. im Rahmen sportlicher Wettkämpfe oder auch nachts bei Verkürzung der Muskulatur vor.

Ursächlich sind zumeist Elektrolytverschiebungen, vorwiegend Magnesium, Kalzium, Kalium betreffend, hervorgerufen durch:
- alimentärer Mangel
- Medikamente (Diuretika)
- starkes Schwitzen
- Diarrhoe

- **Anamnese und körperlicher Befund**

Die Patienten berichten über nächtliche Krämpfe, z. T. auch, dass sie davon wach werden.

Der klinische Untersuchungsbefund ist zumeist unauffällig.

■ **Diagnostik**
━ Anamnese: Fragen nach Auslösefaktoren, Ablauf, Abgrenzung zu anderen Wadensymptomen
━ Medikation: Was hat bisher geholfen?
━ Untersuchung: Wadenmuskulatur, benachbarte Gelenke, DMS, Wirbelsäule
━ Laboruntersuchung: Mg, Ca, K, Kreatinin, TSH, BZ
━ erweiterte hausärztliche Untersuchung: Dopplerdruckmessung, Blutuntersuchungen (Kortisol, Aldosteron, Serumlaktat, Autoantikörper gegen neuronale Bestandteile)
━ spezielle Untersuchung: NLG, Duplexsonographie, MRT der LWS

■ **Hausärztliche Beratungs- und Behandlungsinhalte**
━ Allgemeinmaßnahmen:
━ Beseitigung von Fehl- und Überlastung
━ Stretching der Muskulatur zur Prophylaxe
━ Dehnen auch im Akutstadium
━ Flüssigkeits- und Elektrolytverluste ausgleichen
━ Medikation:
━ Magnesiumsubstitution 3×5 mmol oral ($= 360$ mg)
━ Chininsulfat 260 mg oral vor dem Zubettgehen (in Einzelfällen)
━ Kalium, -Kalzium substitution

Bei typischer Schilderung der Beschwerden und fehlenden klinischen Hinweisen auf anderweitige Erkrankungen kann dem Patienten zunächst die Magnesiumeinnahme in ausreichender Tagesdosierung über einen Zeitraum von 3–4 Wochen empfohlen werden. Zusätzlich wird er über Allgemeinmaßnahmen aufgeklärt.

Besonders schwere und häufige Krämpfe kann man meist mit Chinin gut bessern. Das Medikament sollte nach 4 Wochen seine Wirkung erzielt haben, ansonsten ist es nicht weiter zu verordnen.

Das Präparat kann Gerinnungsstörungen und Herz-Rhythmusstörungen verursachen, darüber ist der Patient aufzuklären.

Bei ausbleibender Besserung ist die weitere Abklärung wie oben dargestellt vorzunehmen.

■ **Hausärztliche Verlaufskontrollen**
━ Therapiekontrolle nach 4 Wochen
━ EKG-Kontrolle unter Chinin (-Therapie) (Long-QT-Syndrom)
━ Reevaluation der Chinintherapie mindestens alle 3 Monate

■ **Zusammenarbeit mit Spezialisten**
Neurologen.

■ **Relevante Leitlinie**
S1-Leitlinie Crampi/Muskelkrampf (2017) AWMF 030-037.

Häufige Insertionstendopathien und Überlastungsbeschwerden der unteren Extremität

■ **Hausärztliche Relevanz**
Tendopathien und Periarthropathien sind regelmäßige Beratungsursachen auch in der hausärztlichen Praxis. Insbesondere jüngere sportlich aktive Patienten sind davon betroffen.

■ **Ursachen**
━ **Adduktorensyndrom**: Chronischer Leistenschmerz als Ansatztendopathie mit degenerativen Veränderungen vorwiegend des M. gracilis am unteren Schambein, ursächlich sind Überlastungen und Mikrotraumen, z. B. durch Grätschbewegungen beim Fußball.
━ **Tractus-iliotibialis-Syndrom** (Runners knee): Durch Reiben der sehnigen Struktur am Epicondylus femoris lateralis erzeugte schmerzhafte Entzündung.

2

Ursächlich sind muskuläre Dysbalancen, anatomische oder funktionelle Achsenfehlstellungen (O-Bein).

- **Pes-anserinus-Syndrom:** Tendopathie dreier gemeinsam an der Tuberositas tibiae ansetzender Muskeln oder Reizung der darunterliegenden Bursa. Ursache: anatomische oder funktionelle X-Beinstellung.
- **Achillodynie:** Belastungsinduzierter degenerativer Gewebeschaden der Achillessehne. Ursachen: Fehl- und Überlastung, falscher Sportschuh, Verletzungen, anatomische Fehlstellung.

■ Anamnese und körperlicher Befund

„Nach 20 min Laufen muss ich wegen Schmerzen am Knie Pause machen." „Immer nach dem Laufen tut mein Knie an der Innenkante weh.", „Die Schmerzen in der Ferse sind besser, wenn ich hohe Schuhe anhabe.", „Beim Treppensteigen habe ich Schmerzen in der Leiste.".

Auch Angaben zu typischen Verletzungsmustern, wie „Nach der Grätsche beim Fußball ist der Schmerz in der Leiste aufgetreten." werden gemacht.

Die Patienten berichten zudem von wenig oder fehlenden Schmerzen in Ruhe. Klinisch fällt vereinzelt ein Schongang auf. Oftmals besteht erheblicher Schmerz an der betroffenen Stelle.

■ Diagnostik
- Hausärztliche Basisdiagnostik:
  - siehe grundsätzliche diagnostische Maßnahmen
  - siehe Epicondylopathien
- Körperliche Untersuchung:
  - Adduktorensyndrom:
    - ziehender Schmerz in der Leiste bei Abduktion bzw. Adduktion der Hüfte gegen Widerstand
    - typischer DS am Schambeinast
  - Tractus-iliotibialis-Syndrom (runners knee):
    - Schmerz über dem Epicondylus entlang der sehnigen Struktur

- Pes-anserinus-Syndrom
  - typischer Palpationsschmerz an der Vorderkante der Tuberositas tibia
- Achillodynie
  - bei der Untersuchung in Bauchlage typischer Kompressionsschmerz der Sehne proximal des Ansatzes zunehmend, gelegentlich Verdickung tastbar

■ Hausärztliche Beratungs- und Behandlungsinhalte
- Allgemeinmaßnahmen: Beseitigung der auslösenden Bewegungsmuster, Trainingsberatung, Schuhüberprüfung, Dehnungsübungen, ggf. Gewichtsreduzierung
- Hilfsmittel: Schuhzurichtung, Einlagenversorgung, Orthesen
- Heilmittel: Physiotherapie, Wärme, Kälteapplikation
- Tapeverbände, Zinkleimverbände, Stoßwellentherapie, Ultraschalltherapie
- Medikation:
- NSAR lokal und oral
- Phytotherapie:
- Retterspitzumschläge
- Lokale Injektionen: Lidocain und/oder Steroid
- Operative Maßnahmen

Für alle Myotendopathien gibt es ein relativ analoges Vorgehen, das sich in Maßnahmen der Akutphase und der langfristigen Therapie untergliedert.
- Belastungspause
- Akuttherapie i. d. R. mit NSAR oral
- vorsichtige Dehnungsübungen in Eigenregie (Vorführen!)
- Langfristig:
  - Beseitigung der pathologischen Bewegungsmuster
  - Ausgleich von anatomischen Fehlstellungen (Schuhe, Einlagen etc.)
  - dauerhaftes Dehnungsprogramm
  - Kühlen nach Belastung
  - Wärmen im Intervall

- Hausärztliche Verlaufskontrollen

Individuell je nach Heilungsverlauf, langfristige chronische Verläufe sind nicht selten.

- Zusammenarbeit mit Spezialisten

Orthopädie, Sportmedizin, Physiotherapie, Orthopädieschuhtechnik.

Fallbeispiel

Die an Diabetes mellitus und Hypertonie leidende Patientin kann auf Befragen nicht genau angeben, ob alle Finger der Hand oder nur einzelne davon betroffen seien. Die Überprüfung der Sensibilität, Durchblutung und Motorik beider Hände ist unauffällig, das Hoffmann-Tinel-Zeichen ist rechts leicht positiv, links unauffällig. Im Bereich der HWS/Schultermuskulatur zeigt sich ein deutlicher schmerzhafter Hartspann, bei Kompression der Nackenmuskulatur meint sie, ein leichtes Kribbeln in der Hand wahrzunehmen.

Aus Voruntersuchungen ist bekannt, dass die Patientin ein auffälliges Vibrationsempfinden hat.

Der Patientin wird aufgetragen, in den nächsten Tagen bewusst darauf zu achten, ob alle Finger der Hand betroffen seien oder wenigstens der kleine Finger sicher nicht. Genau dies bestätigt die Patientin in einem kurzen Telefongespräch nach wenigen Tagen. Daraufhin wird die Überweisung zum Neurologen zur Messung der Nervenleitgeschwindigkeit veranlasst. Hier bestätigten sich verzögerte Latenzen sowohl für die motorische, als auch die sensible Neurographie rechts > links. Unter Annahme eines CTS erhält die Patientin Nachtlagerungsschienen für beide Arme verordnet, die ihr bereits nach kurzer Zeit eine gute und zufriedenstellende Linderung ihrer Beschwerden bringen, sodass zunächst auf eine Operation verzichtet wird.

2.16 Fußübel

Fallbeispiel

Frau K. H., 48 Jahre, kommt mit anhaltenden Schmerzen in beiden Vorfüßen in die Praxis, sie könne kaum mehr gehen und bittet um Rat, was sie tun kann, um wieder besser gehen zu können oder auch Sport treiben zu können.

Schmerzen in den Füßen können vielerlei Ursachen haben, häufig sind Verletzungen, arthrotische Veränderungen, Gichtanfälle, ein „Fersensporn" oder auch Warzen und Druckstellen. Auch können angeborene und erworbene Deformierungen den Patienten ausgeprägte Schmerzen verursachen. An dieser Stelle werden Hallux valgus, Fersensporn, Fußdeformitäten und Clavus besprochen.

- Wichtige abwendbar gefährliche Verläufe bei Fußschmerzen
- AVK
- Nervenläsionen
- Charcot-Fuß, diabetisches Fußsyndrom
- Osteonekrosen (z. B. M. Köhler)
- infektiöse Prozesse

2.16.1 Hallux valgus

Es handelt sich um eine Fehlstellung der Großzehe mit Achsenabweichung nach lateral (valgus), dazu Abweichung des Os metatarsale I nach medial. Frauen sind häufiger betroffen.

- Hausärztliche Relevanz

Häufigkeit Fink *.

- Ursache

Häufig: Erworbene Deformität, posttraumatisch, familiäre Disposition, begleitend Spreizfuß.

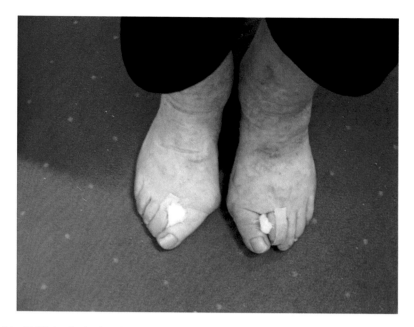

◻ Abb. 2.16   76-jährige Patientin mit Hallux valgus und dadurch entstehenden Deformierungen auch an den 2. Zehen – Eigenbehandlung der Clavi auf den Hammerzehen DII beidseits.

◾ **Anamnese**

Schmerzen, Deformierung, Beschwerden durch Druckstellen, Schwierigkeiten beim Schuhkauf, gezielte Befragung nach beruflicher Belastung, sportlichen Aktivitäten, familiärer Belastung.

◾ **Diagnostik**

Inspektion, insbesondere Beachten von Druckstellen und Schwielen, gegebenenfalls Röntgenbild.

◾ **Körperlicher Befund**

Siehe Definition und ◻ Abb. 2.16

◾ **Hausärztliche Beratungs- und Behandlungsinhalte**

Richtet sich nach den Beschwerden des Patienten, geeignete Schuhe, Vermeiden belastender Aktivitäten, im Bedarfsfall Schmerzmittel (NSAR) unter Beachtung des Nebenwirkungsprofils, operative Korrektur.

◾ **Zusammenarbeit mit Spezialisten**

Orthopäde insbesondere zur Operation.

◾ **Relevante Leitlinie**

S2e-Leitlinie Hallux valgus (2014) AWMF 033-018 (2014).

2.16.2 Fußdeformität (Knick-Senk-Fuß)

Es besteht Fußfehlstellung mit Valgisierung des Fersenbeins (Knickfuß) und Abflachung des medialen Fußgewölbes (Senkfuß) (◻ Abb. 2.17).

◾ **Hausärztliche Relevanz**

Häufigkeit Fink ****.

◾ **Ursache**

Bei Kleinkindern noch physiologisch, später durch lockere Bänder, statisch bedingt,

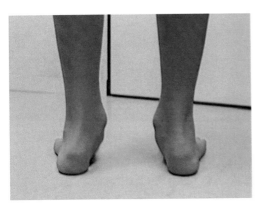

◻ **Abb. 2.17** 11-jähriger Junge mit ausgeprägtem Knick-Senk-Fuß, dabei Angabe von Schmerzen im Bereich des Innenknöchels

degenerativ, Übergewicht begünstigt das Auftreten.

■ **Anamnese**

Patienten klagen häufig über Beschwerden, kommen aber auch wegen des Befundes in die Praxis.

■ **Körperlicher Befund**

Siehe Definition (◻ Abb. 2.17), häufiger medial abgetretenes Schuhwerk.

■ **Diagnostik**

Inspektion, Funktionsprüfung, Beurteilung im Zehenspitzenstand, ob sich die Ferse in eine Varusstellung korrigiert und der mediale Fußrand wölbt.

Röntgen gegebenenfalls bei schmerzhaftem Knick-Senk-Fuß.

■ **Hausärztliche Beratungs- und Behandlungsinhalte**

Beratung zum Verhalten im Alltag, zu Schuhwerk, Barfußlaufen. Einlagenversorgung (nur bei rigidem Knick-Senk-Fuß indiziert), nur in schweren Fällen,

insbesondere Schmerzfällen, Überlegung von operativen Maßnahmen.

■ **Zusammenarbeit mit Spezialisten**

Eventuell Orthopäde bei komplizierteren Fällen.

❯ Schwere Fußdeformitäten wie z. B. ein Klumpfuß (Pes equinovarus) müssen immer in Zusammenarbeit mit dem Spezialisten (z. B. Kinderorthopäden) behandelt werden.

■ **Relevante Leitlinie**

S1-Leitlinie kindlicher Knick-Senk-Fuß AWMF (2017) 033-020.

2.16.3 Fersensporn (Plantarfasziitis)

Ausbildung eines Knochensporns am Calcaneus plantar oder am Achillessehnenansatz, Plantarfasziitis auch ohne Knochensporn möglich (entzündlicher Reiz des Ansatzes der Plantarfaszie am Fersenbein).

■ **Hausärztliche Relevanz**

Häufigkeit Fink ***.

■ **Ursache**

Korreliert mit Übergewicht, Fußfehlstellungen und Überbelastung (z. B. beruflich oder Sport).

■ **Anamnese**

Schmerzen im Fersenbereich besonders bei Belastung und insbesondere am Morgen beim Aufstehen.

■ **Diagnostik**

Klinische Untersuchung (typischer Druckschmerz), Röntgenaufnahme zum Nachweis des Sporns.

2

- **Hausärztliche Beratungs- und Behandlungsinhalte**

Entlastung durch spezielle Einlagen mit Aussparung, Dehnungsübungen, eventuell Schmerzmittel (NSAR), im Einzelfall lokale Kortikoidinjektion.

- **Zusammenarbeit mit Spezialisten**

Orthopäde bei prolongiertem Verlauf, in Einzelfällen Strahlentherapeut.

❯ Auf gutes bequemes Schuhwerk (ausreichende Größe und Weite, weiche Bettung) zur Vermeidung von statischen Fußbeschwerden ist insbesondere am Arbeitsplatz (z. B. auch Ärzte, Pflegepersonal) zu achten.

2.16.4 Clavus (Hühnerauge)

Auf einer Hornhautschwiele entstehender Dorn.

- **Ursache**

Durch unphysiologischen Druck ausgelöst (z. B. falsches Schuhwerk, Fußfehlstellung).

- **Anamnese**

Schmerzhafter Herd, oftmals schon verschiedene Vorbehandlungsversuche (z. B. „Hühneraugenpflaster", Hobel), gelegentlich starke Einschränkung beim Gehen.

- **Diagnostik**

Inspektion, Abgrenzung zu Warzen gelegentlich schwierig (◻ Abb. 2.18).

- **Hausärztliche Beratungs- und Behandlungsinhalte**

Aufklärung des Patienten vor allem zu richtigem Schuhwerk und Entlastung, Abtragung der Hornschichten in mehreren Sitzungen, im Einzelfall chirurgische Entfernung.

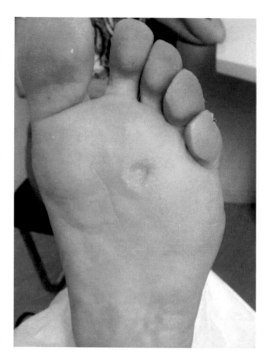

◻ **Abb. 2.18**   35-jährige Patientin mit Schmerzen im Vorfuß, Bild eines Clavus – dort starker Druckschmerz. (Nach mehrfachem Abtragen war die Patientin beschwerdefrei, der Clavus verschwunden)

❯ Aufgrund verminderten Schmerzempfindens kann ein Clavus bei Diabetikern bei nicht rechtzeitiger Behandlung schwerwiegende Folgen bis hin zur Amputation nach sich ziehen.

Fallbeispiel

Bei der Patientin zeigt sich das Bild eines erheblich fortgeschrittenen Hallux valgus (◻ Abb. 2.16), aufgrund des fortgeschrittenen Befundes erfolgt eine Überweisung zum Orthopäden, dieser empfiehlt eine operative Korrektur. Nach der Operation ist die Patientin schmerzfrei, kann wieder arbeiten und auch größere Wanderungen durchführen.

2.17 Verletzungen

Fallbeispiel

Herr K. I., 24 Jahre, kommt unange-meldet in die Praxis, weil er sich gestern beim Scherzen mit einem Freund den kleinen Finger verdreht hat. Seither be-stünden starke Schmerzen und Bewe-gungseinschränkung: „Hab ich mir den Finger da gebrochen?"

Die Behandlung und Beratung von Patien-ten mit Verletzungen aller Art stellt für den Hausarzt eine sehr wichtige Aufgabe dar. Jederzeit kann der Hausarzt mit leichten, aber auch (insbesondere im ländlichen Be-reich) schweren Verletzungen konfrontiert werden und es ist eine große Herausforde-rung, die jeweils richtige Entscheidung zu treffen. Vor allem dürfen keine abwendbar gefährlichen Verläufe oder Komplikationen übersehen werden. Zum Umgang mit aku-ten, offenen Wunden ▶ Abschn. 5.13.

- **Abwendbar gefährliche Verläufe**
- Frakturen, Bandläsionen, Luxationen, Sehnenläsionen, Gefäßverletzungen
- persistierende Fremdkörper (z. B. Auge)
- Infektionen
- hämodynamisch relevante Kreislaufre-aktionen bei schweren Verletzungen
- Hämatome (z. B. intrakraniell bei Schä-delprellung)
- Kompartmentsyndrom
- anaphylaktische Reaktion bei Insekten-stich (▶ Abschn. 3.8)
- z. B. FSME, Borreliose bei Zeckenstich (▶ Abschn. 5.8.14)
- Thrombose im Verlauf nach Verletzungen
- Pneumothorax, Hämatothorax, Pneu-monie nach Thoraxprellung, Rippen-fraktur
- intraabdominelle Verletzungen (z. B. Milzruptur bei stumpfem Bauchtrauma)
- Sudeck-Syndrom im Verlauf nach Ver-letzung

- **Hausärztliche Relevanz**
In den Fallstatistiken werden viele verschie-dene – regelmäßig häufig auftretende Ver-letzungsarten – genannt:

Häufigkeiten Fink: Kontusion (obere-untere Extremität, Rumpf) ****, Hautwunden ****, Distorsio pedis ***, sonstige Distorsionen ***, Frakturen ***, Verletzungen, leichte, kombinierte **, Hä-matome ***, Insektenstiche ***, Distorsio Genus **, Verletzung (infiziert) ***, Mus-kelzerrung, -riss *, Verbrennung und Ver-ätzung **, Fingerfraktur und Zehenfrak-tur *, Bissverletzung **, Exkoriation und Schürfwunde ***, Stichverletzungen **, Verletzungen, diverse, sonstige **, Verlet-zungen, schwere, kombinierte *, Luxatio-nen *, Rippenfrakturen *, Meniskusläsion *, Fremdkörper unter Haut und Nägeln **, Radiusfraktur loco typico *, Sehnendurch-trennung und Sehnenruptur *, Zecken-stich ***, Hornhautfremdkörper *, Com-motio mit leichten Nebenverletzungen *, Commotio cerebri isoliert *, Konjunktivitis nach Fremdkörper **, Subkonjunktivaler Fremdkörper *, Fremdkörper aller Apertu-ren *.

Zusammengezählt gehören die verschie-denen Verletzungen neben den Beschwer-den im Bewegungsapparat und den banalen Infekten zu den häufigsten Beratungsursa-chen und es sind täglich in einer Hausarzt-praxis Patienten mit Verletzungen oder Ver-letzungsfolgen zu behandeln.

Die Häufigkeiten unterscheiden sich in den Fallstatistiken Stadtpraxis vs. Landpra-xis z. T. deutlich (z. B. Kontusion ländlich Rang 4 (Landolt-Theus), städtisch Rang 24 (Fink).

> In einer Praxis im ländlichen Raum ist die Beratungsursache „Verletzung" häu-figer als in einer Stadtpraxis.

Aufgrund der demografischen Entwicklung wird der Hausarzt in der Zukunft immer mehr mit Beratungsursachen aufgrund von Stürzen im Alter konfrontiert sein.

2

■ **Anamnese**

Die Patienten berichten meist über das Entstehen der Verletzung und mit der Verletzung verbundenen Schmerzen. Gezielt ist der Verletzungsmechanismus zu erfragen und nach eventuellen Begleiterscheinungen und Funktionsausfällen zu fahnden. Ebenso ist zu eruieren, ob z. B. ein Arbeitsunfall oder ein Unfall mit Fremdbeteiligung vorliegt.

❯ Insbesondere bei älteren Patienten ist auch nach einem möglichen Auslöser eines Sturzes wie z. B. kurzem Bewusstseinsverlust zu fragen, um internistische Ursachen für den Sturz auszuschließen.

■ **Körperlicher Befund**

Je nach Verletzung zeigen sich beispielsweise die zugehörigen Befunde:
− bei der Inspektion (Beispiel für eine Verletzung mit Schürfwunden und Luxation ◘ Abb. 2.19)
− Hautverletzung bei Schürf-, Schnitt- und Stichverletzungen mit entsprechender Blutung
− Schwellung, Hämatom, Fehlstellung, Funktionseinschränkung, Gangbehinderung bei Prellung (Kontusion), Verstauchung (Distorsion) – im Extremfall Immobilität
− Rötung, Blasenbildung, Exkoriation bei Verbrennung
− bei schweren Verletzungen Zeichen der Kreislaufinsuffizienz, Bewusstseinstrübung

Bei der klinischen Untersuchung: je nach Verletzung sichtbare Schwellung, Hämatom, Fehlstellung, Druckschmerz, Bewegungsschmerz, Klopfschmerz (bei Wirbelkörperverletzungen), Krepitation (bei Frakturen), Kraftminderung oder -verlust, Sensibilitäts- und Durchblutungsstörungen.

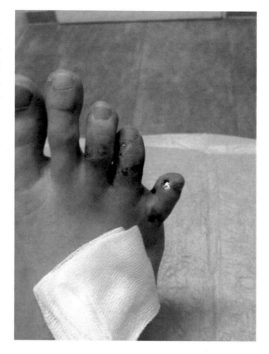

◘ **Abb. 2.19**   14-jähriges Mädchen mit Rollersturz, dabei Schürfungen Vorfuß und Fehlstellung der Kleinzehe, klinisch Verdacht auf Fraktur oder Luxation

■ **Diagnostik**

Im hausärztlichen Bereich beschränkt sich die Diagnostik auf Inspektion, Palpation, Funktionsprüfung und Überprüfung von Durchblutung und Sensibilität.

Weitere Untersuchungen wie Sonographie, Röntgen, CT, MRT sind je nach Verletzung zu veranlassen.

■ **Hausärztliche Beratungs- und Behandlungsinhalte.**

Allgemein
− initial Untersuchung und Klärung, ob die Verletzung im hausärztlichen Bereich versorgt werden kann
− bei nicht adäquat möglicher Versorgung umgehende Überweisung des Patienten zum Spezialisten

> Bei jedem unklaren Fall, Verdacht auf Frakturen, Sehnen-, Nerven-, oder Gefäßverletzung ist eine sofortige Vorstellung beim Spezialisten oder in der Klinik indiziert.

- adäquate Schmerzbehandlung (▶ Abschn. 8.1.8 und 4.20)
- Einleitung einer im jeweiligen Einzelfall indizierten Physiotherapie
- bei längerer Ruhigstellung Thromboseprophylaxe

> Bei längerer (>7 Tage) erforderlicher Thromboseprophylaxe ist eine HIT (= heparininduzierte thrombozytopenische Purpura) durch regelmäßige Blutbildkontrollen auszuschließen.

- exakte Dokumentation (besonders zu beachten bei Unfällen mit Fremdverschulden, da in diesen Fällen oft Anfragen nach längerer Zeit erfolgen) am besten zusätzlich mit Fotodokumentation (◘ Abb. 2.19)

Speziell
- zum hausärztlichen Umgang mit akuten Wunden, Tierbissverletzungen, Verbrennungen: ▶ Abschn. 5.13.1
- bei offenen Wunden Überprüfung des Tetanusimpfschutzes, gegebenenfalls Auffrischung, idealerweise mit TdaP-Impfstoff
- bei Distorsionen, Prellungen initial Vorgehen nach PECH: Pause, Eis, Kompression, Hochlagern

Sonderfall Nadelstichverletzung (NSV) in der Praxis

> Jeder Fall einer Nadelstichverletzung in der Praxis oder Klinik ist ein Arbeitsunfall und muss entsprechend gemeldet werden, beziehungsweise hat eine umgehende Überweisung zum „D-Arzt" (Unfallarzt) stattzufinden (Informationen zum Vorgehen unter ▶ www. bgw-online.de).

- nach NSV sofortige gründliche Reinigung und Desinfektion
- sorgfältige Dokumentation im Verbandsbuch der Praxis/Klinik
- Blutentnahme bei dem Patienten („Indexpatient"), der für die potentielle Infektionsquelle verantwortlich wäre: Anti-HCV, Anti-HIV ½, HbsAg, bei positiven Befunden weitere Untersuchungen: HCV-PCR, HIV-PCR
- Blutentnahme beim Verletzten: Anti-HCV, Anti-HIV ½, bei geimpften Anti-Hbs, bei nicht geimpften Anti-HBc, bei unklarem Impfstatus Anti-HBc und Anti-HBs direkt nach Verletzung und jeweils nach 6 Wochen, 12 Wochen und 6 Monaten. Der bisher vorgesehene HIV-Kontrolltest nach 6 Monaten kann bei negativem Befund nach 6 und 12 Wochen entfallen.
- Keine Bestimmung von Anti-HBs nötig, wenn der Verletzte komplett grundimmunisiert ist und einen Titer von >1: 100 I.E in den letzten 10 Jahren hatte
- Falls der Indexpatient Infektionsträger der untersuchten Erkrankungen ist, sind die entsprechenden Maßnahmen (Postexpositionsprophylaxe) in Zusammenarbeit mit dem Spezialisten einzuleiten.

> Zur Vermeidung von Nadelstichverletzungen sind die Vorschriften zum Arbeitsschutz (TRBA 250) unbedingt einzuhalten (z. B. Sicherheitskanülen).

■ **Hausärztliche Verlaufskontrollen**
Eingehende Aufklärung über Wiedervorstellung zu z. B. Verbandwechsel, Fadenentfernung, Länge der Ruhigstellung auf Schiene. Aufklärung über umgehende Wiedervorstellung bei Verschlechterung der Beschwerden, Sensibilitätsstörungen, Schmerzzunahme.

■ **Zusammenarbeit mit Spezialisten**
Einfachere Verletzungen können im hausärztlichen Bereich versorgt werden, wie

2

weit dies möglich ist, richtet sich auch nach der individuellen Erfahrung des Hausarztes.

Insbesondere bei komplizierteren Fremdkörperverletzungen ist die Zusammenarbeit mit den jeweiligen Spezialisten erforderlich (z. B. HNO, Augenarzt, Gynäkologe, Urologe, Gastroenterologe etc.).

Jeder Fall einer Verletzung, die der Hausarzt so einschätzt, dass er sie nicht adäquat versorgen kann, bedarf der Zusammenarbeit mit dem Unfallchirurgen. Ggf. auch Zusammenarbeit mit Radiologen zur primären Abklärung (z. B. CT bzw. NMR im Falle eines Verdachts auf Fraktur bei Wirbelsäulenprellung).

> Bei schwereren Verletzungen, anlässlich derer der Hausarzt primär zugezogen wird, ist eine sofortige stationäre Einweisung zu veranlassen (◘ Abb. 2.20).

Bei **Arbeitsunfällen** gelten **spezielle gesetzliche Vorschriften:** Im Notfall ist eine Behandlung durch den Hausarzt immer möglich, eine Überweisung an den Unfallarzt (D-Arzt = Durchgangsarzt) ist vorgeschrieben bei: Arbeitsunfähigkeit über den Verletzungstag hinaus, Behandlungsbedürftigkeit über eine Woche, Erfordernis von Heil- und Hilfsmitteln sowie Wiedererkrankung in Folge einer früheren Arbeitsunfallverletzung. 2017 gab es in Deutschland ca. 950.000 Arbeitsunfälle (22,5/1000 Vollerwerbstätige, davon ca. 15 % Wegeunfälle. Studenten sind z. B. während des Besuchs von Vorlesung und Seminaren über die gesetzliche Unfallversicherung versichert.

Fallbeispiel

Es zeigt sich eine erhebliche Schwellung und Bewegungseinschränkung des Kleinfingers sowie ein erheblicher Druckschmerz über dem Mittelglied. Der Patient wird zum Orthopäden überwiesen, der im Röntgenbild eine Fraktur des Mittelglieds (◘ Abb. 2.21) nachweisen kann. Der Patient wird mit einer Schiene versorgt, nach der Ruhigstellung über 4 Wochen zeigt sich eine leichte Fehlstellung und geringe Kraftminderung, sodass eine physiotherapeutische Behandlung veranlasst wird. Im Verlauf persistiert eine Fehlstellung, sodass ein Dauerschaden bei der Unfallversicherung attestiert werden muss.

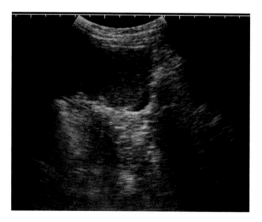

◘ **Abb. 2.20** Sonographiebild eines Mädchens (9 Jahre) nach Sturz auf Treppe mit anschließenden starken Schmerzen an der linken Flanke und Kreislaufschwäche (RR 85/60 mmHg). Nachweis freier Flüssigkeit im Bereich der Milz als Hinweis für Milzruptur – sofortige stationäre Einweisung

2.18 Lymphknotenschwellung

Fallbeispiel

Herr F. H., 46 Jahre, starker Raucher, stellt sich in der Praxis vor, weil er seit einigen Wochen eine Schwellung am linken Kieferwinkel feststellt, die nicht schmerzhaft ist.

Bei Erwachsenen gelten Lymphknoten (LK), die größer als 1 cm sind, als auffällig. Bei Kindern über 2 cm. Vergrößerte Lymphknoten können einzeln (lokalisiert) oder an mehreren Stellen (generalisiert)

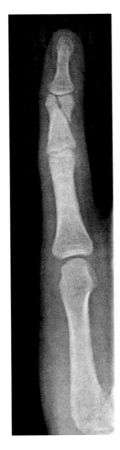

auftreten. Lymphknotenschwellung ist ein Symptom und keine Diagnose.

■ **Hausärztliche Relevanz**
Häufigkeit Fink: Lymphomata **, Lymphadenitis **.

■ **Abwendbar gefährliche Verläufe**
— bösartige Erkrankungen, Leukämien, Lymphome
— schwere Infektionen, Sepsis
— AIDS, Tuberkulose

■ **Ursachen**
Die Ursachen für eine Lymphknoten-schwellung können vielfältig sein. Sie kann als Folge von Infektionen oder bösartigen

Erkrankungen auftreten, allerdings sind auch Lymphknotenvergrößerungen im Rahmen von Systemerkrankungen wie z. B. Sarkoidose, M. Crohn, Erkrankungen des rheumatischen Formenkreises oder Kollagenosen möglich. Nach Impfungen sind LK-Schwellungen möglich, ebenso, wenn auch selten, als Medikamentennebenwirkung.

■ **Anamnese**
Die Patienten suchen die Praxis oft gezielt wegen der LK-Schwellung auf, klagen zum Teil über Schmerzen. Gezielt ist nach Dauer und Größenentwicklung zu fragen, nach zusätzlichen Beschwerden (z. B. Halsschmerzen, Wunden), B-Symptomatik (Fieber, Nachtschweiß, Gewichtsverlust), Juckreiz oder Abgeschlagenheit. Berufsanamnese und Sexualanamnese sind ebenfalls wichtig.

■ **Körperlicher Befund**
Die Lymphknoten stellen sich isoliert oder generalisiert dar, sind schmerzhaft oder nicht schmerzhaft, weich oder derb, verschieblich oder nicht verschieblich. Je nach Grunderkrankung weist der Patient die entsprechenden Befunde (z. B. eitrige Mandeln) auf.

❯ Derbe, nicht schmerzhafte Lymphknoten sind eher malignomverdächtig, weiche, druckempfindliche eher hinweisend auf entzündliche Ursache.

■ **Diagnostik**
— körperliche Untersuchung bis hin zum Ganzkörperstatus
— Laboruntersuchungen (großes Blutbild, BSG, CRP)
— Sonographie des Lymphknotens
— weitere Untersuchung nach vermuteter Grunderkrankung (z. B. Sonographie Abdomen, CT, MRT, bestimmte serologische Untersuchungen z. B. Toxoplasmose, Bronchoskopie)

2

- Biopsie bzw. LK-Entfernung zur histologischen Begutachtung

- **Hausärztliche Beratungs- und Behandlungsinhalte**

Am wichtigsten ist die genaue Anamnese und Untersuchung zur Eingrenzung der Ursache der LK-Schwellung und Veranlassen und Koordination der weiteren Diagnostik. Ist ein abwendbar gefährlicher Verlauf ausgeschlossen, so kann der Verlauf über vier Wochen beobachtet werden. Die Therapie richtet sich nach der jeweiligen Grunderkrankung.

❯ Spätestens nach Ablauf von 4–6 Wochen sollte ein anhaltend vergrößerter Lymphknoten histologisch abgeklärt werden.

- **Hausärztliche Verlaufskontrollen**

Solange die Dignität der LK-Schwellung nicht absolut gesichert ist, ist der Patient zu Kontrolluntersuchungen einzubestellen. Bei Unklarheit ist spätestens nach vier Wochen eine histologische Sicherung anzustreben. Die Kontrolluntersuchungen richten sich nach der Grunderkrankung.

- **Zusammenarbeit mit Spezialisten**
- Laborarzt bezüglich Blutuntersuchungen, serologischen Untersuchungen, Abstrichbeurteilungen
- Radiologe bei Veranlassung bildgebender Verfahren (Röntgen, CT, NMR)
- Chirurg zur PE, Exzision
- Pathologe bei histologischer Abklärung
- weitere Spezialisten entsprechend der Grunderkrankung (z. B. HNO-Arzt, Gastroenterologe, Pulmonologe, Rheumatologe)

- **Relevante Leitlinie**
S1-Leitlinie Lymphknotenvergrößerung (2012) AWMF 025-020.

Fallbeispiel

Bei dem Patienten, der stark raucht und auch mehrere Bier am Tag trinkt und sonst keine Vorerkrankungen aufweist, besteht eine ca. 3 cm große derbe Schwellung am Kieferwinkel, die nicht druckschmerzempfindlich und wenig verschieblich ist. Die Inspektion des Rachenraums zeigt außer einer Rötung keine Auffälligkeiten, auch sonst sind keine Auffälligkeiten im Kopf-, Halsbereich zu finden. Der Patient wird zur weiteren Abklärung umgehend zum HNO-Arzt überwiesen und es zeigt sich ein Epipharynx-Karzinom. Er wird operiert und anschließend bestrahlt, seither besteht Mundtrockenheit. Die Kontrollen durch HNO-Arzt und Strahlentherapeuten sind unauffällig, der Patient kann voll arbeiten.

2.19 Müdigkeit

Fallbeispiel

Eine 28-jährige Patientin vereinbart einen längeren Termin zur Abklärung schon länger bestehender Müdigkeit. Sie wirkt äußerlich unauffällig, gepflegt und der erste Eindruck lässt sie nicht „krank" erscheinen. Sie berichtet, dass sie dauernd müde sei und das schon, seit sie sich erinnern kann. Sie könne ständig schlafen, nach der Arbeit sei sie fix und fertig und könne sich nur zu wenig aufraffen. Anlass für den Abklärungswunsch jetzt sei, dass ihr Freund sie bedränge, es könne ja auch was Ernstes sein und auch sie selber genervt sei davon.

Müdigkeit ist ein häufiges Symptom und kann verschiedenste Ausprägungen haben.

- unspezifische Müdigkeit: ohne weitere Symptome und kürzer als 6 Monate andauernd
- chronische Müdigkeit: ohne weitere Symptome und länger als 6 Monate andauernd
- chronisches Erschöpfungssyndrom CFS (länger als 6 Monate und definierte Symptome aus dem Kriterienkatalog der Kanadischen Konsensuskonferenz)
- Müdigkeit als Symptom einer definierten Erkrankung

Anmerkungen zu myalgischer Encephalopathie/Chronic-Fatigue-Syndrom (ME/CFS):

Dieses Krankheitsbild entzweit die medizinische Fachwelt. Einerseits gibt es klar umrissene Diagnosekriterien (Fukuda, Kanadische Konsensuskonferenz), andererseits ist die wirkliche Ätiologie dieses Syndroms bisher nicht geklärt. Das gehäufte Auftreten zusammen mit anderen funktionellen Syndromen lässt die einen vermuten, es gehöre auch zur Gruppe der somatoformen multifaktoriell bedingten Störungen, die Gruppe der Verfechter einer eigenständigen Erkrankung sieht ein organpathologisches Krankheitsbild. Durch eine kleine Studie mit dem Medikament Rituximab, das eine deutliche Besserung der Symptomatik zeigte, erhält diese Ansicht Nahrung. Es wird eine Autoimmunkrankheit diskutiert.

Diagnosekriterien
1) Erschöpfung mit definiertem Beginn **2)** Verschlechterung nach Belastung **3)** Gestörter nichterholsamer Schlaf **4)** Muskel und Gelenkschmerzen **5)** Neurologisch-kognitive Symptome **6)** Mindestens je 1 Symptom aus 2 von 3 Manifestationsgruppen: A) Autonomes Nervensystem B) Neuroendokrine Steuerung C) Immunologie, **7)** Dauer der Beschwerden >6 Monate.

❯ ME/CFS ist abzugrenzen von dem Fatigue-Syndrom bei Schwerstkranken z. B. Karzinompatienten (▶ Kap. 8).

- **Hausärztliche Relevanz**
Häufigkeit Fink: Mattigkeit ****.

Müdigkeit ist ein häufig vorkommendes Beratungsproblem. Synonym dafür wird der Begriff Mattigkeit, Erschöpfung, Leistungsknick sowie Abgeschlagenheit verwandt. Als Gefühl ist es nahezu jedem Menschen bekannt, bis zu 11 % der Patienten in Deutschland bringen es in der Sprechstunde als beratungsrelevantes Symptom vor. Frauen sind mehr davon betroffen als Männer, die Altersgruppe der 20- bis 50-jährigen häufiger als ältere Patienten.

- **Abwendbar gefährliche Verläufe**
- schwere Angsterkrankungen und Depressionen
- schwere Verläufe bei nicht erkannten zugrunde liegenden organischen Grunderkrankungen

- **Ursachen**
- Müdigkeit ohne weitere Befundauffälligkeiten: Multifaktorelle Genese (biopsychosoziales Modell nach Wessely)
- ME/CFS: Autoimmunkrankheit?
- Müdigkeit als ein Symptom bei/von (Beispiele):
- Angststörungen
- Anämien
- funktionelle Störungen (Colon irritable, Fibromyalgie, PMS)
- postinfektiöse Müdigkeit: insbesondere virale Infekte
- Infektionskrankheiten (z. B. Hepatitis, HIV)
- Niereninsuffizienz
- Malignome
- Stoffwechselstörungen (Diabetes mellitus, Zöliakie)
- Mangelsyndromen (Vitamine, Spurenelemente)

2

- endokrine Störungen (Schilddrüsenfunktionsstörungen)
- kardiopulmonale Erkrankungen (Herzinsuffizienz, COPD, Schlafapnoe)
- neurologische Erkrankungen (M. Parkinson, Enzephalitis disseminata)
- Erkrankungen des rheumatischen Formenkreises
- Schlafstörungen und Schlafapnoe
- Bewegungsmangel
- Medikamenten
- Suchterkrankung
- Sick-Building-Syndrom
- Multiple Chemical Sensitivity (MCS)
- Viele weitere, eher selten in der Hausarztpraxis anzutreffende Erkrankungen (Conn-Syndrom, Cushing Syndrom, M. Addison

▪ Diagnostik

Hausärztliche Basisdiagnostik:
- Umfangreiche Anamnese:
- Charakteristik des Symptoms Müdigkeit: seit wann? Wie stark? Tageszeitlicher Verlauf? Welche Beeinträchtigungen? zusätzliche Beschwerden?
- Erfragen von Depressions- und Angstsymptomen (▸ Abschn. 4.14)
- Erfragen der allgemeinen Körperfunktionen und Vorerkrankungen (Operationen, Infekte, chronische Erkrankungen)
- Erfragen der Schlafqualität und des Schlafverhaltens
- private und berufliche Lebenssituation (Familie, Freizeit, Wohnumfeld, Arbeitsplatz)
- Suchtstoffe?
- Medikamente?
- Welche Ursachen vermutet der Patient selbst? Welche Ängste hat er?
- körperliche Untersuchung
- sinnvollerweise Ganzkörperstatus mit Nachspüren möglicher anamnestischer Angaben
- Labor
- Basislabor: BB, BKS, CRP, GOT, GPT, γGT, TSH, Blutzucker, Kreatinin, Elektrolyte

Weitergehende Diagnostik im hausärztlichen Bereich:
- bei Erkenntnissen aus der Basisdiagnostik individuelle Ergänzung von Labor und medizintechnischer Untersuchung wie Sonographie der Schilddrüse und des Abdomens, EKG, Belastungs-EKG

Weitergehende Diagnostik im spezialistischen Bereich:
- Bei allen dringenden Hinweisen für organbezogene schwerwiegende Störungen ist eine spezialistische Abklärung sinnvoll mit **gezieltem** Einsatz von Medizintechnik und Labor: z. B. Apnoescreening bzw. Schlaflaboruntersuchung bei begründetem V. a. schlafbezogene Atemstörungen.

▪ Hausärztliche Beratungs- und Behandlungsinhalte
- bei gesicherter Ätiologie mit Symptom Müdigkeit: leitliniengerechte Therapie einer Grunderkrankung bzw. Beseitigung oder Beeinflussung der auslösenden Ursache (Medikation, Suchtmittel etc.)
- Patientenaufklärung über biopsychosoziale Zusammenhänge in Zusammenhang mit Müdigkeit
- Hausärztliche Gesprächstermine
- Lebensordnung (ggf. Coaching), Führen eines Symptom-/Aktivitätstagebuchs
- Stressbewältigung (z. B. Entspannungstherapie)
- körperliches Ausdauertraining, z. B. Teilnahme auch an Rehasportprogrammen
- bei vielen Patienten aber individualisiertes Training mit Trainingstagebuch sinnvoller
- Medikation: es gibt keine spezifische Medikation für Müdigkeit ohne weitere Symptome

Die Unschärfe des Symptoms „Müdigkeit" an sich und die Häufigkeit des Symptoms als Teil einer definierten Erkrankung ist für jeden Hausarzt eine diagnostische wie therapeutische Herausforderung.

Wichtig ist zunächst eine schwerwiegende bedrohliche Erkrankung als Ursache auszuschließen. Dabei ist schrotschussartige Diagnostik ohne klinischen Anhalt zu vermeiden, sondern vielmehr ein abgestuftes Vorgehen vorzuziehen.

> Wenn sich aus umfangreicher Anamnese, körperlicher Untersuchung und Basislabor keine weiteren Hinweise auf psychische und/oder körperliche pathologische Befunde ergeben, ist die Wahrscheinlichkeit einer schwerwiegenden lebensbedrohlichen Erkrankung höchst gering.

Jede im Rahmen der Abklärung gefundene Pathologie muss natürlich prinzipiell als mögliche Ursache in Erwägung gezogen werden. Fallstrick ist, dass es sich nicht um den wahren Grund handeln muss. Die Invasivität nachfolgender Maßnahmen, kann nicht regelhaft, sondern muss aus der Gesamtsituation (Schwere des Gesamtbildes; Leidensdruck des Patienten) entschieden werden.

Bei erst seit kurzem (weniger als 6 Monate) bestehender Müdigkeit ohne weitere Befunde kann nach entsprechender Aufklärung des Patienten auch abwartend offengelassen werden, da ein guter Teil der Patienten spontan beschwerdefrei oder nachhaltig gebessert wird bzw. keine Behandlungsnotwendigkeit mehr sieht.

Jeder von chronischer Müdigkeit (länger als 6 Monate, ohne erkennbare Erklärung) betroffene Patient ist individuell zu führen. Bewährt hat sich ein therapeutisches Konzept mit multimodalem Ansatz wie oben beschrieben.

■ **Hausärztliche Verlaufskontrollen**

Im Rahmen der Abklärung jeweils kurzfristig, bei gesicherter Ätiologie je nach daraus abgeleiteter Notwendigkeit.

Im Rahmen der ätiologisch letztendlich ungeklärten chronischen Müdigkeit zur Führung des Patienten in individuell vereinbarten, aber strukturierten Intervallen. Bei Veränderung der Symptomatik ist zur Reevaluation eine zeitnahe Kontrolle sinnvoll.

■ **Zusammenarbeit mit Spezialisten**

Es kann notwendig sein, einzelne Kollegen aus allen Fachgebieten hinzuzuziehen.

Für einzelne Krankheitsbilder wie ME/CFS, Sick-Building-Syndrom, MCS können Spezialambulanzen aus dem Bereich Neurologie, Arbeitsmedizin, Umweltmedizin, Immunologie notwendig sein.

Weitere Fachgebiete: Psychotherapie, Physiotherapie, Ergotherapie.

■ **Relevante Leitlinien**

S3 Leitlinie Müdigkeit der DEGAM (2017) AWMF 053-002.

Fallbeispiel

Bei der ausführlichen Anamnese stellt sich heraus, dass die junge Frau nicht nur müde, im Sinne von erschöpft, sondern insgesamt mit ihrer Lebenssituation unzufrieden ist. Sie arbeitet als Bezirksleiterin einer Filialkette in der Modebranche täglich gut 10 h und unter erheblichem Druck. Es gäbe häufig Probleme und Ärger mit nachgeordnetem Personal. Sie berichtet weiter, dass sie seit Jahren keinen Sport betreibe und insgesamt wenig Bewegung habe, auch fehle ihr die Zeit für Freizeitaktivitäten. Der körperliche Untersuchungsbefund ist unauffällig, bei der Laboruntersuchung finden sich ausschließlich Normwerte.

Aufgrund der erhobenen Befunde kann die Patientin zunächst beruhigt werden, dass eine schwerwiegende körperliche Erkrankung sehr wahrscheinlich nicht vorliegt. Im Gespräch wird der Zusammenhang zwischen Erschöpfung im anstrengenden Beruf und Antriebsstörung und Lustlosigkeit durch die Unzufriedenheit mit der Lebenssituation herausgearbeitet.

2

Dies erscheint ihr einleuchtend und sie akzeptiert, dass Sie Änderungen im Berufsalltag aktiv angehen und ihre körperliche Fitness steigern muss, um dauerhaft eine zufriedenstellende Lösung zu finden.

2.20 Juckreiz (Pruritus)

Praxistipp

Herr A. K., 78 Jahre, hat einen Termin vereinbart, weil er seit über einer Woche einen ausgeprägten Juckreiz verspürt, der nachts noch schlimmer sei als tagsüber.

Juckreiz ist ein Symptom und kann sowohl Begleiterscheinung von vielen Hauterkrankungen als auch von vielen anderen Krankheitsbildern sein. Auch Medikamente können als Nebenwirkung Juckreiz auslösen.

- **Hausärztliche Relevanz**

Häufigkeit Fink: allgemeiner Pruritus **, lokaler Pruritus *.

- **Abwendbar gefährliche Verläufe**
- bösartige Erkrankungen (z. B. M. Hodgkin)
- chronische Nierenerkrankung
- Lebererkrankungen (z. B. primär biliäre Zirrhose)

- **Ursachen**

Trockene Haut (z. B. im Alter „seniler Pruritus"), Begleiterscheinung bei Hauterkrankung (z. B. atopische Dermatitis) oder internistischer Erkrankung (siehe AGV), psychogen, Medikamentennebenwirkungen.

❯ Bei anhaltendem Juckreiz sollte immer eine Grunderkrankung ausgeschlossen werden.

- **Anamnese**
- Juckreiz und starker Drang zum Kratzen
- Gezielt zu fragen ist nach vermutetem Auslöser und auch dem Tagesverlauf (z. B. nächtlicher Juckreiz bei Skabies), Veränderung bei Temperaturschwankung sowie Begleitsymptomen

- **Körperlicher Befund**

Trockene Haut besonders an den Streckseiten von Armen und Beinen mit Kratzerosionen.

Eventuell Befund der verursachenden Hauterkrankung (z. B. typischer Befall von Ellbeugen bei atopischer Dermatitis, interdigitale Gänge bei Skabies).

Körperlicher Befund ggf. entsprechend der Grunderkrankung (z. B. Aszites bei dekompensierter Leberzirrhose).

- **Diagnostik**
- Anamnese und ausführliche klinische Untersuchung (ggf. Ganzkörperstatus)
- ggf. Laboruntersuchungen, Sonographie entsprechend dem Verdacht der Grunderkrankung

- **Hausärztliche Beratungs- und Behandlungsinhalte**
- Ausführliche Beratung zur Hautpflege insbesondere bei trockener Haut
- Beratung und medikamentöse Maßnahmen nach der Grunderkrankung

Medikamentöse Therapie

Eventuell Gabe eines Antihistaminikums (z. B. Cetirizin 10 mg/d), in schweren Fällen auch systemische Kortikoidgabe.

- **Hausärztliche Verlaufskontrollen**

Der Patient ist insbesondere darüber aufzuklären, dass er sich bei Persistenz des Juckreizes wieder in der Praxis vorstellen muss.

- Zusammenarbeit mit Spezialisten

Entsprechend der Grunderkrankung (z. B. Dermatologe).

Praxistipp

Der Patient berichtet bei der Befragung, dass er seit zwei Wochen, als er beim Kardiologen einen Kontrolltermin wegen seiner KHK hatte, neu Bisoprolol einmal täglich einnimmt. Einige Tage nach Beginn der Tabletteneinnahme sei der Juckreiz aufgetreten und würde immer schlimmer werden. Es wurde ihm empfohlen, das Medikament versuchsweise abzusetzen und aufgrund der ausgeprägten Symptomatik zur Einnahme von Cetirizin geraten. Ein Kontrolltermin wurde für 3 Tage später vereinbart und der Patient berichtete über eine deutliche Besserung.

2.21 **Haarausfall**

Fallbeispiel

Frau H.X., 40 Jahre alt, hat einen Termin vereinbart, da sie seit einigen Monaten vermehrt Haarausfall bemerken würde: „Immer beim Haaremachen ist meine Bürste voll von Haaren und das Waschbecken ist voller Haare, was kann daran schuld sein?"

Das Symptom Haarausfall ist nicht selten, jedoch wird es beim Hausarzt nicht so häufig thematisiert. Die Betroffenen leiden aber zum Teil erheblich. Zu unterscheiden ist der diffuse (Effluvium) vom flächigen, sichtbaren (Alopezie) Haarausfall.

- Hausärztliche Relevanz

Häufigkeit Fink: Haarausfall nicht vorkommend.

- Abwendbar gefährliche Verläufe
- Unerkannte Grunderkrankungen, z. B. Tumoren mit Anämie, Hyperthyreose

- Ursachen
- Genetisch bedingt (androgenetische Alopezie, Alopezia areata)
- Medikamentennebenwirkungen (z. B. Zytostatika, Heparin)

- Anamnese

Meist bestehen die Symptome schon lange, gezielt ist zu Fragen nach etwaigen Begleitsymptomen, z. B. sattgehabte Erkrankungen, Blutungen, Schwitzen, Durchfall sowie der Medikamentenanamnese. Bereits unternommene Selbsttherapien sind ebenfalls zu erfragen.

- Körperlicher Befund

Oftmals unauffälliger Befund, gelegentlich deutlich erkennbares Effluvium oder sichtbare Haarausfallstellen bei Alopezie.

- Diagnostik
- Inspektion, weiterführende körperliche Untersuchungen je nach vermuteter Ursache bis hin zum Ganzkörperstatus, Laboruntersuchungen (Blutbild, Eisenstatus, TSH, evtl fT3, fT4)

- Hausärztliche Beratungs- und und Behandlungsinhalte

Allgemein
- Beratung über das in der Regel harmlose, oft nur über einen bestimmten Zeitraum (insbesondere bei durch Medikamente ausgelöstem Haarausfall oder nach Blutverlust) bestehende, aber oft sehr belastende Symptom, auch bei Alopezia areata häufig Spontanremission

Speziell
- Je nach Grunderkrankung (z. B. Hyperthyreose ▶ Abschn. 4.16)

2

- Bei androgenetischer Alopezie Versuch mit topischer Minoxidillösung (M/F) oder Finasterid 1 mg/d Tabletten (M) evidenzbasiert möglich
- Für systemische Hormontherapie gibt es keine ausreichende Evidenz
- In Einzelfällen Haartransplantation
- Bei Alopezia areata Zink oral, Corticoide lokal bzw. intracutan, in Einzelfällen Immuntherapie mit Diphenylcyclopropenon

■ **Hausärztliche Verlaufskontrollen**
Wiedervorstellung in Abhängigkeit von der erfolgten Diagnostik und Grunderkrankung, sowie zur Evaluation einer spezifischen Therapie.

■ **Zusammenarbeit mit Spezialisten**
Dermatologe, jeweilige Spezialisten in Abhängigkeit von der Grundkrankheit.

■ **Relevante Leitlinie**
Keine Leitlinie vorhanden.

Fallbeispiel

Es zeigt sich bei der Patientin ein deutlich ausgedünntes Haar, sie hat auch eine Bürste mitgebracht, die sehr viele Haare enthält. Die Patientin wirkt sehr blass und berichtet auf Befragen, dass sie seit einiger Zeit eine sehr starke Regelblutung habe über mindestens 6 Tage. Bei der körperlichen Untersuchung sind keine weiteren Auffälligkeiten festzustellen, die Laboruntersuchung ergibt einen Hämoglobinwert von 8,5 g/dl und ein deutlich erniedrigtes Ferritin. Die Patientin wird zum Gynäkologen überwiesen, der einen Uterus myomatosus feststellt. Nach Eisengabe bessert sich die Symptomatik im Verlauf. Die Patientin wurde nach zwei Jahren hysterektomiert, nachdem sich die Blutungen nicht besserten. Seither bestehen keine Symptome mehr.

2.22 Übermäßiges Schwitzen

Fallbeispiel

G.K., 20 Jahre, stellt sich in der Praxis vor, weil Sie an dem Problem, ständig, auch ohne Anlass, zu schwitzen, sehr leide. Sie habe schon viel versucht und der Arztbesuch sei „die letzte Rettung".

Übermäßiges Schwitzen (Hyperhidrosis) ist ein Symptom, das von betroffenen Menschen ganz unterschiedlich wahrgenommen wird. Zu unterscheiden ist zwischen umschriebenem oder generalisiertem Schwitzen, welches im Gegensatz zum umschriebenen auch sekundär als Folge von Grundkrankheiten ausgelöst werden kann. Besondere Beachtung ist dabei dem nächtlichen Schwitzen zu schenken.

■ **Hausärztliche Relevanz**
Häufigkeit Fink: Schwitzen, übermäßiges Schwitzen, Hyperhidrosis nicht vorkommend.

■ **Abwendbar gefährliche Verläufe**
Bei generalisiertem Schwitzen, insbesondere Nachtschweiß:
- Bösartige Erkrankungen
- Schwere Infektionen
- Schilddrüsenfunktionsstörungen
- Medikamentennebenwirkungen

■ **Ursachen**
Umschriebenes Schwitzen: primär/ohne organische Ursache.

Generalisiertes Schwitzen/Nachtschweiß: am häufigsten:
- Hormonelle Störungen, insbesondere Menopause
- Schilddrüsenerkrankungen
- Abendliche Einnahme von vermehrt Alkohol/seltener Drogen
- Medikamentennebenwirkungen

▪ **Anamnese**

Wenn die Betroffenen einen Beginn im Jugendalter, unkontrollierbares Auftreten des Symptoms, familiäre Häufung sowie Auftreten an den Prädilektionsstellen Achselhöhle, Füße, Hände und Stirn berichten und keinen Nachtschweiß aufweisen, ist an eine primäre Hyperhidrose zu denken. Besonders nachzufragen ist nach der Beeinträchtigung im Alltag.

Berichten die Patienten über Nachtschweiß, so ist nach dem Ausmaß zu fragen (z. B. ob die Bettwäsche gewechselt werden muss).

▪ **Körperlicher Befund**

Umschriebenes Schwitzen: z. T. deutlich sichtbare Schweißstellen an Achselhöhlen, Händen, Füßen, Stirn (Stellen mit besonders hoher Dichte an Schweißdrüsen).

▪ **Diagnostik**
– Exakte Befragung, um mögliche Auslöser zu detektieren
– Beim Spezialisten Jod-Stärke-Test bzw. Gravimetrie
– Weiterführende Untersuchung je nach Vermutung einer verursachenden Grunderkrankung (z. B. Labortests)

▪ **Hausärztliche Beratungs- und und Behandlungsinhalte**

Allgemein
– Beratung über das in der Regel harmlose, aber oft sehr belastende Symptom
– Medizinische Deodorantien (cave: unklare Nebenwirkung des beinhalteten Aluminiums)
– Botulinumtoxininjektionen, Suktionskürettage, Iontophorese (bei primärer Hyperhidrosis – alle beim Spezialisten)
– Beratung über sinnvolle Stufen-Abklärung (sek. Hyperhidrosis)

Speziell
Je nach Grunderkrankung (z. B. Schilddrüsenerkrankung, Hormonstörung).

▪ **Hausärztliche Verlaufskontrollen**

Aufklärung über Wiedervorstellung bei Persistenz der Beschwerden bzw. Verschlechterung sowie in Abhängigkeit von der erfolgten Diagnostik (sekundäre Hyperhidrosis).

▪ **Zusammenarbeit mit Spezialisten**

Eventuell Dermatologe, Psychologe bei primärer Hyperhidrosis, bei sekundärer von Grunderkrankung abhängig.

▪ **Relevante Leitlinie**

S1 Leitlinie Definition und Therapie der primären Hyperhidrose der deutschen dermatologischen Gesellschaft (gültig bis 31.12.2021).

Fallbeispiel

Bei der Patientin wird nach genauer Anamnese und Untersuchung der Verdacht auf eine primäre Hyperhidrosis gestellt. Sie wird zu ihrem Problem ausführlich beraten. Aluminiumhaltigen Deodorantien steht sie aufgrund der umstrittenen Toxizität ablehnend gegenüber, sodass eine Überweisung an einen Dermatologen erfolgt, der bei ihr nach einer umfangreichen Diagnostik aufgrund ihres schweren Leidensdrucks eine Botulinumtoxinbehandlung durchführt. Seither ist die Symptomatik deutlich gebessert und die Patientin nimmt wieder vermehrt am gesellschaftlichen Leben teil.

2.23 Mundgeruch

Fallbeispiel

Frau K.L., 32 Jahre, erwähnt beiläufig bei einem Praxisbesuch, der wegen Schwindel erfolgte, dass sie seit Jahren

2

an immer wiederkehrendem Mundgeruch leiden würde. „Was kann ich denn
dagegen tun, es ist mir immer so peinlich – und, wo kommt denn das eigentlich her?"

Mundgeruch, auch Halitosis bezeichnet,
ist zwar ein weit verbreitetes Problem, beim
Hausarzt wird es aber von den Patienten
nur selten angesprochen. Für die Betroffenen kann diese Erscheinung sehr belastend
sein, in Einzelfällen sogar zur Isolation führen.

■ Hausärztliche Relevanz

Häufigkeit Fink: Mundgeruch nicht vorkommend.

■ Abwendbar gefährliche Verläufe
– Bösartige Erkrankungen (sehr selten)
– Schwere Infektionen
– Refluxkrankheit
– Krankheiten mit verminderter Speichel-
  produktion (z. B. Sjögren-Syndrom)
– Medikamentennebenwirkungen

■ Ursachen
**Im Bereich der Mundhöhle (am häufigsten –
ca. 80 %).**
– Infektionen in Mundhöhle oder Zäh-
  nen, Karies
– Xerostomie (Mundtrockenheit)
– Schleimhautläsionen (z. B. Aphthen,
  Stomatitis)

**Nicht im Bereich der Mundhöhle (weit selte-
ner – insgesamt ca. 20 %).**
– Sinusitis – Infektionen der oberen
  Atemwege
– Refluxkrankheit/Ulcera/Helicobacterin-
  fektion
– Ausgeprägte Nieren- Leberfunktionsstö-
  rungen
– Schwere diabetische Entgleisungen
– Medikamentennebenwirkungen

■ Anamnese

Die Patienten berichten ihrem Hausarzt oft
erst nach lange bestehendem Symptom, gelegentlich kommen auch Angehörige auf
ihn zu. Gezielt zu erfragen ist nach der
Dauer der Beschwerden, nach tageszeitli-
chem Verlauf, Ess- und Trinkgewohnheiten,
bereits bestehenden Erkrankungen und der
Medikamenteneinnahme. Auch sind die bereits unternommenen Maßnahmen zu eva-
luieren.

■ Körperlicher Befund

Entsprechend den Ursachen, z. B. kariöses
Gebiss, Tonsillensteine etc.

■ Diagnostik

Exakte Untersuchung der Mundhöhle mit
Zahnstatus sowie der Nasennebenhöhlen

❯ Weiterführende Untersuchungen wie
z. B. eine Magenuntersuchung sollten
erst nach abschließender Abklärung der
Mundhöhle erfolgen.

■ Hausärztliche Beratungs- und Behandlungsinhalte
Allgemein
– Beratung über das in der Regel
  harmlose, aber oft sehr belastende
  Symptom
– Beratung über sinnvolle Abklärung, initial bei der Mundhöhle beginnend
– Beratung zur Mundhygiene (z. B. mechanische Reinigung von Zungenbelä-
  gen, Zahnhygiene, Mundspülungen)

Speziell
Je nach Grunderkrankung (z. B. Helicobac-
ter-Eradikation, Abschn. 4.17.2).

■ Hausärztliche Verlaufskontrollen

Aufklärung über Wiedervorstellung bei
Persistenz der Beschwerden bzw. Verschlechterung sowie in Abhängigkeit von
der erfolgten Diagnostik.

- **Zusammenarbeit mit Spezialisten**

Zahnarzt, HNO-Arzt, Gastroenterologe, weitere Spezialisten je nach vermuteter Grunderkrankung, in Einzelfällen Psychologe.

- **Relevante Leitlinie**

Keine Leitlinie vorhanden.

Fallbeispiel

Bei der sehr gepflegten Patientin zeigt sich im Bereich der Mundhöhle kein auffälliger Befund. Die zahnärztliche Abklärung war unauffällig. Nachdem die Patientin auch über wiederkehrende Oberbauchschmerzen klagte, wurde eine Gastroskopie veranlasst, die eine chronische, helicobacterpositive Gastritis ergab. Nach leitliniengerechter Behandlung bildete sich die Symptomatik zurück. Die beim Erstkontakt sichtlich belastete Patientin konnte wieder mit deutlich mehr Freude am gesellschaftlichen Leben teilnehmen.

Übungsfragen

Allgemeine Fragen

Gehen Sie für alle Beratungsprobleme nach dem nachfolgenden Schema vor:

1. Wie häufig sind die Beratungsprobleme in der allgemeinmedizinischen Praxis?
2. Benennen Sie wichtige AGVs.
3. Nennen sie wichtige Ursachen, die für das Beratungsproblem verantwortlich sein können.
4. Was untersuchen Sie – in der Praxis?
5. Was veranlassen Sie eventuell im spezialisierten Bereich?
6. Was empfehlen Sie dem Patienten an nicht-medikamentöser Behandlung, Verhaltensänderung etc.?
7. Was empfehlen Sie an medikamentöser Therapie?

8. Ist eine Überweisung an Spezialisten oder eine Einweisung ins Krankenhaus erforderlich, wenn ja sofort oder in welchem Zeitraum?
9. Welche Kontrollen empfehlen Sie?

Spezielle Fragen

1. Welches sind wichtige schwere Krankheitsbilder, an die man bei Fieber denken muss?
2. Was sind die häufigsten Auslöser von Halsschmerzen?
3. Welches „Tool" kann bei der Entscheidungsfindung, ob eine Streptokokken-A-Tonsillitis vorliegt, heranziehen und was wird darin berücksichtigt?
4. Welche sind Warnsymptome bei Husten und Heiserkeit und nach welcher Zeit muss Husten und Heiserkeit auch ohne weitere Symptomatik dringend abgeklärt werden?
5. Behandelt man eine Sinusitis immer mit Antibiotika und welche Empfehlungen zu Allgemeinmaßnahmen bei Sinusitis haben eine nachgewiesene Evidenz?
6. Wie behandelt man eine Otitis media i. d. R.?
7. Nennen Sie wichtige mögliche Auslöser und Risikofaktoren wirbelsäulenbedingter Rückenschmerzen.
8. Wie therapiert man akute nichtspezifische Rückenschmerzen und was sollte man bei akuten Rückenschmerzen initial nicht einsetzen?
9. Welche wichtigen Krankheitsbilder sollten bei Gelenkbeschwerden bedacht werden, um AGVs auszuschließen?
10. Beschreiben Sie die Therapie eines akuten Gichtanfalls.
11. Können Bauchschmerzen immer einem bestimmten Krankheitsbild zugeordnet werden?

2

12. Ordnen Sie den bestimmten Bauchregionen die wichtigsten möglichen Krankheitsbilder zu.

13. Welche Beratungs- und Behandlungsinhalte ergeben sich nach Ausschluss von AGVs bei Erbrechen?

14. Nennen Sie häufige Ursachen für Durchfall.

15. Wann gilt ein Harnwegsinfektion immer als kompliziert?

16. Wie werden Kopfschmerzen klassifiziert, was sind die häufigsten primären Kopfschmerzen im Erwachsenenalter?

17. Welche Aufzeichnungen sollte ein Kopfschmerzkalender enthalten, welchen Nutzen hat er?

18. Nennen Sie die wichtigsten Schwindelursachen im Erwachsenenalter, ihre klinische Erscheinung und mögliche Unterscheidung.

19. Benennen Sie den Unterschied zwischen Altersschwindel und Schwindel im Alter.

20. Was ist die häufigste Ursache, die Brustschmerzen auslöst?

21. Welche Kriterien beinhaltet der Marburger Herz-Score, der zur Abschätzung des Vorliegens der Wahrscheinlichkeit einer KHK dient?

22. Nennen Sie die häufigsten Krankheitsbilder, die durch Störungen in den Extremitäten hervorgerufen werden.

23. Nennen Sie wichtige Krankheitsbilder, die bei Beschwerden in den Füßen zu bedenken sind.

24. Nach welchem Schema sollte man bei akuten Prellungen, Distorsionen vorgehen?

25. Was ist bei einer Nadelstichverletzung im Gesundheitsbereich zu beachten?

26. An was sollte man eher bei schmerzhaften Lymphknoten und an was eher bei nicht schmerzhaften Lymphknoten denken?

27. Nach welcher Frist sollte eine nicht eindeutig zuordenbare Lymphknotenvergrößerung definitiv einer Abklärung zugeführt werden?

28. Wann spricht man von chronischer Müdigkeit?

29. Mit welchen einfachen diagnostischen Maßnahmen kann man eine schwerwiegende lebensbedrohliche Erkrankung beim Symptom Müdigkeit mit hoher Wahrscheinlichkeit ausschließen?

30. An welche Ursachen sollte man bei Juckreiz denken?

31. Was ist der Unterschied zwischen Effluvium und Alopezie?

32. Nennen Sie häufige Ursachen für generalisiertes Schwitzen und/oder Nachtschweiß.

33. Was würde Sie bei Mundgeruch als wichtigste Untersuchung ansehen?

Lösungen ▶ Kap. 15

Der Notfallpatient (Der Umgang mit dem Patienten in einer akuten Ausnahmesituation)

Inhaltsverzeichnis

© Springer-Verlag GmbH Deutschland, ein Teil von Springer Nature 2020
B. Riedl und W. Peter, *Basiswissen Allgemeinmedizin*,
https://doi.org/10.1007/978-3-662-60324-6_3

3

Der Hausarzt ist zwar per se kein Notarzt, jedoch muss er zu jeder Zeit mit akuten Notfällen rechnen. Patienten können in der Praxis mit „echten" Notfällen erscheinen oder es können auch Patienten einen Hausbesuch wegen einer absolut dringlichen Indikation anfordern. Dann ist unmittelbares Handeln erforderlich. Insbesondere im ländlichen Bereich wird der Hausarzt, der in solchen Fällen sofort seine Praxis verlassen wird und zum Notfall fährt, der Erstversorger sein. Deshalb muss jeder Hausarzt mit den nötigen Maßnahmen vertraut sein. Im Folgenden werden die wichtigsten Notfallsituationen und das dabei richtige Vorgehen dargestellt.

Für jeden Notfall gilt:
- Beurteilung der Situation nach der **Glasgow Coma Scale (GCS)** (◼ Tab. 3.1)
- Beurteilung der Situation des Patienten nach dem **ABCDE-Schema** (**A**irway, **B**reathing, **C**irculation, **D**isability, **E**xposure and **E**nvironment) und Behandlung nach der Dringlichkeit, im Extremfall sofortiger Reanimationsbeginn (▶ Abschn. 3.1)

◼ **Tab. 3.1**   Glasgow Coma Scale zur Beurteilung des Bewusstseinszustandes von Patienten in Notfallsituationen

Prüfung	Reaktion	Punkte
Augenöffnen	Spontan	4
	Nach Aufforderung	3
	Auf Schmerzreiz	2
	Nicht	1
Bewegung	Nach Aufforderung	6
	Gezielte Abwehrbewegung	5
	Ungezielte Abwehrbewegung	4
	Beugebewegung	3
	Streckbewegung	2
	Keine	1
Sprache	Orientiert, klar	5
	Verwirrt	4
	Einzelne Wörter	3
	Einzelne Laute	2
	Keine	1

Punkte oder weniger: deutliche Beeinträchtigung des Patienten

3.1 Reanimation

Fallbeispiel

Herr A. L., 57 Jahre, selbstständiger Schreiner, ist beim Schleifen eines Holzstücks zusammengebrochen und bleibt regungslos liegen, bei Ankunft ist keine Atmung feststellbar, er reagiert nicht auf Ansprache und Schütteln....

■ **Hausärztliche Relevanz**

Reanimationspflichtige Zustände sind zwar sehr selten in der Hausarztpraxis, trotzdem sollte jeder Hausarzt mit den aktuell geltenden Reanimationsrichtlinien vertraut sein und sich auch regelmäßigem Training unterziehen.

■ **Prinzipielles Vorgehen – Rettungskette**
1. Hilfe rufen (Alarmierung)
2. Basismaßnahmen ergreifen (Herzdruckmassage = HDM)
3. Defibrillation (wenn AED verfügbar)
4. Erweiterte Maßnahmen (Beatmung, Medikamente)

❯ Bei Reanimation ist keine Zeit zu verlieren mit Pulstasten (obsolet!) oder langwierigem Intubieren, entscheidend ist die unverzügliche HDM!

■ **Ursachen für reanimationspflichtigen Zustand**
Am häufigsten
- Herz-Kreislauf-Stillstand wegen Kammerflimmern, ventrikulärer Tachykardie
- Herz-Kreislauf-Stillstand wegen Asystolie, pulsloser Herzaktion

Auch möglich:

z. B. Hypoxie, Lungenembolie, Hypovolämie, Hypoglykämie, Hypothermie, Intoxikationen, Anaphylaxie, Elektrolytentgleisung, Pneumothorax.

■ Diagnostik

Patienten laut ansprechen, Überprüfung der Atmung.

■ Hausärztliche Vorgehensweise

Erfolgt keine Reaktion auf Ansprache und besteht zudem keine Atmung bzw. nur Schnappatmung, unmittelbar Hilfe rufen (Rettungsdienst–Notarzt) und mit der Herzdruckmassage (Drucktiefe 5 cm, keine Pausen > 10 s.) beginnen. Wenn ein AED verfügbar ist, Frühdefibrillation bei entsprechender Indikation durchführen. Vorgehen entsprechend Advanced-life-support-Algorithmus (☐ Abb. 3.1).

■ Medikamente bei Erwachsenen

— Gabe entweder intravenös oder intraossär, nicht mehr über den Tubus
— Adrenalin 1 mg bei pulsloser elektrischer Aktivität oder Asystolie ab Reanimationsbeginn, bei Kammerflimmern/ventrikulärer Tachykardie nach dem 3. erfolglosen Schock
— Amiodaron 300 mg nach dem 3. Defibrillationsversuch bei KF/VT, wenn nicht vorhanden auch Lidocain 100 mg möglich
— Magnesiumsulfat 2 g bei Torsade de pointes
— Natriumbikarbonat 50 ml 8,4 % nur bei Hyperkaliämie oder Überdosierung von trizyklischen Antidepressiva
— Die Kapnometrie oder -graphie (Zusammenarbeit mit Rettungsdienst) ist obligat.

❯ Zum Abbruch einer Reanimation bei Erfolglosigkeit gibt es keine verlässlichen Daten. Negativ beeinflussend sind z. B.

fehlende vorausgegangene Laienreanimation und Asystolie.

■ Beatmung

Endotracheale Intubation nur durch Geübte, dabei nur maximal 10 s. Absetzen der Herzdruckmassage, für den **Ungeübten** empfiehlt es sich, besser einen **Larynxtubus** zu verwenden. Gabe von Sauerstoff mittels Reservoir.

■ Zusammenarbeit mit Spezialisten

— initial mit Rettungsdienst und Notarzt
— eventuell mit Klinik zur Ursachenklärung und Weiterbehandlung

■ Relevante Leitlinie

Leitlinie: Empfehlungen zur kardiopulmonalen Reanimation (2015).

Pocket Leitlinie: Kardiopulmonale Reanimation (2016).

Fallbeispiel

Bei Ankunft ist der Patient nicht ansprechbar, er weist keine Atmung auf. Es wird sofort mit der Herzdruckmassage begonnen, der Rettungsdienst wurde schon von der Praxis alarmiert. Die Ehefrau wird mit eingebunden. Es wird ein Larynxtubus eingeführt und der Patient beatmet. Weiter wird der Patient aufgrund festgestellten Kammerflimmerns defibrilliert und es zeigt sich nach der dritten Defibrillation ein Sinusrhythmus mit suffizientem Kreislauf. Der Patient wird kreislaufstabil in die Klinik verbracht, es bleiben aber aufgrund der längeren Hypoxie irreversible zerebrale Schäden mit Tetraspastik. Eine dauerhafte Versorgung mit PEG und suprapubischem Blasenkatheter ist seither erforderlich, die Ehefrau versorgt den Patienten rund um die Uhr. Fünf Jahre nach der Reanimation ist der Zustand nahezu unverändert, interkurrente Ereignisse traten nicht auf.

3

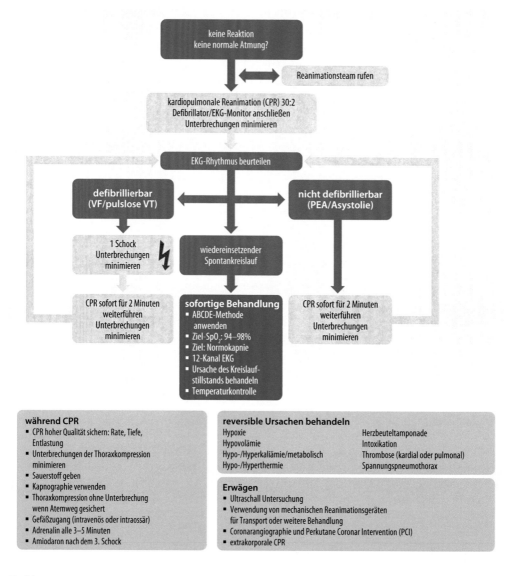

◧ Abb. 3.1   Advanced-life-support-Algorithmus. (Aus Reith et al. 2015. © German Rescuscitation Council – GRC und Austrian Resuscitation Council – ARC 2015)

3.2 Schock

Beim Schock handelt es sich prinzipiell um ein Organversagen aufgrund des gestörten Verhältnisses von Sauerstoffbedarf und Sauerstoffangebot. Ein Multiorganversagen ist die Folge, wenn eine Beseitigung nicht rechtzeitig erfolgen kann.

■ Hausärztliche Relevanz

Patienten im Schock sind in der Hausarztpraxis sehr selten, da die Versorgung häufig bereits primär durch den Rettungsdienst mit Notarzt erfolgt.

■ Abwendbar gefährliche Verläufe

Multiorganversagen bis hin zum Tod.

▪ **Ursachen**

Aktuell werden 4 Schockformen unterschieden.

— distributiver Schock (am häufigsten >50 %) durch gestörte Umverteilung des intravasalen Volumens (Verschiebung in das Interstitium), septischer Schock > anaphylaktischer Schock, ► Abschn. 3.9 > neurogener Schock

— hypovolämischer Schock: (ca. 25 %) durch Volumenverlust, ausgelöst durch Blutverlust (z. B. Trauma) (► Abschn. 3.11), Plasmaverlust (z. B. Verbrennungen) oder Elektrolyt- und Wasserverlust (z. B. schwere Diarrhoe)

— kardiogener Schock: (>10 %) ausgelöst durch verminderte kardiale Pumpleistung z. B. im Rahmen eines Herzinfarkts

— obstruktiver Schock: (selten ca. 1 %) entstehend durch Obstruktion großer Gefäße z. B. Vena-Cava.Syndrom, Perikardtamponade

▪ **Anamnese**

Die Beschwerden richten sich nach der grundlegenden Ursache (z. B. Brustschmerz bei kardiogenem Schock in Folge eines Herzinfarkts, Juckreiz bei Anaphylaxie, Fieber bei Sepsis). Allgemein klagen die Patienten häufig z. B. über Schwindel, allgemeine Schwäche, Herzrasen, Kältegefühl, Bewusstseinstrübung.

▪ **Körperlicher Befund**

Der körperliche Befund richtet sich nach der Grundkrankheit (z. B. Fieber, Hautbefund). Richtungweisend ist der **Schockindex:** Puls/systolischer Blutdruck > 1 = manifester Schock.

▪ **Diagnostik**

„Basischeck": Blutdruck- und Pulsmessung, Inspektion von Haut und Schleimhäuten, Lungenauskultation sowie Pulsoymetrie und EKG, Körpertemperatur – weitere Untersuchungen je nach vermuteter Grunderkrankung.

▪ **Hausärztliche Beratungs- und Behandlungsinhalte**

Immer Volumenzufuhr über großvolumigen i.v.-Zugang, eventuell auch intraossär, im Bedarfsfall Vasopressoren (Noradrenalin oder Vasopressin) und Inotropika (Dobutamin) unmittelbare stationäre Einweisung mit (Not-)Arztbegleitung.

— distributiver Schock:
  – septischer Schock: spezifische Weiterbehandlung (z. B. Antibiotikatherapie) in Klinik
  – anaphylaktischer Schock: (► Abschn. 3.9)
  – neurogener Schock: Noradrenalin und Sympatomimetika, ggf. Minaralokortikoide

— hypovolämischer Schock: großzügige Volumengabe, Blutstillung sofern möglich, Tranexamsäure

— kardiogener Schock: (► Abschn. 3.4)

— obstruktiver Schock: ursachenspezifische Lagerung (z. B. bei Cavasyndrom), Behandlung entsprechend Ursache (z. B. bei Pneumothorax Thoraxdrainage)

▪ **Zusammenarbeit mit Spezialisten**

— initial mit Rettungsdienst Notarzt und Klinik

— nach Entlassung mit Spezialisten entsprechend der Ursache für den Schock (z. B. Kardiologe, Allergologe, Unfallchirurg)

▪ **Relevante Leitlinie**

Keine allgemeine Leitlinie vorhanden.

3

3.3 Akute Bewusstseinsstörung

Fallbeispiel

Kurz nach Beginn der Vormittags-
sprechstunde kommt ein Notruf mit der
Bitte um einen dringlichen Hausbesuch.
Eine ältere Dame berichtet, sie habe ihren Mann zum Frühstück wecken wollen und ihn bewusstlos vorgefunden. Er
atme tief, reagiere aber nicht.

Quantitative Bewusstseinsstörungen betreffen unter anderem die Wachheit eines
Menschen. **Somnolenz** (leicht erweckbar),
Sopor (schwer erweckbar) und **Koma** (nicht
erweckbar) bezeichnen die verschiedenen
Schweregrade, wobei die Übergänge fließend sind.

■ Hausärztliche Relevanz

Unter den zu versorgenden Fällen in der
hausärztlichen Praxis tritt der länger tief
bewusstlose (Koma) Patient selten auf, ist
jedoch eines der dringlichsten Versorgungsgeschehen. Es erfordert die sofortige Unterbrechung der bisherigen Tätigkeit, in
der Regel wird von Angehörigen ein Not-
fallhausbesuch dazu angefordert. Kurze
Phasen von Bewusstlosigkeit, sog. wenige
Sekunden bis Minuten dauernde **Synkopen**,
kommen häufiger vor. Hier stellen sich die
Patienten aber nicht selten erst im Intervall
in der Praxis vor.

■ Ursachen

Die **Ursachen** sind vielfältig, die häufigsten
für längere Bewusstseinsstörungen sind:
– akute kardiopulmonale Erkrankungen
  wie Myokardinfarkt oder fulminante
  Lungenembolie
– Schlaganfall
– Hypoglykämie
– Intoxikationen (z. B. in suizidaler Absicht, durch Drogen)
– Meningoenzephalitis
– schwere Traumata

– Häufige gesehene **Ursachen für Synko-
  pen** sind:
  – Herzrhythmusstörungen
  – Transitorische ischämische Attacken
    (TIA)
  – Orthostase
  – Epilepsie
  – Commotio cerebri
  – vagovasale Reaktion

■ Abwendbar gefährlicher Verlauf

Irreparable   Organschädigungen   durch
Hypoxie, insbesondere des ZNS oder des
Myokards mit dauerhafter Behinderung
oder Tod.

■ Anamnese

Anamnestische Angaben sind oft nur durch
das Umfeld des Patienten zu erhalten, wobei
auch diese sich häufig darauf beschränken,
dass die Bewusstlosigkeit plötzlich aufgetreten sei oder man den Patienten bewusstsein-
seingetrübt oder bewusstlos aufgefunden
hätte. Bei Synkopen berichten die Patienten manchmal, dass es ihnen „so komisch"
oder „schwarz vor den Augen" geworden
sei. Nicht selten besteht auch eine retrograde
und antegrade Amnesie.

■ Diagnostik
– Hausärztliche Basisdiagnostik
  – Die Kenntnis möglicher Vorerkran-
    kungen (Diabetes mellitus, Epilepsie)
    kann wegweisend sein.
  – Einige Ursachen lassen sich aus ei-
    nem umfassenden **Anamnesegespräch**
    (Situation?, Häufigkeit?, Dauer?, Me-
    dikation?, Substanzgebrauch?) bereits
    ableiten.
  – Die körperliche Untersuchung um-
    fasst:
    – Blutdruck, Puls
    – Auskultation des Herzens und der
      Halsschlagadern
    – Stand und Gangbild (Romberg,
      Unterberger)
    – Muskeleigenreflexe

– Prüfung auf Seitengleiche Kraft und Beweglichkeit
– Sehstörungen, Sprachstörungen
– Labor: BB, Elektrolyte, CRP, BZ, Hba1c
▬ Erweiterte hausärztliche Diagnostik
– EKG, LZ-EKG
▬ erweiterte spezialisierte Diagnostik
– EEG, Dopplersonographie, Echokardiographie, cCT, cMRT, Kipptischuntersuchung, Karotissinusdruckmassage, Event Recorder

> Trotz intensiver Diagnostik bleibt ein großer Teil von (einmaligen) Synkopen ohne Klärung der Ursachen.

▪ Hausärztliche Beratungs- und Betreuungsinhalte

Der ersten raschen Prüfung der Schwere der Bewusstseinsstörung (◘ Tab. 3.3) folgt die sofortige Überprüfung der Vitalparameter und der Atemwege.

Die Ergebnisse dieser ineinandergreifenden Sichtung führen zur Einleitung aller weiteren Maßnahmen der Primärversorgung (z. B. Reanimation, Intubation, Lagerung, Infusion, Medikation) bis zum Eintreffen des alarmierten notärztlichen Teams.

Anders verhält es sich bei stattgehabten Synkopen. Hier erfolgt beim primären Geschehen von Seiten des Patienten nicht immer eine sofortige ärztliche Konsultation. Die Abklärung kurzzeitiger Bewusstlosigkeit sollte dennoch zeitnah geschehen. Ergibt sich bei einer stattgehabten Synkope aufgrund von Anamnese, körperlicher Untersuchung sowie EKG kein Hinweis für ein hohes Risiko eines AgV, so muss der Patient nicht stationär behandelt werden (Klug entscheiden) Zur Risikoabschätzung bei Synkope (◘ Tab. 3.2).

Die Behandlung der gefundenen Ursachen steht im Vordergrund. Dies geschieht häufig auch auf spezialisierter Ebene (z. B.

Implantation eines Herzschrittmachers bei AV-Block III°).

Hausärztliches therapeutisches Handeln zielt ab auf Optimierung von Medikation, Stoffwechseleinstellungen und Allgemeinmaßnahmen (Trinkmenge, Vermeidung langen Stehens etc.) (einzelne Kapitel Diabetes, Schwindel etc.)

Fallbeispiel

Der Hausbesuch wird ohne weiteren Zeitverzug durchgeführt, eine medizinische Fachangestellte begleitet den Arzt, eine weitere verständigt einstweilen den Notarzt.

Beim Eintreffen in der Wohnung liegt der Mann auf dem Rücken in seinem Bett, atmet tief, fast schnarchend. Im Glasgow Coma Scale erreicht er 4 Punkte (auf Schmerzreiz Augen öffnen und Streckreaktion der Extremitäten). Der Blutzuckerspiegel ist 90 mg/dl, die Sauerstoffsättigung 94 %, der Blutdruck 150/85 mmHg, die Pulsfrequenz bei 98/min.

Der Patient wird in der stabilen Seitenlagerung gelagert und eine Infusion angelegt. Nach Eintreffen des Notarztes wird der Patient an das Notfallteam übergeben.

Bei der weiteren Abklärung im stationären Notfallcenter zeigt sich eine massive Hirnmassenblutung. Der Patient verstirbt nach wenigen Tagen, ohne das Bewusstsein wiederzuerlangen.

3.4 Akuter Thoraxschmerz

Der akute Thoraxschmerz, der durch lebensbedrohliche Ursachen hervorgerufen wird, ist eine der häufigsten Notfallursachen in der Hausarztpraxis. Am häufigsten ist das akute Koronarsyndrom (Herzinfarkt); Lungenembolie, Aortendissektion und

3

◘ Tab. 3.2   Risikoeinschätzung eines Patienten nach Synkope. (Mod. nach Brignole et al. 2018)

	Niedriges Risiko	Hohes Risiko
Anamnestische Hinweise	– Typische Prodromi (Hitzegefühl, Schwitzen, Übelkeit) – Nach Schmerz, üblem Geruch, geräusch – Nach längerem Stehen – Während einer Mahlzeit oder postprandial – Durch Husten, Defäkation oder Miktion provozierbar – Während Kopfdrehung	– Neu aufgetretene Brustschmerzen, Dyspnoe, Kopfschmerzen oder Bauchschmerzen – Synkope während Belastung – Palpitationen vor Synkope – Keine oder sehr kurze Prodromi – Familienanamnese von plötzlichem Herztod in jungen Jahren
Vorerkrankungen	– Keine strukturellen Herzerkrankungen – Lange Vorgeschichte an ähnlichen Episoden	– Strukturelle Herzerkrankung
Klinische Diagnostik	– Keine Auffälligkeiten	– Unklarer systolischer Blutdruck <90 mmHg – Hinweis auf Blutung – Persitsierende unklare Bradykardie (<40 S/min) – Unklares Herzgeräusch
EKG	– Normales EKG	– Höhergradiger AV-Block – Starke Sinusbradykardie – Schenkelblock – Ventrikuläre Arrhythmien – Brugada Typ-I-EKG – Verlängerte QTc-Zeit

Patienten mit niedrigem Risiko können direkt wieder entlassen werden. Patienten mit hohem Risiko müssen stationär aufgenommen werden, meistens mit Monitorüberwachung

Pneumothorax sind demgegenüber sehr selten.

Zu Patientenangaben, klinischem Befund, Diagnostik ▶ Abschn. 2.13 und 4.5

Hausärztliche Vorgehensweise bei Verdacht auf akutes Koronarsyndrom

❯ Zeigt sich für den Hausarzt der Hinweis auf ein akutes Koronarsyndrom, so hat er umgehend die stationäre Einweisung mit (Not-)Arztbegleitung am besten in eine Einrichtung mit Katheterbereitschaft zu veranlassen.

Folgende Sofortmaßnahmen sind durchzuführen

– Lagerung des Patienten mit 30° angehobenem Oberkörper

– Legen eines i.-v.-Zugangs, Infusion langsam

– möglichst kontinuierliches Monitoring des Herzrhythmus

– Gabe von Sauerstoff (2–4 l/min), nur bei < 90 % Sauerstoffsättiugung

– Gabe von ASS (75–250 mg) i.v. oder oral (150–300 mg), falls keine Kontraindikationen und nicht schon Dauermedikation

– 2 Hub Nitroglycerinspray oder -kapsel bei Blutdruck systolisch über 100 mmHg

– zur Schmerzbehandlung: Analgesie mit Morphin 5 mg i.v., eventuell wiederholen unter Beachtung des Nebenwirkungsprofils (Atemdepression, Übelkeit, Kreislaufabfall)

Tab. 3.3 Einteilung der Dyspnoe in Schweregrade. (Nach American Thoracic Society, ATS)

Grad	Ausprägung	Auftreten
I	Mild	Bei schnellem Gehen in der Ebene oder beim Anstieg
II	Mäßig	Langsamer als Altersgenossen in der Ebene. Pausen sind auch beim eigenen Schritttempo zum Atemholen nötig
III	Schwer	Pausen beim langsamen Gehen nach einigen Minuten oder nach ca. 100 m im Schritttempo
IV	Sehr schwer	Zu kurzatmig, um das Haus zu verlassen. Atemnot beim An- und Auskleiden

- Heparin 70–100 I.E./kg KG i.v.
- ggf. Behandlung von Begleitsymptomen (Bradykardie, Tachykardie, Lungenödem etc.)
- unmittelbarer Transport ins Krankenhaus mit (Not-)arztbegleitung

■ Relevante Leitlinie

S3-Leitlinie Brustschmerzen Nr. 15 DE-GAM (2011) AWMF 053-023.

3.5 Akute Atemnot

Fallbeispiel

Ein 68-jähriger Patient steht an einem sprechstundenfreien Nachmittag auf das gerade Wohl schwer atmend vor der Praxistür und berichtet, dass er diese Atemnot etwa seit zwei Stunden verspüre.

Atemnot ist das subjektive Empfinden, nicht genügend Luft zu bekommen. Typisch ist, dass der Patient das Gefühl und die Notwendigkeit einer gesteigerten Atemtätigkeit hat, dies aber nicht immer vom Arzt objektiv nachvollziehbar ist. Akute Atemnot bedeutet das Auftreten der Empfindung innerhalb weniger Minuten bis Stunden. Der Schweregrad von Atemnot ist in ■ Tab. 3.3 dargestellt.

■ Hausärztliche Relevanz

Atemnot ist ein sehr häufiger Vorstellungsgrund in der hausärztlichen Praxis, dabei überwiegen die eher chronisch verlaufenden Fälle. Doch auch die akute Dyspnoe ist regelmäßig häufiger Grund zur (notfallmäßigen) Konsultation der Praxis, auch Hausbesuche werden deshalb oft angefordert.

■ Ursachen

Die **häufigsten schwerwiegenden Ursachen** von akuter Atemnot in der hausärztlichen Praxis sind kardiale Erkrankungen wie akutes Koronarsyndrom und Linksherzinsuffizienz oder bronchopulmonale Erkrankungen wie Exazerbationen von COPD oder Asthma bronchiale. Dazu kommen Pneumonien, seltener Lungenembolien und nicht ganz so selten Hyperventilationszustände.

Weitere Ursachen können sein:
- **kardial bedingt:** Myokarditis, tachykarde Rhythmusstörungen, Perikarderguss, Pleuraerguss
- **bronchopulmonal bedingt:** Anaphylaxie mit Obstruktion, Aspiration, Pneumothorax, Rauchgasintoxikation
- **psychisch bedingt:** Angstattacke
- **traumatisch bedingt:** Rippenserienfraktur
- **anämiebedingt:** starke Blutung durch Verletzung oder Antikoagulation
- **bei Kindern:** Epiglottitis (falls nicht HIB geimpft)

3

- **Abwendbar gefährlicher Verlauf**

Die akute Dyspnoe stellt an sich einen Notfall dar. Der abwendbar gefährliche Verlauf ist die Dekompensation bzw. Eskalation der Erkrankung hin zum komplizierten, potenziell letalen Verlauf z. B. bei akutem Myokardinfarkt mit Kammerflimmern.

- **Anamnese**

„Ich kriege plötzlich keine Luft mehr", „Ich muss so schwer atmen", „Ich muss auf der Treppe stehen bleiben", aber auch „Ich habe so einen Druck auf der Brust", „Es ist als ob mir jemand den Brustkorb umklammert" sind typische Angaben der Patienten. Nicht selten wird auch noch „Angst, dass ich keine Luft mehr bekomme" berichtet. Manche Patienten geben zusätzlich Schmerzen beim Atmen oder im Brustkorb oder auch Hustenreiz an.

- **Körperlicher Befund**
- Tachypnoe (Cave: > 20 Atemzüge/min)
- Husten
- Atemgeräusche wie Giemen, Pfeifen, Rasseln, Brodeln
- Tachykardie
- Angst, Unruhe, Agitiertheit
- Fieber (z. B. bei Pneumonie)
- Hautausschlag (z. B. bei Anaphylaxie)
- Thoraxschmerzen und Beklemmungsgefühl

- **Diagnostik**
- Hausärztliche Basisdiagnostik
  Anamnese, auch hier wieder wegweisend:
    - Wie schnell hat sich die Atemnot entwickelt?
    - subjektive Schwere, s. o.
    - Was sind noch für Beschwerden vorhanden?
    - Wurde etwas aspiriert?
    - Ist die Atemnot schon früher aufgetreten?
    - Ist sie stärker, schwächer?
    - Vorerkrankungen?
    - Medikation (Antikoagulation)?

Körperliche Untersuchung:
- Vitalparameter: Blutdruck, Puls, Temperatur, SpO_2-Pulsoxymetrie (Cave: <90 %?)
- Aspekt: Zyanose?, Blässe?
- Psyche: ruhig?, agitiert? angstlich?
- Inspektion der Mundhöhle und des Rachens: Fremdkörper?
- Auskultationsbefund der Lunge: Giemen/Pfeifen: eher bronchiale Obstruktion
- Rasseln/Brodeln: eher Infektion oder Ödem, Stridor: eher Stenose der oberen Atemwege
- aufgehobenes AG: eher Pneumothorax
- Perkussion: Dämpfung: eher Pleuraerguss
- Auskultation des Herzens: Herzgeräusche: Vitium?, Tachyarrhythmie: Vorhofflimmern?
- EKG: Myokardinfarkt?, neu aufgetretenes Vorhofflattern oder Flimmern?
- Sonographie: Pleuraerguss? Pneumothorax?, Perikarderguss?
- Labor: Troponin T (positiv, wenn das kardiale Ereignis länger als 4 h zurückliegt), D-Dimer (sicherer Ausschluss TVT/Lungenembolie bei negativem Test)
- Erweiterte hausärztliche Diagnostik bei weniger akuten Fällen (kein unmittelbares Handeln notwendig) Belastungs-EKG, Lungenfunktionsprüfung Labor: BB, CRP, TSH, Niere, Elektrolyte. Pankreaswerte, Herzenzyme
- Erweiterte spezialärztliche Diagnostik Röntgen-Thorax, Echokardiographie, CT-Thorax, Bronchoskopie, Szintigraphie

- **Hausärztliche Beratungs- und Behandlungsinhalte**

Das hausärztliche Vorgehen hängt im Wesentlichen davon ab, ob mit den in der Praxis zur Verfügung stehenden Methoden rasch eine Zuordnung zur Ursache der Atemnot erfolgen kann. In vielen Fällen gelingt dies, sodass dann eine an der Grunderkrankung orientierte weitere Diagnostik und Behandlung erfolgen kann. Nicht immer ist aber eine objektivierbare Ursache erkennbar.

Hier ist im Einzelfall in Abhängigkeit von der Schwere der Dyspnoe und dem Allgemeinzustand des Patienten zu entscheiden, ob eine akutstationäre Einweisung mit Notarztbegleitung vorzunehmen oder eine weitere rasche ambulante Abklärung in Zusammenarbeit mit gebietsärztlichen Spezialisten möglich ist.

Bei Exazerbation einer vorbestehenden Erkrankung ist nach jeder Stabilisierung der Akutsituation die Reevaluation der Gesamtsituation vorzunehmen, um ggf. eine Anpassung des vorbestehenden Therapieregimes zu veranlassen (Ergänzung oder Dosisveränderung einer Medikation).

Immer sollte der Hausarzt im Blick haben, dass kaum ein anderes Symptom wie akute Atemnot einen Patienten und seine Angehörigen ängstigt, daher: Ruhe bewahren, Ruhe ausstrahlen!

Allgemeinmaßnahmen
- Lagerung mit erhöhtem Oberkörper oder im Sitzen („Kutschersitz")
- Atmung mit Lippenbremse
- Sauerstoffgabe 2–3 l/min (in Abhängigkeit von der O_2-Sättigung)
- Auffordern zum (Ab-)Husten bei V. a. Fremdkörper
- Bei Aspiration mit festsitzendem Bolus: Ausführen des Heimlich-Handgriffs

Notfallbehandlung
- **bronchopulmonale Obstruktion:** Inhalation von Betamimetika (Salbutamol) 2–4 Hübe mit Spacer (▶ Abschn. 4.9), Steroid (z. B. 50–100 mg Prednisolon oder Äquivalent i.v.)
- **Myokardinfarkt:** (▶ Abschn. 3.4)
- **Lungenembolie:** sofortige Einleitung einer Antikoagulation mit Niedermolekularem Heparin gewichtsadaptiert

- **Lungenödem:** Furosemid 20–40 mg langsam i.v., Nitrogabe (Cave RR!)
- **Hyperventilation:** Beruhigung, Rückatmung sauerstoffarmer Luft/kohlendioxidreicher Luft. (z. B. Hyperventilationsmaske oder Plastiktüte)

- Relevante Leitlinien

S2k Leitlinie Diagnostik und Therapie der Venenthrombose und Lungenembolie (2017) AWMF 065-002.

Fallbeispiel

Nach rascher Lagerung mit erhobenem Oberkörper berichtet er, dass er erstmals beim Wandern mit Freunden vor wenigen Tagen beim Bergaufgehen ganz plötzlich leichte Atemnot verspürt habe, dies habe so angehalten und sei jetzt plötzlich stärker geworden.

Die körperliche Untersuchung zeigt einen schwer atmenden leicht adipösen Mann, der Blutdruck ist mit 170/100 mmHg erhöht, der Puls ist mit 110 tachykard, die Sauerstoffsättigung liegt bei 88 %. Ein EKG zeigt sich unauffällig, der Troponin-T-Test ist negativ, der D-Dimer-Test positiv.

Der Patient erhält eine Infusion mit Ringerlösung und Sauerstoff sowie eine subkutane Applikation von 8000 IE eines NMH.

Es erfolgt die stationäre Einweisung unter Notarztbegleitung.

In der Klinik finden sich als Ursache rezidivierende Lungenembolien. Eine Emboliequelle in den Extremitäten kann nicht gefunden werden. Bei der weiteren Abklärung findet sich jedoch ein Pankreaskarzinom im Frühstadium, das in sano operiert werden kann. Die gebotene Antikoagulation wird für 6 Monate durchgeführt. In den Tumornachuntersuchungen ist der Patient unauffällig.

3

3.6 Akuter Bauchschmerz (akutes Abdomen)

Der akute Bauchschmerz ist ein in der Hausarztpraxis häufiges Ereignis, wobei die Definition von „akutem Abdomen" fließend ist. Lebensbedrohliche Zustände sind möglich und in diesen Fällen sofortiges Handeln indiziert.

Zu Patientenangaben, klinischem Befund, Diagnostik (▶ Abschn. 2.8).

- **Hausärztliche Vorgehensweise bei „akutem Abdomen"**
- keine Zeit durch nicht unbedingt notwendige Diagnostik verlieren
- initial Kreislaufstabilisierung (Volumensubstitution)
- schmerzentlastende Lagerung (je nach Toleranz des Patienten – leicht Oberkörper hoch, Beine angezogen)
- Analgesie (Opiate z. B. 50 mg Pethidin oder 0,05 mg Fentanyl fraktioniert unter Beachtung des Nebenwirkungsprofils) (Spasmolyse mit Butylscopolamin 20 mg i.v.)
- rascher Transport mit (Not-)Arztbegleitung in Klinik, Anmeldung des Patienten

❯ Bei „akutem Abdomen" sind immer auch extraabdominelle Ursachen (z. B. Herzinfarkt, Lungenembolie) zu bedenken.

3.7 Akuter, plötzlich eintretender heftiger Kopfschmerz

Fallbeispiel

Ein 52-jähriger Mann kommt um 8.00 Uhr morgens in Begleitung seiner Ehefrau notfallmäßig zur Sprechstunde und berichtet von am Morgen beim Duschen ganz plötzlich aufgetretenem heftigsten Kopfschmerz im Hinterkopf links, der minimal nachgelassen habe, aber weiterhin stark anhalte. Es sei ihm schlecht und er fühle sich zunehmend benommen.

- **Hausärztliche Relevanz**
Plötzlich einschießende stärkste Kopfschmerzen sind nicht wegen der Häufigkeit mit der sie vorkommen, wohl aber wegen ihrer Dringlichkeit und der Gefahr einer lebensbedrohlichen Erkrankung von hausärztlicher Relevanz.

- **Ursachen**
Der sog. „Donnerschlagkopfschmerz" oder „Vernichtungskopfschmerz" hat als wichtigste Ursachen problematische hochakute Erkrankungen mit potenziell tödlichem Verlauf. Die Symptomatik kann plötzlich, aber auch in Zusammenhang mit schweren körperlichen Anstrengungen, sexueller Aktivität oder plötzlichem starkem Stress auftreten.

Nur eine verschwindend geringe Anzahl (0,05 %) an Patienten leidet an einem sog. „primären Donnerschlagkopfschmerz", der keine weiteren Ursachen hat und ungefährlich, wenn auch schmerzhaft ist.

Schwerwiegende Ursachen für plötzlichen heftigen Kopfschmerz können sein:
- akute intrakranielle Blutungen, im Besonderen die Subarachnoidalblutung durch ein rupturiertes intrakranielles Aneurysma
- zerebrale Ischämie
- Sinusvenenthrombose
- hypertensive Krise und hypertensiver Notfall
- Meningoenzephalitis
- Karotisdissektion
- Glaukom

Auch möglich sind:
- akuter und erstmalig einsetzender Cluster oder Migränekopfschmerz
- idiopathischer Anstrengungskopfschmerz

▪ **Anamnese**

Soweit die Patienten bei Bewusstsein sind, beklagen sie heftigsten „Vernichtungskopfschmerz", z. T. mit Übelkeit oder Erbrechen, oft mit der Unfähigkeit sich auf den Beinen zu halten. Häufig erfolgt die notfallmäßige Anforderung eines Hausbesuchs.

▪ **Körperlicher Befund**

Der Patient findet sich in massiv beeinträchtigtem Allgemeinzustand z. T. krümmend vor Schmerz.

Das ZNS betreffende Symptomatik wie Sprachstörungen, Paresen, auch Krampfanfälle kann vorhanden und wegweisend sein. Bewusstseinsstörungen bis hin zu Bewusstlosigkeit sind möglich. Gelegentlich kann man die zunehmende Eintrübung beim Patienten miterleben. Nackensteifigkeit kann auftreten. Alle Symptome können bei der primären Vorstellung diskret bis gar nicht auftreten.

▪ **Diagnostik**
- Hausärztliche Basisdiagnostik
  - Anamnese: Wichtig sind drei Fragen:
    - Kennen Sie diese Form von Kopfschmerzen oder ist das für Sie neu?
    - Hatten sie schon stärkere Kopfschmerzen?
    - Haben die Schmerzen schlagartig eingesetzt?
    - Die körperliche Untersuchung zielt auf folgende Symptome ab:
    - Bewusstseinsveränderung
    - Meningismus

  - neurologische Symptomatik
  - Kreislaufstörungen
  - Fieber
- Erweiterte spezialisierte Diagnostik:
  - Bildgebende Verfahren wie cMRT, cCT
  - Liquorpunktion

▪ **Hausärztliche Beratungs- und Behandlungsinhalte**
- Hochakute Verläufe erfordern – auch bei fehlender neurologischer Symptomatik – rasches Erweitern der Diagnostik in den spezialisierten Bereichen bis hin zur akutstationären Einweisung unter notärztlicher Versorgung. Dies gilt auch für Patienten mit vorbekannten chronischen Kopfschmerzen, wenn sich der Schmerzcharakter akut massiv verändert hat.
- Der Patient wird entsprechend seiner Gesamtsituation versorgt:
  - kreislaufstabilisierende Lagerung
  - Anlegen einer Infusion
  - wenn möglich Sauerstoffgabe
  - Verweilen beim Patienten bis zum Eintreffen des Notarztes

❯ Bis zum Beweis des Gegenteils ist jeder akut einsetzende „Vernichtungskopfschmerz" als gefährlicher Verlauf einzustufen und ohne Verzögerung notfallmäßig abzuklären!

▪ **Zusammenarbeit mit Spezialisten**

Neurologen, Radiologen, Stroke-Unit.

▪ **Relevante Leitlinie**

S1-Leitlinie Subarachnoidalblutung der deutschen Gesellschaft für Neurologie (2012) AWMF 030-073.

3

Fallbeispiel

Der Patient gibt an, bisher nicht kopf-schmerzgeplagt gewesen zu sein, insbe-sondere aber noch nie einen derart plötz-lichen und schmerzhaften Kopfschmerz verspürt zu haben.

Bei der körperlichen Untersuchung fällt eine diskrete Nackensteifigkeit des Pati-enten sowie eine ebenso vorhandene dis-krete motorische Schwäche des rech-ten Beins auf. Der Patient ist orientiert, wirkt aber insgesamt verlangsamt. Der Blutdruck ist mit 160/100 mmHg leicht erhöht, die Pulsfrequenz liegt bei 90, die Sauerstoffsättigung bei 96 %, der Blut-zucker des nüchternen Patienten bei 85 mg%.

Unter dem Bild einer möglichen suba-rachnoidalen Blutung wird der Patient unter Notarztbegleitung stationär ein-gewiesen. Eine CT-Untersuchung des Schädels bestätigt die Diagnose. Der Pa-tient wird notfallmäßig operiert und ein rupturiertes Aneurysma mittels Clipping versorgt. Nach 10-tägigem stationärem Aufenthalt und anschließender Rehabili-tationsbehandlung wird der Patient wie-der nach Hause entlassen. Er ist voll-ständig genesen und geht seiner Arbeit in vollem Umfang nach.

3.8 Diabetische Notfälle

Fallbeispiel

Die Frau von K. L., 73 Jahre, ruft nachts um 2.00 Uhr an, sie brauche sofort einen Hausbesuch, ihr Mann sei wieder einmal bewusstlos, reagiere nicht, er habe wohl wieder zu viel gespritzt.

Diabetesbedingte Notfälle (Hyperglykä-mien und Hypoglykämien) gehören zu den häufigeren Notfällen, mit ihnen muss jeder

Hausarzt rechnen und die geeigneten Not-fallmaßnahmen einleiten können.

❯ Bei jeder Bewusstseinstrübung sollte der Hausarzt einen diabetischen Notfall be-denken. Ein wesentlicher Vorteil ist dabei für den Hausarzt die Kenntnis der Vor-geschichte.

■ Hyperglykämie

Bei hyperglykämischen Notfällen ist zwi-schen der diabetischen Ketoazidose und dem hyperosmolaren diabetischen Koma zu unterscheiden.

Die **diabetische Ketoazidose (DKA)** ent-steht durch einen Insulinmangel, z. B. bei unbekanntem Typ-I-Diabetes (Erstmani-festation), bei unzureichender Insulinzu-fuhr bei bekanntem Typ-I-Diabetes oder bei starkem Stress wie z. B. bei Infekten. Sie betrifft eher jüngere.

Das **hyperosmolare hyperglykämische Syndrom (HHS)** betrifft eher ältere Patien-ten und kann durch Exsikkose oder auch schwerere Zusatzerkrankungen hervorgeru-fen werden.

Symptome
- DKA: Kussmaul-Atmung, Azetonge-ruch, Polyurie, Durst, eventuell Erbre-chen, Verwirrtheit
- HHS: Exsikkosezeichen, Bewusstseins-störung, Tachykardie, eventuell Kramp-fanfälle, anamnestisch relevant: oft im Vorfeld Gewichtsabnahme

Weitere Befunde
- hohe Blutzuckerwerte (DKA >250 mg/dl, HHS >600 mg/dl)
- im Urin Ketonkörper stark positiv (DKA), Glukose stark positiv (HHS)

Hausärztliche Beratungs- und Behandlungs-inhalte
- in jedem Fall sofortige Klinikeinweisung
- i.-v.-Zugang und Gabe von reichlich NaCl-Lösung 0,9 % (500–1000 ml),

Gabe von Kalium bei Ketoazidose zur Vermeidung von Herzrhythmusstörungen (HHS)

- bei gewährleisteter rascher Klinikeinweisung keine Insulingaben
- wenn vorhanden, Sauerstoffgabe (2–3 l/min)

- **Hypoglykämie**
- entsteht in aller Regel (Ausnahme Insulinom – extrem selten) durch medikamentös bedingt vermehrtes Vorhandensein von Insulin
- eine **schwere Hypoglykämie** liegt dann vor, wenn fremde Hilfe zur Beseitigung der Symptome erforderlich wird
- selten ist auch suizidale Absicht der Auslöser einer Hypoglykämie
- besonders häufig treten Hypoglykämien nachts – auch unbemerkt – auf (bei Tagesmüdigkeit daran denken!)

Symptome
Unruhe, Zittern, Heißhunger, Tachykardie, Schweißausbruch, Müdigkeit, Bewusstseinstrübung, Krämpfe.

Weitere Befunde
Blutglukose unter 40 mg/dl, im Einzelfall Symptome bereits ab Werten unter 70 mg/dl (insbesondere bei gestörter Hypoglykämie-Wahrnehmungsstörung).

Hausärztliche Beratungs- und Behandlungsinhalte
- bei Patienten, die noch bei Bewusstsein sind, orale Gabe von 20–30 g Kohlehydraten unter Beobachtung des klinischen Zustandes und Blutzuckerkontrollen
- bei Menschen mit schwerer Hypoglykämie (Selbsttherapie nicht möglich) Gabe von 40–100 ml einer 40 %-Glukoselösung über einen sicheren i.-v.-Zugang bei laufender Infusion (5 % Glukoselösung)

- alternativ Gabe von 1 mg Glukagon i. m. oder s.c. (nur bei insulininduzierter Hypoglykämie)
- Überwachung des klinischen Zustandes, Kontrolle der Blutzuckerwerte, bei Nichtansprechen Wiederholen der Glukosegaben
- bei Stabilisierung Gabe einer kohlehydratreichen Mahlzeit, um ein Rezidiv zu vermeiden
- bei nicht möglicher Stabilisierung umgehende stationäre Einweisung mit (Not-) Arztbegleitung
- eingehende Aufklärung zur Prophylaxe der Hypoglykämie sowie Selbsthilfemöglichkeiten (auch Glukagongaben) spätestens beim nächsten Arztkontakt

❯ Bei einer durch Sulfonylharnstoffpräparate ausgelösten schweren Hypoglykämie sollte wegen der hohen Rezidivgefahr der Hypoglykämie eine stationäre Einweisung erfolgen.

- **Relevante Leitlinie**
S3-Leitlinie Therapie des Typ-1-Diabetes (2018) AWMF 057-013.

Fallbeispiel

Bei dem dem Hausarzt seit Jahren bekannten Patienten ist ein langjähriger insulinpflichtiger Diabetes II bekannt, dieser wird mit einer Kombination aus kurz- und langwirksamem Insulin behandelt. Der Patient kontrolliert seine Werte oft, besteht darauf, den „Zucker" scharf einzustellen, ein HbA1c-Wert unter 6 % ist ihm trotz anderslautender Aufklärung extrem wichtig. An diesem Abend war er auf einer Geburtstagsfeier, deshalb hat er mehr gespritzt und zusätzlich 2 L Bier getrunken und 2 Schnäpse. Bei Ankunft liegt der Patient in seinem Bett, ist nicht ansprechbar

3

und zeigt unwillkürliche Bewegungen. Er hat eingenässt. Er ist kreislaufstabil (RR 120/80 mmHg, Puls 88/min) und schweißgebadet, der Blutzucker beträgt 27 mg/dl. Es wird sofort eine Infusion über einen sicheren i.-v.-Zugang angelegt, dann Gabe von 50 ml Glukose 40 %. Bereits nach 40 ml beginnt der Patient aufzuklaren, er erkennt seinen Hausarzt wieder. Der Blutzuckerwert steigt auf 120 mg/dl an. Er wird angewiesen, zwei Scheiben Brot zu essen und erneut darüber aufgeklärt, dass Unterzuckerphasen für ihn, der zusätzlich auch an einer KHK leidet, viel gefährlicher sind als etwas höhere Blutzuckerwerte und ein HbA1c von zum Beispiel 7 %. Der Patient ist einige Monate später aufgrund eines Sturzes in einer erneuten Hypoglykämie verstorben.

3.9 Anaphylaktische Reaktion – Schock

Fallbeispiel

Frau J. S., 48 Jahre, wird von ihrer Mutter kaum ansprechbar, fast kollabierend, in die Praxis gebracht, sie sei von einer Wespe in den Finger gestochen worden und fühle sich nach Angaben der Mutter seither nicht gut, könne sich kaum aufrecht halten.

Anaphylaxie ist eine akut auftretende systemische Reaktion, meist Ausdruck einer allergischen Sofortreaktion Typ I. Der Organismus reagiert überschießend auf bestimmte Substanzen, die Reaktion kann unter Umständen tödlich verlaufen.

▪ **Hausärztliche Relevanz**

In der Leitlinie sind Inzidenzen von 7–50 Fällen/100.000 Einwohner genannt, bis zu 1 % der Patienten in einer Notaufnahme weisen eine anaphylaktische Reaktion auf. In der Hausarztpraxis ist das Ereignis eher selten.

▪ **Abwendbar gefährlicher Verlauf**

Herz-Kreislauf-Stillstand.

▪ **Ursachen**

Anaphylaktische Reaktionen können auf verschiedenste Stoffe auftreten, bei Kindern am häufigsten auf Nahrungsmittel (58 %), Insektengifte (24 %) und Arzneimittel (8 %), bei Erwachsenen am häufigsten auf Insektengifte (55 %), Arzneimittel (21 %) und Nahrungsmittel (16 %).

Anstrengung, psychische Belastung, Alkohol, Medikamente (z. B. NSAR, ß-Blocker, ACE – Hemmer) können die Ausprägung der allergischen Reaktion beeinflussen.

❯ Bei Kindern mit anaphylaktischen Reaktionen sind Nahrungsmittel die häufigste Ursache.

▪ **Anamnese**

Die Patienten klagen je nach Ausprägung der Reaktion über Juckreiz, Hautausschlag, (Grad I) Herzrasen, Schwindel, Übelkeit, Erbrechen, Atemnot (Grad II) bis hin zu Bewusstseinstrübung (Grad III). Im Extremfall besteht Herz-Kreislauf-Stillstand (Grad IV), Gezielt zu fragen ist nach dem möglichen Auslöser, Wespen- und Bienenstiche sind meist gut erinnerlich, bei Nahrungsmittel- oder Arzneimittelreaktionen können oft keine sicheren Angaben gemacht werden.

▪ **Körperlicher Befund**

Je nach Reaktionsausprägung zeigen sich ein generalisiertes Exanthem verbunden mit

Schwellungen von Haut und Schleimhäuten (Angioödem, früher Quincke – Ödem), Blutdruckabfall, Tachykardie, Bronchospasmus, im Extremfall Schocksymptomatik, Herz-Kreislauf-Stillstand.

■ Diagnostik

In Anbetracht der Notfallsituation nur kurzer „Basischeck", Blutdruck- und Pulsmessung, Inspektion von Haut und Schleimhäuten, Lungenauskultation sowie Pulsoymetrie und EKG.

■ Hausärztliche Beratungs- und Behandlungsinhalte

Nach Unterbindung der Allergenzufuhr (z. B. stoppen einer Medikamenteninfusion) flache Lagerung des Patienten bzw. stabile Seitenlage, Hilfe (Notarzt) hinzuziehen.

■ Medikamentöse Therapie (bei Erwachsenen)

— sofortige Infusion (NaCl über großvolumigen Zugang)
— Gabe von Sauerstoff
— Adrenalin i. m. (0,3–0,5 mg)
— H1-Blocker (z. B. Dimetinden 8 mg)
— H2-Blocker (z. B. Ranitidin 150 mg)
— Kortikoide (z. B. Prednisolon 125–250 mg – verzögert wirksam!)
— Bei pulmonaler Symptomatik Inhalation mit Salbutamol oder verdünntem Adrenalin
— stets Verbringung in stationäre Überwachung
— im Falle eines Herz-Kreislauf-Stillstandes kardiopulmonale Reanimation (▶ Abschn. 3.1)

❯ Bereits beim Notfallereignis ist der Patient über die sofortige Versorgung mit einem Notfallset zu informieren.

Beim Bradykinininduzierten hereditären Angioödem sind Spezialmedikamente erforderlich, beim ebenfalls bradykinininduzierten ACE Hemmer induzierten Angioödem ist derzeit keine zugelassene Therapie verfügbar, Antihistaminika und Kortikoide können jedoch als Off-label- use eingesetzt werden.

■ Hausärztliche Verlaufskontrollen

— Aufklärung über sofortige Wiedervorstellung nach Entlassung.
— Versorgung mit Notfallset (s. u.)
— Aufklärung über Allergiediagnostik.
— eventuell Einleitung einer Hyposensibilisierungsbehandlung (▶ Abschn. 6.5.2) (Erfolgsquote über 90 %).
— Ausstellung eines Allergiepasses (insbesondere bei Medikamentenallergie).
— Schulung zur Allergie.

Bestandteile eines Anaphylaxie-Notfallsets

— Adrenalin-Autoinjektor (verfügbar für Kinder und Erwachsene)
— Antihistaminikum flüssig (z. B. Dimetinden-Tropfen) oder Schmelztablette
— Kortikoid flüssig (z. B. Betamethason-Lösung)
— β-Mimetikum Dosieraerosol (z. B. Salbutamol)
— Allergiepass und Notfallplan

■ Zusammenarbeit mit Spezialisten

— initial mit Rettungsdienst und Klinik
— nach Entlassung mit Allergologen (Diagnostik und Hyposensibilisierung)

❯ Gerade bei Insektengift-Allergien ist die Hyposensibilisierung sehr erfolgreich (bis 95 %).

■ Relevante Leitlinie

S2k Leitlinie Anaphylaxie, Akuttherapie und Management (2013) AWMF 061-025.

3

Fallbeispiel

Die Patientin ist kaum ansprechbar, kollabiert bei Betreten der Praxis völlig, der gesamte Körper weist ein Exanthem auf mit Quaddeln (insbesondere im Gesicht). Der Blutdruck ist nicht messbar, Sauerstoffsättigung 85 %, gering exspiratorisch verlängertes Atemgeräusch, über beiden Lungen, Tachypnoe. Es wird sofort eine Infusion angelegt, des weiteren i.-v.-Injektion von Dimetinden 8 mg, Ranitidin 150 mg, Methylprednisolon 250 mg sowie Gabe von Adrenalin verdünnt. Die Patientin stabilisiert sich zunehmend und wird unter Arztbegleitung ins Krankenhaus verbracht. Bereits während des Notfalls erfolgt eine Aufklärung über die Notwendigkeit der Versorgung mit einem Notfallset sowie die Indikation zur Hyposensibilisierung. Die Patientin führt derzeit die Hyposensibilisierung ohne Komplikationen durch. Ein erneuter Wespenstich fand bisher nicht mehr statt.

3.10 Schlaganfall

Fallbeispiel

Ein 66-jähriger Patient kommt am Freitagnachmittag unangemeldet in die Sprechstunde, da er seit dem Morgen bemerkt habe, an beiden Seiten beim Blick nach rechts schlecht zu sehen. Diese Einschränkung sei anhaltend vorhanden. „Weil das Wochenende kommt, bin ich jetzt noch schnell gekommen, Herr Doktor".

Unter dem Begriff Schlaganfall werden plötzlich auftretende Funktionsstörungen des ZNS, bedingt durch vaskuläre Prozesse, die länger als 24 h anhalten, zusammengefasst. Kürzer als 24 h anhaltende Symptome werden als **transitorische ischämische**

Attacke **(TIA)** bezeichnet. Zu 80 % ist eine Ischämie und zu etwa 20 % eine Hirnblutung Ursache der Erkrankung.

Wichtige Differenzialdiagnosen mit diagnostischen Unterschieden.
- idiopathische Faszialisparese: periphere Nervenläsion mit Stirnbeteiligung
- akute Migräneattacke mit Aura: meist im Rahmen einer vorbekannten Grunderkrankung
- Hypoglykämie: erniedrigter BZ, bessert sich rasch auf Glukosegabe
- Delir: langsam entstehend
- peripher-vestibuläre Störung

- **Hausärztliche Relevanz**

Jährlich erleiden etwa 260.000 Menschen in Deutschland einen Schlaganfall.

Es ist die dritthäufigste Todesursache.

▶ Der Schlaganfall ist eine der häufigsten hausärztlichen Notfallsituationen. Sie erfordert umgehendes Handeln ohne Zeitverzug, da das therapeutische Fenster zur optimalen Versorgung nur sehr kurz ist, es liegt je nach Literaturangaben bei maximal 3–4,5 h nach Beginn des Ereignisses: „Time is brain"!

- **Abwendbar gefährlicher Verlauf**

Einer TIA:
- nachfolgender Schlaganfall
  Eines Schlaganfalls:
- tödlicher Verlauf
- schwerwiegende irreversible Schädigung

- **Ursachen**
- Ischämischer Infarkt:
  - kardiale Embolien (z. B. durch Vorhofflimmern)
  - Atherosklerose
- Hämorrhagischer Infarkt:
  - Subarachnoidalblutung
  - Aneurysmablutung

- **Anamnese**

Patienten, die **die Praxis aufsuchen,** berichten oft von kurzen stattgehabten und jetzt wieder rückläufigen oder noch diskreten Sehstörungen, Gefühlsstörungen im Gesicht, hängenden Mundwinkeln, Sprachstörungen, einseitiger Kraftlosigkeit in Arm und/oder Bein, gelegentlich auch von Schwindel und starken Kopfschmerzen. Das Auftreten über Nacht wird gelegentlich berichtet, sodass der Beginn der Symptomatik nicht immer angegeben werden kann. Bei **schwerwiegender Symptomatik** erfolgt meist durch Angehörige die Anforderung eines **Hausbesuches**.

■ Körperlicher Befund

Oben beschriebene Veränderungen können noch bestehen, eine vollständige Hemianopsie, Aphasie und Hemiplegie, in seltenen Fällen komplette Paraplegie (beidseitiger Schlaganfall), mit Bewusstseinsstörung bis hin zum Koma ist möglich. Gelegentlich ist keine erkennbare typische Symptomatik (TIA) mehr vorhanden.

■ Diagnostik
— Anamnese
  – Die wichtigste Frage an den Patienten oder Angehörige ist: Wann ist das Ereignis eingetreten? (Klärung der Lysefähigkeit)
  – Bei **erhaltener Kommunikationsfähigkeit:** Gezielte Fragen nach plötzlicher
    – Sprach/Sprechstörung
    – motorischer und/oder sensibler Halbseitensymptomatik
    – Gesichtslähmung
    – Sehstörung
    – weiterer Symptome wie Kopfschmerz, Schwindel, Ataxie
    – Risikofaktoren und prädisponierenden Vorerkrankungen
    – Bei **nicht erhaltener Kommunikationsfähigkeit:** stellen dieser Fragen an z. B. Angehörige/Pflegepersonal
— Körperliche Untersuchung
  – Bewusstseinslage abklären (siehe Glasgow Coma Scale, ◘ Tab. 3.1),
  – Vitalparameter kontrollieren: Blutdruck, Puls, Temperatur, Blutzucker

  – Sauerstoffsättigung messen (wenn möglich)
— Bei erhaltener Interaktionsfähigkeit:
  – Motorik und Kraft der Extremitäten prüfen: Stehen, Gehen, Händedruck, Armvorhalteversuch
  – Gesichtsmuskulatur: Stirnrunzeln, Pfeifen. Lächeln, Augen schließen/öffnen
  – Sprechvermögen: Patient einen Satz vorsprechen und nachsprechen lassen
  – Sehvermögen: Gesichtsfeldprüfung mit dem Finger

■ Hausärztliche Beratungs- und Behandlungsinhalte

❯ Das Vorgehen beim Schlaganfall erfordert rasches ineinandergreifendes strukturiertes Handeln von Diagnostik und Therapie.

— Sofortige Anforderung des Rettungswagens:
  – innerhalb des 4-h-Intervalls, wenn vorhanden: mobiles Stroke Team
  – außerhalb des 4-h-Intervalls hängt die Notarztbegleitung von der Gesamtsituation und der Schwere der Symptome ab
— intravenösen Zugang am nicht betroffenen Arm anlegen, isotone Infusion (Ringer-Laktat)
— Sauerstoff 2–3 l/min (falls vorhanden)
— bei erhaltenem Bewusstsein: Lagerung mit leicht erhöhtem Oberkörper
— bei Koma: stabile Seitenlagerung mit erhöhtem Oberkörper
— Blutdruck nur bei Werten > 220 mmHg systolisch und/oder > 120 mmHg diastolisch moderat senken mit z. B. Urapidil i.v. (10-mg-Schritte) oder Captopril 6,25–12,5 mg oral
— bei Hypoglykämie: 50–100 ml 20–40 % Glucose i.v. bei liegender Infusion (▶ Abschn. 3.7)
— Keine Gabe von: Heparin, ASS, Clopidogrel, Steroide, Nitropräparate, i.-m.-Injektion

3

Patienten ohne nachprüfbare Symptomatik (Z. n. akuter TIA) stellen oft eine besondere Herausforderung im Praxisalltag dar. Es ist dringend geboten, die Indikation zur weiteren Abklärung großzügig zu stellen. Ist das Ereignis nicht älter als 7 Tage, sollte eine rasche stationäre, in allen anderen Fällen eine zeitnahe ambulante Abklärung mit Einleitung einer Sekundärprävention erfolgen. Hier bedarf es häufig auch einer nachhaltigen Überzeugungskraft gegenüber dem momentan beschwerdefreien Patienten.

Verzicht auf stationäre Einweisung und Abklärung: bei multimorbiden Patienten, insbesondere auch bei palliativer Situation und bei erklärtem Patientenwillen kann unter Würdigung der Gesamtsituation auf eine notfallmäßige Einweisung des Patienten auch verzichtet werden.

- Zusammenarbeit mit Spezialisten
- wichtige hausärztliche Information an den Notarzt/die nachversorgende Klinik: relevante Vorerkrankungen (Erster Schlaganfall?, vaskuläre Erkrankungen? Vorhofflimmern? Karzinome?) und Medikation (insbesondere Antikoagulation)
- Mögliche ambulante Mitversorgung durch Radiologie, Neurologie und Kardiologie

- Relevante Leitlinien
S3 Leitlinie Schlaganfall DEGAM Nr. 8 (2012) AWMF 053-011.

> **Fallbeispiel**
>
> Der teilweise noch als Ingenieur berufstätige Mann leidet als Grunderkrankung an einem Diabetes mellitus, einer Hypercholesterinämie und einer arteriellen Hypertonie. Die Medikation erfolgt mit Metformin (2×500 mg), Simvastatin (20 mg) und Lisinopril (10 mg). Die Stoffwechsel- und Blutdruckeinstellung sind optimal. Der Patient fährt

regelmäßig ausgedehnte Radtouren und ist insgesamt sehr sportlich.

Bei der Befragung gibt er an, dass er am Morgen aufgewacht sei und nach einiger Zeit bemerkt habe, dass er beim Blick nach „rechts oben" nichts sehen würde. Sonst hatte er keine Beschwerden.

Die körperliche Untersuchung ergibt einen eindeutigen beidseitigen Gesichtsfeldausfall für den oberen Quadranten beim Blick nach rechts (homonyme Quadrantenanopsie). Weitere Ausfälle oder pathologische Befunde können nicht erhoben werden. Dem Patienten wird unter Berücksichtigung seiner Grundrisiken mitgeteilt, dass es sich um einen Infarkt im Stromgebiet der A. cerebri posterior auf der linken Seite handeln könnte. Ihm wird die rasche stationäre Aufnahme in einer neurologischen Krankenhausabteilung nahegelegt. Er ist einverstanden, wird dort angemeldet und mit dem Krankenwagen ohne Notarztbegleitung in die Klinik verlegt. Die stationäre Abklärung bestätigt durch die vorgenommene Bildgebung den klinischen Verdacht. Eine Emboliequelle kann nicht gefunden werden, letztendlich wird von einer atherosklerotischen Ursache ausgegangen. Die Symptomatik bildet sich innerhalb von 48 h vollständig zurück. Die Therapie wird um die Zugabe von ASS 100 mg/die ergänzt. Die Entlassung aus dem Krankenhaus erfolgte nach drei Tagen.

3.11 Blutungen

> **Fallbeispiel**
>
> Herr K. L., 75 Jahre, rüstig, versorgt sich selbst und fährt noch Motorrad, bestellt einen Hausbesuch, weil er seit 2 h massive Blutungen aus dem After habe.

Blutungen verschiedenster Art gehören zu den Ereignissen, mit denen der Hausarzt jederzeit als Notfallereignis rechnen muss – am häufigsten mit Nasenbluten, seltener mit rektalen und oberen gastrointestinalen Blutungen, vereinzelt auch mit vaginalen Blutungen.

Bei kreislaufrelevanten Blutungen ist generell eine Notfallversorgung mit Volumenzufuhr sowie stationäre Einweisung unter (Not-)Arztbegleitung erforderlich. Zum Vorgehen bei Schock (▶ Abschn. 3.2).

❯ Ist kein venöser Zugang bei Blutungen/ Schock zu erzielen, sollte rasch eine intraossäre Punktion (vorzugsweise an der Tibia – auch bei Kindern) durchgeführt werden.

■ **Nicht stillbares Nasenbluten**
— zu Nasenbluten allgemein ▶ Abschn. 5.1
— entsteht meist durch Blutungen in den hinteren Nasenabschnitten, im Einzelfall zusätzlich kompliziert durch Einnahme von Antikoagulantien (Phenprocoumon – NOAK – ASS)
— trotz Kompression der Nasenflügel zeigt sich weiter ausgeprägte Blutabsonderung über den Rachenraum
— Versuch, mit Nasentamponade Blutung zu stillen
— bei kreislaufrelevanten Blutungen i.v.-Zugang und reichlich Volumenzufuhr (kristalloide Lösungen – kein NaCl), sofortige stationäre Einweisung mit (Not-)Arztbegleitung nach Möglichkeit in Klinik mit HNO-Spezialabteilung
— bei erhöhtem Blutdruck Gabe von Blutdrucksenkendem Mittel (z. B. 1 Hub Nitroglycerin oder 5 mg Nitrendipin oral oder Urapidil i.v. 25 mg)

■ **Anale/Peranale Blutungen**
Ursachen: am häufigsten durch proktologische Probleme (Hämorrhoiden, Fissuren, Z. n. Operationen), seltener aus Divertikeln, Karzinomen oder entzündlichen Prozessen (z. B. M. Crohn, Colitis ulcerosa).

Die diagnostischen und therapeutischen Möglichkeiten des Hausarztes sind begrenzt, eine rasche Überweisung zum Spezialisten (Proktologe, Gastroenterologe) bzw. bei kreislaufrelevanten Blutungen umgehende stationäre Einweisung ist erforderlich. Bei kreislaufrelevanten Blutungen Volumengabe.

■ **Blutungen aus dem oberen Gastrointestinaltrakt**
Ursachen: Magenerosionen, Ulzera in Magen oder Duodenum, Mallory-Weiss-Blutung, Ösophagusvarizen, Tumore.

Die Blutungen können sich in Bluterbrechen (z. B. schwallartig bei Ösophagusvarizen) oder auch in Teerstuhl zeigen.

Aus der Anamnese ist häufig die Ursache der Blutung abzuleiten (z. B. heftiges Erbrechen – Mallory-Weiss-Blutung, bekannte Leberzirrhose und Alkoholkrankheit – Ösophagusvarizenblutung, Einnahme von ASS, NSAR – Blutung aus Magenerosionen oder Ulkus).

❯ Bei Teerstuhl ist auch die Einnahme von Eisenpräparaten zu bedenken.

Auch hier begrenzte diagnostische und therapeutischen Möglichkeiten, deshalb rasche Überweisung bzw. Einweisung sowie kreislaufstabilisierende Maßnahmen.

Fallbeispiel

Der Hausbesuch wird sofort ausgeführt. Bei Ankunft ist der im Bett liegende Patient ansprechbar, der Blutdruck beträgt 90/65 mmHg, der Puls ist tachykard um 100/min. Bei der orientierenden Untersuchung zeigt sich ein weicher Bauch, um den After zeigt sich frisches Blut. Es wird sofort eine Infusion angelegt und der Patient mit Arztbegleitung ins

3

nächstliegende Krankenhaus verbracht. Dort zeigt sich ein Abfall des Hämoglobins auf 8,2 g/dl und es werden zwei Erythrozytenkonzentrate verabreicht. Nach Stabilisierung des Patienten wird eine Koloskopie durchgeführt, die eine Divertikelblutung ergibt. Im weiteren Verlauf entwickelte der Patient eine KHK, unter der leitliniengerechten Versorgung mit ASS traten rezidivierende Blutungen auf. An einer solchen Blutung verstarb der Patient.

3.12 Akuter peripherer arterieller Verschluss

Die Beratungsursache „akuter heftiger Schmerz im Bein" ist in der Hausarztpraxis eher selten. Wird der Hausarzt jedoch mit einem solchen Notfall konfrontiert, ist schnelles, unmittelbares Handeln erforderlich.

Patientenangaben: Die Patienten klagen über akut aufgetretene heftigste Schmerzen in der betroffenen Extremität.

Ursachen: In fast drei Viertel aller Fälle Vorhofflimmern.

Klinischer Befund: Nach Pratt gibt es 6 typische Symptome, die „6 Ps":
- Pain (Schmerz)
- Pallor (Blässe)
- Pulselessness (Pulsverlust)
- Paresthesia (Sensibilitätsstörung)
- Paralysis (Bewegungsunfähigkeit)
- Prostration (Schock)

❯ Insbesondere bei akuten Parästhesien ist neben neurologischen Ursachen auch an einen arteriellen Verschluss zu denken, deshalb sind immer die Fußpulse zu tasten.

- **Hausärztliche Vorgehensweise im Notfall**
- Bestimmung der Vitalparameter (RR, Puls, SpO$_2$, Glukose, Temperatur)

- betroffene Extremität tief lagern, weicher Polsterverband mit Watte, Druckstellen vermeiden
- i.-v.-Zugang und Infusion
- Schmerzbekämpfung (z. B. mit 5–10 mg Morphin i.v.)
- Heparingabe (5000 IE i.v.)
- **unmittelbare stationäre Einweisung mit (Not-)Arztbegleitung zur weiteren definitiven Behandlung**

3.13 Epileptischer Anfall

Der Hausarzt wird mit einem Krampfanfall eher selten konfrontiert, er sollte jedoch die notwendigen Notfallmaßnahmen beherrschen.

Patientenangaben: Nachdem der Patient im Krampfanfall immer bewusstlos ist, ist hier die Fremdanamnese von großer Bedeutung:
- Dauer des Anfalls
- Art des Krampfens
- bekannte Epilepsie
- mögliche Auslöser (z. B. Schlafentzug, Alkoholprobleme, Medikamentenanamnese)

- **Körperlicher Befund**
In aller Regel ist beim Eintreffen des Arztes der Anfall bereits vorüber, der Patient befindet sich im postiktalen Zustand und ist bewusstseinsgetrübt, eventuell psychomotorisch unruhig und kann sich in der Regel nicht an das Ereignis erinnern.

- **Hausärztliche Vorgehensweise im Notfall**
- Bestimmung der Vitalparameter (RR, Puls, SpO$_2$, **Glukose, Temperatur**)

❯ Hinter einem Krampfanfall kann sich immer auch eine Hypoglykämie verstecken – deshalb immer Glukosemessung (▶ Abschn. 3.8).

- Untersuchung auf stattgehabten Zungenbiss, Sekundärverletzungen

- Lagerung, um weitere Sekundärschäden zu vermeiden (insbesondere bei noch bestehendem Krampfen)
- keine traumatisierenden Versuche, einen Keil zwischen die Zähne zu platzieren, eventuell Guedeltubus applizieren
- Sauerstoffgabe – nur bei persistierender Hypoxie Intubation
- bei psychomotorischer Unruhe Gabe eines Benzodiazepins (z. B. Lorazepam 4 mg i.v. oder Diazepam 10 mg i.v.) unter Beachtung der Nebenwirkung Atemdepression
- wenn kein i.-v.-Zugang möglich ist, dann Gabe von Midazolam 10 mg i. m. oder p.o.(buccal) eventuell auch rektal Diazepam 10 mg (besonders auch bei Kindern geeignet)
- Antikonvulsivagabe (Phenytoin) nur im Anfallsstatus
- **unmittelbare stationäre Einweisung mit (Not-)Arztbegleitung zur weiteren Diagnostik und Therapieeinleitung bzw. -evaluation bei bekanntem Anfallsleiden**

Bei bekanntem Anfallsleiden und rascher Besserung der Symptomatik ist eine stationäre Einweisung nicht zwingend erforderlich, wenn eine Überwachung des Patienten durch Angehörige oder Betreuungspersonen gewährleistet ist.

3.14 Akute Verwirrtheit

Fallbeispiel

Zu Beginn der Morgensprechstunde ruft eine Pflegekraft aus dem Pflegeheim an und bittet um einen baldigen Hausbesuch bei einem 86-jährigen, bisher noch relativ rüstigen Patienten, der seit der letzten Nacht plötzlich sehr unruhig sei, nachts mehrmals aufgestanden, durch

die Gänge gelaufen sei und sich nicht ausgekannt hätte. Er sei auch stark verschwitzt gewesen.

Die akute Verwirrtheit (Delir) ist als durch **organische** Ursachen ausgelöste Psychose (exogene Psychose) eine Bewusstseinsstörung in der Wahrnehmung und dem Bezug des eigenen Ich zur Umwelt. Sie weist **kognitive Störungen** auf und ist gekennzeichnet durch **plötzlichen Beginn** und fluktuierenden Verlauf.

- Hausärztliche Relevanz

Akute Verwirrtheitszustände sind relativ häufige Erkrankungszustände, die insbesondere in einer alternden Gesellschaft stetig zunehmen (>85 Jahre), jedoch häufig milde oder auch mit verminderter Aktivität verlaufen und daher unerkannt und unbeachtet bleiben. Der größere Teil eindrucksvoller Störungen wird im Krankenhaus auffällig, insbesondere im Rahmen postoperativer Zustände. Dennoch kommen akute auffällige Verwirrtheitszustände auch im Rahmen hausärztlicher Betreuung regelmäßig häufig vor, insbesondere in Pflegeheimen sind bis zu 40 % der Patienten betroffen.

- Abwendbar gefährlicher Verlauf
- potentiell tödlich verlaufende Erkrankung
- Einmündung in eine Demenz, bzw. Verschlechterung einer Demenz

- Ursachen
Risikofaktoren:
- höheres Lebensalter, vorbestehende kognitive Defizite, zerebrale Morbidität, Gebrechlichkeit, Alkohol und Drogenabhängigkeit, Multimorbidität, Multipharmakotherapie

□ Tab. 3.4   Differenzialdiagnose Delir, Demenz, Depression. (Aus Frühwald 2015)

Merkmal	Delir	Demenz	Depression
Beginn	Akut	Schleichend	Meist langsam
Tagesschwankungen	Stark	Kaum	Morgendliches Pessimum
Vigilanz	Getrübt	Klar (bis Spätstadium)	Normal
Kognition	Gestört	Global gestört	Meist ungestört
Aufmerksamkeit	Eingeschränkt	Wenig eingeschränkt	Eingeschränkt
Gedächtnis Schlaf-Wach-Rhythmus	Defizit in Sofort- und Kurzzeitgedächtnis Tag-Nacht-Umkehr	Defizit in Kurz- und Langzeitgedächtnis Fragmentiert	Intakt Gestört
Vegetative Zeichen	Vorhanden	Meist keine	Meist keine

— potenziell auslösende Faktoren:
- – Operationen
- – anticholinerge Medikation
- – Fieber und akute Infektion
- – Hypoxie
- – Exsikkose und Elektrolytstörungen (Hyponatriämie)
- – Störungen des Glukosestoffwechsels
- – Entzug bei Alkohol- und Drogenmissbrauch
- – Milieuwechsel
- – Harnverhalt, Obstipation
- – ZNS Störungen (z. B. subdurales Hämatom)
- – Glaukomanfall

▪ Anamnese

Eigene Angaben fehlen in aller Regel, Hinweisgeber sind Pflegepersonen oder Angehörige, die von „Unruhe", „Verwirrung", „er/sie hat Halluzinationen" berichten. Hinweis kann auch die Schwesternanforderung, der Patient „brauche was zur Beruhigung oder zum Schlafen", sein.

▪ Körperlicher Befund

Vom sehr eindrucksvollen Verlauf mit hochakuter Orientierungsstörung zu Ort, Zeit, Person und Situation, mit Störungen des Gedächtnisses, psychomotorischer Unruhe und Agitation, Halluzinationen, Eintrübung und vegetativer Symptomatik wie Schwitzen und Tachykardie bis hin zum eher ruhig in sich gekehrten, wortlosen und müde wirkenden Patienten ist jede Verlaufsform möglich.

Prodromalphase: Unruhe, Schlafstörungen (aufgehobener Tag-Wachrhythmus), Stimmungsschwankungen.

Verwirrtheitszustände im Rahmen einer Demenz oder anderer Psychosen sind abzugrenzen, was aber im Praxisalltag nicht ganz einfach ist, da sie selber wieder Risikofaktor für die Auslösung eines Delirs sein können (□ Tab. 3.4). Hauptunterscheidungsmerkmale sind die **Bewusstseinsstörung und das rasche Auftreten.**

▪ Diagnostik

Hausärztliche Basisdiagnostik.
— umfassende Anamnese in Anlehnung an Confusion Assessment Method (CAM) (□ Tab. 3.5):
— die körperliche Untersuchung des Patienten umfasst das Beobachten seines Verhaltens und die Erhebung eines Gesamtstatus zur Detektion auslösender organischer Ursachen
— Laboruntersuchungen: BB, CRP, Nierenwerte, Elektrolyte, Leber, TSH, Urinstatus

◻ Tab. 3.5 Confusion Assessment Method (CAM)

A	**Akuter Beginn und fluktuierender Verlauf** *Fremdenanamnestisch abklären:* **Gibt es Hinweise für eine akute Veränderung des geistigen Zustandes des Patienten gegenüber seinem Normalverhalten?** **Gibt es Tagesschwankungen innerhalb der qualitativen oder quantitativen Bewusstseinsstörung?**	1 Punkt
B	Störung der Aufmerksamkeit Hat der Patient Mühe, sich zu konzentrieren? Ist er leicht ablenkbar?	1 Punkt
C	Denkstörungen Hat der Patient Denkstörungen im Sinne von inkohärentem, paralogischem, sprunghaftem Denken?	1 Punkt
D	Quantitative Bewusstseinsstörung (1 Punkt) Jeder Zustand außer „wach" wie hyperalert, schläfrig, stuporös oder komatös	1 Punkt

Ab 3 Punkten (Punkt A und B obligat) ist das Vorliegen eines Delirs sehr wahrscheinlich.

Weiterführende hausärztliche Diagnostik:
- EKG, Sonographie des Abdomens

Weiterführende spezialisierte Diagnostik:
- EEG, Bildgebende Verfahren, Liquoruntersuchung

- Hausärztliche Beratungs- und Behandlungsinhalte

❯ Das Delir ist als potentielle Notfallerkrankung wahrzunehmen und rasch einer Behandlung zuzuführen.

Bei dem Hausarzt bekannten Patienten, rasch diagnostizierbarer auslösender Ursache und guter Therapierbarkeit, möglicher dauerhafter Überwachung und Betreuung des Patienten durch Pflegepersonal oder geeignete Angehörige und rascher Reaktionsmöglichkeit bei Verschlechterung der Symptomatik, kann eine ambulante Therapie eingeleitet werden.

Bei allen unbekannten Patienten z. B. im Bereitschaftsdienst, bei allen unklaren Ursachen, bei Entzugsdeliren und bei ausgeprägten Verlaufsformen ist eine rasche stationäre Einweisung (Psychiatrie mit Intensivstation!?) vorzunehmen.

Behandlung auslösender Faktoren:

- Absetzen von Delir auslösenden Medikamenten
- Ausgleich des Flüssigkeit-, Glukose- und Elektrolytstoffwechsels
- Fiebersenkung und Infektbehandlung
- Medikation:
  - bewährtes Medikament der ersten Wahl ist Haloperidol (s. c und oral anwendbar): Tagesdosen möglichst nicht über 3 mg, Einzeldosen 2–4 × 0,5 (-1) mg (UAW: extrapyramidale Symptome)
  - Auch möglich: Risperidon (bis 1 mg/Tag), Quetiapin (bis 50 mg/Tag)
- Prävention:
  - Detektion der Risikopatienten
  - Ausgleich kognitiver Defizite
  - Beseitigung von Schlafmangel
  - Mobilisation
  - Optimierung des Stoffwechsels
  - Optimierung des Trinkverhaltens
  - Anpassung von Sehhilfen und Hörgeräten

- Relevante Leitlinien

S3 Leitlinie Analgesie, Sedierung und Delirmanagement in der Intensivmedizin (DAS-Leitlinie 2015).

3

Beim Eintreffen im Pflegeheim findet sich ein im Bett liegender, unruhig nestelnder Patient, der den Arzt als Herrn Pfarrer begrüßt und mit ihm die Taufe seiner Tochter besprechen will. Es stellt sich rasch heraus, dass der Patient Fieber mit 39,3 °C hat. Die Atmung und der Puls sind etwas beschleunigt, der Blutdruck liegt bei 125/75 mmHg. Bei der körperlichen Untersuchung findet sich ein linksseitig mäßig geschwollenes Skrotum mit deutlicher schmerzhaft zu palpierender Verdickung des Nebenhodens. Die übrige körperliche Untersuchung ist unauffällig.

Neben fiebersenkenden Maßnahmen und antibiotischer Therapie der diagnostizierten Nebenhodenentzündung erhält der Patient eine niedrige Dosis Haloperidol (0,5 mg 2xtgl.). Darunter klart er recht rasch innerhalb von 24 h wieder auf und ist in der folgenden Zeit wieder vollständig orientiert, sodass nach wenigen Tagen die Haloperidolmedikation wieder abgesetzt werden kann.

3.15 Vergiftungen

Die Beratungsursache „Vergiftung" ist in der Hausarztpraxis eher selten. Andererseits werden deutschlandweit über 200.000 Behandlungsfälle wegen Vergiftung stationär registriert, davon mehr als die Hälfte aufgrund von Alkohol. Mehr als ein Drittel sind durch Medikamente hervorgerufen und jeweils über 10 % durch Drogen bzw. giftige Tiere bedingt.

Bei Kindern sind vor allem Haushaltsprodukte Vergiftungsquellen, davon sind ätzende Laugen und Säuren am gefährlichsten.

Waschbenzine oder dünnflüssige Paraffine (z. B. Kerzenöl oder Grillanzünder) sind wegen der Lungenbeteiligung ebenfalls besonders gefährlich.

Suizidale Absicht ist insbesondere bei Arzneimittelintoxikationen der häufigste Grund für die Vergiftung.

- Vergiftungen können je nach Auslöser unterschiedliche klinische Bilder hervorrufen, die z. T. typisch sind (Toxidrome).
- Vor Versorgung des Patienten ist immer zuerst der **Selbstschutz** der Helfer zu beachten (z. B. bei Gasvergiftungen, Brand).

❯ Bei Vergiftungsnotfällen an die Sicherstellung von Asservaten (z. B. Medikamentenblister, Nahrungsmittelreste, Erbrochenes) denken.

- **Hausärztliche Vorgehensweise im Notfall**
- Bestimmung der Vitalparameter (RR, Puls, SpO_2, Glukose, Temperatur)
- Sauerstoffgabe (2–4 l/min, bei Kohlenmonoxidvergiftung 100 %)
- i.-v.-Zugang und Infusion
- eventuell Intubation, Beatmung, kardiopulmonale Reanimation
- wegen der Gefahr verzögerter Giftwirkung stets umgehende stationäre Einweisung mit (Not-)Arztbegleitung
- induziertes Erbrechen, Magenspülung, Gabe von Aktivkohle sind nur in Einzelfällen (Ingestion < 60 min) indiziert und risikobehaftet (z. B. Aspiration, erneute Verätzung)

❯ Zur raschen Kontaktaufnahme mit einer Giftnotrufzentrale ist die Installation der App „Vergiftungsunfälle bei Kindern" des BfR Bundesamt für Risikobewertung zu empfehlen, dort ist direkte Kontaktaufnahme möglich.

Übungsfragen

1. Welche Funktionen werden bei der Glasgow Coma Scale beurteilt?
2. Was sind die wesentlichen Inhalte des Advanced-life-support-Algorithmus?
3. Ordnen Sie die Schockformen nach ihrer Häufigkeit ein: kardiogener Schock, distributiver Schock, obstruktiver Schock, hypovolämischer Schock
4. Nennen Sie die verschiedenen Schweregrade der Bewusstseinsstörung.
5. Nennen Sie die wesentlichen Maßnahmen bei akutem Koronarsyndrom.
6. Welche nichtmedikamentösen Maßnahmen kann man bei Atemnot ergreifen?
7. Welche wichtigen nichtabdominellen Ursachen sind als Auslöser für ein akutes Abdomen zu bedenken?
8. Was sind die Unterschiede zwischen diabetischer Ketoazidose (DKA) und hyperosmolarem hyperglykämischen Syndrom (HHS)?
9. Nennen Sie die häufigsten Auslöser von anaphylaktischen Reaktionen:
   - Wie behandelt man eine anaphylaktische Reaktion?
   - Was sollte ein „Notfallset-Anaphylaxie" beinhalten?
10. Welches wichtige Zeitfenster besteht bei der Therapie des akuten Schlaganfalls? Wie und Wann wird ein erhöhter Blutdruck beim Schlaganfall gesenkt?
11. Bei welcher Konstellation ist die Behandlung von nicht stillbarem Nasenbluten besonders problematisch?
12. Nennen Sie die 6 typischen Zeichen, die hinweisend sind auf einen akuten arteriellen peripheren Verschluss.
13. Was sollte man bei einem epileptischen Anfall bei einem Patienten, bei dem noch keine Epilepsie bekannt ist, bedenken? Sieht der anlässlich eines epileptischen Anfalls herbeigerufene Arzt in der Regel das Vollbild des Anfalls, wenn er nach ca. 5–7 min am Notfallort eintrifft?
14. Was unterscheidet das Delir von anderen Psychosen, nennen Sie wichtige Auslösefaktoren.
15. Welches sind die häufigsten Ursachen für Vergiftungen und welches Mittel wird am meisten in suizidaler Absicht von den Betroffenen verwendet?

Lösungen ▶ Kap. 15

Patienten mit dauerhaftem, langfristigem Versorgungsbedarf (Der Umgang mit dem chronisch kranken Patienten)

Inhaltsverzeichnis

© Springer-Verlag GmbH Deutschland, ein Teil von Springer Nature 2020
B. Riedl und W. Peter, *Basiswissen Allgemeinmedizin*,
https://doi.org/10.1007/978-3-662-60324-6_4

Einen großen Anteil der hausärztlichen Tätigkeit nimmt die Betreuung chronisch kranker Patienten ein. Als chronisch krank gelten Patienten, die aufgrund ihrer Gesundheitsstörung einer dauerhaften Behandlung, dies oft ihr ganzes Leben lang, bedürfen. Die chronische Erkrankung kann dabei lebensbedrohlich (z. B. bösartige Erkrankung, schwere Herzinsuffizienz), stark einschränkend im Alltag aber nicht lebensbedrohlich (z. B. insulinpflichtiger Diabetes mellitus, Erkrankungen des rheumatischen Formenkreises) oder auch fast symptomlos (arterielle Hypertonie) bis asymptomatisch (Hypercholesterinämie) sein. In diesem Kapitel wird der hausärztliche Umgang mit den wesentlichen chronischen Erkrankungen (z. B. Diabetes mellitus, Hypertonie, Herzinsuffizienz u. v. m.) dargestellt.

Die Betreuung chronisch kranker Patienten nimmt einen großen Anteil der ärztlichen Tätigkeit ein. Als chronisch krank gilt ein Patient, der aufgrund seiner Gesundheitsstörung einer dauerhaften Behandlung, dies oft sein ganzes Leben lang, bedarf. Die chronische Erkrankung kann dabei lebensbedrohlich (z. B. bösartige Erkrankung, schwere Herzinsuffizienz), stark einschränkend im Alltag, aber nicht lebensbedrohlich (z. B. insulinpflichtiger Diabetes mellitus, Erkrankungen des rheumatischen Formenkreises) oder auch fast symptomlos (arterielle Hypertonie) bis asymptomatisch (Hypercholesterinämie) sein.

Der Gesetzgeber hat als chronische Erkrankung eine Erkrankung definiert, die über mindestens 4 Quartale behandlungsbedürftig ist und auch in jedem Quartal zu einem Arzt-Patienten-Kontakt geführt hat. Dies würdigt er in einer Erleichterung der Zuzahlungshöhe (1 % statt 2 % des Jahreseinkommens), § 62 im 5. Sozialgesetzbuch (SGB V).

Als **schwerwiegend** gilt eine chronische Erkrankung nach Auffassung des Gesetzgebers (Chroniker – Richtlinie des GbA):

= Vorliegen von Pflegegrad 2-bis 5 oder

= Grad der Behinderung (GdB) von mindestens 60 % sowie/oder

= Es ist eine kontinuierliche Behandlung erforderlich, ohne die ein Eintreten einer lebensbedrohlichen Verschlechterung oder Minderung der Lebensqualität oder Verminderung der Lebenserwartung eintreten würde

Die häufigsten chronischen Erkrankungen in der wissenschaftlichen Fälleverteilungsstatistik bei Fink und Haidinger (▶ Abschn. 1.3) sind Hypertonie, Diabetes mellitus, Arthrose, Herzinsuffizienz, Depression. Die Klassifizierung chronischer Erkrankungen erfolgt meist als exakte Diagnose oder zumindest als Bild einer Krankheit.

Für den betroffenen Patienten ist die Feststellung einer chronischen Erkrankung ein einschneidendes Erlebnis, bedeutet dies doch i. d. R. eine erhebliche Veränderung des zukünftigen Lebens. Dauerhafte Medikamenteneinnahme, Veränderung des Lebensstils u. v. m. sind die Folge. Neben der alleinigen medizinischen Diagnosestellung und Behandlungsführung muss der Hausarzt auch viele Probleme **gemeinsam mit** dem Patienten bearbeiten, die durch das Auftreten der Krankheit als Begleitprobleme auftreten (z. B. Bewältigung der Arbeitsbelastung, Stellung in der Gesellschaft bei Arbeitsplatzverlust oder Berentung, Veränderung des Selbstwertgefühls, Verarbeitung der Krankheit durch die Bezugspersonen in Familie und Freundeskreis). Das Bewusstsein, dass jeder Patient das Auftreten einer einschneidenden, dauerhaft lebensverändernden Erkrankung anders verarbeitet (▶ Abschn. 4.10), muss beim Hausarzt ständig gegenwärtig sein. Er muss sich dabei immer individuell auf den Patienten einstellen.

Beispiel: bei einem bisher sportlich aktiven (Vereinsfußballer in höherklassiger Jugendliga) Jugendlichen im Gymnasium wird ein Diabetes mellitus Typ 1 festgestellt. Der

Patient kann sich ergeben mit der Krankheit abfinden, sie verleugnen und ignorieren oder aber gegen sie ankämpfen bzw. sie in seinen Lebensablauf einbinden. Als Folge kann er z. B. den Sport und seine Schule weiterführen oder aber alles abbrechen.

Idealerweise wird sich ein Hausarzt über einen sehr langen Zeitraum um seinen chronisch kranken Patienten kümmern, Ziele der Langzeitbetreuung und damit das Erreichen einer verbesserten Langzeitprognose können sein (in Anlehnung an NVL KHK)

- Verbesserung der Prognose und Vermeidung von Folgeschäden der chronischen Erkrankung (z. B. Amputationen bei Diabetes mellitus, weitere Folgeschäden bei Arteriosklerose)
- Erhalt bzw. Verbesserung der Lebensqualität
- Erhalt der Erfüllung von Aufgaben im persönlichen, familiären, beruflichen und sozialen Umfeld
- Motivation und Unterstützung des Patienten dabei, einen möglichst selbstständigen Umgang mit der Erkrankung erlangen zu können

❯ Insbesondere die psychische Stabilität spielt eine entscheidende Rolle bei der Bewältigung einer chronischen Erkrankung.

Bestandteile der Langzeitbetreuung sind vor allem regelmäßige Kontrolltermine (Überprüfung der Compliance bei der Behandlung, Bearbeitung von Begleitproblemen). Für bestimmte chronische Krankheitsbilder (Diabetes mellitus, KHK, Asthma bronchiale, COPD) sind strukturierte Behandlungsprogramme vorgesehen (▶ Abschn. 4.21), die einen i. d. R. vierteljährlichen Kontrolltermin vorsehen.

Der Hausarzt ist bei der Behandlung vieler chronischer Krankheitsbilder zentraler Punkt eines Versorgungsnetzes, in das z. B. Spezialisten, Physiotherapeuten, Psychologen, Selbsthilfegruppen eingebunden sind. Eine seiner Hauptaufgaben ist es, den Patienten in diesem komplexen System zu führen und die einzelnen aus seiner Sicht erforderlichen Maßnahmen zu koordinieren (z. B. Patient mit rheumatoider Arthritis).

Im Folgenden wird der Umgang mit den wichtigsten in der Hausarztpraxis regelmäßig häufig vorkommenden chronischen Erkrankungen dargestellt.

4.1 Hoher Blutdruck (Hypertonie)

Fallbeispiel

Herr K. I., Büroangestellter, 61 Jahre, stellt sich in der Praxis vor, er möchte gerne seinen Blutdruck abgeklärt haben: „Vorgestern beim Betriebsarzt wurde ein Wert von 170 zu 100 gemessen, ist das gefährlich und was muss ich tun?"

Hoher Blutdruck (arterielle Hypertonie) ist einer der großen Risikofaktoren für das Entstehen von Herz-Kreislauf-Erkrankungen wie Koronarer Herzerkrankung (KHK) oder Herzinsuffizienz sowie zerebrovaskulärer Komplikationen (z. B. Schlaganfall). Prinzipiell ist arterielle Hypertonie ein **Symptom.** Gerade weil die Hypertonie über Jahre symptomlos verlaufen kann, sollte der Hausarzt die betroffenen Patienten frühzeitig erkennen, richtig beraten und behandeln. Jahrelange, ja lebenslange Begleitung der Patienten ist die Regel.

Zur Klassifikation der Hypertonie siehe ◻ Abb. 4.1. Derzeit existieren unterschiedliche Blutdruckdefinitionen in Europa (ESC/ESH Leitlinie = European Society of Heart/Hypertension) und USA (ACC = American Heart Association).

Wichtig bei der Beurteilung der Hypertonie ist vor allem die Risikostratifizierung bezüglich des kardiovaskulären

Systolisch (mmHg)	ACC/AHA	ESH/ESC	Diastolisch (mmHg)	ACC/AHA	ESH/ESC
< 120	normal	optimal	< 80	normal	optimal
120–129	erhöht	normal	80–84	St.-I-Hypertonie	normal
130–139	Stadium-I-Hypertonie	Hoch-normal	85–89	St.-I-Hypertonie	Hoch-normal
140–159	St.-II-Hypertonie	Grad-I-Hypertonie	90–99	St.-II-Hypertonie	Grad-I-Hypertonie
160–179	St.-II-Hypertonie	Grad-II-Hypertonie	100–109	St.-II-Hypertonie	Grad-II-Hypertonie
≥ 180	St.-II-Hypertonie	Grad-III-Hypertonie	> 110	St.-II-Hypertonie	Grad-III-Hypertonie
≥ 140	Nicht definiert	ISH	< 90	Nicht definiert	ISH

ACC = American College of Cardiology; AHA = American Heart Association; ESH = European Society of Hypertension; ESC = European Society of Cardiology

◻ Abb. 4.1 Blutdruckdefinition ACC/AHA und ESH/ESC. (Aus van der Giet 2019)

Zusatzrisiken	hoch normale Normotonie	Grad-1-Hypertonie	Grad-2-Hypertonie	Grad-3-Hypertonie
keine Risikofaktoren	normal	niedrig	mittel	hoch
1–2 Risikofaktoren	niedrig	mittel	mittel–hoch	hoch
ab 3 Risikofaktoren	niedrig–mittel	mittel–hoch	hoch	hoch
EOS, CNI Stad. 3 oder DM	mittel–hoch	hoch	hoch	hoch–sehr hoch
CVE, CNI Stad. 4–5, DM mit EOS oder CNI	sehr hoch	sehr hoch	sehr hoch	sehr hoch

Kardiovaskuläres Risiko über 10 Jahre:　normal:　< 10 %
niedrig:　10–15 %
mittel:　15–20 %
hoch:　20–30 %
sehr hoch:　> 30 %

◻ Abb. 4.2 Stratifizierung der Hypertoniker nach ESH/ESC-Leitlinie 2013. (Aus Bönner 2013) (EOS = Endorganschäden, CNI = chronische Niereninsuffizienz, DM = Diabetes mellitus, CVE = Kardivaskuläre Erkrankung)

Gesamtrisikos (◻ Abb. 4.2). Das Risiko richtet sich nach dem Vorliegen von Risikofaktoren (bestehende Endorganschäden, Diabetes mellitus, chronische Niereninsuffizienz, erlittene kardiovaskuläre Ereignisse) und dem Grad der Hypertonie (◻ Abb. 4.1).

Entsprechend der Art der Messung werden unterschiedliche **Grenzwerte** für das Vorliegen einer Hypertonie definiert:

- **Praxismessung:** systolisch >140 und/oder diastolisch >90
- **Langzeitmessung:** tags syst. >135 und/oder diast. >85, nachts syst. >120 und/oder diast. >70, über die gesamten 24 h syst >130 und diast. >80
- **häusliche Messung:** syst. >135 und/oder diast. >85

❯ Eine effektive Blutdrucksenkung reduziert erheblich das Auftreten kardiovaskulärer Komplikationen (Herzinfarkt 20–25 %, Schlaganfall 35–40 %, Herzinsuffizienz >50 %).

■ **Hausärztliche Relevanz**
Häufigkeit Fink: Hypertonie *****

4

Hypertonie ist die häufigste chronische Erkrankung. Die Prävalenz in Europa wird in der ESC-Leitlinie mit 30–45 % angegeben, im Alter zeigt sich ein deutlicher Anstieg (bis zu 75 % bei über 70-jährigen).

- ■ Abwendbar gefährliche Verläufe
- ▬ bei essentieller Hypertonie sekundäre Hypertonie (Hyperaldosteronismus, Schlafapnoe, Nierenarterienstenose, Nierenparanchymerkrankungen, Phäochromozytom, Cushing – Syndrom)
- ▬ entstehende Herz-Kreislauf-Erkrankungen: Herzinsuffizienz, KHK
- ▬ zerebrovaskuläre Komplikationen: Schlaganfall

- ■ Anamnese

Die Patienten suchen die Praxis häufig wegen zufällig gemessener hoher Blutdruckwerte auf. Oft geben sie keine Beschwerden an, gelegentlich aber Kopfschmerzen, Müdigkeit und Schwindel. Gezielt zu fragen ist nach familiärer Vorbelastung, Ernährungs- und Freizeitgewohnheiten, zusätzlich nach beruflicher und sonstiger emotionaler oder psychischer Belastung, Nikotin-, Kaffee- und Salzkonsum. Die Frage nach vorliegendem Schnarchen kann eine Schlafapnoe aufdecken.

❯ Eine Hypotonie verursacht häufig mehr Symptome, ist aber meist ungefährlich. Hypertonie hingegen verläuft nicht selten stumm, kann aber schwerwiegende Folgen für den Gesamtorganismus haben.

- ■ Körperlicher Befund

Patienten weisen einen bestimmten Blutdruckwert auf. Weitere klinische Befunde richten sich nach dem Vorliegen von Begleiterkrankungen (z. B. Herzinsuffizienzzeichen).

- ■ Diagnostik
- ▬ Die Abklärung von festgestellten erhöhten Blutdruckwerten soll die Diagnose

bestätigen, im Falle einer sekundären Hypertonie die Ursache finden und weiter das kardiovaskuläre Risiko einschätzen. Bereits vorliegende Folgeschäden der Hypertonie und Begleiterkrankungen sollen aufgedeckt werden.

- ▬ Bei der Erstdiagnostik **Messung des Blutdrucks** in der Praxis (auskultatorisch oder oszillometrisch) nach einer Ruhephase mindestens zweimalig an beiden Armen (Standardmethode zum Screening)

❯ Bei der Blutdruckmessung ist auf die richtige Manschettengröße zu achten, eine zu schmale Manschette misst bei dicken Armen zu hohe Werte, eine zu breite Manschette bei sehr dünnen Armen (Kindern) zu niedrige Werte.

- ▬ Zur Präzisierung der Diagnosestellung eignen sich die **wiederholte häusliche Messung** (HBPM = Home blood pressure monitoring) sowie die **Langzeitblutdruckmessung** (ABPM = Ambulatory blood pressure monitoring) – dadurch ist z. B. Detektion von „Weißkittelhochdruck" oder fehlender nächtlicher Blutdruckabsenkung (ABDM) möglich
- ▬ körperliche Untersuchung vor allem zum Auffinden von Ursachen für sekundäre Hypertonie (z. B. Herzgeräusche) – zusätzlich Größe, Gewicht und BMI
- ▬ Laboruntersuchungen: Hämoglobin und/oder Hämatokrit, Nüchternglukose und bei Wert über 102 mg/dl HbA1c, Gesamtcholesterin, LDL-Cholesterin, HDL-Cholesterin, Nüchterntriglyzeride, Kalium und Natrium, Serumkreatinin mit GFR, Urinproteinausscheidung mit Teststreifen, ggf. Test auf Mikroalbuminurie
- ▬ EKG (ggf. Belastungs-EKG) und Langzeit-EKG bei Arrhythmien, Langzeit-Blutdruckmessung
- ▬ beim Spezialisten Echokardiogramm, Untersuchung der Gefäße (Hals- und peripher), Augenhintergrunduntersuchung

— weitere Untersuchungen zum Aufdecken einer sekundären Hypertonie bei bestehendem Verdacht (z. B. Sonographie der Nieren bei Verdacht auf polyzystische Nierenveränderung, Laboruntersuchungen bei Cushing-Syndrom-Verdacht)

■ **Hausärztliche Beratungs- und Behandlungsinhalte**

❯ Im Vordergrund der Beratung der betroffenen Patienten steht die Beratung zu der Gesundheitsstörung und vor allem die Aufklärung, dass eine Hypertonie behandelt werden muss, um Folgeschäden an Herz, Gefäßen und Gehirn zu verzögern bzw. zu vermeiden.

Das Ausmaß der Therapie richtet sich nach dem Grad der Hypertonie und den zusätzlich vorliegenden Risikofaktoren (◪ Abb. 4.1 und 4.2).

Lebensstiländerung: Grundsätzlich ist jeder Patient mit Hypertonie zur individuellen Lebensstiländerung zu beraten und zu motivieren. Bestandteile der Beratung können je nach Lebensgewohnheiten des Patienten sein: Salzreduktion auf maximal 5–6 g/d, Alkoholbeschränkung auf max. 30 mg/d (m) bzw. 20 mg/d (w), Motivation zu Konsum von Gemüse, Obst und fettarmen Milchprodukten, körperliche Bewegung, Gewichtsreduktion (BMI < 25), Rauchstopp, Reduktion psychischer Belastung.

Bereits bei hochnormalen Blutdruckwerten (◪ Abb. 4.1) soll bei sehr hohem kardiovaskulären Risiko eine Pharmakotherapie eingeleitet werden. Ab Hypertonie Grad 1 soll unter Berücksichtigung der Risikofaktoren auch medikamentös behandelt werden, wenn Lebensstilmaßnahmen nicht greifen. Ab Grad 2 soll grundsätzlich auch medikamentös von Anfang an behandelt werden.

❯ Bei der Blutdruckbehandlung sollten keine Werte unter 120/80 mmHg ange-

strebt werden. Ziel sollten aber Werte unter 130/80 mmHg sein. Für alle Patienten sollte ein diastolischer Wert unter 80 mmHg erreicht werden.

Medikamentöse Therapie:
Mittel der ersten Wahl sind (mit den wichtigsten absoluten Kontraindikationen (KI):

— Diuretika **(Thiazide)** absolute KI: Gicht Es ist die **Gefahr von Hautkrebsentwicklung** zu beachten. Bei Auftreten von Hautkrebs müssen Thiazide abgesetzt werden. Alternativen sind Chlortalidon und Indapamid
— Betablocker (z. B. Bisoprolol, Metoprolol) absolute KI: AV-Block II und III, Asthma
— Kalziumantagonisten (z. B. Amlodipin, Nitrendipin, Lercanidipin) absolute KI: AV-Block II und III, Herzinsuffizienz
— ACE-Hemmer (z. B. Ramipril, Enalapril, Lisinopril) absolute KI: Angioödem, Schwangerschaft, Hyperkaliämie
— Angiotensinrezeptorblocker (z. B. Candesartan, Valsartan, Olmesartan) absolute KI: Schwangerschaft, Hyperkaliämie

❯ Bereits zu Beginn einer Hochdrucktherapie sollte eine Zweierkombination eingesetzt werden.

Reservemedikamente sind: alpha-Methyldopa, alpha-Blocker (z. B. Doxazosin) sowie Mineralokortikoidrezeptorantagonisten (z. B. Spironolacton), in Einzelfällen stehen auch Moxonidin und Urapidil (insbesondere für den Notfall) zur Verfügung.

❯ Der Hauptnutzen einer medikamentösen Bluthochdrucksenkung liegt in der Senkung des Blutdrucks und ist von der Wahl des Medikaments weitgehend unabhängig. Kontraindikationen müssen beachtet werden.

Kombinationen der Substanzen sind möglich, wobei eine Kombination aus ACE Hemmer und Angiotensinrezeptorblocker nicht

4

empfohlen wird. Zu **bevorzugende Kombinationen** sind: Diuretika und ACE-Hemmer, Diuretika und Kalziumantagonisten, Diuretika und Angiotensinrezeptorblocker, Kalziumantagonisten und ACE–Hemmer sowie Kalziumantagonisten und Angiotensinrezeptorblocker.

Für bestimmte Ausgangskonstellationen sind bevorzugt folgende Kombinationen einzusetzen:

- Diabetes mellitus: ACE-Hemmer + ß – Blocker oder Calciumantagonist.
- KHK: ACE-Hemmer + ß – Blocker oder Calciumantagonist.
- COPD: ACE-Hemmer + Calciumantagonist.
- Chronische Nierenerkrankung: ACE-Hemmer + Calciumantagonistm oder Schleifendiuretikum.

❯ Bei Patienten über 80 Jahre und einem systolischen Blutdruck bis 160 mmHg sollte dieser entgegen der allgemeinen Senkungsempfehlung nur auf Werte zwischen 130 und 140 mmHg gesenkt werden.

- **Hausärztliche Verlaufskontrollen**

Patienten mit Hypertonie sind Langzeitpatienten und müssen oft lebenslang in Kontrolle bleiben. Bei Neufeststellung und -einstellung sind kurzfristige Kontrollen (2–4 wöchentlich) angezeigt. Bei guter Einstellung reichen Kontrollen in mehrmonatigen Abständen aus. Regelmäßig im Abstand von 1–2 Jahren soll nach möglicherweise hinzukommenden Risikofaktoren gefahndet werden. Insbesondere sollte bei den Kontrollterminen auch die Therapietreue angesprochen und überprüft werden.

- **Zusammenarbeit mit Spezialisten**
- Kardiologe zum Abklären von Folgeschäden
- Nephrologe bei hochgradiger Nierenschädigung
- Augenarzt zur Beurteilung des Augenhintergrundes

- **Relevante Leitlinie**

ESC Pocket Leitlinie Management der arteriellen Hypertonie (2013).

Fallbeispiel

Der nicht übergewichtige, körperlich aktive Patient (BMI 23,4), der weder raucht, noch besonders viel Salz zu sich nimmt und keine weiteren Risikofaktoren aufweist, hat in der Praxis Blutdruckwerte beidseits von 210/120 mmHg. Eine sofort durchgeführte Langzeitblutdruckmessung zeigt laufend Werte um 200/110 mmHg, nächtliche Absenkung auf Werte um 160/95 mmHg. Er wird am nächsten Tag über das Beratungsergebnis aufgeklärt und eine sofortige Therapie mit Ramipril 5 mg und Hydrochlorothiazid 25 mg 1 × täglich morgens eingeleitet. Lebensstiländerungen kommen bei dem bereits sehr gesund lebenden Patienten nicht in Betracht. Im Echokardiogramm lässt sich eine leicht hypertrophierte linke Herzkammer nachweisen bei normaler Pumpfunktion. Bei der Kontrolle nach 2 Wochen ist der Blutdruck auf 170/90 mmHg gesunken, es wurde Amlodipin 5 mg 1 × täglich zusätzlich verordnet, worauf sich die Blutdruckwerte in den nachfolgenden Kontrollen mit durchschnittlich 130/85 mmHg normalisiert haben. Risikofaktoren kamen im weiteren Verlauf nicht hinzu, der Patient zeigt eine gute Compliance und fühlte sich wohl. Im weiteren Verlauf erlitt der Patient aufgrund eines neu aufgetretenen Vorhofflimmerns einen Schlaganfall, der bis auf minimale Sensibilitätsstörungen in der rechten Hand keine Folgen hinterließ. Der Patient ist seither antikoaguliert mit einem DOAK und nahezu beschwerdefrei. Die Blutdruckwerte liegen zwischen 120/80 und 130/80 mmHg.

4.2 Zuckerkrankheit (Diabetes mellitus)

Eine 62-jährige Patientin, seit etwa 7 Jahren an Diabetes leidend, kommt im Rahmen der DMP-Versorgung zur quartalsweisen Untersuchung und Besprechung der Stoffwechseleinstellung. Bereits zum 3. Mal hintereinander zeigt sich eine Verschlechterung der Gesamtsituation mit einem HbA1c-Wert von nunmehr 8,6 % und Nüchtern-BZ-Werten um 180 mg%.

Als Diabetes mellitus wird die pathologische Erhöhung von nüchtern und/oder postprandialen Plasmaglukosewerten bezeichnet. Hervorgerufen wird dies durch Störungen der Insulinproduktion und/oder der Insulinwirkung.

- Hausärztliche Relevanz

Häufigkeit Fink *****

Diabetes mellitus ist eine der häufigsten chronischen Erkrankungen, die in einer hausärztlichen Praxis behandelt werden. Geschätzt etwa 6 Mio. Deutsche leiden an diagnostiziertem Diabetes mellitus, davon vermutlich 1 Mio. in der Altersgruppe ab 80 Lebensjahren. Die überwiegende Mehrzahl davon sind Patienten mit Typ 2 Diabetes mellitus (T2DM). In einer durchschnittlichen Hausarztpraxis finden sich nur wenige (ca. 1–5) Patienten mit Typ 1 Diabetes mellitus (T1DM). Vermutet wird, dass zusätzlich eine Dunkelziffer für nicht bekannten Diabetes bei bis zu 7 % der Gesamtbevölkerung besteht.

- Abwendbar gefährliche Verläufe
- hypoglykämisches Koma
- ketoazidotisches Koma bzw. hyperosmolares hyperglykämisches Syndrom

- schwerwiegende sekundäre Diabetesfolgen wie Myokardinfarkt, Schlaganfall, Erblindung, dialysepflichtige Niereninsuffizienz

- Ursachen

Typ 1 Diabetes mellitus (T1DM)

Die vollständigen Ursachen sind nicht bekannt. Multiple Gene sind an der Entstehung beteiligt. Durch einen auslösenden Autoimmunprozess kommt es zur Zerstörung der insulinproduzierenden Betazellen in den Langerhanschen Inseln mit raschem Bedarf an externem Insulin. Zunehmend wird auch eine genetische Disposition diskutiert. (Fr1DA, ► Abschn. 6.2).

Typ 2 Diabetes mellitus (T2DM)

Ursächlich für die Entstehung des Diabetes mellitus Typ 2 ist eine genetische Disposition in Verbindung mit auslösenden Faktoren:

- metabolisches Syndrom vorwiegend mit abdomineller Adipositas
- sozialer Status und ungünstige Lebensführung
- diabetogene Medikamente
- Schwangerschaftsdiabetes und PCO-Syndrom

Sonderformen des Diabetes

- LADA (Latent Autoimmune Diabetes in Adults): ein autoimmun bedingter Diabetes mellitus des bereits Erwachsenen, der dem Typ 1 Diabetes zuzuordnen ist, aber der oft primär nicht mit Insulin behandelt werden muss.
- MODY (Maturity Onset Diabetes of the Young): autosomal-dominant vererbte Diabetesform, die bereits beim Jugendlichen auftritt und nicht primär insulinabhängig ist

4

▣ Tab. 4.1   Diagnosekriterien für Diabetes mellitus

	Hba1c	NPG	oGTT NPG/2h
Diabetes	≥ 6,5 mg% (≥ 48 mmol/mol) → **Therapie**	≥ 125 mg/dl (7,0 mmol/l) → **Therapie**	2 h ≥ 200 mg/dl (11,1 mmol/l) → **Therapie**
	> 5,7 mg% < 6,5 mg% → oGGT	> 100 mg/dl < 125 mg/dl → oGGT	NPG 100–125 mg/dl und/oder 2 h 140–199 mg/dl → Beratung und Kontrolle
Kein Diabetes	< 5,7 mg% (< 39 mmol/mol)	< 100 mg/dl (5,6 mmol/l)	NPG < 100 mg/dl (5,6 mmol/l) und 2h < 140 mg/dl (7,8 mmol/l)

■ **Anamnese und körperlicher Befund**

Gelegentlich klagen Patienten über Müdigkeit, Infektanfälligkeit, Durstgefühl oder vermehrtes Wasserlassen. Wegweisend können gehäufte Furunkel, Abszesse oder Nagelbettentzündungen, gelegentlich auch nicht abheilende Wunden an den Füßen sein.

Ansonsten ist der klinische Befund unspezifisch, am häufigsten findet man die typischen Symptome des metabolischen Syndroms wie Bluthochdruck und (abdominelle) Adipositas.

So werden auch im Rahmen von Laboruntersuchungen, z. B. zur präoperativen Diagnostik, zufällig erhöhte Glukosewerte gemessen und Diabeteserkrankungen entdeckt.

■ **Diagnostik**

Hausärztliche Diagnostik

Anamnese: Befragung nach klassischen Symptomen:

— Durst, häufiges Wasserlassen
— ungewollte Gewichtsabnahme
— Müdigkeit und Leistungsknick
— häufige Infekte
— putride Entzündungen der Haut (Paronychien, Furunkel), schlechte Wundheilung
— Sehstörungen (schwankend?)
— erektile Dysfunktion

Familienanamnese: Diabetes, arterielle Hypertonie, Schlaganfall

Medikation: Thiaziddiuretika, Steroide

Körperliche Untersuchung:
Vitalparameter, Adipositas, periphere Pulse, Sensibilität, Vibrationsempfinden der Füße, allgemeine Fußinspektion (► Abschn. 14.2)

Laboruntersuchung: Glukose nüchtern und postprandial, HbA1c, Nierenwerte inkl. Kalium, Fettprofil, Uringlukose, eventuell oGTT (oraler Glukosetoleranztest) (▣ Tab. 4.1).

Durchführung eines oGTT: Nach 12 h Nahrungskarenz morgens nüchtern rasche Zuführung (innerhalb 10 min) von 75 g Glukose gelöst in 300 ml Wasser. Vor dem Trinken und 2 h nach dem Trinken der Lösung wird der Blutzuckerspiegel (mit einem validierten System – nicht BZ-Messgerät) gemessen. Der Patient darf während des Testes nicht körperlich aktiv sein, er muss also in der Praxis verweilen!

❯ Der HbA1c-Wert ist als Diagnosekriterium bei Diabetes mellitus nicht sicher verwertbar bei Anämien, terminaler Niereninsuffizienz, Leberzirrhose, Z. n. Organtransplantation.

Medizintechnische Untersuchung

EKG, evtl. Belastungs-EKG, 24 h-Blutdruckmessung, Knöchel-Arm-Index.

Spezialisierte Diagnostik

Beurteilung des Augenhintergrunds, erweiterte Gefäßdiagnostik, Echokardiographie.

- Hausärztliche Beratungs- und Behandlungsinhalte

Allgemeinmaßnahmen

- Änderung der Lebensführung: Umstellung der Ernährung: Kalorien- und fettreduziert, ballaststoffreich, kohlenhydratmodifiziert Gewichtsreduktion: BMI 27–35: 5 % des Körpergewichts, BMI > 35: 10 % des Körpergewichts (▶ Abschn. 5.21), regelmäßige Bewegung
- Nikotinverzicht/Rauchentwöhnung

Medikation

(wichtigste verfügbare Medikamente).

- **Metformin:** Einzeldosis 500–1000 mg, Tagesdosis 1000–3000 mg, 2–3 Einzelgaben direkt zur Mahlzeit. Wirkweise: Reduktion der Insulinresistenz, Reduktion der hepatischen Glukoneogenese. UAW: Übelkeit, Meteorismus, Diarrhoe, Laktazidose. Cave: Absetzen vor OP und Kontrastmittelgabe bei bildgebenden Verfahren, Kontraindikation: Niereninsuffizienz mit GFR < 30 ml/min.

❯ Metformin ist Mittel erster Wahl beim Diabetes mellitus Typ 2.

- **Sulfonylharnstoffderivate:** Glibenclamid (3,5–10,5 mg/Tag), Glimepirid (1–3 mg/Tag). Wirkung: Steigerung der Insulinsekretion an der β-Zelle. UAW: Gewichtszunahme, Hypoglykämiegefahr. Kontraindikation: Niereninsuffizienz GFR < 30 ml/min. Nachteile: nachlassende Wirkung durch sekundäres β-Zell-Versagen, Hinweise auf erhöhtes kardiovaskuläres Risiko, daher zunehmendes Reservemedikament
- **Glinide:** Repaglinid: Einnahme kurz vor der Mahlzeit. Wirkung: Steigerung der Insulinsekretion an der β-Zelle. UAW: Übelkeit, Diarrhoe, Hypoglykämiegefahr. Kontraindikation: Niereninsuffizienz GFR < 30 ml/min. Glinide sind zu Lasten der GKV nur in Ausnahmefällen verordnungsfähig
- **SGLT2-Hemmer:** Dapagliflozin, Empagliflozin: einmal tägliche Gabe

unabhängig von den Mahlzeiten. Wirkung: Absenken der Nierenschwelle für Glukose, Glukosurie. UAW: genitale Mykosen. Kontraindikation: Niereninsuffizienz GFR < 30 ml/min

❯ SGLT 2 Hemmer haben einen positiven Nachweis für die Reduktion kardiovaskulärer Ereignisse bei T2DM und sollten deshalb bei Patienten mit kardiovaskulärer Erkrankung bevorzugt eingesetzt werden (◑ Abb. 4.3).

- **DPP4-Hemmer:** Sitagliptin, Saxagliptin, Vildagliptin: Ein- bzw. zweimal tägliche Gabe unabhängig von Mahlzeiten. Wirkung: Blutglukoseabhängige Steigerung der Insulinsekretion und Hemmung der Glukagonsekretion. UAW: Pankreatitis (selten). Kontraindikation: Keine, auch bei Niereninsuffizienz anwendbar
- **GLP1-Rezeptoragonisten:** Liraglutid, Exenatid, Dulaglutid: Subkutane Injektion. Wirkung: Blutglukoseabhängige Steigerung der Insulinsekretion und Hemmung der Glukagonsekretion, Verzögerung der Magenentleerung, Steigerung des Sättigungsgefühls. UAW: Übelkeit und Erbrechen (überwiegend zu Therapiebeginn). Kontraindikation: Niereninsuffizienz GFR < 30 ml/min
- **Alpha-Glukosidasehemmer Acarbose:** 3 × täglich 50–100 mg, einschleichende Therapie; Wirkung: Resorptionsverzögerung der Glukose aus dem Darm. UAW: Meteorismus, Flatulenz, Diarrhoe. Wegen der geringen Wirkungsweise und der hohen Intoleranz beim Patienten wegen der UAW nur geringer Einsatz

Die erste Maßnahme nach Entdeckung eines Diabetes ist die ausführliche **Schulung** des Patienten (Einzel-, und Gruppenschulung, strukturiere Programme stehen zur Verfügung). Kenntnisse über Ursachen der Erkrankung und Auswirkung der

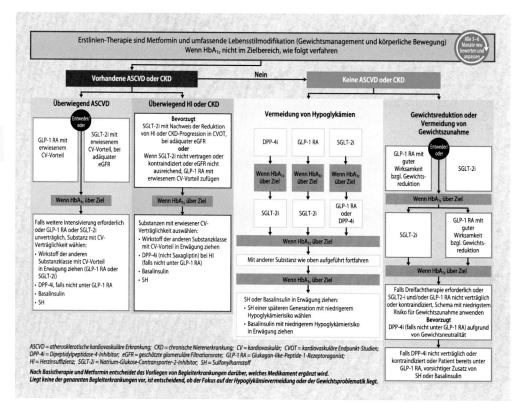

◨ Abb. 4.3 Algorithmus für die glykämische Kontrolle entsprechend den Empfehlungen der ADA und EASD. (Modifiziert nach Davies et al. 2018)

Lebensführung auf diese sowie die Analyse der speziellen Lebenssituation des einzelnen Patienten sind Grundlage für die Beratung zur Modifikation des Lebensstils, insbesondere der Ernährung und der körperlichen Aktivität.

Bei jeder Kontrolluntersuchung sollten mit dem Patienten individuelle Behandlungsziele, die seine Lebenssituation, intellektuellen Fähigkeiten, Erkrankungsdauer, Alter, und gesundheitliche Gesamtsituation berücksichtigen, festgelegt werden.

An folgenden leitliniengerechten Zielwerten sollte sich dabei orientiert werden:
- HbA1c 6,5–7,5 (ältere Patienten: eingeschränkte Mobilität. 7,5–8,0, aufgehobene Mobilität: 8,0–8,5 mg%)
- BZ im Plasma nüchtern 100–125 mg/dl, pp 140–200 mg/dl (auch hier können bei älteren Patienten individuell höhere Werte akzeptiert werden)
- RR < 140/80
- Gewichtsreduktion je nach BMI 5–10 %
- LDL-Cholesterin < 100 mg/dl

❯ Hypoglykämien sollten bei der Diabetestherapie unbedingt vermieden werden, deshalb sollten HbA1c-Werte unter 6,5 mg/dl nicht durch Hypoglykämie auslösende Medikamente erzwungen werden.

Für das therapeutische Vorgehen hat sich ein abgestuftes Vorgehen mit der Modifikation und Anpassung der Maßnahmen

◻ **Tab. 4.2** Insuline. Derzeit verfügbare Insuline mit Wirkeintritt, Wirkmaximum und Wirkdauer. (Nach NVL-Diabetes 2016, © ÄZQ, BÄK, KBV und AWMF 2009, Quelle: Bundesärztekammer – BÄK, Kassenärztliche Bundesvereinigung – KBV, Arbeitsgemeinschaft der Wissenschaftlichen Medizinischen Fachgesellschaften – AWMF. Nationale Versorgungsleitlinie Asthma – Langfassung, 2. Auflage. Version 5. 2009, zuletzt geändert: August 2013)

Substanzgruppe	Wirkeintritt nach min	Wirkmaximum nach h	Wirkdauer nach h
Normalinsulin	30	2	5–7
Verzögerungsinsulin (NPH–Insulin)	60–120	4–6	12–16
Insulin lispro	10–20	1	2–5
Insulin aspart	10–20	1	2–5
Insulin glulisin	10–20	1	2–5
Insulin glargin	60–120	–	20–30
Insulin detemir	60–120	–	Bis zu 24 h
Insulin deglutec	60–120	24	42
Mischinsulin Normal/NPH	30–60	4–6	12–16
Mischinsulin kurz Analoga/NPH	10–20	4–6	12–16

bei nicht Erreichen der Therapieziele in 3–6-monatigen Intervallen bewährt.

Dabei stellen die **Modifikation des Lebensstils und** die (gleichzeitige oder nachfolgende) Gabe von **Metformin die Basistherapie** dar.

Bei Nichterreichen der Therapieziele erfolgt die Eskalation um ein zweites oder drittes orales Antidiabetikum, wobei alle zur Verfügung stehenden oralen Medikamente sowohl miteinander als auch mit Insulin kombiniert werden können.

— **Insulintherapie** (◻ Tab. 4.2): kann letztendlich ein weiterer Eskalationsschritt der Therapie sein, es gibt jedoch auch durchaus viele Gründe, eine Insulintherapie bereits zu Beginn oder sehr früh in die Therapie des Diabetes einzuführen.

Eine Injektionstherapie stellt für viele Patienten eine hohe Hürde dar. Zum einen besteht Angst vor der Injektion selbst, zum anderen wird dies als Zeichen einer besonders schweren Form der Erkrankung verstanden und auch als dauerhafte Abhängig-

keit gesehen. Die führt dazu, dass eine Insulintherapie (auch eine GLP-1-Therapie) häufig erst zu spät begonnen wird.

Hier ist eine optimale Aufklärung und gute Schulung des Patienten oder auch ausführender Pflegepersonen notwendig.

Formen der Insulintherapie
— **Basalunterstütze orale Therapie (BOT):** bei erhöhten Nüchternblutzuckerwerten (>125 mg/dl) wird eine abendliche Basalinsulingabe zur oralen Therapie z. B. mit Metformin verabreicht. Die Berechnung der Startdosis kann auch über die Formel Körpergewicht in kg × 0,1 (bzw. 0,2 bei starker Entgleisung) erfolgen.
— **BOT plus:** Zusätzlich zur Basalinsulingabe wird vor der Mahlzeit mit dem höchsten postprandialen Wert (meist das Frühstück) eine Dosis Normalinsulin durchgeführt. Diese Dosis beträgt 20 % der Basalainsulinrate.
— **Supplementäre Insulintherapie (ST):** Bei normalen Nüchternzuckerwerten, aber deutlich erhöhten postprandialen

4

Werten erfolgt die Gabe einer Dosis Normalinsulin vor der jeweiligen Mahlzeit. Die Berechnung des Tagesbedarfs kann anhand des HbA1c-Wertes erfolgen (HbA1c < 7,5 mg%: 0,2 E Insulin/kg Körpergewicht, HbA1c > 7,5 mg%: 0,3 E Insulin/kg Körpergewicht). Die Verteilung erfolgt im Verhältnis 2:1:1.

- **Konventionelle Insulintherapie (CT)** mit zweimaltäglicher Mischinsulingabe (z. B. 30 % Normal- und 70 % Basalinsulin). Dabei wird am Morgen 2/3, am Abend 1/3 der Gesamtdosis verabreicht. Auch eine Dosisverteilung im Verhältnis 1:1 ist möglich. Vor der Insulingabe wird eine BZ-Messung empfohlen.
- **Intensivierte Insulintherapie (ICT).** Hier werden BZ-adaptiert und mahlzeitenabhängig Insulindosen verabreicht. Am Abend erfolgt die Gabe einer Basalrate. Vor jeder Insulingabe ist eine Blutzuckermessung vorzunehmen.
- **Insulinpumpentherapie:** Diese ist i. d. R. der Versorgung von Typ 1 Diabetikern vorbehalten.

❯ Die richtige Insulintherapie ist individuell zu ermitteln. Die niedrigste Einstiegshürde stellt sicher die BOT dar. Die Therapieform ist dann richtig gewählt, wenn sie für den Patienten gut durchführbar ist, die festgelegten Zielwerte erreicht und Hypoglykämien vermieden werden.

Die Anpassung der notwendigen Insulindosis erfolgt je nach Abweichung vom Zielwert durch Zugabe oder Wegnahme von Insulineinheiten (je 2 Einheiten pro 20–30 mg/dl BZ).

Selbstkontrolle

Der Wert der **Blutzuckerselbstmessung** wird für verschiedene Erkrankungssituationen und Therapieformen kontrovers diskutiert. Unbedingt notwendig ist die Selbstkontrolle bei Therapieformen mit Insulindosisanpassung (ICT, Pumpentherapie). Hier stehen neben den Einzelmessungen auch

Möglichkeiten zur kontinuierlichen Messung (CGS = continuous glucose monitoring) mittels Sensoren zur Verfügung. Ebenso zur Erkennung und Vermeidung von Therapien mit Hypoglykämiegefahr mindestens bei der Einleitung der Therapie (BOT; Sulfonylharnstoffe) und ggf. auch im Verlauf dieser Therapie bei besonderen Situationen (Operationen, Diabeteskomplikationen, Therapieanpassungen, Infektionen etc.). Für diese Indikationen sind Teststreifen zu Lasten der GKV verordnungsfähig. Der Patient muss zur richtigen Durchführung geschult werden.

❯ Ziel der Diabetestherapie ist die langfristige Vermeidung von Sekundärkomplikationen. Goldstandard zur Vermeidung bzw. Verschlechterung von Folgeerkrankung bleibt die optimale Stoffwechseleinstellung.

Umgang mit Folgeerkrankungen des Diabetes mellitus

Die wichtigsten Folgeerkrankungen mit Endorganschäden und therapeutische Möglichkeiten sind:

Nephropathie: Niereninsuffizienz bis zur Dialysepflichtigkeit
- Restriktion der Eiweißzufuhr auf 0,8 g/kgKG
- Therapie einer arteriellen Hypertonie mit Zielwerten < 140/80 mit ACE Hemmer oder AT1-Blocker
- LDL-Cholesterinsenkung auf Werte < 100 mg/dl
- frühzeitige Aufklärung über Nierenersatztherapie

Retinopathie: Sehminderung bis hin zur Erblindung (▶ Abschn. 5.2)
- augenärztliche Therapie

Neuropathie
Periphere Polyneuropathie: Therapieindikation nach Leidensdruck des Patienten mit folgenden empfohlenen Therapien:

- trizyklische Antidepressiva wie Amitriptylin
- Duloxetin (60 mg/die)
- Pregabalin (bis 300 mg/die), alternativ Gabapentin (bis 1200 mg/die)
- Schmerzmedikation: Therapieversuche mit Paracetamol und Metamizol sind möglich
- Tramadol und Tilidin können eingesetzt werden
- langwirksame Opioide können eingesetzt werden
- Capsicain Pflaster 8 % zur lokalen Anwendung

Autonome Neuropathien:
- kardiale Symptome wie Hypotonie, Herzrhythmusstörungen
  - bei Hypotonieneigung: Kompressionstherapie, Vorsicht mit Diuretika
- gastrointestinale Symptome wie Reflux, Dysphagie, Magen-Darmentleerungsstörungen
  - Verhaltensanpassung der Nahrungsaufnahme
  - symptomatische Therapie mit Medikamenten wie bei diesen Störungen auch ohne Diabetes: MCP, Domperidon, Protonenpumpenhemmer, Loperamid, Macrogol etc. zeitlich begrenzt
- urogenitale Symptome wie Blasenentleerungsstörungen, Harnwegsinfekte, erektile Dysfunktion
  - Alpha-1-Blocker
  - Anticholinergika
  - symptomatische Harnwegsinfekte leitliniengerecht therapieren, keine Therapie asymptomatischer Bakteriurie
  - Phosphodiesterase-5-Therapie (z. B. Sildenafil)

Makro- und Mikroangiopathie: KHK, Myokardinfarkt, Herzinsuffizienz, Schlaganfall, AVK
- Leitliniengerechte Therapie (siehe einzelne Kapitel)

Diabetisches Fußsyndrom: Folge aus Neuropathie und Angiopathie mit Folgen bis zur Amputation
- ausführliche Patientenschulung zur Selbstuntersuchung
- regelmäßige podologische Behandlung („Fußpflege", Verordnungsfähigkeit besteht)
- regelmäßige hausärztliche Kontrollen
- Thrombozytenaggregationshemmung (ASS 100, bei Unverträglichkeit Clopidogrel 75 mg)
- Therapie der schmerzhaften Neuropathie (s. o.)
- diabetikergeeignete Einlagenversorgung oder Schuhverordnung
- invasive Reperfusionsmassnahmen (PTA, Bypass)
- stadiengerechtes Wundmanagement (siehe chronische Wunden)
- bei Neuroosteoarthropathie (Charcot-Fuß) vollständige Entlastung, ggf. Immobilisation
- Zusammenarbeit mit spezialisierter Fußambulanz

- Hausärztliche Verlaufskontrollen

Als geeignetes Führungs- und Dokumentationsinstrument hat sich der Diabetespass DDG bewährt.

Daraus ergibt sich eine mindestens vierteljährliche Kontrolle von Gewicht, Blutdruck, Hba1c, Blutzucker nüchtern und postprandial.

Mindestens einmal jährlich Fettstoffwechsel, Nierenfunktion (ggf. inklusive Mikroalbuminurie) Fußinspektion, Pulsstatus, Vibrationsempfinden, augenärztlicher Untersuchung, ggf. medizintechnischer Untersuchungen wie EKG, 24 h Blutdruckmessung, Belastungs-EKG, Knöchel-Arm-Index.

Zusätzliche Untersuchungen sind immer dann sinnvoll und notwendig, wenn Therapieveränderungen vorgenommen werden oder Komplikationen vorliegen.

> ❯ Patienten mit Diabetes mellitus sollten in ein DMP-Programm eingeschrieben werden (▶ Abschn. 4.21).

■ **Zusammenarbeit mit Spezialisten**
Diabetologen, Angiologen, Fußambulanzen, Kardiologen, Augenärzten, Podologie.

■ **Relevante Leitlinien**
Nationale Versorgungsleitlinie Therapie des Typ 2 Diabetes unter Mitarbeit der DEGAM (2014) nvl-001.

Fallbeispiel

Die adipöse Patientin (164 cm, 82 kg, BMI 30,5), die kein Metformin verträgt (mehrere Anläufe, in verschiedenen Dosierungen und von verschiedenen Herstellern), ist bisher mehrfach geschult (auch im Rahmen eines stationären Rehaaufenthaltes) und medikamentös mit Saxagliptin 5 mg eingestellt.
Sie kann ihr Gewicht unter Anstrengung konstant halten, jedoch gelingt keine weitere Reduktion und die Patientin sieht sich selber hier auch am Ende ihrer Möglichkeiten.
Wegen tachykarder Herzrhythmusstörungen und eines Bluthochdrucks ist sie zusätzlich mit $2 \times 2{,}5$ mg Bisoprolol und 20 mg Lisinopril behandelt. Bei Z. n. Strumektomie erhält sie 125 mg L-Thyroxin.
Die erhöhten BZ-Werte nüchtern, die nicht Ausdruck einer Gegenregulation bei nächtlichen Hypoglykämien sind, zeigen, dass die basale Insulinsekretion der Patientin nicht mehr ausreichend ist.
Es wird ihr erörtert, dass eine sinnvolle Therapie hier die abendliche Gabe eines Basalinsulins darstellen könnte. Davon ist sie zunächst nicht begeistert, kann aber zu einem zweiten Termin mit ent-

sprechender Schulung im Umgang mit Insulin und Pen bewogen werden. Im Rahmen dieser Schulung kann sie- nachdem ihr versichert wurde, dass man auch wieder mit dem Spritzen aufhören kann, wenn es nicht gelingt- zu einem Therapieversuch überzeugt werden.
Die ängstliche Patientin beginnt mit einer BOT mit Insulin detemir 4 Einheiten abends um 20:00 Uhr. Sie misst zunächst regelmäßig vor Verabreichung des Insulins, nachts zwischen 2 und 3 Uhr und morgens um 7:30 Uhr. In 14-tägigen Zwischenkontrollen erfolgt eine Anpassung der Dosis. Die Patientin verabreicht zuletzt 10 Einheiten des Insulins. Der aktuelle Hba1c-Wert liegt bei 6,9. Die Nüchtern-BZ-Werte zwischen 100 und 120 mg%, postprandiale Werte über 180 mg% sind nicht gemessen worden. Hypoglykämien sind nicht aufgetreten. Die Patientin kommt gut zurecht, kontrolliert ihre Werte nur noch gelegentlich zur Überprüfung der Therapie und bei subjektivem Unwohlsein, und ist zufrieden.

4.3 Herzinsuffizienz

Fallbeispiel

Frau A. F., 70 Jahre, beklagt eine ausgeprägte Luftnot bei geringer Belastung und in den letzten beiden Wochen geschwollenen Beine: „Ich kann fast gar nicht mehr mit meinem Hund spazieren gehen, weil ich keine Luft mehr bekomme und wenn ich in den ersten Stock gehe, muss ich mich nachher erst mal hinsetzen und ausruhen, bis ich wieder einigermaßen Luft bekomme."

Die Diagnose Herzinsuffizienz beinhaltet unterschiedliche Formen der Herzleistungsschwäche (systolische und diastolische sowie Kombination aus beiden) und kann Ausdruck vieler struktureller Veränderungen am Herzen sein. Das Herz ist nicht in der Lage, Gewebe ausreichend mit Blut und Sauerstoff zu versorgen. Herzinsuffizienz ist also eigentlich ein **Symptom,** wird aber als eigenständige Diagnose angesehen und dementsprechend von Braun unter „C" klassifiziert (Bild einer Krankheit). Die Linksherzinsuffizienz wird in eine systolische (Ejektionsfraktion = EF reduziert) und eine diastolische (EF normal) unterschieden.

Nach der **New York Heart Association (NYHA)** wird die Herzinsuffizienz entsprechend der körperlichen Belastungsfähigkeit der Betroffenen in **4 Stadien** eingeteilt:

- NYHA I: Patient ohne Einschränkung seiner körperlichen Aktivität
- NYHA II: Patient in Ruhe beschwerdefrei, jedoch leichte Einschränkung der körperlichen Aktivität (bei normaler Belastung Luftnot, Müdigkeit und Herzklopfen (Palpitationen)
- NYHA III: Patient in Ruhe beschwerdefrei, bei geringer körperlicher Belastung Symptome
- NYHA IV: Keine körperliche Betätigung ohne Symptome möglich, Symptome bereits in Ruhe möglich und Verschlechterung bei jeder Art körperlicher Betätigung

- **Hausärztliche Relevanz**
Häufigkeit Fink *****
Die Prävalenz liegt bei 1–2 %, bei den über 70-jährigen aber bei ca. 10 %

- **Abwendbar gefährliche Verläufe**
- akutes Koronarsyndrom
- Herzinfarkt
- akute Herzinsuffizienz

- Peri-Myokarditis
- Anämie

- **Ursachen**
In den meisten Fällen entstehend durch Hypertonie („hypertensive Herzkrankheit") und KHK, seltener Kardiomyopathien, Vitien oder Folgen von Entzündungen (z. B. Myokarditis).

- **Anamnese**
Typische Angaben: allgemeine Schwäche, Luftnot (je nach Schwere des Krankheitsbildes), Herzrasen bei Belastung, geschwollene Beine, nächtlicher Harndrang und eventuell (vor allem nächtlicher) Husten.

Weitere mögliche Angaben: Übelkeit, Bauchschmerzen, Völlegefühl, Schwindel.

Gezielt zu fragen ist nach möglichen Auslösern (z. B. Vorerkrankungen), Medikamenteneinnahme und Lebensgewohnheiten (z. B. Alkohol, Nikotin).

- **Körperlicher Befund**
Entsprechend den Patientenangaben: Atemnot, periphere Ödeme bis hin zum Aszites und Pleuraerguss (Klopfschall-Dämpfung und abgeschwächtes Atemgeräusch), bei ausgeprägtem Krankheitsbild vergrößert tastbare Leber und gestaute Halsvenen möglich.

- **Diagnostik**
Körperliche Untersuchung: Blutdruckmessung, Auskultation von Herz und Lunge, Bauchpalpation, Inspektion der Beine (Ödeme?) und der Halsvenen in 45° Oberkörperhochlagerung (Stau der Jugularisvenen?).

Labor: Basiswerte Blutbild, Serum-Elektrolyte (Natrium, Kalium), Serum-Kreatinin, Nüchtern-Blutzucker, GPT, Urinstatus – eventuell zusätzliche Werte nach Grunderkrankung sowie TSH,BNP oder NT-Pro BNP insbesondere zur Ausschlussdiagnostik.

4

❯ Die Bestimmung von BNP-/proB-NP-Spiegeln (BNP = Brain natriuretic Peptide) wird für die routinemäßige hausärztliche Diagnostik der Herzinsuffizienz nicht empfohlen und sollte dem Spezialisten vorbehalten sein.

EKG: – in jedem Fall indiziert (idealerweise 12-Kanal-EKG)

Röntgen-Thorax: – wichtig zur Differenzialdiagnostik und zum Nachweis einer Lungenstauung

Echokardiographie: – gilt als **Goldstandard** der Herzinsuffizienzdiagnostik (i. d. R. Spezialist)

Weitere Untersuchungen: – je nach Indikation (z. B. Stressechokardiographie, Kardio-MRT, Koronarangiographie) beim Spezialisten

- Hausärztliche Beratungs- und Behandlungsinhalte

Beratung zur Gesundheitsstörung und Lebensstilführung: Gewicht normalisieren, Salzkonsum reduzieren, körperliche Bewegung ist erlaubt und beeinflusst den Verlauf positiv, Reduktion von Alkoholkonsum und Einstellen des Rauchens, keine übermäßige Flüssigkeitszufuhr (>3 L) und Beschränkung auf 1,5 L bei schwerer Herzinsuffizienz (NYHA III und IV).

Beseitigung der die Herzinsuffizienz verursachenden Gesundheitsstörungen: z. B. Behandlung der KHK, Hypertonie, Herzrhythmusstörungen, Vitien, Hyperthyreose, Anämie.

❯ Zusätzliche Risikofaktoren, die das kardiovaskuläre Risiko erhöhen, sollten unbedingt suffizient behandelt werden (z. B. Diabetes mellitus, Hyperlipidämie).

Medikamentöse Therapie

Die medikamentöse Therapie richtet sich nach dem Vorliegen einer systolischen oder diastolischen Herzinsuffizienz.

Systolische Herzinsuffizienz:

Basistherapie (lebensverlängernd): ACE-Hemmer (z. B. Ramipril, Enalapril), β-Blocker (bevorzugt Carvedilol, Bisoprolol und Metoprololsuccinat) und Mineralokortikoidantagonisten (ab NYHA II) = MRA (z. B. Spironolacton) unter Beachtung des Kontraindikationsprofils, bei ACE-Hemmer-Unverträglichkeit AT-I-Antagonisten.

Ergänzende Therapie: Diuretika (z. B. Thiazide oder Torasemid) bei Hypervolämie und ab NYHA III, Digitalis (z. B. β-Acetyldigoxin) bei chronisch tachyarrythmischem Vorhofflimmern und/oder NYHA III–IV, Hydralazin und ISDN nur bei Intoleranz gegenüber ACE-Hemmern und AT-I-Antagonisten, Ivabradin bei Unverträglichkeit β-Blocker oder Tachykardie > 70/min unter β-Blocker-Therapie.

In Einzelfällen Einsatz des Angiotensin-Rezeptor-Neprilysin-Inhibitors (ARNI) Sacubitril/Valsartan bei persisierender Symptomatik trotz leitliniengerechter Therapie in Zusammenarbeit mit dem Spezialisten.

❯ Kalziumantagonisten vom Nifedipin- und Verapamiltyp sind bei der Therapie der Herzinsuffizienz kontraindiziert.

Im besonderen Fall (NYHA II–III und EF < 35 %, ischämische Kardiomyopathie) ist die Implantation eines implantierbaren Kardioverters/Defibrillators (ICD) indiziert, in Einzelfällen auch die kardiale Resynchronisationstherapie (CRT) (bei Patienten mit Sinusrhythmus und verbreitertem QRS-Komplex mit NYHA II–IV) – beides verlängert das Überleben.

Die Therapie der diastolischen Herzinsuffizienz hat bisher wenig evidenzbasierte Nachweise und sollte immer mit einem Spezialisten (Kardiologen) durchgeführt werden (kausale Therapie).

Patienten mit Herzinsuffizienz sollten in ein strukturiertes Programm mit koordinierten multidisziplinären Schulungen eingebunden werden. Hierzu wurde

2018 ein eigenes DMP Programm (▶ Abschn. 4.21) beschlossen.

- **Hausärztliche Verlaufskontrollen**

Patienten mit Herzinsuffizienz müssen i. d. R. lebenslang in Kontrolle bleiben.
- Verlaufsanamnese: Belastbarkeit, Selbsteinschätzung
- klinische Untersuchung: Blutdruck, Herz- Lungenauskultation (Rhythmusstörungen, Stauung?), Inspektion der Beine (Ödeme?), Gewichtsverlauf
- regelmäßiges Abfragen von Lebensqualität und psychosozialen Belastungen sowie Psychischen/psychossomatischen erkrankungen zur Früherkennung einer depressiven Entwicklung
- Überprüfung der Medikamentencompliance und möglicher Nebenwirkungen
- Laborkontrollen: insbesondere Serumelektrolyte und Nierenretentionsparameter

❯ Es ist nachgewiesen, dass gut aufgeklärte herzinsuffiziente Patienten eine bessere Compliance und Prognose aufweisen, Angehörige sollten in die Beratung mit einbezogen werden.

- **Zusammenarbeit mit Spezialisten**

Kardiologe, Notarzt, Krankenhaus z. B. bei Komplikationen oder Dekompensation.

- **Relevante Leitlinie**

Nationale S3-Versorgungsleitlinie Chronische Herzinsuffizienz nvl–006 (2019).

Fallbeispiel

Die Patientin (160 cm, 62 kg, Raucherin, bisher keine Medikamente) zeigt in der Praxis eine deutliche Dyspnoe bei leichter Belastung (z. B. Entkleiden für die Untersuchung), der Blutdruck beträgt 120/80 mmHg, die Herzaktion unregelmäßig 96/min und bei der Auskultation der Lunge besteht eine Dämpfung basal beidseits, sonographisch bestehen beid-

---

seits Pleuraergüsse. Beide Beine weisen Ödeme auf. Die Patientin wird aufgrund ihres Zustandes stationär eingewiesen, dort wird sie sowohl kardiovertiert als auch rekompensiert. Ursächlich für die Dekompensation und die Herzinsuffizienz war eine KHK, es erfolgte eine Stentimplantation in die rechte Herzkranzarterie. Bei der Entlassung ist sie beschwerdefrei, hat 4 kg an Gewicht abgenommen und kann wieder mit ihrem Hund spazieren gehen. Sie ist antikoaguliert mit Phenprocoumon, zusätzlich bekommt sie ASS, Clopidogrel (1 Jahr wegen des beschichteten Stents), Ramipril 5 mg täglich sowie Bisoprolol 5 mg täglich. Aufgrund einer Hypercholesterinämie wird zusätzlich Simvastatin 20 mg täglich verordnet. Im weiteren Verlauf tritt Husten auf, sodass sie auf Candesartan umgestellt wird, die Phenprocoumoneinstellung ist unproblematisch, Elektrolyte und Nierenretentionsparameter waren länger stabil, ebenso das Gewicht. Regelmäßige kardiologische Kontrollen zeigen eine normale Ejektionsfraktion. Im Verlauf musste die Patientin jedoch mehrfach wegen kardialen Dekompensationen stationär behandelt werden und es entwickelte sich eine zunehmende Niereninsuffizienz mit zuletzt einer GFR um 15 ml/min.

4.4 Herzrhythmusstörungen

Fallbeispiel

Herr X. A., 58 Jahre, Techniker in einem großen Industriebetrieb, kommt am Vormittag in die Praxis, weil er seit nachts ein Druckgefühl im Brustkorb habe, sich nicht richtig wohl fühle und ihm etwas schwindelig sei, er habe stark geschwitzt und könne sich nicht so gut belasten: „Ist es etwas Schlimmes am Herz?"

4

Herzrhythmusstörungen können verschiedener Art sein. Es kann ein zu langsamer Herzschlag (Bradykardie = HF unter 60/min) oder zu schneller Herzschlag (Tachykardie = HF über 100/min) bestehen und darüber hinaus können Unregelmäßigkeiten in der Herzschlagfolge auftreten. (Blockierungen in der elektrischen Überleitung, fehlerhafte Herzschläge, Herzschlagunregelmäßigkeiten s. u.) Herzrhythmusstörungen können für den Patienten harmlos, aber auch bedrohlich sein und den betroffenen Patienten erheblich (auch psychisch) beeinträchtigen.

❯ Vorhofflimmern erhöht neben der Gefahr eines ischämischen Schlaganfalls auch das Risiko für kardiovaskuläre Erkrankungen wie KHK oder Herzinsuffizienz.

■ Blockbilder
– SA-Blockierungen
– AV-Blockierungen

■ Extrasystolen
– supraventrikuläre Extrasystolen
– ventrikuläre Extrasystolen

■ Arrhythmien
– Vorhofflattern
– Vorhofflimmern (paroxysmal < 48 Std, persistierend > 7 Tage, permanent = laufend bestehend)
– Kammerflattern
– Kammerflimmern

■ Hausärztliche Relevanz
Häufigkeit Fink: Vorhofflimmern ***, Herzklopfen **, Tachykardie anfallsweise *, Extrasystolie *

■ Abwendbar gefährliche Verläufe
– akutes Koronarsyndrom
– Herzinfarkt
– (akute) Herzinsuffizienz

– Peri-/Myokarditis
– thrombembolischer Hirninfarkt, periphere arterielle Embolien
– Hyperthyreose
– Elektrolytstörung
– unerwünschte Arzneimittelwirkung
– Anämie

■ Ursachen
Ursachen für Herzrhythmusstörungen können vielfältiger Art sein:
– Herzerkrankungen (KHK, Myokarditis, Herzvitium)
– Elektrolytentgleisungen
– Infektionserkrankungen (z. B. Tachykardie bei Fieber, Bradykardie bei Typhus)
– Medikamentennebenwirkungen (z. B. ß-Blocker, Antiarrhythmika, Digitalis, Theophyllin)
– physiologisch (z. B. Bradykardie beim Sportler)
– psychische Belastungen
– Nebenwirkungen von Alkohol, Nikotin, Drogen, Kaffee
– Hyperthyreose

■ Anamnese
Teilweise sind die Patienten asymptomatisch und die Herzrhythmusstörung wird zufällig anlässlich eines Arzt-Patientenkontakts aus anderem Grund festgestellt. Die Angaben der Patienten können von geringen Beschwerden (z. B. Herzklopfen) bis hin zu starker Beeinträchtigung z. B. durch Schwindel oder Leistungsminderung variieren. Gezielt zu fragen ist nach Vorerkrankungen (z. B. stattgehabte Infekte), Zusammenhang mit Belastungen oder Genussmittelkonsum sowie Medikamenteneinnahme.

■ Körperlicher Befund
Oftmals unauffälliger körperlicher Befund, Auskultationsbefund entsprechend der

Rhythmusstörung – dabei eventuell pathologische Herzgeräusche (z. B. Mitralvitium und Vorhofflimmern), Pulsdefizit. Eventuell Zeichen der Herzinsuffizienz (▶ Abschn. 4.3).

- ■ Diagnostik
- ▬ **Körperliche Untersuchung:** Auskultation von Herz und Lunge, Inspektion der Beine und der Halsvenen bei Verdacht auf Herzinsuffizienz, weitere Untersuchungen nach vermuteter Grunderkrankung
- ▬ **Labor:** Blutbild, Serum-Elektrolyte (Natrium, Kalium), Serum-Kreatinin, TSH, eventuell Medikamentenspiegel (z. B. Digitalis)
- ▬ **EKG:** in jedem Fall indiziert (idealerweise 12-Kanal-EKG). Bei allen Patienten über 65 Jahre soll ein gelegentliches EKG-Screening zur Detektion von Vorhofflimmern durchgeführt werden (❑ Abb. 15.4).
- ▬ **Langzeit-EKG:** in jedem Fall indiziert, Patienten mit Schlaganfall- oder TIA-Anamnese sollen ein Langzeit-EKG über 72 h erhalten.
- ▬ **Weitere Untersuchungen:** je nach vermuteter Grunderkrankung (z. B. Echokardiographie, Koronarangiographie) beim Spezialisten, Schilddrüsenuntersuchung

- ■ Hausärztliche Beratungs- und Behandlungsinhalte
- ▬ **Beratung zur Gesundheitsstörung:** Aufklärung über das Erkrankungsbild und die Bedeutung dessen für den weiteren Verlauf. Oftmals ist die Herzrhythmusstörung harmlos und bedarf keiner medikamentösen Behandlung
- ▬ **Behandlung der Grunderkrankung:** z. B. KHK, Schilddrüsenerkrankung, Herzvitium, Elektrolytentgleisung
- ▬ **Überprüfung und Adaption der Medikamenteneinnahme:** z. B. Absetzen

β–Blocker bei Bradykardie oder AV-Block, Anpassen der Digitalisdosierung, Überprüfung der antiarrhythmischen Medikation

Weitere Therapieansätze
- ▬ **Bradyarrhythmien/AV-Block, SA-Block:** bei symptomatischen Patienten und Ausschluss anderer Ursachen (Medikamente etc.) sowie höhergradigen Blockierungen (ab AV-Block II Typ Mobitz) Indikation zur Schrittmacherimplantation (Spezialist)
- ▬ **Tachykardien:** bei akuten supraventrikulären Tachykardien nur bei schmalem Kammerkomplex nach vergeblichem Vagusreiz (kaltes Wasser, Karotisdruck, Valsalva-Manöver) Adenosin i. v., bei breitem Kammerkomplex Ajmalin i. v.

❯ Kann man eine schwerwiegende Herzrhythmusstörung nicht behandeln oder ist sich dabei unsicher, sollte der Notarzt hinzugezogen werden und/oder eine umgehende Klinikeinweisung erfolgen.

Bei rezidivierenden tachykarden Herzrhythmusstörungen ist eine Katheterablation (Spezialist–Klinik) in Erwägung zu ziehen.
- ▬ **ventrikuläre und supraventrikuläre Extrasystolie:** bei Patienten ohne Grunderkrankung ist i. d. R. keine Behandlung erforderlich
- ▬ **Vorhofflattern:** Umgehende Vorstellung des Patienten in der Klinik wegen der Gefahr der ventrikulären Tachykardie durch eine 1: 1-Überleitung
- ▬ **Vorhofflimmern:** Versuch des Kardiovertierens in einen Sinusrhythmus (Spezialist). Bei permanentem (akzeptierten) Vorhofflimmern Frequenzkontrolle mit z. B. ß – Blocker sowie Abwägen der Antikoagulation, eventuell Katheterablation (Spezialist) Bei intermittierend auftretendem Vorhofflimmern ohne struktureller Herzkrankheit im

Ereignis Einnahme von Flecainid 200–300 mg oder Propafenon 400–600 mg (Pill-in-the-pocket – Konzept)

Antikoagulation bei Vorhofflimmern

❯ Vorhofflimmern ist einer der häufigen Auslöser eines Schlaganfalls und deshalb muss eine risikoadaptierte Antikoagulation immer überdacht werden.

Entscheidung zur Antikoagulation entsprechend dem CHA2DS2–Vasc–Score (s. u.) in Verbindung mit dem HAS-BLED-Score zur Abschätzung des Risikos einer Hirnblutung unter Antikoagulation.

Bei einem CHA2DS2-Vasc-Score >1 (Männer ≥ 1) sollte eine Antikoagulation mittels Cumarinen (z. B. Phenprocoumon) oder NOAK/DOAK (= Neue/Direkte orale Antikoagulantien, z. B. Dabigatran, Rivaroxaban, Apixaban) durchgeführt werden. Besondere Vorsicht ist bei einem HAS-BLED-Score von > 3 geboten.

Kriterien des **CHA2DS2-Vasc-Score** zur Beurteilung des Schlaganfallsrisikos bei Vorhofflimmern und Einleitung einer Antikoagulation mit Cumarinen oder NOAK/DOAK

- **C**ongestive heart failure, (Herzinsuffizienz) (1 Punkt)
- **H**ypertension (1 Punkt)
- **A**ge (>75) (**2 Punkte**)
- **D**iabetes mellitus (1 Punkt)
- **S**troke (Schlaganfall oder TIA) (**2 Punkte**)
- **V**ascular disease (KHK, AVK) (1 Punkt)
- **A**ge (65–74) (1 Punkt)
- **S**ex (weibliches Geschlecht) (1 Punkt)

HAS-BLED–Score zur Einschätzung des Hirnblutungsrisikos bei Antikoagulation
- **H**- Hypertonie (1 Punkt)
- **A**- schwere Nieren- Leberinsuffizienz (1–2 Punkte)

- **S**- abgelaufener Schlaganfall (1 Punkt)
- **B**- stattgehabte Blutung, erhöhte Blutungsneigung (1 Punkt)
- **L**- labile Einstellung INR, < 60 % der INR Werte im Zielbereich (1 Punkt)
- **E**- Alter > 65 Jahre (1 Punkt)
- **D**- Einnahme von NSAR, übermäßiger Alkoholkonsum (1–2 Punkte)

❯ Es wird keine eindeutige Empfehlung zum Einsatz von NOAKs/DOAKs gegeben, allerdings sind sie bei Patienten, bei denen eine zufriedenstellende Einstellung auf Cumarine (Phenprocoumon) nicht möglich ist, zu bevorzugen.

Der Einsatz von Antikoagulantien stellt insbesondere bei größeren Traumen die behandelnden Ärzte vor große Herausforderungen, vor allem, wenn Antikoagulantien angewendet werden, für die keine Antidota zur Verfügung stehen.

■ **Hausärztliche Verlaufskontrollen**
Patienten mit Herzrhythmusstörungen brauchen oft eine lebenslange Kontrolle (z. B. Schrittmacherpatienten, Patienten mit oraler Antikoagulation bei Vorhofflimmern)
- klinische Untersuchung: z. B. zum Aufdecken einer entstehenden Herzinsuffizienz
- Überprüfung der Medikamentencompliance und möglicher Nebenwirkungen
- Laborkontrollen: laufende INR-Kontrollen bei Antikoagulation mit Cumarinen, Serumelektrolyte
- regelmäßige Herzschrittmacherkontrollen beim Spezialisten

■ **Zusammenarbeit mit Spezialisten**
Kardiologe, Krankenhaus bei schwerwiegenden Ereignissen, weitere Spezialisten entsprechend der Grunderkrankung (z. B. Nuklearmedizin bei Schilddrüsenerkrankungen).

- **Relevante Leitlinie**

ESC-Pocket-Leitlinie Management von Vorhofflimmern (2010).

Leitfaden Orale Koagulation bei nicht valvulärem Vorhofflimmern der Arzneimittelkommission der Deutschen Ärzteschaft 3. Auflage 11/2019.

> **Fallbeispiel**
>
> Der Patient ist kreislaufstabil (RR 130/80 mmHg), bei der Auskultation zeigt sich eine unregelmäßige tachykarde Herzaktion von 130–160/min. Es erfolgte eine stationäre Einweisung, im Krankenhaus konnte durch Gabe von Metoprolol eine Konversion in einen Sinusrhythmus erreicht werden. Der Patient wurde gründlich auf Grunderkrankungen untersucht, es ergaben sich dafür keine Anhaltspunkte. Eine Antikoagulation war aufgrund des Alters unter 65 Jahren und eines CHA2DS2-Vasc–Scores von 0 nicht eingeleitet. Seit dem Ereignis hatte der Patient keine weiteren Phasen von Vorhofflimmern, Langzeit-EKG-Kontrollen waren unauffällig.

4.5 Koronare Herzkrankheit (KHK)

> **Fallbeispiel**
>
> Herr S. L., 54 Jahre, kommt nach einem Krankenhausaufenthalt in die Praxis, nachdem er einen Herzinfarkt erlitten hatte und im Rahmen einer Intervention Stents implantiert wurden: „Herr Doktor, wie muss ich mich jetzt verhalten und muss ich tatsächlich mein ganzes Leben Medikamente einnehmen, ich war doch bisher gesund?"

Durch arteriosklerotische Veränderungen an den Herzkranzgefäßen entsteht die koronare Herzerkrankung (CCS = chronisches Koronarsyndrom). Die Krankheit kann jahrelang stumm bleiben, im Extremfall führt sie zum Herzinfarkt und plötzlichen Herztod (zum Umgang mit akutem Brustschmerz, ▸ Abschn. 3.3). Insgesamt ist die KHK rückläufig, auch die Zahl der daran Sterbenden.

- **Hausärztliche Relevanz**

Häufigkeit Fink: koronare Herzerkrankung **, Herzinfarkt **

KHK und Herzinfarkt sind trotz rückläufiger Tendenz immer noch die häufigste Todesursache in Deutschland.

Die Lebenszeitprävalenz beträgt 9,3 % bei 40–79-jährigen.

> ❯ Niedriger sozialer Status erhöht bei KHK die Lebenszeitprävalenz erheblich (von 6,5 bei hohem sozialen Status zu 13,5 % bei niedrigem sozialen Status).

- **Abwendbar gefährliche Verläufe**
  - akutes Koronarsyndrom
  - Herzinfarkt
  - (akute) Herzinsuffizienz
  - Lungenembolie
  - Aortendissektion
  - Anämie

- **Ursachen**
  - fast immer Arteriosklerose der Herzkranzgefäße
  - viele Risikofaktoren tragen zur Entwicklung der Gefäßverengungen bei (Rauchen, Hypertonie, Fettstoffwechselstörungen (ungünstiges Verhältnis LDL hoch und HDL niedrig), Diabetes mellitus, Übergewicht)

- **Anamnese**

Typisch beschreiben Patienten Schmerzen oder Druckgefühl im Brustkorb, insbesondere bei körperlicher, aber auch bei emotionaler Belastung. Ausstrahlen der

◻ Tab. 4.3 Vortestwahrscheinlichkeit für eine stenosierende KHK bei Patienten mit stabiler Brustschmerz-Symptomatik. (Aus dem Programm für Nationale VersorgungsLeitlinien, NVL)

	Typische Angina pectoris		Atypische Angina pectoris		Nicht-anginöse Brustschmerzen	
Alter[a] (Jahre)	Männer (%)	Frauen (%)	Männer (%)	Frauen (%)	Männer (%)	Frauen (%)
30–39	59	28	29	10	18	5
40–49	69	37	38	14	25	8
50–59	77	47	49	20	34	12
60–69	84	58	59	28	44	17
70–79	89	68	69	37	54	24
>80	93	76	78	47	65	32

[a]Ermittelte Wahrscheinlichkeiten für die Altersgruppen stellen die jeweiligen Schätzwerte für Patienten im Alter von 35, 45, 55, 65

Schmerzen z. B. in Arme, Hals, Oberbauch oder Rücken begleiten nicht selten den Brustschmerz. Aber auch völlig asymptomatische Verläufe sind möglich (z. B. bei Diabetikern), eine Erstmanifestation in Form eines Herzinfarkts ist nicht selten.

Gezielt zu fragen ist nach familiärer Belastung, Begleiterkrankungen, Risikofaktoren und Lebensstil, ebenso nach bestehender psychosozialer Belastung.

- **Körperlicher Befund**

Oftmals unauffälliger körperlicher Befund, insbesondere bei stabiler KHK.

- **Diagnostik**
- **Klinische Untersuchung:** Auskultation von Herz und Lunge, Inspektion der Beine und der Halsvenen bei Verdacht auf Herzinsuffizienz, weitere Untersuchungen entsprechend möglicher Begleiterkrankungen, z. B. periphere Pulse (AVK). Beurteilung der Psyche (z. B. ängstlicher Patient)
- **Labor:** Untersuchung insbesondere im Hinblick auf Risikofaktoren (z. B. Glukose, HbA1c, Cholesterin, HDL, LDL, Triglyzeride) – bei akuter Angina pectoris Troponin-T-Test, Kalium im Verlauf

- **EKG:** indiziert zum Nachweis von Endstreckenveränderungen, oft aber unauffällig, Beispiel für ein typisches Infarkt EKG (◻ Abb. 15.3)
- **Belastungs-EKG (Ergometrie):** trotz niedriger Sensitivität (Mittelwert NVL 68 %) und Spezifität (Mittelwert NVL 77 %) häufig eingesetzt und hinweisend für belastungsinduzierte Ischämie bei ST-Streckenhebung ≥ 1 mm oder Senkung ≥ 1 mm. In Zusammenschau mit der Anamnese weiter möglich hinweisend Auftreten von: Brustschmerzen, Atemnot, eingeschränkte Leistungskapazität, verlangsamter Herzfrequenz- und Blutdruckanstieg sowie Blutdruckabfall bei der Belastung.
- **Weitere Untersuchungen:** beim **Spezialisten** (z. B. Echokardiographie, Stressechokardiographie, Koronarangiographie, CT-Angiographie)

❯ Das diagnostische Vorgehen zur KHK sollte sich nach der Vortestwahrscheinlichkeit (◻ Tab. 4.3) richten (<15 % keine weiteren Untersuchungen, >85 % sofortiger Übergang zu therapeutischem Vorgehen, 15–85 % nicht invasive diagnostische Verfahren) (◻ Abb. 4.4).

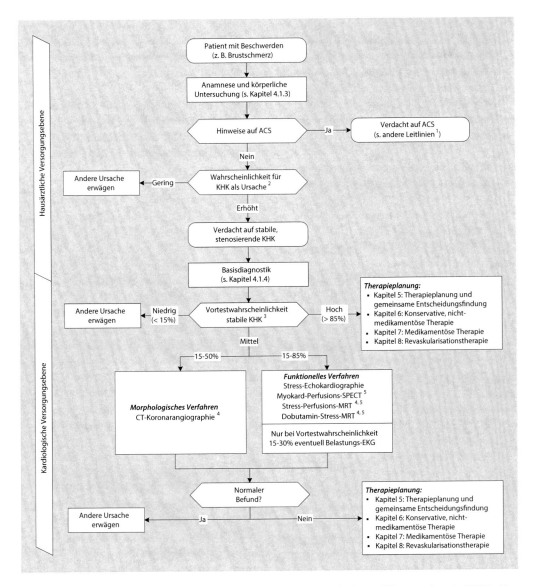

□ Abb. 4.4 Algorithmus: Diagnostisches Vorgehen bei (Verdacht auf) eine stabile stenosierende KHK. (Aus dem Programm für Nationale VersorgungsLeitlinien, NVL)

- **Hausärztliche Beratungs- und Behandlungsinhalte**

Beratung zur Gesundheitsstörung

— Aufklärung über das Erkrankungsbild, seines Zusammenhangs mit Risikofaktoren und die Bedeutung derer für den weiteren Verlauf. (Rauchen, Diabetes mellitus, Fettstoffwechselstörung, Übergewicht, Hypertonie, psychosoziale Faktoren, Ernährung, Alkohol und Bewegungsmangel)

— zum Umgang mit den einzelnen Risikofaktoren siehe die entsprechenden Kapitel

4

- laufende Überprüfung der Adhärenz bezüglich des Umgangs mit den Risikofaktoren und der notwendigen Medikation und gegebenenfalls Anpassungsversuche
- Patienten sollen zu individuellen Therapiezielen ermutigt werden (Selbstmanagement, Entscheidungshilfen dazu im Rahmen der NVL KHK)

❯ Ein gesunder Lebensstil scheint die Prognose bei KHK nachweislich zu verbessern.

■ **Medikamentöse Therapie**

Ziel der Therapie ist eine **Prognoseverbesserung:**

Thrombozytenaggregationshemmer

ASS 100 mg täglich, bei Unverträglichkeit Clopidogrel 75 mg tgl.

Prasugrel: in Kombination mit ASS zur Prävention atherothrombotischer Ereignisse bei akutem Koronarsyndrom, wenn eine primäre oder verzögerte perkutane Koronar-intervention (PCI) erfolgt.

Ticagrelor: bei instabiler Angina pectoris sowie Nicht-ST- und ST-Hebungsinfarkt in Kombination mit ASS.

Duale Thrombozytenaggregationshemmung

Nach Stentimplantation in eine Koronararterie.

- Stabile KHK und Stent: nicht beschichtetet Stent (BMS = bare medical stent): 4 Wochen ASS 100 mg und Clopidogrel, medikamentenbeschichteter Stent (DES = drug eluting stent): 6 Monate ASS und Clopidogrel
- Nach akutem Koronarsyndrom: Bei jedem koronaren Syndrom unabhängig vom Vorgehen: ASS und Ticagrelor 2 × 90 mg über 1 Jahr Wenn Ticagrelor nicht vertragen wird Vorgehen wie bei stabiler KHK, ohne Percutaner Intervention ASS und 3 Monate Clopidogrel.

Beim Einsatz von Ticagrelor ist die Einnahmetreue des Patienten zu eruieren, da es zweimal täglich eingenommen werden muss.

❯ Ist eine langfristige orale Antikoagulation erforderlich (Cumarine oder NOAK), so ist eine dauerhafte zusätzliche Gabe von ASS i. d. R. nicht sinnvoll.

Lipidsenker

Alle Patienten mit KHK sollten unabhängig vom Ausgangswert Lipidsenker bekommen: Vorwiegender Einsatz von Statinen (z. B. Simvastatin, Atorvastatin, Pravastatin, Rosuvastatin), bei Unverträglichkeit (z. B. Myoptahie, Leberschädigung) Einsatz eines Alternativpräparats (z. B. Fibrate, Ezetimib), allerdings ohne ausreichenden Nachweis der Prognoseverbesserung. PKSD9 Hemmer (sh ▶ Abschn. 4.8.1) sollten nur im Ausnahmefall in Zusammenarbeit mit Spezialisten eingesetzt werden (z. B. familiäre Hypercholesterinämie). Ezetimib und PKSD9 Hemmer werden in der NVL KHK zurückhaltend bewertet.

❯ Die DEGAM empfiehlt bei der Lipidsenkung eine „Strategie der festen Dosis" im Gegensatz zur Titration des LDL-Cholesterinwertes auf einen Wert < 100 mg/dl bei stabiler KHK. Die ESC fordert bei hohem Risiko eine Senkung unter 55 mg/dl).

Blutdrucksenkende Medikamente

Betablocker und ACE-Hemmer, bzw. bei Unverträglichkeit Angiotensinrezeptorblocker mit Nachweis der Prognoseverbesserung, insbesondere auch bei begleitender Herzinsuffizienz oder Hypertonie.

Weitere Medikamente

(ohne eindeutig nachgewiesene Prognoseverbesserung)

- langwirksame Kalziumkanalblocker zur symptomatischen Behandlung der Angina pectoris
- schnell wirksame Nitrate zur Kupierung von Angina-pectoris-Anfällen, Nitrate sollen nur zur symptomatischen Behandlung von Angina pectoris eingesetzt werden
- Ivabradin bei Unverträglichkeit β–Blocker
- Ranolazin bei β-Bloc.nverträglichkeit oder nicht ausreichender Wirkung der β-Blocker

❯ Kann durch die medikamentöse Therapie keine Symptomfreiheit erreicht werden, so ist der Patient dem Spezialisten zur Evaluation einer Revaskularisationstherapie (Percutane coronare Intervention, PCI) oder Bypass-Operation zuzuführen.

■ Rehabilitation

Der positive Effekt von Rehabilitation bei Herzerkrankungen ist nachgewiesen. Es sollte deshalb nach einem Ereignis eine Anschlussheilbehandlung (AHB) durchgeführt werden. Nach der Frührehabilitationsmaßnahme sollte dem Patienten empfohlen werden, sich einer Herzsportgruppe anzuschließen.

■ Hausärztliche Verlaufskontrollen

Patienten mit KHK bedürfen einer lebenslangen Begleitung durch den Hausarzt, sowohl der somatische als auch der psychische Zustand soll regelmäßig überprüft werden (viertel- bis halbjährlich). Besonders zu achten ist auf Hinweise für Herzinsuffizienz und belastungsabhängige thorakale Schmerzen. Es sind dann eventuell weitere Schritte einzuleiten (Spezialist: Echokardiographie, Koronardiagnostik).

Patienten mit KHK sollten in ein DMP-Programm eingeschrieben werden (▶ Abschn. 4.21).

Regelmäßig sollten die Risikofaktoren (Raucherstatus, Diabetes mellitus, Hyper-

lipidämie, Übergewicht) überprüft und der Patient zu einer Lebensstiländerung animiert werden. Die jeweilige Therapie sollte eventuell angepasst werden.

❯ Dem Patienten sollte ein positives Gefühl übermittelt werden, um das „Schreckgespenst" KHK zu entschärfen, da die Prognose bei Beachtung der Risikofaktoren allgemein günstig ist.

Ziele der hausärztlichen Langzeitbetreuung sollten sein:
- gute Lebensqualität
- Erhalt von Aktivität und Teilhabe in Beruf, Familie und sozialem Umfeld
- Verbesserung der Prognose
- möglichst selbstständiger Umgang des Patienten mit seiner Krankheit

■ Zusammenarbeit mit Spezialisten

Kardiologe, Krankenhaus bei schwerwiegenden Ereignissen, eventuell zur Diagnostik Nuklearmediziner, Radiologe – Rehabilitationseinrichtung, Leiter der Herzsportgruppe, wenn dies nicht der Hausarzt selbst ist.

■ Relevante Leitlinie

Nationale Versorgungsleitlinie chronische KHK unter Mitarbeit der DEGAM nvl–004 (2019).

S2e Leitlinie Neue Thrombozyten-Aggregationshemmer, Einsatz in der Hausarztpraxis DEGAM (2019) AWMF 053–041.

Fallbeispiel

Der Patient (170 cm, 112 kg), LKW-Fahrer und Raucher (10/Zigaretten/Tag seit 35 Jahren) hatte linksthorakale Schmerzen ausstrahlend in den linken Arm bei Belastung und wurde ins Krankenhaus eingewiesen, wo ein STEMI (ST-Hebungsinfarkt) festgestellt wurde und sofort mittels einer perkutanen Intervention (PCI) 2 Stents implantiert wurden (RIVA und RCA). Nach einem

4

einwöchigen stationären Aufenthalt wurde eine Anschlussheilbehandlung (AHB) durchgeführt und im Anschluss daran stellte er sich beim Hausarzt in der Praxis vor. Er war beschwerdefrei und gut belastbar, medikamentös wurde er mit ASS, Simvastatin, Bisoprolol und Ramipril behandelt. Er hat zu diesem Termin bereits 5 kg an Gewicht abgenommen und das Rauchen eingestellt. Es erfolgte eine Aufklärung über die Erkrankung, die notwendigen lebenslangen Kontrollen und Motivation, die bereits eingeleitete Lebensstiländerung weiterzuführen, da dies in Verbindung mit der Behandlung der Risikofaktoren (hoher Blutdruck, Blutfettwerterhöhung) seine Prognose und Lebensqualität entscheidend verbessern würde. Die Beratung umfasste auch die Aufklärung, dass die dauerhafte Medikamenteneinnahme der verordneten Substanzen ganz entscheidend zur Verbesserung seiner Prognose beiträgt. Nach einer Wiedereingliederungsphase war der Patient wieder voll arbeitsfähig, der Verlauf über die nächsten Jahre war unauffällig, er hat weiter an Gewicht abgenommen (15 kg) und nicht wieder zu rauchen begonnen. Der Blutdruck lag bei 120/80 mmHg und das LDL unter 20 mg Simvastatin 54 mg/dl. Auch Jahre nach dem Ereignis ist der Patient nahezu beschwerdefrei und belastbar.

4.6 Durchblutungsstörungen der Extremitäten (pAVK = periphere arterielle Verschlusskrankheit)

Fallbeispiel

Herr R. S., 65 Jahre kommt in die Praxis zu einem regulären Termin wegen einer offenen Stelle an der Großzehe: „Herr Doktor, kann es an der Durchblutung liegen, dass es schon so lange nicht heilt, ich habe schon so viele Salben probiert?"

Durch arteriosklerotische Veränderungen an den Bein- oder Armgefäßen entstehen Engstellen an den Arterien der Extremitäten bis hin zum kompletten Verschluss. Vorwiegend sind die Beine betroffen, jedoch kann die pAVK auch an den Armen auftreten (zum Vorgehen bei akutem Verschluss ► Abschn. 3.11). Patienten mit pAVK haben ein deutlich erhöhtes Risiko, ein kardiovaskuläres Ereignis zu erleiden, die Sterblichkeit ist erhöht.

Nach Fontaine werden 4 Stadien der pAVK definiert:

- I = keine Beschwerden, aber Nachweis von Engstellen
- IIa = Claudicatiosymptomatik: Beschwerden bei einer Gehstrecke von > 200 m
- IIb = Claudicatiosymptomatik: Beschwerden bei einer Gehstrecke von < 200 m
- III = Ruheschmerzen
- IV = Schmerzen begleitet von Nekrosen, Gangrän, Ulzeration

Zusätzlich ist die Klassifikation nach Rutherford in Gebrauch, in Deutschland wird jedoch vorwiegend nach Fontaine klassifiziert.

- Hausärztliche Relevanz
Häufigkeit Fink **
Prävalenz 3–10 %, über 70 Jahre 15–20 %

- Abwendbar gefährliche Verläufe
- akute Ischämie-Verschluss
- Nekrosen-Gangrän
- Amputation
- tiefe Beinvenenthrombose
- Nervenläsionen (z. B. bei sequestriertem Bandscheibenvorfall)

- **Ursachen**
- Fast immer Arteriosklerose der Bein- oder Armgefäße
- Risikofaktoren begünstigen das Entstehen der pAVK (Rauchen, Fettstoffwechselstörungen, Diabetes mellitus, Hypertonie)

- **Anamnese**
- Gefühl kalter Extremitäten
- belastungsabhängige Schmerzen (Verkürzung der Gehstrecke, Kraftlosigkeit in den Armen bei körperlicher Arbeit)
- Ruheschmerz oft nachts im Liegen bei fortgeschrittener Krankheit

Gezielt zu fragen ist nach familiärer Belastung, Begleiterkrankungen, Risikofaktoren und Lebensstil (Rauchen).

- **Körperlicher Befund**
- im Anfangsstadium unauffälliger körperlicher Befund
- im fortgeschrittenen Stadium fehlende periphere Pulse
- im weiter fortgeschrittenen Stadium kalte Extremität
- im fortgeschrittenen Stadium positiver **Ratschow-Test** (bei Heben und Bewegen der Beine im Liegen rasches Abblassen und im Anschluss daran beim Beinsenken verzögerte Rötung und verzögerte Venenfüllung)

- **Diagnostik**
- **Körperliche Untersuchung:** Inspektion der Beine, Pulse tasten (sehr unsicheres Zeichen), Ratschow-Test (s. o.) allgemeine körperliche Untersuchung zum Nachweis von Begleiterkrankungen oder weiterer arteriosklerotischer Veränderungen sowie zur Abgrenzung zu anderen Erkrankungen (z. B. neurologische oder orthopädische Erkrankungen)

◘ Tab. 4.4	Schweregrad der pAVK entsprechend dem ABI
> 1,3	Verdacht auf Mediasklerose
0,9–1,3	Normalbefund
0,75–0,9	Leichte pAVK
0,5–0,75	Mittelschwere pAVK
< 0,5	Schwere pAVK (kritische Ischämie)

- **ABI (Ancle brace Index):** Messung der Dopplerverschlussdrücke an Arm und Bein und Bestimmung des Index (Druck Bein/Druck Arm): Werte < 0,9 sind beweisend für das Vorliegen einer pAVK. Zur Einteilung des Schweregrads der pAVK entsprechend dem ABI (◘ Tab. 4.4)
- **Labor:** im Hinblick auf Risikofaktoren (z. B. Glukose, HbA1c, Cholesterin, HDL, LDL, Triglyzeride)
- **Weitere Untersuchungen:** beim **Spezialisten** (Duplexsonographie, Computertomographische Angiographie (= CTA), MR Angiographie, Angiographie)

- **Hausärztliche Beratungs- und Behandlungsinhalte**

Beratung zur Gesundheitsstörung: Aufklärung über das Erkrankungsbild, seines Zusammenhangs mit Risikofaktoren und die Bedeutung derer für den weiteren Verlauf. (Rauchen, Diabetes mellitus, Fettstoffwechselstörung, Hypertonie, Ernährung, Übergewicht, und Bewegungsmangel). Zum Umgang mit den einzelnen Risikofaktoren siehe die entsprechenden Kapitel.

> Allen Patienten mit Claudicatio intermittens sollte Gehtraining, am besten unter fachlicher Anleitung, angeraten werden.

Laufende Überprüfung der Adhärenz bezüglich des Umgangs mit den Risikofaktoren und der notwendigen Medikation und gegebenenfalls Anpassungsversuche.

■ **Medikamentöse Therapie**
Thrombozytenaggregationshemmer
━ ASS 100 mg täglich (bei AVK Stadium I ohne Begleiterkrankungen kein Nachweis einer Risikoreduktion)
━ bei Unverträglichkeit Clopidogrel 75 mg tgl.

4

❯ Eine duale Plättchenhemmung mit ASS und Clopidogrel soll nicht durchgeführt werden.

Symptomatische Therapie
Cilostatol und Naftidrofuryl nur bei Patienten mit Claudicatio intermittens, bei denen kein Gehtraining durchgeführt werden kann.

Interventionelle Therapie
Beim Spezialisten: Ballonangioplastie, Stent-Implantation, Bypassoperation bereits ab Stadium II nach Fontaine in Erwägung zu ziehen (z. B. bei unmöglichem Gehtraining, Leidensdruck), bei kritischer Ischämie Methode der Wahl.

Behandlung von Ulzera
Adäquate Wundbehandlung (▶ Abschn. 5.12), gegebenenfalls auch interdisziplinär.

■ **Hausärztliche Verlaufskontrollen**
Patienten mit pAVK bedürfen einer lebenslangen Begleitung durch den Hausarzt (viertel- bis halbjährlich). Besonders zu achten ist auf Begleiterkrankungen und Einhalten der leitliniengerechten Therapie.
Regelmäßig sollten die Risikofaktoren (Raucherstatus, Diabetes mellitus, Hyperlipidämie, Übergewicht) überprüft werden und der Patient zu einer Lebensstiländerung animiert werden. Die jeweilige Therapie und die Adhärenz sollten überprüft und eventuell angepasst werden, insbesondere auch die leitliniengerechte Behandlung der Begleiterkrankungen.

■ **Zusammenarbeit mit Spezialisten**
Angiologe, Gefäßchirurg, Radiologe.

■ **Relevante Leitlinie**
S3-Leitlinie Periphere arterielle Verschlusskrankheit (PAVK) Diagnostik, Therapie und Nachsorge 2015 AWMF 065–003.

Fallbeispiel

Der Patient (174 cm, 82 kg), Bauhelfer und Exraucher (25 pack years) mit Vorerkrankungen Diabetes mellitus, Hypertonie und Hypercholesterinämie (sämtlich behandelt) weist sehr kalte Füße auf, es besteht ein Ulkus an der Großzehe medial. Die Fußpulse sind nicht tastbar. Der ABI-Index beträgt 0,6. Auf gezieltes Befragen berichtet er von einer erheblichen Claudicatio intermittens sowie nächtlichen Schmerzen in den Beinen, die sich beim Aufsetzen verbessern. Es erfolgt eine Überweisung zum Gefäßchirurgen, nach Durchführung einer MR-Angiographie mit Nachweis einer Femoralisstenose wird eine perkutane Angioplastie durchgeführt. Im Anschluss daran sind die Fußpulse tastbar und das Ulkus heilt unter adäquater Wundbehandlung ab. Eine Therapie mit ASS wird eingeleitet, die Behandlung der weiteren Begleiterkrankungen wird weitergeführt. 4 Jahre später trat erneut ein Ulkus auf und es wurde eine Bypassoperation erforderlich. Im weiteren Verlauf ist das erneute Ulkus abgeheilt, eine Gehstrecke von 500 m möglich, der Patient ist schmerzfrei.

4.7 Folgen des Schlaganfalls

Fallbeispiel

Ein 57-jähriger Patient kommt nach einem Schlaganfall nach Entlassung aus dem Krankenhaus zur weiteren Betreuung und Verordnung seiner Medikamente in die Praxis mit den Worten: „Hätte ich bloß auf Sie gehört Herr Doktor, dann wäre das hier vielleicht nicht passiert." Er zeigt eine inkomplette linksseitige armbetonte Hemiparese, die es ihm erlaubt mit Unterstützung zu gehen. Sein Sprachzentrum ist offensichtlich nicht betroffen.

- ◼ **Hausärztliche Relevanz**

Häufigkeit Schlaganfall Fink ***

2/3 aller Patienten nach einem Schlaganfall erleiden Folgen, die zum Teil so gravierend sind, dass die Patienten dauerhaft pflegebedürftig und immobil werden. Die Betreuung dieser Patienten ist zeitaufwändig und intensiv. Ursachen und Folgen des Schlaganfalls sind von hoher hausärztlicher Relevanz und gehören zu den häufigen Beratungsproblemen.

- ◼ **Abwendbar gefährlicher Verlauf**
- ▬ Schlaganfallrezidiv
- ▬ komplizierende Sekundärerkrankungen (Pneumonie, Dekubitus, erhöhte Mortalität)

- ◼ **Ursachen**

Je nach betroffenem Hirnareal oder Hirnhälfte fallen die nachfolgenden Schädigungen unterschiedlich aus. Führendes klinisches Merkmal ist jeweils:

- ▬ A. caroris interna (verantwortlich für 50 % der Schlaganfälle). Hemiparese/ Hemiplegie der kontralateralen Seite
- ▬ A. cerebri media (verantwortlich für 25 % der Schlaganfälle). Kompletter Verschluss: Hemiparese/Hemiplegie der kontralateralen Seite, anteriore Anteile: brachiofazialbetonte Parese/Plegie der kontralateralen Seite, posteriore Anteile: weniger Lähmungserscheinungen, dafür Verwirrtheit, Halluzination, Wahrnehmungsstörungen, Sprachstörungen (je nach Gehirnhälfte)
- ▬ Versorgungsgebiet der A. vertebralis: A. basilaris: Schwindel und Gleichgewichtsstörungen bis hin zur Tetraparese, Schluck und Atemstörungen, A. cerebri

posterior: (10 %) homonyme Hemi- oder Quadrantenanopsie
- ▬ rechte Gehirnhälfte: visuell- räumliche Wahrnehmungsstörungen
- ▬ linke Gehirnhälfte: in 90 % Sitz des Sprachzentrums
- ▬ Kleinhirn: Koordinationsstörungen, Schwindel, Blickparesen

- ◼ **Anamnese und körperlicher Befund**

Neben den offensichtlichen körperlichen Einschränkungen beklagen die Patienten häufig „Ich bin so schnell müde und erschöpft", „Alles strengt mich so an", „Ich kann mich nicht mehr lange konzentrieren" oder „Ich kann mir nichts mehr merken".
- ▬ **Ataxie:** Störung der Bewegungskoordination (vorwiegend nach Schlaganfall des Kleinhirns)
- ▬ **Apraxie:** Unfähigkeit, Bewegungsausführungen zu planen und sie gezielt durchzuführen, obwohl die sensomotorische Funktion erhalten ist (vorwiegend nach linksseitigem Schlaganfall)
- ▬ **Aphasie:** erworbene Sprachstörung durch Schädigung des ZNS, betroffen sind Sprechen und Schreiben (Broca-A.), Verstehen und Lesen (Wernicke A.), sowie die Wortfindung (amnestische A.) (vorwiegend nach linksseitigem Schlaganfall)
- ▬ **Anopsie:** Sehstörungen durch partiellen Ausfall des Sehzentrums (Quadranten bis Hemianopsie) bei Schlaganfällen im Gebiet der A. cerebri anterior
- ▬ **Epilepsie:** Grandmalanfälle nach Schlaganfall treten in etwa 10–15 % der Fälle auf, die meisten innerhalb der ersten Woche. 3–5 % der Patienten erleiden auch später noch Anfälle
- ▬ **Paresen:** Schlaff oder spastisch (Armbetont (70 % der Patienten) bis hemiplegisch, selten tetraplegisch)
- ▬ **Schluckstörungen:** bis hin zur Unfähigkeit, eigenen Speichel zu schlucken
- ▬ **Harn- und Stuhlentleerungsstörungen:** Entwicklung einer Überlaufblase, stetiges Harnträufeln, Stuhlverhalt mit Überlaufstühlen

4

- **psychische Folgen:** Depression
- **hirnorganische Folgen:** Demenz

■ Diagnostik

Hausärztliche Diagnostik
- Erhebung des Status nach Schlaganfall: Einstufung der Selbstversorgung Instrumentale Aktivitäten (IADL), geriatrisches Basisassessment (▶ Abschn. 7.10)
- Klinische Untersuchung: regelmäßige symptombezogene Reevaluation der funktionellen Störungen
- Technische Untersuchungen: sofern nicht während der stationären Phase erfolgt, ergänzende Abklärung der Risikofaktoren:
  - Abklärung für Vorhofflimmern (24 h bis 72 h EKG)
- Labor: BB, Leber-, Nierenwerte, Fettstoffwechsel, BZ, ggf. Medikamentenspiegel antikonvulsiver Therapie, INR bei Antikoagulation mit Cumarinen

Spezialisierte Diagnostik
- Gefäßchirurgie (Operationsverfahren) Neurologie (Doppler, Farbduplex), Kardiologie (Echokardiographie/TEE), Augenarzt (Sehstörungen)

■ Hausärztliche Beratungs- und Behandlungsinhalte

Allgemeinmaßnahmen
- Änderung der Lebensführung: Stressabbau, Entspannungsverfahren, Ernährungsumstellung, Bewegungstherapie
- Rauchstopp

Medikation
- Zur Unterstützung der Rehabilitation kognitiver Störungen: Piracetam 2400 mg–4800 mg/die, Memantine, Donezepil
- Thrombozytenaggregation: ASS: (100 mg/die), bei Unverträglichkeit Clopidogrel 75 mg/die
- Antikoagulation: Phenprocoumon, NOAK: (z. B. Dabigatran, Rivaroxaban, Edoxaban, Apixaban) (▶ Abschn. 4.4)
- CSE-Hemmer (Pravastatin, Simvastatin, Atorvastatin) (▶ Abschn. 4.8)

- antihypertensive Medikation: (▶ Abschn. 4.1)
- Antikonvulsiva (▶ Abschn. 4.15)
- Schmerztherapie: Neuropathischer Schmerz: Gabapentin 600–1800 mg, Pregabalin 75–300 mg, Amitriptylin 10–75 mg, bei Spastik: Baclofen 5–15 mg, Tizanidin
- Prednisolon 40 mg 10–14 Tage bei speziellem häufig vorkommendem Schulter-Arm-Schmerz
- Antidepressiva: SSRI, Trizyklika (▶ Abschn. 4.14)

Heilmittelversorgung: (Kap. 11)
Logopädische Behandlung: Sprach und Sprechtherapie Indikationsschlüssel in den ersten 6 Monaten bis zu 3/Woche (Langzeitverordnung außerhalb des Regelfalls möglich).

Physiotherapie: Kräftigung der Muskulatur, Kontrakturprophylaxe, Einüben von Bewegungsmustern.

Ergotherapie: Stärkung der Alltagskompetenz, Unterstützung bei der Eigenversorgung.

Hilfsmittelversorgung:
Inkontinenzartikel, Rollator, Rollstuhl, Toilettensitzerhöhung, Krankenbett mit Galgen etc.

Operationsverfahren:
Karotis-Thrombendarteriektomie (Spezialist).

Schlaganfallpatienten sind Langzeit- bzw. **Dauerpatienten**, auch die Rehabilitation ist eine dauernde Aufgabe, da noch nach Jahren Verbesserungen zu erzielen sind, bzw. der Status quo nur durch konsequentes Üben (in Eigenregie und angeleitet) erhalten werden kann.

Je ausgeprägter die Erkrankungsfolgen sind, desto umfangreicher ist die Therapie und das Team, das den Patienten nachbetreut. Dem Hausarzt kommt die Führungsrolle und Koordination dieses Teams zu.

Die **Versorgung** des Patienten sollte **zielorientiert** und **am Alltag** des Patienten **ausgerichtet** sein. Ziele müssen gemeinsam benannt werden und im Verlauf gegebenenfalls auch korrigiert werden.

Der Patient ist unbedingt zu einer aktiven Haltung zu motivieren und zu fördern. Heil- und Hilfsmittelverordnungen sollten sich immer daran orientieren, den Patienten darin zu unterstützen und ihn nicht in eine passive vermeidende Rolle zu drängen.

Die Angehörigen des Patienten müssen ebenso geführt, geschult und immer wieder motiviert werden. Sie sind Teil des therapeutischen Konzepts, gleichzeitig aber natürlich auch Betroffene und häufig in der eigenen Lebensführung eingeschränkte Personen.

Da das Risiko für einen Reapoplex bei 30–55 % liegt, ist die konsequente Behandlung der Risikofaktoren wesentliche ärztliche Aufgabe:

- Konsequente Einstellung erhöhter Blutdruckwerte auf Zielwerte < 140/90
- Bei Diabetes mellitus: Optimierung des Blutzuckerstoffwechsels unter strikter Vermeidung von Hypoglykämien
- Rauchstopp
- Optimierung der Lebensführung
- Nur bei atherosklerotischem/thrombembolischem Infarkt gilt zusätzlich:
  - Verabreichung eines Statins (auch bei Cholesterinnormwerten) z. B. Pravastatin 40 mg, Simvastatin 20 mg ist vermutlich sinnvoll. Ein LDL Wert von < 100 mg/dl sollte angestrebt werden. Ob ein Nutzen für ältere über 80-jährige Patienten besteht, ist nicht abschließend geklärt. Hier sollte der Hausarzt individuell abwägen.
  - Thrombozytenaggregationshemmung mit ASS 100 mg/die (Clopidogrel 75 mg/die nur bei ASS Kontraindikation)

Bei **Vorhofflimmern** als Ursache Antikoagulation sinnvoll (Phenprocumon, NAOK, Zielwert INR 2–3). Ein Problem stellt die Sturzgefährdung von Schlaganfallpatienten dar. Diese ist durch Training und Hilfsmittel zu minimieren und dann sorgfältig abzuwägen, grundsätzlich ist sie keine absolute Kontraindikation (▶ Abschn. 4.4).

Bei extrakraniellen Karotisstenosen (die im Verlauf der Erkrankung zunehmen können) ist eine regelmäßige Kontrolle und Vorstellung beim Gefäßchirurgen zu empfehlen. Die Thrombendarteriektomie bei Stenosen ≥ 70 % ist sinnvoll und angezeigt.

Viele Patienten entwickeln nach einem Schlaganfall **psychische Störungen,** insbesondere Depressionen. Sie profitieren von einer medikamentösen und auch psychotherapeutischen Intervention (sofern diese möglich ist) (▶ Abschn. 4.14).

Anfallsprophylaxe: Bei Patienten, die nur in der Frühphase nach Schlaganfall einen Anfall erlitten haben, kann die Prophylaxe nach 6 Wochen ausschleichend beendet werden. Patienten die auch später noch Anfälle erlitten haben oder nach Beendigung der Prophylaxe erleiden, sollten dauerhaft antikonvulsiv behandelt werden (▶ Abschn. 4.15).

Schluckstörungen sind manchmal diskret (Kratzen im Hals, Räusperzwang) und führen zu Trink- und Speisenvermeidung. Der Patient und sein Umfeld müssen dazu konkret befragt werden, ggf. muss eine spezialisierte Abklärung (HNO Arzt und Logopädie) erfolgen.

PEG- und Urinkatheterversorgung (transurethral oder suprapubische Blasenfistel) in der Klinik sind im weiteren Verlauf in ihrer Indikationsberechtigung immer wieder zu überprüfen. Auch stärkere Schluckstörungen können sich so weit zurückbilden, dass der Patient sich oral sicher ernähren kann und nicht mehr aspirationsgefährdet ist. Auch Blasentleerungsstörungen sind rückbildungsfähig. In diesen Fällen können PEG bzw. Urinkatheter wieder entfernt werden.

4

Veränderte Sexualität: Grundsätzlich kann auch nach Schlaganfall der Wunsch zu sexueller Aktivität bestehen, wobei Störungen der sexuellen Appetenz, aber auch Erregungs- und Orgasmusstörungen vorliegen können. Der Lebenspartner ist dabei immer betroffen. Der Hausarzt sollte dieses Thema aktiv einfühlend ansprechen und falls gewünscht, eine entsprechende Beratung über mögliche Hindernisse, Fehlinformationen und Ängste durchführen.

Soziale Konsequenzen: Ein Teil der Patienten ist dauerhaft nicht mehr selbstständig handlungsfähig und braucht eine Betreuung. Eine Minderung der Erwerbsfähigkeit, häufig auch vorzeitige Berentung sind Folgen für jüngere Patienten und damit auch mit versorgungsrelevanten Fragen für die Familien verbunden. Hier sollte der Hausarzt im Rahmen seiner Möglichkeiten beraten und vor allem durch entsprechende Befundberichte unterstützend beitragen.

Fahrtauglichkeit: Nach einem Schlaganfall können Beschränkungen für die Teilnahme am Straßenverkehr und das Führen von Kraftfahrzeugen auftreten. Jeder Führer eines Fahrzeugs muss die geistige und körperliche Eignung dazu besitzen. Dies bezieht sich zum einen auf die Teilnahme am Verkehr an sich, auf die Fahrklassen (z. B. Klasse C schwere LKW) und auch auf den Nutzungsgrund Privatfahrer/Berufsfahrer). Für die Tauglichkeit zum Führen eines PKW ist eine individuelle Betrachtung und Begutachtung notwendig. Aus rechtlicher Sicht sollte hier ein Arzt mit verkehrsmedizinischer Qualifikation hinzugezogen werden, mindestens jedoch muss der Hausarzt über bestehende Verbote und Gebote aufklären (Fahrerlaubnisverordnung) (► Abschn. 4.15):

- Eigenverantwortlichkeit
- Versicherungs- und verkehrsrechtliche Folgen
- Dokumentation der Beratung

> Ein Arzt ist nicht verpflichtet, einen Patienten, der sich nicht an die fahrerlaubnisverordnung hält, an die Fahrerlaubnisbehörde zu melden. In schweren Fällen ist dies trotzdem ratsam.

- **Hausärztliche Verlaufskontrollen**
- Überwachung der Medikation, der Risikofaktoren, der Rehabilitationsfortschritte
- Einbestellung der Patienten nach Notwendigkeit, aber in festen terminierten Zeitabschnitten.
- bei bettlägerigen Patienten regelmäßige Hausbesuchstätigkeit.

- **Zusammenarbeit mit Spezialisten**
Neurologie, Kardiologie, Urologie, HNO-Ärzte, Psychotherapie, Rehabilitationseinrichtungen, Pflegedienste, Logopädie, Ergotherapie, Physiotherapie.

- **Relevante Leitlinie**
S3 Leitlinie Schlaganfall DEGAM Nr. 8 (2012) AWMF 053–011.

Fallbeispiel

Bei dem Patienten bestand seit Jahren ein Bluthochdruck, ein Diabetes mellitus sowie eine Hypercholesterinämie. Einer regelmäßigen Kontrolle entzog sich der Patient, sein Blutdruck war unbefriedigend, die Stoffwechselstörung nicht behandelt. Der Patient war in leitender Stellung mit einer Arbeitswoche von mindestens 50 h tätig. Der Patient war an einem Wochenende am Abend plötzlich mit rasch einsetzender linksseitiger Hemiparese und Verwirrtheit auffällig geworden, sofort notärztlich versorgt einer Stroke Unit zugeführt. Nach intensivmedizinischer Betreuung und anschließendem umfangreicher stationärer Rehabilitation konnte er nach 3 Monaten mit oben beschriebenem Ergebnis nach Hause entlassen werden.

Das Primärereignis liegt 2 Jahre zurück: Jetzige Therapie:

- Arterielle Hypertonie: Candesartan 1 × 16 mg, HCT 1 × 25 mg, Amlodipin 2 × 5 mg, Zielwerte erreicht
- Hypercholesterinämie: 20 mg Simvastatin LDL-Cholesterin um 100 mg/dl
- Diabetes mellitus: Diätetik, Gewichtsreduktion, Metformin 2 × 1000 mg, Hba1c um 6 mg%
- Thrombozytenaggregationshemmung: ASS 100 1 × 1
- antidepressive Therapie; Citalopram 20 mg 1 × 1
- eingesetzte Heilmittel: Physiotherapie und Ergotherapie jeweils 2 Termine/Woche
- eingesetzte Hilfsmittel: Toilettensitzerhöhung

Jetziger Rehabilitationszustand:

- Störungen der Feinmotorik der linken Hand, Reduktion der groben Kraft des linken Arms, Einschränkung der Beweglichkeit in der linken Schulter mit Tendenz zur Spastik
- relativ flüssiges Gangbild mit geringem Einknicken in der Hüfte links.
- keine Ausfallerscheinungen im Bereich Sprache, Wahrnehmung, Sehen. Der Patient ist kontinent.
- Leistungsvermögen (Konzentration, Aufmerksamkeit) reduziert

Der Patient ist nach verkehrsmedizinischer Beratung und Umsteigen auf einen PKW mit Automatikgetriebe fahrtüchtig. Er ist berentet und arbeitet derzeit 3x/Woche für 2 h.

4.8 Stoffwechselerkrankungen

Fallbeispiel

Ein 60-jähriger Patient steht am Montagmorgen bereits ungeduldig wartend vor Praxisbeginn an der Praxistür. Er klagt über starke Schmerzen im rechten Fuß und müsse jetzt „sofort zum Doktor, weil er kaum noch gehen könne".

In diesem Kapitel werden Fettstoffwechselstörungen und Gicht dargestellt. Zu Diabetes mellitus (▶ Abschn. 4.2).

4.8.1 Fettstoffwechselstörungen

Von **familiärer Hypercholesterinämie** spricht man bei LDL-Werten > 190 mg/dl, positiver Familienanamnese bezüglich Hypercholesterinämie und vorzeitigen koronaren Ereignissen oder bei Xanthomen.

Als **Fettstoffwechselstörungen** werden pathologische Erhöhungen der Werte für Triglyzeride (>170 mg/dl) und/oder Cholesterin (Gesamtcholesterin > 200 mg/dl, bzw. LDL > 160 mg/dl) bezeichnet.

Klinisch relevante Einteilung:

- Hypertriglyzeridämie
- LDL-Hypercholesterinämie
- Gemischte Hyperlipoproteinämie (Hypertriglyzeridämie und Hypercholesterinämie)

■ Hausärztliche Relevanz
Häufigkeit Fink ***

Fettstoffwechselstörungen sind in Deutschland sehr häufig, da sie im Besonderen auch mit Übergewicht vergesellschaftet sind und nahezu jeder zweite Deutsche heute an Übergewicht (▶ Abschn. 5.21) leidet.

Ihre besondere Bedeutung erhalten Fettstoffwechselstörungen dadurch, dass sie ein

◻ Tab. 4.5   Einstufung der Risiken bei Hypercholesterinämie mittels SCORE (= Systematic Coronary Risk Evaluation)

Sehr hohes Risiko	Hohes Risiko	Moderates Risiko
10-Jahres-Risiko für tödliches kardiovaskuläres Ereignis > 10 %	10-Jahres-Risiko für tödliches kardiovaskuläres Ereignis ≥ 5 % < 10 %	10-Jahres-Risiko für tödliches kardiovaskuläres Ereignis ≥ 1 < 5 %
Z. B. nachgewiesene KHK mit und ohne Ereignis, Diabetes mellitus mit Endorganschäden, AVK, chronische Niereninsuffizienz	Z. B. bei familiärer Hypercholesterinämie, arterieller Hypertonie	

erheblicher Risikofaktor für kardiovaskuläre Erkrankungen sind.

- **Abwendbar gefährlicher Verlauf**

Atherosklerose mit AVK und KHK.

- **Ursachen**

Neben der genetisch bedingten familiären Fettstoffwechselstörung, sind die Hauptursachen Fehlernährung und mangelnde Bewegung.

Ursachen sekundärer Fettstoffwechselstörungen sind:
— Hypothyreose
— Nierenerkrankungen
— Diabetes mellitus
— Cholestase

- **Diagnostik**

Hausärztliche Basisdiagnostik
— Anamnese: eigene Risikofaktoren (◻ Tab. 4.5, Nikotin, Ernährung, Alkohol, körperliche Aktivität mit Beschwerdesymptomatik bei Belastung)
— vorbekannte Erkrankungen und Medikamente?
— Familienanamnese: Gehäufte/vorzeitige kardiovaskuläre Erkrankungen bei nahen Verwandten?
— Körperliche Untersuchung: BMI (Größe, Gewicht)/Taillenumfang, Blutdruck, Pulse, Auskultation von Herz und Lunge
— spezielle Hinweise für Fettstoffwechselstörungen:

— Xanthome
— Arcus lipoides corneae
— Laboruntersuchung: Cholesterin gesamt, HDL/LDL, Triglyzeride, Nüchternglukose, ggf. Hba1c, TSH, Leberwerte

❯ Die Bestimmung von Cholesterin, HDL und LDL ist seit 2019 Bestandteil der Gesundheitsuntersuchung (► Abschn. 10.3).

- **Hausärztliche Beratungs- und Behandlungsinhalte**

Allgemeinmaßnahmen
— Bewegung und körperliche Aktivität
— weitgehende Alkoholkarenz
— Verzicht auf schnellresorbierbare Kohlenhydrate (Zucker, „Süßes")
— Ernährung durch sog. „mediterrane Kost", ergänzt durch Nüsse und Olivenöl

Medikation
— **Statine** (CSE-Hemmer): wichtigste Substanzklassen
  – Rosuvastatin 5–20 mg, Atorvastatin 10–80 mg, Simvastatin (lipophil) 20–60 mg (zu Interaktionen ◻ Tab. 4.6), Lovastatin 10–80 mg, Fluvastatin 20–80 mg, Pravastatin (hydrophil) 20–80 mg,

❯ Eine seltene, aber potentiell lebensbedrohliche Komplikation der Statintherapie ist die Rhabdomyolyse.

◻ Tab. 4.6 Interaktionspotenziale von Simvastatin. (Modifiziert nach Therapieempfehlungen der AKdÄ)

Kontraindikation für Kombination mit:	Dosisrestriktion auf 10 mg bei Gabe von:	Dosisrestriktion auf 20 mg bei Gabe von:	Lebensmittelinteraktion mit:
Itraconazol, Ketoconazol Erythromycin, Clarithromycin Gemfibrozil Ciclosporin	Amiodaron Verapamil Diltiazem	Amlodipin Ranolazin	Grapefruitsaft

— **Ezetemib** als Monosubstanz, besser als Ergänzung zu Statinen, 10 mg/die (fragliche Evidenz)

— **Fibrate:** Bezafibrat, Fenofibrat 100–200 mg/die

— **PCSK9-Hemmer:** Evolocumab, Alirocumab: s.c. Injektion alle 2 Wochen (75 mg, 150 mg) (extrem teuer! nur für ausgewählte Patienten, Vorstellung beim Lipologen)

— **Omega-3-Fettsäuren:** z. B. Fischöl 2000–4000 mg tgl.

— **Anionenaustauscher:** Colestyramin (Reservemedikation bei Statinunverträglichkeit) bis 32 mg/die

Die Optimierung der Lebensführung mit ausreichend viel Bewegung, sog. „mediterraner Kost" und Reduzierung der Köperfettmasse unter Anstreben eines normwertigen BMI ist die Basistherapie jeder Fettstoffwechselstörung und sollte dem Patienten nachhaltig empfohlen und erläutert werden. Er kann dazu zu einer Ernährungsberatung überwiesen werden.

Hypertriglyzeridämie

Isolierte primäre Hypertriglyzeridämien sind eher selten, bei Werten über 800–1000 mg/dl besteht die Gefahr des Auftretens von Pankreatitiden, deshalb ist hier eine medikamentöse Intervention mit Fibraten angezeigt. Häufig reicht dies nicht, sodass eine spezielle Apherese in Lipidzentren durchgeführt werden muss.

Die meisten Hypertriglyzeridämien sind im Rahmen eines metabolischen Syndroms zu sehen, oder auch bei übermäßigem Alkoholgenuss und chronischer Fehlernährung. Hier ist eine Aufklärung und Ernährungsschulung des Patienten besonders hilfreich und er sollte zu einer nachhaltigen Änderung seines Lebensstils angehalten werden. Sollte dies nicht möglich, oder nicht erfolgreich sein, ist bei Werten über 400 mg/dl die Zugabe eines Fibrats zu erwägen.

LDL-Hypercholesterinämie

Der Zusammenhang zwischen erhöhtem LDL Cholesterin und dem Auftreten von kardiovaskulären Ereignissen ist gut belegt, sodass bei entsprechenden Risiken eine Behandlung mit einem Statin indiziert und gerechtfertigt ist.

Dabei hat sich folgendes Vorgehen bewährt:

In der Primärprävention (für 40 bis 75 jährige) sollte anhand von Risikoscores (im hausärztlichen Bereich z. B. ARRIBA ▶ www.arriba-hausarzt.de) das 10 Jahresrisiko für ein kardiovaskuläres Ereignis ermittelt werden. Ab welchem statistischen prozentualen Wert eine Behandlung mit einem Statin eingeleitet werden soll, ist strittig. Die Zahlen reichen von 7,5 bis 22 % und sind alters-und geschlechtsabhängig. In Deutschland ist die Verordnung eines cholesterinsenkenden Medikaments zu Lasten der GKV erst ab einem individuellen 10 Jahresrisiko von 20 % möglich.

Bei Vorliegen einer kardiovaskulären Erkrankung mit und ohne Ereignis, sowie bei familiärer Hypercholesterinämie ist eine cholesterinsenkende Therapie in jedem Fall indiziert. Dabei soll eine Senkung des LDL Cholesterins um mindestens 50 % erreicht

4

werden, wobei ein „the lower the better" gilt. Mittel der ersten Wahl ist auch hier ein Statin, ggf. unter Ergänzung von Ezetemib. Die Eskalation auf einen PCS K9 Inhibitor ist dem Spezialisten vorbehalten.

Zielwerte:
Derzeit gehen die wissenschaftlichen Erkenntnisse – wenn auch noch nicht abschließend sicher- eher in die Richtung, individuell nach dem Risiko eines kardiovaskulären Ereignisses in den nächsten 10 Jahren zu therapieren und danach sich orientierende LDL Werte zu unterschreiten. Diese Zielwerte liegen für Patienten mit sehr hohem Risiko bei <70 mg/dl, hohem Risiko <100 mg/dl und moderatem Risiko bei <115 mg/dl.

Gemischte Hyperlipoproteinämien
Lebenstilveränderung, gefolgt von zusätzlicher Therapie mit Statin und im Einzelfall in Kombination mit einem Fibrat stellen ein bewährtes abgestuftes Vorgehen dar.

- Hausärztliche Verlaufskontrollen
Vor Beginn einer Statintherapie:
  - CK-NAC-Wert
  - 4–6 Wochen nach Beginn der Therapie: CK-NAC, Leberwerte
  - Cholesterin (Gesamt, LDL)

Sollte der Zielwert erreicht sein, reichen weitere Kontrollen einmal jährlich aus.

- Relevante Leitlinien
Empfehlungen zur Therapie von Fettstoffwechselstörungen der Arzneimittelkommission der deutschen Ärzteschaft (2012).
Pocket Leitlinie Diagnostik und Therapie der Dyslipidämien der DKG und ESC und EAS (2016).

4.8.2 Hyperurikämie – Gicht

- Hausärztliche Relevanz
Häufigkeit Fink ***

Erhöhte Harnsäurewerte ohne klinische Symptomatik sind sehr häufige Befunde im Rahmen von Laboruntersuchungen. Die akute Monarthritis urica kommt deutlich seltener, wenn auch regelmäßig häufig in der hausärztlichen Praxis vor (bis zu 2 % der erwachsenen Bevölkerung) (▶ Abschn. 2.7).

- Abwendbar gefährliche Verläufe
  - Harnsteinleiden mit Hydronephrose und Urosepsis
  - septische Arthritis
  - sekundäre Gelenkszerstörung

- Ursachen
  - genetische Disposition.
  - Chemotherapie, Diuretikatherapie.
  - Ernährungsfolgen, Alkohol.

- Anamnese
Die alleinige Erhöhung der Harnsäure macht keine Beschwerden. Patienten beklagen jedoch im akuten Anfall heftige Schmerzen (▶ Abschn. 2.7.1) oder auch im Rahmen einer Nierenkolik durch einen Harnsäurestein (▶ Abschn. 5.3.4).

- Körperlicher Befund
Die zufällig entdeckte isolierte „Labor"-Hyperurikämie macht keine klinischen Befunde.
Die Ablagerungen der Harnsäurekristalle im Gelenk führen zu einer Reizung der Synovia mit akuter Monarthritis.
Harnsäure fällt im sauren Milieu des Urins aus und bildet Konkremente, dadurch sind die typischen klinischen Symptome eines Harnsteinleidens möglich (Miktionsstörungen, Koliken, Harnstauung, Infektionen, Hämaturie).
Jahrelange Harnsäureablagerungen führen zu den typischen Gichttophi (⬛ Abb. 4.5), insbesondere an den Fingerendgliedern und Zehen, Diese können ebenfalls schmerzhaft entzündet sein. Bei spontaner Eröffnung entleert sich grauweißes dick-zähes Sekret (nicht mit Eiter zu verwechseln).

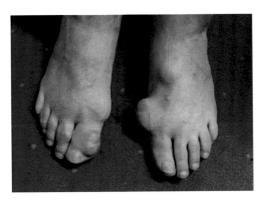

■ **Diagnostik**

Hausärztliche Basisdiagnostik

— Anamnese:
  – zeitlicher Verlauf der Arthritis (rasch, innerhalb weniger Stunden?)
  – Vorausgegangenes Trauma oder übermäßige Belastung?
  – Schon einmal gehabt?
  – Vorbekannte anderweitige Gelenkserkrankungen?
  – Ernährungsgewohnheiten, Alkohol?
  – Fasten?
  – Medikation (Diuretika)?
— Körperliche Untersuchung:
  – Lokalbefund
  – Gelenkstatus

Erweiterte hausärztliche Diagnostik bei untypischen Arthritiden

— Laboruntersuchung: BB, CRP, HS, RF, CCP

Erweiterte spezialisierte Diagnostik

— Röntgenaufnahmen, MRT, Labor (z. B. Kollagenosen)

■ **Hausärztliche Beratungs- und Behandlungsinhalte**

Bei isolierter Hyperurikämie ohne klinische Symptome wird der Patient zur nachhaltigen Änderung seines Lebensstils motiviert.

Es kann eine Überweisung zur Ernährungsberatung erfolgen. Eine medikamentöse Therapie ist nicht angezeigt. Dies gilt als Empfehlung auch nach der Akuttherapie eines einmaligen Gichtanfalls.

Akuttherapie des Gichtanfalls (▶ Abschn. 2.7.1)

Langzeittherapie der Hyperurikämie

— Allgemeinmaßnahmen:
  – Lebensstilmodifikation: purinarme Kost und Alkoholkarenz
— Medikation
  – Allopurinol 100–300 mg/die (Goldstandard)
  – Probenecid 2 × 500 mg/die
  – Febuxostat 80–120 mg/die (Reservemedikation bei Niereninsuffizienz) (Kontraindikation bei kardiovaskulären Erkrankungen)

I. d. R. erübrigt es sich im akuten Anfall die Harnsäurewerte zu bestimmen, da diese bei bis zu einem Drittel der Patienten normwertig sind.

Grundsätzlich wird im akuten Anfall keine harnsäuresenkende Therapie eingeleitet. Frühestens 2 Wochen nach Abklingen des Anfalls kann damit begonnen werden.

❯ Zu Beginn einer harnsäuresenkenden Therapie kann ein Gichtanfall ausgelöst werden.

Eine dauerhafte harnsäuresenkende Therapie ist zu erwägen bei Patienten, die mehr als zwei Anfälle pro Jahr erleiden, eine Urolithiasis mit Uratsteinen entwickeln, Tophi aufweisen oder/und stark erhöhte Werte unter Chemotherapie aufweisen.

Wird eine harnsäuresenkende Dauertherapie eingeleitet, so sollte der Zielwert für die Harnsäure bei <6 mg/dl liegen.

Ein Auslassversuch der Therapie sollte frühestens nach 5 Jahren erfolgen.

■ **Hausärztliche Verlaufskontrollen**

Im akuten Anfall nach Einleitung der Therapie am Folgetag und nach spätestens

2 Wochen, sofort bei Fieber und Verschlechterung.

Nach Einleitung einer harnsäuresenkenden Therapie 2–4 wöchentlich Laborkontrolle der Harnsäure, nach Erreichen des Zielwertes Laborkontrollen viertel- bis halbjährlich.

- **Zusammenarbeit mit Spezialisten**

Rheumatologen, Orthopäden, Handchirurgen nur in Einzelfällen.

- **Relevante Leitlinien**

S1-Handlungsleitlinie Akute Gicht in der hausärztlichen Versorgung DEGAM (2013) AWMF 053-023b.

S2e Leitlinie Häufige Gichtanfälle und chronische Gicht in der hausärztlichen Versorgung (2020) AWMF 053-032a.

Fallbeispiel

Bei der Untersuchung des ca. 175 cm großen und deutlich adipösen Mannes findet sich eine deutliche Rötung und Schwellung des Sprunggelenks rechts, das sich im Seitenvergleich zudem deutlich überwärmt zeigt.

Der Patient verneint eine Verletzung. Solche starken Schmerzen habe er noch nie gehabt, höchstens mal ein geringes Ziehen, manchmal auch in der großen Zehe, das sei aber über Nacht immer weggewesen. Andere Gelenke seien bisher nicht befallen gewesen. Auf Nachfrage berichtet der Patient, dass er am vorausgegangenen Samstag seinen 60. Geburtstag mit einem Fest „groß" gefeiert habe.

Mit dem Patienten wird die Verdachtsdiagnose eines akuten Gichtanfalls erörtert. Es wird zur Akuttherapie Prednisolon in einer Dosis von 40 mg/die verordnet und ein Zinkleimverband für das Sprunggelenk angelegt. Auf eine Laborbestimmung wird zunächst verzichtet, der Patient wird am Folgetag zur Kon-

trolle einbestellt. Der Patient gibt eine spürbare Linderung seiner Beschwerden an, nach Abnahme des Zinkleimverbands zeigen sich Rötung und Schwellung rückläufig. Der Patient wird angewiesen, das Steroid jeweils nach 3 Tagen um 10 mg zu reduzieren, nach 9 Tagen erfolgt eine erneute Kontrolle. Hier berichtet der Patient von völliger Beschwerdefreiheit seit 4 Tagen, die Schwellung und Rötung sind völlig abgeklungen. Eine Laboruntersuchung ergibt einen Harnsäurewert von 8,2 mg/dl. Der Patient will nach gemeinsamer Beratung zunächst keine harnsäuresenkenden Medikamente einnehmen. Er erhält eine Ernährungsberatung und einen kurzen schriftlichen Ernährungsplan. Er wird auch darüber aufgeklärt, dass Fasten einen Gichtanfall auslösen kann.

4.9 Obstruktive Atemwegserkrankungen (Asthma und COPD)

Fallbeispiel

Eine 56-jährige Patientin vereinbart einen Termin in der Sprechstunde, da sie seit einiger Zeit Dyspnoe bei Belastung verspüre. Sie habe auch immer wieder etwas Husten und müsse morgens Schleim abhusten.

- **Hausärztliche Relevanz**

Häufigkeit Fink Asthma bronchiale ***
Häufigkeit Fink COPD *

COPD und Asthma bronchiale sind weltweit im Zunehmen. Es handelt sich um zwei der häufigsten chronischen Erkrankungen in der hausärztlichen Praxis. Die Bedeutung für die Versorgung wurde durch die Einführung von Chronikerprogrammen in der GKV (DMP COPD/Asthma) unterstrichen.

> **◻ Tab. 4.7** Grad der Asthmakontrolle modifiziert nach NVL-Asthma. (© ÄZQ, BÄK, KBV und AWMF 2009, Quelle: Bundesärztekammer – BÄK, Kassenärztliche Bundesvereinigung – KBV, Arbeitsgemeinschaft der Wissenschaftlichen Medizinischen Fachgesellschaften – AWMF. Nationale Versorgungsleitlinie Asthma – Langfassung, 2. Auflage. Version 5. 2009, zuletzt geändert: August 2013)

Parameter	Kontrolliert	Teilweise kontrolliert	Unkontrolliert
Symptome tagsüber	Keine (<2x/Woche)	>2x/Woche	>3 Parameter sind nur teilweise kontrolliert/Woche
Einschränkungen von Alltagsaktivitäten	Keine	Irgendwelche Einschränkungen	
Nächtliche Asthmasymptome/Aufwachen	Keine	Irgendwelche Einschränkungen	
Einsatz einer Bedarfsmedikation oder Notfallbehandlung	Keine (<2x/Woche)	2x/Woche	
Lungenfunktion (Peak Flow, FEV1)	Normal	<80 % des Sollwertes oder besten persönlichen Peak-Flow-Wertes	
Asthmaanfälle/Exazerbationen	Keine	>1x/Jahre	1x/Woche

- **Abwendbar gefährliche Verläufe**
- tödlich verlaufende Exazerbationen sowohl des Asthma bronchiale als auch der COPD
- schwere Pneumonien
- schwere Folgeerkrankungen wie Rechtsherzbelastung
- begleitend auftretende Bronchialkarzinome (COPD)

4.9.1 Asthma bronchiale

Asthma bronchiale ist eine chronisch entzündliche Atemwegserkrankung mit bronchialer Hyperreagibilität und variabler Atemwegsobstruktion. Zum Asthma bronchiale bei Kindern (▶ Abschn. 6.5.2).

- **Ursachen und Formen**
- genetische Disposition und auslösende Faktoren
- allergisch (Sensibilisierung vom Soforttyp z. B. Pollenallergie)
- nichtallergisch (intrinsisch)

- eosinohiles Asthma
- cough-varianz-asthma
- Mischformen

Die **Klassifizierung** erfolgt nach dem Grad der Asthmakontrolle (◻ Tab. 4.7). Das Asthma gilt als teilweise kontrolliert, wenn 1–2 Kriterien erfüllt sind, als unkontrolliert, wenn 3 oder mehr als 3 Kriterien erfüllt sind (NVL 4. Auflage 2020).

❯ Schweres Asthma liegt vor bei ausbleibender Asthmakontrolle trotz maximaler und optimaler leitliniengerechter Therapie oder wenn eine Aufrechterhaltung der Kontrolle nur durch maximale und optimale leitliniengerechte Therapie möglich ist.

- **Anamnese**

„Ich habe plötzlich einen Hustenfall bekommen" oder „Ich habe immer mehr Luftnot bekommen und zum Schluss hat es richtig gepfiffen beim Atmen", aber auch „Im Wald habe ich beim Spazierengehen schlecht Luft bekommen, nach einer halben

Stunde war es wieder vorbei" sind typische Angaben.

- **Körperlicher Befund**
- anfallsartiger Husten mit und ohne Schleimbildung
- anfallsartige Atemnot mit und ohne Engegefühl in der Brust
- Häufung der Symptome nachts und am frühen Morgen
- giemendes und pfeifendes exspiratorisches Atemgeräusch
- wechselnde Intensität und vollständige Reversibilität

Bei erstmaligen Asthmasymptomen oder bei einem schweren Asthmaanfall kommt es häufig zu einer Angstreaktion.

4.9.2 COPD

Nach der Definition der NVL ist COPD eine chronische Lungenerkrankung mit progredienter Atemwegsobstruktion auf dem Boden einer chronischen Bronchitis und/oder eines Lungenemphysems. Die **Obstruktion** ist auch unter Therapie **nicht vollständig** reversibel.

- **Ursachen**
Die wichtigsten Ursachen der COPD sind inhalative Noxen, allen voran das Zigarettenrauchen.
  Die Einteilung erfolgt in 4 Schweregrade, diese basieren auf:
- GOLD-Klassifikation entsprechend der Lungenfunktionsparameter (◘ Tab. 4.8)
- Ergebnis des COPD-Assessment-Test (◘ Tab. 4.9)
- Häufigkeit von Exazerbationen in den letzten 12 Monaten (◘ Tab. 4.10)

- **COPD-Exazerbation**
Einteilung in Schweregrade:

◘ **Tab. 4.8**   GOLD-Klassifikation nach Ergebnis des Lungenfunktionstests

Schweregrad	FEV1 (% des Sollwerts)	FEV1/VC
1 = leicht	>/= 80 %	< 70 %
2 = mittel	50–79 %	
3 = schwer	30–49 %	
4 = sehr schwer	< 30 % bzw. < 50 bei Hypoxämie	

- leicht: Anpassung der Inhalationsdosis, Atemübung, Schonung (ggf. Eigenregie, ambulante Therapie)
- mittel: orale Steroide, ggf. Antibiotikum (ambulante Therapie) Sauerstoffgabe (stationäre Therapie)
- schwer: Sauerstoffgabe bei ausgeprägter Hypoxämie, i. v. Verabreichung von Medikamenten (stationäre Therapie), Intubation bei Ateminsuffizienz (intensivmedizinische Therapie)

> ❯ Eine schwere Exazerbation der COPD ist ein lebensbedrohlicher Zustand. Jede Exazerbation bedeutet eine langfristige Verschlechterung der Prognose.

- **Anamnese**
„Herr Doktor, ich muss seit längerer Zeit vor allem morgens so viel Schleim abhusten.", „Wenn ich bergauf gehe, kriege ich keine Luft mehr.", „Es strengt mich alles so an."

- **Körperlicher Befund**
- Husten mit ausgeprägter Schleimbildung (trüb bis gefärbt)
- zunehmende Atemnot mit und ohne Engegefühl in der Brust
- Zunahme unter Belastung
- giemendes und brummendes exspiratorisches Atemgeräusch

◘ Tab. 4.9 COPD-Assessment-Test (CAT)

Ich huste nie	0	1	2	3	4	5	Ich huste ständig
Ich bin überhaupt nicht verschleimt	0	1	2	3	4	5	Ich bin völlig verschleimt
Ich spüre keinerlei Engegefühl in der Brust	0	1	2	3	4	5	Ich spüre ein sehr starkes Engegefühl in der Brust
Wenn ich bergauf gehe oder eine Treppe hinaufgehe, komme ich nicht außer Atem	0	1	2	3	4	5	Wenn ich bergauf gehe oder eine Treppe hinaufgehe, komme ich sehr außer Atem
Ich bin bei meinen häuslichen Aktivitäten nicht eingeschränkt	0	1	2	3	4	5	Ich bin bei meinen häuslichen Aktivitäten sehr stark eingeschränkt
Ich habe keine Bedenken, trotz meiner Lungenerkrankung das Haus zu verlassen	0	1	2	3	4	5	Ich habe wegen meiner Lungenerkrankung große Bedenken das Haus zu verlassen
Ich schlafe tief und fest	0	1	2	3	4	5	Wegen meiner Lungenerkrankung schlafe ich nicht tief und fest
Ich bin voller Energie	0	1	2	3	4	5	Ich habe überhaupt keine Energie

◘ Tab. 4.10 Einteilung der COPD nach Schweregrad in Abhängigkeit von Exazerbationen

GOLD4 GOLD3	**C =** hohes Risiko wenige Symptome		**D =** hohes Risiko vermehrte Symptome	**Exazerbationen in den letzten 12 Monaten** > / = 2
GOLD2 GOLD1	A = niedriges Risiko wenige Symptome		B = niedriges Risiko vermehrte Symptome	1 0
	CAT < 10		CAT ≥ 10 Punkte im COPD Assessment Test (>4.9)	

- Verlängerung der Exspirationsphase
- häufigere und schwerer verlaufende Infekte der Atemwege

■ Diagnostik bei Asthma und COPD

Hausärztliche Basisdiagnostik

- Anamnese
  - Anfallsartige Atemnot nachts und in den Morgenstunden mit oder ohne Husten?
  - Dauerhafte Atemnot unter Belastung zunehmend?
  - Auslöser: Pollen, Anstrengung, kalte Luft etc., Infekte?
  - Vollständige Reversibilität?

  - Familiäre Belastung, eigene andere Atopien?
  - Exposition von inhalativen Noxen, aktives oder passives Rauchen?
- Körperliche Untersuchung: Vitalparameter, Auskultation der Lunge: Giemen, Brummen, Rasseln, Zeichen der Überblähung (Glockenthorax), Perkussion: hypersonor? Herzauskultation: z. B. Hinweise für Aortenstenose?
- Labor: Differenzial BB (Eosinophilie?) Gesamt IgE, RAST-Test; im Rahmen von Exazerbationen CRP, BB
- Zur Differenzialdiagnostik zwischen Asthma und COPD siehe ◘ Tab. 4.11

4

◻ Tab. 4.11   Unterschiede Asthma bronchiale und COPD

	Asthma bronchiale	COPD
Wichtigste Ursachen	Allergie, Atopie	Zigarettenrauch
Entzündung	Eosinophil	Neutrophil
Obstruktion	Anfallsartig	Dauernd
Dyspnoe	Anfallsartig	Dauernd, belastungsabhängig
Schleim	Wenig	Viel, dyskrin, häufig verfärbt
Lungenfunktion	Vollreversible Obstruktion	Teilreversible Obstruktion
Bronchiale Hyperreagibilität	Immer	Möglich

Medizintechnische Untersuchungen
- Prick-Test: Vorhalten der wichtigsten Allergene (Pollen, Hausstaubmilbe, Tierhaare)
- Lungenfunktionsprüfung

❯ Die Einschränkung der FEV1/VC < 70 % (Kinder < 75 %) bedeutet eine Obstruktion.

- Bronchospasmolysetest (bis zu 4 Hübe eines kurzwirksamen Betamimetikums)

❯ Ein FEV1-Anstieg > 15 % vom Ausgangswertes, mindestens aber von 200 ml, wird als vollständige Reversibilität der Obstruktion bezeichnet.

- Peak-Flow-Messung (auch zur Eigenkontrolle): Messung des individuellen Spitzenflusses, Erkennen tageszeitlicher Varianz, Therapiesteuerung: Abnahme des Spitzenflusses vor klinischer Symptomatik

Spezialisierte Diagnostik
- Lungenfacharzt:
  - spirometrische Provokationsteste zur Erkennung einer bronchialen Hyperreagibilität
  - Röntgenaufnahmen des Thorax in 2 Ebenen, Bronchoskopie
  - spezifische Allergietestungen, Begutachtung bzgl. Berufsunfähigkeit („Bäckerasthma")

- Radiologie: thorakales CT zur Erkennung von Emphysemblasen, Pneumonien, Karzinomen
- Kardiologie: Belastungs-EKG, Echokardiographie, zur Erkennung kardialer Folgeerkrankungen

■ **Hausärztliche Beratungs- und Behandlungsinhalte bei Asthma und COPD**
Therapie bei obstruktiven Atemwegserkrankungen:
  Allgemeinmaßnahmen:
- Allergenkarenz (Katze, Hund, Pollen etc.)
- Rauchstopp
- strukturierte Schulung
- Ausdauertraining

  Heilmittelverordnung:
- Rehabilitationssport
- Physiotherapie: Atemgymnastik

  Hilfsmittelverordnung:
- Langzeitsauerstofftherapie für schwerwiegende COPD (Grad IV/C-D)
- Inhaliergeräte (Vernebler)
- Hilfsmittel zur Schleimlösung: Atemtherapiegeräte

Medikation
Inhalative Medikation (◻ Tab. 4.12).
  Weitere Medikation (◻ Tab. 4.13).
  Theophyllin ist in den aktuellsten Leitlinien nicht mehr berücksichtigt. Patienten,

◫ Tab. 4.12 Inhalative Medikamente zur Behandlung von Asthma und COPD

	Wirkstoffe	Zulassung Asthma	Zulassung COPD	Tagesdosen
Kurzwirksame Beta -2- Mimetika (SABA)	Salbutamol	+	+	100–1200 µg/die 1-12X µg/die?
	Reproterol	+	+	
	Fenoterol	+	+	50 bis 600 µg/die 1-12x µg/die?
	Terbutalin	+	+	
Langwirksame Beta -2-Mimetika (LABA)	Formoterol	+	+	6 bis 48 µg/die 2x
	Salmeterol	+	+	25 bis 200 µg/die 2x
	Indacaterol	+	+	150 bis 300 µg/die 1x
	Vilanterol	+	+	22 µg/die 1x
	Olodaterol	-	+	5 µg/die 1–2x
Kurzwirksame Anticholinergika (SAMA)	Ipratropium		+	250 bis 2000 µg/die 3-4x
	Aclidinium		+	322 bis 644 µg/die 2x
Langwirksame Anticholinergika (LAMA)	Tiatropium	+ mit ICS/LABA	+	18 µg/die 1x
	Glycopyrronium		+	44 µg/die 1x
	Umeclidinium		+	55 µg/die 1x
Inhalative Korikosteroide (ICS)	Betamethason	+	+ nur in	200 bis 2000 µg/die 2x
	Budesonid	+	+ Kombi	200 bis 1600 µg/die 2x
	Fluticason	+	+ mit	125 bis 1000 µg/die 2x
	Mometason	+	+ LABA	200 bis 800 µg/die 1x

die schon lange eine Theophyllintherapie erhalten, müssen nicht unbedingt umgestellt werden. Neueinstellungen sollten jedoch nicht mehr erfolgen. Ein enges Medikamentenmonitoring ist erforderlich.

Spezifische Immuntherapie („Hyposensibilisierung").

❯ Unabhängig vom verwendeten Steroid oder Device muss nach der Inhalation der Mund gespült werden, um Soorbefall und Heiserkeit zu vermeiden.

— Eine wichtige Aufgabe des Hausarztes ist es, bei bekannten auslösenden Faktoren den Patienten dringend dazu zu bewegen, diese Auslöser zu meiden bzw. zu beseitigen.

— Die wichtigste therapeutische Maßnahme ist ein Rauchstopp sowohl bei COPD als auch bei Asthma bronchiale. Dem Patienten sind entsprechende Hilfsangebote zu unterbreiten (▶ Abschn. 4.19).

— Patienten mit obstruktiven Atemwegserkrankungen sollten unbedingt zu einem moderaten Ausdauertraining ermuntert werden. Es gibt auch die Möglichkeit der Verordnung von „Lungensport".

— Jedem Patienten mit chronischer obstruktiver Atemwegserkrankung sollte jährlich im Frühherbst die Influenzaimpfung und einmalig eine Pneumokokkenimpfung angeboten werden.

— Primäre medikamentöse Standardtherapie ist die Inhalationsbehandlung mit den oben dargestellten Medikamenten.

— Die Auswahl der Medikation und ihre Kombination hängen von der Schwere der Symptome bzw. der Krankheitsstadien ab (◫ Tab. 4.14 und 4.15). Die Aktualisierung der NVL 9/2020 sieht für Stufe 2 im Asthma als ausschließliche Bedarfstherapie alternativ auch die Kombination aus ICS und Formoterol vor.

Ziel der COPD-Behandlung ist vor allem die Vermeidung von Exazerbationen, also ein

4

◘ Tab. 4.13 Systemisch einsetzbare Medikamente bei Asthma und COPD

	Wirkstoffe	Zulassung		Dosierung	Art
		Asthma	COPD		
Kortikosteroide	Prednisolon	+	+	Bei Exazerbation 40 mg, Dauertherapie niedrigst mögliche	Oral
	Methylprednisolon	+	+	Bei Exazerbation 32 mg, Dauertherapie niedrigst mögliche	Oral
Leukotrienantagonisten (LTRA)	Montelukast	+		1 × 10 mg abends	Oral
Mucolytika	Ambroxol Acetylcytein Cineol Myrtolgemisch		+ + + +	30 bis 120 mg 200 bis 1200 mg 100 bis 800 mg nach Angabe des Herstellers	Oral
Theophyllin		+ Reservemed	+	1 × täglich	Oral
Phosphodiesterase-4-Hemmer	Roflumilast		+	500 µg 1 × täglich	Oral
Monoklonaler Antikörper	Omalizumab	+		Max. 600 mg nach IgE-Ausgangswerte alle 2 Wochen	s. c
	Reslizumab IL 5	+		Alle 4 Wochen	i. v
	Mepolizumab	+		100 mg alle 4 Wochen	s. c
Makrolid	Azithromycin	+	+	250–500 mg	oral

◘ Tab. 4.14 Behandlung der COPD nach Schweregrad

COPD Stadium	Therapie der 1. Wahl	Alternative oder Eskalation der Therapie
A	SAMA oder SABA oder LABA oder LAMA Alternative: abwartend ohne Medikation	Wechsel des Bronchodilatator
B	LAMA oder LABA	LAMA und LABA
C	LAMA	LAMA und LABA
D	LABA und LAMA, LABA und ICS	Laba und Lama und ICS (und zusätzlich Roflumilast)

stabiler Krankheitsverlauf. Patienten mit dauerhaft instabilen Verläufen, fortgeschrittener COPD (GOLD-Stadium IV), mittelschweren und schweren Exazerbationen sind dem Spezialisten zur Mitbetreuung vorzustellen.

Die Therapiestufe, auf der man sich beim Asthma bewegt, hängt primär von der Schwere der Symptomatik und letztendlich vom Erreichen des Therapieziels „Kontrolliertes Asthma" ab. Ein Vor, aber auch ein Zurück im Stufenschema ist möglich und sinnvoll. Patienten mit **unkontrolliertem Asthma** bedürfen einer Eskalation der Therapie über die Stufe 4 **(Stufe 5)** hinaus. Diese Patienten sollten an den Spezialisten überwiesen werden.

▣ **Tab. 4.15** Stufenschema zur Behandlung des Asthma bronchiales für Erwachsene. (Nach NVL-Asthma, © ÄZQ, BÄK, KBV und AWMF 2018, Quelle: Bundesärztekammer – BÄK, Kassenärztliche Bundesvereinigung – KBV, Arbeitsgemeinschaft der Wissenschaftlichen Medizinischen Fachgesellschaften – AWMF. Nationale Versorgungsleitlinie Asthma – Langfassung, 3. Auflage. Version 1. 2018; Aktualisierung in 9/2020 vorgesehen)

Stufe	Dauertherapie	Bedarfstherapie	Additiv/Alternativ
Stufe 1		SABA	Niedrig dosiertes ICS als Dauertherapie
Stufe 2	ICS niedrigdosiert	SABA	Leukotriene
Stufe 3	ICS niedrigdosiert und Laba	SABA oder ICS/Formoterol	ICS erhöht, Leukotriene
Stufe 4	ICS und LABA (höhere Dosierung)	SABA oder ICS/Formoterol	+ Tiatropium, Leukotriene
Stufe 5	ICS und LABA (höhere Dosierung) + Tiatropium + Anti IgE oder Anti IL 5	SABA oder ICS/Formoterol	Niedrigst effektive orale Steroidtherapie

Die Vielzahl der Inhalationssysteme erleichtert nicht immer die Auswahl. Das Ansprechen der Therapie hängt häufig wesentlicher von der Handhabung des Devices durch den Patienten als vom gewählten Arzneimittel ab. Eine gute **Deviceschulung** ist unerlässlich. Bei ausbleibendem Therapieerfolg sollte man sich die Handhabung vom Patienten nochmal vorführen lassen. Man muss gelegentlich auch auf andere für den jeweiligen Patienten bessere Inhalationshilfen umsteigen.

Entscheidend ist auch die Therapieadhärenz, also die Regelmäßigkeit der Durchführung der Inhalationstherapie. Insbesondere bei der Asthmatherapie verzichten Patienten häufig auf die Inhalation mit dem Steroid, „weil man ja da nichts merkt.

Für den Hausarzt wichtig ist auch die Bedeutung der häufigen kardialen Komorbiditäten (Hypertonie, KHK, Herzinsuffizienz als Folge).

Eine weitere wichtige Rolle ist die sozialmedizinische Begleitung des Patienten, da diese Erkrankungen nicht selten mit Minderung der Erwerbsfähigkeit einhergehen:

— Beantragung einer Behinderung (▶ Abschn. 11.7)
— Rehabilitationsverfahren (▶ Abschn. 11.7)
— Berentungsverfahren

▪ **Hausärztliche Verlaufskontrollen**
Patienten mit Asthma/COPD sollten in die entsprechenden DMP-Programme (▶ Abschn. 4.21) engeschrieben werden. Für alle Patienten, die nicht eingeschrieben sind, sollte eine analoge Führung mit entsprechenden Kontrollen (Auskultation, Lungenfunktionsprüfung, Peak-Flow-Kontrolle, Inhalationskontrolle) durchgeführt werden. Bei stabilen Verläufen reichen vierteljährliche Kontrollen aus.

Jede Exazerbation macht eine unmittelbare Kontrolle mit zunächst enger (individueller) Nachkontrolle notwendig.

▪ **Zusammenarbeit mit Spezialisten**
Allergologen, Pneumologen, Radiologen, Kardiologen, Psychotherapeuthen, Physiotherapeuten, Rehabilitationseinrichungen.

▪ **Relevante Leitlinien**
Nationale Versorgungsleitlinie COPD (2012) nvl-003.

Nationale Versorgungsleitlinie Asthma (2020) nvl-002.

4

Die Patientin wird in der Praxis langjährig betreut und daher ist bekannt, dass sie seit fast 40 Jahren ca. 1 Packung Zigaretten/Tag raucht. Bisherige Kurzinterventionen konnten sie nicht zum Rauchstopp motivieren.

Bei der weiteren Befragung gibt sie an, dass ihr die Atemnot besonders beim Treppensteigen und auch beim Tragen von Einkaufstüten auffällt.

Die Auskultation der Thoraxorgane ergibt außer einem geringen Brummen über den unteren Lungenabschnitten keine Auffälligkeit, der Blutdruck ist mit 135/70 mmHg normwertig. Ödeme an den unteren Extremitäten liegen nicht vor.

Die Lungenfunktionsparameter zeigen eine deutliche Einschränkung der Einsekundenkapazität (FEV1/VC = 53 %).

Aufgrund der Raucheranamnese und der seit mehr als 4 Monaten bestehenden Symptomatik wird eine Röntgen-Thorax-Aufnahme in 2 Ebenen durchgeführt. Diese ist unauffällig.

Anamnese, Befund und Lungenfunktionsergebnisse sprechen für eine chronische obstruktive Lungenerkrankung. Die Erkrankung wird der Patientin erörtert und es wird ihr nochmals eindringlich die Wichtigkeit des Rauchstopps verdeutlicht. Sie erhält einen Trockenpulverinhalator Formoterol. In der Sprechstunde wird die sachgerechte Handhabung geschult und überprüft. Zunächst wird eine Anfangsdosierung von $2 \times 6 \mu g$/die vereinbart. Die Patientin wird nach Aufklärung ins DMP COPD eingeschrieben. Im weiteren Verlauf erfolgt eine Eskalierung der Dosis auf $2 \times 12 \mu g$, mit der die Patientin eine gute Besserung ihrer Beschwerden erfährt. Eine Impfung gegen Influenza und Pneumokokken wird empfohlen und durchgeführt.

4.10 Bösartige Erkrankungen

Herr K. L., 54 Jahre, hat einen Termin vereinbart, weil er seit einiger Zeit Gewicht abgenommen hat, der Stuhl sei dunkel und gelegentlich auch Blut beigemengt. „Kann das was Schlimmes sein? Muss ich ins Krankenhaus? Ich will aber da nicht hin!"

Neu festgestellte bösartige Erkrankungen sind in der einzelnen Hausarztpraxis zwar selten, jedoch hat der Hausarzt viele Patienten über Jahre in Betreuung.

- **Hausärztliche Relevanz**

Häufigkeit Fink Neoplasien maligne ****

- pro Jahr ca. 480 000 Neuerkrankungen (= ca. 6 pro 1000 Einwohner der Bevölkerung = in einer durchschnittlichen Hausarztpraxis ca. 5–6 Neupatienten pro Jahr)
- Zunahme der Krebserkrankungen von 2006 bis 2016: Männer: 2 %, Frauen: 5 %
- Krebs ist nach wie vor die zweithäufigste Todesursache in Deutschland.
- häufigste Neuerkrankungen bei Männern: Prostata, Lunge, Darm, Harnblase und Melanom
- häufigste Neuerkrankungen bei Frauen: Brustdrüse, Darm, Lunge, Melanom und Gebärmutterkörper
- größter Anteil an Krebssterbefällen bei Männern: Lunge, Prostata, Darm, Bauchspeicheldrüse und Leber
- größter Anteil an Krebssterbefällen bei Frauen: Brustdrüse, Lunge, Darm, Bauchspeicheldrüse, Eierstöcke
- Das mittlere Erkrankungsalter beträgt bei Männern 70 Jahre, bei Frauen 69 Jahre.
- Die absolute 5 Jahresüberlebensrate beträgt bei Männern 50 %, bei Frauen 58 %.

— Die absolute 10 Jahresüberlebensrate beträgt bei Männern 38 %, bei Frauen 47 %.

Daten zu den einzelnen Krebsarten werden vom Robert-Koch-Institut („Krebs in Deutschland") veröffentlicht.

❯ Nach derzeitigem Stand (RKI) erkrankt jeder zweite Mann (51 %) und 43 % aller Frauen im Laufe des Lebens an Krebs.

■ **Abwendbar gefährlicher Verlauf**
fortgeschrittenes Stadium mit Filiarisierung.

■ **Ursachen**
Je nach Lokalisation unterschiedlich:
Beispiele:
— familiäre Häufung z. B. bei Darmkrebs und Brustkrebs
— schädlicher Gebrauch von Tabak bei Lungenkrebs
— vermehrte Sonnenbrände bei Hautkrebs
— HPV-Infektion bei Gebärmutterhalskrebs

■ **Anamnese, körperlicher Befund, Diagnostik**
Richten sich nach der jeweiligen Grunderkrankung.
Beispiele für Verläufe mit hinweisenden Symptomen:
— Patient/in: Blut im Stuhl, Befund: unauffälliger körperlicher Befund, leichte Eisenmangelanämie, unauffällige Sonographie Oberbauch, beim Spezialisten: Koloskopie mit Nachweis eines **Sigmakarzinoms**
— Patient/in: langanhaltender Husten bei bekanntem Nikotinabusus, Befund: unauffällige Auskultation, beim Spezialisten: verbreiterter Hilus im Röntgenbild, bronchoskopisch Nachweis eines **Bronchialkarzinoms** (histologisch bestätigt)
— Patientin: hat Verdichtung in der Brust getastet, Befund: tastbare Verdichtung im

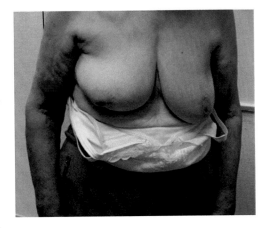

◻ **Abb. 4.6** 74-jährige Patientin mit deutlich asymmetrischer Brust, Patientin hat selbst Knoten in der rechten Brust getastet, nach Mammographie und Punktion Bestätigung des Verdachts auf ein Mammakarzinom

oberen äußeren Quadranten der Brust, Assymetrie der Brüste (◻ Abb. 4.6) sowie vergrößerter Lymphknoten in der Axilla, beim Spezialisten: Mammographie mit Hinweis für **Mammakarzinom** (Mikrokalk, Verdichtung), Stanzbiopsie mit histologischem Beweis

Sehr häufig bestehen jedoch keine Symptome und die bösartigen Veränderungen werden durch Zufall festgestellt (z. B. Nierentumor bei Oberbauchsonographie wegen epigastrischer Beschwerden, Hauttumor bei klinischer Untersuchung bei Rückenschmerzen).

Ebenso bestehen häufig unspezifische Symptome, die zu einer Tumorsuche Anlass geben (z. B. Anämie, Abgeschlagenheit, Leistungsknick).

■ **Hausärztliche Beratungs- und Behandlungsinhalte**
Der Hausarzt hat bei der Betreuung von Patienten mit bösartigen Erkrankungen eine zentrale Rolle, sowohl bei der Diagnosestellung, als auch bei der Betreuung während der spezifischen Therapie durch Spezialisten und der Nachsorge. Diese zentrale

Rolle bleibt auch bei der Betreuung in der Palliativsituation i. d. R. beim Hausarzt (▶ Kap. 8).

Der Betreuungsaufwand bei Patienten mit bösartigen Krankheiten ist hoch und erfordert hohe Empathie. Jeder Patient ist in hohem Masse individuell zu betreuen im Hinblick auf seine Sorgen und Nöte und insbesondere in seiner Art, die bösartige Erkrankung zu verarbeiten.

Abholz, Schindler und Kochen nennen hierzu **fünf Grundformen des Umgangs mit einer chronisch lebensbedrohlichen Erkrankung,** wozu auch die bösartigen Erkrankungen zu zählen sind:

- Versuch der **Ausgliederung der Erkrankung** (Verdrängung, Verharmlosung, Verleugnung der Erkrankung)
- Durchgehende **Bekämpfung der Erkrankung** (Ausschöpfung aller Therapieformen, Aufsuchen multipler Therapeuten)
- Erkrankung wird **strukturierender Mittelpunkt des Lebens** (auf dem Hintergrund religiöser oder philosophischer Weltanschauung oder als neurotische Fehlhaltung)
- **Integration der Erkrankung** in den Lebensprozess (Anpassung an die entstehende Situation unter Festhalten am Sinn des Lebens)
- Erleben der Erkrankung als **zerstörerischen, überwältigenden Prozess** (Reaktion in Form von Depression bis hin zum Suizid)

In aller Regel lebt der Patient nicht eine Reinform, sondern eine Mischung aus den verschiedenen Verarbeitungsformen, die Haltung kann auch wechseln und der Hausarzt muss sich darauf immer neu einstellen.

❯ Jeder Patient hat eine andere Art, seine schwerwiegende Erkrankung zu verarbeiten, der Hausarzt muss mit großer Empathie darauf eingehen.

Wichtige **Betreuungsinhalte** in den **unterschiedlichen Phasen des Krankheitsverlaufs** sind:

Diagnosestellung
- prinzipiell ständig das Bedenken des abwendbar gefährlichen Verlaufs einer bösartigen Erkrankung
- bei begründetem Verdacht primär rasche Diagnostik im eigenen Bereich (z. B. Sonographie, Labor) sowie Koordination der weiteren diagnostischen Maßnahmen, ohne den Patienten bereits in diesem noch ungewissen Stadium zu sehr zu verunsichern und Angst zu generieren
- bei Bestätigung des Verdachts empathische Aufklärung über die Erkrankung sowie Aufzeigen der therapeutischen Optionen mit Chancen und Risiken sowie deren Nebenwirkungen (z. B. Haarausfall bei Chemotherapie, Schleimhautreaktionen bei Strahlentherapie)
- empathische Einbeziehung der Angehörigen
- Abwägen der individuellen Risiko- und Prognosesituation (z. B. Prostatakarzinom bei 80-jährigem Patienten mit Herzinsuffizienz NYHA IV)
- Koordination der Versorgung (Spezialist, Krankenhaus, psychoonkologische Mitbetreuung, Rehabilitation)

Therapiebegleitung
- Versorgung nach Krankenhausbehandlung (z. B. Wundversorgung, Aufklärung über postoperatives Verhalten, Einleitung Rehabilitation)
- Begleitung der Chemotherapie und/oder Strahlentherapie (z. B. Laborkontrollen, Aufdecken von interkurrenten Problemen)
- Aufklärung und Beachtung von besonderen Risiken (z. B. erhöhte Infektanfälligkeit)
- Adaequate Schmerzbehandlung bei Bedarf (▶ Abschn. 4.20 und 8.18)

- Aufklärung zu eventuell nachgefragten Methoden der Komplementärmedizin
- Vermittlung des Gefühls, dass der Hausarzt ein zuverlässiger und konstanter Ansprechpartner sowohl bei somatischen als auch psychischen Problemen ist
- Unterstützung bei weiteren wichtigen Themen rund um die Erkrankung (z. B. Arbeitsunfähigkeit, Berentung, Behinderung)
- Angebot einer psychoonkologischen Betreuung

Betreuung nach Beendigung der Primärtherapie
- Koordination der Rehabilitation
- Attestierung von Arbeitsunfähigkeit bzw. Wiedereingliederung in das Berufsleben
- Vermittlung von Kontakten zu Selbsthilfegruppen

Nachsorgephase
- individuelle, der jeweiligen bösartigen Erkrankung entsprechende Nachsorge gemäß den gültigen Leitlinien
- Ziele der Nachsorge: Erkennen von Folgen der Erkrankung und deren Behandlung:
  - Erkennen von Rezidiven im Sinne der Tertiärprävention (► Abschn. 9.3)
  - Unterstützung der Betroffenen in der Krankheitsbewältigung unter Berücksichtigung der individuellen Bedürfnisse
  - Anleitung zur gesunden Lebensführung
- Tumormarker (Beispiele) im Rahmen der Nachsorge:
  - CEA bei Kolon- und Rektumkarzinom
  - PSA bei Postatakarzinom
  - CA 15–3 bei Mammakrzinom (regelmäßige Bestimmung nicht empfohlen)

> ❯ Im Rahmen einer Tumornachsorge ist besonders darauf zu achten, dass die Nachsorge den Patienten nicht mehr belastet als nutzt. Die psychische Beeinträchtigung ist zu berücksichtigen und ggf. Hilfe anzubieten.

Auftreten von Komplikationen oder Rezidiven
Im Prinzip wie bei der Diagnosestellung: Koordination der erforderlichen diagnostischen und therapeutischen Maßnahmen (z. B. bei Nachsorge festgestellte solitäre Metastase bei Sigmakarzinom: Sonographie, beim Spezialisten CT, Überweisung zum Onkologen, eventuell Chirurgen zur Leberresektion, Reha etc.)

Palliativsituation
Siehe da.zu ► Kap. 8

- Zusammenarbeit mit Spezialisten
Entsprechend der Grunderkrankung und der Phase der Betreuung, nahezu immer multiprofessionelles Netzwerk der Versorgung erforderlich.

- Relevante Leitlinie
Zu den einzelnen Krebsarten liegen Leitlinien vor, jedoch existiert keine Leitlinie zum allgemeinen, hausärztlichen Umgang mit Krebspatienten.

Informationen zur Nachsorge (allgemein sowie speziell zu einzelnen Krebsarten) sind zu finden bei ► https://www.krebsinformationsdienst.de/behandlung/nachsorge.php des Deutschen Krebsforschungszentrums.

Fallbeispiel

Bei der Untersuchung des Patienten (180 cm, 72 kg) fiel eine Blässe auf, weiterhin bei der Untersuchung des Bauchs Druckschmerz im rechten Unterbauch,

4

rektal sehr dunkler Stuhl ohne frische Blutbeimengung. Die Laboruntersuchung war bis auf ein erniedrigtes Hämoglobin (11,6 g/dl) mit Hinweisen auf Eisenmangel unauffällig. Sonographisch zeigte sich im rechten Unterbauch eine inhomogene, unscharf begrenzte Raumforderung. Der Patient wurde mit dem Verdacht auf ein Kolonkarzinom zum Gastroenterologen überwiesen, dort bestätigte sich dies. In ergänzenden Untersuchungen konnten keine Metastasen festgestellt werden. Nach der Untersuchung stellte er sich wieder in der Praxis vor, nach eingehender Beratung über das weiter notwendige Vorgehen ließ er sich doch davon überzeugen, sich einer Operation zu unterziehen. Eine adjuvante Chemotherapie wurde vorgeschlagen, der Patient kam regelmäßig zu den begleitenden Blutkontrollen, Komplikationen traten keine auf. Nach Abschluss der Chemotherapie ging der Patient zur Reha-Behandlung und er konnte mittels einer Wiedereingliederung danach in seinen alten Beruf einsteigen. Die regelmäßigen Nachsorgeuntersuchungen waren über die nächsten Jahre unauffällig.

4.11 Erkrankungen des rheumatischen Formenkreises

Fallbeispiel

Frau C. S., 65 Jahre erscheint zu einem geplanten Termin in der Praxis, sie hat seit Wochen Schmerzen in den Gelenken, mal in den Fingergelenken, mal im Ellbogen, mal im Knie. Es dauert meist zwei bis drei Tage, manchmal sei das Gelenk in dieser Zeit auch geschwollen, auch nachts bestehen Schmerzen und früh dauert es lange, bis es besser wird.

Rheumatoide Arthritis ist eine chronische, oft schubweise verlaufende entzündliche Erkrankung der Gelenke, die letztendlich zu einer Destruktion eben dieser führt. Organmitbeteiligungen sind möglich. Es handelt sich um eine Autoimmunerkrankung. Das Krankheitsbild stellt einen wesentlichen AGV der Beratungsursache Gelenkschmerz dar. Die verschiedenen Krankheitsbilder aus dem rheumatischen Formenkreis sind in ◘ Tab. 4.16 dargestellt.

- **Hausärztliche Relevanz**
Häufigkeit Fink: rheumatoide Arthritis **
„Rheuma" umschreibt eine große Gruppe von entzündlichen Gelenks- und Weichteilerkrankungen. Insgesamt leiden etwa 1,5 bis 2 Mio. Patienten daran. Die am häufigsten diagnostizierte Einzelerkrankung aus diesem Formenkreis ist die „rheumatoide Arthritis" (RA), davon ist ca. 1 % der Menschen in Deutschland betroffen.

- **Abwendbar gefährliche Verläufe**
- Funktionsverlust bis hin zur Gelenkszerstörung
- Pyarthros
- Paraneoplastisches Syndrom

- **Ursachen und Risikofaktoren**
- familiäre Belastung
- Geschlecht (Frau zu Mann 3:1)
- Tabakrauchen
- Übergewicht
- Paradontitis

- **Anamnese und körperlicher Befund**
Gelenkschmerzen in Ruhe (häufig auch nachts), langanhaltende Morgensteifigkeit (>30 bis 60 min), der B-Symptomatik (Abgeschlagenheit, Gewichtsverlust, Nachtschweiß) ähnliche Beschwerden und symmetrische Gelenkschwellungen sind typische Symptome einer RA. Besonders betroffen sind hier im Frühstadium die Finger und Zehengrundgelenke. Im späteren Stadien auch alle großen Gelenke, hier zeigt

Tab. 4.16 Diagnostische und therapeutische Abgrenzung verschiedener hausärztlich relevanter Gelenkerkrankungen

	Rheumatoide Arthritis	Spondyloarthritiden	Polymyalgia rheumatica	Fibromyalgie	Lyme-Arthritis
Befallmuster	Eher symmetrischer Polarthritischer (>4) Gelenksbefall PIP/MCP Hände, auch große Gelenke, HWS	Fast immer Wirbelsäule und/oder monarthritischer/oligoarthritischer Befall großer Gelenke	Schulter/Nacken Hüfte/Becken	Schmerzen entlang des Achsenskeletts Beidseitig, über und unterhalb der Taille	Primär Monarthritis (Kniegelenkserguss) Oligarthritischer Verlauf (2–4 Gelenke) möglich
Weichteilbeteiligung	Tendinitis, CTS	Enthesiopathien	„Periarthropathien" Tendopathien, Bursitiden	Tenderpoints in den Weichteilen	Myalgien
Organbeteiligung	Herz, Lunge, Nieren, Augen	Möglich Iritis, Colitis, Psoriasis	Arteriitis temporalis	Funktionelle Störungen	Ja, Spätstadien
Begleitsymptomatik	Nachtschweiß, Abgeschlagenheit Gewichtsverlust	Nachtschweiß, Abgeschlagenheit, Gewichtsverlust	Nachtschweiß Gewichtsverlust Starkes Krankheitsgefühl	Abgeschlagenheit, Müdigkeit, Schlafstörungen	Eher weniger, aber möglich
Pathologische Laborveränderungen	CRP, BKS, RF, aCCP	BKS, CRP, Leukozytose HLA B27	BKS Sturzsenkung	Keine	IgG/Borrelientiter positiv und im Verlauf ansteigend Gelenkpunktat!
Typische radiologische Veränderungen	Usurenbildung	ISG, LWS Ankylose der BWK	Nein	Nein	Nein
Ursache	Autoimmunerkrankung	Genetische Prädisposition Psoriasis CED Postinfektiös	Autoimmunerkrankung	Unbekannt	Infektion mit Borrelia burgdorferi
Therapie	Basistherapie (MTX!) Schubtherapie Steroide, NSAR	NSAR, Steroide Therapie der Grunderkrankung	Steroidtherapie Rasches Ansprechen!	Amitryptilin (10–50 mg/die Duloxetin (60 mg/die) Pregabalin 150–450 mg	Antibiose (Doxyciclin, Amoxicillin, Roxithromycin) 2–4 Wochen

4

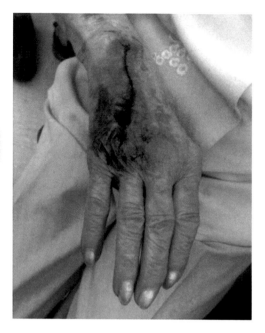

Abb. 4.7 Typischer Befund mit aufgetriebenen Fingergrundgelenken sowie Ulnardeviation der Finger bei 85-jähriger Patientin mit lange bekannter rheumatoider Arthritis. Zusätzlich frisch versorgte Rissverletzung, die Patientin hat sich an einem Türgriff gerissen (Pergamenthaut)

sich auch häufig eine generalisierte Muskelatrophie.

Daneben beklagen viele Patienten bereits als Erstsymptome Tendosynovitiden im Bereich der Finger und Handgelenke, sowie ein Karpaltunnelsyndrom.

Klassische Spätbefunde sind die Schwanenhalsdeformation und die Ulnardeviation der Finger (**Abb. 4.7**).

■ **Diagnostik** (**Tab. 4.16 und 4.17**)

— Anamnese
  – bestehende chronische Erkrankungen (Psoriasis, CED)
  – vorausgegangene Erkrankungen (Urethritis, Enteritis)
  – lange Morgensteifigkeit (>30 bis 60 min)

  – Nachts und frühmorgens am stärksten?
  – Wie viele und welche Gelenke sind betroffen?
  – schubweises auftreten
  – Klimaempfindlichkeit (Wärme schlechter, Kälte besser?)
  – Allgemeinbefinden (B-Symptomatik?)
— Körperliche Untersuchung
  – Allgemeinzustand
  – Vitalparameter (RR, Puls, Größe, Gewicht)
  – Untersuchung aller Gelenke und der Wirbelsäule insbesondere unter Beachtung von Gelenksentzündungen, Gelenksform und Befallmuster
    – klassische Symptome einer Gelenksentzündung:
    – schmerzendes Gelenk (Dolor)
    – Überwärmung (Calor)
    – Rötung (Rubor)
    – Schwellung (Tumor)
    – eingeschränkte Beweglichkeit (Functio laesa)

❯ Der „Gaenslen-Test" ist ein klassischer Untersuchungstest für die Frühdiagnostik der RA: die leichte Kompression der MCP durch die Untersucherhand führt zu Schmerzen. Rheumatiker vermeiden daher oft das Hände schütteln!

— Labordiagnostik:
  – Differenzial-BB
  – unspezifische Entzündungsmarker: CRP (sehr hoher Werte: Infektion?) BKS (Sturzsenkung: Polymyalgie?)
  – wichtige Marker: Rheumafaktor (RF), nur in ca. 70 % bei RA erhöht, nicht spezifisch, 10 % Gesunde mit nachweisbarem RF
  – anti-citrulliches Peptid (aCCP): sensibler (bis 85 %) und spezifischer (>95 %) Marker der RA

◻ Tab. 4.17 EULAR-/ACR–Klassifikationskriterien der rheumatoiden Arthritis (RA)

Gelenkbeteiligung	Punkte
1 mittleres/großes Gelenk betroffen	0
2–10 mittlere/große Gelenke betroffen	1
1–3 kleine Gelenke betroffen	2
4–10 kleine Gelenke betroffen	3
Mehr als 10 kleine Gelenke betroffen	5
Serologie	
Negativer RF und ACPA	0
Positiver RF und/oder ACPA in niedriger Konzentration (≤ 3-Faches der Norm)	2
Positiver RF und/oder ACPA in hoher Konzentration (≥ 3-Faches der Norm)	3
Dauer der Synovitis	
< 6 Wochen	0
≥ 6 Wochen	1
Entzündungsparameter	
CRP und BSG normal	0
CRP und/oder BSG-Wert erhöht (über Normbereich)	1
Bei Erreichen von 6 und mehr Punkten kann von der Diagnose RA ausgegangen werden	

Die Klassifikationskriterien sind anzuwenden, wenn eine eindeutige klinische Synovitis in mindestens einem Gelenk festgestellt wurde und die Synovitis nicht besser durch eine andere Erkrankung erklärt ist. RF = Rheumafaktor

— Weiterführende spezialisierte Diagnostik:
  – Gelenkssonographie, Radiologie, MRT, spezielle Labordiagnostik

■ Hausärztliche Beratungs- und Behandlungsinhalte
— Allgemeinmaßnahmen
  – physikalische Maßnahmen (Kältetherapie)
  – Hilfsmittel: Schuhzurichtungen, orthopädische Schuhe
  – Gehhilfen
  – Heilmittel: Physiotherapie, Ergotherapie
— Rehabilitationsmaßnahmen
— Medikation
  – Basistherapie (Disease-modifying Antirheumatic Drug-DMARD)

– Methotrexat (MTX) 15–20 mg, 1 ×/Woche s. c. oder p. o., am Folgetag 5 mg Folsäure p. o. (Vermeidung von Nebenwirkungen MTX) Cave: Kombination mit Metamizol erhöht das Agranulozytoserisiko
– Bei Nichtansprechen:
– Leflunomid 20–40 mg/1 × tgl. p. o.
– Sulfasalazin 1000 mg/2 × tgl. p. o.
– Biologika (MAB, z. B. TNF-Alpha-Hemmer) zur Kombination mit MTX
– Jak Inhibitoren zur Kombination mit MTX
– Überbrückungs- und Schubtherapie:
– orale Glukokortikoide (Prednisolon 15–30 mg), schrittweise Reduktion um 5 mg, bzw. 2,5 mg 5–7 täglic, Dosen < 5 mg innerhalb 8 Wochen

4

anstreben, langfristig auf Steroide, wenn möglich, verzichten (bei Therapiedauer > 12 Wochen Osteoporoseprophylaxe erforderlich ► Abschn. 4.13)

– NSAR (Diclofenac 50–150 mg/die, Ibuprofen 1200–1800 mg/die, Celecoxib 100–200 mg/die)

Gelenks- und Weichteilbeschwerden führen Patienten sehr häufig in die Praxis (► Abschn. 2.7). Die Aufgabe des Hausarztes ist es, primär hier differenzialdiagnostisch Erkrankungen mit **Beteiligung der Synovia** (Arthritis) von den sehr häufigen unspezifischen gelenk- und gelenknahen Beschwerden (Arthralgien), aber auch reinen Weichteilbeschwerden, zu unterscheiden. Auch die Abgrenzung zur Arthrose ist wichtig und nicht immer einfach objektivierbar.

Viele Beschwerden werden als relativ diffus geschildert, die Patienten selber können häufig ihr Beschwerdebild nicht genau beschreiben. Nach Ausschluss eines akuten, abwendbar gefährlichen Verlaufes kann auch ein zunächst abwartendes Offenhalten mit einer zeitlich umschriebenen Beobachtungsphase zur Führung eines Beschwerdetagebuchs vereinbart werden, bevor eine umfangreiche unnötige diagnostische Kaskade losgetreten wird.

Ergeben sich aus Anamnese und klinischer Untersuchung folgende Befunde:
— mehr als 2 geschwollene Gelenke und
— Gaenslen-Test positiv und
— Morgensteifigkeit länger als 30–60 min

sollte eine weitergehende Diagnostik vorgenommen werden. Idealerweise sollen die EULAR-/ACR-Kriterien der rheumatoiden Arthritis angewendet werden (◘ Tab. 4.17).

Der Patient kann dann zur weiteren Differenzierung zeitnah dem Rheumatologen vorgestellt werden.

Ist dies nicht möglich, kann zunächst auch die weitere Abklärung mittels Labordiagnostik und Veranlassung radiologischer Untersuchungen im hausärztlichen Bereich weitergeführt und diese dann dem Rheumatologen zur Verfügung gestellt werden.

❯ Therapieziel muss sein, bei Erkrankungen des rheumatischen Formenkreises durch frühzeitige Einleitung einer Basistherapie die Krankheitsaktivität zu mildern oder zu stoppen, um Gelenkszerstörung zu vermeiden.

Wichtig ist zu beachten, dass auch hochsitzende HWS-Beschwerden, jedoch nicht der BWS oder LWS, Symptom einer rheumatoiden Arthritis sein können. Auch monarthritische Schübe einzelner großer Gelenke können vorkommen. Da die RA eine Systemerkrankung darstellt, sind unspezifische Allgemeinsymptome sowie Beteiligungen der Organbindegewebe (Perimyokarditis, Alveolitis, Lungenfibrose, Pleuritis, auch Polyneuropathien) möglich.

I. d. R. wird die Therapie mit Steroiden heute als Überbrückungs- und Schubtherapie verstanden, weniger als Dauertherapie.

Beachtung beim Hausarzt sollten vor allem auch die Komorbiditäten finden:
— häufig chronisches Fatiguesyndrom
— chronische Anämie
— Depressionen
— Osteoporose
— deutlich erhöhtes kardiovaskuläres Risiko
— erhöhtes Lymphomrisiko als Nebenwirkungsrisiko der Medikation

Entsprechende Risiken sollten konsequent besprochen und mindestens durch Lebensstilmodifikation gemindert werden. Manifeste Erkrankungen werden entsprechend leitlinienkonform und patientengerecht therapiert (siehe Kapitel Osteoporose,

KHK, Fettstoffwechselstörungen, Depression). Nach 12wöchiger Therapie sollte eine mindestens 50 % Remission, nach 24 Wochen eine Vollremission erreicht sein. Gelingt dies nicht, ist das Therapiekonzept zu modifizieren. Die Überprüfung des Therapieerfolgs sollte anhand von Biomarkern wie CRP und BKS, sowie von verschiedenen zur Verfügung stehenden Scores (z. B. DAS28) erfolgen.

Da unter der DMARD-Therapie ein erhöhtes Infektionsrisiko besteht, ist hierauf ein besonderes Augenmerk zu werfen. Einzelne Medikamente bedürfen auch eines besonderen perioperativen Regimes (▶ Abschn. 4.17).

❯ Eine jährliche Grippeimpfung und eine einmalige Pneumokokkenimpfung (alle 5 Jahre bei immunsupprimierten Patienten) sollten bei Patienten mit Erkrankungen des rheumatischen Formenkreises angeboten und durchgeführt werden.

■ **Hausärztliche Verlaufskontrollen**
Regelmäßige Überwachung des klinischen Ansprechens auf die Medikation, Anpassung nach drei bis sechs Monaten bei ausbleibender Wirkung, Achten auf UAW.

Überwachung insbesondere der Basismedikation (◻ Tab. 4.18).

Zur Langzeitführung: sind quartalsweise Kontrollen sinnvoll.

■ **Zusammenarbeit mit Spezialisten**
Rheumatologen, Orthopäden, Hand und Fußchirurgie, rehabilitative Medizin, Physiotherapeuten, Ergotherapeuten, orthopädischer Schumacher, Psychotherapie.

■ **Relevante Leitlinien**
S2e Leitlinie Therapie der rheumatoiden Arthritis mit krankheitsmodulierenden Medikamenten (2018) AWMF 060-004k.

◻ **Tab. 4.18** Überwachung der Basismedikation

Medikament	Laborwerte	Kontrollabstände	Absetzen vor OP	Wichtige UAW
MTX	BB gGT, GOT, GPT, AP Kreatinin	1. Monat: 2 wö bis 6. Monat: 4 wö ab 7. Monat 6–12 wö	Nein	Exanthem, Stomatitis, gastrointest. UAW Pneumonitis
Leflunomid	BB gGT,GOT,GPT, AP Kreatinin	1. Monat: 2 wö bis 3. Monat: 4 wö ab 4. Monat 4–12 wö	10 Tage vorher absetzen, Cholestyramin	Regelmäßige RR-Kontrollen: **Hypertonie als UAW**
Sulfasalazin	BB gGT,GOT,GPT, AP Kreatinin, U-Status	1.-3 Monat: 2 wö 4. - 6. Monat: 4 wö ab 7. Monat: 12 wö	Am OP-Tag pausieren	Exantheme, gastrointest UAW, Kopfschmerz Proteinurie
Biologika	DiffBB, BKS, CRP Kreatinin, GOT; U-Status	1. Monat: 2 wö bis 3. Monat: 4 wö ab 4. Monat 12 wö -individuell	Je nach Substanz zwischen 2 und 8 Wochen davor (= 2 Halbwertszeiten)	Leukopenie, Thrombopenie Infektionsneigung Exantheme

4

Bei der Patientin bestehen bei der Vorstellung in der Praxis Schwellungen an den Fingergrundgelenken, die Beweglichkeit ist stark schmerzhaft eingeschränkt. Das Gaenslen–Zeichen ist stark positiv. In den durchgeführten Laboruntersuchungen zeigen sich erhöhte Entzündungswerte (CRP und BKS), der Rheumafaktor ist positiv. Die Patientin wird mit Schmerzmittel behandelt und umgehend zur Sicherung der Diagnose und Einleitung einer adäquaten Therapie zum Rheumatologen überwiesen. Dieser bestätigt die Verdachtsdiagnose einer rheumatoiden Arthritis, beginnt eine Kortisontherapie sowie eine Basistherapie mit Methotrexat 1/Woche 10 mg mit Gabe von Folsäure am nächsten Tag zur Verbesserung der Verträglichkeit. Daraufhin bessert sich der Zustand der Patientin deutlich, das Kortison kann wieder reduziert werden. Die Patientin muss sich regelmäßig beim Hausarzt zur Blutbild und Leberwertkontrolle vorstellen, um Nebenwirkungen der Methotrexat-Behandlung rechtzeitig erkennen zu können.

4.12 Degenerative Gelenkerkrankungen (Arthrose)

Herr K. H., 46 Jahre, Bauarbeiter, kommt mehrmals in die Praxis, weil er zunehmend Schmerzen im Bereich der rechten Leiste verspürt, die auch bis zum Knie ausstrahlen. Er könne kaum mehr auf eine Leiter steigen. „Was kann ich noch tun, dass es besser wird?“

Als Arthrose bezeichnet man die degenerative Zerstörung eines Gelenkes, beginnend mit der Degeneration des Knorpels.

Arthrose kann in allen Gelenken auftreten, besonders häufig betroffen sind: Facettengelenke, Kniegelenke, Hüftgelenke, Fingergelenke.

- Hausärztliche Relevanz

Häufigkeit Fink: Arthrose (Arthrosis deformans) *****

Degenerative Erkrankungen der Wirbelsäule und der Gelenke sind häufig. So leiden bei den über 60-jährigen 10 % der Männer und bis zu 20 % der Frauen an einer relevanten Gonarthrose. Arthrosen sind zudem Erkrankungen, die die Menschen in ihrem Alltag oft erheblich beinträchtigen und chronische Schmerzen verursachen. Für den Hausarzt stellen degenerative Gelenkserkrankungen ein tägliches Beratungsproblem dar.

- Abwendbar gefährliche Verläufe
- Gelenkszerstörung, z. B. Hüftkopfnekrose
- Immobilität

- Ursachen
- prädisponierende Faktoren: familiäre Belastung, Geschlecht (Frauen sind häufiger betroffen), Alter, Stoffwechsel und Ernährung, mangelnde Bewegung
- ungünstige chronische Belastungsverhältnisse der Gelenke und der Wirbelsäule, sowie Verletzungen (insbesondere Gelenkverletzungen mit Knorpelläsion)
- dauerhafte Über- und Fehlbelastung (Arbeitsplatz, Sport, Adipositas)
- ungünstige anatomische Gegebenheiten (z. B. Hüftfehlstellung)

- Anamnese

Die Patientenangaben können direkt gelenksbezogen sein, wie „Beim Treppensteigen tut mein Knie so weh.“ Oder „Morgens nach dem Aufstehen habe ich beim Anziehen so Schmerzen in der Schulter“.

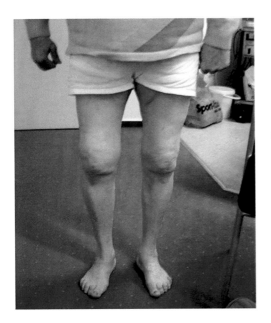

□ Abb. 4.8 Typisches Bild einer 80-jährigen Patientin mit Gonarthrose, Kniegelenkserguss rechts. Nebenbefundlich auch Senk-Spreizfuß, Hallux valgus und Onychomykose

Aber auch Angaben wie „Ich habe immer wieder Schmerzen in der Leiste." können auf eine Arthrose hindeuten. Manche Patienten berichten auch über witterungsbedingte Beschwerden oder allgemeine Steifigkeit der Gelenke.

■ **Körperlicher Befund**
Es gibt keinen pathognomischen Befund für Arthrose, klinische Bilder können sein (□ Abb. 4.8):
- Gelenkserguss mit und ohne Entzündung/Überwärmung
- Einschränkung des Bewegungsumfangs
- arthrotisches Reiben und Knacken
- Gelenksfehlstellungen
- verändertes Gangbild, z. B. durch Schonhinken

■ **Diagnostik**
Hausärztliche Basisdiagnostik
- Anamnese: Fragen nach
  - Risikofaktoren
  - Anlaufschmerz
  - anfängliche Besserung bei Bewegung, Verschlechterung bei längerer Belastung
  - Ruhe und Nachtschmerz
  - Dauerschmerz
  - periarthropathischer Schmerz
- Untersuchung:
  - Inspektion der WS und Gelenke: Fehlstellung, Deformierung, Schwellung
  - Palpation: Überwärmung, Ergussbildung
  - Funktionsprüfung: Einschränkung des Bewegungsumfangs, Schmerzauslösung
  - Labor: zum Ausschluss von anderweitigen Gelenkserkrankungen
  - BB, BKS, Harnsäure, CRP, RF, CCP, HLA B27 (bei begründetem Verdacht)

❯ Es gibt keine arthrosespezifischen oder -typischen Laborwerte.

- erweiterte hausärztliche Diagnostik:
  - ggf. Gelenkssonographie
- spezialisierte Basisdiagnostik:
  - Röntgenaufnahmen in 2 Ebenen
- erweiterte spezialisierte Diagnostik:
  - MRT, CT, Szintigraphie

❯ Die in der Bildgebung sichtbaren Veränderungen korrelieren nicht immer mit den Beschwerden des Patienten.

■ **Hausärztliche Beratungs- und Betreuungsinhalte**
- Allgemeinmaßnahmen
  - Ernährungsmodifikation
  - Gewichtsreduktion bei Übergewicht
  - gelenkschonende Bewegung (Meidung rascher Richtungswechsel und hoher Stoßbelastung wie z. B. Tennis, Meidung von Zwangshaltungen wie Knien)
  - Vermeidung von Kälte, wärmende Kleidung

4

- Heilmittel
  - Physiotherapie mit dem Ziel der muskulären Stabilisierung
  - physikalische Therapie: Reizstrom, Ultraschalltherapie, Packungen („Eis", „Moor", „Zinkleimverbände")
  - TENS
- Hilfsmittel
  - Orthesen
  - Schuhzurichtungen
  - Einlagenversorgungen
  - Gehhilfen (Gehstock, Rollator)
- Medikation
  - lokal
    - antiphlogistische periartikuläre Einreibungen, Umschläge oder Salbenverbände
  - systemisch
    - Analgetika und Antiphlogistika:
    - Paracetamol 500–1000 mg, Novaminsulfon 500–2000 mg
    - NSAR (z. B. Ibuprofen 600–1800 mg, Diclofenac 50–150 mg, Celecoxib 100–200 mg, ggf. unter Zugabe von H2 Blockern oder PPI bei erhöhtem gastrointestinalem Risiko. Kontraindikation: Z.n. Myokardinfarkt und/oder Schlaganfall, Zurückhaltung bei Dauertherapie, möglichst niedrigst wirksame Dosis)
    - Glukokortikoide (Prednisolon) 5–20 mg als Kurzzeiteinsatz
    - bei Unverträglichkeit oder Nichtausreichender Linderung: Tilidin 50–600 mg, Tramadol 50–400 mg oder auch Opioide der Stufe III nach WHO
    - Chondroprotektiva: Glucosamin (1200–1500 mg) (bisher keine eindeutige Evidenz, aber scheinbar ohne nennenswerte UAW), Versuch über 6–12 Wochen
  - Intraartikuläre Injektionen
    - bei aktivierter Arthrose ist die Applikation eines Depotkortisons möglich (z. B. 4 mg Dexamethason)
    - lokale symptomatische Therapie: Hyaluronsäure
  - Weitere Therapieformen:
    - Akupunktur (Evidenz bei Gonarthrose und Wirbelsäule, 10 Sitzungen zu Lasten der GKV möglich)
- Operationen
  - Gelenkersetzende Operationen (Totale Endoprothese „TEP")

❯ Gelenksarthroskopien zur alleinigen „Knorpelglättung" gehören seit dem 01.04.2016 nicht mehr zum Leistungskatalog der GKV.

Die vorrangigen Therapieziele sind die Beseitigung vorhandener Schmerzen und der Erhalt oder die Verbesserung der Beweglichkeit. Zusätzlich sollten Faktoren, die den Arthroseverlauf negativ beeinflussen, beseitigt bzw. in ihrer Wirkung abgemildert werden.

Im Alltag zeigt sich, dass viele Patienten insbesondere, solange nur geringe oder keine Schmerzen bestehen, progressionsmindernde Maßnahmen (z. B. Gewichtsreduktion) oder präventives Verhalten (z. B. Hilfsmittel am Arbeitsplatz) nur in geringem Umfang durchführen. Auch medizinische Hilfsmittel werden häufig erst in fortgeschrittenen Arthrosestadien angenommen.

Bei Schmerzen sind bei den Patienten hingegen Medikamente insbesondere aus der Gruppe der NSAR sehr beliebt. Hier ist unbedingt auf einen sinnvollen und maßvollen Umgang (bei Entzündung geringste nötige Dosis über kürzest mögliche Zeitdauer) zu achten.

Der Bedarf sollte durch strenge Kontrolle bei Nachverordnungen überprüft werden. Die Rate unerwünschter Nebenwirkungen ist vergleichsweise hoch, für Patienten mit Herz-Kreislauf-Erkrankungen besteht eine Verordnungseinschränkung.

Bei der Auswahl der Schmerzmedikation orientiert man sich im Übrigen am WHO-Stufenschema (◨ Tab. 8.3).

Steht die sekundäre Entzündung im Vordergrund und besteht möglicherweise eine Polyarthrose, so kann bei ausbleibender Besserung durch NSAR der kurzzeitige Einsatz von oralen Steroiden erwogen werden.

❯ Die i.-a.-Injektion stellt einen erheblichen Eingriff mit potentiell gefährlichen Nebenwirkungen dar. Sie ist dem erfahrenen Arzt bei ausgewählten Patienten vorbehalten und unter sterilen Bedingungen durchzuführen.

Additive lokale Maßnahmen können insgesamt den Schmerzmittelverbrauch reduzieren und den Patienten aktiv miteinbinden.

Wegen der geringen UAW kann der Einsatz von **Chondroprotektiva** den Patienten vorgeschlagen werden, jedoch ist auf die fehlende endgültige Evidenz hinzuweisen. Es handelt sich um eine IGeL-Leistung. Ein Probeversuch ist für 6–12 Wochen sinnvoll.

Auch Physiotherapie wird von den Patienten gerne angenommen und häufig mit Nachdruck gefordert. Nachweislich hilft Physiotherapie, sie kann zu Lasten der GKV im Rahmen eines vorgegebenen Heilmittelkatalogs verordnet werden. Ausschlaggebend sind jedoch insbesondere auch das Erlernen eines Eigenübungsprogramms und die konsequente Durchführung der Übungen auf Dauer.

Nach Ausschöpfung der konservativen Maßnahmen stellt bei fortgeschrittener Arthrose einzelner Gelenke der Gelenkersatz (vorwiegend Hüfte, Knie, Schulter) die letzte Möglichkeit dar. Die Rolle des Hausarztes ist hier bei der Mitwirkung der Indikationsstellung (hermeneutisches Fallverständnis!) und der vom Patienten gewünschten Beratung („Soll ich das machen lassen?") zu sehen.

Degenerative Gelenkserkrankungen führen häufig zu Reha- und Berentungsanträgen

(▶ Abschn. 11.7). Der Hausarzt wird von den Kostenträgern fast immer um einen Bericht gebeten.

▪ **Hausärztliche Verlaufskontrollen**
− Überwachung von Schmerzmedikation, insbesondere NSAR,
− Verordnungsintervalle Physiotherapie
− Postoperative Kontrolle nach Gelenkersatz

▪ **Zusammenarbeit mit Spezialisten**
Orthopädie, Physikalische Medizin, Neurochirurgie, Physiotherapie.

▪ **Relevante Leitlinien**
S1 Leitlinie Knieschmerz bei Arthrosezeichen DEGAM (2017) AWMF 053–050.

Fallbeispiel

Schon beim Betreten der Praxis fällt auf, dass der Patient etwas hinkt. Bei der Untersuchung zeigt sich eine fast gänzlich aufgehobene Beweglichkeit des rechten Hüftgelenks (Außenrotation 5-0- 0° Innenrotation) mit Angabe von Schmerzen. Die Beugung ist auf 80° begrenzt, sodass der Patient nicht mehr richtig auf dem Praxisstuhl sitzen kann, sondern auf der Kante Platz nimmt. Die veranlasste Röntgenaufnahme ergibt einen aufgebrauchten Gelenkspalt mit Subluxation des Femurkopfs und subchondraler Sklerosierung sowie osteophytären Anbauten. Nachdem intensive Physiotherapie bei dem jungen Patienten keine Linderung der Beschwerden erbracht hat, erfolgt die Entscheidung zur Operation. Nach Implantation einer zementfreien Totalendoprothese (TEP) und postoperativer Anschlussheilbehandlung ist der Patient fast beschwerdefrei. Er kann nach einer Erholungsphase mit weiterer kombinierter Physiotherapie wieder seine Arbeit aufnehmen.

4.13 Beratungs- und Betreuungsproblem Osteoporose

Frau J. K., 78 Jahre, 168 cm, 72 kg, BMI 25,5, außer einer Hypertonie (Behandlung mit Ramipril 5 mg) ohne Vorerkrankungen und ohne weitere Dauermedikation, stellt sich in der Hausarztpraxis mit seit 2 Tagen bestehenden heftigen Rückenschmerzen im Bereich der LWS vor.

Osteoporose ist eine chronische Systemerkrankung des Skeletts. Die Knochenfestigkeit ist gemindert, was zur Erhöhung der Frakturgefahr führt. Meistens kommt es dazu, dass das Verhältnis von Knochenaufbau und Knochenabbau zugunsten der Osteoklasten verschoben ist. Die Mikroarchitektur des Knochens ist dadurch verändert.

Für den Patienten bedeutsam wird die Osteoporose dann, wenn es zu Frakturen kommt und dadurch der Betroffene in seiner Beweglichkeit eingeschränkt ist, nicht selten sogar immobil und pflegebedürftig wird. Ist es zu einer Fraktur gekommen, so spricht man von einer **manifesten Osteoporose.** Frauen sind deutlich häufiger betroffen als Männer (ca. 4:1). Bei ca. 90 % der Osteoporose handelt es sich um eine primäre Osteoporose (postmenopausal oder senil), ca. 10 % sind sekundär (z. B. Hyperkortisolismus, fortgeschrittene Niereninsuffizienz).

■ Hausärztliche Relevanz
Häufigkeit Fink **

■ Abwendbar gefährlicher Verlauf
Komplikationen bei Frakturen (Nerven-, Gefäßverletzungen).

■ Anamnese
So lange eine Osteoporose zu keiner Fraktur geführt hat, werden vom Patienten meistens keine Beschwerden geschildert. Rückenschmerzen können Ausdruck einer Fraktur ohne Trauma sein. Bei Vorliegen eines Traumas sind Schmerzen und Fehlstellung die führenden Klagen.

■ Körperlicher Befund
Ohne Fraktur gibt es keine sichtbaren körperlichen Veränderungen. Osteoporose kann im fortgeschrittenen Stadium, insbesondere bei stattgehabten Frakturen an der Wirbelsäule zu deutlichen Veränderungen des Habitus mit Kyphose („Witwenbuckel") und/oder vermehrter Hautfaltenbildung am lateralen Thorax/Abdomen entstehend durch die Kyphose („Tannenbaumphänomen") führen. Dabei ist im Verlauf der Langzeitbetreuung zu beobachten, dass die Körpergröße laufend abnimmt. Im Falle von Frakturen sind entsprechende Fehlstellungen und Funktionseinschränkungen feststellbar.

❯ Osteoporose führt erst zu sichtbarem klinischen Befund nach stattgehabten Frakturen.

■ Diagnostik
Am wichtigsten ist es, dass der Hausarzt bei bestimmten Patientenkonstellationen an das erhöhte Risiko für das Vorliegen einer Osteoporose denkt und die entsprechende Diagnostik durchführt. Eine **Basisdiagnostik** wird empfohlen, wenn das 10-Jahres-Risiko für Wirbelkörper- oder proximale Femurfrakturen 20 % übersteigt (= von 100 Patienten erleiden in den nächsten 10 Jahren 20 eine Fraktur). Generell wird empfohlen, eine Basisdiagnostik nach allen Frakturen ohne adaequates Trauma ab 50 Jahre sowie bei Frauen ab dem 70. und Männern ab dem 80. Lebensjahr durchzuführen. Die wesentlichen Indikationen für eine Basisdiagnostik bei Frauen ab der Menopause und Männern ab dem 60. Lebensjahr sowie Frauen ab dem 60. und Männer ab dem 70. Lebensjahr sind unten aufgeführt.

❯ Ein generelles Osteoporose-Screening wird nicht empfohlen.

Wesentliche Indikationen für eine Basisdiagnostik Osteoporose für Menschen ab dem 50. Lebensjahr (nach Leitlinie Osteoporose DVO = Dachverband der deutschsprachigen wissenschaftlichen Osteoporosegesellschaften):

- niedrigtraumatische Wirbelkörperfraktur/en
- niedrigtraumatische nichtvertebrale Frakturen (außer Finger, Zehen, Schädel und Knöchel)
- Kortisontherapie bestehend oder geplant > 2,5 mg Prednisolonäquivalent
- Epilepsie-Antiepileptikatherapie
- Cushing-Syndrom oder subklinischer Hyperkortisolismus
- Diabetes mellitus I
- rheumatoide Arthritis
- proximale Femurfraktur bei Vater und/oder Mutter
- Untergewicht
- Rauchen und/oder COPD
- erhöhte Sturzneigung oder multiple intrinsische Stürze
- Immobilität
- Herzinsuffizienz
- laufende Einnahme von PPI
- hochdosierte inhalative Kortikoidtherapie
- Diabetes mellitus II
- Hyperthyreose
- laufende Einnahme von Antidepressiva bei Depression

- **Hausärztliche Basisdiagnostik**

Zur Basisdiagnositk der Osteoporose gehören gezielte Befragung, Erhebung des körperlichen Befundes incl. Sturzrisikoerfassung (ger. Basisassessment ► Abschn. 7.9 und 12.7.3), Knochendichtemessung = Osteodensitometrie (DPX), Röntgenbild, CT oder Kernspintomographie bei Hinweisen für stattgehabte Frakturen (◘ Abb. 4.9) sowie Laboruntersuchungen (zur Erfassung von

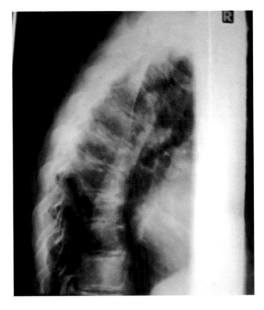

◘ **Abb. 4.9** Typisches Röntgenbild einer Patientin mit mehreren stattgehabten Wirbelkörperfrakturen und dadurch entstandener kyphotischer Fehlhaltung

Risikofaktoren oder Hinweisen für mögliche sekundäre Osteoporosen bzw. zur Ausschlussdiagnostik).

❯ Bei der Osteodensitometrie (Knochendichtemessung) wird der t-score bestimmt. Osteoporose liegt dann vor, wenn der t-score unter –2,5 liegt, also mehr als 2,5 Standardabweichungen unter der Knochendichte von gesunden prämenopausalen Frauen liegt.

Laborparameter der Basisdiagnostik zur Osteoporose (nach Leitlinie Osteoporose DVO):

- Serumkalzium, Serumphosphat
- AP, GGT, Kreatinin und GFR
- Blutbild, BSG, CRP, Serumeiweißelektrophorese
- TSH
- Vitamin D3 (Einzelfallentscheidung), Testosteron bei Männern (fakultativ), Knochenumbaumarker (Einzelfallentscheidung)

Im Rahmen der Befragung und körperlichen Untersuchung ist besonders Wert zu legen auf die Körpergröße im Zeitverlauf sowie auf Hinweise für abgelaufene Frakturen und Ursachen für eine sekundäre Osteoporose.

> Die einzig anerkannte Methode zur Knochendichtemessung ist die Osteodensitometrie (DPX = Dual-X-ray-Adsorptiometry). Sie wird an den Lendenwirbelkörpern und am Oberschenkelhals durchgeführt. CT-und Ultraschallmessungen haben keine ausreichende Evidenz.

- **Hausärztliche Beratungs- und Behandlungsinhalte**

Für den Hausarzt ist es besonders wichtig, Risikopatienten zu erkennen, die entsprechende, richtige Basisdiagnostik durchzuführen und zu veranlassen. Die Beratung zur Prophylaxe der Osteoporose spielt ebenso eine Rolle wie die nichtmedikamentöse und medikamentöse Behandlung bei Patienten, die eine Osteoporose haben. Im Falle von stattgehabten Frakturen ist eine suffiziente Schmerztherapie unabdingbar. Der Patient mit einer manifesten Osteoporose ist über Jahre in der Praxis zu begleiten.

Empfehlungen zur Osteoporose- und Frakturprophylaxe (Basistherapie)

Dem Hausarzt kommt eine wichtige Aufgabe bereits in der Beratung zur Osteoporose- und Frakturprophylaxe zu.

Beratungselemente zur Osteoporose- und Frakturprophylaxe (nach Leitlinie Osteoporose DVO):
- Förderung von Muskelkraft und Koordination
- Vermeidung von Immobilität
- Erfassung der Sturzgefährdung
- Vermeidung von Sturzauslösern, insbesondere Medikamenten
- Erreichung eines Body-Mass-Index > 20

- Zufuhr von mindestens 1000 mg Kalzium pro Tag, ggf. Substitution
- Zufuhr von 800–1000 IE Vitamin D3 täglich bei erhöhter Sturzgefahr und geringer Sonnenlichtexposition (unter Beachtung von Ausnahmen, z. B. Nierensteine)
- Einstellen des Rauchens
- regelmäßige Überprüfung der Medikation und Risikoabwägung bei Kortikoiden, Antiepileptika, Antidepressiva, Glitazonen, Neuroleptika, Sedativa, PPI, L-Thyroxin

Medikamentöse Therapie

Der Einsatz von spezifischen Medikamenten zur Osteoporosetherapie richtet sich nach dem individuellen Risiko des Patienten, insbesondere seinem Alter und dem Ergebnis der Knochendichtemessung. Stattgehabte Frakturen und höherdosierte systemische Kortisontherapie fließen in die Überlegungen mit ein (◻ Abb. 4.10).

Eine spezifische medikamentöse Therapie der Osteoporose wird empfohlen bei:
- stattgehabter niedrigtraumatischer Fraktur (singulär 2. Oder 3. Grades, multipel 1.–3. Grades) bei einem t-score an LWS oder Femur < −2,0
- stattgehabter niedrigtraumatischer proximaler Femurfraktur bei t-score < −2,0
- geplanter oder laufender systemischer Kortikoidtherapie mit Prednisolonäquivalent > 7,5 mg und einem t-score < −1,5 oder stattgehabter Wirbel- oder Femurfraktur
- bei einem zu erwartenden Frakturrisiko in den nächsten 10 Jahren von > 30 %

> Bei bestimmten Konstellationen, wie z. B. abgelaufenen Frakturen, vermehrter Sturzneigung und Immobilität, wird die Therapiegrenze um 0,5 angehoben, bei hochdosierter Glukokortikoidtherapie um 1,0, wenn zusätzlich Risikofaktoren vorliegen um 1,5 bzw. 2 (mehrere RF).

Lebensalter in Jahren		T-Wert Nur anwendbar auf DXA-Werte. Die Wirksamkeit einer medikamentösen Therapie ist bei T-Werten > –2,0 nicht belegt)				
Frau	Mann	–2,0 bis –2,5	–2,5 bis –3,0	–3,0 bis –3,5	–3,5 bis –4,0	< –4,0
50–60	60–70	Nein	Nein	Nein	Nein	Ja
60–65	70–75	Nein	Nein	Nein	Ja	Ja
65–70	75–80	Nein	Nein	Ja	Ja	Ja
70–75	80–85	Nein	Ja	Ja	Ja	Ja
> 75	> 85	Ja	Ja	Ja	Ja	Ja

▢ **Abb. 4.10** Spezifische risikoadaptierte Empfehlung zur medikamentösen Therapie der Osteoporose. (Aus Lange 2013)

Als spezifische **Osteoporosemedikamente** stehen zur Verfügung, welche sämtlich den Evidenzgrad A bezüglich der Reduktion von Wirbelkörperfrakturen aufweisen:

- Bisphosphonate (Alendronat, Risedronat, Ibandronat – alle oral, Zoledronat i. v.)
- Denusomab (s. c.)
- Raloxifen (oral) (SERM = selektiver Öströgen Rezeptor Modulator)
- Teriparatid (s. c.)

Nur Alendronat, Risedronat, Ibandronat, und Teriparatid sind zur Behandlung der Osteoporose **beim Mann** zugelassen.

Bedeutende Nebenwirkungen sind Kiefernekrosen (selten), Osteonekrosen am äußeren Gehörgang (zu bedenken bei chronischen Ohrentzündungen) sowie Hypokalziämie bei Bisphosphonattherapie und Denosumabtherapie, vermehrt thromboembolische Ereignisse bei Raloxifentherapie und Schleimhautreizungen der Speiseröhre bei oraler Bisphosphonattherapie. Der Patient ist über diese möglichen Nebenwirkungen und die speziellen Einnahmemodalitäten bei den Bisphosphonaten (Einnahme im Stehen oder Sitzen mit Flüssigkeit mindestens ½ h vor dem Essen zur Vermeidung von Oesophagusulcera) aufzuklären. Die Adhärenz und die Verträglichkeit der Medikation ist engmaschig zu kontrollieren.

Therapiedauer

Wird aufgrund von Risikofaktoren therapiert, so ist bei Wegfall des oder der Risikofaktoren das Risiko nach 1–2 Jahren neu zu ermitteln. Außer den Bisphosphonaten verlieren alle anderen Medikamente rasch ihre schützende Wirkung, wenn man sie absetzt. Bisphosphonate haben eine lange Verweildauer im Knochen und es ist ein Absetzen (nach 3–5 Jahren) durchaus zu überlegen. Die Basistherapie ist für die Dauer des hohen Frakturrisikos durchzuführen, also meist ein Leben lang.

Therapieversagen

- wenn es unter einer spezifischen Therapie zu zwei oder mehr Frakturen kommt
- in diesem Fall eventuell Änderung der Medikation

Schmerztherapie

Im Falle einer osteoporotischen Fraktur ist der Patient meistens von starken Schmerzen geplagt, die den Patienten nicht selten immobilisieren. Eine suffiziente Schmerztherapie entsprechend dem WHO-Stufenschema (▶ Abschn. 8.1.8, ▢ Tab. 8.3) ist unerlässlich.

❯ Bei osteoporotischen Frakturen ist eine suffiziente Schmerztherapie erforderlich, um den Patienten vor der Immobilität und den damit verbundenen Risiken zu bewahren.

Operative Maßnahmen

Bei nachgewiesener Wirbelkörperfraktur und anhaltenden heftigen Schmerzen, die sich nach drei Wochen nicht bessern, ist in Zusammenarbeit mit dem Spezialisten eine Kypho- bzw. Vertebroplastie zu überlegen.

- **Hausärztliche Verlaufskontrollen**

Die Betreuung von Osteoporosepatienten ist i. d. R. eine Langzeitbetreuung. Der Hausarzt muss insbesondere regelmäßig alle 3–6 Monate den Risikostatus beurteilen, insbesondere die Sturzgefährdung (▶ Abschn. 7.1). Bei spezifischer Medikation Kontrolle von Verträglichkeit und Adhärenz. Bei Schmerzen ist an eine neue Fraktur zu denken und entsprechende Bildgebung zu veranlassen. Knochendichtekontrolluntersuchungen bei Patienten ohne spezifische medikamentöse Therapie sind nur dann erforderlich, wenn sich durch die Veränderung des t-scores eine Therapieentscheidung ergäbe. Um die Versorgung von Osteoporosepatienten zu verbessern, wurde 2020 die Einführung eines DMP Programms (▶ Abschn. 4.21) Osteoporose beschlossen.

❯ Unter laufender spezifischer Therapie ist der Nutzen einer routinemäßigen Knochendichtekontrolle nicht belegt.

- **Zusammenarbeit mit Spezialisten**
- Radiologe zu Knochendichtemessung, Frakturnachweis
- Orthopäde, Unfallchirurg bei Frakturen
- Fachabteilungen im Krankenhaus bei größeren Frakturen

- **Relevante Leitlinie**

S3-Leitlinie Prophylaxe, Diagnostik und Therapie der Osteoporose (2017) AWMF 183–001.

Fallbeispiel

Bisher war die Patientin vollständig mobil, ging einmal pro Woche in die Rückengymnastik der VHS und fuhr dreimal pro Woche mit großer Freude Rad (ca. 20–30 km). Sie lebt alleine in einer eigenen Wohnung im Haus ihres Sohnes. Klinisch zeigt die Patientin einen massiven Klopfschmerz über der unteren LWS. Die Wirbelsäule ist geradestehend und es zeigt sich keine Kyphosierung. Die Beweglichkeit der Wirbelsäule ist erheblich schmerzbedingt eingeschränkt. Es zeigen sich keine neurologischen Ausfallerscheinungen. Die Patientin wird mit einem nicht-steroidalem Antirheumatikum unter Magenschutz mit PPI sowie Metamizol behandelt. Es zeigt sich jedoch keine Besserung, auch nicht unter Zugabe von Tilidin, sodass eine Einweisung zur weiteren Abklärung und Intensivierung der Schmerztherapie erfolgt. In der Klinik ergibt sich aufgrund der durchgeführten Untersuchungen (Röntgen, MRT) eine Fraktur des 4. Lendenwirbelkörpers und die Schmerztherapie wird unter Beibehaltung des NSAR auf Oxycodon eskaliert. Darunter ist die Patientin weitgehend schmerzbefrei und kann wieder entlassen werden. In hausärztlicher Obhut wird zum einen die Diagnostik um eine Knochendichtemessung erweitert sowie eine physikalische Therapie eingeleitet. In der Knochendichtemessung zeigt sich ein t-score von −2,7, sodass bei vorhandener Fraktur eine manifeste Osteoporose diagnostiziert wird. Die Patientin wird nun zur Frakturprophylaxe beraten und es wird entsprechend der Leitlinie Alendronat einmal wöchentlich verordnet unter Aufklärung über die Einnahmemodalitäten und möglich auftretende Nebenwirkungen.

Im weiteren Verlauf bessern sich die Beschwerden der Patientin, die Schmerzmedikamente können schrittweise reduziert werden. Die Patientin wird wieder zunehmend aktiv und beginnt auch wieder ihre so sehr geliebten Radtouren. Sie wird weiter regelmäßig beraten, auch dahingehend, dass eine Kontroll-Knochendichtemessung nicht routinemäßig erforderlich ist. Sie wird angewiesen, sich sofort erneut vorzustellen, wenn starke Rückenschmerzen auftreten, um weitere Frakturen zu detektieren. Dies geschah auch cirka 2 Jahre später und es ereignet sich erneut eine Lendenwirbelfraktur ohne Trauma.

4.14 Depression, Angststörung, Schlafstörungen

Fallbeispiel

Ein 28-jähriger gut gebildeter und beruflich erfolgreicher Mann kommt nach kurzfristiger Terminvereinbarung sichtlich beunruhigt in die Praxis. Er habe seit geraumer Zeit in unregelmäßigen Abständen diffuse Brustbeschwerden und das Gefühl, sein Herz schlage unruhig, er verspüre dann auch insgesamt Unruhe und Nervosität.

4.14.1 Depression

Depressionen gehören zu den affektiven Störungen. Die Definition des Krankheitsbildes erfolgt deskriptiv anhand der Symptome.

Sie ist gekennzeichnet durch Störungen der Stimmung, des Antriebs und der Aktivität (Hauptsymptome) sowie einer Vielzahl weiterer, vorwiegend vegetativer Symptome (Nebensymptome), die über mindestens 14 Tage dauernd angehalten haben müssen.

Die Graduierung in leicht, mittelgradig und schwer erfolgt durch die Intensität und Anzahl der Symptome. Der Verlauf ist meist episodisch. Bei depressiver Symptomatik, die länger als zwei Jahre besteht, spricht man von chronischer Depression.

Siehe auch ► Abschn. 7.5„Depression im Alter"

Wichtige Differenzialdiagnosen und Abgrenzungen sind:

- **Trauerreaktion** (► Abschn. 8.1.2 Depression im Alter und ► Kap. 8 Palliativmedizin)
- **Akute Belastungsreaktion:** durch außergewöhnlich schwere, meist psychische Belastung auftretend und innerhalb weniger Tage abklingend
- **Anpassungsstörung:** zeitlich begrenzte affektive Störung als Reaktion auf eine das Leben beeinflussende Veränderung im Umfeld des Patienten, auf die er sich nur schwer oder verzögert einstellen kann
- **Posttraumatische Belastungsstörung (PTBS):** das Erleben eines schwerwiegenden bedrohenden Ereignisses, das mit zeitlichem Abstand zum Ereignis eine schwere psychische und vegetative Destabilisierung des Patienten auslöst
- **Dysthymie:** gedrückte Stimmung über Jahre, ohne die geforderten Symptome einer Depression vollständig zu erfüllen – fluktuierender Übergang
- **Somatoforme Störungen:** (► Abschn. 5.12)
- Depression **im Rahmen einer Suchterkrankung** (► Abschn. 4.19)
- Depression **im Rahmen einer Demenz** (► Abschn. 7.5)
- Depression **bei organischen Erkrankungen**

4

- **Hausärztliche Relevanz**

Häufigkeit Fink ****

Depressionen gehören weltweit zu den häufigsten Erkrankungen überhaupt. Das Statistische Bundesamt der Bundesrepublik Deutschland beziffert den Anteil der an Depressionen Erkrankten auf 10 % aller in hausärztlichen Praxen behandelten Patienten. Die Erstmanifestation der Erkrankung liegt dabei besonders häufig bei einem Altersgipfel zwischen 15 und 30 Lebensjahren.

- **Abwendbar gefährliche Verläufe**
- Suizid
- erhöhte Mortalität durch Co-Erkrankungen
- schwerer Verlauf mit Verlust der Autonomie

- **Ursachen**

Wie bei den meisten psychischen Erkrankungen sind die Ursachen nicht vollständig geklärt. Das Vulnerabilitäts-Stress-Modell wird zur Erklärung bevorzugt verwendet. Die Interaktion auslösender Störungen und prädisponierender Faktoren aus dem biologischen, psychischen und sozialen Geschehen des einzelnen Individuums können zu einer Depression führen. Ein weiteres Erklärungsmodell ist die Monoaminhypothese, die eine bisher nicht geklärte Verminderung der Serotonin- und/oder Noradrenalinkonzentration im synaptischen Spalt für die Ursache einer Depression erhält.

- **Anamnese und körperliche Befunde**

Eine Vielzahl an depressiven Störungen wird nicht oder nicht frühzeitig als solche erkannt, da dies aufseiten der Patienten häufig noch tabubesetzt ist und die Schilderung der Symptomatik nicht vorrangig an eine Depression denken lässt. Dafür hat man früher auch den Begriff der „larvierten Depression" verwendet.

Es fallen Beschreibungen wie „ich bin immer so müde", ich bin „erschöpft", „ich bringe nichts mehr zustande", „alles fällt mir so schwer". Vegetative Symptome wie Schlaflosigkeit, Nervosität, Inappetenz, Gewichtsverlust, aber auch Partnerschaftsprobleme durch sexuelle Inappetenz können vordergründige Beratungsanlässe sein.

- **Diagnostik**

Hausärztliche Basisdiagnostik

Die zeitliche Begrenztheit der Sprechstunde lässt bei V. a. eine depressive Erkrankung selten sofort eine umfassende Diagnostik zu. Hier hat sich der gut evaluierte sog. „2-Fragen-Test" als Screeningmethode bewährt:

- „Fühlten Sie sich im letzten Monat häufig niedergeschlagen, traurig bedrückt oder hoffnungslos?"
- „Hatten Sie im letzten Monat deutlich weniger Lust und Freude an Dingen, die Sie sonst gerne tun?"

Werden beide Fragen mit „ja" beantwortet, liegt mit hoher Wahrscheinlichkeit eine Depression vor, deren Abklärung dann einer ausführlicheren Diagnostik zugeführt werden muss.

Weiterführend: Umfassende Anamnese unter Einschluss von Depressionsskalen.

Um die Diagnose einer Depression stellen zu können, müssen bestimmte Kriterien erfüllt sein (◘ Tab. 4.19)

- TFDD (Test zur Früherkennung von Demenzen mit Depressionsabgrenzung), PHQ (= Patient health questionaire, ◘ Abb. 4.11)
- körperliche Untersuchung: bis hin zum Ganzkörperstatus inkl. neurologischem Status zum Ausschluss somatischer Ursachen
- Basislabor: BB, Nierenwerte, TSH

Weitergehende spezialisierte Diagnostik

Bildgebende Verfahren bei hirnorganischen Veränderungen, umfangreiche Testpsychologie.

■ **Tab. 4.19**	Diagnosekriterien, die erfüllt sein müssen, um die Diagnose einer Depression stellen zu können	
A	Die depressive Episode sollte mindestens zwei Wochen andauern	
B	Mindestens zwei der folgenden Hauptsymptome liegen vor	– depressive Verstimmung, die meiste Zeit des Tages – Interessen- oder Freudeverlust – verminderter Antrieb oder gesteigerte Ermüdbarkeit
C	Folgende Nebensymptome liegen zusätzlich vor, insgesamt (inkl. B) müssen mindestens vier Symptome vorliegen	– Verlust des Selbstvertrauens oder des Selbstwertgefühls – Selbstvorwürfe, Schuldgefühle – Gedanken an den Tod oder Suizidgedanken – vermindertes Denk- oder Konzentrationsvermögen, Unentschlossenheit – psychomotorische Agitiertheit oder Hemmung – Schlafstörungen – Appetitverlust mit entsprechender Gewichtsreduktion
Schwere der Depression		– leicht: 4–5 Kriterien sind erfüllt – mittelschwer: 6–7 Kriterien sind erfüllt – schwer: mehr als 8 Kriterien sind erfüllt

- **Hausärztliche Beratungs- und Behandlungsinhalte**

❯ Therapieziel bei der Behandlung einer Depression ist die Vermeidung von Suizid, problematischem Verlauf, möglichst die vollständige Remission, die selbstbestimmte Teilhabe am Leben und die Vermeidung von Rezidiven.

– **Allgemeinmaßnahmen:** Psychoedukation, Lebensordnung, Kunst-Musik-Gestalttherapie
– **psychosomatische Grundversorgung:** primär hausärztliches Gespräch mit dem Ziel, Vertrauen zu schaffen, Krankheitseinsicht und Verständnis zu erhalten, eigene Ressourcen zu erkennen und zu stärken
– **Psychotherapie:** Verschiedene Therapieformen wie Gesprächstherapie, tiefenpsychologisch fundierte Therapie, kognitive Verhaltenstherapie, verschiedene Settingverfahren (Einzel-, Paar-, Gruppentherapie) – Therapiedauer: bis zu einem Jahr über die eingetretene Remission hinaus in länger werdenden Abständen

– **medikamentöse Therapie:** Hier stehen verschiedene Substanzklassen zur Verfügung, die wichtigsten hausärztlich relevanten sind in ■ Tab. 4.20 dargestellt.

❯ Bei der Behandlung depressiver Störungen mit Medikamenten ist auf einschleichende Therapie, Hinweis auf Beeinträchtigung von Fahrtüchtigkeit bzw. Führen von gefährlichen Maschinen sowie Interaktionspotentiale mit anderen Medikamenten zu achten.

❯ Da beim Einsatz von Antidepressiva die antriebssteigernde Wirkung vor der depressionslösenden eintritt, besteht möglicherweise eine erhöhte Suizidalität zu Beginn der Therapie.

Therapiedauer: Nach eingetretener Remission soll das Medikament in dieser Dosierung 4–9 Monate weitergeführt werden und danach über 4 Wochen ausschleichend reduziert.

Nach 2 oder mehr Rezidiven sollte die medikamentöse Therapie zur Rezidivprophylaxe auf mindestens zwei Jahre ausgedehnt werden. Weitere Rezidive machen

4

Wie oft fühlten Sie sich im Verlauf der letzten 2 Wochen durch die folgenden Beschwerden beeinträchtigt?	Überhaupt nicht	An einzelnen Tagen	An mehr als der Hälfte der Tage	Beinahe jeden Tag
1 Wenig Interesse oder Freude an Ihren Tätigkeiten	[ ]	[ ]	[ ]	[ ]
2 Niedergeschlagenheit, Schwermut oder Hoffnungslosigkeit	[ ]	[ ]	[ ]	[ ]
3 Schwierigkeiten ein- oder durchzuschlafen oder vermehrter Schlaf	[ ]	[ ]	[ ]	[ ]
4 Müdigkeit oder Gefühl, keine Energie zu haben	[ ]	[ ]	[ ]	[ ]
5 Verminderter Appetit oder übermäßiges Bedürfnis zu essen	[ ]	[ ]	[ ]	[ ]
6 Schlechte Meinung von sich selbst; Gefühl, ein Versager zu sein oder die Familie enttäuscht zu haben	[ ]	[ ]	[ ]	[ ]
7 Schwierigkeiten, sich auf etwas zu konzentrieren, z.B. beim Zeitunglesen oder Fernsehen	[ ]	[ ]	[ ]	[ ]
8 Waren Ihre Bewegungen oder Ihre Sprache so verlangsamt, dass es auch anderen auffallen würde? Oder waren Sie im Gegenteil „zappelig" oder ruhelos und hatten dadurch einen stärkeren Bewegungsdrang als sonst?	[ ]	[ ]	[ ]	[ ]
9 Gedanken, dass Sie lieber tot wären oder sich Leid zufügen möchten	[ ]	[ ]	[ ]	[ ]

Interpretation des Summenwertes (Schweregrad der Depression):
1–4 Minimale depressive Symptomatik   10–14 Mittelgradige depressive Symptomatik
5–9 Milde depressive Symptomatik   15–27 Schwere depressive Symptomatik

◻ **Abb. 4.11** PHQ-Fragebogen zur Schwere der Depression. (Aus Winter et al. 2018)

auch die Erwägung einer lebenslangen Rezidivprophylaxe notwendig.

- **Nichtmedikamentöse somatische Verfahren:** Elektro-Konvulsionstherapie, Schlafentzugstherapie, Lichttherapie, körperliches Training
- **Ergänzende Therapieverfahren:** Ergotherapie, Soziotherapie

Bei bestätigter Diagnose einer Depression, sollte zunächst ein ausführliches aufklärendes Gespräch über Ursachen, Verlauf und Folgen der Erkrankung und die verschiedenen Therapiemöglichkeiten erfolgen. Die Ängste, Befürchtungen und Wünsche des Patienten sind bei der dann gemeinschaftlich getroffenen Therapieentscheidung unbedingt zu berücksichtigen.

Bei leichter Symptomatik kann zunächst auf den Einsatz eines Medikamentes verzichtet werden. Viele Patienten lehnen dies ohnehin („Ich will keine Chemie") primär ab. Es empfiehlt sich:

- den Patienten in zweiwöchigem Abstand einzubestellen
- psychoedukativ auf den Patienten einzuwirken
- in hausärztlichen Gesprächen seine Problemsituationen zu besprechen
- ressourcenorientiertes Verhalten zu fördern

■ Tab. 4.20 Die wichtigsten Substanzklassen zur Behandlung depressiver Störungen

Substanzklasse	Substanzen	Dosierung	UAW	Kontraindikation	Kontrollen
TZA = Trizyklische Antidepressiva	Amitriptyllin Doxepin Trimipramin Opipramol	25–300 mg 25–300 mg 25–300 mg 50–300 mg	Mundtrockenheit, Schwitzen, Übelkeit	KHK, Bradykardie, Long QT Restharnbildung	BB, Leber, Niere
SSRI = selektive Serotonin–Wiederaufnahmehemmer	Citalopram Escitalopram Fluoxetin Paroxetin Sertralin	10–40 mg 10–20 mg 10–40 mg 10–40 mg 50–100 mg	Serotoninsyndrom Hyponatriämie Unruhe Blutungen	Long QT Kombination mit Mao-Hemmern	EKG RR Gewicht Elektrolyte
MAOH = Monoaminooxidasehemmer	Moclobemid	150–600 mg	Schlafstörung, Agitiertheit, Kopfschmerzen, Schwindel	Agitiertheit, Verwirrtheit, Phäochromozytom	Leber, Prolaktinanstieg möglich
SSNRI = selektive Serotonin und Noradrenalin-Wiederaufnahmehemmer	Venlafaxin	37,5–225 mg	Mundtrockenheit, Gewichtszunahme, Müdigkeit	Gleichzeitige Gabe von Mao-Hemmern mindestens 2 Wochen Abstand	EKG
	Duloxetin	30–60 mg		Mao-Hemmer schwere Nieren und Leberinsuffizienz sexuelle Funktionsstörung	BB, Leber, Niere
Alpha-2-Rezeptor-Antagonisten	Mirtazapin	15–45 mg	Mundtrockenheit, Gewichtszunahme, Müdigkeit	Gleichzeitige Gabe von Mao-Hemmern mindestens 2 Wochen Abstand	BB, Leber, Niere
Sonstige	Bupropion	150–300 mg	Schlafstörungen, Mundtrockenheit, Übelkeit	MAOH, Epilespie, Essstörung	BB: Natrium,BZ
	Trazodon	100–300 mg	Mundtrockenheit, Muskelschmerzen	Myokardinfarkt, Alkoholerkrankung	Leber, Niere, EKG
	Agomelatin	25–50 mg	Kopfschmerzen	Leberschäden	Leberwerte
Nichtklassische Antidepressiva	Lithium	Nach Plasmaspiegel		Polyurie, Polydypsie, Übelkeit, Tremor	Niere, Ca, TSH, Lithiumspiegel 12h nach Einnahme
Phytopharmaka	Johanniskraut	600–900 mg	Lichtdermatosen, Herabsetzung der Wirkung von Kontrazeptiva	MAOH, Immunsupressiva	

- Allgemeinmaßnahmen wie Bewegungstherapie, Entspannungstherapie zu fördern
- alternativ oder bei ausbleibender Besserung eine Psychotherapie anzubieten
- bei ausbleibender Besserung eine medikamentöse Therapie anzubieten

Bei mittelschwerer depressiver Erkrankung sollte dem Patienten der vorrangige Einsatz einer medikamentösen Therapie angeraten werden (dies kann auch ein Phytotherapeutikum sein). Eine kombinierte Therapie mit begleitender Psychotherapie ist dabei zu erwägen. Der Zugang zur Psychotherapie ist oft erst mit zeitlicher Verzögerung möglich, hier kann der Hausarzt den Therapiebeginn gut durch stützende Gespräche im Sinne der psychosomatischen Grundversorgung (klares Setting) überbrücken oder begleitend unterstützen.

Bei bestehendem Patientenwunsch, bei Nichtansprechen der Therapie (definiertes Zeitfenster 6–12 Wochen) oder bei primär schwerem Krankheitsverlauf ist die Überweisung an den Spezialisten (Psychiater) vorzunehmen.

Suizidalität stellt eine Notfallsituation dar, die ein rasches interdisziplinäres Handeln erfordert und je nach Aktualität auch die sofortige Klinikeinweisung mit sich bringen kann, im Einzelfall auch unter Anwendung von Zwangsmaßnahmen, wenn eine erhebliche Selbstgefährdung vorliegt. (geregelt durch § 34 StGB (rechtfertigender Notstand), psychisch-Kranken-Gesetz und Betreuungsgesetz).

■ **Hausärztliche Verlaufskontrollen**
Nach Beginn einer medikamentösen Therapie in den ersten 4 Wochen mindestens wöchentlich, dann 2–4 wöchentlich in den ersten 3 Monaten und dann individuell, mindestens einmal in 3 Monaten und zu notwendigen Überwachungskontrollen möglicher UAW der Medikation.

■ **Zusammenarbeit mit Spezialisten**
Psychiater, Psychotherapeuten, Soziotherapie, Ergotherapie, Rehabilitationseinrichtungen.

■ **Relevante Leitlinien**
NVL unipolare Depression (2017) nvl-oo5.

4.14.2 Schlafstörungen

Schlafstörungen sind charakterisiert als Störungen des Einschlafens und/oder Durchschlafens mit nicht erholsamem Schlaf und erhöhter Tagesschläfrigkeit. Der Schweregrad von Schlafstörungen ist in ◘ Tab. 4.21 dargestellt.

❯ Erholsamer Schlaf ist nicht an ein fixes Stundenmaß gekoppelt. Der Schlafbedarf ist individuell, das durchschnittliche Optimum scheinen 7–8 h in der Dunkelphase (Nacht) eines Tages zu sein. Das Schlafbedürfnis Erwachsener bleibt im Laufe des Lebens weitgehend stabil, die Schlaftiefe nimmt im Alter ab.

◘ **Tab. 4.21**   Schweregrad von Schlafstörungen

Kriterien	Leicht	Mittel	Schwer
Häufigkeit der Schlafstörung	Fast jede Nacht	Jede Nacht	Jede Nacht
Allgemeine Befindlichkeitsstörung bei Tage	Häufig	Immer	Immer
Berufliche und soziale Beeinträchtigung	Keine oder gering	Gering bis mäßig	Schwer

- **Hausärztliche Relevanz**

Häufigkeit Fink ****

Ein Großteil der Menschen erleidet im Laufe des Lebens Schlafstörungen. Die meisten davon sind von kurzer Dauer und häufig durch relevante Veränderungen des Lebens und einschneidende Ereignisse bedingt (Arbeitsplatzwechsel, Tod eines Angehörigen, aufregende Erlebnisse). Es erfolgt deswegen keine Vorstellung beim Arzt. Bis zu 40 % aller Patienten berichten in der hausärztlichen Sprechstunde aber von gestörtem Schlaf, wobei sie primär nicht deswegen vorstellig werden, sondern dies im Rahmen anderweitiger Konsultationen vorbringen. Viele Patienten betreiben Eigenmedikation, dies birgt die Gefahr der Chronifizierung.

- **Abwendbar gefährlicher Verlauf**

Unfälle durch Tagesmüdigkeit und Sekundenschlaf.

- **Ursachen**

Die häufigsten Ursachen für Schlafstörungen in der Hausarztpraxis sind:
- Störungen des Schlaf- Wachrhythmus z. B. durch Schichtarbeit, Suchtstoffe wie Alkohol und Drogen, falsches Schlafverhalten und falsche Schlafhygiene
- atmungsbedingte Schlafstörungen: obstruktive Schlafapnoe
- schlafbezogene Bewegungsstörungen: Restless-Legs-Syndrom, nächtliche Wadenkrämpfe, nächtliches Zähneknirschen
- Schlafstörungen, die mit organischen Erkrankungen und Schmerzen assoziiert sind: Rückenschmerz, arterielle Hypertonie, nächtliche Angina pectoris, Herzinsuffizienz, Hyperthyreose
- Schlafstörungen, die mit psychischen Erkrankungen assoziiert sind: Depressionen, somatoforme Störungen
- weitere nicht organische Schlafstörungen, die gelegentlich vorkommen:

Schlafwandeln, Pavor nocturnus, Alpträume
- Medikamente wie SSRI, ß-Blocker, Antidementiva, ß-Mimetika, L-Thyroxin, Steroide, Diuretika

- **Anamnese**
- Sind die Kriterien einer Schlafstörung erfüllt?
- Wie ist das Schlafverhalten (Uhrzeit beim Zubettgehen, Liegedauer, Aufstehzeit)?
- Wie ist die Schlafsituation?
- Ernährungsverhalten, Alkohol und/oder Drogenkonsum, Medikamente?
- Ist eine organische Ursache möglich: B-Symptomatik, chronische Schmerzen, psychische Auffälligkeiten?
- **Fremdanamnese** durch Befragung des Bettpartners (wenn vorhanden und möglich!)

- **Diagnostik**

Hausärztliche Basisdiagnostik

Einordnung der Schlafstörungen aufgrund allgemeiner Insomniekriterien
a) Eine Beschwerde über Einschlafschwierigkeiten, Durchschlafprobleme, frühmorgendliches Erwachen oder Schlaf von chronisch nicht erholsamer oder schlechter Qualität. Bei Kindern wird die Schlafschwierigkeit zumeist durch die Erziehungsperson bemerkt und kann darin bestehen, dass die Kinder nicht zu Bett gehen wollen oder nicht unabhängig (d. h. im eigenen Bett) von ihren Eltern schlafen können (▶ Abschn. 6.5.8).
b) Die genannte Schlafschwierigkeit tritt auf, obwohl adäquate Möglichkeiten und Umstände dafür vorhanden sind, genügend Schlaf zu bekommen.
c) Zumindest eine der folgenden Formen von Beeinträchtigungen der Tagesbefindlichkeit/Leistung, die auf die nächtliche Schlafschwierigkeit zurückgeführt

4

werden kann, wird vom Patienten berichtet:
- Müdigkeit (Fatigue) oder Krankheitsgefühl
- Beeinträchtigung der Aufmerksamkeit, Konzentration oder des Gedächtnisses
- soziale oder berufliche Einschränkungen oder schlechte Schulleistungen
- Irritabilität oder Beeinträchtigungen der Stimmung (z. B. Gereiztheit)
- Tagesschläfrigkeit
- Reduktion von Motivation, Energie oder Initiative
- erhöhte Anfälligkeit für Fehler, Arbeitsunfälle oder Unfälle beim Führen eines Kraftfahrzeugs
- Spannungsgefühle, Kopfschmerzen oder gastrointestinale Symptome als Reaktion auf das Schlafdefizit
- Sorgen um den Schlaf

Schlafmedizinische Anamnese auch unter Verwendung von Fragebögen/Schlaftagebüchern oder programmierter Diagnostik nach Braun (Nr. 71) (▶ Kap. 12).

- ▪ Körperliche Untersuchung
- ▬ Blutdruck, Gewicht, Herz und Lungenauskultation, Ödembildung, HNO-Organe
- ▬ Labor: BB, TSH, BZ, Leberwerte, Nierenwerte

Weitergehende hausärztliche Diagnostik
- ▬ Lungenfunktionsprüfung, 24 h RR Messung

Weitergehende spezialisierte Untersuchung
- ▬ Polygraphie, Polysomnographie zur Abklärung schlafbezogener Atmungsstörungen und Bewegungsstörungen Schlaflabor, Echokardiographie, CT/MRT des Schädels

- ▪ Hausärztliche Beratungs- und Behandlungsinhalte

Allgemeinmaßnahmen
- ▬ Psychoedukation:

- Aufklärung über Schlaf und Schlafhygiene (DEGAM Patienteninfoblatt: Schlafstörungen)
- Lebensordnung
- Erlernen von Entspannungsverfahren
- Erlernen des Schlafens (Schlafschule)

Medikamentöse Therapie
- ▬ Hypnotika: klassische Benzodiazepine und neuere Z-Substanzen (Zopiclon, Zolpidem)
- ▬ Antidepressiva mit schlafinduzierender Wirkung (Off Label-use) Trizyklische Antidepressiva, Mirtazapin, Opipramol
- ▬ Alkoholderivate: Chloraldurat
- ▬ Antihistaminika: Doxylamin
- ▬ Phytopharmaka (z. B. Baldrian)

Aufgabe des Hausarztes ist es, soweit möglich organische von nicht-organischen Schlafstörungen zu unterscheiden bzw. die entsprechenden Schritte zur weiteren Abklärung einzuleiten.

Diagnostizierte Organstörungen werden dann einer entsprechenden Therapie zugeführt, in der Folge sollten sich auch die Schlafstörungen verbessern.

Vielfach bestehen falsche Vorstellungen von Schlaf und von Schlafverhalten, sodass durch Maßnahmen zur Schlafhygiene und durch Aufklärung (z. B. anhand des Patientenbriefs der DEGAM) viele Störungen beseitigt oder gemildert werden können. Diese Psychoedukation ist ebenfalls Aufgabe des Hausarztes.

Instruktionen zur Stimuluskontrolle (aus Leitlinie Schlafstörungen):
- ▬ Gehen Sie nur zu Bett, wenn Sie müde sind.
- ▬ Benutzen Sie das Bett nur zum Schlafen, d. h. nicht zum Lesen, Trinken, Rauchen, Fernsehen (sexuelle Aktivitäten ausgenommen).
- ▬ Wenn Sie nach 10 min noch wach sind, stehen Sie auf und gehen Sie in ein anderes Zimmer. Gehen Sie erst wieder ins Bett, wenn Sie sich müde fühlen.

- Wenn Sie dann immer noch nicht einschlafen können, wiederholen Sie den vorhergehenden Schritt.
- Stehen Sie jeden Morgen zur gleichen Zeit auf.
- Schlafen Sie nicht tagsüber.

Bei akuter Schlafstörung, an deren Beginn sich der Patient erinnern kann, wird er vermutlich auch eine ursächliche Vermutung dafür nennen können. Eine anhaltende Ursache (z. B. Einnahme eines neuen Medikamentes, Partnerproblem, neue Arbeit etc.) muss entweder beseitigt oder in ihrem Einfluss besprochen werden. Sind keine kausalen anderweitig therapierbaren Ursachen erkennbar, ist der kurzfristige Einsatz eines Hypnotikums zu erwägen (2–4 Wochen) und möglich, um die Insomnie nicht zu verfestigen.

Bei chronischer Schlafstörung, die primär nicht organisch vermutete Ursache ist und an deren Beginn sich der Patient nicht erinnern kann, ist der primäre Einsatz von klassischen Schlafmitteln problematisch, da hier zumeist die Störung nach Absetzen des Medikamentes weiterbesteht.

Hier werden i. d. R. nur mehrere Maßnahmen zusammen einen Erfolg herbeiführen können:

- Aufklärung
- Erlernen von Entspannungsverfahren
- insomniespezifische Verhaltenstherapie

❯ Stellt sich trotz intensiver Betreuung des Patienten mit Schlafstörungen innerhalb von 6–8 Wochen keine Besserung ein, sollte die Vorstellung in einer speziellen Schlafambulanz erwogen werden, um eine sekundäre Insomnie auszuschließen.

Letztendlich bleiben immer Patienten, die nur durch den Einsatz eines schlaffördernden Medikaments subjektiv zufriedenstellenden Schlaf finden. Hier ist im Einzelfall abzuwägen, ob nicht auch der „Off Label Use" eines schlafinduzierenden Antidepressivums erwogen werden kann, dabei sind die möglichen UAW auch dieser Substanzen kritisch zu werten.

Bei „Pillenfixierung" ist der Einsatz und Versuch mit einem Phytotherapeutikum, ggf. auch einem Placebo, (z. B. Placebo blau für die Nacht) durchaus erfolgversprechend, wenn er mit verhaltenstherapeutischen Maßnahmen und Aufklärung gekoppelt wird.

Problem: Umgang mit Hypnotika:
- akute Insomnie: kurzfristiger Einsatz möglich (z. B. bis zu 2 Wochen)
- chronische Insomnie:
  - Dauertherapie vermeiden
  - Z-Substanzen bevorzugen
  - Intervalltherapie vereinbaren (kurze Phasen der Dauereinnahme, oder an 2–3 Tagen/Woche
  - immer wieder den Gebrauch überprüfen
  - beim Absetzen: ausschleichende Dosierung
  - Absetzen und Ausschleichen klappt meist nur bei guten Alternativen

■ **Hausärztliche Verlaufskontrollen**
- kurzfristig innerhalb 1–2 Wochen nach Ansetzen von Medikamenten
- nach Erstbesprechung und Beratung nach 4 Wochen zur Überprüfung des Erfolges
- bei dauerhafter Medikation regelmäßige Kurzintervention und Überprüfung

■ **Zusammenarbeit mit Spezialisten**
Schlafmediziner, Schlaflabor, Neurologie, Psychiatrie, Pneumologie, HNO.

■ **Relevante Leitlinien**
S3-Leitlinie Nicht erholsamer Schlaf/ Schlafstörungen (2017).

4

4.14.3 **Angststörungen**

Angst ist eine physiologische Reaktion auf reale Gefahrenreize, die den Betroffenen gezielt zur Abwehrreaktion vorbereiten und befähigen sollen. Von pathologischer Angst oder Angststörung spricht man, wenn eine wiederkehrende oder andauernde irrationale oder nicht angemessene Angstreaktion auf allgemeine oder anlassbezogene Lebenssituationen erfolgt. Der ICD 10 fasst unter Angststörungen eine Gruppe von Erkrankungen zusammen, deren zentrales Symptom Angst darstellt, die sich aber hinsichtlich Ausprägung, Auftreten und Anlass voneinander unterscheiden lassen.

Angstformen können sein:

- **Panikstörung:** akute plötzliche heftige Angst mit einer Vielzahl an möglichen ausgeprägten und im Vordergrund stehenden körperlichen Beschwerden (Atemnot, Herzrasen, Schweißausbrüche, retrosternaler Druck und Enge etc.).
- **Generalisierte Angsterkrankung:** allmählich entstehende allgegenwärtige und diffuse Angst mit körperlichen Symptomen (Schlafstörungen, Muskelverspannungen, Magendrücken). Stetiges übermäßiges besorgt sein über alle Bereiche des täglichen Lebens mit Fehleinschätzung des Gefährdungspotenzials. Es besteht durchaus Problemlösungskompetenz, aber ohne Zutrauen zu sich selbst.
- **Soziale Phobie:** Angst vor verschiedenen Situationen des sozialen Lebens (Menschenansammlungen, Auftreten in Öffentlichkeit). Die Patienten sind verschämt, unsicher, fürchten sich falsch oder peinlich zu verhalten. Es kommt zu vorwiegend vegetativen Symptomen wie Durchfall, Erbrechen, Schweißausbrüchen.
- **Spezifische Phobie:** Die angstauslösende Situation ist konkret, z. B. Angst vor Spritzen, Schlangen, Spinnen oder auch Flugangst. Den Patienten ist die Irrationalität ihres Verhaltens bewusst und nicht erklärbar. Es kommt zu vegetativen Symptomen bis hin zu Panikattacken.
- **Phobophobie:** Dies beschreibt die Angst der Patienten vor dem Auftreten einer Angstattacke.

❯ Allen Angstformen gemeinsam ist das typische Vermeidungsverhalten angstbesetzter Situationen.

■ **Hausärztliche Relevanz**

Häufigkeit Fink: Angstneurose *, Ängste °

Angsterkrankungen kommen in ihren verschiedenen Ausprägungen (ICD-10-Klassifikation) regelmäßig häufig in der Hausarztpraxis vor. Bis zu 20 % der Patienten in hausärztlichen Praxen leiden an Angststörungen.

■ **Abwendbar gefährliche Verläufe**

- chronischer schwerwiegender Verlauf mit Verlust der Autonomie
- Suizid
- Übersehen schwerwiegender somatischer Erkrankungen

■ **Ursachen**

Die Ursachen sind wie bei allen psychiatrischen Erkrankungen letztendlich nicht vollständig geklärt und basieren auf einem multifaktoriellen bio-psycho-sozialen Geschehen. Sie sind häufig mit andern psychischen Erkrankungen (vor allem Depressionen) assoziiert. Vielfach manifestieren sie sich bereits im Kindesalter.

■ **Diagnostik**

Hausärztliche Basisdiagnostik

- **Anamnese:** auch hier wieder wichtigstes Instrument (Verwendung eines Screening-Bogens sinnvoll z. B. Hamilton-Angst-Skala)
  - Fragen zu Ängsten, Befürchtungen, Sorgen, zu angstauslösenden Situationen

- Fragen zu Lebensumständen (soziale Situation, familiäre Situation)
- Fragen zu Umgang mit Alkohol, Drogen
- somatische Beschwerden, Medikation
- **Körperliche Untersuchung:**
  - Ganzkörperstatus, Vitalparameter, neurologische Untersuchung
- **Labor:** BB, Elektrolyte, TSH, BZ
- **Erweiterte hausärztliche Diagnostik:** Medizintechnische und Laboruntersuchungen nach spezifischen Verdachtsmomenten (z. B. LZ-EKG, EKG)
- **Erweiterte spezialisierte Diagnostik:** EEG, zerebrales MRT, fachneurologische und/oder psychiatrische Abklärung

- Hausärztliche Beratungs- und Behandlungsinhalte

Allgemeinmaßnahmen
- Psychoedukation (Aufklärung und Führung)
- Lebensordnung
- Entspannungsverfahren
- Sport und Bewegungstherapie
- Erwägung einer Teilnahme an einer Selbsthilfegruppe

Psychotherapie
bevorzugte Form: kognitive Verhaltenstherapie.

Medikation
Die wichtigsten Medikamente und ihr Einsatzgebiet (◘ Tab. 4.22).

Weitere therapeutische Maßnahmen
Rehabilitationsverfahren, Soziotherapie, Ergotherapie, Selbsthilfegruppen.

Das Problem bei dieser Erkrankung ist, wie bei vielen psychischen Störungen, dass die Patienten primär oft mit **somatischen Beschwerden** vorstellig werden. Hier ist es wieder die Erfahrung des Arztes, das oft lange Vertrauensverhältnis zum Patienten und die Kunst der Anamnese, die den Weg zur richtigen Diagnose zeigen.

Die somatischen Beschwerden müssen hinreichend, zur Sicherung eines abwendbar gefährlichen Verlaufs, differenzialdiagnostisch gewertet werden. Liegt kein weitergehender Verdacht auf eine primär somatische Erkrankung vor und zeigen sich deutliche Kriterien für das Vorliegen einer Angsterkrankung, sollte dies dem Patienten

◘ **Tab. 4.22** Die wichtigsten Medikamente zur Behandlung von Angsterkrankungen

Substanzklasse	Substanzen	Dosierung	Angstform
SSRI = selektive Serotonin–Wiederaufnahmehemmer	Citalopram	10–40 mg	PA
	Escitalopram	10–20 mg	PA, GAS; SP
	Paroxetin	10–40 mg	PA, GAS; SP
	Sertralin	50–100 mg	PA; SP
SSNRI = selektive Serotonin und Noradrenalin-Wiederaufnahmehemmer	Venlafaxin	37,5–225 mg	PA, GAS; SP
		30–60 mg	GAS
Benzodiazepine nur zur Akuttherapie	Duloxetin	1–2,5 mg	PA, GAS; SP
TZA = Trizyklische Piperazinylderivate	Opipramol	50–200 mg	GAS
MAOH = Monoaminooxidasehemmer	Moclobemid	300–600 mg	SP
Antikonvulsiva	Pregabalin	150–600 mg	GAS
TZA = Trizyklische Antidepressiva	Clomipramin	75–250 mg	PA

GAS = generalisierte Angststörung, PA = Panikattacke, SP = Soziale Phobie.

4

auch so mitgeteilt und mit ihm erörtert werden.

❯ Stetiges, durch Patientenängste begründetes Wiederholen von Untersuchungen kann Angstzustände verfestigen und verstärken.

Die Dauer und Schwere der Störung, Komorbiditäten, Verfügbarkeit von Therapien sowie die vom Patienten vorgetragene Dringlichkeit seiner Behandlungswünsche entscheiden über das weitere Vorgehen:

- unkomplizierte Verläufe: Aufklärung des Patienten und Ermutigung, sich den Ängsten zu stellen; Reevaluation und Wiedereinbestellen des Patienten im Zeitraum von etwa 2–4 Wochen
- bei ausbleibendem Erfolg oder schwererem Verlauf Einleitung einer Verhaltenstherapie oder Einleitung einer medikamentösen Therapie, bei ausbleibendem Erfolg (ca. 6 Wochen) oder bei sehr schweren Verläufen Überweisung zum Spezialisten (Kombination einer Verhaltenstherapie mit Medikation)
- bei schwersten Ängsten stationäre Therapie
- Eine Rezidivprophylaxe sollte über mindestens 6 Monate durchgeführt und ausschleichend beendet werden.

Der Erfolg einer Therapie muss sich messen lassen an den primären Therapiezielen:

- Beseitigung bzw. Reduktion der Angst
- Beseitigung von Vermeidungsverhalten
- zufriedenstellende Teilhabe am beruflichen, sozialen und kulturellen Leben

❯ Für die Therapie der akuten Angstattacken hat es sich bewährt, dem Patienten eine geringe Tablettenanzahl Lorazepam (z. B. als Schmelztablette) zu verordnen. Die „Tablette in der Hosentasche" gibt vielen Patienten Sicherheit für mögliche Krisensituation. Allein dieses Bewusstsein verhindert häufig eine Angstattacke und das Medikament wirkt ohne Einnahme anfallspräventiv.

- **Hausärztliche Verlaufskontrollen**
- bei Primärdiagnostik ohne Medikation in 2–4 wöchentlichen Abständen
- bei Beginn einer Medikation wöchentlich
- bei akuter Angst patientengesteuert
- im Langzeitverlauf bei Überwachung einer Medikation in den ersten 3 Monaten 4 wöchentlich, dann quartalsweise (Abschn. 4.14.1)

- **Zusammenarbeit mit Spezialisten**
Psychiater, Neurologe, Psychotherapeut.

- **Relevante Leitlinien**
S3-Leitlinie Angststörungen (2014) AWMF 051–028.

Fallbeispiel

In den ersten Vorstellungen können anamnestisch keine weiteren erklärenden Gründe für die Beschwerden des Patienten gefunden werden, außer, „dass er beruflich doch viel um die Ohren habe". Eine Belastungs- oder Situationsabhängigkeit wird zunächst nicht geschildert, er habe sich dies aber auch nicht bewusstgemacht. Der Vater des Patienten habe in jüngeren Jahren einen akuten Herztod erlitten, er sei kein Raucher gewesen.

Die klinische Untersuchung des Patienten zeigt keine Auffälligkeiten. Die durchgeführten Laboruntersuchungen (BB, Nierenwerte, BZ, Chol, HDL, LDL, Herzenzyme, BKS, TSH), das EKG, LZ-EKG und das wegen der Familienanamnese durchgeführte Belastungs-EKG sind unauffällig. Die Ergebnisse werden mit dem Patienten besprochen. Er ist zunächst beruhigt, „nichts Schlimmes zu haben", aber dennoch nicht ganz zufrieden. Es wird vereinbart, eine Kontrolluntersuchung in 4 Wochen durchzuführen. Bis dahin solle er versuchen, sich Aufzeichnungen zu machen über Häufigkeit und Intensität der Beschwerden sowie möglichen Belastungs-oder Situationsbezug. Ihm wird geraten, sich viel zu bewegen, für ausreichend Schlaf und Entspannung zu sorgen.

Zum vereinbarten Folgetermin erscheint der Patient tatsächlich mit einem Kalender, in dem er sich Notizen gemacht hat. Er berichtet, dass es ihm nicht besser gehe und er wiederholt die Beschwerden verspürt habe. Durch die Aufzeichnungen wurde ihm bewusst, dass diese Zustände immer dann aufträten, wenn seine Freundin, eine Stewardess, auf einem Flug unterwegs sei. Dies könne er nun auch aus der Erinnerung heraus rückwirkend erkennen. Im Gespräch ergibt sich nun, dass die Beziehung seit einigen Monaten nicht mehr so harmonisch sei und er irgendwie doch Angst habe, sie könne ihn ganz verlassen. Trennungssituationen seien für ihn aber schon immer belastend gewesen. Den Zusammenhang mit dem Tod des Vaters könne er sich durchaus vorstellen. Die verschiedenen Therapieoptionen wurden mit dem Patienten besprochen. Er wollte für sich jedoch zunächst die Hilfe eines befreundeten Heilpraktikers in Anspruch nehmen. Weitere Termine wurden zunächst nicht vereinbart. Nach etwa 6 Monaten wurde der junge Mann erneut vorstellig. Er berichtet, dass es ihm in der Zwischenzeit viel schlechter ginge, er schaffe es noch, seinen täglichen Verpflichtungen nachzukommen, habe aber stets diffuse Unruhe und Ängste.

Der Patient wird an einen Psychotherapeuten überwiesen und eine anxiolytische medikamentöse Therapie mit Fluoxetin 20 mg wird eingeleitet. Nach 6 Wochen berichtet der Patient von deutlich weniger Unruhe und geringer werdenden Angstgefühlen. Es wird vereinbart, die medikamentöse Therapie für zunächst 6 Monate begleitend zur Psychotherapie durchzuführen.

4.15 Epilepsie

Fallbeispiel

Herr L. B., 50 Jahre, kommt nach einer stationären Behandlung wegen einem ersten epileptischen Anfall, den er im Auto hatte, in die Praxis und fragt: „Was muss ich jetzt tun und einnehmen und wann darf ich wieder arbeiten und Auto fahren und warum habe ich mir einen Wirbel gebrochen?"

Bei Epilepsie bestehen abnorme neuronale Entladungen im Gehirn. Dadurch kommt es zu Anfällen, die je nach dem Ort der pathologischen Entladungen unterschiedlicher Gestalt sein können (von kurzen Absencen bis hin zum generalisierten tonisch klonischen Anfall). Für die betroffenen Patienten ist eine Epilepsie eine große Belastung, da sie ständig mit der Sorge leben müssen, einen erneuten Anfall zu bekommen.

Ein epileptischer Anfall, insbesondere als erstmaliges Ereignis, stellt für den Betroffenen und sein Umfeld immer einen Notfall dar (► Abschn. 3.12).

Von Epilepsie als Krankheitsbild kann man dann sprechen, wenn der Anfall unprovoziert aufgetreten ist. Tritt ein Anfall als Folge einer Erkrankung des Gehirns (z. B. Trauma, Infektion) so ist er ein Symptom dieser Erkrankung.

- **Hausärztliche Relevanz**
Häufigkeit Fink **

- **Abwendbar gefährliche Verläufe**
- intrakranielle Tumoren
- stattgehabte Traumafolgen
- Infektionen (Encephalitis, Meningitis)
- Hypoglykämie
- Alkoholkrankheit

- Ursachen

Einteilung der Epilepsie:
- genetisch (frühere Bezeichnung idiopathisch)
- strukturell bzw. metabolisch (frühere Bezeichnung symptomatisch) – z. B. bei Hirntumoren, Trauma, Hypoglykämie, Alkoholentzug
- unbekannt (frühere Bezeichnung kryptogen) wenn Ursache nicht bekannt ist

- Anamnese

Oftmals werden die Angaben von Angehörigen gemacht, die den Anfall beschreiben (z. B. „war kurz weg", „hat am ganzen Körper gezittert, gekrampft"). Nach einem Anfall berichten die Patienten selbst gelegentlich über Schmerzen im Bewegungsapparat (z. B. Rücken bei Fraktur) und einen Zungenbiss. Gezielt zu fragen ist nach familiärer Belastung, Vorerkrankungen (z. B. Diabetes mellitus) sowie den Lebensgewohnheiten des Patienten (z. B. Stress, Alkohol, Schlafverhalten).

- Körperlicher Befund

Anfallsbild meistens nicht zu sehen, da ein Anfall i. d. R. unter 2 min dauert, eventuell Zungenbiss. Meistens besteht beim Eintreffen anlässlich eines Anfalls noch Bewusstlosigkeit bzw. Bewusstseinstrübung (postiktale Phase). Im anfallsfreien Intervall unauffällige Patienten, gelegentlich jedoch ängstliche Stimmungslage wegen der Furcht vor neuem Anfallsereignis. Gedächtnisstörungen sind bei Patienten mit Temporallappenepilepsie möglich.

❯ Hat der Patient beim Anfall die Augen geöffnet, ist dieses klinische Zeichen stark hinweisend für das Vorliegen eines epileptischen Anfalls.

- Diagnostik
- **körperliche Untersuchung:** insbesondere neurologische Untersuchung

- **Labor:** zum Nachweis anderer anfallserzeugender Ursachen (z. B. Blutzucker, Leberwerte, Alkohol)
- **im spezialisierten Bereich:** EEG und Kernspintomographie, eventuell CT im Notfall

- Hausärztliche Beratungs- und Behandlungsinhalte

Beratung zur Gesundheitsstörung und Lebensstilführung
- Vermeiden von anfallsauslösenden Reizen (individuell: z. B. Lichtreize, Lärm, Alkohol, Schlafentzug etc.)
- Beratung zu möglichen Gefahren (Bedienen von Maschinen, Führen KFZ) und Aufklärung über **Fahrverbot** (▶ Abschn. 4.7) nach stattgehabtem Anfall (entsprechend Begutachtungsrichtlinien: ▶ https://www.bast.de/BASt_2017/DE/Verkehrssicherheit/Fachthemen/U1-BLL/Begutachtungsleitlinien.pdf?__blob=publicationFile&v=20   Stand 31.12.2019
- Beratung zur Teratogenität von Antiepileptika (Valproat !)

❯ Valproat darf aufgrund seiner Teratogenität Schwangeren nicht verordnet werden. Auf eine suffiziente Empfängnisverhütung (▶ Abschn. 5.5.2) ist zu achten.

Medikamentöse Therapie
Die medikamentöse Therapie wird in aller Regel vom Spezialisten (Neurologe oder stationäre Einrichtung) eingeleitet und vom Hausarzt fortgeführt. Zur Verfügung stehen verschiedene Medikamente (z. B. Valproat, Topiramat, Phenytoin, Carbamazepin, Lamotrigin, Zonisamid, Lacosamid, Brivaracetam, Eslicarbazepin). I. d. R. wird eine Monotherapie durchgeführt, bei fehlender Anfallsfreiheit sind Zweifach- und Dreifachkombinationen möglich. Eine Aufklärung über das erforderliche regelmäßige Einnehmen der Medikamente muss erfolgen.

❯ Die medikamentöse Therapie ist keine kurative Therapie, sondern sie erhöht die Reizschwelle für Anfälle und reduziert bzw. verhindert damit das Auftreten von Anfällen.

- ■ **Hausärztliche Verlaufskontrollen**
- ▬ Kontrolle der Verträglichkeit der Medikamente
- ▬ Kontrolle der Therapietreue
- ▬ eventuell „Spiegelkontrollen" der Substanzen (z. B. als Compliancenachweis)
- ▬ Laborkontrollen zum Erfassen von Medikamentennebenwirkungen
- ▬ Detektion und Behandlung von Begleiterkrankungen (z. B. Depression durch Anfallsangst)

- ■ **Zusammenarbeit mit Spezialisten**
Neurologe (essentiell), Klinik–insbesondere bei Erstanfall, eventuell Psychiater bei begleitender Depression.

- ■ **Relevante Leitlinie**
S1 Leitlinie Erster epileptischer Anfall und Epilepsien im Erwachsenenalter (2017) AWMF 030–041.

Fallbeispiel

Der Patient hatte im Auto einen epileptischen Anfall, Zungenbiss, Einnässen und länger anhaltende Bewusstseinstrübung wurden festgestellt. Er wurde notärztlich versorgt und stationär behandelt. Es zeigten sich keine Ursachen für den Anfall, die Familienanamnese war leer. Nachgewiesen wurde eine BWK-Fraktur, die durch die starken Myoklonien entstanden ist, dies wurde dem Patienten auch so erklärt. Die Behandlung erfolgte mit Valproat, ein Fahrverbot bestand für 6 Monate, welches den Patienten sehr beeinträchtigte, da er bald wieder als Techniker arbeiten wollte. Jahrelang war der Patient anfallsfrei, er stellte sich regelmä-

ßig zur Blutkontrolle vor und war psychisch stabil. Jedoch erlitt er nach 8 Jahren einen erneuten Anfall, am ehesten ausgelöst durch chronischen Schlafentzug bei beruflicher Überlastung. Erneut machte ihm vor allem das Fahrverbot Probleme, zusätzlich eine zunehmende Angst vor einem erneuten Anfall.

4.16 Schilddrüsenerkrankungen

Fallbeispiel

Frau H. S., 53 Jahre, hat einen Termin vereinbart, weil sie seit einiger Zeit an Schwindel, innerer Unruhe, Schweißausbrüchen und Herzrasen leidet: „Gestern war ich dann sogar beim Notdienst, da bekam ich etwas zur Beruhigung, aber könnte es auch nicht etwas anderes, organisches sein?"

Veränderungen an der Schilddrüse sind die häufigsten Ursachen für Beratungsursachen, die aus dem endokrinologischen Bereich entstehen. Allgemeine Vergrößerungen der Schilddrüse (Struma) sowie knotige Veränderungen können auftreten, darüber hinaus kann auch die Funktion der Schilddrüse gestört sein (Hypothyreose–Hyperthyreose).

- ■ **Hausärztliche Relevanz**
Häufigkeit Fink: Hyperthyreose **, Struma **, Hypothyreose °

- ■ **Abwendbar gefährliche Verläufe**
- ▬ bösartige Veränderungen (Schilddrüse, Lymphknoten im Halsbereich)
- ▬ Schilddrüsenentzündungen (Hashimoto-Thyreoiditis, M. Basedow, Schilddrüsenentzündung de Quervain)

— Thyreotoxikose
— M. Addison, M. Cushing
— Psychosen, Depressionen

▪ Ursachen
Je nach Krankheitsbild unterschiedlich:
— Struma: endemisch, Jodmangel, selten Autoimmunerkrankung oder Malignom
— Hypothyreose: Hashimoto-Thyreoiditis, abgelaufene Schilddrüsenoperation oder Radiojodtherapie, selten Hypophysenvorderlappentumoren
— Hyperthyreose: M. Basedow, Schilddrüsenautonomie disseminiert oder durch isolierte Knoten, übermäßige Jodzufuhr, übermäßige Schilddrüsenhormonsubstitution, Medikamente (z. B. Amiodaron), Hashimoto-Thyreoiditis im Initialstadium

▪ Anamnese
Entsprechend dem zugrunde liegenden Krankheitsbild, insbesondere bei subklinischen Veränderungen, können die Angaben von Beschwerden fehlen bzw. sehr unspezifisch und nicht richtungsweisend sein
— Struma: Halsumfangsvermehrung (z. B. „Hemd lässt sich nicht mehr zuknöpfen)", Nahestehende haben auf die Halsveränderung aufmerksam gemacht, Druck- Spannungsgefühl im Halsbereich
— Hyperthyreose: Unruhe, Gereiztheit, Gewichtsabnahme, Durchfall, Herzrasen, unangenehmes Empfinden von Wärme mit Schweißausbrüchen
— Hypothyreose: Müdigkeit, Verlangsamung, reduzierter Antrieb, reduzierte Konzentration, Gedächtnisstörungen („Pseudodemenz"), unangenehmes Empfinden von Kälte mit Frieren, Obstipation, Gewichtszunahme, Ödeme

▪ Körperlicher Befund
Bei **Struma** tastbare Vergrößerung (▪ Tab. 4.23).
Gegebenenfalls sind auch **Knoten** sichtund tastbar (▪ Abb. 4.12).

▪ **Tab. 4.23** Stadieneinteilung der Struma nach WHO

Ia	**Tastbare Vergrößerung nur bei Kopfreklination**
Ib	Tastbare **und** sichtbare Vergrößerung nur bei Kopfreklination
II	Sichtbare Vergrößerung bereits bei normaler Kopfhaltung
III	Von Weitem sichtbare Vergrößerung mit Kompressionszeichen

Bei **manifester Hyperthyreose** Hyperhydrosis, Tremor, Unruhe, Tachykardie, gelegentlich Arrhythmien wie Vorhofflimmern, pulssynchrones Geräusch über der Schilddrüse aufgrund der vermehrten Durchblutung, bei M. Basedow typisch Exophthalmus (endokrine Orbitopathie in ca. 40–60 % der Fälle), gesteigerte Muskeleigenreflexe.

Bei **manifester Hypothyreose** verlangsamter, antriebs- und schwingungsarmer Patient, trockene, teigig- blasse Haut, Bradykardie, reduzierte Muskeleigenreflexe.

▪ Diagnostik
— **Körperliche Untersuchung:** Inspektion und Palpation der Struma, körperliche Untersuchung unter Beachtung der

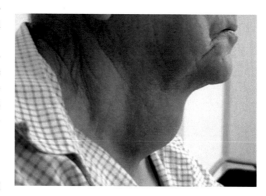

▪ **Abb. 4.12** 74-jähriger Patient mit einem großen, sichtbaren, nicht schmerzhaften Schilddrüsenknoten, in diesem Fall Schilddrüsenzyste

für die jeweilige Veränderung führenden Leitsymptome (s. o. z. B. Unruhe vs. Verlangsamung, Tachykardie vs. Bradykardie, gesteigerte vs. reduzierte Muskeleigenreflexe, schweißnasse vs. trockene Haut)

— **Schilddrüsensonographie:** ermöglicht Beurteilung der Größe der Schilddrüse (normal Frauen < 18 ml, Männer < 25 ml) sowie den Nachweis von Knoten und Zysten (■ Abb. 4.13). Ein Ultraschallscreening soll wegen der Gefahr der Überdiagnostik (▸ Abschn. 10.4) nicht durchgeführt werden

❯ Schilddrüsenknoten > 1 cm sowie < 1 cm mit malignitätsverdächtigen Kriterien (z. B. fehlender Halo, Mikrokalk) sollten weiter abgeklärt werden (Feinnadelbiopsie – Spezialist).

— **Labor**
  – primär Bestimmung von TSH (Normalwert 0,3–4,0 mU/l)
  – bei auffälligem TSH: Bestimmung von fT4 bzw. fT3 (Nachweis der Hyper- bzw. Hypothyreose) sowie der Schilddrüsenantikörper (TSH-Rezeptorantikörper = TRAK: M. Basedow, Thyreoperoxidaseantikörper = TPO-AK: Hashimoto-Thyreoiditis, Thyreoglobulin-AK: Hashimoto-Thyreoiditis – weniger bedeutsam)
  – Kalzitonin: im Einzelfall bei Verdacht auf Schilddrüsenkarzinom

Weitere Untersuchungen: beim **Spezialisten** (Schilddrüsenszintigraphie, Feinnadelpunktion).

▪ **Hausärztliche Beratungs- und Behandlungsinhalte**
Beratung zur Gesundheitsstörung: Aufklärung über das Erkrankungsbild, seine Auswirkungen auf den Organismus und die

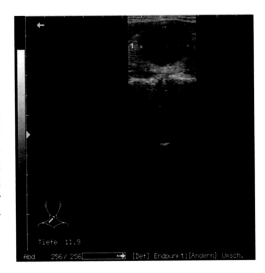

■ Abb. 4.13 Sonographisches Bild einer Patientin mit Druckgefühl im Hals, Bild eines echofreien Herdes im rechten Schilddrüsenlappen – Schilddrüsenzyste

notwendige medikamentöse oder auch operative Therapie, Ernährungshinweise zur Jodsubstitution (z. B. Struma) oder Vermeidung von Jod (Hyperthyreose) sind bedeutsam.

Medikamentöse Therapie
— **Struma nodosa:** Jodid oder Kombination von Jodid und Thyroxin
— **Hyperthyreose**
  – bei iatrogener Verursachung Anpassung der Medikation
  – Thyreostatika (z. B. Carbimazol, Thiamazol, Propylthiouracil als Mittel der Wahl bei Schwangeren)
  – Symptomatische Behandlung der Tachykardie mit ß-Blockern (z. B. Propranolol 10 – 40 mg)
  – im weiteren Verlauf Operation oder Radiojodtherapie je nach Indikation

❯ Im Falle einer Thyreotoxikose ist eine sofortige stationäre Einweisung indiziert.

- **subklinische Hypothyreose (TSH < 10 µU/l):** keine Behandlung, außer bei typischen Hypothyreose Beschwerden
- **Hypothyreose:** gewichtsadaptierte Gabe von Levothyroxin (Einnahme 30 min vor Frühstück): reines bei Hashimoto Thyreoiditis, mit Zugabe von Jod bei Jodmangelstruma (insbesondere bei Patienten mit Herzerkrankungen einschleichend)

> Bei älteren Patienten sollte die Behandlung einer subklinischen Hypothyreose sehr zurückhaltend durchgeführt werden (TSH > 10 µU/l) mit einem Zielwert von 4–6 µU/l. Übertherapien sind unbedingt zu vermeiden.

Operative Therapie sowie Radiojodtherapie
Bei sehr großen Strumen mit Kompressionssymptomatik oder Malignomverdacht sowie im Verlauf bei bestimmten Formen der Hyperthyreose (z. B. autonomes Adenom).

- **Hausärztliche Verlaufskontrollen**
Patienten mit Schilddrüsenerkrankungen bedürfen oftmals einer lebenslangen Begleitung durch den Hausarzt, im Verlauf der medikamentösen Einstellung häufig (Abstand initial vierteljährlich, bei stabiler Einstellung seltener, jährlich). Bei Einstellung einer Hyperthyreose initial engmaschigere Kontrollen sowie Untersuchung von Blutbild, Leberwerten und Kreatinin bei thyreostatischer Therapie.

Patienten unmittelbar nach Schilddrüsenoperation bedürfen einer Kontrolle des Kalziums, um einen Hypoparathyreoidismus auszuschließen, bei Hypoparathyreoidismus ist eine Kalziumsubstitution sowie Vitamin-D-Gabe (Alpha–Kalzidiol oder Kalzitriol) einzuleiten.

- **Zusammenarbeit mit Spezialisten**
Endokrinologe, Nuklearmediziner, Chirurg, Augenarzt bei M. Basedow.

- Relevante Leitlinie
S2k Leitlinie Erhöhter TSH Wert in der Hausarztpraxis DEGAM (2016) AWMF 053–046.

Fallbeispiel

Die äußerst unruhige Patientin (172 cm, 62 kg) mit erheblichem Tremor und Schwitzen zeigte eine Tachykardie von 125/min (RR 120/80 mmHg). Die Schilddrüse war rechts vergrößert tastbar, dort war ein pulssynchrones Geräusch auskultierbar. Aufgrund des Verdachts einer beginnenden thyreotoxischen Krise wurde sie sofort stationär eingewiesen, diese bestätigte sich auch (TSH 0,01 mU/l, freies T3 27,4 pmol/l – normal 3,1–6,8, freies T4 49,4 pmol/l – normal 12–22). Sie wurde thyreostatisch behandelt (bei Entlassung Thiamazol 20 mg/d) und nach 4 Tagen klinisch deutlich stabilisiert mit deutlich rückläufigen Werten von freiem T3 und freiem T4 entlassen. Die weiteren Untersuchungen beim Spezialisten ergaben einen M. Basedow als Ursache der Hyperthyreose (TRAK erhöht), nach einem Jahr war keine thyreostatische Therapie erforderlich, regelmäßige Kontrollen zeigten Normwerte und die Patientin fühlt sich wohl.

4.17 Erkrankungen des Gastrointestinaltrakts

Fallbeispiel

Eine 56-jährige Patientin stellt sich in der Sprechstunde vor und berichtet: „Herr Doktor, seit einiger Zeit vertrage ich keine Süßigkeiten mehr, ich habe dann so ein Völlegefühl und auch wenn ich ein Gläschen Wein trinke, habe ich manchmal so saures Aufstoßen. Das kann doch nicht alles vom Wechsel kommen."

4.17.1 Sodbrennen: Gastroösophagealer Reflux (GERD)

Unter gastroösophagealem Reflux versteht man den Rückfluss von Mageninhalt in die Speiseröhre.

Dabei unterscheidet man die erosive (ERD) von der nichterosiven (NERD) Form der Refluxerkrankung.

■ **Hausärztliche Relevanz**

Häufigkeit Fink: Sodbrennen **, Reflüxösophagitis *

■ **Abwendbar gefährliche Verläufe**

— Ösophaguskarzinom
— Barrett-Syndrom
— Angina pectoris, KHK, Aortenaneurysma

■ **Ursachen**

Ursächlich sind im Wesentlichen eine Störung des gastroösophagealen Sphinkters, der Clearanceleistung des Ösophagus, sowie Entleerungsstörungen des Magens.

Risikofaktoren für ERD sind Hiatushernie, Alkohol, Nikotin, Adipositas und männliches Geschlecht, während NERD vorwiegend assoziiert ist mit weiblichem Geschlecht, niedrigem BMI, Fehlen einer Hiatushernie und Helicobacterinfektion.

■ **Anamnese und körperlicher Befund**

Typische Patientenangaben sind: „Wenn ich mehr als ein Glas Wein trinke, bekomme ich jetzt immer Sodbrennen.", „Ich muss in letzter Zeit so häufig Aufstoßen.", „Wenn ich mich bücke, kommt mir immer das Essen hoch.". Manche Patienten werden auch vorstellig, da sie von ihrem Lebenspartner wegen eines unangenehmen Mundgeruchs angesprochen werden.

Neben dem Kardinalsymptom Sodbrennen können aber auch retrosternales Brennen und Druck, chronische Heiserkeit, Halsschmerzen, Räusperzwang und chroni-

scher Hustenreiz als Symptome präsentiert werden.

■ **Diagnostik**

Hausärztliche Basisdiagnostik

— Anamnese
  – Liegt Sodbrennen und/oder Säureregurgitation vor?
  – Schmerzen im Oberbauch/retrosternales Brennen/Dysphagie?
  – Weitere Magen-Darmbeschwerden (Völlegefühl, Meteorismus, Diarrhoe)?
  – Räusperzwang, Halsschmerzen, Heiserkeit/Husten/Hustenanfälle, asthmoide Beschwerden?
  – Medikamentenanamnese (z. B. Kalziumantagonisten, Anticholinergika, Pfefferminzhaltige Präparate)
— **körperliche Untersuchung:** Inspektion des Rachens, Auskultation von Herz und Lunge, Abdomenpalpation
— **Labor:** allenfalls Troponin T oder D-Dimer bei Diagnostik des Akuten Thoraxschmerzes
— **medizintechnische Untersuchung:** Lungenfunktionsprüfung bei chron. Husten, EKG/Belastungs-EKG bei retrosternalem Schmerz zur Ausschlussdiagnostik
— **Spezialisierte Diagnostik:** ÖGD, 24h-pH-Metrie, Laryngoskopie, bronchiale Provokationstests, Röntgen-Thorax, ggf. Bronchoskopie

■ **Hausärztliche Beratungs- und Behandlungsinhalte**

— Allgemeinmaßnahmen: Gewichtsreduktion, erhöhtes nächtliches Liegen, Bewegung, Umstellung der Nahrungsmittel und des Ernährungsverhaltens, Rauchstopp
— Medikation
  – pflanzliche Prokinetika wie Iberis Amara
  – Metoclopramid, Domperidon
  – Antazida
  – Alginate

- H2-Rezeptor-Antagonisten: Ranitidin, als Ersatzmedikament bei PPI-Unverträglichkeit
- Protonenpumpenhemmer (PPI) Standarddosis: Omeprazol 20 mg, Esomeprazol 40 mg, Pantoprazol 40 mg Lanzoprazol 30 mg, Rabeprazol 20 mg
— Operative Verfahren: Fundoplikatio

Wenn die Beschwerden des Patienten einem Reflux zuzuordnen sind, weitere Symptome fehlen und insbesondere kein Hinweis auf eine schwerwiegende Erkrankung vorliegt, kann eine Therapie mit Protonenpumpenhemmern für 4 Wochen in Standarddosis eingeleitet werden.

Die Therapie sollte dann ausschleichend beendet und allenfalls als Bedarfsmedikation in halber Standarddosis fortgeführt werden. Für leichtere Fälle können auch Antazida oder Alginate als Bedarfsmedikation eingesetzt werden.

Bei ausbleibendem oder nicht anhaltendem Therapieerfolg, aber auch wenn der Patient es wünscht, sollte dennoch eine ÖGD erfolgen.

In allen anderen Fällen sollte auf einen „Therapieversuch" verzichtet werden und die weitere Abklärung der Beschwerden durch eine **Ösophagogastroduodenskopie (ÖGD)** angestrebt werden. Wobei bei vielen Patienten die extraösophagealen Symptome so im Vordergrund stehen, dass hier zunächst bei Verdacht auf anderweitige Erkrankungen Abklärungen beim HNO-Arzt (z. B. wegen chronischer Heiserkeit) oder beim Lungenfacharzt (z. B. wegen Bild einer bronchialen Hyperreagibilität) vorgenommen werden. Je nach Schweregrad der Ösophagusveränderungen (Los Angeles Klassifikation A-D) wird dann i. d. R. eine **Therapie mit PPI** in unterschiedlicher Dosierung (einfache bis doppelte Standarddosis) und Dauer (4–8 Wochen) eingeleitet. Eine Langzeittherapie kann unerwünschte Nebenwirkungen zei-

gen (Vitamin-B12-Mangel, Begünstigung einer Osteoporose, Interaktionen mit anderen Medikamenten, bakterielle Fehlbesiedlung des Dünndarms).

Ist für eine zufriedenstellende Situation eine **langfristige Therapie** notwendig, so sollte die **niedrigste notwendige Dosis** ermittelt werden. Auch eine intermittierende oder bedarfsweise Therapie (jeden 2. Tag oder jeweils für einige Tage mit Pausen) kann ausreichend sein.

> Bei GERD ist eine unkontrollierte patientengesteuerte Dauertherapie mit Protonenpumpenhemmern zu vermeiden.

Die stetige Einnahme ist den schweren erosiven Formen des Refluxes und den Patienten mit Barrettösophagitis vorbehalten. Jede Form der Dauertherapie muss regelmäßig reevaluiert werden und bei entsprechender Symptomfreiheit sowie in der ÖGD bestätigter langfristiger Abheilung von Erosionen (>1 Jahr) kann die Therapie wieder beendet werden.

> Die Barrettösophagitis stellt eine potentielle Präkanzerose dar und muss regelmäßig durch eine ÖGD überwacht werden.

Gelegentlich kann die Symptomatik auch bei vorwiegend motilitätsbedingten Störungen durch kurzfristige zusätzliche oder alleinige Gabe von prokinetisch wirksamen Medikamenten wie MCP oder Domperidon gebessert werden. Auch die Gabe von Phytotherapeutika wie Iberis-Amara-Auszügen kann erwogen werden.

In allen Fällen sollte der Hausarzt eine umfassende Beratung des Patienten hinsichtlich des Zusammenhangs von Lebensführung und Ernährungsgewohnheiten bei Refluxbeschwerden durchführen. Bei entsprechender Beachtung kann zumindest bei einem Teil der Patienten die Symptomatik gebessert und der Bedarf an Medikamenten reduziert werden.

Reflux kann die Ursache für **Halitosis** sein (Foetor ex ore) (▶ Abschn. 2.23).

Bei Vorliegen einer **Hiatushernie** und trotz adäquater Therapie anhaltender schwerwiegender Symptome bei gleichzeitig starker Beeinträchtigung der Lebensqualität des Patienten besteht möglicherweise die Indikation zu einer Operation (z. B. Fundoplicatio, → chirurgisches Konsil).

- Hausärztliche Verlaufskontrollen

Zur Überprüfung der Akuttherapie nach 4 und nach 8 Wochen, mindestens quartalsweise oder bei Nachverordnung von Medikamenten, Einleitung der notwendigen ÖGD-Nachuntersuchungen.

- Zusammenarbeit mit Spezialisten

Gastroenterologe, HNO-Arzt, Lungenfacharzt, Psychotherapie.

- Relevante Leitlinien

S2k-Leitlinie Gastroösophageale Refluxkrankheit (2014) AWMF 021-013.

4.17.2 Funktionelle Magenbeschwerden, chronische Gastritis, Ulcus ventriculi und duodeni.

- Hausärztliche Relevanz

Häufigkeit Fink: Ulcus ventriculi *

Dyspeptische Beschwerden beklagen bis zu 40 % der Bevölkerung, ein großer Teil von ihnen betreibt Selbstmedikation. Vermutlich 5 % der Patienten einer Hausarztpraxis stellen sich wegen entsprechender Beschwerden vor.

- Abwendbar gefährlicher Verlauf
- akute Magenblutung
- perforiertes gastroduodenales Ulkus
- Magenkarzinom

- Ursachen

Die Ursachen sowohl funktioneller als auch nachweislich organpathologisch bedingter dyspeptischer Beschwerden sind multifaktoriell:

- Besiedelung des Magens mit Helicobacter pylori (Ansteckung innerhalb der Familie als häufigste Infektionsquelle)
- Autoimmunerkrankung
- Lebensführung, Ernährungsgewohnheiten
- psychosozialer Stress (Partnerschaft, Arbeitsplatz etc.)
- Nikotin
- Alkoholmissbrauch
- Medikation mit NSAR, COX2-Hemmer, ASS, Antikoagulantia

> Die Helicobacter-pylori-Infektion stellt einen nennenswerten Risikofaktor für das Magenkarzinom dar.

- Anamnese und körperlicher Befund

Völlegefühl, Übelkeit, Erbrechen, Aufstoßen, Schmerzen in wechselnder Intensität sind die klassischen Symptome von dyspeptischen Beschwerden.

> Hämatemesis und Meläna sind klinische Warnzeichen der oberen gastrointestinalen Blutung.

- Diagnostik

Hausärztliche Basisdiagnostik

- **Anamnese:** Wie lange bestehen die Symptome? Zusammenhang mit Nahrungsmittel und Aufnahme (eher nüchtern, eher postprandial), tageszeitliche Schwankungen, Dauerschmerz? Zusätzlich Meteorismus, Diarrhoe, Obstipation? B-Symptomatik/Alarmsymptome?
- **körperliche Untersuchung:** Inspektion der Mundhöhle, Auskultation Herz/Lunge, Palpation des Abdomens, WS/Thorax

4

- **Labor:** BB, BKS, CRP, GPT, AP, Lipase, TSH
- **medizintechnische Untersuchung:** Abdomensonographie zum Ausschluss anderweitiger Erkrankungen (Gallenblase, Pankreas)
- **Spezialisierte Diagnostik:** ÖGD, ggf. MRT, CT

- Hausärztliche Beratungs- und Behandlungsinhalte

Allgemeinmaßnahmen
Lebensordnung, Nikotinkarenz, Ernährungstherapie, Entspannungstherapie, Bewegungstherapie.

Medikation
- Protonenpumpenhemmer (PPI): Omeprazol 20 mg, Esomeprazol 40 mg, Pantoprazol 40 mg Lanzoprazol 30 mg, Rabeprazol 20 mg über 4 Wochen auch in halber Standardtherapie
- Ranitidin als Zweitlinientherapeutikum 150–300 mg
- Prokinetika wie MCP, Domperidon
- Phytotherapie: Pfefferminzöl, Kümmelöl

❯ Iberis amara sollte wegen möglicher hepatotoxischer Nebenwirkung sehr zurückhaltend eingesetzt werden.

Ergeben Anamnese und klinische Untersuchung keinen Anhalt für einen akuten schwerwiegenden Verlauf, so kann mit dem Patienten zunächst ein Therapieversuch über 4 Wochen vereinbart werden. Bei Verschlechterung, ausbleibendem Behandlungserfolg oder raschem erneutem Auftreten der Beschwerden ist die weitergehende Abklärung angezeigt. Bei Alarmsymptomen wie Gewichtsverlust, deutlicher Reduzierung des Allgemeinzustandes, pathologischen Untersuchungsbefunden wird die rasche Abklärung bereits beim Erstkontakt angestrebt.

❯ Teerstuhl und Bluterbrechen machen eine sofortige, ggf. auch notfallmäßige stationäre Abklärung notwendig.

Die Therapie mit NSAR und Antikoagulantien ist die häufigste Ursache für diese Komplikation im Rahmen der hausärztlichen Versorgung (Gastritis Typ C). Dieses Risiko sollte bei der Auswahl der Therapie bedacht werden und bei zusätzlichen Risikofaktoren, wenn möglich, eine andere Therapieform gewählt oder vorsorglich ein PPI zusätzlich verordnet werden.

❯ Die grundsätzliche Mitverordnung eines PPI bei NSAR und Antikoagulationstherapie ist nicht sinnvoll.

Die weiteren Behandlungsmaßnahmen ergeben sich aus den entsprechenden Befunden insbesondere der ÖGD: Ulkuserkrankungen und erosive Gastritiden werden bis zu 4 Wochen mit PPI in doppelter Standarddosis, anschließend 2 Wochen in Standarddosis, behandelt. Derzeit wird empfohlen, den Patienten bei jedem Ulcus ventriculi und beim komplizierten Ulcus duodeni nach der Therapie zur endoskopischen Kontrolluntersuchung vorzustellen.

Liegt eine Helicobacter – pylori Infektion vor, so soll eine Eradikationstherapie (◻ Tab. 4.24) durchgeführt werden:
- bei peptischem Ulcus ventriculi oder duodeni
- bei Blutung unter ASS oder NSAR
- vor geplanter Dauertherapie mit ASS oder NSAR bei Ulkusanamnese
- MALT-Lymphome
- Idiopathischer thrombozytopenischer Purpura (M. Werlhof)

Auch zur Magenkarzinomprophylaxe bei Risikopatienten (z. B. Magenkarzinom bei Verwandten 1. Grades, Pangastritis, atrophische Gastritis, PPI Dauertherapie), bei endoskopisch nachgewiesener chronischer asymtomatischer Gastritis, sowie bei

◘ Tab. 4.24 Eradikationstherapie bei Helicobacter-pylori-Infektion

Medikamente	Italien Triple	French Triple	Bismut Quadrupel (bei Clarithromycinresistenz)
Therapiedauer in Tagen	(7)-14	(7)-14	10
Protonenpumpeninhibitor (siehe unter Therapie)	PPI 2 × Standarddosis	PPI 2 × Standarddosis	PPI 2 × Standarddosis
Antibiotikum	Metronidazol 2 × 400 mg	Amoxicillin 2 × 1000 mg	Metronidazol 3 × 375 mg
Antibiotikum	Clarithromycin 2 × 500 mg	Clarithromycin 2 × 500 mg	Tetracyclin 3 × 375 mg
Bismut	--	--	Bismut-Kalium-Salz 2 × 140 mg

M. Menetrier und lymphozytärer Gastritis sollte eine Eradikation durchgeführt werden.

Bei funktioneller Dyspepsie kann bei ausbleibender Besserung durch andere Therapiemethoden und auch bei bestehendem Patientenwunsch eine Eradikation erwogen werden, ebenso bei Patienten mit chronischer Eisenmangelanämie ohne anderweitigem Grund sowie bei großzelligem B – Zell Lymphom.

Die atrophische Autoimmungastritis (Gastritis Typ A) kann zu Vitamin-B12-Mangel mit perniziöser Anämie führen. Hier muss eine regelmäßige Substitution von Vitamin B12 durch i.-m.- oder s.-c.-Gaben erfolgen. Sie stellt zudem ein Risiko für die Entwicklung eines Karzinoids dar, daher sind regelmäßige Gastroskopien zu veranlassen.

▪ Hausärztliche Verlaufskontrollen
— Zu Beginn jeder Therapie kurzfristig, spätestens nach 4 Wochen, um ggf. weitere Abklärungen zu veranlassen.
— Bei Ulkuskrankheit oder nach Blutungen regelmäßige Hb-Kontrollen in Abhängigkeit vom Ausgangswert.
— Nach einer Eradikationstherapie sollte der Therapieerfolg z. B. durch eine Stuhluntersuchung auf Helicobacter pylori Antigen oder Atemtest überprüft

werden, dies sollte frühestens 4 Wochen nach Therapieende erfolgen.

▪ Zusammenarbeit mit Spezialisten
Gastroenterologen zur endoskopischen Diagnostik und Therapie (Blutstillung).

▪ Relevante Leitlinien
S2k Leitlinie Helicobacter pylori und gastroduodenale Ulkuskrankheit (2016) AWMF 021-001.
S3 Leitlinie Funktionelle Körperbeschwerden (2018) AWMF 051–001.

4.17.3 Chronisch entzündliche Darmerkrankungen.

Colitis ulcerosa ist eine Erkrankung der Mukosa des gesamten Kolons einschließlich Rektum, während **Morbus Crohn** die gesamte Darmwand betrifft und von der Lippe bis zum Anus den kompletten Verdauungstrakt befallen kann.

Es handelt sich um chronisch verlaufende entzündliche Veränderungen des Darms. Vermutlich liegt eine komplexe Störung der Barrierefunktion gegenüber Darmbakterien zugrunde, verursacht durch genetische und umweltbedingte Faktoren. Zudem spielt eine Veränderung der Darmflora scheinbar eine nicht unwesentliche Rolle.

4

Extraintestinale Mitbeteiligungen sind bei beiden Erkrankungen möglich, die häufigsten sind:

- Spondyloarthritis
- Sakroiliitis
- Erythema nodosum
- Uveitis, Episkleritis

Die Erstmanifestation der Erkrankung liegt häufig im jungen Erwachsenenalter, die Geschlechterverteilung ist bei der etwas häufigeren Colitis ulcerosa nahezu gleich, Morbus Crohn kommt etwas öfter bei Männern vor.

■ Hausärztliche Relevanz

Häufigkeit Fink: Colitis ulcerosa °, Morbus Crohn.

CED gehören zu den häufigen chronischen Erkrankungen junger Erwachsener.

■ Abwendbar gefährlicher Verlauf

- Ileus, Perforation
- Kolonkarzinom

■ Anamnese und körperlicher Befund

Leitbefund sind chronische Durchfälle mit möglichem Blut und Schleimabgang begleitet von unterschiedlich stark ausgeprägten krampfartigen Bauchschmerzen. Typisch ist der schubförmige Verlauf mit Phasen nahezu völliger Beschwerdefreiheit.

■ Diagnostik

Hausärztliche Basisdiagnostik

siehe chronische Stuhlgangsprobleme „chronische Diarrhoe" (▶ Abschn. 4.18.2).

Spezialisierte Diagnostik

Koloskopie, Proktoskopie, ÖGD, MRT.

Hausärztliche Beratungs- und Betreuungsinhalte

■ Hausärztliche Beratungs- und Betreuungsinhalte

Allgemeinmaßnahmen

Lebensordnung, Nikotinkarenz, Ernährungstherapie.

Medikation

- Colitis ulcerosa:
  - zur Remissionsinduktion/Schubtherapie:
    - Prednisolon 1 mg/kgKG, wöchentlich um 10 mg reduziert
    - Budesonid 9 mg (bei mäßigen Schüben)
  - zur Remissionserhaltung
    - Sulfasalazin, Mesalazin (3–4,8 g/Tag)
    - Probiotika (E. coli, Nissle-Stämme)
  - zur Remissionsinduktion und zur Erhaltung
    - Azathioprin langsam aufdosieren bis 2,5 mg/kgKG
    - Methotrexat 25 mg bzw. 15 mg/Woche
    - TNF-Alpha-Antikörper: Infliximab, Adalimumab, Golimumab, Vedolizumab, Ustekinumab
- Morbus Crohn
  - zur Remissionsinduktion/Schubtherapie
    - Prednisolon 1 mg/kgKG wöchentlich um 10 mg reduziert
  - zur Remissionsinduktion und zur Erhaltung
    - Azathioprin langsam aufdosieren bis 2,5 mg/kgKG
    - Methotrexat 25 mg bzw. 15 mg/Woche
    - TNF-Alpha-Antikörper: Infliximab, Adalimumab, Golimumab, Vedolizumab, Ustekinumab

❯ Vor Beginn einer TNF Alpha Antikörper Therapie ist unbedingt ein Auschluß von Tuberkulose, Hepatitis A und B sowie HIV erforderlich.

Operative Verfahren

- Teilresektionen des Darms
- Fistelchirurgie
- Kolektomie

Die Diagnose einer CED ist nicht immer leicht. Häufig gelingt sie erst im Krankheitsverlauf, da die einzelnen Schübe milde verlaufen bzw. zu Beginn auch extraintestinale Beschwerden im Vordergrund stehen können. Für den Hausarzt bedeutet dies grundsätzlich, bei chronischen gastrointestinalen Beschwerden im jungen Erwachsenenalter an diese Erkrankung zu denken. Entzündungswerte im Labor und ein auffälliger **Calprotectinwert** im Stuhl sollten zu einer frühzeitigen Koloskopie führen.

> Die histologischen Ergebnisse sind nicht immer eindeutig in der Unterscheidung einer Colitis ulcerosa und eines Morbus Crohn.

Das Therapieziel sollte immer die komplette, also klinische wie histologische Remission der Erkrankung sein. Für die Auswahl der Medikamente sind ausschlaggebend das Befallmuster und der bisherige Verlauf (Häufigkeit von Schüben, Beschwerden, Komplikationen). Da die remissionserhaltende Therapie teilweise mit schwerwiegenden Nebenwirkungen einhergehen kann und eine intensive Überwachung erfordert, ist eine Therapieentscheidung unter der besonderen Beachtung des Patientenwillens zu treffen. Diese Therapien erfordern eine enge Zusammenarbeit mit dem Gastroenterologen.

CED-Patienten erleben häufig eine massive Beeinträchtigung der Lebensführung, psychosoziale Faktoren wiederum beeinflussen erheblich den Krankheitsverlauf, sodass diese Patienten eine enge Führung benötigen.

CED sind häufig mit Reizdarm assoziiert, sodass gastrointestinale Symptome auch bei Remission weiterbestehen können. Dies darf nicht als unzureichende Therapie der Grunderkrankung gedeutet werden.

Bei Proktokolitis oder Fistelbildungen besteht nicht selten eine Stuhlinkontinenz, dies wird vom Patienten meist tabuisiert. Daher sollte der Hausarzt hier gezielt nachfragen.

> Komplikationen des Morbus Crohn stellen peranale Fistelbildung und Ileuserkrankungen dar. Das Kolonkarzinomrisiko bei langjähriger Colitis ulcerosa steigt auf das 2,5-fache der Allgemeinbevölkerung.

Bei manchen Patienten ist die Anlage eines Stomas nach Kolektomie oder bei schwerwiegender Fistelbildungen dauerhaft oder vorübergehend nicht zu vermeiden. Hier sollte der Hausarzt eng mit einer erfahrenen Pflegefachkraft zusammenarbeiten, aber auch selbst regelmäßig das Stoma kontrollieren.

▪ **Hausärztliche Verlaufskontrollen**

Bei Erstmanifestation sind kurzfristige Kontrollen (Tage bis wenige Wochen) zur Überwachung der eingeleiteten Therapie und zur Führung des Patienten sinnvoll. Je nach weiterem Krankheitsverlauf sind quartalsweise Kontrollen oder Kontakte bei Schüben sinnvoll.

Calprotectin kann als Marker für die Früherkennung von Rezidiven dienen.

Kontrollen bei immunsuppressiver Therapie (▸ Abschn. 4.11, ☐ Tab. 4.18).

Bei Colitis ulcerosa sind bei Remission ab dem 8. bis 10. Erkrankungsjahr Kontrollkoloskopien in bestimmten Zeitabständen sinnvoll, die der Hausarzt veranlasst.

▪ **Zusammenarbeit mit Spezialisten**
− Gastroenterologe zur Diagnostik und zur Zusammenarbeit bei immunsuppressiver Therapie
− Koloproktologe und Viszeralchirurg bei operativen Maßnahmen wie Fistelchirurgie
− Radiologie bei bildgebender Diagnostik wie MRT, CT
− möglicherweise Psychotherapie zur Begleitung bei der Krankheitsbewältigung

- **Relevante Leitlinien**

S3-Leitlinie Diagnostik und Therapie der Colitis ulcerosa (2018) AWMF 021-009.
S3-Leitlinie Diagnostik und Therapie des Morbus Crohn (2014) AWMF 021-004.

4.17.4 Erkrankungen der Leber

- **Hausärztliche Relevanz**

Häufigkeit Fink: Hepatitis *, Hepatopathie °, Leberzirrhose °

Krankheitsprozesse unter Beteiligung der Leber sind ein sehr häufiges – tägliches – Beratungsproblem. Anlass dafür sind zumeist nicht Patientenbeschwerden, sondern auffällige Leberwertveränderungen und Sonographiebefunde, die im Rahmen anderweitiger Beratungsursachen (Vorsorge, Operationsvorbereitung etc.) erhoben werden.

- **Abwendbar gefährlicher Verlauf**
- Leberzirrhose
- Leberzellkarzinom
- Hepatitis

- **Ursachen**
- Fettleber durch metabolische Erkrankungen: Alkohol, Adipositas, Diabetes mellitus
- toxische Leberschädigung: Medikamente, selten arbeitsplatzbedingt
- virale Hepatitiden: Hepatitis A, B, C, E
- Autoimmunerkrankungen: primär biliäre Zirrhose, Autoimmunhepatitis
- Hämochromatose

- **Anamnese und körperlicher Befund**

Die meisten Patienten (insbesondere mit Fettleber) sind eher beschwerdefrei, gelegentlich werden unspezifische Symptome wie Müdigkeit und Abgeschlagenheit angegeben. Bei akuten Krankheitsprozessen können starke Mattigkeit, dunkler Urin und heller Stuhl sowie Ikterus auftreten.

Auch gastrointestinale Symptome wie Dyspepsie und Diarrhoe können vorkommen. Bei deutlicher Hepatomegalie kommt es zu Kapselspannung mit Schmerzen im rechten Oberbauch.

- **Diagnostik**

Hausärztliche Basisdiagnostik
- **Anamnese:** Ernährungsverhalten und Alkohol/Drogenkonsum, Medikation (auch vom Arzt nicht verordnete Medikation abfragen), Verdauungsbeschwerden, Stuhl und Urinfarbe, Grunderkrankungen, Reisen, sexuelles Verhalten
- **körperliche Untersuchung:** Vitalparameter, Palpation des Abdomens (Leber/Milz), Leberhautzeichen?, Ikterus?, Ödeme?
- **Labor:** BB, gGT, Transaminasen (GOT, GPT), Bilirubin, AP, BZ, Fettstoffwechsel, Eisen, Gesamteiweiß, Albumin, INR
- **Medizintechnik:** Sonographie des Abdomens

Erweiterte hausärztliche Diagnostik
- **Labor:** Ferritin, Transferrinsättigung, Hepatitisserologie (A, B, C, E), Coeruloplasmin, Autoantikörper
- **Spezialisierte Diagnostik:** Duplexsonographie, ÖGD, Laboruntersuchungen, Leberpunktion
- **Labor bei fortgeschrittenem Leberparenchymschaden/Zirrhose**
  - Thrombozytopenie
  - Lebersynthesestörung: Erniedrigung von Albumin, Cholinesterase, Erhöhung von INR
  - Störung der Entgiftung (Bilirubinerhöhung)
  - Transaminasen gering erhöht oder normwertig
- **Sonographie bei Leberzirrhose**
  - inhomogenes Leberparenchym, unregelmäßige Organberandung, vergrößerter Lobus caudatus, Splenomegalie

Folgen der Leberzirrhose
- erhöhter Druck im Pfortaderkreislauf: Ösophagusvarizen, Aszites

- Beeinträchtigung der Leberfunktion: Enzephalopathie, hepatorenales/hepatopulmonales Syndrom
- Hepatozelluläres Karzinom (HCC)

■ Hausärztliche Beratungs- und Behandlungsinhalte
- **Allgemeinmaßnahmen:** Lebensordnung, Alkoholreduktion/Verzicht, Ernährungstherapie, Gewichtsreduktion, Bewegungstherapie, Aderlässe bei Hämochromatose
- **Medikation:**
  - Hepatitis C: Interferon, Ribavirin, Direct Acting Antivirals: Sofosbuvir, Ledipasvir, Daclatasvir, Velpatasvir, Simeprevir
  - Hepatitis B: Entecavir, Tenofovir
  - Autoimmunhepatitiden/PBC: Steroide, Azathioprin
  - Therapie der Folgen einer Leberzirrhose:
    - Lactulose: beeinflusst Darmflora, beschleunigt Darmpassage
    - Rifaximin: Reduktion amoniakbildender Bakterien im Darm
    - Betablocker: Senkung des Pfortaderdrucks
- **Operation (Spezialist):** Leberteilresektion, Lebertransplantation

Aus der Konstellation der auffälligen Laborwerte ergibt sich die Dringlichkeit zur weiteren Abklärung. Dies kann zunächst neben der umfangreichen Anamnese und der körperlichen Untersuchung ggf. eine Sonographie der Leber und eine Kontrolle der erhobenen Laborparameter umfassen. Ergeben sich daraus keine Auffälligkeiten und zeigen sich die Werte deutlich rückläufig, so handelt es sich möglicherweise um eine passagere Erhöhung ohne weitere klinische Relevanz. Hier kann unter Kontrolle abwartend offengehalten werden.

Da den häufigsten Ursachen für Leberwertveränderungen und Fettleber die Lebensführung der Patienten zugrunde liegt, ist hier eine nachhaltige Beratung zur Änderung des Lebensstils notwendig. Dabei ist dem Patienten zu vermitteln, dass das Bild einer „Wohlstandsleber" keineswegs ein harmloser Zustand, sondern eine bereits eingetretene Schädigung der Leber darstellt.

Problematisch kann es sein, ein potenziell leberschädigendes Medikament zu finden und abzusetzen, wenn ein Patient eine Polymedikation erhält. Hier geht man am besten so vor, zunächst das wahrscheinlichste Medikament zu ändern bzw. Veränderungen im Medikationsplan mit Veränderungen bei Laborwerterhebungen abzugleichen.

Bei Akuterkrankungen sowie bei Befunden, die eine chronische schwerwiegende Erkrankung ergeben oder wahrscheinlich machen, ist der Patient entweder stationär einzuweisen oder zeitnah einem hepatologisch versierten Gastroenterologen vorzustellen.

■ Hausärztliche Verlaufskontrollen
- bei akuten Viruserkrankungen Nachkontrolle des Labors und des klinischen Befundes in Abhängigkeit von der Schwere von täglich bis wöchentlich
- unter antiviraler Therapie: regelmäßige Laborkontrollen
- bei Leberzirrhose halbjährlich Sonographie und AFP zur frühzeitigen Erkennung eines HCC

■ Zusammenarbeit mit Spezialisten
Hepatologe, Gastroenterologie.

■ Relevante Leitlinien
S3 Leitlinie Prophylaxe, Diagnostik und Therapie der Hepatitis C (2017) AWMF 021-012.
S3 Leitlinie Prophylaxe, Diagnostik und Therapie der Hepatitis B (2011) AWMF 021-011.

S2k Leitlinie Nichtalkoholische Fettle-
bererkrankungen (2015) AWMF 021-025.

4.17.5 Erkrankungen der Gallenblase und -wege

■ Hausärztliche Relevanz

Häufigkeit Fink: Cholelithiasis **, Cholezystopathie**

Gesundheitsstörungen im Bereich der
Gallenwege kommen häufiger vor. Nicht
selten sind aber auffällige Befunde bei Routineuntersuchungen (Sonographie) ohne
Beschwerden vorliegend.

■ Abwendbar gefährliche Verläufe

— Cholezystitis
— Gallengangsstau/Ikterus
— Cholangitis
— Tumoren der Gallenblase und Gallen-
wege
— Pankreatitis

■ Ursachen

Gallensteine entstehen am häufigsten durch
Cholesterinsteinbildung, häufiger betroffen sind Frauen, ab einem Alter von 40 Jahren zunehmend. Adipositas sowie die Einnahme von Hormonen gelten als prädisponierende Faktoren.

■ Anamnese und körperlicher Befund

Häufig sind Gallensteine symptomlos, bei
Koliken (wellenartige Schmerzen) bestehen
Schmerzen meist im rechten Oberbauch,
die auch bis in den Schulterbereich ausstrahlen können. Zusätzlich Brechreiz, Erbrechen möglich. Bei Stau des Gallengangs
Ikterus verbunden mit hellem („porzellan-
artigen") Stuhl und dunklem Urin.

■ Diagnostik

Hausärztliche Basisdiagnostik

— **Anamnese:** Schmerzen/Schmerzart (kolikartig?), Ernährungsverhalten, Medikamente (z. B. Hormone), Juckreiz (b. Ikterus)

— **Körperliche Untersuchung:** Vitalparame-
ter, Palpation des Abdomens (Murphy-
zeichen, Abwehrspannung?), Hautins-
pektion (Ikterus?)
— **Labor:** BB, gGT, Transaminasen
(GOT,GPT), Billirubin, AP, BZ, Lipase,
Urinteststreifen (Bilirubinurie bei Stau?)
— **Medizintechnik:** Sonographie des Abdo-
mens, in Einzelfällen Endosonographie,
CT, MRT, MRCP

❯ Von Gallensteinen sind Gallenblasenpolypen zu unterscheiden, diese haben sonografisch keinen „Schallschatten" und
sollten ab 1 cm Größe zum Ausschluss
eines Karzinoms einer Operation zugeführt werden (❏ Abb. 4.14 und 4.15).

■ Hausärztliche Beratungs- und Behandlungsinhalte

Allgemeinmaßnahmen: Beratung zur Ernährung und körperlichen Aktivität (Ziel: Erhalt Normalgewicht), keine medikamentöse
Maßnahme zur Vorbeugung von Gallensteinen verfügbar.

Medikation: Bei Schmerzen adaequate
Schmerztherapie (NSAR (z. B. Diclofenac,
Indometacin) zusätzlich evtl. Spasmoly-
tika (z. B. N-Butylscopolamin), bei starken
Schmerzen Opioide (z. B. Buprenorphin,

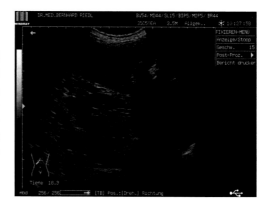

❏ **Abb. 4.14** Sonographiebild eines 75-jährigen Patienten mit rezidivierenden Schmerzen im rechten Oberbauch, in der Gallenblase echodichter Herd mit deutlichem Schallschatten: Gallenstein ohne Cholezystitis.
Patient ist bis heute nicht operiert, hat nur ganz selten
Schmerzen

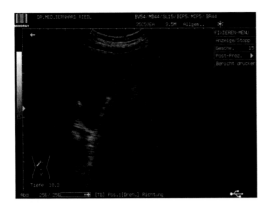

☐ **Abb. 4.15** Sonographisches Bild eines Patienten mit Oberbauchschmerzen. In der echofreien Gallenblase zeigt sich ein echodichter Bezirk ohne Schallschatten (ca. 5 mm), am ehesten ein Gallenblasenpolyp. Im Verlauf keine Veränderung

Pethidin), eventuell Antibiotika bei Cholezystitis.

Intervention: bei Gallengangsobstruktion durch Stein-ERCP/Papillotomie, eine ESWL wird nicht empfohlen.

Operation: Cholezystektomie, insbesondere bei rezidivierenden Koliken.

Nach Operation: Aufklärung, dass normalerweise keine Ernährungseinschränkungen erforderlich sind. in Einzelfällen jedoch anhaltende Beschwerden („Postcholezystektomie-Syndrom") möglich, fettreiche Speisen werden nicht gut vertragen und verursachen Durchfälle. Hier besteht intensiver Beratungsbedarf.

▪ **Hausärztliche Verlaufskontrollen**

Symptomlose Gallensteine sind nicht routinemäßig zu kontrollieren, nach Gallenblasenoperation übliche postoperative Nachsorge (▶ Abschn. 5.16).

▪ **Zusammenarbeit mit Spezialisten**

Gastroenterologe, Chirurg, im Einzelfall Radiologe.

▪ **Relevante Leitlinien**

S3 Leitlinie Diagnostik und Therapie von Gallensteinen (2017) AWMF 021-008.

Fallbeispiel

Bei der genaueren Befragung stellt sich heraus, dass die Patientin diese Beschwerden in milder Form schon seit einigen Jahren verspürt, es sie aber nicht weiter gestört hat. Seit ca. 6 Monaten hätten diese nun doch ihre Lebensqualität beeinflusst.

Die körperliche Untersuchung inklusive Inspektion der Mundhöhle ist unauffällig. Die Patientin wird zu ihrem Ernährungsverhalten beraten (Vermeidung säurelockender Speisen, kein spätes Abendessen, kein hinlegen nach dem Essen) sowie zu leicht erhöhtem Liegen im Bett angehalten. Zudem wird ein vierwöchiger Therapieversuch mit 20 mg Pantoprazol 1 × 1 morgens durchgeführt und eine Wiedervorstellung zum Ende der Therapie vereinbart. Die Patientin berichtet über eine gute, aber nicht optimale Besserung der Beschwerden. Da auch die Patientin es wünscht, wird eine ÖGD veranlasst. Dabei wird eine Hiatushernie diagnostiziert sowie ein positiver Helicobacter-pylori-Status. Weitere Pathologien finden sich nicht.

Nach Durchführung einer Eradikationstherapie (die nach 6 Wochen durch einen Stuhltest überprüft wurde) und bedarfsorientierter gelegentlicher Pantoprazoltherapie ist die Patientin bei guter Lebensqualität zufrieden.

4.18 Stuhlgangsprobleme

Fallbeispiel

Eine 46 jährige Patientin vereinbart einen Termin wegen seit langem bestehenden Verdauungsproblemen. Sie neige „eigentlich schon immer zu Blähungen und Durchfall". Dies störe sie im Alltag sehr, insbesondere auch im sozialen Kontakt.

Seit einiger Zeit sei vereinzelt auch gelegentlich Verstopfung dazugekommen, dies beunruhige sie nun zunehmend, „ob nicht doch was schlimmeres ist mit mir".

4.18.1 Chronische Obstipation

Stuhlform und Stuhlfrequenz unterliegen einer großen interindividuellen Variationsbreite, der Einzelne zeigt aber ein für ihn typisches und meist regelmäßiges Stuhlverhalten.

Die „normale" Stuhlfrequenz liegt im Bereich von 3 × /Tag bis 3 × /Woche.

Zur Definition der chronischen Obstipation werden die sog. ROM-III-Kriterien herangezogen: Mindestens 2 der Kriterien in 3 der letzten 6 Monate müssen bestanden haben:

- heftiges Pressen
- knollige, harte Stühle
- Gefühl der inkompletten Entleerung
- weniger als 3 Entleerungen/Woche
- Gefühl der analen Blockierung
- manuelle Manöver bei ¼ der Stühle
- weicher Stuhl nur unter Laxantiengebrauch
- kein Reizdarmsyndrom

■ Hausärztliche Relevanz

Häufigkeit Fink Obstipation ****

Durchschnittlich bis zu 15 % der Bevölkerung leiden an teilweiser oder dauernder Obstipation. Im Kindesalter, bei Senioren und hier insbesondere bei Frauen liegt der Anteil noch höher. In Pflegeheimen versorgte Menschen und Demenzkranke leiden in bis zu 80 % der Fälle an Obstipation. Der Hausarzt sieht diese Problematik also regelmäßig häufig.

■ Abwendbar gefährlicher Verlauf

Obstruierende Karzinomerkrankung: Intraintestinal (Darm), extraintestinal (z. B. Ovar).

■ Ursachen

Die **primäre Form der Obstipation** ist in ihrer Pathophysiologie nicht endgültig erklärt. Sie kann sowohl mit als auch ohne Verlängerung („idiopathische Obstipation") der Kolontransitzeit oder auch als Folge einer Beckenbodendyssynergie auftreten.

Ballaststoffarme Ernährung, mangelnde Bewegung oder reduzierte Flüssigkeitszufuhr können nach derzeitigen Erkenntnissen allenfalls als Trigger einer Obstipation, nicht als deren Ursache, verstanden werden.

Davon abzugrenzen ist die **sekundäre Obstipation** als Symptom und Folge anderweitiger Auslöser, wie:

- obstruktive Erkrankungen
- Megakolon
- Medikamentennebenwirkungen (Opiate, Eisenpräparate, Parkinsonmedikation, Trizyklika, Kalziumantagonisten, Diuretika)
- Schilddrüsenfunktionsstörung, Nebenschilddrüsenerkrankungen
- periphere autonome Neuropathien (Diabetes mellitus)
- ZNS-Erkrankungen (Morbus Parkinson, Schlaganfallsfolgen, Querschnitt)

■ Anamnese

Nur ein Teil der Patienten berichtet von seltener Stuhlfrequenz, wobei hier oft falsche Vorstellungen davon herrschen, was „selten" ist. Die Mehrzahl spricht davon „verstopft" zu sein, „harten" Stuhlgang zu haben oder stark pressen zu müssen. Viele Patienten berichten auch von Blähungen und Völlegefühl und auch davon, regelmäßig Medikamente einnehmen zu müssen, um Stuhlgang zu haben. Vorangegangene Eigenbehandlung ist häufig. Nur selten werden manuelle Manöver primär geäußert.

■ Körperlicher Befund

Gelegentlich ist das Abdomen aufgetrieben, manchmal auch druckdolent ohne Abwehrspannung, rektal kann sich eine stuhlgefüllte Ampulle mit hartem Stuhl zeigen. Am Anus zeigen sich gelegentlich Fissuren als Folgen von erschwertem Stuhlgang. Spezifische Befunde einer primären Obstipation gibt es nicht.

▪ **Diagnostik**

Hausärztliche Basisuntersuchungen

— Anamnese anhand der Rom-III-Kriterien, B-Symptomatik, Medikamentenanamnese

— körperliche Untersuchung insbesondere des Abdomens, Inspektion der Analregion und rektal digitale Untersuchung (Abwehrspannung, Druckschmerz, Hernien, Fissuren, Hämorrhoiden, analer oder rektaler Tumor?)

Weiterführende Untersuchungen

— im hausärztlichen Bereich:
  – Labor: BB, Leber, Pankreas, Niere mit Elektrolyten, TSH, CRP, BKS
  – Stuhl auf okkultes Blut, ggf. Calprotectin im Stuhl
  – Sonographie des Abdomens
— im spezialisierten Bereich:
  – ÖGD, Rektoskopie, Koloskopie, Kolontransitzeitbestimmung

▪ **Hausärztliche Beratungs- und Behandlungsinhalte**

Die wichtigste Aufgabe ist es, sekundäre Obstipationsformen rasch abzugrenzen. Dazu ist es meist ausreichend, die Symptome des Patienten entsprechend (einfühlsam, da es sich um ein schambesetztes Thema handelt) der Rom-Kriterien abzufragen, nach Symptomen wie Gewichtsverlust, Blut im Stuhl, Appetitstörungen, Tumorerkrankungen in der Familie gezielt nachzufragen und eine umfassende Medikamentenanamnese durchzuführen.

Eine körperliche Basisuntersuchung wie oben beschrieben schließt sich in jedem Fall an. Ergeben sich daraus keine Verdachtsmomente auf das Vorliegen anderweitiger Obstipationsursachen kann ein primärer Behandlungsversuch z. B. mit Flohsamen oder mit Probiotika über z. B. 2–4 Wochen

erfolgen. Bei nachhaltiger Besserung erübrigen sich weitergehende diagnostische Maßnahmen.

Bei primärem Verdacht auf Obstipation als Symptom einer anderweitigen Erkrankung, Nebenwirkung einer anderen Therapie oder bei ausbleibendem Erfolg veranlasster Therapien sind ergänzende diagnostische Maßnahmen wie oben angegeben sinnvoll und notwendig.

Gelegentlich reicht eine gute Aufklärung des Patienten aus, um ihn von Sorgen über sein Stuhlverhalten zu befreien, insbesondere dann, wenn er keine weitergehenden Beeinträchtigungen spürt.

Die Notwendigkeit einer Therapie ergibt sich also aus dem Leidensdruck des Patienten bzw. auch im Sinne einer präventiven Maßnahme zum Beispiel bei Opiattherapie (▸ Abschn. 8.1.8). Bewährt hat sich ein abgestuftes Vorgehen:

Allgemeinmaßnahmen (Stufe I)

— Flüssigkeitszufuhr: die übliche Trinkmenge von 1,5 bis 2,0 l sollte nicht unterschritten werden (Cave Restriktion bei Nieren- und Herzinsuffizienz), ein mehr an Flüssigkeit bringt keine zusätzlichen Effekte.

— Bewegung: Inaktivität sollte vermieden werden (Problem des bettlägerigen Patienten!)

— Ballaststoffe für 2–4 Wochen versuchen, bei ausbleibender Wirkung oder Nebenwirkungen absetzen
  – ballaststoffreiche Ernährung mit Vollkornprodukten
  – Flohsamen (lösbarer Ballaststoff)
  – Kleie (natürlicher Ballaststoff)

❯ Zu viele Ballaststoffe können Meteorismus und Bauchkrämpfe erzeugen.

Medikamentöse Therapie (Stufe II–V)

— Stufe II: Verwendung eines Laxans
  – osmotische Laxantien z. B. Macrogol 1–3 Btl./die, Laktulose 10–30 ml/die

4

- stimulierende Laxantien z. B. Bisacodyl 10 mg/die p. o., 1–2 Supp/die, Na-Picosulfat 10 mg/die p. o., rektal
- auch Kombination eines osmotisch wirkenden mit einem stimulierenden Laxans
- Stufe III: wie Stufe II und ein peripherer Opioidantagonist
  - Methylnaltrexon 8–12 mg s. c. jeden 2. Tag
  - Naloxon 5–40 mg/die
  - Nalexegol 12,5–25 mg/die
- Stufe IV: wie Stufe III und
  - „Off-label-use"-Medikation wie Rizinus, Erythromycin, Amidotrizoeessigsäure
  - nichtmedikamentöse Maßnahmen wie hohe Einläufe, manuelle Ausräumung

■ Hausärztliche Verlaufskontrollen

Nach therapeutischen Maßnahmen sollte eine Kontrolle nach 2–4 Wochen erfolgen. Der Patient ist auch hier grundsätzlich darauf hinzuweisen, bei Verschlechterung rasch wieder vorstellig zu werden.

■ Zusammenarbeit mit Spezialisten

Gastroenterologen, Koloproktologen, Radiologen und Neurologen, mitunter auch Gynäkologen können sinnvollerweise in die Diagnostik mit einbezogen werden.

■ Relevante Leitlinien

S2k Leitlinie Chronische Obstipation (2013) AWMF 021-019.

4.18.2 Chronische Diarrhoe

Von chronischem Durchfall spricht man, wenn
- mehr als drei Stuhlgänge/Tag erfolgen oder
- das Stuhlgewicht mehr als 200 g/Tag beträgt und
- die Stuhlkonsistenz vermindert oder flüssig ist (Wassergehalt > 80 %) **und**

- die Symptome länger als 14 Tage bestehen

■ Hausärztliche Relevanz

Häufigkeit Fink Durchfall über 1 Woche **

Während akute Diarrhoe (► Abschn. 2.10) als eines der häufigsten Symptome in der hausärztlichen Praxis gesehen wird, gibt es für die chronische Diarrhoe keine verlässlichen Zahlen. Geschätzt leiden ca. 3 % der Bevölkerung an chronischen Durchfällen.

■ Abwendbar gefährliche Verläufe
- Karzinomerkrankungen
- chronisch entzündliche Darmerkrankung
- Pankreatitiden
- pseudomembranöse Kolitis

■ Ursachen

Die häufigsten in der hausärztlichen Praxis anzutreffenden Ursachen sind:
- Kohlenhydratmalassimilation (Laktoseintoleranz, Fruktoseintoleranz, Sorbitintoleranz)
- Getreideassoziierte Nahrungsmittelunverträglichkeiten (Glutenunverträglichkeit, Weizenallergie, Weizensensitivität)
- Histaminintoleranz, Salicylatunverträglichkeit
- Arzneimittelnebenwirkungen (z. B. nach Antibiotikumeinnahme)
- chronisch entzündliche Darmerkrankungen
- Postcholezystektomiesyndrom
- Hyperthyreose
- Darminfektionen (Campylobacter, Salmonellose)
- Diarrhoe im Rahmen psychosomatischer Erkrankungen
- Reizdarmsyndrom
- chronische Pankreatitis
- stoffgebundene Suchterkrankungen
- autonome Neuropathie bei langjährigem Diabetes mellitus

■ **Anamnese**

Die Patientenangabe ist schlicht „Ich habe dauernd Durchfall", zusätzlich werden noch Angaben gemacht wie „und dauernd Blähungen" oder „Krämpfe". Manchmal wird primär auch der starke Stuhldrang erwähnt. Angaben über Stuhlbeschaffenheit oder Farbe werden selten erwähnt, am ehesten bei Verdacht auf Blutbeimengung. Einige Patienten geben auch konkrete Zusammenhänge an wie „seit ich im Urlaub war", „seit ich das Antibiotikum genommen habe" oder auch „seit meiner Gallenoperation".

■ **Körperlicher Befund**

Besonders bei Kleinkindern und älteren Menschen kann Durchfall bereits nach kurzer Zeit zur Exsikkose führen. Dies und Vermeidung von Nahrungszufuhr kann zu deutlichem Gewichtsverlust führen. Gelegentlich zeigt sich ein ikterisches oder blassanämisches Hautkolorit. Die Mehrzahl der Patienten ist vom Aspekt her allerdings unauffällig. Die Abdomenpalpation kann völlig unauffällig bis zu druckschmerzhaftem, abwehrgespanntem, meteoristisch aufgetriebenem Abdomen mit ausgeprägter Peristaltik, alle Varianten zeigen. Die Inspektion des Anus und die rektal-digitale Untersuchung können Hinweise erbringen auf tiefsitzende Tumore, Sphinktertonus, Analleiden. Auf Beschaffenheit der Fäzes bzw. Blut oder Schleim am Fingerling ist zu achten.

■ **Diagnostik**

Hausärztliche Basisuntersuchung
Anamnesegespräch

— Beginn: schleichend oder akut einsetzend?
— Stuhlveränderung entsprechend den Kriterien „chronischer Durchfall"?
— Stuhlbeschaffenheit: Farbe (grün, gelb, schwarz), Beimengung (Blut, Schleim, unverdaute Nahrung), übelriechend?

— Schmerzen: kolikartig vor der Entleerung, dauernder Bauchschmerz, Defäkationsschmerz
— Übelkeit, Erbrechen?
— Gewichtsverlust, Nachtschweiß, Leistungsknick?
— Sistieren in der Nacht? (spricht eher für funktionelle Diarrhoe)
— Sistieren bei Nahrungspause? (ja: spricht eher für osmotische Diarrhoe, nein: spricht eher für sekretorische Diarrhoe)
— Patientenvorstellung zur Ursache abfragen
— Grunderkrankungen (z. B. Z. n. akuter Pankreatitis, Diabetes mellitus)
— Medikamentenanamnese einschließlich Suchtmittel

Körperliche Untersuchung

— Beachtung des Gesamtzustandes, Vitalparameter (Blutdruck, Puls, Gewicht) Lymphknotenstationen, Abdomenpalpation, anale Inspektion, rektal digitale Untersuchung
— Laboruntersuchung: BB, Leber-, Pankreas-, Nierenwerte mit Elektrolyten, TSH, CRP, BKS, Eisen/Ferritin, Gesamteiweiß, Stuhl auf pathogene Keime incl. Clostridien difficile – Toxin, Stuhl auf okkultes Blut, Calprotectin im Stuhl
— weiterführende Untersuchungen
  – im hausärztlichen Bereich (in Einzelfällen)
  – Labor: Anti-Transglutaminase Antikörper IgA, IgG (Sprue), Weizen IgE, Holotranscobalamin/Vit. B12, ggf. Folsäure
  – Calprotectin im Stuhl, ggf. Pankreaselastase im Stuhl

Medizintechnische Untersuchungen

— Sonographie des Abdomens, ggf. Proktoskopie

❯ Ein erhöhter Calprotectinwert im Stuhl weist auf eine organische Erkrankung im Darm hin.

Im spezialisierten Bereich
ÖGD, Rektoskopie, Koloskopie, H2-Atemtest (Laktose, Fruktose), Abklärung von Nahrungsmittelallergien, Spezifische Laboruntersuchungen (HIV; Tuberkulose; Hormondiagnostik, paraneoplastische Syndrome) Untersuchung der weiblichen Genitalorgane.

- Hausärztliche Beratungs- und Behandlungsinhalte
- Allgemeinmaßnahmen
  - Entspannungsverfahren, Lebensordnung,
- diätetische Maßnahmen
  - Reduzierung von Genussmitteln und Alkohol
  - Ernährungsberatung mit Ernährungsumstellung in Abhängigkeit von nachgewiesenen Unverträglichkeiten: Verwendung laktosefreier Produkte, Reduzierung des Fruktosemenge, glutenfreie Kost, FODMAP – Diät
- Umstellung von Medikamenten (z. B. Diuretika, Kalziumantagonisten, ACE Hemmer, Anticholinergika)
- Medikation
  - Gabe von Probiotika für 2–4 Wochen z. B. bei anhaltender Diarrhoe nach viralem Infekt oder bei gestörter Darmflora nach Antibiotikumtherapie
  - antibiotische Therapie bei bakt. Darminfektionen (Ciprofloxacin, Clarithromycin)
  - begrenzte Gabe von Loperamid oder Gerbstoffen
  - naturheilkundlicher Ansatz mit getrockneten Heidelbeeren
  - Laktasezufuhr z. B. vor jeder Mahlzeit bei Latosemalabsorption
  - Cholestyramin bei Diarrhoe nach Cholezystektomie

- Pankreatin 25 000 E 1 Kapsel zu jeder Mahlzeit bei chronischer exokriner Pankreasinsuffizienz

Jede Stuhlveränderung ist zunächst ernst zu nehmen, unabhängig davon, ob sie nach den Kriterien tatsächlich als chronischer Durchfall zu bezeichnen ist. Auch hier sind wieder die Anamnese und die Basisuntersuchungen die wegweisenden Maßnahmen. Zeigt der Patient neben der Stuhlveränderung keine oder nur geringe Beschwerden und ist die Dauer der Symptomatik zeitlich gut eingrenzbar und ein möglicher auslösender Faktor erkennbar, so kann hier ein zeitlich auf 2–4 Wochen begrenzter Therapieversuch (dazu kann auch abwartendes Offenlassen gehören) unternommen werden.

In allen anderen Fällen ist je nach Leidensdruck des Patienten und offensichtlicher Dringlichkeit ein abgestuftes diagnostisches Vorgehen (zunächst hausärztliche erweiterte Diagnostik, dann spezialisierte Diagnostik) zu wählen.

❯ Bei Teerstuhl oder Blut im Stuhl ist eine rasche – mitunter sofortige – Zuführung zu ÖGD und Koloskopie notwendig.

Auch nach umfassender Diagnostik, zu der ggf. auch ein ausführliches über 4 Wochen geführtes Ernährungsprotokoll gehört, kann nicht bei allen Patienten eine erklärende, auslösende oder organpathologische Veränderung gefunden werden. In diesen Fällen liegt möglicherweise ein **Reizdarmsyndrom (RDS)** vor. Die Ursache dafür ist vermutlich multifaktoriell. Neben genetischer Disposition werden Störungen der viszeralen Sensitivität, der Darmflora, aber auch psychosozialer Faktoren diskutiert. Neben Diarrhoe sind Meteorismus und spastische Bauchschmerzen typische Symptome. Auch Obstipation kann auftreten.

> Ein Reizdarmsyndrom darf nur bei Fehlen von Alarmsymptomen angenommen werden. Das Ovarialkarzinom ist bei Frauen eine wichtige Differenzialdiagnose zum RDS, daher gehört die gynäkologische Untersuchung obligat zur Diagnostik.

Die Therapie orientiert sich an den Symptomen und dem Leidensdruck der Patienten. Besonders geeignet scheinen Kümmelölkapseln und Mebeverin. Essentiell ist eine intensive Betreuung der Patienten, hier ist auch zu Selbsthilfe zu motivieren. (Leben mit dem Reizdarmsyndrom- Übernehmen Sie die Kontrolle: ▶ https://journals.plos.org/plosone/article/file?id=10.1371/journal.pone.0181764.s001&type=supplementary

■ Hausärztliche Verlaufskontrollen

Die Notwendigkeit und Häufigkeit von Kontrollterminen ergeben sich aus der zugrundeliegenden Erkrankung. Sie erfolgt grundsätzlich 2–4 Wochen nach Einleitung einer Therapie. Dabei werden auch notwendige Laborkontrollen (z. B. TSH) vorgenommen.

Immunsuppressive Therapie bei CED kann zu Beginn wöchentliche klinische und laborchemische Kontrolle erfordern (▶ Abschn. 4.11).

Bei somatoformen Störungen kann ebenfalls ein strukturiertes zu Beginn auch engmaschiges Gesprächsangebot sinnvoll sein.

■ Zusammenarbeit mit Spezialisten

Die Diagnostik und Therapie der schwerwiegenden Grunderkrankungen wie CED erfolgt zusammen mit Gastroenterologen, Gynäkologen nach entsprechenden Leitlinien.

Begleitende Psychotherapie kann sinnvoll sein bei somatoformen Störungen.

■ Relevante Leitlinie

S3 Leitlinie Reizdarmsyndrom (2011) AWMF 021-016

Fallbeispiel

Die weitere Anamnese ergibt eine sonst leistungsfähige Patientin ohne Gewichtsverlust. Dauermedikamente sowie kürzliche Antibiotikaeinnahme wird verneint. Die körperliche Untersuchung ist unauffällig. Laboruntersuchungen (CRP, Diff BB, TSH, Leber- und Pankreaswerte, IgE) Stuhluntersuchungen (Bakteriologie, Wurmeier, Lamblien, occultes Blut, Calprotektin, Pankreaselastase) sowie die Sonographie des Abdomens sind unauffällig. Eine Kohlenhydratmalassimilation wird durch einen Atemtest ausgeschlossen, es gibt keine Hinweise für Histaminintoleranz. Wegen der Veränderung des Stuhlverhaltens wird eine Coloskopie empfohlen, diese ist negativ. Die Krebsfrüherkennungsuntersuchung beim Gynäkologen ist ebenso unauffällig. Mit der Patientin wird die Möglichkeit eines Reizdarmsyndroms diskutiert, Verhaltensänderungen besprochen, ein Kümmelölpräparat empfohlen und eine Selbstmanagementbuch angeboten. Im Verlauf zeigt sich bei der Patientin ein deutlich verbesserter Umgang mit ihrer Gesundheitsstörung und sie ist zunehmend zufriedener, insbesondere auch im Alltag.

4

4.19 Suchterkrankungen

Ein 75-jähriger, langjährig betreuter Patient kommt in Begleitung seiner Ehefrau nach einem akuten Krankenhausaufenthalt in die Praxis. Er habe einen erstmaligen Krampfanfall erlitten und sei deshalb mit dem Notarzt in die Klinik eingewiesen worden. Die Ursache dafür sei seine Alkoholkrankheit, habe man ihm im Krankenhaus mitgeteilt.

Die WHO-Definition für **Suchterkrankung** lautet:

„Zustand periodischer oder chronischer Vergiftung, hervorgerufen durch den wiederholten Gebrauch einer natürlichen oder synthetischen Droge".

Dabei gelten als Kriterien des Abhängigkeitssyndroms (wenn 3 dieser Kriterien erfüllt sind, spricht man von Abhängigkeit):
- Drang oder Zwang zu konsumieren
- Probleme, den Konsum zu kontrollieren
- körperliches Entzugssyndrom bei Absetzen oder Reduzieren
- Toleranzentwicklung gegenüber der Wirkung
- Verlust anderer Interessen gepaart mit erhöhtem Zeitaufwand für Beschaffung und Konsum
- Fortsetzung des Konsums trotz eingetretener körperlicher und psychischer Schädigungen

Die WHO-Definition bezieht sich auf stoffgebundene Süchte, zunehmend aber gewinnen nichtstoffbezogene Abhängigkeitssyndrome an Bedeutung. Sie weisen im Grunde die gleichen Kriterien auf, außer dass weniger körperliche als vielmehr psychische Abstinenzsymptome im Vordergrund stehen. Unter Toleranzentwicklung ist hier der Verlust an Befriedigung durch den Konsum zu verstehen (Genuss, Freude, Zufriedenheit, sexuelle Befriedigung).

Einteilung der Süchte:
- stoffgebunden:
  - Alkohol
  - Nikotin
  - Drogen (Opioide, Cannabinoide, Kokain, synthetische Drogen incl. neuartiger psychoaktiver Substanzen)
  - Medikamente (Benzodiazepine, Antidepressiva, Pregabalin)
- nicht Stoffgebunden:
  - Spielsucht
  - Kaufsucht
  - Sexsucht
  - Internetsucht
  - Essstörungen

■ **Hausärztliche Relevanz**

Häufigkeit Fink Alkoholismus **, Nikotinabusus °, Drogensucht: nicht regelmäßig häufig

Suchterkrankungen nehmen zu. Die Zahl der Menschen mit auffälligem Alkoholkonsum in Deutschland liegt geschätzt bei ca. 7–10 Mio., knapp 2 Mio. davon sind alkoholabhängig. Etwa 25 % der Bevölkerung konsumiert regelmäßig Rauchwaren, der Großteil davon zeigt Abhängigkeitsmerkmale. Diese beiden Abhängigkeitserkrankungen stellen den Großteil aller Fälle in der hausärztlichen Praxis dar. Benzodiazepinabusus ist insgesamt rückläufig, insbesondere bei älteren Frauen und als Co-Substanz bei Alkoholabhängigkeit aber weiterhin in der Hausarztpraxis in relevanter Häufigkeit anzutreffen. Spiel/Internetsucht, sowie der abhängige Konsum von synthetischen Drogen („Crystal Meth") nehmen vor allem bei Jugendlichen zu.

■ **Abwendbar gefährliche Verläufe**
- Frühmortalität durch sekundäre Organschädigungen, Unfall, Suizid
- Verlust der selbstbestimmten Lebensführung

■ **Ursachen**

Die Ursachen der Suchtentstehung sind nicht abschließend geklärt. Hohe

Akzeptanz findet das Erklärungsmodell nach Kielholtz und Ladewig, das ein Dreikomponenteninteraktionsmodell aus Persönlichkeitsstruktur des Kranken, dem sozialen Milieu, dem er entstammt, und der Art der Droge, die er konsumiert, postuliert.

Letztendlich aktivieren alle Stoffe und Verhaltensweisen mit Abhängigkeitspotential das dopaminerge Belohnungssystem.

■ **Anamnese und körperlicher Befund**

Selten kommen Patienten und berichten von sich aus über abhängiges Verhalten. Gelegentlich wird der Wunsch nach Nikotinabstinenz geäußert. Angehörige berichten zum Teil über Fehlgebrauch von Alkohol oder Medikamenten. Da Suchtkrankheiten häufig mit anderen psychischen Störungen einhergehen, lassen Symptome aus diesem Formenkreis auf möglichen Substanzmissbrauch schließen.

Auch Partnerschaftsprobleme, äußere und soziale Verwahrlosung können Hinweise sein. Bei fortgeschrittenen Abhängigkeitsstadien können organische Schädigungen Hinweise dafür geben.

Unreine Haut, Narben, Hautexkoriationen, Zahnschäden sowie trockene Schleimhäute mit Blutungen können auf Crystal-Meth-Abusus hinweisen.

Häufige organische Schädigungen:
- Leberparenchymschaden
- Pankreatitis
- chronische Gastritis
- Hautveränderungen
- Muskelatrophie
- Tremor
- Polyneuropathie
- Wernicke-Enzephalopathie
- Krampfanfälle (z. B. bei Entzug)
- Gynäkomastie, Hodenatrophie
- Bronchial- und andere Karzinome
- COPD

mögliche psychische Erkrankungen
- Depressionen
- Angsterkrankungen
- Psychosen

Typische Laborwertveränderungen bei Alkoholkrankheit:
- erhöhtes MCV
- erhöhtes Serumeisen
- erhöhte Leberwerte
- erhöhte Triglyzeride

■ **Diagnostik**

Hausärztliche Basisdiagnostik
- Anamnese: umfassend, auch bezogen auf vegetative und psychische Symptome
- Gezielt durch Fragebögen zum Risikoscreening wie CAGE-Test (► Abschn. 12.7.2), Audit-C-Fragebogen (◘ Tab. 4.25)

◘ Tab. 4.25 Audit-C-Fragebogen zur Erfassung von Alkoholabhängigkeit

Wie oft trinken Sie Alkohol?		Wenn Sie an einem Tag Alkohol trinken, wie viele Drinks nehmen Sie dann typischerweise?		Wie oft haben Sie an einem Tag mehr als 6 alkoholische Getränke genommen?	
Punkte		Punkte		Punkte	
Nie	0	1 oder 2	0	Nie	0
etwa 1 Mal im Monat	1	3 oder 4	1	seltener als 1 Mal im Monat	1
2–4 Mal pro Monat	2	5 oder 6	2	1 Mal pro Monat	2
2–3 Mal pro Woche	3	7 oder 8	3	1 Mal pro Woche	3
4 Mal oder öfter pro Woche	4	10 oder mehr	4	täglich oder fast täglich	4
		Drink: 0,33 Bier, 0,25 Wein, 0,02 Schnaps			

Frauen: 4 und mehr Punkte V. a. alkoholbezogene Störung. Männer: 5 und mehr Punkte V. a. alkoholbezogene Störung

4

- Fagerström-Bogen zur Abklärung der Nikotinabhängigkeit
- körperliche Untersuchung: Ganzköperstatus, Vitalparameter
- Labor: BB, Leber, Pankreas, Serumeisen, BZ, Triglyzeride, Harnsäure

Erweiterte hausärztliche Diagnostik
- Diagnostik sekundärer Schädigungen: EKG, Belastungs-EKG, Sonographie, Lungenfunktion
- zur Verlaufskontrolle Blutalkoholgehalt, CDT, Haar und Urindrogenanalyse, CO-Messung der Atemluft

Erweiterte spezialisierte Diagnostik
- Neurologie, Psychiatrie, Gastroenterologie, Hepatologie

- Hausärztliche Beratungs- und Behandlungsinhalte

Allgemeinmaßnahmen
- Suchtprävention im Rahmen von Früherkennung, Vorsorge, auch bei Kindern und Jugendlichen (Besprechung von Suchtproblematiken ist fester Bestandteil der Kinderfrüherkennungsuntersuchungen) (▶ Abschn. 6.2)
- hausärztliches Gespräch zur Motivationsförderung,
- Kurzintervention
- unterstützende Angebote:
  - Selbsthilfegruppen (z. B. anonyme Alkoholiker, auch Gruppen für Angehörige)
  - Suchtambulanzen und Beratungsstellen caritativer Einrichtungen (z. B. Caritas)

❯ Das primäre Therapieziel bei Alkoholabhängigkeit bleibt die konsequente Alkoholabstinenz. Ist dies nicht möglich, kann die deutliche Reduktion des Alkoholkonsums im Sinne eines kontrollierten Trinkens ein alternatives Therapieziel

für ausgewählte Patienten darstellen. Ziel der Tabakentwöhnung ist die dauerhafte vollständige Abstinenz.

Akuttherapie
- Einweisung in eine stationäre Einrichtung zur Entgiftung
- medikamentöse Unterstützung z. B. mit Benzodiazepinen, Clomethiazol, Carbamazepin, Thiamin

❯ Ein akuter Entzug kann eine primär lebensbedrohliche Situation bedeuten.

Langzeittherapie
- stationäre, tagesklinische oder ambulante Entwöhnungstherapie über 12 Wochen
- Psychotherapie
- Verhaltenstherapie
- Soziotherapie
- Rehabilitationsverfahren
- Medikation:
  - Substanzen zur Unterstützung der Abstinenz (Anticravingsubstanzen):
  - Acamprosat kg < 60 kg 4 Tbl/Tag, sonst 6 Tbl/Tag
  - Naltrexon 50 mg/die
  - Nalmefen: Bei Suchtdruck tgl. 1 × 1 Tbl. (18 mg)
  - Baclofen (Off Label Use), lebenslange Einnahme von 30–120 mg täglich
  - Nikotinersatzpräparate (z. B. Pflaster oder Kaugummi) Dosierung je nach Anzahl gerauchter Zigaretten
  - Vareniclin Woche 1: 2 × 0,5 mg, Woche 2–12: 2 × 1 mg
  - Bupropion Woche 1: 1 × 150 mg, Woche 2–9: 2 × 150 mg
- Substitutionstherapie im Rahmen von strukturierten Programmen (Methadon)
- leitliniengerechte Therapie psychischer Komorbiditäten
- leitliniengerechte Therapie sekundärer organischer Schäden

❯ Als Suchtdruck, „Craving", wird das Jahrzehnte überdauernde starke psychische Verlangen nach der abhängig machenden Substanz bezeichnet.

Suchterkrankungen sind schambesetzt und werden sowohl vom Erkrankten als auch seiner Umgebung häufig bagatellisiert und „vertuscht". Nur bei einem guten Vertrauensverhältnis wird es gelingen, aus Verdachtssymptomen und versteckten Hinweisen ein empathisch besetztes hinführendes Gespräch zu finden. Dabei sind Vorwürfe an den Patienten absolut unangebracht.

❯ Bei der Betreuung von Suchtkranken ist auch die Koabhängigkeit, also das Verhalten von Bezugspersonen gegenüber dem Suchtkranken zu beachten. Diese versuchen, ihn zu beschützen, zu kontrollieren und die Problematik zu beklagen, ohne sich von außen Unterstützung zu holen. Damit wird die Suchtkrankheit verfestigt und die Bezugsperson nimmt selber Schaden.

Vorsorge- und Früherkennungsuntersuchungen sind ebenso wie operationsvorbereitende Untersuchungen oder Beratungen zu Rehabilitationsverfahren geeignete Rahmenbedingungen für ein Screeningverfahren mit den oben genannten Kurzfragebögen.

Auffallende Laborkonstellationen, Sonographiebefunde der Leber („Fettleber"), typische Hautveränderungen, Alkoholfoetor, aber auch die erlebte Anamnese sollten Anlass zur gezielten Nachfrage im Hinblick auf Alkoholabhängigkeit bezüglich Häufigkeit und der Menge des Konsums sein und dem Patienten dann auch eine Rückkoppelung über dieses Verhalten gegeben werden.

Um die Menge des Alkoholbedarfs geringer zu halten, kombinieren viele Abhängigkeitskranke die Substanzen, insbesondere werden bevorzugt Benzodiazepine mit konsumiert. Besonders bei Frauen oder Berufstätigen ist diese Vorgehensweise beliebt. Aufgabe ist es, durch limitierendes Ver-

schreibungsverhalten einer Sucht nicht Vorschub zu leisten.

Kann der Patient sein Abhängigkeitsproblem erkennen und ist er motiviert, kann die Einbeziehung des nahen Umfeldes (Angehörige, enge Freunde) hilfreich sein. Dazu können gemeinschaftliche Gespräche angeboten werden.

Fehlende primäre Motivation oder Einsicht sind nicht selten, dennoch sollten weiterhin vorsichtige Kurzinterventionen bei anderweitigen Konsultationen („Haben Sie denn nochmal über unser Gespräch nachgedacht?") durchgeführt werden. Zahlreiche Untersuchungen bestätigen deren Wirksamkeit.

Die für die Motivation zur **Raucherentwöhnung** etablierte Interventionsmethode nach den „5 A" kann problemlos auch zur Therapiemotivation auf andere Süchte übertragen werden.

- **ASK:** Rauchstatus (Suchtmittelkonsum) erfragen
- **ADVICE:** Ratschlag zum Rauchstopp (Konsumstopp)
- **ASSESS WILLINGNESS:** Wie stehen sie selbst zum Rauchen (Trinken-Suchtmittelkonsum)?
- **ASSIST:** Informationsmaterial geben, medikamentöse Unterstützung anbieten
- **ARRANGE FOLLOW UP:** Beim nächsten(vereinbarten) Kontakt wieder aufgreifen

In Bezug auf **Medikamentenmissbrauch** ist kritisch anzumerken, dass durch das ärztliche Verordnungsverhalten dieser Missbrauch gestützt werden kann. Bereits durch restriktives Verordnen (4-K- Regel ▶ www. bundesärztekammer.de) kann hier einer Suchtentwicklung entgegengewirkt werden.

Wie bei übrigen Süchten, sollte der Arzt auch hier die Bereitschaft zur Entwöhnung fördern, dies gelingt jedoch meist nur durch gleichzeitiges Angebot an anderen Behandlungs- oder Unterstützungsmaßnahmen, da viele Patienten Angst haben,

4

dass durch weglassen des Medikaments ihr Grundproblem (Schlafstörung, Angst, innere Unruhe) vermehrt auftritt. Nach Umstellung des missbräuchlichen Benzodiazepins auf entsprechende Äquivalenzdosen der zum Abgewöhnen geeigneten Präparate Clonazepam oder Oxazepam (off-label-use), müssen diese über langsame mehrmonatige Dosisreduktion (2–4 Monate) langsam ausgeschlichen werden.

Jugendliche und junge Erwachsene suchen die hausärztliche Praxis eher selten auf, da sie kaum an chronischen Erkrankungen leiden, dadurch ist hier Substanzmissbrauch durch den Arzt häufig erst spät erkennbar. Hinweise sind vor allem der rasch einsetzende Verfall mit psychischer Symptomatik und Verwahrlosung. Hinweise könnten auch gehäufte Wünsche nach Ausstellung einer Arbeitsunfähigkeitsbescheinigung sein.

Wichtig ist, alle unterbreiteten Vorschläge und Hilfsangebote stets konkret zu formulieren und entsprechende Schritte gezielt zu planen. Der Hinweis auf Selbsthilfegruppen oder Beratungsstellen sollte nicht nur erfolgen, sondern Adresse und Ansprechpartner sollten konkret benannt und dem Patienten schriftlich mitgegeben werden. Auch Terminvereinbarungen dort zusammen mit dem Patienten noch in der Sprechstunde können Hürden abbauen.

Um die Therapiewilligkeit der Patienten zu fördern, werden zunehmend auch zur akuten Entgiftungstherapie ambulante Therapieregime als niedrigschwellige Angebote unterbreitet. Dieses Therapiesetting ist wegen der potentiell letal verlaufenden Komplikationen einer Entgiftung nur erfahrenen Ärzten und ausgewählten Patienten vorbehalten.

Die Behandlung und Begleitung von Abhängigkeitserkrankungen ist eine hausärztliche Daueraufgabe, da der Patient lebenslang Rückfall gefährdet bleibt und die Rückfallquote sehr hoch ist.

■ **Hausärztliche Verlaufskontrollen**

Sie dienen der Motivation zu einer Entwöhnungsmaßnahme, zur Überwachung einer medikamentösen Therapie und zur Aufrechterhaltung der Abstinenz. Zu Beginn einer Therapie, insbesondere auch mit medikamentöser Unterstützung, sind häufige Kontrolltermine, ggf. sogar 1–2 täglich individuell zu vereinbaren. Dem Patienten sollte die Möglichkeit zur kurzfristigen Kontaktaufnahme (auch telefonisch) bei Suchtdruck eingeräumt werden.

■ **Zusammenarbeit**

Psychotherapie, Psychiatrie, Suchtambulanzen, Selbsthilfegruppen.

■ **Relevante Leitlinien**

S3 Leitlinie Screening, Diagnose und Behandlung alkoholbezogener Störungen (2016) AWMF 076-001

S3 Leitlinie Tabakentwöhnung bei COPD (2013) AWMF 020-005

Medikamente – schädlicher Gebrauch und Abhängigkeit Leitfaden für die ärztliche Praxis (Herausgeber Bundesärztekammer 2007).

Fallbeispiel

Der Patient leidet seit über 20 Jahren an chronischen Schlafstörungen, die er mit dem täglichen abendlichen Konsum von ca. 0,5 l Rotwein (ca. 50 g Alkohol) gut „im Griff" hat. Weitere Grunderkrankungen sind eine COPD bei langjährigem Nikotinabusus sowie ein Diabetes mellitus. Bereits mehrfach ist er im Rahmen von Krankenhausaufenthalten in ein Alkoholentzugsdelir geraten.

Im Rahmen dieser stationären Aufenthalte, aber auch bei den regelmäßigen Kontrolluntersuchungen im Rahmen der DMP COPD und Diabetes-Betreuung wurde der problematische und abhängige Alkoholkonsum des Patienten thematisiert und ihm Angebote zur Abstinenzbehandlung unterbreitet. Der Patient weiß um seinen „durchaus grenzwertigen Konsum", hält sich aber selber nicht für alkoholkrank, da er es ja „jederzeit steuern könne, er es nicht steigere und ja auch sonst seinen Tagesablauf gut bewältigen könne". Außerdem hätten ja alle bisherigen Untersuchungen gezeigt, dass seine Leber noch gut in „Schuss" sei. Die Ehefrau des Patienten empfindet sich ihrem Mann gegenüber als hilflos und nimmt den Alkoholkonsum ihres Mannes duldsam leidend hin, hat aber einzelne Beratungsgespräche bei der Angehörigengruppe der „Anonymen Alkoholiker" ohne das Wissen ihres Mannes wahrgenommen. Das jetzige Akutereignis hat bei dem Patienten– vor allem auch wegen des ausgesprochenen Fahrverbots – jedoch Eindruck hinterlassen. Im Gespräch gibt er zu, dass er den Konsum nicht mehr kontrollieren könne und er auch bemerkt habe, dass es ihm schlecht gehe, wenn er nicht trinke. Es wäre ihm lieber, den Wein nicht mehr zu „brauchen". Dem Patienten und seiner Ehefrau werden die therapeutischen Möglichkeiten und Notwendigkeiten (stationäre Entgiftung) in ruhiger und aufmunternder Weise dargestellt und entsprechende hausärztliche Unterstützung zugesichert. Nach einer Woche Bedenkzeit meldet sich der Patient und wünscht die Entgiftung und Langzeitentwöhnung.

Nach stationärer 7-tägiger Entgiftung und 8-wöchiger Langzeitentwöhnung ist der Patient derzeit in stabiler Abstinenz. Es besteht kein Suchtdruck, bisher hat kein Rückfall stattgefunden. Die Schlafstörungen des Patienten sind mit Doxepin 25 mg zur Nacht zufriedenstellend behandelt.

4.20 Chronischer Schmerzpatient

Fallbeispiel

Eine 58-jährige Patientin kommt erstmals nach Anmeldung in die Sprechstunde. Sie sei neu in den Ort zu ihren Eltern gezogen, weil sie ihren Arbeitsplatz verloren habe und wolle nun auch einen Hausarztwechsel vornehmen, da es ihr zu anstrengend sei, mit den vielen gesundheitlichen Problemen und insbesondere mit ihren schlimmen Rückenschmerzen immer noch 20 km weit zu fahren.

— Schmerz, der trotz ärztlicher Beratung und Behandlung länger als 3 Monate dauert und nicht tumorbedingt ist, wird als **chronischer Schmerz** bezeichnet.
— Schmerz kann aufgrund seiner ursächlichen Entstehung in verschiedene Arten eingeteilt werden (▶ Abschn. 8.1.8):
  - **nozizeptiver Schmerz** (somatische Schädigung ohne Nervenbeteiligung)
  - **neuropathischer Schmerz** (Schädigung von Nervengewebe)
  - **funktioneller Schmerz** (Schmerz als Symptom psychischer Erkrankung)

▪ Hausärztliche Relevanz
Häufigkeit Fink: Schmerzen **

Chronische Schmerzen sind ein häufiges Beratungs- und Versorgungsproblem. Meist handelt es sich dabei um Erkrankungen des degenerativen Formenkreises, insbesondere um chronische Gelenks- und Rückenschmerzen. Etwa 2–3 % der deutschen Gesamtbevölkerung gelten als chronisch schwer schmerzkrank, geschätzte 18 Mio. Deutsche beklagen chronische Schmerzen wechselnder Intensität.

▪ Abwendbar gefährlicher Verlauf
— nicht erkannte Malignome
— Infektionen (z. B. Diszitis)

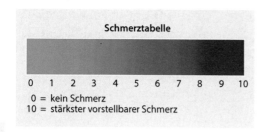

□ Abb. 4.16 Visuelle Schmerzskala zur Beurteilung der Schmerzintensität

— irreversible Schädigung von Nervengewebe
— psychosoziale Invalidität
— Medikamentenübergebrauch

■ Diagnostik
Hausärztliche Diagnostik
— Anamnese:
  – Fragen nach bekannten Schmerzursachen, Schmerzlokalisation, Begleitschmerzen, Schmerzverstärkern
  – Angaben zur Schmerzqualität (bohrend, brennend, stechend) und zur Intensität (□ Abb. 4.16)
  – ggf. einen Schmerzkalender führen lassen
  – Fragen nach Leistungsfähigkeit und Lebensqualität:
    – Können Sie sich gut selbst versorgen?
    – Können Sie Ihrer Arbeit und ihren Interessen nachgehen?
    – Nehmen Sie am öffentlichen Leben teil?
    – Was würden Sie gerne wieder machen?
    – Worin behindert Sie der Schmerz?
— körperliche Untersuchung:
  – Allgemeinstatus, Vitalparameter, betroffene Schmerzregion und angrenzende Körperregionen, bei muskuloskelettalen Erkrankungen Bewegungsumfang, Sensibilität, Motorik, Durchblutungssituation
  – MER

Erweiterte hausärztliche Diagnostik
— Sonographie bei abdominellem Schmerz, Labor (BB, CRP, BKS, RF)

Spezialisierte Diagnostik
— vor allem in den Fachrichtungen Orthopädie, Neurochirurgie, Neurologie, Schmerzambulanz
— radiologische Diagnostik: Röntgen, CT, MRT, Szintigraphie

■ Hausärztliche Beratungs- und Behandlungsinhalte
Allgemeinmaßnahmen
— Patientenaufklärung
— Entspannungstherapie
— Kognitive Verhaltenstherapie
— Bewegungstherapie
— Physiotherapie
— Ergotherapie
— Gestalt-, Musiktherapie
— Gewichtsreduktion
— Hilfsmittelverordnung (z. B. Orthesen, Gehstock, Schuhzurichtungen, Toilettensitzerhöhungen, Rollator)

Medikation
— Analgetika und Coanalgetika
— Stufenschema der WHO (▶ Abschn. 8.1.8, □ Tab. 8.3)

❯ Opioide sind nicht Mittel erster Wahl bei nichttumorbedingten chronischen Schmerzen und sind kontraindiziert bei seelischen Störungen mit dem Leitsymptom Schmerz.

Cannabinoide als Schmerzmittel
Seit 2017 können Ärzte nach § 31 (6) SGB V Cannabisarzneimittel (CAM) für Patienten mit einer schwerwiegenden Erkrankung zu Lasten der gesetzlichen Krankenversicherung verordnen, entsprechend dem Gesetz (§ 31, Abs. 6 SGB V) dann, wenn eine Alternative nicht zur Verfügung steht, wenn Alternativen nebenwirkungsbehaftet sind und eine Aussicht auf Erfolg der Behandlung besteht.

Allgemeine Vorordnungsregeln für Verordnung von Cannabis

Jeder in Deutschland approbierte Arzt darf die Verordnung von CAM vornehmen.

Vor der erstmaligen Verordnung eines CAM muss die Genehmigung der Krankenkasse eingeholt werden. Die Verordnung erfolgt über ein Rezept nach BtMVV.

Auch eine Privatverordnung ist möglich, falls die Gesetzliche Krankenkasse die Kostenerstattung nicht übernimmt, der behandelnde Arzt die Indikation aber gegeben sieht und entsprechend dokumentiert.

Jeder Arzt, der CAM verordnet, muss 12 Monate nach dem Behandlungsbeginn oder bei Abbruch der Behandlung bestimmte Daten in anonymisierter Form online an das Bundesinstitut für Arzneimittel und Medizinprodukte (BfArM) weitergeben. (Datenschutzaufklärung des Patienten) Der Einsatz von CAM ist nicht an das Vorliegen einer chronischen Erkrankung gebunden. Mit Cannabinoiden werden Symptome behandelt, nicht eine Grunderkrankung. Die Indikationsstellung für die Verordnung von Cannabinoiden als Rezepturarzneimittel liegt allein im Ermessen des Arztes.

Hausärztliches Vorgehen bei der Verordnung von Cannabis

Häufigstes Einsatzgebiet in der hausärztlichen Praxis sind **chronische Schmerzsyndrome jeder Art.**

Eine Monotherapie mit Cannabinoiden wird eher nicht empfohlen, sie sollte als ergänzende Therapie gesehen werden.

Eine Verordnung von Cannabisblüten ist wegen der Überschneidung zum privaten Gebrauch nicht unbedingt zu empfehlen.

Die Zieldosis einer Therapie mit Cannabinoiden ist patientenindividuell. niedrige Einstiegsdosis, langsame Dosistitration (in Schritten von 3–7 Tagen), Aufteilung auf 2–3 Dosen

Verordnungsfähige Höchstmengen auf 30 Tage sind zu beachten, dürfen im begründeten Einzelfall durch Kennzeichnung und Dokumentation aber überschritten werden (◙ Tab. 4.26).

Eine Einschränkung der Wirkung bei Nierenfunktionsstörungen oder Leberfunktionsstörungen ist nicht bekannt, jedoch sollte die Einstiegsdosis niedrig gehalten werden (◙ Tab. 4.27).

Weitere Therapien

Therapeutische Lokalanästhesie: Quaddelung und Schmerzpunktinfiltration z. B. mit Procain oder Lidocain

◙ Tab. 4.26 Verfügbare Cannabisarzneimittel mit Höchstdosen der Verordnung

Wirkstoff	Darreichung	Tageshöchstdosis	Indikation
Dronabinol (Rezeptur)	Kapseln oder Tropfen	5–20 (40) mg	Alle Indikationen
Cannabisblüten (Rezeptur)	Papierkapsel oder lose zum Verdampfen	200–400 mg	Alle Indikationen
Nabiximols (Fertigarzneimittel)	Spray – per os	34,4 mg THC/30 mg CBD Entspr. 12 Sprühstöße	Mittelschwere bis schwere Spastik bei MS
Nabilon (Fertigarzneimittel)	Kapseln	6 mg Entspr. 6 Kps	Chemotherapie induziertes Erbrechen und Nausea

4

▢ Tab. 4.27 Neben- und Wechselwirkungen sowie Kontraindikationen von Cannabisarzneimitteln		
Unerwünschte Wirkung	**Wechselwirkung**	**Kontraindikationen**
Übelkeit, Kreislauf-probleme, Mundtro-ckenheit, Müdigkeit, Schwindel, Appetitstei-gerung, Konzentrations-störungen	Mit Medikamenten die über Cytochrom P450 abgebaut werden Wechselseitige Hemmung ASS, NSAR, Steroiden und Betablockern Verstärkung psychotroper Substanzen	Absolut: Psychiatrische Erkrankungen insbe-sondere Psychosen Schwangerschaft und Stillzeit Hohe Opiod/Benzodiazepindosen Berufskraftfahrer Relativ: Kinder Suchterkrankungen Cave Narkose und Fahrtüchtigkeit

Operative Maßnahmen: (Spezialist)
- z. B. Endoprothetik, z. B. druckentlas-tende Operationen der WS (Sequester-entfernung)
- invasive Injektionstechniken z. B. Facet-tenblockaden, Stellatumblockade

Die Herangehensweise an die Therapie des chronischen Schmerzpatienten hängt im Wesentlichen von den vorbekannten bishe-rigen diagnostischen und therapeutischen Maßnahmen ab.

So steht an erster Stelle jeweils die Be-standsaufnahme des bisher Geschehenen, bei bekannten Patienten im Sinne einer Reevaluation, bei neuen Patienten durch sorgfältige Anamnese und körperliche Un-tersuchung. Sollte sich dabei zeigen, dass die bisherigen diagnostischen Bemühungen unvollständig sind, müssen entsprechende notwendige und sinnvolle Untersuchungen ergänzt werden.

Dabei sind als Warnsymptome zu ver-stehen:
- sensible und motorische Ausfälle
- Schmerzexazerbation mit Fieber
- Blasen- oder Mastdarmfunktionsstö-rungen
- ausgeprägte B-Symptomatik (Gewichts-verlust, Nachtschweiß, Leistungsknick)

Nach umfassender Einschätzung der Schmerzintensität und bei Beeinträchtigung der Lebensqualität sollte als erstes mit dem Patienten eine realistische Zielvereinbarung getroffen werden.

Gleichzeitig sollte festgelegt werden, mit welchen therapeutischen Interventionen dies geschehen soll.

Schmerztherapie ist eine **multimodale Therapie,** eine alleinige pharmakologische Behandlung ist meist nicht ausreichend. Die Entscheidungsfindung sollte partizi-pativ („shared decision making") getroffen werden. Dazu ist es aber nötig, den Patien-ten über seine Schmerzen und die verschie-denen therapeutischen Möglichkeiten aus-reichend gut zu informieren.

Bei der Wahl der therapeutischen Mittel sind zu berücksichtigen:
- Schmerzart und Intensität
- Begleiterkrankungen
- Kontraindikationen
- bisherige Erfahrungen des Patienten
- Patientenpräferenzen und seine Res-sourcen

❯ Schmerzen zu lindern ist eine ärztliche Kernaufgabe, gleichzeitig ist sie eine ver-pflichtende Tätigkeit. Unterlassung einer Schmerztherapie kann als unterlassene Hilfeleistung rechtlich geahndet werden.

Es ist wichtig, die Chronifizierung des Schmerzes zu vermeiden bzw. frühzeitig eine beginnende Chronifizierung zu erken-nen. Anzeichen dafür können sein:

- wiederholte AU-Zeiten wegen der gleichen schmerzhaften Erkrankung
- Unzufriedenheit am Arbeitsplatz
- ungünstige (körperliche) Arbeitsbedingungen
- psychische Erkrankungen
- niedriger sozialer Status

Praktische Durchführung einer Therapie mit Analgetika:
- niedrige Startdosis
- langsames hochtitrieren bis zum Erreichen des Therapieziels, ohne Auftreten von UAW
- retardierte Galenik
- feste Einnahmezeiten
- zusätzliche Akutbedarfsmedikation (unretardierte Formen)
- Reevaluation zu Beginn nach 6–12 Wochen: Fortführen nur bei Erfolg!
- bei Opioiden zusätzlich beachten: Laxantien (Macrogol, Lactulose, Naloxogol) zur Obstipationsprophylaxe immer mit verordnen, Antiemetika zu Beginn für etwa 2–4 Wochen, die Höchstmenge von 120 mg Morphin bei nichttumorbedingten Schmerzen nur in Ausnahmefällen überschreiten
- Opioidrotation bei fehlender Wirksamkeit als Versuch: Umstellen auf ein anderes Opioid mit halbem Dosisäquivalent und anschließender bedarfsgerechter Steigerung

Über die bei jeder medikamentösen Therapie notwendige Aufklärung über Nebenwirkungen und Wechselwirkungen mit anderen Medikamenten hinaus muss der Patient bei Verordnung von Opioiden informiert werden zu:
- arzneimittelrechtlichen Vorschriften im Umgang mit BTM-pflichtigen Medikamenten (sichere Entsorgung, Mitnahme ins Ausland)
- Auswirkungen auf Fahrtüchtigkeit und arbeitsplatzbezogene Gefahren

Bei nicht erreichen zufriedenstellender Therapieziele nach 3–6 Monaten sollte der Patient zu einer spezialisierten Behandlungseinheit (spezielle Schmerztherapie) überwiesen werden.

■ **Hausärztliche Verlaufskontrollen**

Kontrollen sind individuell festzulegen, jedoch stets in einem verbindlichen Setting und mit vorgegebenen Terminen, wobei in der Einstellungsphase mit Medikamenten kürzere 1–2 wöchentliche Abstände sinnvoll sein können. Langfristig ist ein quartalsweiser Kontakt sinnvoll und meist ausreichend.

■ **Zusammenarbeit mit Spezialisten**

Schmerztherapeuten, Schmerzkliniken, Orthopädie, Neurologie, Radiologie

■ **Relevante Leitlinien**

S1-Leitlinie chronischer Schmerz der DEGAM (2013) AWMF 053-036

S3-Leitlinie Langzeitanwendung von Opioiden bei nichttumorbedingten Schmerzen (2014) AWMF 145-003

> **Fallbeispiel**
>
> Die Patientin leidet an einer COPD bei langjährigem Nikotinabusus, die bisher mit Berodual bedarfsorientiert therapiert war. Zudem zeigt sie ein schweres degeneratives Wirbelsäulensyndrom mit Osteochondrosen und Spondylarthrosen der gesamten LWS, im Bereich L4/5 und L5/S1 sind Bandscheibenprolabierungen beschrieben. Bisher sei dies mit Diclofenac nach Bedarf therapiert worden, gelegentlich habe sie Massagen gemacht. Die Schmerzen bestünden seit vielen Jahren und sie habe nun wegen ihrer häufigen Arbeitsunfähigkeitszeiten ihren Arbeitsplatz verloren. Die Patientin beschreibt ihre Schmerzen als 9–10/10 auf der numerischen Schmerzskala und berichtet

davon, keine Freude am Leben zu haben. Die Situation, in ihrem Alter aus finanziellen Gründen wieder zu den Eltern ziehen zu müssen, empfinde sie als beschämend.

Über verschiedene Zwischenschritte wird im Laufe von 9 Monaten folgendes Therapiekonzept erarbeitet:

- zunächst wöchentlich 2 × Physiotherapie für 6 Wochen, dann 1 × /Woche, jetzt anhaltend Physiotherapie im 2 Wochenrhythmus
- Schmerzmedikation mit Oxycodon retardiert 2 × 20 mg (Komedikation Macrogol), Amitriptylin 25 mg zur Nacht
- Tätigkeit 2 × Stunden/Woche als Aushilfskraft
- Psychotherapie, zuletzt eine Sitzung alle 4 Wochen
- Anschaffung eines Hundes, mit dem die Patientin täglich 2 × 30 min spazieren geht.
- Die COPD wird mit Formoterol 2 × 12 µg als regelmäßige Inhalationstherapie behandelt.
- Ein Rauchstopp konnte erzielt werden.
- Die Patientin hat ihr Gewicht um 10 kg auf 99 kg reduziert.

Die heute 62-jährige Patientin bezeichnet ihren Schmerz jetzt als erträglich mit einer Ausprägung von 3–4/10 mit wenigen gelegentlichen Schmerzspitzen. Sie könne aber damit umgehen und sei zufrieden.

4.21 DMP-Programme

Für bestimmte chronische Erkrankungen wurden sog. DMP (Disease Management Programm) Programme installiert, die ein strukturiertes Vorgehen bei der betreffenden Erkrankung mit regelmäßigen Kontrollen ermöglichen sollen. Die Teilnahme der Patienten ist freiwillig und um daran teilnehmen zu können, ist eine Einschreibung in das Programm erforderlich. Eine Datenschutzerklärung ist wesentlicher Bestandteil der Einschreibung.

Folgende DMP's stehen derzeit zur Verfügung:
- Diabetes mellitus Typ 1
- Diabetes mellitus Typ 2
- KHK
- Asthma bronchiale
- COPD
- Brustkrebs
- Beschlossen, noch nicht umgesetzt: Osteoporose

> Für die Teilnahme als Hausarzt an den einzelnen DMP's sind jeweils Qualifikationsvoraussetzungen zu erfüllen, ebenso für die MFA, die die spezifischen Schulungen durchführt.

Ziel der DMP's sind neben dem strukturierten Vorgehen bei den i. d. R. vierteljährlichen Kontrollen vor allem die Verringerung von Komplikationsraten (z. B. Entwicklung eines diabetischen Fußes, Exazerbationen einer COPD, Auftreten eines Herzinfarkts) sowie Symptomfreiheit (z. B. keine asthmatypischen Beschwerden, keine Angina-pectoris-Anfälle) und Vermeidung von stationären Behandlungen. Besonders Wert gelegt wird auf die aktive Teilnahme der Patienten.

2018 waren in Deutschland mehr als 8 Mio. Menschen in ein DMP-Programm eingeschrieben. Eine Analyse für das Jahr 2014 ergab, dass der Anteil von Patienten mit normotensiven Blutdruckwerten sowie der Anteil von Patienten, die leitliniengerecht Metformin, ASS oder CSE-Hemmer bekamen, im Rahmen des DMP KHK bzw. des DMP Diabetes gesteigert werden konnte.

Exemplarisch ist für das DMP Diabetes mellitus Typ 2 ein DMP-Bogen in ◘ Abb. 4.17 dargestellt, die Inhalte des DMP sind daraus ersichtlich.

Verlaufsdokumentation Diabetes Typ 2

Krankenkasse bzw. Kostenträger
AOK Bayern Die Gesundh. (71101)

Name, Vorname des Versicherten
Musterfrau
Michaela
Musterweg 1
93173 Wenzenbach

geb. am
23.01.1968

Kostentraegerkennung
108416214

Versicherten-Nr.
K776897356

Versichertenart
1

DMP_Kennzeichnung

Besondere Personengruppe

Einlesedatum

Versicherungsschutz Beginn

Versicherungsschutz Ende

Geschlecht
F

Fallnummer
439
Betriebsstättennummer
688275500
Arztnummer
209980301
Behandelnder Arzt
Riedl
Dr. med. Dipl.- Bernhard
Hauptstraße 40 a
93173 Wenzenbach
Datum (origination_dttm)
10.03.2020
Datum (service_tmr)
16.01.2020

Administrative Daten

Einschreibung wegen
| Diabetes mellitus Typ 2 |

Anamnese- und Befunddaten

Körpergröße	Körpergewicht	Blutdruck
1.68 m	063 kg	135 /80 mmHg

Raucher	Begleiterkrankungen	eGFR
Nein	Keine der genannten Erkrankungen	Nicht bestimmt

HbA1c	Pathologische Urin-Album in-Ausscheidung	Pulsstatus
6.5 %	Nicht untersucht	Unauffällig

		Sensibilitätsprüfung
		Unauffällig

Weiteres Risiko für Ulcus	Ulkus	(Wund)Infektion
nein	nein	nein

Intervall für künftige Fußinspektionen (bei Patientinnen und Patienten ab dem vollendeten 18. Lebensjahr)
| Jährlich |

Relevante Ereignisse

Relevante Ereignisse	Schwere Hypoglykämien seit der letzten Dokumentation	Stationäre notfallmäßige Behandlung wegen Diabetes mellitus seit der letzten Dokumentation
Keine der genannten Ereignisse	0	0

Medikamente

Insulin oder Insulin-Analoga	Glibenclamid	Metformin
Nein		Ja

Sonstige antidiabetische Medikation	Thrombozytenaggregationshemmer	Betablocker
Ja	Nein	Nein

ACE-Hemmer	HMG-CoA-Reduktase-Hemmer	Thiaziddiuretika, einschließlich Chlorthalidon
Nein	Nein	Nein

Schulung

Schulung empfohlen (bei aktueller Dokumentation)
| Keine |

| Schulung empfohlen |

Empfohlene Schulung(en) wahrgenommen
Diabetes-Schulung
| Bei letzter Dokumentation keine |

Hypertonie-Schulung
| Bei letzter Dokumentation keine Schulung empfohlen |

Behandlungsplanung

HbA1c-Zielwert	Ophthalmologische Netzhautuntersuchung seit letzter Dokumentation	Behandlung/Mitbehandlung in einer für das Diabetische Fußsyndrom qualifizierten Einrichtung
Zielwert erreicht	Durchgeführt	Nein

Diabetesbezogene stationäre Einweisung
| Nein |

■ **Abb. 4.17** Beispiel für einen DMP-Dokumentationsbogen – DMP Diabetes Typ 2. (Stand 2020)

Ein Nachweis der Wirksamkeit von DMP-Programmen ist nach wie vor in verschiedenen Studien nicht einheitlich erbracht.

4

Übungsfragen

1. Warum sind die Detektion des erhöhten Blutdrucks und die darauffolgende Behandlung so wichtig? Nennen Sie die Inhalte der Beratung zur Lebensstiländerung bei Hypertonie. Nennen Sie die wichtigsten Medikamente (erste Wahl) zur Hypertonietherapie. Gibt es eine Hierarchie zu deren Einsatz?

2. Welche Laborwerte bestätigen eine Diabeteserkrankung, welche schließen sie sicher aus? Welche Formen von Diabetes mellitus gibt es? Nennen Sie die wichtigsten pharmakologischen Substanzklassen zur Therapie eines Diabetes mellitus.

3. Nennen Sie die NYHA-Stadien der Herzinsuffizienz. Welche Medikamente zur Behandlung der Herzinsuffizienz sind Prognose verbessernd? Welche Bedeutung hat eine gute Aufklärung von Patienten mit Herzinsuffizienz über ihr Krankheitsbild?

4. Nennen Sie verschiedene mögliche Grunderkrankungen, die für Herzrhythmusstörungen verantwortlich sein können. Nennen Sie die Kriterien, die bei der Beurteilung zur Einleitung einer Antikoagulation bei Vorhofflimmern einbezogen werden.

5. Wie ist die Aussagekraft des Belastungs-EKG's zur Diagnostik der KHK zu werten. Was sind wichtige Inhalte der Langzeitbetreuung von Patienten mit KHK? Welche Medikamente sind bei der Behandlung der KHK Prognose verbessernd?

6. Warum ist die Diagnosestellung der pAVK so bedeutungsvoll? Erklären Sie die Durchführung der ABI-Messung und was sagt das Ergebnis aus?

7. Wie hoch ist das Risiko für einen zweiten Schlaganfall? Erklären Sie die Begriffe Hemiparese/Hemiplegie/Ataxie/Apraxie/Aphasie/Anopsie. Welche Heilmittel kommen zum Einsatz? Nennen Sie Maßnahmen zur Reinfarktprophylaxe.

8. Benennen Sie die Risikoeinteilung der Hypercholesterinämie nach dem sog. SCORE. Welche medikamentösen Interaktionspotentiale stellen eine Kontraindikation in der Therapie mit Simvastatin dar? Wann ist eine dauerhafte harnsäuresenkende Therapie indiziert?

9. Erörtern Sie den Unterschied der Ursachen, des klinischen Bildes und der Lungenfunktionsparameter von Asthma bronchiale und COPD.

10. Nennen Sie die 5 häufigsten bösartigen Erkrankungen bei Männern und Frauen. Welches sind die fünf Formen des Umgangs von Patienten mit bösartigen Erkrankungen nach Abholz, Schindler und Kochen?

11. Was ist der „Gaenslen-Test"? Bei welchen Angaben und klinischen Symptomen sollte eine weitere Abklärung bei Gelenkschmerzen in jedem Fall erfolgen?

12. Wozu dienen Laboruntersuchungen bei Arthrose? Nennen Sie wichtige Allgemeinmaßnahmen und Hilfsmittel als Beratungsinhalte bei Arthrosepatienten.

13. Welche sind wichtige Indikationen, bei denen eine Basisdiagnostik der Osteoporose durchgeführt werden soll? Welches sind wichtigste Beratungselemente zur Osteoporose- und Frakturprophylaxe?

14. Welchen einfachen Screening-Test zur Depression kann man in der Praxis benutzen? Benennen Sie die

Kriterien für die Einteilung von Schlafstörungen in leicht, mittel und schwer.

15. Nennen Sie die drei großen Ursachengruppen für Epilepsie. Welche Verhaltensberatung ist bei Epilepsie besonders wichtig?

16. Welches sind die wichtigsten hausärztlichen Untersuchungsmethoden bei Schilddrüsenerkrankungen und wann sind sie indiziert?

17. Wann ist eine dauerhafte Protonenpumpeninhibitortherapie angezeigt? Welche Nebenwirkungen kann sie haben? Welche Bedeutung hat die Untersuchung auf Calprotectin im Stuhl? Welche gefährlichen Verläufe zeigt Morbus Crohn, welche die Colitis ulcerosa? Wie wird bei einer Leberzirrhose die Entstehung eines HCC überwacht?

18. Was ist eine „normale Stuhlfrequenz"?

19. Ab wann soll ein Gallenblasenpolyp weiterer Abklärung und evtl. einer Operation zugeführt werden? Was unterscheidet einen Gallenblasenpolypen i. d. R. von einem Gallenstein?

20. Welche sind die häufigsten Suchterkrankungen in der Hausarztpraxis? Was sind die wichtigsten hausärztlichen Maßnahmen? Welche Bedeutung hat die Kurzintervention?

21. Was ist eine Schmerzskala, wie ist sie aufgebaut? Nennen Sie wichtige Anzeichen/Risiken für die Chronifizierung eines Schmerzes.

22. Welche DMP-Programme gibt es derzeit in Deutschland?

Lösungen ▶ Kap. 15

Weitere häufige Beratungsursachen und organbezogene Störungen

Inhaltsverzeichnis

© Springer-Verlag GmbH Deutschland, ein Teil von Springer Nature 2020
B. Riedl und W. Peter, *Basiswissen Allgemeinmedizin*,
https://doi.org/10.1007/978-3-662-60324-6_5

Neben den wichtigsten akuten Beratungsursachen, den Notfallsituationen und den wichtigsten Krankheitsbildern mit langfristigem Betreuungsbedarf durch den Hausarzt (chronische Erkrankungen) gibt es noch eine Vielzahl in der Allgemeinarztpraxis regelmäßig häufiger Krankheitsbilder aus den verschiedensten Organbereichen. Die hausärztlichen Aspekte im Umgang mit diesen Beratungsursachen sind in diesem Kapitel dargestellt.

5.1 Beschwerden im Bereich von Hals-Nasen-Ohren

Fallbeispiel

Herr R. S., 44 Jahre, Manager, Hypertoniker, kommt zum dringenden Termin, weil er seit ein paar Stunden das Gefühl hat, rechts weniger zu hören. Zusätzlich vernimmt er auch ein Ohrgeräusch.

Wesentliche Beratungsursachen wie Halsschmerzen, Ohrschmerzen, Schnupfen, Schwindel und Mundgeruch wurden im Bereich der akuten Beratungsursachen (► Kap. 2) dargestellt. Darüber hinaus stellen sich dem Hausarzt noch einige wichtige andere Probleme im Bereich von Hals, Nase und Ohren, die in diesem Abschnitt dargestellt werden.

- **Hausärztliche Relevanz**
Häufigkeit Fink: Tinnitus ***, Nasenbluten **Stomatitis aphthosa **, Gingivitis *, trockene Nase *, Presbyakusis **, Schnarchen°, Hörsturz °.

5.1.1 Nasenbluten

Entsteht meist im Bereich des vorderen Septums (Locus Kisselbachii) durch z. B. Trauma, Entzündung oder auch anatomische Veränderungen wie ausgeprägte Septumdeviation. Anamnestisch bedeutsam sind bekannte Gerinnungsstörungen, Einnahme von Antikoagulantien und arterielle Hypertonie. Prädisponierend können trockene Schleimhäute, Allergien und akute Infektionen sein.

- **Hausärztliche Vorgehensweise**
- zum Vorgehen bei akutem Nasenbluten ► Abschn. 3.10
- Inspektion von Nase und Rachenraum, zusätzlich Blutdruckmessung
- Beruhigung des meist aufgrund der Blutung beunruhigten Patienten
- bei aufrechter Körperhaltung Kompression der Nasenflügel über mindestens 5 min
- Kühlung des Nackenbereichs – wenn vom Patienten toleriert
- ggf. Blutdrucksenkung
- bei nicht durch Kompression stillbarer Blutung Nasentamponade

> Bei durch Kompression und Tamponade nicht stillbarer Blutung ist eine Vorstellung beim HNO-Arzt oder auch in der Klinik erforderlich.

- eventuell Aussetzen der Antikoagulation (insbesondere bei rezidivierendem Nasenbluten)
- bei kreislaufrelevanten Blutungen (sehr selten) i.-v.-Zugang und reichlich Infusionsgabe, sofortige stationäre Einweisung mit (Not-)Arztbegleitung
- Empfehlung zur Nasenschleimhautpflege mit antiseptischer Nasensalbe zur Rezidivprophylaxe

5.1.2 Tinnitus (Ohrgeräusche)

Der Begriff Tinnitus bezeichnet verschiedenste vom Patienten als belastend empfundene Geräusche im Bereich des Ohrs (z. B. Summen, Pfeifen, Rauschen), akut = <3 Monate, chronisch => 3 Monate.

5

- Ursache

Am ehesten pathophysiologische Prozesse im Ohr.

❯ Häufig liegt bei Tinnituspatienten eine psychische Komorbidität vor.

- Anamnese

Zum Teil sehr belastende Geräusche im Ohr.

- Diagnostik

Insbesondere Anamnese mit genauer Beschreibung des Ohrgeräusches, Auslöser, Belastung, Inspektion von Ohr, Gehörgang, Trommelfell, Hörtest, weitere Untersuchungen (z. B. Bildgebung) entsprechend dem Einzelfall unter Beachten des medizinisch sinnvollen und ökonomisch Vertretbaren.

- Hausärztliche Beratungs- und Behandlungsinhalte

Bei **akutem Tinnitus** entsprechend Hörsturz (▶ Abschn. 5.1.3), bei **chronischem Tinnitus** „Tinnituscounseling" (ganzheitliches Prinzip mit z. B. HWS-Therapie, Hörgeräten, zahnärztliche Funktionstherapie oder Selbsthilfe), kognitive Verhaltenstherapie. Medikamentöse Maßnahmen zur Behandlung des Tinnitus werden nicht empfohlen, eventuell aber Behandlung der Komorbiditäten.

- Zusammenarbeit mit Spezialisten

HNO-Arzt, Psychotherapie.

- Relevante Leitlinie

S3 Leitlinie chronischer Tinnitus (2015) AWMF 017-064.

5.1.3 Hörsturz

Es handelt sich um eine plötzlich auftretende Schallempfindungsschwerhörigkeit ohne erkennbare Ursache, z. T. verbunden mit Ohrgeräusch und/oder Schwindel.

- Ursache

Weitgehend unbekannt, fraglich vaskuläre und rheologische Störungen, Infektionen und zelluläre Regulationsstörungen.

- Anamnese

Akute Hörminderung meist einseitig, eventuell Schwindel und Ohrgeräusch, z. T. auch Druckgefühl Ohr und Missempfindung.

- Körperlicher Befund

Ohrbefund unauffällig, im Hörtest je nach Ausprägung Hörminderung über alle Töne oder Tief-, Mittel- bzw. Hochtonverlust.

- Diagnostik

Anamnese, Ohruntersuchung zum Ausschluss anderer Ursachen (z. B. Cerumen), Hörtest, Rinne-, Weber-Test (▶ Abschn. 2.5), orientierende Vestibularisprüfung (Romberg-Unterberger, Frenzelbrille).

- Hausärztliche Beratungs- und Behandlungsinhalte

Da die Ursache nicht bekannt ist, gibt es keine einschlägige Therapie. Aufgrund der für den Patienten belastenden Situation sind aber Therapieversuche gerechtfertigt.

❯ Spontanheilung ist möglich und es kann bei leichteren Fällen (nach Ausschluss von AGVs) einige Tage abgewartet werden.

In schwereren Fällen unmittelbarer Beginn mit systemischer Kortikoidtherapie (Prednisolon 3 Tage 250 mg i.v.). Hämodilution (z. B. HES), hyperbare Therapie und antivirale Therapie werden nicht empfohlen.

- Zusammenarbeit mit Spezialisten

HNO-Arzt zur Diagnostik und für Spezialuntersuchungen, wenn nicht selbst durchführbar, in Fällen mit schwerer Beeinträchtigung des Patienten auch klinische Behandlung erforderlich.

- **Relevante Leitlinie**

S1 Leitlinie Hörsturz (2014) AWMF 017-010.

5.1.4 Altersschwerhörigkeit (Presbyakusis)

Sensorineurale Schwerhörigkeit beidseits ab dem 5. bis 6. Lebensjahrzehnt mit Hochtonverlust. Zur weiteren Einteilung ◘ Tab. 5.1

- **Ursache**

Physiologische Alterungsprozesse.

- **Anamnese**

Zunehmende Probleme beim Hören, oft werden die Patienten auch von Angehörigen geschickt – hohe Dunkelziffer. Hilfreich zur Detektion einer Schwerhörigkeit kann der Mini-Audio-Test nach Löhler et al. (◘ Abb. 5.1) sein.

- **Diagnostik**

Anamnese, gezieltes Nachfragen, Inspektion des Gehörgangs zum Ausschluss möglicher Schallleitungsprobleme, Hörtest.

- **Hausärztliche Beratungs- und Behandlungsinhalte**

Beratung von Betroffenem und Angehörigen zum Krankheitsbild und Verhalten, Versorgung mit Hörgeräten.

❯ In einer Studie konnte nachgewiesen werden, dass die Sterblichkeit bei Schwerhörigen deutlich höher ist. Ebenso konnte nachgewiesen werden, dass Schwerhörigkeit kognitiven Abbau beschleunigt.

- **Zusammenarbeit mit Spezialisten**

Zur Versorgung mit Hörgeräten unerlässlich, da nur der HNO-Arzt diese verordnen darf.

5.1.5 Schnarchen

Meist inspiratorische Geräusche, die vom Patienten oder dessen Partner wahrgenommen werden.

❯ Bei Schnarchen ist eine Abgrenzung zum obstruktiven Schlafapnoesyndrom (OSA) ist erforderlich.

- **Ursache**

Vibration von Weichteilstrukturen an Engstellen der oberen Atemwege im Schlaf aufgrund der Abnahme des Muskeltonus, häufig am Weichgaumen.

- **Anamnese**

Entweder selbst Wahrnehmen oder Beklagen der Geräusche durch Partner, z. T. auch trockener Mund und Gaumen am Morgen.

- **Diagnostik**

Anamnese (wann, wie lange, Auslöser, Probleme am Tag wie z. B. Müdigkeit, Begleiterkrankungen wie Hypertonie, Übergewicht, Diabetes – Alkohol- Nikotinkonsum). Untersuchung des gesamten HNO-Bereichs, im Einzelfall technische Untersuchungen (z. B. Bildgebung), Allergietestung.

❯ Eine schlafmedizinische Untersuchung (Polygraphie) ist indiziert, wenn der Verdacht auf eine schlafbezogene Atmungsstörung besteht, relevante Komorbiditäten vorliegen oder Therapiewunsch des Schnarchens besteht.

- **Hausärztliche Beratungs- und Behandlungsinhalte**

Da Schnarchen derzeit nicht als Erkrankung angesehen wird, besteht keine Indikation zur Therapie, deshalb Behandlung nur bei Therapiewunsch des Patienten.

Mögliche individuelle Empfehlungen: Lebensstiländerung (Gewichtsreduktion,

Tab. 5.1 Einteilung der Funktionseinschränkungen des Gehörs nach WHO. (Aus Pinilla et al. 2015)

Grad	Hörverlust	ISO-Werte (in dB und gemessen am besseren Ohr)	Auswirkung[a]	Empfehlungen
0	–	≤25	Keine oder nur sehr geringe Hörprobleme. Kann Flüstern verstehen	–
1	Leicht	26–40	Kann in normaler Lautstärke gesprochene Wörter aus 1 m Entfernung hören und wiederholen	Beratung, ggf. Hörgeräte erforderlich
2	Mittel	41–60	Kann in mit lauter Stimme gesprochene Wörter aus 1 m Entfernung hören und wiederholen	Hörgeräte empfohlen
3	Schwer	61–80	Kann einzelne Wörter hören, wenn sie in das bessere Ohr geschrien werden	Hörgeräte erforderlich. Ohne Hörgeräte sollten Lippenablesen und Gebärdensprache erlernt werden
4	Sehr schwer einschl. Taubheit	≥81 dB (am besseren Ohr)	Kann auch Schreien nicht hören und verstehen	Hörgeräte können zum Verstehen von Sprache beitragen. Zusätzlich Rehabilitation erforderlich. Lippenablesen und gelegentlich Gebärdensprache notwendig

Mini-Audio-Test (MAT) zur Erfassung von Hörminderungen ab dem 50. Lebensjahr	stimmt	stimmt teilweise	stimmt nicht
Beantworten Sie bitte jede Frage spontan. Wenn Sie die entsprechende Situation nicht kennen, versuchen Sie bitte, sich eine möglichst ähnliche vorzustellen. Bitte beantworten Sie unbedingt alle Fragen.			
1 Andere sagen mir, dass ich meinen Fernseher zu laut einstellen würde.			
2 Das Zwitschern von Vögeln oder das Zirpen von Grillen höre ich schlecht.			
3 Eine Unterhaltung mit einer anderen Person in einem fahrenden Bus verstehe ich schlecht.			
4 Wenn jemand flüstert, habe ich Probleme ihn zu verstehen.			
5 Meine Hörprobleme führen zu Missverständnissen mit meinen Gesprächspartnern.			
6 Andere sagen mir, dass ich Hörprobleme haben würde.			
Summe			

Abbildung 2: Mini-Audio-Test zum frühzeitigen Screening auf Schwerhörigkeit (16).

Eine weitere fachspezifische Diagnostik beim HNO-Arzt ist bei einer Gesamtpunktzahl von 2 Punkten ab dem 50. Lebensjahr (AG1) und von 3 Punkten ab dem 60. Lebensjahr (AG2) erforderlich (Sensitivität AG1: 0,66, AG2: 0,69; Spezifität AG1: 0,62, AG2: 0,80; positiver prädiktiver Wert AG1: 0,60, AG2: 0,89; negativer prädiktiver Wert AG1: 0,49, AG2: 0,30).

Auswertung der Fragen:

„stimmt" .... 2 Punkte
„stimmt teilweise" .... 1 Punkt
„stimmt nicht" .... 0 Punkte

Die Summe aller Punkte bilden.

Abb. 5.1 Mini-Audio-Test (MAT). (Aus Löhler 2019)

Verzicht auf Alkohol und Nikotin), Vermeidung von Rückenlage, Applikation von Ölen auf die Nasenschleimhaut, Unterkieferprotrusionsschiene, minimal invasive operative Maßnahmen am weichen Gaumen.

■ **Zusammenarbeit mit Spezialisten**

HNO-Arzt, Schlafmediziner im Hinblick auf OSA.

■ **Relevante Leitlinie**

S3 Leitlinie Diagnostik und Therapie des Schnarchens des Erwachsenen (2019) AWMF 017-068.

5.1.6 Stomatitis aphthosa

■ **Ursache**

Erstinfektion mit Herpes-simplex-Viren Typ I, Auftreten meist bei Kleinkindern.

■ **Anamnese**

Eltern berichten über kaum mögliche Nahrungsaufnahme, allgemeine Schwäche und Fieber.

■ **Körperlicher Befund**

Typische Bläschen mit später entstehenden kleinen Ulzera, erhebliche Lymphknotenschwellung, teilweise deutlich reduzierter Allgemeinzustand.

■ **Diagnostik**

Inspektion („Kennerschaft").

■ **Hausärztliche Beratungs- und Behandlungsinhalte**

Aufklärung über das Krankheitsbild, welches in aller Regel ohne Folgen ausheilt. Anweisung zu ausreichender Flüssigkeitszufuhr, eventuell Lokalanästhetika, bei schweren Verläufen Aciclovir.

❯ Bei schweren Verläufen und nicht ausreichender Flüssigkeitszufuhr sollte rasch stationär eingewiesen werden.

Fallbeispiel

Bei dem Patienten zeigt sich ein unauffälliger Gehörgang und unauffälliges Trommelfell. Im Hörtest werden die tiefen Töne deutlich schlechter erkannt, die orientierende Untersuchung des Vestibularapparats ist unauffällig. Es wird das Beratungsergebnis „Bild eines Hörsturzes" gestellt. Nach eingehender Aufklärung wird dem Patienten eine Kortisontherapie (je 250 mg Prednisolon über 3 Tage) empfohlen. Nach einer Woche ist der Patient beschwerdefrei.

5.2 Beschwerden im Bereich der Augen

Fallbeispiel

Eine 82-jährige Patientin kommt zusammen mit ihrer Tochter zur Besprechung ihrer weiteren Schmerztherapie bei chronisch schwerem degenerativem Wirbelsäulenleiden in die Praxis. Zum Ende der Beratung erwähnt sie noch, dass sie seit zwei Tagen ein zunehmend schmerzhaftes Augenlid habe.

Beratungsursachen im Bereich der Augen sind in der Praxis häufig. Die häufigsten Ursachen und -ergebnisse werden hier dargestellt.

◾ **Hausärztliche Relevanz**
Häufigkeit Fink: Konjunktivitis **, Konjunktivitis nach Fremdkörper **, Hordeolum **, Blepharitis **, Glaukom **, Augenbrennen **, Fremdkörper Auge *, Augenschmerzen °, Chalazion °, Iritis °, Keratokonjunktivitis °.

5.2.1 Rotes Auge

Der häufigste Vorstellungsgrund von Patienten mit Beschwerden an den Augen in der hausärztlichen Praxis ist ein unspezifischer Symptomenkomplex aus Jucken, Brennen, Druck-und Fremdkörpergefühl, Lichtempfindlichkeit und Tränenfluss mit dem Leitsymptom ein- oder beidseitiges „rotes Auge".

Konjunktivitis, Keratokonjunktivitis

- bakteriell
  - meist einseitig beginnend mit putridem Sekret (häufig zur Badesaison)
  - häufigste Ursachen: vorwiegend Staphylokokkeninfektionen,
  - selten, aber problematisch und chronisch verlaufend: Chlamydieninfektion
  - Therapie: lokal mit antibiotischen Tropfen (zur Nacht Salbe) wie Chinolone, Aminoglykoside
  - Chlamydieninfektionen erfordern eine systemische Therapie (Azithromycin 500 mg tgl. über 3 Tage)
- viral
  - meist einseitig beginnend, im Intervall auf das zweite Auge überspringend,
  - Beginn mit Lidschwellung und konjunktivaler Rötung des Auges, starker Tränenfluss, Lichtempfindlichkeit und bei Mitbeteiligung der Hornhaut sehr schmerzhaft
  - häufigste Ursache: hochinfektiöse Adenoviren (Keratokonjunktivitis epidemica)
  - Therapie: lokal befeuchtend, Lichtschutz
- allergisch
  - meist beidseitig gleichzeitig mit starkem Juckreiz
  - häufigste Ursache: Pollenallergie
  - Therapie: lokal oder systemisch Antihistaminika (Cetirizin, Loratadin)

- Hausärztliche Beratungs- und Behandlungsinhalte
- Anamnese (Verlauf, Umgebungsinfektion, Allergieexposition, Fremdkörper)
- Inspektion des Auges einschließlich Ektropionieren
- Nach Abschätzung der Schwere der Beschwerden, Ausschluss von Visusminderung, Trauma und Glaukomanfall, therapeutischer Versuch mit (Lokal-)Therapie je nach Eingruppierung der Beschwerden (eher bakteriell – eher viral – eher allergisch)
- bei V. a. Hornhautbeteiligung, Verschlechterung, ausbleibendem Therapieerfolg, Rezidiv, Vorstellung beim Augenarzt

Iritis, Iridozyklitis

In der hausärztlichen Praxis als Differenzialdiagnose des „roten Auges" eher selten vorkommend, aber insbesondere bei vorbestehenden Erkrankungen des rheumatischen Formenkreises, aber auch nach urogenitalen und gastrointestinalen Infektionen ist daran zu denken. Eine Überweisung in den spezialisierten Bereich sollte rasch erfolgen.

Subkonjunktivale Einblutung (Hyposphagma)

Die harmlose, den Patienten aber stark beunruhigende subkonjunktivale Einblutung kommt vorwiegend bei älteren Menschen – und hier meist spontan – vor. Weitere Ursachen können sein: starke Anstrengungen wie z. B. unter einer Geburt, Antikoagulantientherapie, arterielle Hypertonie.

- Anamnese

Die Patienten bemerken „plötzlich" ein rotes blutunterlaufenes Auge mit Aussparung der Pupille, gelegentlich verspüren sie leichten Druck im Auge.

- Diagnostik
- Prüfung der Sehfähigkeit

- Blutdruckkontrolle
- Überprüfung einer bestehenden Antikoagulation (INR)

❯ Im Unterschied zu anderen Erkrankungen mit „rotem Auge" sind beim Hyposphagma keine Gefäße mehr abgrenzbar, es zeigt sich eine homogene Rötung.

- Hausärztliche Beratungs- und Behandlungsinhalte

Beratung über die Harmlosigkeit des Krankheitsbildes. Das Hyposphagma verschwindet durch Resorption des Blutes innerhalb von 2 Wochen ohne Behandlung. Gerinnungsstörungen, entgleiste Antikoagulation oder arterielle Hypertonie sind entsprechend zu therapieren.

5.2.2 Erkrankungen der Lider: Blepharitis, Hordeolum, Chalazion

Belpharitis

Sie ist häufig vergesellschaftet mit anderen Hauterkrankungen wie Atopie, Akne, Rosazea, seborrhoisches Ekzem. Der Verlauf ist oft chronisch, typisch sind morgendlich verklebte Augen, Lidrandkrusten und Fremdkörpergefühl, manchmal auch weitere unspezifische Symptome wie eingangs beschrieben.

Hordeolum („Gerstenkorn")

Sehr **schmerzhafte** Entzündung am Lidrand mit Schwellung und Rötung, sowohl außen am Lid (H. externum, Zeisdrüse) als auch nach innen (H. internum, Meibomdrüse) auftretend. (◻ Abb. 5.2) Letzteres ist erst durch Ektropionieren des Lids sicher zu erkennen.

- Abwendbar gefährlicher Verlauf

Infektionsausbreitung in die Orbita.

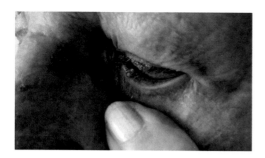

Abb. 5.2 Typischer Befund eines Hordeolums bei einem 82-jährigen Patienten mit seit 2 Tagen bestehenden Schmerzen im Bereich des linken Unterlids – Spontanheilung binnen 8 Tagen. Nebenbefundlich raue Stelle am Nasenrücken, Bild einer aktinischen Keratose (▶ Abschn. 5.8.15)

Chalazion („Hagelkorn")

Schmerzloses Anschwellen einer den Talg nicht mehr entleerenden Meibomdrüse (vergleichbar Atherom), meist dem Lid aufsitzend.

- ▪ Hausärztliche Beratungs- und Behandlungsinhalte
- ▬ Anamnese, Inspektion und Palpation des Auges und der Lymphknotenstationen, Ektropionieren der Lider
- ▬ Inspektion des übrigen Integuments zur Einordnung weiterer Hautveränderungen
- ▬ Empfehlung von Lidrandpflege zur Ablösung der Krusten und Verklebungen, Wärmeapplikation zur Verflüssigung des Sekrets
- ▬ Verordnung antiseptischer oder antibakterieller Salben (Tetrazyklin, Ofloxacin). In Einzelfällen systemische Antibiose
- ▬ bei therapieresistenten oder schwerwiegenden Verläufen Vorstellung beim Spezialisten, ggf. auch zur Eröffnung des Hordeolum bzw. Exzision des Chalazions

> ❯ Eine Blepharitis kann auch als Komplikation des trockenen Auges auftreten.

5.2.3 Trockenes Auge

Beschwerden durch das sog. „trockene Auge" sind insbesondere im höheren Lebensalter sehr häufig. Geschätzt gut 10 % der Gesamtbevölkerung leiden darunter. Ursächlich sind sowohl Tränenmangel als auch vermehrte Verdunstung der Tränenflüssigkeit. Risikofaktoren sind Alter, weibliches Geschlecht, Kollagenosen, Medikamente (trizyklische Antidepressiva, Antihistaminika, Betablocker, Diuretika). Unter den jüngeren Patienten finden sich vorwiegend Kontaktlinsenträger.

- ▪ Abwendbar gefährliche Verläufe
Hornhautaffektionen, Visusverlust.

- ▪ Anamnese
Auch hier sind Beschwerden, die von den Patienten geklagt werden, eher unspezifisch.

- ▪ Hausärztliche Beratungs- und Behandlungsinhalte
- ▬ Einordnen des Beschwerdebildes durch Anamnese (Verlauf, tageszeitliche Schwankung der Beschwerden, Sehstörungen, Risikofaktoren) und Untersuchung (Inspektion und Palpation, Ektropionieren, klinisches Bild: Begleitblepharitis?)
- ▬ Wenn ein trockenes Auge als wahrscheinlich oder möglich gilt, erfolgt zur weiteren Abklärung die Überweisung zum Augenarzt (Schirmertest, Spaltlampenuntersuchung).
- ▬ Beseitigung auslösender Faktoren (Medikation)
- ▬ Behandlung von Grunderkrankungen
- ▬ Augen- und Lidrandpflege
- ▬ Verordnung von Tränenersatzflüssigkeit

5.2.4 Fremdkörper und Verletzungen

- **■ Abwendbar gefährlicher Verlauf**

Minderung der Sehfähigkeit bis hin zu Verlust des Auges.

- **■ Ursachen (am häufigsten)**
- – Kontusion (z. B. Handgreiflichkeiten)
- – Perforation (z. B. Metall- und Holzteile)
- – chemische und Physikalische Traumen (z. B. Säure, Lauge, Verblitzung)
- – oberflächliche Fremdkörper (z. B. Wimper, Insekten, Schmutz)

❯ Der häufigste Vorstellungsgrund in der hausärztlichen Praxis bei Verletzungen am Auge ist der oberflächliche Fremdkörper im Auge.

- **■ Anamnese**

Häufige Aussage: „Mir ist irgendetwas ins Auge gekommen." oder „Ich habe was im Auge". Fremdkörpergefühl, Druck und auch Schmerzen werden angegeben.

- **■ Körperlicher Befund**

Augenscheinliche schwere Verletzungen können mit Blutungen einhergehen, Hämatombildungen können zu sehen sein, aber auch im Auge steckende Objekte. Wahrscheinlicher sind gerötete Konjunktiven, Tränenfluss, aber auch Blepharospasmus.

- **■ Diagnostik**
- – Anamnese: Was ist passiert?, Was könnte es sein?
- – Untersuchung: Inspektion aller Augenabschnitte inklusive Ektropionieren der Lider

- **■ Hausärztliche Beratungs- und Behandlungsinhalte**
- – **Schwerwiegende Verletzungen** mit Blutungen und Allgemeinreaktionen werden rasch notfallmäßig einer weiteren stationären Versorgung zugeführt.
- – Bei sicheren oder bei möglichen **Verletzungen durch Fremdkörper** (fest öder flüssig) stellt die rasche **Spülung** des Auges am besten mit Ringer- oder physiologischer Kochsalzlösung die erste Therapie der Wahl dar. Dabei kann häufig der Großteil des Fremdmaterials entfernt werden. Insbesondere bei Verätzungen ist schnellstmögliche Vorstellung beim Augenarzt zwingend (am besten unter Fortführung der Spülung z. B. durch den Sanitätsdienst).
- – **Oberflächliche Partikel** wie Schmutz, Wimper, Insekt können bei Anhaftung an der Lidinnenseite auch gut mit einem angefeuchteten Wattebausch entfernt werden.
- – Rasch nachlassende oder vollständig beseitigte Beschwerden erlauben dann auch das Zuwarten, in allen anderen Fällen ist die Vorstellung beim Augenarzt notwendig.

❯ Hornhautverletzungen sind nicht mit bloßem Auge sichtbar und eine iatrogene Verletzung kann auch beim Entfernen eines Fremdkörpers entstehen.

5.2.5 Sehstörungen

Einschränkungen des Sehvermögens

Patienten kommen mit Symptomen, die typisch sind für Refraktionsanomalien, also Einschränkungen des Sehvermögens in der Nähe (Hyperopie) oder der Weite (Myopie) eher weniger in die hausärztliche Praxis. Im Rahmen von Vorsorgeuntersuchungen bei Kindern, Jugendarbeitsschutzuntersuchungen oder anderen Tauglichkeitsuntersuchungen können diese aber ebenso wie Farbsinnstörungen durchaus festzustellen sein. Die weitere Abklärung obliegt dem Augenarzt.

5

Akute Sehstörungen

Regelmäßig aber werden Patienten mit akuten Sehstörungen, Verschwommensehen, dem Gefühl von Trübungen, Figurensehen oder auch der Angabe, kurzzeitig nichts gesehen zu haben, vorstellig.

Die meisten dieser Sehstörungen erweisen sich als harmlos, differenzialdiagnostisch ist aber auch an schwerwiegende Erkrankungen zu denken:

- **Mouches volantes:** durch harmlose Glaskörpertrübungen zustande kommende, sich durch das Gesichtsfeld bewegende flocken- oder spinnwebenartige Gebilde. In Kombination mit Sehstörungen, Blitzen im Auge oder Schattensehen können dies aber auch **Vorboten einer Netzhautablösung** sein.
- **Anopsien, Hemianopsien oder Quadrantenanopsien** sind dringend verdächtig für eine zerebrale Durchblutungsstörung (▶ Abschn. 3.9)
- **Verzerrtsehen, Flimmerskotome oder Amaurosis fugax** lassen an eine Migräne (▶ Abschn. 2.12.1) denken, können aber auch Zeichen einer Netzhautablösung, oder eines zentralen Verschlusses der A. retinae sein (▶ Abschn. 3.9).

5.2.6 Chronische Erkrankungen mit begleitender Sehverschlechterung

Grauer Star (Katarakt)

Da 90 % aller Menschen im höheren Lebensalter eine Katarakt entwickeln und ein großer Anteil darunter erhebliche Beeinträchtigungen der Sehfähigkeit aufweist, trifft der Hausarzt dieses Krankheitsbild in seiner Praxis sehr häufig an. In den meisten Fällen ist er zwar nur im Rahmen der Kataraktoperation zur Durchführung der präoperativen Diagnostik in dieses Krankheitsbild eingebunden. Dennoch sollte bei alten Menschen im Rahmen von Sturzneigung,

Schwindel und Gangunsicherheit, aber auch der Beratung zur Fahrtauglichkeit an dieses Krankheitsbild gedacht werden.

Weitere wichtige Risikofaktoren zur Entwicklung eines Katarakts:
- Diabetes mellitus
- Steroidtherapie

Grüner Star (Glaukom)

Durch eine Abflussbehinderung des Kammerwassers kommt es zu Druckschäden am Sehnerven und der Retina. Das Glaukom stellt neben der Makuladegeneration und der diabetischen Retinopathie den wichtigsten Erblindungsgrund in westlichen Industrienationen dar. Rund 2,5 % der erwachsenen Bevölkerung sind von Glaukom betroffen. Risikofaktoren sind Alter, Genetik (Angehörige mit Glaukom), Myopie >5 dpt., Z. n. Verletzungen am Auge, Steroidtherapie.

- Abwendbar gefährlicher Verlauf

Druckschädigung des Sehnervens mit der Folge der Erblindung.

- Anamnese
- Rötung
- Druckgefühl im Auge
- Kopfschmerzen
- Lichtempfindlichkeit
- Visusschwankungen

- Hausärztliche Beratungs- und Behandlungsinhalte

Bei dem mit Beschwerden vorstellig werdenden Patienten sollte eine Einordnung wiederum durch Anamnese und klinische Untersuchung des Auges und seiner Anhangsgebilde vorgenommen werden und nach Ausschluss anderweitiger einfacher Ursachen eine Vorstellung beim Augenarzt erfolgen.

Die Rolle des Hausarztes in der Behandlung besteht in der Beachtung von Morbiditäten, die eine Behandlung mit betablockerhaltigen Medikamenten nicht zulassen, wie AV-Block II° und Asthma bronchiale sowie kardiale Bradykardie, ebenso wie in der Mitüberwachung der regelmäßigen Durchführung der Tropfenbehandlung.

Ziel der Therapie ist die Senkung des Augeninnendrucks, i. d. R. durch regelmäßige Applikation drucksenkender Augentropfen (Betablocker, Parasympathomimetika, etc.).

Akuter Glaukomanfall
— stärkste Schmerzen im Auge und Gesicht
— Visusminderung
— Übelkeit bis hin zum Erbrechen
— Farbringsehen

❯ Der seltene Glaukomanfall stellt einen augenmedizinischen Notfall mit raschem Handlungsbedarf dar, eine sofortige Vorstellung beim Augenarzt oder in der Klinik muss erfolgen.

Makuladegeneration
Das Zentrum der Scharfsichtigkeit ist am ehesten betroffen, deshalb werden diese Patienten relativ rasch vorstellig, wobei die meisten Patienten direkt den Augenarzt aufsuchen.

Da ein Großteil des Risikos für diese Erkrankung genetisch ist, besteht die Rolle des Hausarztes darin, anamnestisch das Risiko seiner Patienten zu ermitteln und dann zur regelmäßigen Vorstellung beim Augenarzt zu raten.

Diabetische Retinopathie
Mindestens 10 % aller Patienten einer hausärztlichen Praxis leiden an Diabetes mellitus, daher ist auch die Folgeerkrankung diabetische Retinopathie eine nicht seltene Erkrankung (▶ Abschn. 4.2). Zur Vermeidung

ist auf eine optimale Stoffwechseleinstellung zu drängen und zur Früherkennung ist der Patient zur regelmäßigen augenärztlichen Untersuchung anzuhalten (▶ Abschn. 4.21). Das Intervall richtet sich nach dem individuellen Risiko des Patienten (z. B. jährlich bei Risikokonstellation, alle 2 Jahre ohne Risikokonstellation).

Fundus hypertonicus
Auch hier liegt die Bedeutung in der Häufigkeit der Grunderkrankung, die mit einer Häufigkeit von über 50 % bei älteren Erwachsenen die wichtigste chronische Erkrankung darstellt. Dauerhaft schlecht eingestellter Blutdruck kann zu Einblutungen in die Netzhaut und arteriosklerotischen Veränderungen der retinalen Gefäße führen.

Auch hier liegt die Aufgabe des Hausarztes in der Detektion der arteriellen Hypertonie, der Blutdruckeinstellung und Überweisung zur augenärztlichen Untersuchung.

Fallbeispiel

Am linken unteren Augenlid der Patientin zeigt sich von außen zum nasalen Augenwinkel hin eine leichte rötliche Erhebung. Bei der Inspektion, auch der inneren Lidanteile, zeigt sich deutlich eine stecknadelkopfgroße Schwellung und Rötung, die auf Druck schmerzhaft ist. Der Patientin wird erörtert, dass sie ein „Gerstenkorn" habe, und dass dies primär ungefährlich ist. Sie erhält eine ofloxacinhaltige Augensalbe und wird zu regelmäßiger Anwendung und Wärmetherapie mittels Rotlichtbestrahlung angehalten. Eine Kontrolluntersuchung nach einer Woche zeigt eine vollständige Abheilung.

5

5.3 Beschwerden der ableitenden Harnwege und männlichen Geschlechtsorgane

Fallbeispiel

Die Ehefrau eines 78-jährigen Patienten ruft am Montagmorgen in der Praxis an und bittet um einen dringenden Hausbesuch. Ihrem Mann gehe es gar nicht gut, er liege im Bett, er habe erbrochen und Fieber, am Sonntag habe er gefröstelt und am Abend Schüttelfrost bekommen.

5.3.1 Vorhautverklebung, Phimose, Balanitis

■ **Hausärztliche Relevanz und Ursachen**
Häufigkeit Fink: Phimose *, Balanitis *
Viele Neugeborene zeigen eine physiologische Verklebung des Präputiums mit der Glans Penis.

Die **Phimose des jüngeren Mannes** kommt vor als „Relikt" einer in der Kindheit nicht adäquat behandelten Veränderung.

Die **Phimose beim älteren Mann** ist häufig eine sekundär entstandene Erkrankung, ebenfalls durch Vernarbungen bei Mikrotraumen oder durch einen Diabetes mellitus.

■ **Abwendbar gefährliche Verläufe**
— Peniskarzinom
— Paraphimose
— Geschlechtskrankheiten

■ **Anamnese und körperlicher Befund**
— Im Rahmen von Kindervorsorgeuntersuchungen werden Vorhautverklebungen und einschnürende Phimosen gesehen. Gelegentlich auftretende Balanitiden, aber auch ein sich bei der Miktion aufblähendes Präputium führen zur Vorstellung der Kinder.

— Die Vorstellung beim jungen Mann erfolgt nicht selten, wenn bei ersten sexuellen Kontakten die Schmerzhaftigkeit der Erektion und insbesondere des Geschlechtsverkehrs den Anlass zu ärztlicher Behandlung gibt. Häufig kommt es bei sexuellen Handlungen dabei zu Einrissen an den inneren Abschnitten der Vorhaut, durch die nachfolgenden Vernarbungen nimmt die Verengung weiter zu.

— Ältere Patienten stellen sich häufiger wegen des Auftretens von Vorhautentzündungen (Balanitis) vor. Dafür sind die mögliche Koinzidenz aus eingeschränkten anatomischen und personenbezogenen Hygienemaßnahmen die Auslöser.

■ **Diagnostik**
— Anamnese
  – Wie lange besteht die Veränderung? Besteht Schmerzhaftigkeit? Hygieneprobleme?
  – Behinderte Miktion?, Unfähigkeit zur Kohabitatio?
— Untersuchung
  – Die Diagnose kann gestellt werden, wenn der Versuch, die Vorhaut über die Glans Penis zurückzuziehen, nicht gelingt. Beim sexuell aktiven Mann sollte nach entsprechenden Zeichen von Geschlechtskrankheiten geachtet werden, auch atypische Hautveränderungen und Ulzerationen sollten beachtet werden. Eine Palpation der inguinalen Lymphknoten ist hier sinnvoll.

❯ Die Paraphimose, also das gewaltsame Zurückstreifen der Vorhaut mit anschließender Unfähigkeit, diese wieder zu reponieren, stellt einen Notfall dar, da es zur Abschnürung der Glans Penis kommt. Kann die Vorhaut nicht reponiert werden, ist eine umgehende Überweisung zum Spezialisten erforderlich.

- Hausärztliche Beratungs- und Behandlungsinhalte

Neugeborenes, Säugling, Kleinkind

Die Vorhautverklebung des Neugeborenen löst sich meist spontan bis zum Kindergarten oder Grundschulalter. Eine Behandlung ist hier in aller Regel nicht notwendig. Die Aufklärung der Eltern reicht.

Bei ausbleibender Lösung kann ein Versuch mit lokal angewandter Steroidsalbe (z. B. 0,1 % Betamethasonsalbe) für 4–6 Wochen 3 × tgl. durchgeführt werden. Bei ausbleibendem oder unvollständigem Erfolg kann eine mechanische Lösung in Kurznarkose oder Oberflächenanästhesie (z. B. Lidocain und Prilocain-Salbe) erwogen werden.

Kind

Bei der kindlichen Phimose ist die lokale Steroidtherapie heute ebenso die Therapie erster Wahl. Die Zirkumzision als primäre Therapie ist ratsam bei Miktionsstörungen und bei rezidivierenden Entzündungen der Vorhaut (Balanitis).

Erwachsener

Beim erwachsenen Mann ist die Zirkumzision Therapie der Wahl. Je jünger ein Patient und je problematischer auch die hygienische Situation ist, desto eindringlicher sollte der Hausarzt auch dem beschwerdearmen Mann zur Zirkumzision raten, um Komplikationen zu vermeiden. Der Eingriff kann unproblematisch ambulant durchgeführt werden.

Die akute Balanitis kann durch lokal antiseptische Maßnahmen wie Umschläge und Sitzbäder gemildert werden. Eine antibiotische Therapie ist zu erwägen bei Mitbeteiligung des gesamten Penis.

> Balanitis und Phimose stellen einen nicht zu unterschätzenden Risikofaktor zur Entstehung eines Peniskarzinoms dar.

- Relevante Leitlinie

S1 Leitlinie Phimose und Paraphimose (2017) AWMF 006-052.

5.3.2 Akuter skrotaler Schmerz

Epididymitis

- Hausärztliche Relevanz und Ursachen

Häufigkeit Epididymitis *, Hodenschmerz *

Die Entzündung des Nebenhodens ist eine vorwiegend beim älteren Mann vorkommende Erkrankung. Aber auch junge Männer können betroffen sein. Häufig liegen vorbestehende Miktionsprobleme vor, nicht selten mit Restharnbildung. Durch primären Harnwege- oder Prostatainfekt kommt es zur Infektion auf kanalikulärem Weg.

- Anamnese und körperlicher Befund

Der Patient berichtet über relativ rasch, aber nicht hoch akut einsetzende progrediente Schmerzen und Berührungsempfindlichkeit, häufig begleitet von Miktionsbeschwerden, aber auch von Fieber und Schüttelfrost. Das Skrotum kann dick anschwellen und überwärmt sein.

Es zeigt sich ausgeprägter Palpationsschmerz des Nebenhodens, häufig auch des Hodens, nicht immer ist dies aufgrund der Schwellung eindeutig differenzierbar.

- Abwendbar gefährlicher Verlauf

Hodentorsion, abszedierende Infektion.

- Diagnostik
- Befragung zu zeitlichem Verlauf, Miktionsproblemen, Fieber, Schüttelfrost
- klinische Untersuchung des Abdomens, der Nierenlager, der inguinalen Lymphknoten, des äußeren Genitale und ggf. rektal-digitale Untersuchung der Prostata

— laborchemische Untersuchung: BB, CRP, Urinstatus und Anlage einer Urinkultur

- **Hausärztliche Beratungs- und Behandlungsinhalte**

Bettruhe, Hodenhochlagerung, kühlende Umschläge, antiphlogistische Therapie z. B. mit Ibuprofen und antibiotische Behandlung mit Ciprofloxacin 2 × 500–750 mg (ggf. Änderung des Regimes nach Erhalt eines Antibiogramms) unter Beachtung des Nebenwirkungsprofils.

- **Hausärztliche Verlaufskontrolle**

Kurzfristig nach 1–2 Tagen und nach 10 Tagen mit Kontrolle von BB, CRP und Urin.

- **Zusammenarbeit mit Spezialisten**

Progrediente Verläufe oder unklare Diagnose erfordern die rasche Vorstellung beim Urologen.

Hodentorsion

Die Hodentorsion ist eine eher beim Kind, Jugendlichen oder jungen Mann vorkommende Erkrankung. Häufigkeitsgipfel liegen im Säuglings- und im Pubertätsalter.

- **Hausärztliche Relevanz und Ursachen**

Die Häufigkeit in der hausärztlichen Praxis ist eher selten, stellt aber eine Notfallsituation dar. Die Ursache liegt in einer Hypermobiltät des Hodens. Drehbewegungen (auch im Schlaf) können zur Torsion des Samenstrangs führen.

❯ Die Hodentorsion ist ein Notfall, das therapeutische Zeitfenster beträgt nur wenige (4–6) Stunden.

- **Abwendbar gefährlicher Verlauf**

Verlust des Hodens.

- **Anamnese und körperlicher Befund**

Die Patienten berichten über einen plötzlichen Schmerz mit Ausstrahlung in den Bauch, häufig mit Übelkeit und auch Erbrechen. Säuglinge und Kleinkinder fallen durch plötzliche Unruhe und schmerzhaftes Schreien auf.

In der Frühphase findet sich das Skrotum oft noch nicht geschwollen und gerötet, die Palpation des Hodens ist schmerzhaft, insbesondere das Hochheben des Hodens (Prehnzeichen).

- **Diagnostik**

Die diagnostischen Maßnahmen sind die gleichen wie unter Nebenhodenentzündung beschrieben. Ein ganz wesentlicher Aspekt ist das Alter des Patienten (◻ Tab. 5.2).

❯ Je jünger ein Patient mit akutem Hodenschmerz ist, desto wahrscheinlicher ist eine Torsion, je älter er ist, desto wahrscheinlicher ist eine Nebenhodenentzündung.

◻ **Tab. 5.2** Unterscheidungskriterien Hodentorsion gegenüber Epididymitis bei akutem Hodenschmerz

Diagnostische Differenzierung	Nebenhodenentzündung	Hodentorsion
Alter	Eher älter	Eher jünger
Ursachen	Vorerkrankung der Harnwege	Keine
Schmerzen	Rasch stärker werdend	Plötzlich einsetzend
Begleitsymptome	Fieber, Miktionsschmerz	Kein Fieber, Übelkeit
Anheben des Hodens	Lindert den Schmerz (Prehnzeichen+)	Verstärkt den Schmerz (Prehnzeichen−)

■ **Hausärztliche Beratungs- und Behandlungsinhalte**

Bereits bei Verdacht auf eine Hodentorsion erfolgt die sofortige Einweisung in eine spezialisierte Krankenhausabteilung.

Sonderform: Torsion von residualen embryonalen Anhangsgebilden am Hoden („Hydatiden") machen nicht immer die Hodenfreilegung notwendig. Diagnostik vom erfahrenen Spezialisten notwendig!

Die einzig mögliche Therapie besteht in der Hodenfreilegung, Detorquierung und skrotalen Fixierung des Hodens unter Mitexploration der Gegenseite.

5.3.3 Schmerzlose Hodenschwellung

Hydrozele

Wasseransammlung im Skrotum, zwischen Hoden und Hodenhüllen oder im Bereich der Samenleiter.

■ **Ursachen und hausärztliche Relevanz**

Häufigkeit Fink: Hydrozele.

Bei Neugeborenen kann durch verzögerten Verschluss des Leistenkanals bereits bei der Geburt oder auch in den ersten Lebenswochen eine Wasseransammlung im Skrotum auftreten. Beim erwachsenen Mann kann eine Hydrozele idiopathisch oder als Folge von Trauma, Entzündung, Tumor oder auch nach Leistenoperation sekundär auftreten.

Die Hydrozele des männlichen Säuglings wird immer wieder bei Vorsorgeuntersuchungen im Rahmen der U2–U4 gesehen, auch die Hydrozele des älteren Mannes wird sehr häufig eher zufällig bei Routine- oder Vorsorgeuntersuchungen erstmals entdeckt.

■ **Anamnese und körperlicher Befund**

Vielfach wird die Hydrozele von den Patienten gar nicht bemerkt oder es wird ihr wegen der Schmerzlosigkeit keine Beachtung geschenkt. Eltern von Säuglingen erscheinen gelegentlich sehr besorgt und akut in der Praxis.

Bei der Inspektion zeigt sich ein vergrößertes, auch prall gefülltes Skrotum. Die Palpation zeigt eine prall elastische Resistenz. Gelegentlich kann die Palpation des Hodens erschwert sein.

■ **Diagnostik**

━ **Anamnese**
  - Wie lange besteht die Schwellung?
  - Hat sie zugenommen?
  - Ist sie schmerzhaft?
  - Ist Fieber aufgetreten?
  - Ist die Miktion schmerzhaft?

━ **körperliche Untersuchung:**
  - Palpation des Skrotums; Hoden tastbar?, abgrenzbar?. Palpation schmerzhaft?, Darminhalt?
  - Diaphanoskopie (Skrotum von dorsal mit Lampe „durchleuchten": rötlich lichtdurchscheinend transparentes Skrotum spricht für Hydrozele), Sonographie

■ **Hausärztliche Beratungs- und Behandlungsinhalte**

Beim Säugling kann man abwarten, da es häufig zur spontanen Rückbildung kommt. Nur sehr große oder über 12 Lebensmonate hinausbestehende Hydrozelen sollten operiert werden. Anders verhält es sich beim gleichzeitigen Vorliegen einer Leistenhernie. Dies stellt eine absolute rasche Operationsindikation dar.

Die Hydrozele im späteren Lebensalter stellt eine Operationsindikation dar. Die Erfahrung zeigt, dass sich insbesondere ältere Männer durch eine Hydrozele häufig nicht beeinträchtigt sehen und deshalb einer operativen Sanierung eher ablehnend gegenüberstehen.

Hodentumor

- **Hausärztliche Relevanz und Ursachen**

Insgesamt gesehen zählen Tumore des Hodens eher zu den seltenen Karzinomerkrankungen, sie sind aber eine der häufigsten Tumorerkrankungen des jungen Mannes (bis 40. Lebensjahr).

Zumeist handelt es sich um Keimzelltumore. Histologisch werden sie in seminomatöse und nichtseminomatöse Tumore unterteilt. Non- oder Maldeszensus testis gilt als Risikofaktor.

- **Anamnese und körperlicher Befund**

Viele Patienten geben an, dass sie zufällig z. B. beim Duschen, eine Verdickung oder Schwellung am Hoden getastet hätten. Bei der körperlichen Untersuchung tastet sich eine eher derbe, nicht bis wenig schmerzhafte, Resistenz am Hoden.

- **Diagnostik**

Basisdiagnostik

Die **Anamnese** umfasst Fragen nach einer Größenzunahme im beobachteten Zeitraum, Schmerzen (Rücken!) und sog. B-Symptomatik (Gewichtsverlust, Appetitstörung, Nachtschweiß) sowie Husten und Dyspnoe. Diese Symptome können auf fortgeschrittene Stadien hinweisen.

Die **körperliche Untersuchung** des Genitale, der inguinalen Lymphknoten und des Abdomens schließt sich an. Die Brust sollte wegen beidseitig möglicher Gynäkomastie palpiert werden.

Erweiterte Diagnostik (hausärztlich oder spezialisiert)

Die **Sonographie** des Hodens ist zur Darstellung des Tumors hervorragend geeignet. Bei einer abdominellen Sonographie können etwaige Lymphknoten- und Lebermetastasen dargestellt werden.

Die **Tumormarker** AFP, ß-HCG sind hochsensitiv für das Vorliegen von Hodenkarzinomen.

Erweiterte Diagnostik

- CT, MRT, PET-CT
- Sicherung der Histologie durch die Operation

- **Hausärztliche Beratungs- und Behandlungsinhalte**

Beratung zum Krankheitsbild sowie zur erforderlichen Operation, Chemotherapie, Radiatio (Spezialist). Die Prognose ist für seminomatöse Hodenkarzinome günstiger als für nichtseminomatöse, aber insgesamt als gut anzusehen.

> Jede schmerzlose Schwellung des Hodens ist bis zum Beweis des Gegenteils als mögliches Malignom zu betrachten.

5.3.4 Blut im Urin

Die **Hämaturie** kann als prima vista (**Makrohämaturie**) und als nicht mit bloßem Auge sichtbare Blutbeimengung (**Mikrohämaturie**) auftreten.

- **Hausärztliche Relevanz und Ursachen**

Häufigkeit Fink: Mikrohämaturie *.

Die Hämaturie ist ein relativ häufiger Befund in der hausärztlichen Praxis, wobei die Mikrohämaturie – oftmals als Zufallsbefund in der Teststreifenuntersuchung des Urins – hier deutlich überwiegt. Die Vorstellung wegen Makrohämaturie erfolgt erheblich seltener.

- **Ursachen**

Für beide Formen können sein
- Infektionen und Entzündungen
- Tumore der Nieren und der ableitenden Harnwege
- Steinleiden
- Traumen

Häufig bleibt die Hämaturie ungeklärt.

- **Abwendbar gefährliche Verläufe**
- progressiv verlaufende Glomerulonephritiden
- Karzinome
- Urosepsis

- **Anamnese und körperlicher Befund**

Die sichtbare Blutbeimengung im Urin führt bei den meisten Patienten zu einer sehr raschen besorgten Vorstellung in der Praxis. Gelegentlich wird noch die Zusatzangabe „Schmerzen" und oder „Beschwerden beim Wasserlassen" angegeben.

Der erste Befund kann einen sonst völlig unauffälligen Patienten zeigen, aber auch einen Patienten mit schmerzverzerrtem Gesicht, mit Kreislaufproblemen, Übelkeit, Fieber. Die körperliche Untersuchung kann völlig unauffällig sein, klopfschmerzhafte Nierenlager, Druckschmerz über der Harnblase, aber auch klinische Zeichen eines akuten Abdomens sind möglich.

- **Diagnostik**

Hausärztliche Basisdiagnostik
- im Vordergrund: genaue Befragung des Patienten:
  - Wann ist erstmals die Verfärbung des Urins aufgetreten?
  - Waren Koagel dabei, war der Strahl nur am Anfang oder am Ende rot?
  - Sonstige Urinveränderungen (Geruch?)?
  - Sind Schmerzen bei der Miktion dabei?
  - Ist eine Verletzung aufgetreten?
  - Hat der Patient einen Urinkatheter?
  - Zusammenhang mit Sex?
  - Besteht eine Menstruationsblutung?
  - Bei postmenopausalen Frauen: Könnte die Blutung auch vaginal sein?
  - Liegt eine Schwangerschaft vor?
- Sonstige Symptome (Schmerzen, Koliken, Fieber)?

  - Antikoagulantientherapie?
  - Sonstige Medikation?
  - Nahrungsmittelverzehr im Zusammenhang mit Urinverfärbung?

> Nicht alles, was den Urin rot färbt, ist Blut: Nahrungsmittel (z. B. rote Beete), Medikamente, andere Erkrankungen (Porphyrie) sind als Ursache möglich.

Körperliche Untersuchung
- Palpation des Abdomens, der Flanken, des Rückens, des äußeren und inneren Genitale (rektale und vaginale Untersuchung!), inkl. Bludruckmessung

Weitergehende hausärztliche Untersuchung
- Labordiagnostik: Urinteststreifen, Sediment, BB, Nierenwerte, CRP, INR, Kalzium, Harnsäure, Albumin im Urin
- Die Urinuntersuchung sollte immer aus einem Mittelstrahlurin durchgeführt werden.

> Der Urinteststreifen erfasst auch die mengenmäßig nicht pathologische Ausscheidung von Erythrozyten (hohe Sensitivität ab 5 Ery/µl Urin, pathologisch ab 10 Ery/µl).

> **Sonographie:** möglich wegweisende Befunde (Harnstauung des Nierenbeckens und des Ureters, Harnsteine, Raumforderungen).

> Das Nierenkarzinom wird oftmals als symptomloser Zufallsbefund bei der Sonographie des Abdomens aus anderem Grund entdeckt (z. B. im Rahmen einer Gesundheitsuntersuchung).

Weitergehende spezialisierte Untersuchung
- MRT, CT, Ausscheidungsurographie, Zystoskopie
- ggf. auch Spekulumsuntersuchung der Vagina, Kolposkopie, vaginale Sonographie

- Hausärztliche Beratungs- und Behandlungsinhalte

nach Abklärung **ohne erkennbare Pathologie** (häufig!): abwartendes Offenlassen
- Bei **Infektionen:** siehe ▶ Abschn. 2.11
- Bei **Steinleiden:**
  - Akuttherapie
    - je nach klinischen Beschwerden, Steingröße und Lokalisation: konservative Maßnahmen (Schmerztherapie (▶ Abschn. 2.8), Trinkmenge beachten, Bewegungstherapie)
    - im spezialisierten Bereich: extrakorporale Stoßwellenlithotripsie, Ureterorenoskopie, perkutane Nephrolitholapaxie, laparoskopische und offene Operationsverfahren
  - Prophylaxe:
    - Bei insgesamt stetig steigender Erkrankungshäufigkeit in Europa und vor allem der ausgeprägt hohen Rezidivrate ist es sinnvoll, nach einer Akuttherapie eine mögliche Ursache für die Steinbildung zu finden und wenn möglich Prophylaxemaßnahmen einzuleiten: Dazu zählen insbesondere: diätetische Maßnahmen (Oxalathaushalt, Purinstoffwechsel), Behandlung chronischer Infekte, Trinkverhalten optimieren (>2l über den ganzen Tag, KI beachten!)
    - Medikation: harnsäuresenkende Medikation (Allopurinol)

Hochrisikogruppe der Harnsteinbildner (nach Strittmatter 2015)
- hoch rezidivierende Steinbildner (3 Steine in 3 Jahren)
- Infektsteinbildung
- Harnsäure- und Uratsteinbildung
- Kinder und Jugendliche
- genetisch determinierte Steinbildung
- Hyperparathyreodismus
- gastrointestinale Erkrankungen wie z. B. Morbus Crohn und Colitis ulcerosa

- Einzelnierensituation
- residuale Steinfragmente
- Nephrokalzinose
- große Steinmassen in beiden Nieren

Bei Karzinomen:
Überweisung zum Spezialisten, dort stellen Operationen das Mittel der ersten Wahl dar, wobei hier auch bevorzugt organerhaltend und minimalinvasiv vorgegangen wird.

❯ Bei Patienten mit Blasenkrebs soll eine Berufsanamnese erfolgen, da dieses Krankheitsbild bei Exposition mit bestimmten Stoffen eine anerkannte Berufskrankheit sein kann.

Auch wenn vor allem für die symptomlose zufällig festgestellte Mikrohämaturie sehr oft keine eindeutige Ursache gefunden werden kann, so ist dennoch jede nachgewiesene Hämaturie primär ernst zu nehmen und eine mögliche Erklärung dafür zu suchen. Diese Erklärung kann auch sein, dass es sich um eine nicht sachgerecht durchgeführte Untersuchung oder eine nicht pathologische Erythrozytenausscheidung nach Sport, Allgemeininfekt, schwerer körperlicher Arbeit etc. handelt.

Es macht Sinn, bei neu nachgewiesener Mikrohämaturie und fehlenden Symptomen und Risikofaktoren nach Befragung und klinischer Untersuchung zunächst die Untersuchung des Urins mittels Teststreifen in kurzen Zeitabständen zu wiederholen.

Zur Beurteilung einer relevanten Erythrozyturie (mehr als 2 Erythrozyten/Gesichtsfeld) und der Morphologie der Erythrozyten kann eine Sedimentmikroskopie sinnvoll sein.

Liegen morphologisch nicht auffällige Erythrozyten vor, kann hier abgewartet werden.

Liegen weiterhin positive Testergebnisse (2 von 3) vor, ist ein abgestuftes diagnostisches Vorgehen dann sinnvoll, wenn folgende Risikofaktoren vorliegen:

- Lebensalter >40 Jahre,
- Nikotinkonsum,
- Umgang mit Chemikalien und Lacken
- intensiver Konsum des Schmerzmittels Phenazetin (nicht mehr verfügbar)
- Z. n. Radiatio des Abdomens/Beckens
- Blasenentleerungsstörungen
- familiäre Karzinombelastung der Harnwege

Im Mikroskop sichtbare morphologisch veränderte Erythrozyten deuten auf eine glomeruläre Mitbeteiligung hin und eine Abklärung in diese Richtung sollte erfolgen (zusätzliche Proteinurie?).

Für **jede Makrohämaturie** gilt, dass nach der Ursache bis zur sicheren Diagnosestellung oder wenigstens einem Tumorausschluss gefahndet werden muss.

- **Hausärztliche Verlaufskontrollen**

Jede hausärztlich eingeleitete Therapie (z. B. Infekt) bei Hämaturie sollte in entsprechendem Abstand mittels eines Urinteststreifens kontrolliert werden. Hämaturien ohne fassbare Pathologie sollten in den folgenden zwei Jahren jeweils einmal mittels Teststreifen kontrolliert werden. Bei Risikopatienten sind individuelle Kontrollen sinnvoll.

- **Zusammenarbeit mit Spezialisten**

Urologen, Gynäkologen, Radiologen.

- **Relevante Leitlinie**

S1 Leitlinie Nicht sichtbare Hämaturie DEGAM (2019) AWMF 053-028.

5.3.5 Erschwertes Wasserlassen und Harndrang

Erschwertes und drangvolles Wasserlassen, also obstruktive und irritative Symptome werden heute zusammengefasst als **LUTS (lower urinary tract symptoms)** bezeichnet.

- **Hausärztliche Relevanz**

Beschwerden beim und mit dem Wasserlassen treten bei fast allen Menschen im Laufe ihres Lebens, insbesondere jenseits des 5. Lebensjahrzehnts, auf. Die Beschwerden reichen von milden „Befindlichkeitsstörungen" bis hin zur Inkontinenz oftmals dann im höheren Lebensalter (▸ Abschn. 7.3).

Benignes Prostatasyndrom

Dem sogenannten **benignen Prostatasyndrom (BPS)** liegt als histopathologisches Korrelat eine gutartige **Prostatahyperplasie** zugrunde, mit einer Einengung des Blasenauslasses, die letztendlich zur klassischen Symptomatik beiträgt.

- **Hausärztliche Relevanz**

Häufigkeit Fink: Prostatahyperplasie *, Prostatitis.

- **Abwendbar gefährlicher Verlauf**
- akuter Harnverhalt
- Prostatakarzinom

- **Anamnese**

Beschwerden werden beim Arzt oft erst in fortgeschrittenen Stadien angesprochen. So kommt es nicht selten vor, dass akute Infektionen der Harnwege oder akute Harnverhalte den eigentlichen Anlass zur – notfallmäßigen – Vorstellung ergeben. Am ehesten sprechen die Männer über „Das Wasserlassen geht auch nicht mehr so wie früher", „Man ist ja keine zwanzig mehr" im Rahmen von Vorsorgeuntersuchungen. Viele Patienten haben bereits eine Eigenmedikation mit einem der in den Medien stark beworbenen phytotherapeutischen Medikamente betrieben.

- **Körperlicher Befund**

Liegen keine komplizierenden Erkrankungen vor, zeigen sich oftmals keine imponierenden klinischen Befunde. Gelegentlich kann bei Restharnbildung der Druck auf die Harnblase Harndrang auslösen, die rektal-digitale Untersuchung der Prostata ergibt nicht unbedingt einen mit den Beschwerden größenkorrelierenden Befund. In jedem Fall aber muss die Prostata glatt und homogen sein, jeder andere Befund muss an ein Karzinom denken lassen.

Die klinische Symptomatik zeigt Pollakisurie, Strangurie, Nykturie, Harnträufeln in unterschiedlicher Ausprägung.

Überaktive Blase („Reizblase")

Die überaktive Blase (overactive bladder, OAB) ist ein idiopathisches Krankheitsgeschehen mit mehr als 10-maligem Wasserlassen am Tag mit imperativem Harndrang, für das sich keine andere erklärbare Pathologie finden lässt. Dies tritt sowohl bei Frauen als auch bei Männern auf.

Sie zeichnet sich durch irritative Symptome wie Harndrang, Nykturie, Pollakisurie, Dysurie, Restharngefühl und möglicherweise in der Konsequenz auch durch willkürlichen spontanen Harnabgang aus.

Zur Harninkontinenz ▶ Abschn. 7.3.

- Anamnese

Die Patienten beklagen vorwiegend den rasch einsetzenden Harndrang mit dann schnell notwendiger Entleerung der Blase, „sonst geht's in die Hose". Manche beschreiben auch die Änderung ihres Sozialverhaltens – „Theaterbesuch geht gar nicht mehr" – oder dass sie sich nur dort aufhalten, wo eine Toilette in der Nähe sei.

- Körperlicher Befund

Der typische Befund ist, dass es keinen objektivierbaren körperlichen Untersuchungsbefund gibt. Gelegentlich können dicke Inkontinenzvorlagen gesehen werden, die Anlass zur Nachfrage geben können.

- Diagnostik bei LUTS (▶ Abschn. 7.3)

Hausärztliche Basisdiagnostik
- Eine umfassende **Anamnese** ist die Grundlage der Diagnostik:

  – Erfassen aller mit der Miktion relevanten Beschwerden (Häufigkeit, Drang, Beschwerden, Strahl, Inkontinenz etc.)
  – Ernährungs- und Trinkgewohnheiten, inklusive Substanzgebrauch
  – Medikation
  – Grunderkrankungen
  – Sexualanamnese
- Eine objektivere Beurteilung kann durch ein 10–14 tägiges Miktionsprotokoll erfolgen.
- Miktionstagebuch mitgeben (Download z. B. bei Deutsche Seniorenliga)

Körperliche Untersuchung des Abdomens, des äußeren und inneren Genitale
Labor: Urinteststreifen auf Nitrit, Leukozyten und Hämaturie, ggf. Sedimentbeurteilung
Sonographie: Ausschluss Pathologie der Harnwege, Restharnbestimmung

Weitergehende spezialisierte Diagnostik
- Urodynamik, Zystoskopie

- Hausärztliche Beratungs- und Behandlungsinhalte bei LUTS

Allgemeinmaßnahmen (▶ Abschn. 7.3)

Medikation bei BPS
- selektive Alpharezeptorenblocker: Tamsulosin, Alfuzosin, Doxazosin, Terazosin (Relaxieren die glatte Muskulatur am Blasenhals und in der Prostata und wirken bevorzugt auf Harndrang und Häufigkeit, sie beeinflussen nicht die Größe der Prostata). UAW: orthostatische Beschwerden, Schwindel, retrograde Ejakulation
- 5-Alpha-Reduktasehemmer: Finasterid, Dutasterid (sie führen zu einer Symptomverbesserung mit Verkleinerung des Prostatavolumens). Eine Kombination mit Alphablockern ist möglich.

- Phosphodiesterase-5-Hemmer: Bei gleichzeitiger erektiler Dysfunktion ist ein Einsatz zu erwägen.
- phytotherapeutische Medikation: Verschiedene Darreichungen mit Auszügen aus Kürbiskernen, Sägepalmen, Brennesselwurzel und Pollenextrakten, auch in Kombinationen finden Anwendung. Für einige Präparate liegen Studien vor, die ihre Wirksamkeit gegenüber Placebo zeigen. Wegen der guten Verträglichkeit sind diese Präparate bei den Patienten beliebt. Ein Therapieversuch bei Patienten ohne Restharnbildung und moderater Symptomatik über 6 Monate ist berechtigt. Die Kosten werden von der GKV nicht getragen.

Medikation bei BPS und OAB

- Muskarinrezeptorantagonisten („Anticholinergika"): Trospium, Tolterodin, Darifenacin, Fesoterodin, Oxybutynin, Propiverin, Solifenacin sind die bekanntesten Substanzen. Die Wirkung beruht auf Verminderung unwillkürlicher Detrusorkontraktionen. Harndrang und Miktionshäufigkeit können dadurch reduziert werden. UAW: Mundtrockenheit und Schwindel

Operative Verfahren der Prostata

- transurethrale Thermotherapie der Prostata
- transurethrale Resektion der Prostata
- Laseroperationsverfahren
- transvesikale Prostatektomie

Invasive Verfahren der OAB

- Botulininjektion in den Detrusor
- sakrale Neuromodulation: Implantation eines Schrittmachers mit permanenter Stimulation der S2- bis S4-Wurzeln zur Unterdrückung der Detrusorhyperaktivität

Der Hausarzt wird zunächst im einfühlsam geführten Anamnesegespräch die Schwere der Symptomatik und den Leidensdruck der Patienten dieses schambesetzten Themas eruieren.

Dies kann er unter Zuhilfenahme von Scores (IPPS, ICIQ) und Miktionstagebüchern noch weiter objektivieren. Erbringt die Basisdiagnostik keine Hinweise für behandlungsbedürftige Erkrankungen unter Beachtung der abwendbar gefährlichen Verläufe, so hängt die weitere Therapie des Symptomenkomplexes im Wesentlichen vom Leidensdruck und dem Behandlungswunsch des Patienten ab. Bei milder Symptomatik reicht gelegentlich auch eine Beratung zu Verhaltensmaßnahmen (Trinkverhalten, geplante Miktion etc.) und abwartendem Offenhalten aus. In allen anderen Fällen werden dem Patienten die möglichen Optionen ausführlich erörtert.

Es empfiehlt sich ein abgestuftes Vorgehen unter Beginn mit einer geeigneten Medikation kombiniert mit Allgemeinmaßnahmen.

- **Zusammenarbeit mit Spezialisten**

Vorwiegend Urologen, Gynäkologen, auch Koloproktologen, besonders schwerwiegende Fälle Vorstellung in speziellen Beckenbodenzentren

- **Relevante Leitlinien**

S2e Leitlinie Therapie des benignen Prostatasyndroms (2014) AWMF 043-035.

S2k Leitlinie Die überaktive Blase (2010) AWMF 015-007.

Fallbeispiel

Nach zügiger Ausführung des Hausbesuches findet sich der Patient in deutlich reduziertem Allgemeinzustand im Bett liegend. Bei der weiteren Befragung gibt er Übelkeit, Kopf und Gliederschmerzen an. In den letzten Tagen habe er nicht „ganz so gut Wasserlassen können".

Bei der körperlichen Untersuchung findet sich eine Körpertemperatur von

5

39,2°, ein Blutdruck von 110/70 mmHg und eine Pulsfrequenz von 90/min. Die Auskultation der Thoraxorgane ist unauffällig, ebenso die Palpation des Abdomens, das linke Nierenlager ist leicht klopfempfindlich. Eine Laboruntersuchung des BB und des CRP-Wertes sowie eine Urinuntersuchung wird vorgenommen. Im Urinstreifentest finden sich mehrfach positiv Nitrit, Blut und Leukozyten. Daraus ergibt sich der dringende Verdacht auf eine Infektion der ableitenden, vermutlich auch oberen Harnwege. Da der Patient bisher in gutem Allgemeinzustand war und er eine stationäre Behandlung nicht wünscht, wird zunächst eine orale Antibiose mit Ciprofloxacin 2 × 500 mg begonnen und gegen das Fieber Novaminsulfon 4 × 30 Tropfen verabreicht.

Am Nachmittag ergibt das notfallmäßig untersuchte Labor eine Leukozytose von 12.800 und einen CRP Wert von 8,5 (Norm < 0,5). Von der Urinprobe wird vorsichtshalber eine Urinkultur angelegt, die in den Folgetagen eine massive Keimbesiedlung mit Escherichia coli ergibt und Sensibilität für Ciprofloxacin zeigt.

Nach 2 Tagen geht es dem Patienten deutlich besser, nach 5 Tagen ist er beschwerdefrei, die Antibiose wird über 10 Tage fortgesetzt. Eine Urinkontrolle ist unauffällig. Im Gespräch ergibt sich, dass der Patient schon längere Zeit häufigen Harndrang verspürte und häufig das Gefühl, die Blase nicht vollständig entleeren zu können, auch würde es „nachträufeln". Da er in den letzten Jahren keine Vorsorgeuntersuchung hat machen lassen, wird dies nun nachgeholt. Dabei ergibt sich eine deutlich vergrößerte, homogene Prostata. Eine Sonographie der Blase nach Miktion ergibt einen Restharn von ca. 40 ml.

Der Patient erhält Tamuslosin 0,4 mg 1 × 1, nach 6 Wochen berichtet er von deutlicher Besserung der Miktion, sodass die Therapie zunächst für 6 Monate fortgeführt wird.

5.4 Nierenfunktionsstörungen

Fallbeispiel

Herr K. L., 82 Jahre, Exraucher seit 25 Jahren (40 pack years), seit Jahren wegen einem Diabetes mellitus (Behandlung mit Metformin 850 mg 2 × tgl.) und einer AVK IIb in Behandlung, beklagt eine zunehmende Leistungsminderung sowie uncharakteristische Beschwerden in Beinen und Armen.

Nierenfunktionsstörungen in Form der chronischen Niereninsuffizienz gehören zu den häufigsten chronischen Erkrankungen und werden oft unterschätzt. Frühzeitige Feststellung und das Ergreifen der geeigneten Schritte kann das Fortschreiten bis hin zur Dialysepflicht erheblich hinauszögern oder gar verhindern. Die Einteilung der Niereninsuffizienz erfolgt in 5 Stadien (◘ Tab. 5.3) und richtet sich nach der GFR (glomeruläre Filtrationsrate) = ml/min/1,73 m^2.

Es ist nachgewiesen, dass mit Zunahme der Niereninsuffizienz das Risiko für kar-

◘ **Tab. 5.3**   Einteilung der Niereninsuffizienz (GFR)

Stadium 1	Normal, außer, wenn Proteinurie vorliegt	>90
Stadium 2	Mild eingeschränkt	60–89
Stadium 3a	Mild bis moderat eingeschränkt	45–59
Stadium 3b	Moderat bis schwer eingeschränkt	30–44
Stadium 4	Schwer eingeschränkt	15–29
Stadium 5	Nierenversagen	<15

diovaskuläre Ereignisse ab Stadium 3 stark ansteigt

- **Hausärztliche Relevanz**

Häufigkeit Fink: Nierenfunktionsstörung *.
Obwohl bei Menschen >70 Jahre ca. 50 % und >80 Jahre ca. 2/3 eine Niereninsuffizienz Grad 3 aufweisen, zählt die Niereninsuffizienz nicht zu den häufigsten Krankheitsbildern, die in ICD gestützten Statistiken gelistet sind. Die Dunkelziffer ist hoch und es ist Aufgabe des Hausarztes, die betroffenen Patienten zu erkennen.

- **Abwendbar gefährliche Verläufe**
- Dialysepflicht
- toxische Medikamentenwirkung

- **Ursachen**
- Diabetes mellitus
- arterielle Hypertonie
- Glomerulonephritis
- chronische Nierenbeckenentzündung
- chronischer Harnstau, auch angeboren

- **Anamnese**

Die Patienten klagen meist erst im fortgeschrittenen Stadium über unspezifische Beschwerden wie z. B. allgemeine Schwäche, Leistungsminderung, diffuse Muskel- und Knochenschmerzen bis hin zu Konzentrationsschwäche, generalisiertem Juckreiz und Benommenheit.

- **Körperlicher Befund**

Es zeigen sich keine spezifischen Befunde. Im weit fortgeschrittenen Stadium können sich ein foetor uraemicus, Ödeme, Zeichen der Polyneuropathie sowie abgeschwächtes Atemgeräusch bzw. Klopfschalldämpfung bei Pleuraerguss zeigen.

- **Diagnostik**

Anamnese und körperliche Untersuchung, insbesondere bezüglich Vorerkrankungen und Begleiterscheinungen.

Basis-Labor

Kreatinin, Harnstoff, Natrium, Kalium, Kalzium, Blutbild, Eisen, ggf. Blutzucker, HbA1c, Urinuntersuchung (Eiweiß), in Einzelfällen Cystatin C.

> Die Nierenfunktion darf nicht nach dem Kreatininwert bestimmt werden, sondern muss anhand der GFR (glomeruläre Filtrationsrate) beurteilt werden.

Zur Bestimmung der GFR stehen verschiedene Formeln zur Verfügung:

MDRD(Modification of Diet in Renal Disease)-Formel

GFR(ml/min/$1,73\ m^2$) = Kreatinin (mg/dl) exp(–1,154) × Alter (Jahre) exp (–0,203) × Korrekturfaktor (0,742 bei Frauen).

Cockcroft-Gault-Formel

GFR = Gewicht × (140 – Alter) / (72xSerumkreatinin) × 1 (bei Frauen 0,85).

> Die derzeit gebräuchlichste, die Nierenfunktion am besten abbildende Formel ist die MDRD-Formel, durch Einbeziehung des Gewichts in der Cockcroft-Gault-Formel kann die Nierenfunktion überschätzt werden.

Eine einmalige Feststellung pathologischer Werte reicht nicht zur Diagnosestellung aus, die pathologischen Werte müssen in wiederholten Messungen bestätigt werden.

Labor erweitert
- Bestimmung der Albuminausscheidung, Bestimmung von Phosphat und Vitamin D3
- Cystatin C, insbesondere bei kachektischen Patienten und Patienten mit langer Immobilisierung
- Bestimmung der Albumin – Kreatinin – Ratio

Weitere Untersuchungen

Sonographie zur Detektion nephrogener Ursachen für die Nierenfunktionsstörung (z. B. Harnaufstau, Zystennieren).

- **Hausärztliche Beratungs- und Behandlungsinhalte**

Wichtigste Aufgabe des Hausarztes ist die Detektion der betroffenen Patienten, insbesondere Abklärung bei Risikopatienten (Diabetes mellitus, Hypertonie) und die Beratung zu speziellen Risikokonstellationen.

❯ Eine spezifische Therapie der Niereninsuffizienz gibt es nicht, Hauptaufgabe ist es, die Risikofaktoren zu reduzieren und die Grunderkrankungen zu behandeln.

- Nikotinabusus: Neben der Tatsache, dass Rauchen das kardiovaskuläre Risiko stark erhöht, ist mittlerweile auch nachgewiesen, dass Rauchen auch primär die Niere schädigt.
- Hypertonie (▶ Abschn. 4.1): gefordert wird eine Senkung auf <140/90 mmHg, bei Patienten mit Proteinurie <130/80 mmHg, Mittel der Wahl sind ACE-Hemmer **oder** AT-I-Antagonisten (keine Kombination der beiden wegen Risiko der Hyperkaliämie), bei nicht ausreichender Senkung Hinzunahme von Kalziumantagonisten, Betablockern und Diuretika
- Diabetes mellitus: Stabilisierung des HbA1c auf Werte zwischen 7 und 8
- Hyperlipidämie: Ein Nutzen durch Senkung des LDL-Cholesterins wurde im Hinblick auf das kardiovaskuläre Risiko auch bei Patienten mit Niereninsuffizienz ohne kardiovaskuläre Vorereignisse nachgewiesen (SHARP-Studie)
- Medikamentenmonitoring: Überprüfung der Medikation und Ersatz nephrotoxischer Medikamente (z. B. NSAR, Gyrasehemmer Ciprofloxacin und Levofloxacin, Digoxin) durch ge-

eignetere Medikamente. Dosisreduktion (z. B. Allopurinol, Metformin)

❯ Bei Niereninsuffizienten kann man die erforderliche Dosisanpassung einer Medikation bei ▶ www.dosing.de überprüfen.

- Ernährung: einerseits eiweißarme Kost (0,8 g/kgKG bei Diabetikern), andererseits kalorienreiche Kost. Kalziumreiche Ernährung, reichliche, aber nicht übermäßige Flüssigkeitszufuhr, unter Beachtung der Kontraindikationen (z. B. Herzinsuffizienz)
- Anämiebehandlung: Gabe von Eisen und eventuell Erythropoetin (Zielwert Hb 10–11 g/dl)
- metabolische Azidose: Gabe von Bikarbonat
- Hyperphosphatämie: phosphatarme Ernährung und evtl. Phosphatbinder
- renale Osteopathie: Gabe von 1,25-Dihydroxy-Cholecalciferol
- frühzeitige Überweisung zum Nephrologen bei: Hinweis für spezifische Nierenerkrankung, therapieresistenter Hypertonie, rascher Progression

- **Hausärztliche Verlaufskontrollen**

Laufende Kontrollen des Befindens des Patienten, der Laborparameter und der Medikation

- **Zusammenarbeit mit Spezialisten**

Nephrologe: bereits ab Stadium 3, insbesondere bei Diabetikern – eine frühzeitige Überweisung zum Nephrologen kann die Überlebenszeit deutlich verlängern und die Dialysepflichtigkeit verzögern.

Bei Dialysepflicht ist die Zusammenarbeit mit einem Dialysezentrum essentiell.

- **Relevante Leitlinie**

S3 Leitlinie Versorgung von Patienten mit chronischer nicht – dialysepflichtiger Nierenerkrankung in der Hausarztpraxis DEGAM (2019) AWMF 053-048.

Fallbeispiel

Bei dem Patienten wird eine Blutuntersuchung durchgeführt, es zeigt sich eine GFR von 43 ml/min/1,73 m° sowie ein HbA1 c von 6,3 %. Weiterhin ist das Kalzium auf 2,0 mmol/l erniedrigt, es zeigt sich eine Albuminurie von 100 mg/l und die übrigen Laborwerte sind unauffällig. Der Blutdruck ist mit 130/80 mmHg im Normbereich. Aufgrund der moderat eingeschränkten Nierenfunktion wird das Metformin in der Dosis halbiert und die NSAR-Medikation abgesetzt. Der Patient wird zum Nephrologen überwiesen und bekommt dort aufgrund einer leichten metabolischen Azidose ein Bikarbonat sowie Cholecalciferol wegen der renalen Osteopathie. Seither hat der Patient deutlich weniger Schmerzen, die Blutzuckereinstellung sowie GFR und Blutdruck sind stabil. Nach zwei Jahren verschlechterte sich der Patient in der Zeit einer Hitzeperiode, trotz leitliniengerechter Maßnahmen blieb der Zustand instabil und nach einem Sturz musste er mit einer Oberarmfraktur stationär aufgenommen werden. Er erholte sich nicht nach der Operation und verstarb noch im Krankenhaus.

5.5 Spezielle Beratungsprobleme bei Frauen

Frauen suchen wegen spezieller gynäkologischer Probleme heute meist den Gynäkologen als ersten Ansprechpartner auf und nur noch selten den Hausarzt. Jedoch ist häufiger, dass Frauen spezielle gynäkologische Probleme im Rahmen eines primär anderen Hausarztkontakts (z. B. Rückenschmerzen) thematisieren und eine Beratung durch den Hausarzt wünschen. Aus diesem Grunde sollte der Hausarzt Kenntnisse über die häufigeren gynäkologischen Probleme haben, um das weitere Vorgehen richtig gestalten zu können.

- **Hausärztliche Relevanz**

Häufigkeit Fink: Dysmenorrhö und sonstige Regelanomalien ***, Klimakterische Beschwerden ****, Schwangerschaft und Geburt ***, Vaginitis und Vulvitis ***, Adnexitis acuta *, Wallungen °, gutartige Brustneubildung und Mastodynie***, Fluor *, Descensus uteri et vaginae *, Hypermenorrhoe, Metorrhagie °, Amenorrhoe, Hypomenorrhoe °, Abortus °, Abortus imminens *, Mastitis *, Myoma uteri °.

In den Häufigkeitsstatistiken von Braun sind die Beratungsergebnisse z. T. deutlich häufiger.

2004 führten noch 18,25 % aller Allgemeinärzte in Bayern Krebsfrüherkennungsuntersuchungen bei der Frau durch, 2016 waren es nur noch 5,09 %.

> ❯ Ob Frauen ihren Hausarzt wegen gynäkologischer Probleme aufsuchen, hängt zum einen von der Erreichbarkeit eines Spezialisten und zum anderen von der Möglichkeit des Hausarztes ab, überhaupt gynäkologische Beratungen und Untersuchungen (Kenntnisstand) durchführen zu können.

5.5.1 Blutungsanomalien (Wichtige Fakten)

Eine **normale Periodenblutung** dauert 3–5 (maximal 6) Tage und bedarf zwischen 2 und 5 Vorlagen (oder Tampons) pro Tag, das Intervall der Blutungen ist normal zwischen 25 und 31 Tagen.

- **Störungen der Stärke und Dauer**
- **Hypermenorrhoe**: zu starke Blutung (über 5 Vorlagen pro Tag)
- **Hypomenorrhoe**: zu geringe Blutung (unter 2 Vorlagen pro Tag)

- **Menorrhagie**: verlängerte Blutung (Blutung über 6 Tage)
- **Brachymenorrhoe**: zu kurze Blutung (Blutung unter 3 Tagen)

- Störungen des Periodenrhythmus
- **Metrorrhagie**: azyklische, lang andauernde, zyklusunabhängige Blutung
- **Oligomenorrhoe**: zu selten auftretende Blutung (Intervall über 35 Tage und unter 90 Tage)
- **Polymenorrhoe**: zu häufig auftretende Blutung (Intervall unter 25 Tage)
- **Amenorrhoe**: ausbleibende Blutung (pathologisch: primär: bei Ausbleiben über das 15. Lebensjahr; noch in den 1980er Jahren definiert bis 18. Lebensjahr – sekundär: nach schon stattgehabter normaler Blutung)
- **Dysmenorrhoe**: schmerzbegleitete Blutung
- **Spotting**: Schmierblutung

- Wesentliche Ursachen
- Hypermenorrhoe: Myome, Endometriumpolypen, prämenopausal bei Follikelpersistenz, Endometriose, Endometriumkarzinom
- Hypomenorrhoe: bei Antikonzeptionsbehandlung, insbesondere auch bei Gestagenspiralen, beginnende Menopause
- Menorrhagien: Myome, Endometriose, Karzinome
- Metrorrhagien: Myome, Karzinome, östrogenproduzierende Ovarialtumoren
- Amenorrhoe: Störungen in Gehirn, Hypophyse (z. B. Kraniopharyngeom) – M. Cushing – nach schweren Allgemeinerkrankungen – Anorexie – polyzystische Ovarien
- Spotting: Zervixkarzinom oder Polypen

- Anamnese

Die Frauen berichten über die Auffälligkeiten ihrer Periodenblutungen. Gezielt zu fragen ist nach der Dauer der Blutung, nach den Abständen zwischen den Blutungen, nach dem Bedarf an Vorlagen bzw. Tampons und nach etwaigen Zwischenblutungen. Begleitsymptome wie z. B. Schmerzen sind zu erfragen.

❯ Blutungen in der Menopause sind immer besonders gründlich abzuklären, da die Ursache nicht selten eine maligne Erkrankung sein kann.

- Körperlicher Befund

Der Befund richtet sich nach der jeweils der Blutungsanomalie zugrunde liegenden Ursache (z. B. vergrößerter unregelmäßiger Uterus bei Uterus myomatosus). Allgemeinbefunde wie der typische Habitus bei M. Cushing oder vermehrte Behaarung bei dem Syndrom der polyzystischen Ovarien sind gegebenenfalls zu erheben. Im Falle ausgeprägter Blutungen kann Blässe als Ausdruck der Anämie festgestellt werden.

- Diagnostik
- grundlegend: Anamnese
- vaginale Untersuchung, sofern in der Hausarztpraxis möglich
- Sonographie
- ggf. Labordiagnostik (Blutbild zum Nachweis einer Anämie, Entzündungswerte)
- weitere Untersuchungen bei speziellen Fragestellungen (z. B. endokrinologische Untersuchungen) bleiben dem Spezialisten vorbehalten

- Hausärztliche Beratungs- und Behandlungsinhalte

Eine Beratung und Behandlung der betroffenen Patientin ist nur nach Feststellung der Ursache für die Blutungsanomalie möglich. Ist dies nicht möglich, so ist die Patientin an den Spezialisten zu überweisen.

❯ Eine Patientin mit Blutungsanomalien darf nicht ohne Abklärung der Ursache, also ohne Untersuchung, behandelt werden.

Bei **Dysmenorrhoe** Empfehlung zur Einnahme von NSAR (z. B. Ibuprofen 400 mg bis zu 3 × tgl.) nach Ausschluss einer auslösenden Ursache (z. B. Fehlbildung, Myom).

- Zusammenarbeit mit Spezialisten
- Gynäkologe, bei speziellen Fragestellungen Endokrinologe
- Psychologe, z. B. bei Amenorrhö aufgrund einer Anorexia nervosa

5.5.2 Antikonzeption – Kontrazeption („Empfängnisverhütung")

Der Hausarzt wird immer wieder mit dem Wunsch nach Beratung zur Antikonzeption sowohl von Erwachsenen als auch von Jugendlichen, die er seit der Kindheit betreut und die ihn deshalb als primären Ansprechpartner auch in dieser Frage sehen, konfrontiert. Dabei sind die Beratungsinhalte zuverlässiger Empfängnisverhütung sowie Schutz vor sexuell übertragbaren Erkrankungen von Bedeutung. Häufig ist auch eine Wiederholungsverordnung nach primärer Verordnung durch den Gynäkologen.

> Die Verordnung eines Kontrazeptivums ist für Jugendliche ab 14 Jahren i. d. R. ohne Zustimmung der Eltern möglich, da von einer eigenen Entscheidungsfähigkeit ausgegangen werden kann. Gute Dokumentation ist dabei erforderlich.

- Zuverlässigkeit der Antikonzeptionsmaßnahmen

Bekannt sind viele verschiedene Maßnahmen zur Empfängnisverhütung, deren Sicherheit wird durch den **Pearl-Index** (Anzahl der ungewollten Schwangerschaften auf 100 „Frauenjahre" bzw. bei 100 Frauen pro Jahr bei der jeweiligen Maßnahme) angegeben. Die einzelnen Methoden und der zugehörige Pearl-Index sind im Folgenden dargestellt:

- Hormonspirale: 0,16
- Pille: 0,1–0,9
- Depotspritze: 0,3–0,88
- Mini-Pille: 0,5–3
- Vaginalring: 0,4–0,65
- Verhütungspflaster: 0,72–0,9
- Kupferspirale: 0,3–0,8
- Hormonimplantat: 0–0,08
- Basaltemperaturmethode: 0,8–3
- Intrauterinkettchen 0,1–0,9
- Lea Contraceptivum: 2–3
- Diaphragma: 1–20
- Kondom: 2–12
- Portiokappe: 6
- Sterilisation der Frau: 0,2–0,3
- Sterilisation des Mannes: 0,1
- Kalendermethode: 9
- Kondom für die Frau: 5–25
- Chemische Verhütungsmittel: 3–21
- Koitus interruptus: 4–18
- Keine Verhütung: 85

Die wirksamsten Methoden der Empfängnisverhütung sind demnach die Maßnahmen der hormonellen Verhütung (Pille, Depotspritze, Vaginalring, Verhütungspflaster). Jeweils knapp die Hälfte der sexuell aktiven Deutschen verhütet mit Pille oder Kondom (BZgA 2018)

> Der Einsatz einer hormonellen Verhütungsmethode schützt nicht vor einer sexuell übertragbaren Erkrankung, eine Beratung zur Verwendung von z. B. Kondomen muss zusätzlich erfolgen.

- **Fakten zur oralen Antikonzeption (Pille)**

Es gibt verschiedene Formen kombinierter hormonaler Kontrazeptiva (KHK):

- **Einphasenpräparate:** konstante Östrogen-Gestagen-Kombination über alle Einnahmetage (21)
- **Zweiphasenpräparate:** 7 Tage nur Östrogene, dann 14 Tage Gestagene
- **Zweiphasen-Zweistufenpräparate:** 11 Tage Östrogene und niedrige

5

Gestagene, dann 10 Tage gesteigerte Gestagene
- **Dreiphasenpräparate:** Steigerung der Gestagene nach 6 und 14 Tagen
- Enthaltene **Gestagene:** Levonorgestrel, Norgestimat, Norethisteron (1. Generation) Etonogestrel, Norelgestromin (2. Generation) Gestoden, Desogestrel, Drospirenon (3. Generation) Chlormadinon, Dienogest, Nomegestrol (4. Generation)

❯ Die Thromboemboliegefahr ist abhängig von der Art des Gestagens, das in den kombinierten hormonalen Kontrazeptiva enthalten ist (3. Generation >2. Generation >1. Generation). Es sollte immer eine Umstellung zu einer risikoärmeren Pille angestrebt werden (1. Generation)

Eine Checkliste für die Verschreibung von KHK ist unter ▶ https://www.bfarm.de/SharedDocs/Risikoinformationen/Pharmakovigilanz/DE/RHB/2014/rhb-khk.html zu finden.

Andere Indikationen für Kontrazeptiva können z. B. Akne, Hirsutismus, Dysmenorrhoe, Endometriose sowie Gefahren der teratogenität bei zwingender Medikation bestimmter Erkrankungen (z. B. Rheuma) sein.

Wichtige Kontraindikationen für die hormonale Kontrazeption sind: stattgehabte Thrombose/Lungenembolie, stattgehabtes kardiovaskuläres Ereignis, Hypertonie, Cholestase, Migräne, Gerinnungsstörungen, Rauchen bei Patientinnen über 35 Jahre.

Bei neu aufgetretenem Ereignis ist die hormonale Kontrazeption sofort abzusetzen.

❯ Die hormonale Antikonzeption während dem Auftreten einer Schwangerschaft löst keine Missbildung aus.

Verschieben der Periode: wird öfters von Frauen gewünscht (z. B. geplante Operation, Urlaubsreise). Vorverlegen durch früheres Absetzen der Pille, Verzögern durch Weiternehmen der Pille (bei Einphasenpräparaten einfach weiter nehmen, bei Zweiphasenpräparaten weiter nehmen der gestagenhaltigen Pillen).

Vergessen der Pille: Bei Vergessen in der ersten Hälfte der Einnahme kein Schutz mehr und deshalb Rat zu anderweitiger zusätzlicher Verhütung, bei Vergessen in der letzten Woche der Einnahme weiter Schutz gewährleistet. In beiden Fällen Weiternahme des Präparates empfohlen.

Kontrazeption bei fehlender Antikonzeptionsmaßnahme oder z. B. fehlerhafter Anwendung (z. B. rupturiertes Kondom): Nur bis zu 72 h nach Verkehr möglich mit Ulipristalacetat oder Levonorgestrel. Seit 2015 keine Verordnung vom Arzt nötig, sondern in Apotheke erhältlich – seither deutlicher Anstieg der Nachfrage.

▪ Relevante Leitlinie
S3 Leitlinie Hormonelle Empfängnisverhütung (2019) AWMF 015 – 015.

5.5.3 Klimakterische Beschwerden („Wechseljahresbeschwerden")

Die Menopause findet um das 50. Lebensjahr statt. Ca. 4 von 5 Frauen leiden unter mehr oder minder großen Beschwerden während der Menopause.

▪ Ursachen
Hormonumstellung und der damit verbundene Östrogenmangel.

▪ Anamnese
Die Patientinnen berichten über vielfältige Beschwerden wie z. B. Stimmungsschwankungen, Hitzewallungen, Kreislaufstörungen mit Herzrasen und Schwindel, Schlafstörungen, veränderte Libido, Blutungsanomalien sowie Veränderungen

der Vaginalschleimhäute bis hin zur Atrophie.

■ **Körperlicher Befund**

Meist bestehen keine sichtbar auffälligen klinischen Befunde. Hitzewallungen, Rötung des Gesichts sowie psychische Auffälligkeiten können erkennbar sein. Bei der vaginalen Untersuchung trockene Schleimhäute, im Extremfall Atrophie.

■ **Diagnostik**

Initial nur Anamnese und körperliche Untersuchung, weitere Untersuchungen eher zum Ausschluss anderer Erkrankungen (z. B. kardiologische Untersuchungen bei Herzrasen etc.)

Erweiterte Diagnostik

Laboruntersuchungen sind nur im Einzelfall erforderlich und dem Spezialisten vorbehalten (Östrogene erniedrigt, FSH und LH erhöht).

■ **Hausärztliche Beratungs- und Behandlungsinhalte**

Beratung der Patientin zum Krankheitsbild und Allgemeinverhalten (z. B. Entspannungsverfahren und Verhaltentherapie).

Medikamentöse Therapie

Hormonersatztherapie (HET) – Hormontherapie (HT) (Östrogen alleinig oder Östrogen – Gestagen – Kombination) grundsätzlich nur nach ausführlicher Aufklärung der Patientin und sorgfältigem Abwägen von Nutzen (Beschwerdelinderung) und Risiken.

— Reine Östrogenbehandlung erhöht bei vorhandenem Uterus das Risiko von Endometriumhyperplasien und Karzinomen. In diesen Fällen ist eine Kombination von Östrogen und Gestagen zu empfehlen

— Frakturrisiko wird gesenkt, Einsatz der HT nur wenn die leitliniengerechten Osteoporose-medikamente nicht möglich sind

— HT erhöht deutlich das Risiko von Thromboembolien

❯ Transdermale Applikation von Östrogenen erhöht das Risiko für venöse Thrombosen nicht.

— HT erhöht das Brustkrebsrisiko, reine Östrogene weniger

— Östrogene alleine erhöhen das Risiko von Endometrium- und Ovarialkarzinom

— HT erhöht das Risiko von Cholezystitis und Cholangitis

— Phytotherapeutika (z. B. Cimicifuga) weisen keinen Nutzennachweis auf und sollten deshalb nicht eingesetzt werden

❯ Bei Mammakarzinom und Thromboembolien in der Anamnese ist eine Hormonersatztherapie kontraindiziert.

■ **Hausärztliche Verlaufskontrollen**

Wichtig zur Therapieevaluation.

■ **Zusammenarbeit mit Spezialisten**

Gynäkologe, bei Frakturprophylaxe als Hauptberatungsinhalt Orthopäde.

■ **Relevante Leitlinie**

S3 Leitlinie Peri- und Postmenopause – Diagnostik und Interventionen (2020) AWMF 015–062.

5.5.4 Entzündungen

■ **Ursachen**

Entweder Pilzinfektionen oder bakterielle Infektionen, Medikamentennebenwirkungen (z. B. Antibiotika) oder Allergien.

■ **Anamnese**

Patientinnen klagen über **Ausfluss** und/oder Juckreiz. Gezielt zu fragen ist nach Erkrankungen bei Partnern sowie der Medikamentenanamnese.

- Körperlicher Befund

Bei vaginaler Untersuchung Rötung und **Ausfluss** (dünnflüssig, weiß: eher Mykose) (dünnflüssig, weiß-gelb mit Fischgeruch: eher bakteriell).

❯ Bei Ausfluß muss auch immer an sexuell übertragbare Erkrankungen wie z. B: Gonorrhoe oder Chlamydieninfektionen gedacht werden.

- Diagnostik

Vaginale Untersuchung, Inspektion, im Einzelfall Abstrich.

- Hausärztliche Beratungs- und Behandlungsinhalte
- Bei Mykosen Clotrimazol Vaginalsuppositorien oder -Creme bzw. Nystatin lokal
- Bei mehrfachen Infektionen auch systemisch Fluconazol oder Itraconazol
- Bei bakterieller Vaginose Metronidazol Vaginalsuppositorien, in Einzelfällen auch systemisch Metronidazol
- Partnerbehandlung nicht vergessen

5.5.5   Sexuelle Gewalt

Sexuelle Gewalt findet gegen Frauen aber auch gegen Männer statt, beide Geschlechter üben diese aus, wobei die Gewalt von Frauen gegen Männer bisher deutlich unterschätzt wurde. Besonders Frauen mit Behinderung werden häufiger Opfer von körperlicher und sexueller Gewalt.

Wichtigste Aufgabe des Hausarztes ist es, die betroffenen Frauen zu erkennen und auch aktiv anzusprechen. Eine Hilfe dafür gibt der S.I.G.N.A.L. – Leitfaden (◘ Tab. 5.4) (▶ https://www.signal-intervention.de/).

❯ Gewaltbetroffene Frauen können Hilfe unter der Tel.-Nr. 08.000/116.016 oder auch unter ▶ www.hilfetelefon.de erhalten (mit Dolmetschern für 15 Sprachen).

◘ **Tab. 5.4** Inhalte des S.I.G.N.A.L.-Leitfadens zur Intervention bei häuslicher Gewalt	
S	Signal setzen – Gewalterfahrungen aktiv ansprechen
I	Interview mit konkreten Fragen
G	Gründliche Untersuchung auf alte und neue Verletzungen
N	Notieren und dokumentieren der Befunde
A	Abklärung von Gefährdung und Schutzbedürfnis
L	Leitfaden mit Notrufnummern und Unterstützungsangeboten anbieten

5.6   Beschwerden im Zusammenhang mit der Sexualität

5.6.1   Sexualprobleme

Sexualprobleme kommen nicht selten vor, werden aber von den Patienten oft nicht angesprochen, da die Sexualität auch heute noch mit vielen Tabus belegt ist. Für den Hausarzt ist es eine Herausforderung, betroffene Patienten zu erkennen und deren Probleme im Bereich der Sexualität so anzusprechen, dass eine vertrauensvolle Zusammenarbeit möglich wird.

Verschiedene Störungen können Probleme im Zusammenhang mit der Sexualität hervorrufen.

- **Orgasmusstörungen**: sowohl weiblich als auch männlich: verzögert oder ausbleibend – männlich: vorzeitiger Samenerguss (Ejaculatio praecox)
- **Störungen der sexuellen Begierde**: verminderte Appetenz bis hin zur Aversion, gesteigertes sexuelles Verlangen
- **Erregungsstörungen**: Erektionsstörung bzw. mangelnde Lubrifikation bei der Frau
- **Schmerzsyndrome**: Dyspareunie, Vaginismus

- **Hausärztliche Relevanz**

Häufigkeit Fink: Partnerprobleme *, Sexualprobleme **.

Die Prävalenz sexueller Dysfunktionen liegt bei Männern bei 21,7 % und bei Frauen bei 39,6 %.

- **Ursachen**

Die Ursachen für Sexualstörungen können vielfältig sein: psychische Probleme (z. B. Depression, reaktiv durch Partnerprobleme – berufliche Überlastung), Erkrankungen (z. B. Diabetes mellitus), Medikamente (z. B. Betablocker, Antidepressiva, Sedativa), Alkohol, Drogen, Nikotin.

- **Anamnese**

Nur selten sprechen die Patienten beim Hausarzt ihre Sexualprobleme direkt an. Sehr häufig werden die Probleme in Zusammenhang mit einer anderen Erkrankung thematisiert oder auch im Rahmen einer Präventionsuntersuchung geäußert.

Da die Probleme von den Patienten selten angesprochen werden, ist es wichtig, dass der Hausarzt aktiv, aber behutsam nach Sexualproblemen frägt. Dies insbesondere bei Patienten, die erfahrungsgemäß häufiger betroffen sind (z. B. Diabetiker, Patienten mit nebenwirkungsbehafteter Medikation).

> ❯ Die oft jahrelange Kenntnis seiner Patienten kann gerade im Bereich der Sexualberatung zur Detektion betroffener Patienten sehr hilfreich sein.

Ist erkennbar, dass der Patient ein Problem im Bereich der Sexualität hat, ist gezielt nach möglichen Auslösern (Beruf, Partnerschaft, andere Belastungsfaktoren, Noxen und Medikamentenanamnese) zu fragen. Insbesondere ist nach Sexualproblemen beim Partner zu fragen.

Zur Detektion psychischer Ursachen oder Partnerproblematiken ist danach zu fragen, ob die Störungen sowohl bei Masturbation als auch beim Verkehr auftreten.

- **Körperlicher Befund**

Meist bestehen keine auffälligen klinischen Befunde. Bei Schmerzsyndromen können sich z. B. vaginale Schleimhautatrophie oder eine Induratio penis plastica zeigen. Psychische Auffälligkeiten können bestehen.

- **Diagnostik**

— initial vor allem Anamnese, klinische Untersuchung weniger von Bedeutung
— erweiterte Diagnostik (z. B. Laboruntersuchungen bei speziellen Fragestellungen insbesondere zum Ausschluss von Grunderkrankungen – Diabetes meliitus, AVK) im Einzelfall
— spezielle Untersuchungen bleiben dem Spezialisten (Urologe – Gynäkologe) vorbehalten

- **Hausärztliche Beratungs- und Behandlungsinhalte**

Ausführliche Beratung des Patienten über die Ursachen und die möglichen therapeutischen Optionen (z. B. Lebensstiländerung, Psychotherapie bei schwerwiegenden Problemen, medikamentöse Therapie, SKAT Therapie, Squeeze oder Start-Stop-Technik bei Ejaculatio praecox)

Die Sexualität beeinflussende Medikamente sollten nach Möglichkeit abgesetzt oder durch nebenwirkungsärmere ersetzt werden.

Medikamentöse Therapie

Bei erektiler Dysfunktion:
— Phosphodiesterase-5-Hemmer (PDE-Hemmer): Sildenafil, Tadalafil, Vardenafil (keine Gabe bei schwerer Herzinsuffizienz, Leberinsuffizienz, kürzlich abgelaufenem Herzinfarkt und Schlaganfall. Gleichzeitige Gabe von Antihypertensiva, insbesondere alpha-Blocker kann erheblichen Blutdruckabfall provozieren.)

Bei Ejaculation praecox:

- Anaesthetische Cremes, beschichtete Kondome, ggf. SSRI Dapoxetin

Bei weiblicher Lustlosigkeit:

- ggf. Oestrogene bei entsprechender Symptomatik, Bupropion oder PDE 5 Inhibitoren (beides Off – Label – Use)

❯ Die PDE-5-Hemmer sind bei Nitrat- und Molsidomintherapie absolut kontraindiziert!

- Zusammenarbeit mit Spezialisten
Urologe, Gynäkologe, Psychotherapeut.

5.6.2 Sexuell übertragbare Erkrankungen

Sexuell übertragbare Erkrankungen sind nicht selten und nehmen auch wieder zu. Wichtigste Erkrankungen sind Gonorrhoe, Syphilis, Chlamydieninfektionen, Herpes simplex, Condylomata acuminata und HIV, aber auch die Hepatitis B ist eine wesentliche, häufig sexuell übertragene Erkrankung.

Informationen über die wichtigsten Infektionskrankheiten sind bei RKI zu finden: ▶ https://www.rki.de/DE/Content/Infekt/EpidBull/Merkblaetter/merkblaetter_node.html.

Gonorrhoe (Tripper)

- Auslöser: Neisseria gonorrhoeae
- Inkubationszeit: 1–14 Tage
- Übertragungsweg: durch direkten Kontakt
- Ansteckungsfähigkeit: bis 24 h nach Antibiotikagabe, jedoch Gefahr der Antibiotikaresistenz
- typischer Verlauf: beim Mann: typisch Urethritis mit deutlichem Ausfluss und Dysurie, jedoch auch asymptomatische Fälle möglich Bei der Frau: vermehrter Fluor und Dysurie aufgrund der häufigen Begleiturethritis, jedoch häufig asymptomatische Verläufe. Infektionen sind auch an anderen Eintrittspforten (z. B. oral/rektal) und systemisch möglich
- Nachweis: im Abstrich mikroskopisch oder Kultur
- Therapie: Ceftriaxon 1 g i.v. oder i. m. und zusätzlich 1,5 g Azithromycin oral (Resistenzen sind möglich)
- Komplikationen: Disseminierte Gonokokken-Infektion (0,5–3 %)
- Impfung: nicht verfügbar
- Schutz: Kondom
- Meldepflicht: nein

Chlamydieninfektionen

- Auslöser: Chlamydia trachomatis Typ D–K (Urethritis, Zervizitis) sowie L1, L2, L 3 (Lymphogranuloma veneris)
- Inkubationszeit: 1–3 Wochen
- Übertragungsweg: durch direkten sexuellen Kontakt
- Ansteckungsfähigkeit: nicht klar definierbar (da zu viel asymptomatische Verläufe)
- typischer Verlauf: beim Mann: Urethritis mit Dysurie mit Ausfluss, als Komplikation Prostatitis und Gelenkinfektionen möglich; bei der Frau: Fluor und Urethritis mit Dysurie

❯ Ca. 80 % der Chlamydieninfektionen bei der Frau verlaufen asymptomatisch.

- Nachweis: direkter Erregernachweis mittels NAT (Nukleinsäure-Amplifikations-Techniken) aus Abstrich oder Urin
- Therapie: Doxycyclin (2 × 100 mg über 7 Tage) oder einmalig 1 g Azithromycin oral (Resistenzen bisher nicht bekannt)
- Komplikationen: M. Reiter
- Impfung: nicht verfügbar
- Schutz: Kondom
- Screening: für alle Schwangeren und sexuell aktive Frauen unter 25 Jahren (aus Urin)
- Meldepflicht: nein

Syphilis

- Auslöser: Treponema pallidum
- Inkubationszeit: 10–90 Tage (durchschnittlich 14–24 Tage)
- Übertragungsweg: durch direkten sexuellen Kontakt
- Ansteckungsfähigkeit: im Stadium I hochinfektiös, im Stadium II infektiös
- typischer Verlauf: schmerzloses Ulkus an der Eintrittspforte mit Lymphknotenschwellung (Lues I), im Anschluss daran nach ca. 4–10 Wochen Allgemeinsymptome (Müdigkeit, Fieber, Gelenkschmerzen) und Ausbildung von Ex- und Enanthemen (Lues II)
- Nachweis: möglich ist eventuell direkter Nachweis aus dem Ulcus mittels Dunkelfeldmikroskopie, üblicherweise erfolgt der Nachweis serologisch
- Therapie: einmalig 2,4 Mio I.E. Benzathin – Penicillin i. m., bei Penicillinallergie Doxycyclin
- Komplikationen: Lues III bei nicht ausgeheilter Frühsyphilis, Neurosyphilis (Lues IV)
- Kontrollen: Serologie 2–4 Wochen nach Behandlungsende als Ausgangswert. Danach Kontrollen nach 3, 6, 9 und 12 Monaten, im zweiten Jahr halbjährlich, später evtl. in jährlichen Abständen.
- Impfung: nicht verfügbar
- Schutz: Kondom
- Meldepflicht: ja (nicht namentlich), Labor übersendet einen vom Hausarzt bezüglich demografischer, anamnestischer und klinischer Angaben zu ergänzenden Bogen (erhältlich unter: ▶ www.rki.de > Infektionsschutz > Infektionsschutzgesetz > Meldebögen)

HIV-Infektion

- Auslöser: Humane Immundefizienz-Viren (HIV) mit HIV-1 und HIV-2 (jeweils Subtypen – 9 Subtypen HIV-1 und 15 in HIV-2 – ursprünglich wohl Zoonose bei Affen, bekannt beim Menschen erst seit 1981
- Inkubationszeit: Antikörperbildung binnen 2–10 Wochen
- Übertragungsweg: durch Blut oder andere infektiöse Körperflüssigkeiten (z. B. Sperma) – nicht aber durch Speichel. Das Vorliegen weiterer sexuell übertragbarer Erkrankungen begünstigt die Infektion
- Zum Vorgehen bei **Nadelstichverletzung** siehe ▶ Abschn. 2.17
- Ansteckungsfähigkeit: im Prinzip lebenslang, durch Eindämmung der Viruslast (unter 20 Viruskopien/ml) jedoch fast auszuschalten
- typischer Verlauf: binnen 6 Tagen und 6 Wochen Fieber, Lymphknotenschwellung, Exanthem (Bild ähnlich der Mononukleose) häufig jedoch mit geringer Ausprägung. Dann symptomfreies Intervall (Monate bis Jahre) mit gelegentlich Lymphknotenschwellung über längere Zeit.

❯ Warnsignale für eine HIV-Infektion beachten (bei potenzieller Infektionsmöglichkeit): Mononukleosebild, Thrombopenie, orale Haarleukoplakie, Mundsoor, Herpes zoster.

- Ausbildung von AIDS mit opportunistischen Infektionen (z. B. Pneumonie, Candidabefall) oder Kaposi-Sarkom
- Nachweis: Antikörpernachweis (ELISA) mit anschließender Differenzierung (Immunoblot). Seit 2018 ist ein HIV Selbsttest im freien Handel verfügbar

❯ Das Zeitfenster, welches eine HIV-Infektion nach potenzieller HIV-Exposition ausschließt, ist auf 6 Wochen begrenzt. Nach dieser Zeit schließt ein negativer HIV-Test eine Infektion mit hoher Wahrscheinlichkeit aus.

- Therapie: Antiretrovirale Therapie (ART) – dadurch ist die Lebenserwartung HIV-infizierter nahezu nicht verkürzt.
- Komplikationen: AIDS, vor allem schnelleres Auftreten bei Säuglingen und Kleinkindern mit Entwicklungsstörungen und schweren bakteriellen Infektionen

❯ Durch die antiretroviralen Medikamente kann AIDS als schwerer Immundefekt verhindert bzw. das Auftreten lange hinausgezögert werden. Eine Stigmatisierung der Patienten ist in jedem Fall zu vermeiden.

- **Kontrollen: Serologie** 2–4 Wochen nach Behandlungsende als Ausgangswert. Danach Kontrollen nach 3, 6, 9 und 12 Monaten, im zweiten Jahr halbjährlich, später evtl. in jährlichen Abständen.
- Impfung: nicht verfügbar
- Schutz: Kondom – ausführliche Schulung der Infizierten, um die Weiterverbreitung einzudämmen – Motivation zur suffizienten Therapie (Viruslast senken)
- Praeexpositionsmethode (PREP): Einnahme von antiretroviralem Medikament vor Exposition (seit 2019 Kassenleistung)
- Postexpositionsprophylaxe (PEP): Antiretrovirales Medikament möglichst bald bis maximal 72 Std. nach Exposition (ungeschützter Verkehr oder Nadelstichexposition)

❯ Im beruflichen Bereich ist zur Vorbeugung immer auf Eigenschutz (Schutzhandschuhe) zu achten.

- Screening: für alle Schwangeren muss ein HIV Test angeboten werden
- Meldepflicht: ja – analog Syphilis nicht namentlich

Hepatitis B

- Auslöser: Hepatitis-B-Virus
- Inkubationszeit: 45–180 Tage (durchschnittlich 60–120 Tage)
- Übertragungsweg: durch Blut oder Körperflüssigkeiten (auch Speichel) ca. 40–70 % der Infektionen in Deutschland sind wohl sexuell übertragen. Risiko von Blutkonserven extrem gering (1: 360.000)
- Ansteckungsfähigkeit: wenn HBV-DNA, HBsAg oder HBeAg nachweisbar sind
- typischer Verlauf: Initial unspezifische Symptome wie Appetitlosigkeit, Gelenkschmerzen, Unwohlsein, Übelkeit, Erbrechen und Fieber, nach weiteren drei bis zehn Tagen bei einem Drittel der Patienten Ikterus (ein Drittel verläuft anikterisch, ein Drittel verläuft ohne Symptomatik) – mehr als 90 % der Infektionen heilen aus, der Rest verläuft chronisch mit der Gefahr einer Leberzirrhose oder eines Leberzellkarzinoms
- Nachweis: erhöhte Leberenzyme (GOT/ALT und GPT/AST) als Indiz und Nachweis von HbsAg
- Therapie: keine regelhafte Therapie, da die meisten Fälle ausheilen, wenn Quick Wert unter 50 % Therapie mit Hemmstoffen der HBV-DNA-Polymerase, bei fulminantem Verlauf bei geringer HBV-DNA Lamivudin und bei hoher HBV-DNA Entecavir oder Tenofovir. Bei chronischer Hepatitis B antivirale Therapie (z. B. Interferon)
- Komplikationen: chronische Hepatitis, Leberzirrhose, Leberzellkarzinom
- Kontrollen: laufende Kontrollen der HBV-DNA
- Impfung: verfügbar, STIKO Empfehlung für Kinder und Jugendliche bis 18 Jahre und Risikopersonen
- Schutz: Kondom
- Screening: für alle Schwangeren in der 32. Schwangerschaftswoche vorgesehen

- Meldepflicht: ja, namentlich bei Krankheitsverdacht, Erkrankung und Tod

Herpes genitalis
- Auslöser: Herpes-simplex-Virus 1 und 2
- Inkubationszeit: 2–12 Tage
- Übertragungsweg: durch Sexualkontakt (häufig durch Oralverkehr bei bestehendem Lippenherpes)
- Ansteckungsfähigkeit: solange Bläschen bestehen
- typischer Verlauf: Anfangs typische Bläschen und besonders bei Erstinfekt Allgemeinsymptome mit Abgeschlagenheit und Fieber
- Nachweis: typischer klinischer Befund
- Therapie: Aciclovir, Valaciclovir und Famciclovir
- Impfung: nicht verfügbar
- Komplikationen: bei Übertragung während der Geburt lebensbedrohliche Erkrankung des Neugeborenen
- Schutz: Kondom, Kontakt (z. B. Oralverkehr) vermeiden
- Meldepflicht: nein

Condylomata acuminata („Feigwarzen")
- Auslöser: Human-Papilloma-Virus (HPV)
- Inkubationszeit: 4 Wochen bis 8 Monate
- Übertragungsweg: durch Sexualkontakt
- Ansteckungsfähigkeit: bei bestehenden Kondylomen
- typischer Verlauf: Ausbildung der typischen spitzen Kondylome vorwiegend an der hinteren Komissur und perianal
- Nachweis: typischer klinischer Befund
- Therapie: da viele Fälle spontan abheilen, abwarten. Bei Persistenz z. B. Imiquimod oder Podophyllin oder chirurgische Entfernung bzw. Kryotherapie
- Impfung: verfügbar
- Komplikationen: Zervixkarzinom
- Schutz: Kondom
- Meldepflicht: nein

5.7 Hausärztliche Betreuung bei Schwangerschaft und Stillzeit

Der Hausarzt wird immer wieder in der Praxis Schwangere betreuen, wenngleich die Schwangerschaftsvorsorgen in aller Regel vom Gynäkologen durchgeführt werden. Gelegentlich wird die Schwangerschaft vom Hausarzt festgestellt, entweder, weil es die Patientinnen wünschen oder als Zufallsbefund (🔲 Abb. 5.3). Die Schwangere braucht gelegentlich aber Betreuung bei anderen Problemen, die während der Schwangerschaft auftreten (z. B. Infekte, Schmerzen am Bewegungsapparat). Chronische Erkrankungen wie Diabetes mellitus, Asthma bronchiale, Varikosis brauchen engmaschige Kontrollen und es ist auf eine gute Einstellung bzw. Vermeidung von Komplikationen zu achten. Auch bei akut auftretenden schwangerschaftsbedingten Symptomen suchen werdende Mütter gelegentlich zuerst ihren Hausarzt auf. Bei Blutungen, Kopfschmerzen, Übelkeit, Erbrechen oder Fieber muss immer an abwendbar gefährliche Verläufe (z. B. Plazentalösung, Präeklampsie, Infektionen) gedacht werden. Entsprechende Untersuchungen müssen sofort durchgeführt werden und großzügig ohne Zeitverzögerung an den Spezialisten überwiesen werden.

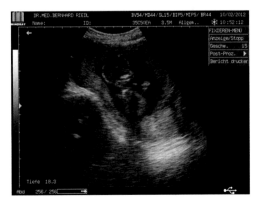

🔲 **Abb. 5.3** Sonographischer Zufallsbefund Gravidität bei einer Patientin mit Unterbauchschmerzen

5

Bei der **Verordnung von Medikamenten** ist, wie auch in der Stillzeit an eventuell **toxische Wirkungen** auf das Kind zu achten.

> Bei jeder Unsicherheit bei der Verordnung von Medikamenten muss sich der Hausarzt über eventuell mögliche Toxizität informieren (▶ www.embryotox.de, 2016 Information für über 400 Arzneistoffe verfügbar).

Zusätzlicher Beratungsbedarf der Schwangeren besteht zu Impfungen, hier ist die Schwangere insbesondere zur **Grippeschutzimpfung** zu motivieren. Totimpfstoffe sind prinzipiell in der Schwangerschaft möglich, sollten aber mit Ausnahme von Influenza, Tetanus und Tollwut erst ab dem zweiten Trimenon verabreicht werden. **Lebendimpfstoffe** sind in der Schwangerschaft **kontraindiziert,** es soll nach einer MMR-Impfung eine Verhütung über 3 Monate stattfinden.

Besonders besorgt sind die werdenden Mütter bei Kontakt zu Infektionskrankheiten und den daraus möglichen Embryopathien. Wenn die Mutter gegen Röteln oder Varizellen geimpft ist oder diese Krankheiten nachweislich durchgemacht hat, kann man sie aufklären, dass keine Gefahr besteht. Bei Ringelröteln gibt es keine Impfung und die Mutter muss aufgeklärt werden, dass bei Kontakt zwischen 8. und 20. Woche und negativer Serologie (ca. 40 %) eine enge Überwachung im Hinblick auf einen Hydrops fetalis stattfinden muss.

Der **Mutterschutz** besteht von 6 Wochen vor dem mutmaßlichen Entbindungstermin (Hier ist arbeiten jedoch nicht grundsätzlich verboten) bis 8 Wochen (bei Früh- oder Mehrlingsgeburten 12 Wochen) nach der Entbindung. Die Schwangere darf keine Überstunden machen und ist von der Nachtschicht zu befreien, ebenso darf sie keinen Risiken ausgesetzt werden. (z. B. Infektionsgefahr in Praxis oder Krankenhaus bei Ärztin/MFA). Ein Arbeitsplatz ohne Gefährdungspotenzial muss der Schwangeren zur Verfügung gestellt werden.

5.8 Beschwerden der Haut

Beschwerden der Haut sind vielfältig und sehr häufig in der Allgemeinarztpraxis eine Beratungsursache. Für den Hausarzt ist es wichtig, die verschiedenen Hauterscheinungen richtig beschreiben zu können (▶ Abschn. 14.2), um daraus ableitend ein Beratungsergebnis formulieren zu können. Die regelmäßig häufigen Krankheitsbilder und der hausärztliche Umgang mit diesen sind in den folgenden Abschnitten dargestellt.

Fallbeispiel

Herr A. M., Bauleiter auf Großbaustellen mit hoher beruflicher Belastung, hat einen Termin in der Praxis vereinbart wegen seiner Hauterscheinungen an Armen und Beinen sowie im Steißbeinbereich: „Könnte es eine Schuppenflechte sein und kann ich da noch ins Schwimmbad gehen?"

■ **Hausärztliche Relevanz**

Häufigkeit Fink: Regelmäßig häufig sind: Ekzem *****, Verrucae ****, Ekzeme der Hände und Füße **,Dermatitis acuta ****, Tinea und Dermatomykosen ***, Acne vulgaris **, Mykose an Händen und Füßen sowie Tinea inguinalis ***, Nävus **, Herpes zoster ***, allgemeiner Pruritus **, uncharakteristische Exantheme **,unklare Dermatose ***, Atherom **, sonstige Hyperkeratose **, Pytiriasis versiculor *, Urticaria ****, Herpes simplex ***, seborrhoisches Ekzem *, lokaler Pruritus °, Psoriasis vulgaris **, schmerzende Hautnarben *, Intertrigo und intertriginöses Ekzem **, Sonnelichtallergie *, Hautkrebs **, Nagelmykose

, Pityriasis rosea °, Klavus *, Keloid °, Hämangiom °

Alle in der Fälleverteilung aufgeführten Probleme der Haut nehmen eine Häufigkeit ähnlich der dem uncharakteristischen Fieber ein.

- Abwendbar gefährliche Verläufe
- bösartige Tumoren
- Superinfektionen
- toxische Reaktionen
- Begleiterscheinungen bei spezifischen Infektionen (z. B. HIV)
- Autoimmunerkrankungen (z. B. Lupus erythematodes)

5.8.1 Ekzem (Dermatitis)

Als Ekzem werden Hautveränderungen bezeichnet, die nicht infektiös und damit auch nicht übertragbar sind. Die Hautveränderungen können unterschiedlich sein (Bläschen, Papeln, nässend, schuppig oder rissig mit gelegentlich auch leichten Blutungen) und häufig von Juckreiz begleitet sein.

- Ursache
- exogen (durch mechanischen Reiz, allergisch bedingt (Kontaktallergie-Typ IV – verzögerte Reaktion) oder auch Lichtreiz (photodynamisch)
- endogen: (atopisches „endogenes" Ekzem (▶ Abschn. 6.5.2), seborrhoisches Ekzem)

- Anamnese
Patienten suchen die Praxis wegen der Hauterscheinungen auf, klagen oft über Juckreiz – gezielt ist nach der vom Patienten vermuteten Ursache zu fragen (z. B. Kontakt mit toxischen Substanzen, Verschlechterung durch bestimmte Freizeitaktivitäten oder Beruf, Verlauf, Medikamenteneinnahme) Mögliche Auslöser an bestimmten Regionen zeigt ◻ Abb. 5.4.

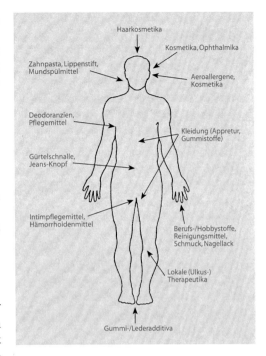

◻ **Abb. 5.4** Typische Prädilektionsstellen für Entstehung von Ekzemen aufgrund von Kontaktallergien. (Aus Mader und Riedl 2018)

- Diagnostik
Ausführliche Anamnese (s. o.), Inspektion.

Erweiterte Diagnostik
Allergietestung, insbesondere Epikutantest zur Detektion einer Kontaktallergie (meist im spezialisierten Bereich), Laboruntersuchungen (Entzündungswerte, Allergiediagnostik).

- Hausärztliche Beratungs- und Behandlungsinhalte
Beratung zur Vermeidung toxischer Stoffe (z. B. Spülmittel, Desinfektionsmittel, Arbeitsstoffe), Hautschutz (Schutzhandschuhe – eventuell Baumwollunterziehhandschuhe, Hautschutzcremes), Hautpflege. Bei rezidivierenden oder chronischen Verläufen aufgrund beruflicher Ursache

Schulung (wird von Berufsgenossenschaften angeboten).

❱ Bei Zusammenhang mit berufsbedingten Auslösern ist insbesondere bei chronischen Verläufen ein Verfahren zur Anerkennung einer Berufskrankheit einzuleiten (Überweisung zum Spezialisten).

▬ Verordnung einer kortikoidhaltigen Salbe oder Creme, bei feuchten Ekzemen Schaffung eines feuchten Milieus unter Zugabe von z. B. NaCl
▬ bei Juckreiz Gabe eines Antihistaminikums (z. B. Cetirizin 10–20 mg/d)
▬ bei schweren und chronischen Verläufen Hinzuziehen des Spezialisten

▪ Zusammenarbeit mit Spezialisten
Dermatologe, idealerweise mit Zusatzqualifikation Allergologie.

▪ Relevante Leitlinie
S1 Leitlinie Kontaktekzem (2013) AWMF 013-055.

5.8.2 Atopisches Ekzem (Neurodermitis, endogenes Ekzem)

Siehe ▶ Abschn. 6.5.2, Probleme aus dem atopischen Formenkreis

5.8.3 Verrucae (Warzen)

Epitheliale, viral bedingte Akanthome.

▪ Ursache
Ausgelöst durch Human-Papilloma-Viren, Übertragung durch Schmierinfektion

▪ Anamnese
Sichtbarer Befund, oftmals Vorstellung wegen anhaltender Schmerzen (◨ Abb. 5.5)

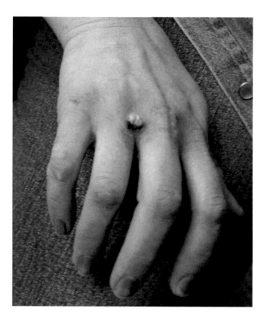

◨ **Abb. 5.5**   30-jährige Patientin mit großer Verruca vulgaris rechte Hand

▪ Diagnostik
Inspektion, typisch für Dornwarzen (besonders an Füßen) sind oft kleine schwarze Punkte, die noch besser nach Abtragen der oberen Epidermisschichten sichtbar sind.

▪ Hausärztliche Beratungs- und Behandlungsinhalte
Salicylsäurepräparate als Lösung oder Pflaster (Evidenzgrad 1a), Kombinationspräparate mit 5-Fluoruracil, Kryotherapie, Abtragung der oberflächlichen Hornschichten. Operative Maßnahmen sind nur in Einzelfällen zu empfehlen.

❱ Ein Abwarten ist durchaus, insbesondere bei Kindern, möglich, da Verrucae zu fast zwei Drittel innerhalb zwei Jahren spontan abheilen.

5.8.4 Tinea

Sehr häufig stellen sich Patienten mit Hauterscheinungen, die durch Pilzbefall ausgelöst werden, vor. Häufige Vertreter sind die Tinea, Pityriasis versicolor und der Soor. Krankheitsbilder, die durch unterschiedliche Pilze hervorgerufen werden.

Tinea tritt bevorzugt an Füßen und Händen und deren Nägeln auf, kann aber auch den behaarten Kopf (insbesondere Kinder) und den Körper befallen. Je nach betroffener Region wird das Krankheitsbild auch bezeichnet: Tinea pedis, Tinea manuum, Tinea unguis, Tinea capitis, Tinea corporis.

■ Ursache
Befall durch Dermatophyten.

■ Anamnese
Aufsuchen der Praxis wegen des Haut- oder Nagelbefundes, oft mit der Befürchtung, dass ein Pilz die Ursache ist. Gezielt zu fragen ist nach familiärer Häufung und Freizeitaktivitäten (Schwimmbad, Sport) sowie Haustieren.

■ Diagnostik
— Inspektion und eventuell direkter Erregernachweis mittels Nativpräparat oder Pilzkultur (insbesondere auch zum Ausschluss von Differenzialdiagnosen, z. B. Psoriasis)
— ggf. Abklärung Diabetes, AVK

■ Hausärztliche Beratungs- und Behandlungsinhalte
— Beratung zu Verhalten (Schwitzen vermeiden, gut trocknen, viel Luft an die Haut kommen lassen)
— Aufklärung über das gehäufte Auftreten bei Grunderkrankungen wie AVK und Diabetes mellitus
— bei sehr nässenden Mykosen Gerbstoffbäder
— topische Therapie mit Antimykotika (z. B. Clotrimazol, Miconazol, Ciclopirox, Bifonazol)
— bei starkem Juckreiz und ekzematischer Veränderung kurzfristig Zugabe von topischem Kortikoid

— bei geringem Nagelbefall Versuch mit topischen Antimykotika als Lacke (Ciclopirox), bei ausgeprägtem Befall systemische Antimykotikatherapie (Itraconazol, Terbinafin als Intervall- oder Dauertherapie über drei bis sechs Monate) zu erwägen

❯ Die systemische Antimykotikatherapie birgt Gefahren der Medikamenteninteraktionen und ausgeprägte Nebenwirkungen (Leber, Niere) in sich.

— Aufgrund des starken vor allem psychischen Leidensdrucks werden sich trotz der Gefahren der systemischen Therapie viele Patienten zur systemischen Therapie entschließen.
— Im Zweifelsfall ist das Hinzuziehen des Spezialisten (Dermatologe) ratsam.

■ Zusammenarbeit mit Spezialisten
Dermatologe, Laborarzt, Mikrobiologe.

5.8.5 Pityriasis versicolor („Kleiepilzflechte")

Die typischen kleieähnlichen, je nach Hautfärbung weißlichen oder bräunlichen Hauterscheinungen, treten vor allem am Körperstamm auf und befallen häufig jüngere Erwachsene. Rezidive sind sehr häufig.

■ Ursache
Befall durch Malassezia furfur.

■ Anamnese
Aufsuchen der Praxis wegen der oft lange bestehenden und immer wiederkehrenden Hauterscheinungen.

■ Diagnostik
Inspektion, ggf. Nativpräparat.

- **Hausärztliche Beratungs- und Behandlungsinhalte**
- topische Therapie mit Antimykotika (Ketoconazol, Ciclopirox), auch am behaarten Kopf
- ggf. systemische antimykotische Therapie (z. B. Itraconazol) unter Beachtung des Interaktions- und Nebenwirkungsprofils

- **Zusammenarbeit mit Spezialisten**
ggf. Dermatologe, insbesondere bei unklarer Diagnosestellung.

5.8.6 Soor

Die durch Hefepilze ausgelösten Hauterscheinungen kommen besonders an Stellen starken Schwitzens und auch in der Mundhöhle vor (insbesondere Säuglinge oder Patienten mit Antibiotika-, Kortikoid- oder immunsuppressiver Therapie). Auch enteraler Befall ist möglich. Zunehmende Häufung entsteht durch die Zunahme an Pflegepatienten.

- **Ursache**
Befall mit Hefepilzen (Candida albicans).

- **Anamnese**
Aufsuchen der Praxis wegen der Haut- oder Schleimhauterscheinungen. Gezielt zu fragen ist nach vorausgegangener medikamentöser Therapie (z. B. Antibiotika bei Vaginalmykose, Mundsoor beim Säugling (▶ Abschn. 6.4.4)).

- **Diagnostik**
Inspektion.

- **Hausärztliche Beratungs- und Behandlungsinhalte**
- Beratung zu Verhalten (Schwitzen vermeiden, vor allem, wenn Intertrigo vorliegt, gut trocknen, viel Luft an die Haut kommen lassen)

- topische Therapie mit Antimykotika (Nystatin, Ciclopirox, bei Vaginalmykosen Clotrimazol)

- **Zusammenarbeit mit Spezialisten**
ggf. Dermatologe, Laborarzt, Mikrobiologe.

5.8.7 Acne vulgaris

Nahezu jeder Jugendliche ist von Akneerscheinungen betroffen, doch nur ca. 40 % der Betroffenen suchen deshalb einen Arzt auf.

Akne tritt meist zwischen dem 15. und 25. Lebensjahr auf, längere Verläufe sind aber möglich (Acne tarda).

Die Akne zeigt sich in unterschiedlichen Ausprägungen (von leichter Acne comedonica über die Acne papulo-pustulosa bis hin zur schweren Acne conglobata)

- **Ursache**
Genetische Disposition, Androgenwirkung führt zu entzündlichen Veränderungen durch erhöhte Talgdrüsenaktivität, zusätzliche Faktoren (Ernährung, Rauchen, Diätlipide, bakterielle Antigene) spielen möglicherweise bei der Entstehung eine Rolle. Bei der Entzündung ist das Bakterium Propionibacterium acnes beteiligt.

- **Anamnese**
Die Betroffenen beklagen die Hauterscheinungen mit ggf. Spannungsgefühl, oftmals ist aber der starke Leidensdruck die Hauptursache für die Arztkonsultation. Gezielt zu fragen ist nach der bisherigen Selbstbehandlung, da diese nahezu jeder Betroffene schon durchgeführt hat.

- **Diagnostik**
Inspektion, i. d. R. keine weiteren Untersuchungen erforderlich.

- Hausärztliche Beratungs- und Behandlungsinhalte

Ausführliche Beratung zum Charakter der Erkrankung, insbesondere, dass i. d. R. von einer Ausheilung auszugehen ist. Beratung zu Hautpflege und Lebensstil (Rauchen und Ernährung).

Externe Behandlung: i. d. R. Einsatz **eines** Mittels, Kombination ist möglich

- bei leichten Formen: topisches Retinoid (Tretinoin, Isotretinoin, Adapalen) Azelainsäure oder Benzoylperoxid
- bei leichten bis mittelschweren Formen: Benzoylperoxid, topisches Retinoid und eventuell topisches Antibiotikum (Mittel der Wahl ist Clindamycin – Erythromycin ist heute obsolet) In Einzelfällen systemisches Antibiotikum (z. B. niedrigdosiertes Doxycyclin 50–100 mg/d)
- bei schweren Fällen systemisches Retinoid (z. B. Isotretinoin), Bei Isotretinoin Gefahr von psychiatrischen Erkrankungen (Depression, Angst) – Patientin sind dazu aufzuklären
- bei Frauen auch Antiandrogene (z. B. Cyproteronacetat) möglich

❯ Isotretinoin ist stark teratogen und die Patientin muss darüber aufgeklärt werden und eine sichere Antikonzeption durchführen.

Sämtliche Externa haben Nebenwirkungen (Erythem, Brennen, Austrocknung), die durchaus gewünscht sind, der betroffene Patient muss darüber aufgeklärt sein.

Bei schweren und chronischen Verläufen Hinzuziehen des Spezialisten.

- Hausärztliche Verlaufskontrollen

Regelmäßige Kontrollen sind sinnvoll, auch, um eine gute Arzt-Patientenbindung der oft stark psychisch beeinträchtigten Patienten zu erreichen. Bei systemischer Retinoidtherapie regelmäßige Laborkontrollen.

- Zusammenarbeit mit Spezialisten

Dermatologe (über 90 % der Betroffenen suchen diesen im Erstkontakt auf).

- Relevante Leitlinie

S2k Leitlinie Behandlung der Akne (2010) AWMF 013–007.

5.8.8 Herpes zoster („Gürtelrose")

- Ursache

Zweitinfektion mit dem Windpockenvirus.

- Anamnese

Oftmals Praxisbesuch wegen starker Schmerzen im betroffenen Dermatom, nach einigen Tagen erneute Vorstellung wegen Hautausschlag mit Blasen und starker Berührungsempfindlichkeit (◘ Abb. 5.6).

- Diagnostik

Inspektion.

- Hausärztliche Beratungs- und Behandlungsinhalte
- Aufklärung über Wesen der Infektion und mögliche Komplikationen (insbesondere mögliche Postzosterneuralgie)
- Gabe von Aciclovir (5 × 800 mg/d bei Erwachsenen eine Woche) oder Brivudin (1 × tgl. 1 Woche)

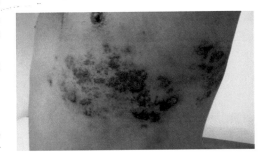

◘ **Abb. 5.6** Typischer Befund eines Herpes zoster bei einem 40-jährigen Patienten mit seit einer Woche bestehenden starken Schmerzen (VAS-Skala 8) am linken Thorax und seit 2 Tagen entstandener Blasenbildung

5

❯ Brivudin darf keinesfalls mit Zytostatika gegeben werden (mögliche letale NW!).

- Schmerzbekämpfung nach WHO-Stufenschema (◘ Tab. 8.3)
- Attestierung von Arbeitsunfähigkeit
- bei schweren Verläufen oder Komplikationen umgehende Klinikeinweisung

Der Nachweis eines Zusammenhangs von Herpes zoster und Malignomen konnte bisher nicht eindeutig geführt werden, deshalb kann auch keine klare Empfehlung zur Malignomsuche nach Zosterinfektion gegeben werden.
Auch nach einer durchgemachten Zostererkrankung kann die Herpes zoster Impfung empfohlen werden.

▪ Zusammenarbeit mit Spezialisten
Bei Augenbeteiligung Augenarzt, Schmerztherapeut bei ausgeprägter Postzosterneuralgie, Klinik.

5.8.9 Herpes labialis

Die typischen einzeln oder gruppiert auftretenden Bläschen werden durch den Herpes-simplex-Virus (HSV) I ausgelöst.

▪ Anamnese
Oft juckende, schmerzende Bläschen.

▪ Diagnostik
Inspektion.

▪ Hausärztliche Beratungs- und Behandlungsinhalte
Topische Behandlung mit Aciclovir, bei schwerem Befall systemische Gabe von Aciclovir.

5.8.10 Urticaria („Nesselsucht")

Die typischen unscharf begrenzten, z. T. großflächigen flüchtigen Hautefforeszenzen können Ausdruck einer Reaktion auf unterschiedliche Auslöser sein und sind i. d. R. von stärkerem Juckreiz begleitet. Das Auftreten kann kurzfristig (akut) oder auch länger (>6 Wochen – chronisch) persistieren. Eine Sonderform stellt das **Quincke-Ödem (Angioödem)** dar, bei dem die Schwellung Lider, Lippen, Zunge und Rachenraum betreffen kann, im Extremfall ist ein anaphylaktischer Schock möglich. (▶ Abschn. 3.9).

▪ Ursache
Histaminfreisetzung aufgrund allergischer Reaktion oder Reaktion auf Substanzen (z. B. Medikamente, Nahrungsmittel) bzw. physikalische Reize (z. B. Kälte, Wärme), in Einzelfällen Infekte (z. B. Helicobacter-pylori-Infektion)

▪ Anamnese
Oft sehr besorgte Patienten suchen die Praxis wegen der Hauterscheinungen und dem starken Juckreiz auf. Gezielt ist nach vermutetem Auslöser zu fragen, insbesondere auch Medikamenteneinnahme.

▪ Diagnostik
Ausführliche Anamnese, Inspektion, ggf. Allergietestungen und Laboruntersuchungen (Entzündungswerte), im Einzelfall (längere Verläufe) Infektfokussuche.

▪ Hausärztliche Beratungs- und Behandlungsinhalte
- bei akutem, ausgeprägtem Beschwerdebild Gabe von Kortikoid und Antihistaminikum (▶ Abschn. 3.8)
- bei chronischem, nicht bedrohlichem Verlauf Antihistaminikum (z. B. Cetirizin 10–20 mg/d), eventuell Kortikoidstoß mit Prednisolon über 7 Tage

▪ Zusammenarbeit mit Spezialisten
Dermatologe mit Zusatzqualifikation Allergologie, Laborarzt und Mikrobiologe, ggf. Spezialisten zur Infektfokussuche.

- Relevante Leitlinie

S3-Leitlinie Urticaria: Klassifikation, Diagnostik und Therapie (2011) AWMF 013-028.

5.8.11 Seborrhoisches Ekzem (seborrhoische Dermatitis)

Das seborrhoische Ekzem wird gehäuft bei Säuglingen und Kindern sowie bei Menschen (Männer > Frauen) ab der Lebensmitte (40–50 Jahre) beobachtet und befällt besonders die Schweißrinnen sowie den behaarten Kopf und die Intimregion. Parkinson- und HIV-Patienten sind häufiger betroffen.

- Ursache

Unklar, möglicherweise Beteiligung von Pityrosporum ovale.

- Anamnese

Patienten suchen Praxis wegen der Hauterscheinungen auf, insbesondere wenn die Gesichtsregion betroffen ist.

- Diagnostik

Inspektion.

- Hausärztliche Beratungs- und Behandlungsinhalte

Verordnung von Imidazol-Derivat-Cremes bzw. -Shampoo (behaarter Kopf) in Einzelfällen topisches Kortikoid.

- Zusammenarbeit mit Spezialisten

In Einzelfällen Dermatologe.

5.8.12 Psoriasis („Schuppenflechte")

Die chronisch entzündliche Hauterkrankung begleitet die betroffenen Patienten oft ein Leben lang. Charakteristisch sind Plaques der Haut (scharf begrenzt, leicht erhaben mit deutlicher Rötung), die mit weißlichen Schuppen belegt sind. Ca. jeder 40.–50. Mensch ist betroffen. Gelenkentzündungen treten nicht selten als Begleiterscheinungen auf.

- Ursache

Genetische Disposition, exogene (z. B. mechanischer und/oder chemischer Reiz, Medikamente wie z. B. Betablocker, Übergewicht, Alkohol, Nikotin) und endogene (z. B. Infekte, Stress) Auslöser.

- Anamnese

Patienten suchen die Praxis wegen der Hauterscheinungen auf, vermuten oft selbst die Psoriasis und haben einen hohen Leidensdruck. Oft wird auch Juckreiz angegeben (ca. jeder zweite Patient).

- Körperlicher Befund

Typische Hauteffloreszenzen s. o. (🔲 Abb. 5.7).
- Prädilektionsstellen: Streckseiten Ellbogen Unterarme, Knie und Unterschenkel sowie Intim- und Steißbeinbereich. Die Schuppen lassen sich leicht abtragen („Kerzenphänomen"), bei Abtragung der untersten Schicht leichte Blutung („Auspitz-Phänomen")
- bei etwa jedem zweiten Patienten Nagelbeteiligung mit Tüpfelnägel, Ölflecken, subungualer Hyperkeratose (leicht verwechselbar mit Mykose) und Nageldystrophie

- Diagnostik

Inspektion.

Erweiterte Diagnostik

Bei unklarer Situation eventuell bioptische Sicherung, u. U. Labordiagnostik, insbesondere bei Psoriasisarthritis (Entzündungs-, Leberwerte).

5

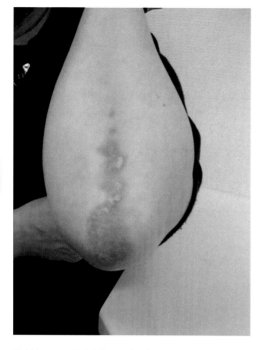

◘ Abb. 5.7   30-jährige Patientin mit typischen Psoria-sisherden am Ellbogen

■ **Hausärztliche Beratungs- und Behandlungsinhalte**
− Beratung zum Krankheitsbild, insbesondere zu den Auslösern und Faktoren, die das Krankheitsbild verschlechtern (z. B. Stress, Alkohol). Absetzen auslösender Medikamente (z. B. Betablocker) Hautpflege (z. B. Ölbäder)
− eventuell Empfehlung Kurbehandlung bzw. Reisen in wärmere Länder
− bei leichteren Formen topische Therapie: Basistherapie mit Zubereitungen aus Salicylat (Abschuppung) und Harnstoff. Zusätzlich therapeutisch Vitamin-D-Analoga (Calcipotriol), Kortikoide bzw. Kombinationen aus beiden
− eventuell UV-A-Bestrahlung (PUVA)
− die systemische Therapie (z. B. Methotrexat, Fumarsäurederivate, Ciclosporin A, Retinoide) sowie bei Erfolglosigkeit Biologika (z. B. Adalimumab, Infliximab), sollte durch den Spezialisten in schweren Fällen durchgeführt werden

− unterstützend insbesondere bei starker psychischer Belastung Psychotherapie

■ **Zusammenarbeit mit Spezialisten**
Dermatologe, bei Gelenkbeteiligung auch Rheumatologe, Psychotherapeut.

■ **Relevante Leitlinie**
S3-Leitlinie Therapie der Psoriasis (2017) AWMF 013-001.

5.8.13 Bakteriell bedingte Hautinfektionen

Siehe dazu ► Abschn. 5.9.

5.8.14 Erythema migrans (Lyme-Borreliose)

■ **Ursache**
− Infektion mit Borrelia burgdorferi (Spirochäten), Übertragung durch Zeckenstich
  − Hautbefall: vorwiegend Borrelia afzelii
  − Gelenkbefall: vorwiegend Borrelia burgdorferi sensu stricto
  − Nervensystem: vorwiegend Borrelia garinii
− primär Ausbreitung der Borrelien in der Haut, im Anschluss daran Befall verschiedener Organe. Organsysteme werden nicht gleichzeitig befallen

■ **Anamnese**
Patienten stellen sich vor allem wegen der Hautveränderung vor, nicht selten beklagen sie begleitend allgemeines Krankheitsgefühl, Kopfschmerzen, Muskel- und Gelenkschmerzen. Gezielt zu fragen ist nach einem Zeckenstich und dem zeitlichen Zusammenhang des Auftretens der Hauterscheinung.

❯ Je kürzer der Zeitabstand von Zeckenstich bis zur Zeckenentfernung ist, desto geringer ist die Wahrscheinlichkeit für das Auftreten einer Borreliose (<24 h: sehr unwahrscheinlich). Zecken sollten deshalb so schnell wie möglich entfernt werden.

■ **Körperlicher Befund**
Typisches Erythem, oft mit zentraler kleiner Erhabenheit in der Region der Stichstelle mit davon ausgehendem Erythem mit Randbetonung (◘ Abb. 5.8).

■ **Diagnostik**
— Inspektion („Kennerschaft")

❯ Eine serologische Untersuchung ist bei eindeutiger klinischer Befundstellung eines Erythema migrans nicht indiziert.

— Bei Verdacht auf eine Borreliose (z. B. Gelenkbefall, Neuroborreliose, Herzbefall) ist eine serologische Diagnostik in Form einer Stufendiagnostik in jedem Fall indiziert: Bestimmung ELISA-Test Immunglobuline IgM und IgB, bei positivem Ergebnis Immunoblot
— bei Verdacht auf Neuroborreliose Liquoruntersuchung (Spezialist)

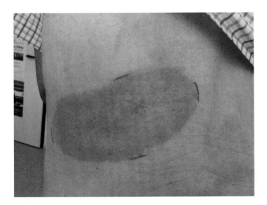

◘ **Abb. 5.8** 40-jähriger Patient mit einem Zeckenstich vor einer Woche und im Anschluss daran aufgetretener Rötung am Rücken. Leichte Abgeschlagenheit, Temperatur 37,5°. Typischer Befund eines Erythema migrans. (Foto Bedö)

— nur in Einzelfällen kultureller Erregernachweis

■ **Hausärztliche Beratungs- und Behandlungsinhalte**
— Aufklärung über das Krankheitsbild und den möglichen Krankheitsverlauf
— bei eindeutigem klinischem Befund eines Erythema migrans sofortige **antibiotische Therapie:** Doxycyclin 200 mg/d (10–21 Tage), alternativ Amoxicillin (14–21 Tage 3 × tgl. 500–1000 mg), Azithromycin (Tag 1: 2 × 500 mg, Tag 2–5 1 × 500 mg), Cefuroxim (14–21 Tage 2 × 500 mg)
— bei Spätmanifestation (Gelenke, Herz und Neuroborreliose): i.-v.-Gabe von Ceftriaxon oder Cefotaxim

❯ In aller Regel heilt eine behandelte Borreliose aus, eine chronische Borreliose ist selten.

■ **Zusammenarbeit mit Spezialisten**
Laborarzt.

■ **Meldepflicht**
In einigen Bundesländern namentlich, in einigen anonym.

■ **Relevante Leitlinien**
S2k Leitlinie Kutane Lyme-Borreliose (2016) AWMF 013-044.

5.8.15 Hauttumoren

Besonders besorgt sind Patienten, wenn sie einen Hauttumor feststellen, die Befürchtung geht in die Richtung, ob es ein Hautkrebs sein könnte. Der gefürchtetste ist das maligne Melanom, dessen Häufigkeit zwar zunimmt, aber immer noch im Vergleich zu den anderen Hauttumoren die geringste ist. Zur Beratung der Patienten und Prophylaxe ist die **Beurteilung des Hauttyps** (nach Fitzpatrick, ◘ Abb. 5.9) essentiell.

5

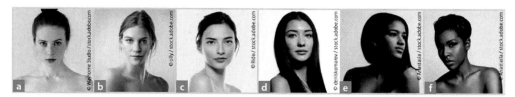

5 Klassifikationen der Hauttypen nach dem US-amerikanischen Dermatologen Thomas Fitzpatrick von 1975. Von links: a Keltischer Typ I, b Nordischer Typ II, c Mischtyp III, d Mediterraner Typ IV, e Dunkler Hauttyp V, f Schwarzer Hauttyp VI.

◘ **Abb. 5.9**   Hauttypen nach Fitzpatrick. (Aus Jacobi 2019)

- I = Hautfarbe hell, Haarfarbe rot oder blond, Sommersprossen, immer Sonnenbrand, nie bis selten Bräunung, Eigenschutzzeit Mitteleuropa 10 min
- II = Hautfarbe hell, Haarfarbe blond, fast immer Sonnenbrand, wenig Bräunung, Eigenschutzzeit 15–20 min
- III = Hautfarbe leicht bräunlich, Haarfarbe dunkelblond, mäßige Sonnenbrandneigung, immer Bräunung, Eigenschutzzeit 20–30 min
- IV = Hautfarbe braun, Haarfarbe dunkel, selten Sonnenbrand, immer Bräunung, Eigenschutzzeit 30–45 min

Die häufigsten Hauttumoren sind:
- **Seborrhoische Keratosen** („seborrhoische Warze", „Alterswarze"): **BENIGNE** – scharf begrenzte, von gelb bis schwarz imponierende Herde besonders an Stamm, weich mit Follikelöffnungen (im Dermatoskop als Pseudokomedonen imponierend und beweisend für die seborrhoische Keratose); Therapie: bei Unklarheit Überweisung zum Dermatologen oder Exzision, Kryotherapie, Kürretage
- **Naevi** („Muttermal"): **BENIGNE** – angeboren oder erworben, fast immer pigmentiert, bei kongenitalen Naevi auch mit Behaarung. Beurteilung der Naevi nach der **ABCDE-Regel** (**A**symmetrie, **B**egrenzung, **C**olor, **D**urchmesser >5 mm, **E**levation); Therapie: nur bei zweifelhaften Befunden Exzision, ggf. Dermatologe

❯ Je mehr Naevi ein Patient hat, umso größer ist seine Gefahr, ein Melanom zu entwickeln. (>100: 8–10-faches Risiko). Patienten mit sehr vielen Naevi ist eine regelmäßige Inspektion (Hautkrebsfrüherkennung) zu empfehlen (ggf. Dermatologe mit Fotodokumentation).

- **Aktinische Keratose**: **PRÄKANZEROSE** entsteht durch chronischen Lichtschaden im fortgeschrittenen Alter (>50 Jahre) insbesondere an Gesicht, Händen und Unterarmen. Hellhäutige sind häufiger betroffen. Charakteristisch ist die raue Oberfläche (◘ Abb. 5.2); Therapie: Kryotherapie (Gefahr Hypopigmentierung), Diclofenac 3 % Gel, Imiquimod, 5 – Fluoruracil, Exzision (Vorteil: histologische Untersuchung möglich), Laserverfahren, chirurgische Entfernung, photodynamische Therapie (sehr schmerzhaft) je nach Ausprägung (meist im spezialisierten Bereich Dermatologie), Aufklärung des Patienten über Nebenwirkungen.

❯ Ca. 5–10 % der aktinischen Keratosen gehen in ein Plattenepithelkarzinom über.

- **Basaliom** (Basalzellkarzinom), „weißer Hautkrebs": „**SEMIMALIGNE**" – da nicht metastasierend – entsteht aus den Basalzellen vorwiegend an Gesicht, seltener am Thorax, Auslöser sind chronischer Lichtschaden und genetische Disposition. Hellhäutige sind häufiger betroffen. Es gibt noduläre und flächige (sklerodermiform) Formen, beweisend sind Gefäßverästelungen im Dermatoskop. Therapie: Goldstandard Exzision (Vorteil: histologische Untersuchung möglich). Alternativen: Kryotherapie (Gefahr Hypopigmentierung), Laser, Imiquimod, 5-Fluoruracil, photodynamische Therapie. Bei inoperablen Befunden Strahlentherapie, Antikörper Vismodegib im spezialisierten Bereich (Dermatologe).

> Basaliome können als UAW von Thiaziden (► Abschn. 4.1) oder bei immunsupprimierten Patienten entstehen.

- **Spinaliom** – Plattenepithelkarzinom: **MALIGNE** entsteht in ca. 50 % aus aktinischen Keratosen meist in hohem Alter und metastasiert selten. Auftreten besonders an Gesicht, Lippen (◘ Abb. 5.10), Ohren (◘ Abb. 5.11), Oberkörper, Unterarmen, Händen bei Hellhäutigen. Therapie: Exzision (histologische Sicherung), bei Metastasierung Chemotherapie, bei nicht operablen Befunden auch Strahlentherapie

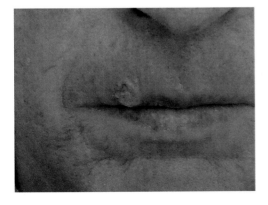

◘ **Abb. 5.10** 54-jähriger Patient mit seit 3 Monaten bestehendem, nicht heilendem indurierten Herd an der Oberlippe (histologisch Plattenepithelkarzinom), nach Operation über Jahre unauffällig

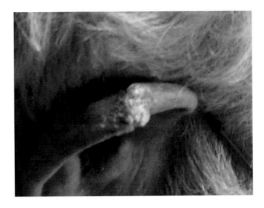

◘ **Abb. 5.11** 70-jähriger Patient mit über einem Jahr bestehenden Hautschuppungen am rechten Ohr (histologisch spinozelluläres Karzinom), nach Operation kein Rezidiv

> Seit 2015 besteht die Möglichkeit der Anerkennung von Plattenepithelkarzinom und aktinischen Keratosen bei bestimmten Berufsgruppen (Land- und Forstwirte, Fischer, Seefahrer, Arbeiter im Baugewerbe und im Straßenbau, Bademeister und Bergführer) als Berufskrankheit. Deshalb ist in diesen Fällen eine Überweisung zum Spezialisten zur Einleitung des Verfahrens erforderlich.

- **Malignes Melanom** („Schwarzer Hautkrebs"): **MALIGNE** entsteht aus den Melanozyten und neigt zu Metastasierung und nimmt laufend zu. Auslöser sind genetische Disposition und vermehrte Sonnenbrände in der Kindes- und Jugendzeit. Verteilung: ca. 60 % superfiziell-spreitend (◘ Abb. 5.12), ca. 20 % nodulär, ca. 10 % Lentigo maligna Melanom, ca. 5 % akrolentiginös. Diagnostik anhand der ABCDE-Regel (s. o. Naevus) am besten mit Dermatoskop. Bei weitem nicht jedes Melanom entsteht aus einem vorhandenen Naevus (ca. 2/3 neu!) Therapie: Exzision mit Sicherheitsabstand, ab Stadium II Interferon alpha, bei höheren Stadien Antikörpertherapie und ggf. Chemotherapie im spezialisierten Bereich (Dermatologe, Onkologe)

5

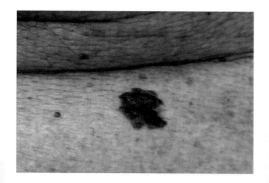

□ **Abb. 5.12** 76-jähriger Patient mit verdächtigem Hautbefund beim Hautkrebsscreening – histologisch gesichertes SSM (= superfiziell spreitendes Melanom), pT1bR0 – Verlauf bei den Nachuntersuchungen bisher über 6 Jahre unauffällig – nebenbefundlich harmloses seniles Angiom

❯ Die Diagnose malignes Melanom ist kein Todesurteil, der Patient sollte beruhigt werden (10 Jahresüberlebensrate bei Tumordicke unter 0,75 mm 97 %!).

5.8.16　Beratung zum Hautschutz

Entsprechend der Hauttypen (▶ Abschn. 5.8.15) sollte man die Patienten zum Umgang mit Sonnenexposition beraten:
- Je heller der Hauttyp, desto kürzer ist die Eigenschutzzeit der Haut, Sonnenbrände treten schneller auf.
- Wenn eine Sonnenexposition stattfindet, sollte man auf Cremes mit geeignetem Lichtschutzfaktor (LSF) achten. Im Falle von Badeaktivitäten sollten diese wasserfest sein.
- Mittags ist die Sonne am gefährlichsten.
- Kinder und ältere Leute sind besonders gefährdet und sollten am besten durch Kleidung und Kopfbedeckung geschützt sein.
- Auf Phototoxizität von Medikamenten (z. B. Doxycyclin) sollte geachtet werden.

Fallbeispiel

Bei dem Patienten, der ca. 20 Zigaretten pro Tag raucht und auch täglich Alkohol trinkt, zeigen sich an Ellbogenaußenseiten sowie im Kniebereich typische erhabene Rötungen mit weißen Schuppen, die leicht abzukratzen sind. Die Nägel sind unauffällig und es bestehen keine Gelenkschmerzen. Der Patient wird über sein Krankheitsbild aufgeklärt, sein Verdacht bestätigt sich. Da es sich um einen leichten Befall handelt, werden ihm als Allgemeinmaßnahme Ölbäder sowie eine salicylhaltige (10 %) Salbe empfohlen, zusätzlich ein topisches Kortikoid der Klasse II verordnet. Es wird ihm geraten, den Alkohol zu meiden und das Rauchen einzustellen sowie die Stressbelastung zu reduzieren. Der Verlauf ist nach einer Umstellung der Lebensgewohnheiten über Jahre stabil, bei zunehmender psychischer Belastung nehmen die Effloreszenzen deutlich zu, ebenso im Winter.

5.9　Häufige bakterielle Infektionen der Haut (Abszess, Furunkel, Paronychie, Panaritium, Unguis incarnatus, Atherom)

Bakterielle Infektionen der Haut gehören zu den regelmäßig häufig vorkommenden Krankheitsbildern in der Hausarztpraxis. I. d. R. können sie von einem erfahrenen Hausarzt gut durch Inspektion beurteilt werden (sog „Kennerschaft") und häufig auch dort behandelt werden. Schwerwiegende Befunde bedürfen allerdings der Behandlung durch den Spezialisten.

- **Hausärztliche Relevanz**

Häufigkeit Fink: Paronychie ***, Abszess **, Impetigo **, Furunkel **, Atherom **, Unguis incarnatus **, Panaritium *, Erysipel **.

5.9.1 Paronychie, Panaritium

- **Ursache**

Entzündung des Nagelfalzes oder -walls meist durch Staphylokokken infolge z. B. eingewachsenen Nagels, Manipulationsfolge am Nagelfalz oder Trauma.

- **Anamnese**

Schmerzhafte Schwellung im Nagelbereich, häufig gestörte Nachtruhe durch pochenden Schmerz, z. T. Eitersekretion.

- **Körperlicher Befund**

Stark druckschmerzhafte Schwellung, eventuell mit Eitersekretion, Rötung – gelegentlich Lymphangitiszeichen.

- **Diagnostik**

Inspektion („Kennerschaft") bei ausgeprägten Befunden auch Röntgenuntersuchung zum Nachweis von Knochenbeteiligung.

- **Hausärztliche Beratungs- und Behandlungsinhalte**
- bei oberflächlichen Herden Inzision, offene Wundbehandlung, antiseptische Verbände
- bei tiefergehenden Herden (Hand-)chirurgische Sanierung mit Drainageeinlage (Spezialist)

- **Zusammenarbeit mit Spezialisten**

(Hand-)Chirurg.

5.9.2 Abszess

- **Ursache**

Meist Staphylokokken.

- **Anamnese**

Schmerzhafte Schwellung, z. T. bereits Eitersekretion.

- **Körperlicher Befund**

Stark druckschmerzhafte Schwellung, eventuell mit Eitersekretion, gelegentlich Beeinträchtigung des Allgemeinzustandes mit Fieber.

- **Diagnostik**

Inspektion („Kennerschaft").

- **Hausärztliche Beratungs- und Behandlungsinhalte**

Abszessspaltung, offene Wundbehandlung (eventuell Drainageeinlage) bei ausgedehnten Befunden rasche Überweisung, in Einzelfällen Klinikeinweisung (z. B. hohes Fieber).

- **Zusammenarbeit mit Spezialisten**

Chirurg.

5.9.3 Impetigo contagiosa

- **Ursache**

Meist Infektion mit Streptokokken oder Staphylokokken.

- **Anamnese**

Praxisbesuch wegen aufgetretenen Hauterscheinungen (Bläschen mit daraus entstehenden Krusten) meist ohne Schmerzen oder Juckreiz. Auftreten meist bei Kindern und Jugendlichen.

- **Körperlicher Befund**

Typische Bläschen mit Krusten und Sekret („honigähnlich") (◻ Abb. 5.13)

- **Diagnostik**

Inspektion („Kennerschaft") und eventuell Abstrich.

5

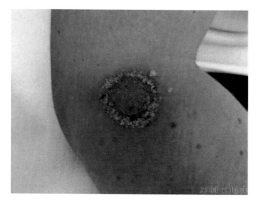

□ Abb. 5.13 Typische impetiginöse Hauteffloreszenz bei einem 8-jährigen Jungen mit Krusten und „honigähnlichem" Sekret

- Hausärztliche Beratungs- und Behandlungsinhalte
- Aufklärung über Wesen der Infektion und die damit verbundene **hohe Kontagiösität**
- bei sehr leichtem Befall antiseptische Wundbehandlung
- bei leichtem Befall topische Behandlung mit z. B. Fusidinsäurehaltiger Salbe
- bei ausgedehnteren Befunden systemische Therapie mit Penicillin (Streptokokken) oder Flucloxacillin (Staphylokokken)

❯ Aufgrund der hohen Kontagiösität ist bei Impetigo eine Kindergarten- oder Schulbefreiung nötig.

- Zusammenarbeit mit Spezialisten
i. d. R. nicht erforderlich.

5.9.4 Furunkel

- Ursache
Infektion ausgehend vom Haarbalg (Vorstufe Follikulitis). Konfluieren mehrere Furunkel, so wird dies als Karbunkel bezeichnet, Erreger: meist Staphylokokken.

- Anamnese
Stark schmerzende Schwellung.

- Körperlicher Befund
Ausgeprägt druckschmerzhafte Schwellung mit zentralem Pfropf, eventuell bereits Eitersekretion.

- Diagnostik
Inspektion („Kennerschaft"), eventuell Blutuntersuchung (Leukozytose, CRP-Erhöhung).

❯ Bei rezidivierend auftretenden Furunkeln ist eine weitere Abklärung (z. B. Vorliegen eines Diabetes mellitus) erforderlich.

- Hausärztliche Beratungs- und Behandlungsinhalte
- bei **Follikulitis** antiseptische Behandlung (z. B. Polyvidon,Octenidin), eventuell lokal antibiotische Behandlung mit z. B. Fusidinsäure
- bei Furunkel antiseptische Behandlung, Ruhigstellung sowie antibiotische Therapie mit Cephalexin, Flucloxacillin oder Clindamycin (insbesondere bei Penicillinallergie)
- in ausgeprägten Fällen und bei Karbunkeln operative Sanierung (Chirurg) und offene Wundbehandlung

❯ Bei Gesichtsfurunkeln ist der Patient über die Gefahr einer Sinusvenenthrombose intensiv aufzuklären.

- Zusammenarbeit mit Spezialisten
Chirurg, HNO-Arzt (Gehörgangsbefall), Kieferchirurg.

- Relevante Leitlinie
S2k Leitlinie Staphylokokkus-Infektionen der Haut (2011) AWMF 013-038.

5.9.5 (Infiziertes) Atherom („Grützbeutel")

▪ Ursache

Retentionszysten der Haartalgdrüsen vor allem an Kopf, Gesicht und Oberkörper.

▪ Anamnese

Oft schmerzlose Schwellung, jedoch auch schmerzhaft mit Entzündungsreaktion und Eitersekretion.

▪ Körperlicher Befund

Meist prallelastische, schmerzlose, verschiebliche Schwellung, Befunde mit Rötung, Druckschmerzempfindlichkeit und eitriger Sekretion sind möglich („infiziertes Atherom").

▪ Diagnostik

Inspektion („Kennerschaft").

▪ Hausärztliche Beratungs- und Behandlungsinhalte

Bei nichtinfizierten Herden Exstirpation nach Möglichkeit vollständig, da sonst ein Rezidiv droht (◘ Abb. 5.14).

Bei infizierten Herden: Inzision und offene Wundbehandlung, nach Abheilen eventuell totale Entfernung.

▪ Zusammenarbeit mit Spezialisten

Chirurg.

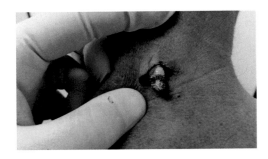

◘ **Abb. 5.14**   Operationssitus eines Atheroms

5.9.6 Eingewachsener Nagel (Unguis incarnatus)

▪ Ursache

Entzündung insbesondere an den Großzehen häufig ausgelöst durch Veranlagung (stark gekrümmte Nägel), Manipulation (zu tiefes Einschneiden der Nägel) oder Druck (enges Schuhwerk).

▪ Anamnese

Schmerzhafte Schwellung am Nagelfalz, Sekretbildung.

▪ Körperlicher Befund

Druckschmerzempfindliche Schwellung, eventuell mit Sekretbildung und/oder Eitersekretion, Rötung.

▪ Diagnostik

Inspektion

▪ Hausärztliche Beratungs- und Behandlungsinhalte

— Aufklärung des Patienten über das Entstehen der Erkrankung, Hinweise zu Schuhwerk und Nagelpflege
— bei leichten Befunden: Versuch mit antiseptischen Bädern
— In Einzelfällen Orthonyxiespange
— bei fortgeschrittenen, ausgeprägten Befunden: chirurgische Sanierung

❯ Die Verordnung von Orthonyxie-Spangen ist keine Leistung der GKV und hat keine nachgewiesene Evidenz.

▪ Zusammenarbeit mit Spezialisten

Chirurg.

5.9.7 Erysipel

▪ Ursache

Meist Infektion mit Streptokokken Gruppe A.

5

- **Anamnese**

Rasches Auftreten einer flächigen, überwärmten Rötung, teilweise Angabe rasch eingetretener unspezifischer Beschwerden (Fieber, Schüttelfrost, allgemeine Schwäche).

- **Körperlicher Befund**

Scharf begrenzte, deutlich überwärmte, flächige Hautrötung – gelegentlich Lymphangitiszeichen – Patienten sind teilweise erheblich beeinträchtigt, reduzierter Allgemeinzustand, Fieber.

- **Diagnostik**

Inspektion ("Kennerschaft"), eventuell Blutuntersuchung (Leukozytose, CRP-Erhöhung).

- **Hausärztliche Beratungs- und Behandlungsinhalte**

Aufklärung über das Krankheitsbild, kühlen (feuchte Umschläge), fiebersenkende Maßnahmen, Penicillin (alternativ bei Allergie Cephalosporin oder Makrolid).

> Bei Nachweis einer Eintrittspforte der Keime ist diese zu sanieren (z. B. Fußmykose).

- **Zusammenarbeit mit Spezialisten**

I. d. R. nicht erforderlich.

5.10 Beschwerden rund um den Anus

Fallbeispiel

Herr G. M., 34 Jahre, Heizungsbauer, sonst gesund, stellt sich mit einer erheblich schmerzhaften Schwellung am Darmausgang vor: „Herr Doktor, ich glaube ich hab Hämorrhoiden."

- **Hausärztliche Relevanz**

Häufigkeit Fink: Hämorrhoiden ***, anogenitales Ekzem **, Fissura ani °, Pruritus anogenitalis **, Blut am oder im Stuhl ***, Anal- und Rektumprolaps °

Alle in den Fälleverteilungen aufgeführten Probleme im Analbereich nehmen eine Häufigkeit von ca. 1 % ein und haben damit eine ähnliche Häufigkeit wie Husten oder Arthrose.

- **Abwendbar gefährliche Verläufe**
- bösartiger Tumor (Analkarzinom)
- Abszesse, Sepsis
- M. Crohn (bei Analfistel)

5.10.1 Hämorrhoiden

Vergrößerung des Plexus hämorrhoidalis superior, erst **bei Beschwerden** spricht man von einem **Hämorrhoidalleiden.**

Stadieneinteilung:
- I: vergrößertes Hämorrhoidalgewebe nur proktoskopisch darstellbar
- II: vergrößertes Gewebe prolabiert, reponiert sich aber spontan
- III: vergrößertes Gewebe prolabiert, ist manuell reponierbar
- IV: vergrößertes Gewebe prolabiert, ist aber nicht reponierbar

- **Ursache**

Möglicherweise Störungen im Defäkationsverhalten, genetische Disposition, erhöhter intraabdomineller Druck, gehäuftes Auftreten nach Geburten.

- **Anamnese**

Unterschiedlich (Schmerz, Juckreiz, Blutung, festgestellte Vorwölbung).

- **Diagnostik**

Anamnese, Inspektion, rektal – digitale Untersuchung.

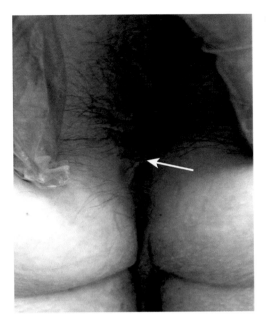

❯ Eine Indikation zur Therapie besteht nur bei Hämorrhoidalleiden.

▪ **Zusammenarbeit mit Spezialisten**
Proktologe, Chirurg.

▪ **Relevante Leitlinie**
S3 Leitlinie Hämorrhoidalleiden(2019) AWMF 081-007.

5.10.2 Analekzem

Entzündliche Veränderung (akut oder chronische) der Umgebung des Anus und des Analkanals.

▪ **Ursache**
Begünstigt durch das feuchte Milieu der Analfalte, z. B. Begleiterscheinung von Allergien oder dermatologischen Grunderkrankungen.

□ **Abb. 5.15** 40-jähriger Patient mit einer Analfistel (sichtbar 12-Uhr-Steinschnittlage – Pfeil) bei einem Morbus Crohn – im Verlauf operative Entfernung

▪ **Anamnese**
Vorwiegend Juckreiz, gelegentlich Blutungen.

Erweiterte Diagnostik
Prokto-, Rektoskopie.

▪ **Diagnostik**
Anamnese, Inspektion, rektal – digitale Untersuchung.

Erweiterte Diagnostik im spezialisierten Bereich
Koloskopie, Endosonographie, Manometrie.

▪ **Hausärztliche Beratungs- und Behandlungsinhalte**
Beratung zur Stuhlregulierung und Hygiene (z. B. Weglassen von parfümierten feuchten Tüchern), kurzfristig topisches Steroid, ggf. Behandlung der Grunderkrankung.

❯ Bei nicht absolut ausgeschlossener Ursache für eine perianale Blutung sollte immer eine Koloskopie veranlasst werden.

▪ **Zusammenarbeit mit Spezialisten**
Proktologe, Dermatologe.

▪ **Hausärztliche Beratungs- und Behandlungsinhalte**
– Beratung zur Stuhlregulierung und Defäkationsverhalten (kein übermäßiges Pressen) sowie Vermeidung von Laxantien und Analhygiene
– bei Schmerzen ggf. Lokalanaesthetika und Antiphlogistika
– Überweisung zum spezialisierten Bereich: Sklerosierung, Ligatur, Operation

5.10.3 Analfissur

Einriss der Analschleimhaut, akut oder auch chronisch.

■ Ursache

Meist ausgelöst durch harten Stuhlgang.

■ Anamnese

Schmerzen und Blutungen.

Diagnostik

Anamnese, Inspektion, rektal – digitale Untersuchung.

Erweiterte Diagnostik

Prokto-, Rektoskopie.

■ Hausärztliche Beratungs- und Behandlungsinhalte
— Beratung zur Stuhlregulierung, Nitroglycerin-, Nitrendipin- oder Diltiazemhaltige Salben
— Überweisung zum Spezialisten: bei chronischer Fissur zur Operation

■ Zusammenarbeit mit Spezialisten

Proktologe, Chirurg.

5.10.4 Analvenenthrombose

Bildung eines Blutgerinnsels in den Analvenen

■ Ursache

Meist ausgelöst durch harten Stuhlgang und vermehrtes Pressen oder mechanischem Reiz (z. B. Radfahren, hartes Sitzen insbesondere bei Kälte).

■ Anamnese

Schmerzhafte Schwellung.

■ Diagnostik

Anamnese, Inspektion, rektal-digitale Untersuchung.

Erweiterte Diagnostik

ggf. Prokto-, Rektoskopie.

■ Hausärztliche Beratungs- und Behandlungsinhalte

Lokalanästhetika und Antiphlogistika; wenn Operation, dann Exzision (Spezialist).

❯ Die Inzision einer Analvenenthrombose kann nicht empfohlen werden.

Zusammenarbeit mit Spezialisten: Chirurg zur Operation

5.10.5 Weitere Analprobleme

Analfistel: (**▫** Abb. 5.15). Es sollte zum spezialisierten Bereich zur Diagnostik (Fistelsondierung) und Therapie (Fistelexzision) überwiesen werden. Ein **M. Crohn** als mögliche Ursache sollte bedacht werden.

Analabszess (periproktitischer Abszess): das mit stärksten Schmerzen verbundene, das Allgemeinbefinden erheblich beeinträchtigende Krankheitsbild sollte umgehend an den Spezialisten zur operativen Sanierung überwiesen werden, Antibiotikagabe allein ist nicht indiziert

Condylomata acuminata: Die durch HPV Virus ausgelösten perianalen Effloreszenzen entstehen meistens durch direkten sexuellen Kontakt und können i. d. R. mittels Podophyllin oder Imiquimodapplikation behandelt werden. Gelegentlich ist eine operative Sanierung notwendig (▸ Abschn. 5.6).

Fallbeispiel

Bei dem Patienten, der deutlich Schmerzen beim Sitzen hat, zeigt sich eine ca. 1,5 cm große pralle, glatte, bläulich gefärbte Schwellung am Anus, die stark druckschmerzempfindlich ist. Die rektal – digitale Untersuchung ist aufgrund von Schmerzen kaum möglich. Der Patient wird eingehend über die möglichen Therapieoptionen aufgeklärt und entscheidet sich für ein konservatives Vorgehen (lokalanästhetische Salbe und Ibuprofen 3 × 600 mg). Die Kontrolluntersuchung nach 2 Tagen zeigt bereits einen deutlichen Rückgang der Beschwerden, nach 6 Wochen ist die Schwellung völlig verschwunden. Es bestand kurze Arbeitsunfähigkeit über 4 Tage.

5.11 Beschwerden im Bereich der Nerven

Fallbeispiel

Ein 52-jähriger Mann kommt angemeldet in die Nachmittagssprechstunde und berichtet, dass er seit einiger Zeit immer abends, wenn er zur Ruhe komme, vor dem Fernseher liegend, spätestens jedoch, wenn er eine Weile im Bett läge, ein „Wimmern" in den Beinen verspüre, das zunähme und schließlich zu Unruhe und Zucken in den Beinen führe. Er müsse dann aufstehen und wenn er herumginge, würde es besser. Er wolle nun wissen, ob das noch normale Wadenkrämpfe sein können.

5.11.1 Parkinsonsyndrom

Das Parkinsonsyndrom beschreibt neurodegenerative Erkrankungen, bei denen es letztendlich zu einem Mangel an dem Botenstoff Dopamin kommt.

- **Hausärztliche Relevanz**
Häufigkeit Fink **.

- **Abwendbar gefährliche Verläufe**
— Letaler Verlauf einer Parkinsonkrise (extremer Rigor mit maximaler Akinesie, Dysphagie und Hyperthermie)
— Hirntumore

— cerebrale Infektionen
— Verletzungen

- **Ursachen**
Die Ätiologie ist uneinheitlich, man unterscheidet das idiopathische Parkinsonsyndrom (M. Parkinson) von den atypischen Parkinsonsyndromen im Rahmen anderer neurodegenerativer Erkrankungen (z. B. Lewy-Körperchen-Demenz) sowie genetisch bedingte Formen und eine Vielzahl von sekundären Parkinsonsyndromen (ZNS-Trauma, medikamentenbedingt, tumorbedingt, HIV).

- **Anamnese und körperlicher Befund**
Die meisten Patienten bemerken ein Zittern und werden deshalb vorstellig, gelegentlich wird auch eine allgemeine Steifigkeit bzw. ein Verlust der Körperbeherrschung mit Stolperneigung vorgebracht. Frühzeichen können Riechstörung oder halbseitiger Beginn sein.

Die klassischen Symptome sind:
— Bradykinese (Verlangsamung der Bewegungsgeschwindigkeit)
— Akinese (Bewegungsblockade)
— Ruhetremor
— Rigor (Tonuserhöhung)
— posturale Instabilität (bei Stehen mit enger Beinhaltung wird der Patient ausgeprägt an Schultern ventral und dorsal bewegt: mehr als ein Ausfallschritt ist pathologisch Folge: Stolper- und Fallneigung)

> Der Parkinsontremor unterscheidet sich i. d. R. vom essenziellen Tremor dadurch, dass der essenzielle Tremor bei Aktivität zunimmt.

Dazu gesellen sich eine Reihe von vegetativen (z. B. Störungen der Thermoregulation, Obstipation) psychischen (depressive Stimmungslage) und kognitiven (demenzielle Syndrome) Störungen.

■ **Diagnostik**

Hausärztliche Basisdiagnostik

− Anamnese: Fokussierung der Fragen auf Kardinalsymptome und vegetative Symptomatik

− körperliche Untersuchung: ausführliche Erhebung des neurologischen Status unter besonderer Beachtung der Kardinalsymptome

Spezialisierte Diagnostik

− klinische Untersuchung beim Neurologen, cCT, cMRT

■ **Hausärztliche Beratungs- und Behandlungsinhalte**

Allgemeinmaßnahmen

− Physiotherapie: Dauertherapie

− Ergotherapie: Unterstützung zur Selbstversorgung

− Logopädie: bei Dysphagie

Medikamente

− Levodopa (in Kombination mit einem Decarboxylasehemmer − Benserazid oder Carbidopa)

− Dopaminagonisten (Cabergolin, Pramipexol, Ropinirol)

− MAO-B-Hemmer (Selegilin, Rasagilin, Safinamid)

− COMT-Inhibitoren (Entacapon, Tolcapon, Opicapon)

− NMDA-Antagonisten (Amantadin, Budipin)

− Anticholinergika

Akinesie in Kombination mit mindestens einem der drei weiteren o. g. Kardinalsymptome gilt als diagnostisches Kriterium für das Parkinsonsyndrom. Da in den meisten Fällen der Krankheitsverlauf aber ein schleichender ist und vielfach die vegetativen Symptome im Vordergrund stehen, dauert es oft tatsächlich viele Jahre, bis die Diagnose gestellt wird. Für den Hausarzt ist es also wichtig, insbesondere bei älteren Patienten an dieses Krankheitsbild zu

denken und bei Hinweisen darauf gezielt nach Kardinalsymptomen zu untersuchen.

Bei Verdacht auf eine Parkinsonerkrankung sollte frühzeitig an einen erfahrenen Neurologen überwiesen werden. Die Diagnose stützt sich auch heute noch fast ausschließlich auf das klinische Bild.

> ❯ Eine Störung des Geruchsinns kann bereits in der Frühphase auf ein Parkinsonsyndrom hindeuten.

Die Rolle des Hausarztes besteht in der Überwachung der medikamentösen Therapie und in der Mitbehandlung der zahlreichen nicht motorischen Symptome, die erheblich die Lebensqualität des Patienten beeinträchtigen können:

− Depression, Demenz, Schlafstörung

− Obstipation, Dyspepsie, Übelkeit

− Dranginkontinenz, erektile Dysfunktion

■ **Hausärztliche Verlaufskontrollen**

In Abhängigkeit von Klinik und Medikation

■ **Zusammenarbeit mit Spezialisten**

Starke Schwankungen der Beschwerden nach Jahren guter Einstellung mit dann vermehrter On- und Off-Symptomatik sind typisch für den Verlauf der Erkrankung und erfordern eine enge Anbindung an den Neurologen.

Physiotherapie, Ergotherapie, Rehabilitation, Selbsthilfegruppen.

■ **Relevante Leitlinie**

S3 Leitlinie idiopathisches Parkinsonsyndrom (2016) AWMF 030-010.

5.11.2 Restless-Legs-Syndrom (RLS)

Das RLS gehört zur Gruppe der Hyperkinesen, es ist eine Erkrankung der extrapyramidal-motorischen Bahnen, die gekennzeichnet ist durch

- einen Bewegungsdrang der Beine, selten der Arme,
- sensible Störungen oder Schmerzen unterschiedlicher Ausprägung,
- Auftreten **nur** in Ruhe und Entspannung,
- Besserung und Beseitigung durch Bewegung,
- Überwiegen oder ausschließliches Auftreten der Symptome am Abend und in der Nacht.

- Hausärztliche Relevanz

Häufigkeit Fink °.

Das Restless-Legs-Syndrom (RLS) gehört zu den häufigsten Erkrankungen des Nervensystems. Bis zu 10 % der Bevölkerung leiden darunter. Allerdings ist die Dunkelziffer sehr hoch.

- Abwendbar gefährliche Verläufe
- Polyneuropathie
- AVK
- Thrombosen
- Nervenläsionen

- Ursachen

Die genaue Ursache des RLS ist bisher nicht bekannt.

Wichtige Komorbiditäten sind: Polyneuropathien unterschiedlicher Genese, Eisenmangel mit oder ohne Anämie, Urämie, Schwangerschaft, Parkinson-Syndrome.

Auch Medikamente können ein RLS auslösen oder verstärken (z. B. SSRI, Neuroleptika, Interferon, Simvastatin, L-Thyroxin, Östrogen).

- Anamnese und körperlicher Befund

Die Patienten machen Angaben wie „Ich kann nicht einschlafen, weil meine Beine so kribbeln und ich muss sie ständig bewegen." oder „Kaum lege ich mich hin, spüre ich eine furchtbare Unruhe in meinen Füßen.".

Ein pathologischer körperlicher Befund ist nicht zu erheben.

- Diagnostik

Hausärztliche Basisdiagnostik

- Anamnese: RLS ist eine klinische Diagnose, deshalb ist das gezielte Abfragen der diagnostischen Kriterien notwendig, weitere Fragen nach pos. Familienanamnese und Schlafstörungen
- Verwendung kann der sog. RLS-Diagnose-Index finden (standardisierter Fragebogen)
- klinische Untersuchung: Dient der Abgrenzung zu anderen Erkrankungen (z. B. CVI, AVK, Polyneuropathie, Ischialgie)
- Inspektion der Beine, Gefäßstatus, Sensibilität, Vibrationsempfinden, Gelenkstatus, Wirbelsäule
- Labor:
- BB, Ferritin, Vitamin B12 (Holotranscobalamin), HbA1c, Blutzucker

Spezialisierte Diagnostik

- Schlaflabor zur Evaluierung der Schlafstörungen, Elektromyographie, Elektroneurographie

- Hausärztliche Beratungs- und Behandlungsinhalte

Medikamente

- Levodopa/Benserazid
- Ropinirol
- Pramipexol
- Rotigotin

Die häufig eindrucksvolle Anamnese des Patienten und das gezielte Nachfragen führen in den meisten Fällen zur Diagnose.

❯ Die wichtigste Differenzialdiagnose des RLS ist die Polyneuropathie, die gleichzeitig aber auch eine häufige Komorbidität darstellt.

Ein therapeutischer Bestätigungsversuch mit der einmaligen Gabe von L-Dopa 100 mg bei Einsetzen der Beschwerden oder auch vor dem Zubettgehen kann die Diagnose häufig, aber nicht immer bestätigen. Bleibt sie unklar, sollte der Patient einem Neurologen vorgestellt werden.

Liegen bekannte Komorbiditäten vor, so kann eine mögliche Behandlungsoptimierung dieser zu einer Verbesserung des RLS führen. Insbesondere Eisen- und Vitamin-B12-Mangel sollte der Hausarzt gezielt durch die Bestimmung der Speicherformen Ferritin und Holotranscoolamin untersuchen und falls vorhanden, entsprechend therapieren.

Die vorbestehende Medikation sollte der Hausarzt auf ihre RLS verstärkende Relevanz überprüfen und gegebenenfalls ändern.

Die Therapienotwendigkeit hängt vom subjektiven Leidensdruck des Patienten ab (Stärke der Missempfindungen, Schlafqualität, Tagesmüdigkeit). Sie kann durch Selbsteinschätzungsbögen objektiviert (International-RLS-Severity-Scale) werden.

Die verwendeten **Medikamente** werden **einschleichend** bis zur niedrigsten notwendigen Dosis verabreicht.

- **Hausärztliche Verlaufskontrollen**

In Abhängigkeit von Klinik und Medikation.

- **Zusammenarbeit mit Spezialisten**

Neurologe, Schlaflabor zur Polysomnographie.

- **Relevante Leitlinie**

S1 Leitlinie Restless-legs-Syndrom (RLS) (2012).

5.11.3 Multiple Sklerose (MS)

Multiple Sklerose ist eine autoimmunvermittelte chronisch entzündliche Erkrankung des Zentralnervensystems, die zu Demyelinisierung und Axonzerstörung führt.

- **Hausärztliche Relevanz**

Häufigkeit Fink *.

Geschätzte 120 000 an MS erkrankte Menschen leben in Deutschland. Es handelt sich um die wichtigste chronische ZNS-Erkrankung jüngerer Patienten. Der Hausarzt ist dauerhaft in die Langzeitbetreuung dieser Patienten eingebunden. Selten, aber dennoch regelmäßig, sieht er in seiner Praxis Neuerkrankungen.

- **Abwendbar gefährlicher Verlauf**

Vorzeitiger Tod durch Sekundärerkrankungen.

- **Ursachen**

Als prädisponierende Faktoren werden angenommen:
- genetische Disposition
- Umweltfaktoren (z. B. Nikotinkonsum)
- Virusinfektionen (z. B. Masern oder Eppstein-Barr-Virus)
- weibliches Geschlecht

- **Anamnese und körperlicher Befund**

Eine typische Symptomschilderung sind Sehstörungen (z. B. Doppelbilder sehen) oftmals mit Kribbelparästhesien in den Extremitäten kombiniert. Auch Gangstörungen (Ataxie) und Schwindel sind als Erstsymptom möglich.

Zusätzliche Symptome, die oft erst im weiteren Verlauf auftreten, sind
- Kraftlosigkeit der Extremitäten
- Koordinationsstörungen der Extremitäten
- Fatigue und Konzentrationsstörungen
- Blasenfunktionsstörungen
- chronische Schmerzen
- kognitive Störungen

Der Krankheitsverlauf ist unterschiedlich:
- ca. 50 % schubförmig: mit weitgehender Rückbildung der Symptome im Intervall

- ca. 40 % sekundär progredient: anfangs schubförmig, dann kontinuierliche Verschlechterung
- ca. 10 % primär progredient: von Beginn an stetige Verschlechterung

- **Diagnostik**

Hausärztliche Basisdiagnostik
- Anamnese: Abfragen der Symptome, früheres Auftreten, zeitlicher Verlauf, Vorerkrankungen, Medikation, Substanzgebrauch
- körperliche Untersuchung: neurologischer Status → Objektivierbare sensible und motorische Defizite, Stand und Gangunsicherheit, Muskeltonus, Sehtest

❯ Trotz der eindrucksvollen Schilderung der Beschwerden der betroffenen Patienten bei MS (insbesondere Sehstörungen) sind meistens keine objektiv fassbaren klinischen Befunde zu erheben (insbesondere im Bereich der Augen).

Der körperliche Befund ist oft weitgehend unauffällig, insbesondere der Satz „Der Patient sieht nichts und der diagnostizierende Arzt auch nicht." beschreibt dies treffend.
- **Labor:** CRP, BB, Leber, Niere, TSH, BZ, Vitamin B12; Rheumafaktor, Borrelientiter

Spezialisierte Diagnostik
- evozierte Potenziale (visuelle, motorisch, sensomotorisch), cMRT, Liquorpunktion
- erweiterte Laboruntersuchungen

- **Hausärztliche Beratungs- und Behandlungsinhalte**

Allgemeinmaßnahmen
- Heilmittel: Physiotherapie, Ergotherapie, Logopädie
- Hilfsmittel: z. B. Toilettenerhöhung, Duschstuhl, Rollator, Rollstuhl
- Teilnahme an Selbsthilfegruppen

Medikation
- Interferon Alpha und Beta als Basismedikation
- Fingolimod
- Natalizumab
- Mitoxantron
- Cyclophosphamid
- Methylprednisolon (500–1000 mg) zur Schubtherapie
- Pregabalin, Gabapentin zur Therapie des neuropathischen Schmerzes
- Baclofen zur Therapie der Spastik
- Anticholinergika: Blasenfunktionsstörungen

Bei klinisch begründetem Verdacht auf eine MS nach Durchführung der hausärztlichen Basisdiagnostik sollte der Patient zeitnah zum Neurologen überwiesen werden, da die frühzeitige Therapie den Verlauf der Erkrankung erheblich beeinflussen kann.

Im weiteren Verlauf ist der Hausarzt gefordert bei der Langzeitbetreuung, aber auch bei Erkennung und Therapie von Krankheitsschüben.

Als Schub werden Symptome definiert, die:
- mindestens 24 h anhalten,
- mit einem Zeitintervall von $> = 30$ Tagen zum Beginn vorausgegangener Schübe auftreten,
- nicht durch Änderungen der Körpertemperatur (z. B. Infekt) bedingt sind.

Eine Schubtherapie mit Methyprednisolon i.v. 500–1000 mg über 3 Tage mit anschließendem Ausschleichen der Dosis über 10 Tage kann bei erfahrenem Patienten und Arzt auch ambulant durchgeführt werden.

Die oben beschriebenen Langzeitfolgen wie Blasenentleerungsstörungen, Fatigue usw. werden dem Patientenwunsch entsprechend und unter Beachtung entsprechender Leitlinien therapiert.

Beratung zu Impfschutz: MS-Patienten sollten einen ausreichenden Impfschutz aufweisen, auch jährliche Influenzaimpfungen sind zu empfehlen. Tot- und Toxoidimpfstoffe sind problemlos verwendbar. Lebendimpfstoffe können einen Schub auslösen. Ihre Anwendung bedarf einer sorgfältigen Nutzen-Risiko-Abwägung. Unter einigen Therapiemaßnahmen (siehe entsprechende Fachinfo) sind sie absolut kontraindiziert.

Beratung zur Schwangerschaft: MS-Patienten sind bei einzelnen medikamentösen Therapien auf konsequente Verhütungsmaßnahmen hinzuweisen. Schwangerschaft bei MS ist grundsätzlich möglich, jedoch sind unter bestimmten Therapien besondere Überwachungen bzw. ein Umsetzen der Therapie notwendig. Die Begleitung durch erfahrene Gynäkologen und Neurologen ist unerlässlich.

■ **Hausärztliche Verlaufskontrollen**
Standardisiert bei jedem MS-Patienten (◘ Tab. 5.5) individuell je nach Schwere des Verlaufs.

■ **Zusammenarbeit mit Spezialisten**
Neurologen, Radiologen, Physiotherapie, Ergotherapie, Logopädie, Selbsthilfegruppen

■ **Relevante Leitlinie**
S2e Leitlinie Diagnostik und Therapie der Multiplen Sklerose (2014) AWMF 030-051

5.11.4 Fazialisparese

Irritation des VII. Hirnnerven, des N. facialis, in seinem Verlauf mit seinem Versorgungsgebiet entsprechenden neurologischen Ausfällen.

■ **Hausärztliche Relevanz**
Häufigkeit Fink *.
   Dieses Krankheitsbild kommt regelmäßig, wenn auch selten vor. Es ist die häufigste Läsion eines Hirnnervens. Es beunruhigt den Patienten erheblich und führt zur notfallmäßigen Vorstellung.

■ **Abwendbar gefährliche Verläufe**
− schwerwiegende ZNS-Erkrankung z. B. Schlaganfall
− Tumorerkrankung, Metastasen im Gehirn
− Schädelverletzungen

■ **Ursachen**
Die idiopathische Form (Bell'sche Lähmung) ist die mit Abstand häufigste:
− möglicherweise reaktivierte Herpesvirus-Infektion
− dreifach erhöhte Inzidenz in der Schwangerschaft
− erhöhte Inzidenz bei Diabetes mellitus

Weitere Ursachen sind Trauma, Tumor und Infektionen (Lyme-Borreliose), aber auch iatrogen durch operative Eingriffe.

◘ Tab. 5.5   Verlaufskontrollen bei multipler Sklerose

Untersuchung	3 Monate nach Diagnose	6 Monate nach Diagnose	12 Monate nach Diagnose	Dauerhaft halbjährlich	Dauerhaft Jährlich	Bei Schub
Symptome abfragen	X	X	X	X		X
Untersuchung	X	X	X	X		X
Labor	X		X		X	X
Urintest		X	X	X		X

■ **Anamnese und körperlicher Befund**

Der meist eindrucksvolle Befund, mit dem Patienten in der Praxis erscheinen, ist i. d. R. selbsterklärend.

Angehörige oder der Patient selbst bemerken eine Asymmetrie des Gesichts mit abgeschwächter oder fehlender Mimik auf einer Seite, besonders auffallend sind: hängender Mundwinkel, fehlender Lidschluss, glatte Stirn (■ Abb. 5.16).

❯ Bei der peripheren Fazialisparese ist im Gegensatz zur zentralen fazialen Parese immer die Stirn mitbetroffen.

■ **Diagnostik**

Hausärztliche Basisdiagnostik

━ Anamnese

━ Fragen nach Auftreten, Progredienz, anderweitigen Symptomen insbesondere neurologischer Symptomatik,

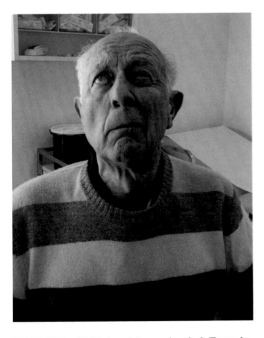

■ **Abb. 5.16** 82-jähriger Mann mit seit 2 Tagen bestehender schmerzloser Lähmung der rechten Gesichtshälfte, Schwierigkeiten beim Sprechen, Essen und Trinken. Der Patient wurde in die Klinik eingewiesen, dort bestätigte sich der Verdacht einer idiopathischen Fazialisparese

Geschmacksstörungen, Schmerzen, Fragen nach Vorerkrankungen und Verletzungen

━ körperliche Untersuchung
  – Inspektion der HNO-Organe, orientierende Hör- und Sehprüfung, neurologischer Status, Überprüfung auf Mitbeteiligung der Stirn

━ Labor: Borellien-Titer

━ spezialisierte Diagnostik: bildgebende Verfahren cCT, cMRT, ggf Liquorpunktion

■ **Hausärztliche Beratungs- und Behandlungsinhalte**

Lokalmaßnahmen bei fehlendem Lidschluss: Uhrglasverband zur Nacht, Befeuchtung der Hornhaut mit Dexpanthenol.

Eigenübung vor dem Spiegel (nach Anleitung z. B. mit Merkblatt).

Medikation

━ idiopathische FP: Prednisolon $2 \times 25\,mg$ 10 Tage oder $1 \times 60\,mg$ 5 Tage mit anschließend täglicher Reduktion um 10 mg.

━ Zosterinfektion: Aciclovir $5 \times 800\,mg$ 7 Tage

━ Borrelieninfektion: Ceftriaxon 2 g i.v. 14 Tage, Doxycyclin $2 \times 100\,mg$ 14–21 Tage

Der Hausarzt wird zunächst rasch andere schwerwiegende Symptome, die auf eine Mitbeteiligung des ZNS hindeuten, abklären. Ist eine frische zerebrale Ischämie weitgehend auszuschließen und eindeutig eine einseitige periphere Fazialisparese zu diagnostizieren, so kann auf eine sofortige Klinikeinweisung verzichtet werden. Dies geht jedoch nur, wenn die weiteren neurologischen, bildgebenden und ggf. HNO-ärztlichen Untersuchung ambulant rasch zur Verfügung stehen und der Patient die nötige Unterstützung z. B. durch begleitende Angehörige hat.

5

- **Hausärztliche Verlaufskontrollen**

Zur Therapiekontrolle und nach Verlauf der Rückbildung.

- **Zusammenarbeit mit Spezialisten**

Neurologie, HNO-Arzt, Radiologie.

- **Relevante Leitlinie**

S2k Leitlinie Therapie der idiopathische Facialisparese (2017) AWMF 030-013.

> **Fallbeispiel**
>
> Auf Nachfragen kann der Patient den Zeitraum seit dem Auftreten nicht weiter eingrenzen. Er berichtet aber, dass er schon oft auch etwas unsicher auf den Beinen sei.
> Bei der körperlichen Untersuchung finden sich keine weiteren pathologischen Befunde. Die durchgeführten Laboruntersuchungen (BB, Fe, Ferritin, BKS, CRP, BZ, Hba1c, Vitamin B12, Holotranscobolamin) sind alle im Normbereich. Die geschilderten Symptome sind mit dem Bild eines Restless-legs-Syndroms vereinbar. Dem Patienten wird erklärt, dass es dazu keine weiteren „beweisenden" Untersuchungen gibt und man deshalb einen Therapieversuch unternehmen sollte. Er ist einverstanden und erhält eine kleine Packung Levodopa 100 mg + Benserazid 25 mg verordnet.
> Bei einem Kontrolltermin nach einer Woche berichtet der Patient, dass er bereits am ersten Abend eine deutliche Linderung verspürt habe, die aber nicht die ganze Nacht anhalte. Dies sei in der vergangenen Woche täglich so gewesen. Daraufhin wird zusätzlich das gleiche Präparat in retardierter Galenik verordnet. Nach einer weiteren Woche berichtet der Patient von Beschwerdefreiheit und ungestörtem Nachtschlaf.

5.12 Beschwerden im Bereich der Psyche

> **Fallbeispiel**
>
> Die 80-jährige Ehefrau eines 86-jährigen Patienten, der am Vormittag bei Z. n. Pneumonie aus dem Krankenhaus entlassen wurde, kommt aufgelöst in die Nachmittagssprechstunde:
> „Herr Doktor, mein Mann spricht lauter wirres Zeug, ist aufbrausend und will zum Pfarrer, um mit ihm eine Kleidersammlung im Ort zu organisieren. Bitte kommen Sie schnell."

5.12.1 Somatoforme, funktionelle, psychosomatische Erkrankungen

Körperliche Symptome und Syndrome, die wiederholt oder anhaltend über einen bestimmten Zeitraum beeinträchtigend auftreten und nicht hinreichend durch einen alleinigen organpathologischen Befund oder ein definiertes psychisches Krankheitsbild oder die unerwünschte Wirkung eines Substanzgebrauchs erklärbar sind, werden als somatoforme Störungen bezeichnet.

Die Definition im ICD fordert zusätzlich den hartnäckigen Abklärungswunsch des Patienten

- **Hausärztliche Relevanz**

Häufigkeit Fink: polymorphe wahrscheinlich nicht organische Beschwerden ****.

Patienten mit Beschwerden, die als somatoform, funktionell oder psychosomatisch bezeichnet werden, kommen in der Hausarztpraxis regelmäßig häufig, mit deutlicher Fallzunahme in den letzten Jahren, vor. Es ist davon auszugehen, dass es mindestens 20 % der Patientenklientel betrifft, Frauen werden häufiger als Männer vorstellig. Im Kindes- und Jugendalter sind vermutlich ein Drittel aller Beschwerden diesem Bereich zuzuordnen.

■ **Ursachen**

Die Ursache dieser Beschwerden ist nicht geklärt. Die bisherigen Erkenntnisse sprechen für ein multifaktorielles Geschehen aus bio-psycho-sozialen Gründen, die bei entsprechender (genetischer) Disposition dieses Beschwerdebild auslösen können.

■ **Anamnese und körperliche Befunde**

Unabhängig von der Art der Beschwerden, werden diese von den Patienten sehr oft ausführlich und überbetont geschildert. Häufig kommt die Bemerkung „Ich bilde mir das aber nicht ein!", oder auch der Hinweis auf bereits mehrere Abklärungsversuche mit der Angabe „Kein Arzt hat bisher was gefunden.".

Die vorgetragenen Beschwerdebilder sind unspezifisch und schier unendlich, die nachfolgende Tabelle zeigt einen Auszug aus der S3-Leitlinie Somatoforme Beschwerden (❒ Tab. 5.6)

■ **Diagnostik**

❯ Eine umfangreiche Anamnese ist die entscheidende diagnostische Maßnahme zur Beurteilung somatoformer Beschwerden.

Wichtige Kriterien bei der Anamnese sind:
- dem Patienten Zeit und Gelegenheit einräumen, mit seinen Worten Art, Lokalisation, Anzahl, Häufigkeit, Dauer und Stärke der Beschwerden beschreiben zu lassen
- gezieltes Nachfragen zur Evaluierung von Warnsymptomen (B-Symptomatik)
- Frage nach beruflicher und privater Zufriedenheit (Macht Ihnen Ihr Beruf Freude? Wie klappt es mit den Kollegen?)

- Fragen nach Belastungsfaktoren (Was stört Sie, was ärgert Sie, was belastet Sie?)
- Abgrenzung zu Depression, Angst, PTBS (= posttraumatische Belastungsstörung) durch entsprechende Fragen notwendig
- Möglichkeit von Sucht und Abhängigkeit von Drogen und Medikamenten beachten
- körperliche Untersuchung: an den somatischen Beschwerden orientiert bis hin zu Ganzkörperstatus inkl. Vitalparameter
- Laboruntersuchung: BB, BKS, TSH, Leber-, Nierenwerte, BZ

Erweiterte hausärztliche Diagnostik

❯ Im Rahmen der Diagnostik zu somatoformen Störungen sollten alle sich aus den anfänglichen Untersuchungen ergebenden möglichen Differenzialdiagnosen gewertet und in angemessenen, primär wenig invasiven, weiteren Untersuchungen abgeklärt werden.

An den Beschwerden orientierter Einsatz von Sonographie, EKG, Belastungs-EKG, Langzeit-EKG, Lungenfunktion, möglicherweise erweitertes Labor (z. B. zur Zöliakieabklärung)

Erweiterte spezialisierte Diagnostik

Organ- bzw. beschwerdebezogene Überweisung an den Spezialisten bei begründetem Verdacht auf eine wichtige organbezogene Differenzialdiagnose

■ **Hausärztliche Beratungs- und Behandlungsinhalte**

Allgemeinmaßnahmen
- Lebensordnung
- Bewegungstherapie
- Entspannungstherapie

◘ Tab. 5.6 Mögliche Beschwerdebilder bei somatoformen Beschwerden entsprechend der S3-Leitlinie somatoforme Beschwerden

Wichtige Allgemeinsymptome	Abgeschlagenheit, Leistungsknick, außergewöhnliche Müdigkeit, Schweißausbrüche, Hitzewallungen, Schlafstörungen, Essstörung, Kreislaufbeschwerden, Konzentrationsstörung, Gedächtnisstörungen, Juckreiz
Abdominelle Beschwerden (Reizmagen und Reizdarm)	Übelkeit, Erbrechen, Völlegefühl, Druckgefühl, Bauchschmerzen, Stuhlunregelmäßigkeiten, Luftschlucken, vermehrtes Aufstoßen, Sodbrennen; Meteorismus, Schluckauf, Flatulenz, postprandiale dyspeptische Beschwerden, Diarrhöen, häufiger Stuhldrang, Obstipation, Pruritus ani; Kribbeln im Bauch, Appetitverlust, Speisenunverträglichkeit, schlechter Geschmack im Mund oder stark belegte Zunge, Mundtrockenheit, Zungenbrennen, Unterbauchbeschwerden/Urogenitale Beschwerden: chronische Unterbauchschmerzen, Pelvipathiesyndrom
Urogenitaltrakt (Reizblase, Urethralsyndrom, Prostatadynie)	Häufiges und/oder schmerzhaftes Wasserlassen, Gefühl erschwerter Miktion, Schmerzen im Unterbauch/Damm, Juckreiz, Schmerzen beim Geschlechtsverkehr; beim Mann: funktionelle Sexualstörungen, Impotenz oder Störungen des Samenergusses; bei der Frau: schmerzhafte und unregelmäßige Regelblutungen, ungewöhnlicher oder verstärkter Ausfluss, sexuelle Gleichgültigkeit, unangenehme Empfindungen im oder am Genitalbereich, funktionelle Sexualstörungen
Thorakale Beschwerden	Herzrasen oder Herzstolpern, Atemhemmung/Atembeklemmungen, Druckgefühl/Beklemmungsgefühl/Stiche in der Herzgegend; Atmungsstörungen z. B. Hyperventilieren; Globusgefühl, Dysphagie, retrosternale Schmerzen Nervensystem und Sinnesorgane: Schwindel, Gleichgewichtsstörungen, Lähmungen, Muskelschwäche, Schwierigkeiten beim Schlucken oder Kloßgefühl, Flüsterstimme oder Stimmverlust, Sinnestäuschungen, Verlust von Berührungs- oder Schmerzempfindungen, unangenehme Kribbelempfindungen, Doppelbilder, Ohrgeräusche, Verlust des Hörvermögens, Krampfanfälle, Gedächtnisverlust, Bewusstlosigkeit, ticartige Erscheinungen
Muskuloskelettal	Arthritische Beschwerden, Wirbelsäulen-Syndrome, Verkrampfungen, Verspannungen
Schmerzen unterschiedlichster Lokalisation	Kopf- oder Gesichtsschmerzen, muskuloskelettale Schmerzen (Rücken, Arme oder Beine, Gelenke), organbezogene Schmerzen (Magen-/ Darm, Brust)

- ▬ Ernährungstherapie
- ▬ Balneo-/Hydrotherapie

- ▬ Förderung von Maßnahmen zur sozialen Einbindung (z. B. Sportverein, Tierhaltung, Singkreis)

- Rehabilitationsmaßnahmen (Sicherung der Teilhabe, Umschulung etc.)

Als **zentrale, leitlinienkonforme Therapiemaßnahme** wird das Erklären und Benennen der Beschwerden angesehen, mit dem zunehmend ein bio-psycho-soziales Erklärungsmodell der geklagten Beschwerden erreicht werden soll. Die Inhalte der Empfehlungen zum Erklären und Benennen sind (nach Leitlinie):

- Hinweis darauf, dass Beschwerden auch ohne körperliche Erkrankungen häufig sind und der Betroffene mit seinen Erfahrungen nicht alleine ist
- Psychophysiologische Zusammenhänge erklären, z. B. mithilfe von „Teufelskreismodellen" („Je mehr Schmerzen, desto weniger Bewegung – je weniger Bewegung, desto mehr Schmerzen")
- Beschwerden mit verständlichen Formulierungen erklären: physiologischer Ausdruck (z. B. Zittern, Herzklopfen) einer Belastungssituation (z. B. Anspannung, Stress, Reizzustand).
- Gemeinsam mit dem Patienten ganz persönliche, gut nachvollziehbare, multifaktorielle Erklärungsmodelle („sowohl-als-auch"), die an die bisherigen Annahmen des Patienten anknüpfen, erarbeiten. Darauf aufbauend mögliche Lösungen aufzeigen (vor allem Veränderungsmöglichkeiten durch den Patienten selbst wie Abbau von Schonverhalten oder Lösung von Arbeitsplatzkonflikten).
- Belastende Kontextfaktoren ebenso wie körperliche (Vor-)Erkrankungen oder Befunde als „Bedingungen", „Auslöser", „Verstärker" beziehungsweise als „zusätzliche Baustellen" – aber nicht als „Ursachen" bewerten. Monokausale, einseitig psychosoziale oder einseitig somatische Ursachenzuschreibungen vermeiden.
- Bestehende Diagnosen und Komorbiditäten angemessen erläutern.Auch Möglichkeiten zur psychischen Entlastung durch die Mitteilung der Diagnose im Hinblick auf (Be-) Handlungsmöglichkeiten nutzen
- Funktionelle und somatoforme Diagnosen von bekannten beziehungsweise von den Patienten befürchteten anderen Erkrankungen abgrenzen und deren beschreibenden Charakter erklären. Normale Lebenserwartung sowie weitere, bewährte Informations-, Therapie- und Selbsthilfemöglichkeiten darstellen

Medikation

Bei Patientenwunsch: Einsatz von phytotherapeutischer Medikation, z. B. Iberis amara, Kümmelöl bei funktionellen Magen-Darm-Beschwerden.

> Bei der Behandlung somatoformer Störungen sollten Entscheidungen, insbesondere auch bezüglich der medikamentösen Therapie, immer unter dem Gesichtspunkt des „Nicht-Schadens" getroffen werden.

Bei funktionellen Beschwerden mit im Vordergrund stehenden Schmerzen: niedrigdosierte trizyklische Antidepressiva wie Amitryptillin (z. B. 10–25 mg), Doxepin (10–25 mg) z. Nacht

- **Hausärztliche psychosomatische Grundversorgung**

Inhalte der psychosomatischen Grundversorgung

- differenzialdiagnostische Abschätzung: welchen Anteil haben psychosoziale Belastungen und Probleme am Krankheitsbild?
- grundlegende therapeutische Leistungen, vor allem Beratung und Unterstützung, ggf. auch Entspannungsverfahren
- die angemessene Vorbereitung (Aufklärung und Motivation) und Weitervermittlung derjenigen Patienten, die spezielle psychotherapeutische und/oder psychiatrische Hilfe brauchen

5

Ziele der hausärztlichen Gesprächsführung
- Wesentliches Ziel ist das Aufbauen einer tragfähigen Vertrauensbasis („Sich verstanden und angenommen fühlen").
- Dies geschieht in der hausärztlichen Praxis, die auf Langzeitbetreuung angelegt ist, nicht nur durch fachliche, sondern vor allem auch durch menschliche Kompetenz und das Zulassen von Nähe.
- Aufbauend auf diesem Vertrauen sind die individuellen, fast immer vorhandenen, Ressourcen des einzelnen Patienten eruierbar. Der Patient ist in der Beachtung und Stärkung dieser zu ermutigen und zu unterstützen.
- Vertrauen schafft die Möglichkeit, das Verhalten der Patienten bei chronisch verlaufenden Beschwerdebildern umfassend positiv zu beeinflussen.

Die betroffenen Patienten stellen in der hausärztlichen Praxis in der Tat eine Herausforderung dar, da sie viel Zeit in Anspruch nehmen, ein buntes Bild an unspezifischen Symptomen zeigen und häufig mit Erklärungsmodellen nicht zufrieden sind. Sie wirken gelegentlich auch auf den Arzt verunsichernd, der sich immer wieder hinterfragt und gleichzeitig auch nach weiteren Erklärungsmodellen sucht.

Gerade deshalb bewährt sich ein sehr strukturiertes Vorgehen mit empathisch angelegten strengen Regeln zur Führung dieser Patienten. Von Beginn an sollten sowohl die somatische als auch die psychische Ebene als Ursache der Beschwerden ernstgenommen und dies dem Patienten gespiegelt werden. Die „Unsicherheit" des Arztes ist positiv zu werten, wenn sie als „Offenheit" für neue Aspekte verstanden wird. Ein einseitiges, dauerhaft festgelegtes Bild vom Patienten und seinen Beschwerden ist zu vermeiden.

Wenn nach anfänglicher angemessener, wie oben dargestellter, Basisdiagnostik und gezielten Zusatzuntersuchungen kein Anhalt für eine – schwerwiegende – Organerkrankung vorliegt, sollten diese Ergebnisse zunächst mit dem Patienten besprochen und so dann das weitere Vorgehen gemeinschaftlich abgestimmt („shared decision making") werden:

Dabei sind folgende **Fehler zu vermeiden:**
- dem Patienten sagen: „Ihnen fehlt nichts."
- ein einseitiges Erklärungsmodell zu liefern: „Das ist alles psychisch!"
- als Handlungszwang nicht gerechtfertigte invasive und belastende Diagnostik zu veranlassen
- den Patienten mit seinen Beschwerden allein zu lassen und aufzufordern, einfach „wiederzukommen, wenn es nicht besser" wird

Bewährt hat sich gegenüber dem Patienten:
- ein offenhaltendes Erklärungsmodell für die Ursachen der Beschwerden zu vermitteln unter expliziter Nennung des Krankheitsbildes somatoforme Störung
- Verständnis dafür zu zeigen, dass es, wenn auch primär nicht gefährlich, dennoch belastend sein kann
- diagnostische und therapeutische Vorstellungen des Patienten in den weiteren Verlauf einzubeziehen, ohne ihnen jedoch unkritisch zu folgen
- Beschwerdeakzeptanz und Bewältigung durch Eigenverantwortung und Motivation zu fördern
- regelmäßige und strukturierte Kontrolltermine zu vereinbaren
- spätestens nach 3 Monaten eine Reevaluation zu vereinbaren
- bei neu auftretenden Hinweisen auf einen gefährlichen Verlauf rasch weitergehende diagnostische und/oder therapeutische Schritte unter Einbeziehung von Gebietsspezialisten zu veranlassen

❯ Arbeitsunfähigkeits- und andere „bewahrende" und „vermeidende" Bescheinigungen sollten restriktiv und jeweils nur zeitlich stark befristet erstellt werden – i. d. R. keine AU länger als 2 Wochen!

- ▪ **Zusammenarbeit mit Spezialisten**
Mit allen die Beschwerden betreffenden Fachrichtungen zur Abklärung der Beschwerden, Psychiater, Psychotherapeut

- ▪ **Relevante Leitlinien**
S3 Leitlinie Funktionelle Körperbeschwerden (2018) AWMF 051-001.

Hausärztliche Leitlinie Psychosomatische Medizin DEGAM (2014).

5.12.2 Bipolare affektive Erkrankungen („manisch-depressive Erkrankung")

Bipolare Erkrankungen zeichnen sich durch krankhafte Störungen der Emotionen und Stimmung aus, die sich dann auf das Verhalten (Antrieb, Aktivität) und das Denken (formal und inhaltlich) auswirken.

Die Erkrankung wird durch einen Wechsel von manischer (meist etwas kürzer) und depressiver (meist länger) Phase mit entsprechenden Verhaltensauffälligkeiten ausgezeichnet. Mindestens zwei voneinander abgrenzbare Episoden müssen vorliegen, um die Diagnose stellen zu können.

- ▪ **Hausärztliche Relevanz**
Die bipolare Erkrankung ist eine nur scheinbar nicht so häufige Erkrankung in der hausärztlichen Praxis. In Wahrheit ist sie vermutlich nicht häufig genug als solche erkannt. Man geht davon aus, dass vermutlich nur 5 % der betroffenen Patienten richtig diagnostiziert sind. Die Zahl der tatsächlich erkrankten Menschen in Deutschland wird auf 2 Mio. geschätzt.

- ▪ **Ursachen**
Die Ursache der Erkrankung ist nicht genau bekannt, man geht von einem multifaktoriellen Geschehen aus.

Risikofaktoren sind:
- ▬ genetische Belastung
- ▬ weibliches Geschlecht
- ▬ Komorbidität mit Sucht, Angsterkrankung, Persönlichkeitsstörungen
- ▬ hoher emotionaler Stress und Traumata
- ▬ schwere affektive Störungen bereits im Kindesalter

- ▪ **Abwendbar gefährlicher Verlauf**
Suizid.

- ▪ **Anamnese und körperlicher Befund**
- ▬ **bei Depression** (Abschn. 4.14.1)
- ▬ **bei Manie:** gehobene oder gereizte Stimmung, übersteigertes Aktivitätsniveau, gehobenes bis übersteigertes Selbstwertgefühl, Redefluss, Ideen- und Gedankenflut, geringes Schlafbedürfnis, reduzierte soziale Distanz, gesteigertes sexuelles Verlangen, Kontrollverlust (Geldausgaben, Alkohol, Drogen), psychotische Symptome (Liebeswahn, Verfolgungswahn)

- ▪ **Hausärztliche Beratungs- und Behandlungsinhalte**
Allgemeinmaßnahmen
- ▬ Lebensordnung
- ▬ Entspannungsverfahren
- ▬ Kunst-, Musik-, Bewegungstherapie
- ▬ Ergotherapie
- ▬ Angehörigenführung (Trialog: Patient-Umfeld-Therapeuten)

Medikamentöse Notfalltherapie
z. B. kurzfristige und kontrollierte Gabe von Lorazepam möglich

Akuttherapie und Langzeitprophylaxe
- ▬ depressive Symptome: SSRI sind wegen der geringeren Gefahr des raschen Umschlagens in eine manische Phase anderen Antidepressiva zu bevorzugen (▶ Abschn. 4.14.1)

- manische Symptome: Stimmungsstabilisierer (Carbamazepin, Lithium, Lamotrigin) oder/und
- atypische (neuere) Neuroleptika (z. B. Olanzapin, Risperidon, Quetiapin, Aripiprazol, Asenapin)
- ältere klassische Neuroleptika (Haloperidol) zur Kurzzeit- und Notfalltherapie

Nichtmedikamentöse Therapie
- Psychotherapie
- Soziotherapie

Für den Hausarzt ist es primär wichtig, an dieses Krankheitsbild überhaupt zu denken.

Insbesondere bei Patienten mit entsprechenden Risiken, die mit depressiver Symptomatik in der Praxis bekannt sind oder vorstellig werden (häufig Erstsymptom, oft leichter zu erkennen, höhere Sensibilisierung für die Erkrankung bei Arzt und Patient), sollte auch die Möglichkeit einer bipolaren Störung mit dem Patienten erörtert werden. Die Abgrenzung von Persönlichkeitsakzentuierungen und sozial grenzwertigem Verhalten ist schwierig und bedarf vieler Erfahrung. Oft kann die Diagnose bipolare Störung nur aus dem (längeren) Verlauf der Erkrankung heraus gestellt werden. Bei Verdacht auf eine bipolare Störung sollte eine Überweisung an einen Spezialisten (Psychiater) erfolgen. Die dazu oft fehlende Bereitschaft vieler Patienten stellt ein hohes Hindernis für die Diagnostik und Therapie dar.

In der Langzeittherapie ist der Hausarzt bei der Überwachung der Medikation (z. B. Lithiumspiegel) bei der Führung des Patienten und seines Umfeldes und bei allen sozialrechtlichen Fragen (Rehabilitationsverfahren, Berentungen etc.) ein wichtiger Partner.

■ Hausärztliche Verlaufskontrollen
Individuell je nach Anbindung an Psychiater und Psychotherapeuten und Notwendigkeit von Überwachung der Medikation.

In akuten Schüben engmaschig, bei schweren Verläufen oder Suizidalität Krankenhauseinweisung sinnvoll.

■ Zusammenarbeit mit Spezialisten
Psychiatrie, Psychotherapie, Soziotherapie.

■ Relevante Leitlinie
S3 Leitlinie Diagnostik und Therapie bipolarer Störungen (2019) AWMF 038-019.

5.12.3 Borderline-Persönlichkeits-Störungen

Sind gekennzeichnet durch emotionale Instabilität, Störungen der Impulskontrolle, der eigenen Identität und der zwischenmenschlichen Beziehung.

■ Hausärztliche Relevanz
Da etwa 3 % der Bevölkerung an dieser, den emotional instabilen Persönlichkeitsstörungen zuzurechnenden, Erkrankung leiden, tritt diese Erkrankung auch im hausärztlichen Patientenklientel auf.

■ Abwendbar gefährliche Verläufe
- Vermeidung von Gewalttaten im Affekt
- Suizid

■ Ursachen
Die Ursachen für Borderline-Störungen sind vermutlich genetische Anlagen, problematische Lebenssituationen und (frühkindliche) Gewalt und Vernachlässigungserfahrungen.

■ Anamnese und körperlicher Befund
- Störungen von Emotionen und Impuls (Wutausbrüche, Gewalttätigkeit)
- Zustand der inneren Zerrissenheit
- aversive Gefühle (Schuld, Selbstverachtung, Scham)
- ambivalentes Verhalten zu Mitmenschen (Nähe wollen, aber nicht zulassen)

- Selbstverletzungen („Ritzen")
- Störung der Körperwahrnehmung (Schmerzverlust, auditive Wahrnehmung)
- Hang zu grenzwertigem und gefährlichem Verhalten
- Alkohol- und Drogenmissbrauch
- Zwangshandlungen

▪ Diagnostik

Die Diagnose wird aus den Verhaltensauffälligkeiten des Patienten anhand eines 9 Punkte umfassenden Kriterienkatalogs nach DSM IV gestellt. Bei Vorliegen von 4 Merkmalen liegt der begründete Verdacht auf ein Borderline-Syndrom vor:

1. Verzweifeltes Bemühen, reales oder imaginäres Alleinsein zu verhindern.
2. Wiederholte musterhafte Abläufe von instabilen und intensiven zwischenmenschlichen Beziehungen.
3. Identitätsstörungen, die eine ausgeprägte Instabilität des Selbstbildes oder des Gefühls für sich selbst zeigen
4. Impulsivität in mindestens zwei potenziell selbstbeschädigenden Bereichen (Umgang mit Geld, Sexualität, Drogen und Alkohol, gefährdendes und rücksichtsloses Verhalten im öffentlichen Raum, Fressattacken).
5. Wiederholte Suizidandrohungen und Suizidversuche oder selbstverletzendes Verhalten.
6. Affektive Instabilität, die durch eine ausgeprägte Orientierung an der aktuellen Stimmung gekennzeichnet ist (starke Traurigkeit, Reizbarkeit oder Angst, auch Hochgefühle).
7. Andauerndes Gefühl der inneren Leere.
8. Nicht angemessene starke Wut oder Schwierigkeiten, Wut oder Ärger zu kontrollieren
9. Vorübergehende stressabhängige paranoide Vorstellungen oder schwere Störungen der Körperwahrnehmung.

Bei klinischen Untersuchungen können Verletzungsmuster durch Narben erkannt werden.

▪ Hausärztliche Beratungs- und Behandlungsinhalte

Psychotherapie

Insbesondere auch verhaltenstherapeutische Ansätze.

Medikamentöse Therapie

Stimmungsstabilisierer, klassische und atypische Neuroleptika und SSRI können eingesetzt werden (▶ Abschn. 4.14.1)

Die Domäne des Hausarztes liegt hier im Besonderen in der Nähe der Beziehung zu seinem Patienten.

Viele Patienten fallen bereits im Kindesalter oder frühen Jugendalter auf. Der Hausarzt wird hier vermutlich von den Eltern über Schwierigkeiten und Auffälligkeiten in der Schule unterrichtet und am Rat gefragt. Möglicherweise wird er durch Verletzungen nach Schlägereien, auch durch Krankenhausaufenthalte bei exzessivem Alkohol- oder Drogenkonsum, auf problematisches Verhalten aufmerksam.

Im ländlichen oder kleinstädtischen Bereich ist auffälliges Verhalten dem Hausarzt durchaus auch aus der persönlich erlebten Anamnese bekannt. Hinweise auf Selbstverletzungen können sich auch durch Vorsorgeuntersuchungen wie bei Jugendarbeitsschutzuntersuchungen ergeben.

Bei Erwachsenen ist insbesondere bei Opfern häuslicher Gewalt an diese Form der Persönlichkeitsstörung bei dem „Täter" zu denken.

Unter Würdigung von abgrenzendem Verhalten Heranwachsender sollte der Hausarzt jede Form von stark abweichendem sozialen Verhalten gepaart mit affektiven Symptomen und Zeichen der Selbstverletzung ernst nehmen und eine psychiatrische Abklärung des Patienten anstreben, denn bei frühzeitiger Diagnose und Therapie ist die Prognose günstig.

- Hausärztliche Verlaufskontrollen
- zur Mitüberwachung von Medikation und möglichen Nebenwirkungen (z. B. Labor und EKG)
- zur unterstützenden Führung und Überprüfung der Therapietreue

- Zusammenarbeit mit Spezialisten

Kinder- und Jugendpsychiatrie, Psychiatrie, Psychotherapie, Ergotherapie, Erzieher und Lehrer.

- Relevante Leitlinie

S3 Leitlinie Borderline - Persönlichkeitsstörungen (2020) AWMF 038-015.

5.12.4 Schizophrenie

Der Begriff Psychose umfasst allgemein Krankheitsbilder, die mit Realitätsverlust, wahnhaften Vorstellungen, Störungen der Kognition, des Affektes und kommunikativer sowie interaktiver Fähigkeiten verbunden sind. Die Schizophrenie zeichnet sich durch charakteristische Störungen (Diagnosekriterien) aus.

Diagnostische Kriterien nach ICD 10 sind:

Die schizophrenen Störungen sind im Allgemeinen durch grundlegende und charakteristische Störungen von Denken und Wahrnehmung sowie inadäquate oder verflachte Affekte gekennzeichnet. Die Bewusstseinsklarheit und intellektuellen Fähigkeiten sind i. d. R. nicht beeinträchtigt, obwohl sich im Laufe der Zeit gewisse kognitive Defizite entwickeln können. Die wichtigsten psychopathologischen Phänomene sind Gedankenlautwerden, Gedankeneingebung oder Gedankenentzug, Gedankenausbreitung, Wahnwahrnehmung, Kontrollwahn, Beeinflussungswahn oder das Gefühl des Gemachten, Stimmen, die in der dritten Person den Patienten kommentieren oder über ihn sprechen, Denkstörungen und Negativsymptome.

- Hausärztliche Relevanz

Häufigkeit Fink Psychose akut *, Psychose chronisch **.

Patienten mit schizophrener Psychose kommen in der Hausarztpraxis zwar selten, aber dennoch regelmäßig vor. Man geht von 1–2 Verdachtsfällen im Jahr, sowie etwa 3 Patienten mit diagnostizierter und therapierter Schizophrenie pro Hausarztpraxis aus.

- Abwendbar gefährliche Verläufe
- schwerer Krankheitsverlauf mit Verlust der Selbstständigkeit
- erhöhte Mortalität durch Suizid, Unfälle und häufige Komorbiditäten
- Psychosen als Symptom einer anderen Erkrankung

- Ursachen
- Die genauen Ursachen sind letztendlich nicht geklärt. Derzeit wird ein Vulnerabilitäts-Stress-Coping- Modell als die beste Erklärung akzeptiert:
- Vulnerabilität: Genetik und Probleme im Zusammenhang mit der Geburt
- Stressoren auf bio-psycho-sozialer Ebene
- Coping: mangelnde intrapersonelle Bewältigungsmechanismen

- Anamnese und körperlicher Befund

Frühsymptome können sein
- auffälliger Leistungsknick (Konzentrations- und Aufmerksamkeitsstörungen)
- Verschlechterung der Beziehungsfähigkeit (Partnerprobleme, sozialer Rückzug, Misstrauen),
- von außen beobachtete starke Verhaltensveränderungen und Auffälligkeiten (Reizbarkeit, Persönlichkeitsveränderung, großspuriges Auftreten)
- im Patientenerleben: vermindertes Schlafbedürfnis, innere Anspannung, veränderte Umgebungswahrnehmung

- Dazu kommen wahnhaftes Erleben und Halluzinationen, im weiteren chronischen Verlauf können auch Störungen der kognitiven Fähigkeiten dazu kommen.
- Der Verlauf kann kontinuierlich schwankend, aber auch episodisch mit dazwischenliegenden Remissionsphasen, sein.

- Diagnostik

Hausärztliche Diagnostik
- Anamnese: insbesondere auch Fremdanamnese unter besonderer Berücksichtigung der diagnostischen Kriterien nach ICD 10
- Medikamenten- und Suchtanamnese: Ausschluss Psychose bei Sucht und Arzneimittel
- körperliche Untersuchung: Ganzkörperstatus einschließlich neurologischer Untersuchung: z. B. DD Psychose bei M. Parkinson
- Labor: BB, CRP Nierenwerte, TSH, Blutzucker

Erweiterte Spezialisierte Diagnostik
Fachpsychiatrische Exploration, Zerebrales CT/MRT, Testverfahren, Drogenscreening?

- Hausärztliche Beratungs- und Behandlungsinhalte

Allgemeinmaßnahmen
- Lebensordnung
- Komorbiditäten leitliniengerecht therapieren
- Bewegungstherapie
- Musik-, Kunsttherapie
- Ergotherapie
- Soziotherapie
- Psychotherapie
- rehabilitative Verfahren
- Elektrokrampftherapie
- repetitive elektromagnetische Krampfstimulation

Medikamentöse Therapie
- **atypische Antipsychotika/Neuroleptika:** (Risperidon, Quetiapin, Olanzapin, Aripiprazol, Amisulprid, Clozapin, Ziprasidon)
- **klassische Antipsychotika:** Fluphenazin, Flupentixol, Haloperidol, Perazin, Perphenzin, Pimozid, Zotepin, Zuclopenthixol)

Die vorgestellten Medikamente werden sowohl in der Akut-, wie in der Langzeittherapie eingesetzt, jedoch jeweils mit unterschiedlichen Dosierungen, in der Langzeittherapie auch als Depotpräparate (i.-m.-Injektionen)

Die Rolle des Hausarztes ist es, die Verdachtsdiagnose zu stellen. Die rasche Überweisung an den Psychiater sollte dann mit dem Patienten besprochen werden, denn auch hier gilt, dass die Langzeitprognose wesentlich von frühzeitiger Erkennung und Therapiebeginn abhängt.

Für betroffene Patienten spielt der Hausarzt i. d. R. eine entscheidende Rolle bei ihrer Betreuung als Begleiter zu Erkrankungsbeginn und im Verlauf, als Körperarzt, als Gatekeeper, als Betreuer der Pharmakotherapie, als Mit-Ansprechpartner für psychische Probleme, als vertrauter Partner, zu dem der Zugang einfach und ohne Scham erfolgt.

In der langfristigen Betreuung ist es Aufgabe, die Medikation zu überwachen, mögliche UAW zu erkennen und den Patienten bei Rückfällen rasch erneut einer suffizienten Akuttherapie zuzuführen. Die Führung der Angehörigen gehört dazu, sie sollten insbesondere in die Erkennung von Rückfällen eingebunden sein.

Da Patienten mit schizophrener Psychose aufgrund ihres häufig problematischen Lebensstils (Alkohol, Drogen, Nikotin, schlechte Ernährung) zudem eine deutlich höhere Mortalität durch somatische Erkrankungen aufweisen, ist hier die

◘ Tab. 5.7 Kontrollintervalle bei Patienten mit Psychosen unter medikamentöser Therapie. (Modifiziert nach S3-Leitlinie Schizophrenie)

Bestimmungen	Beginn	Nach 4 Wochen	Nach 3 Monaten	Vierteljährlich	Halbjährlich	Jährlich
Körpergewicht	X	X	X	X		
Hüftumfang	X	X	X	X		
Blutdruck/Puls	X	X	X	X	X	
Nüchternblut-glukose	X	X	X			X
Nüchternblut-fettwerte	X	X	X			X
Blutbild	X	X	X	X		
Kreatinin	X	X	X		X	
Leberenzyme	X	X	X	X		
EKG	X	X			X	
EEG	X		X		X	

therapeutische Führung durch den Hausarzt besonders wichtig.

- **Hausärztliche Kontrollen**

Die zeitintensive Betreuung ist individuell, aber strukturiert je nach Krankheitsverlauf und Komorbiditäten des einzelnen Patienten zu planen.

Die Therapie mit Antipsychotika erfordert vorwiegend zu Therapiebeginn eine umfangreiche, auch laborchemische, Überwachung (◘ Tab. 5.7).

- **Zusammenarbeit mit Spezialisten**

Psychiater, Psychotherapeut, Soziotherapie, Ergotherapie, Rehabilitationseinrichtungen.

- **Relevante Leitlinie**

S3 Leitlinie Schizophrenie (2019) AWMF 038-009.

Fallbeispiel

Der Patient wird in der Küche seines Wohnhauses sitzend angetroffen, wo er laut und euphorisch auf die Nachbarin einredet. Der Arzt wird ebenso über-

schwänglich begrüßt. Im Gespräch ergibt sich, dass der Patient zu Ort, Zeit, Person und Situation orientiert ist. Er habe im Krankenhaus seit gestern die Erleuchtung bekommen, wie man den vielen armen Menschen helfen könne, er werde eine Kleidersammlung organisieren, das müsse er mit Pfarrer und Bürgermeister besprechen, er wolle Plakate aufhängen und eine Gemeindeversammlung müsse einberufen werden, er werde eine Rede halten. Je mehr er an seinem Inhalator (Atemtrainer) einatme, desto mehr gute Gedanken würden in ihn hineinfließen. Eine orientierende neurologische und körperliche Untersuchung einschließlich der Vitalparameter zeigt sich unauffällig. Nach entsprechender Beratung mit Ehefrau und Sohn wird zunächst die Verordnung von Melperon (25 mg sofort und weitere 25 mg zur Nacht) vorgenommen. Am frühen Morgen des nächsten Tages meldet sich die Ehefrau telefonisch und berichtet, dass es noch schlimmer geworden sei, ihr Mann habe die ganze Nacht kein Auge zugetan, sei auf- und abgelaufen und habe Vorträge über Kleidersammlungen und wie man mit dem Geld die Welt verändern könne, abgehalten. Der Patient wird daraufhin in der Psychiatrie zur Notaufnahme angemeldet. Bereitwillig lässt er sich mit dem Krankentransportwagen, den er für ein Einsatzfahrzeug für seine Aktion hält, in die Klinik bringen.

Die fachpsychiatrische Begutachtung ergibt im Verlauf das Bild einer unipolaren manischen Psychose, die unter der Therapie mit Olanzapin und Valproinsäure im Verlauf von wenigen Tagen deutlich gedämpft erscheint, nach weiteren 2 Wochen ist der Patient beschwerdefrei und wird aus der psychiatrischen Behandlung entlassen. Im engen kollegialen telefonischen Austausch zwischen Psychiater und Hausarzt wird die Therapie nach acht Wochen beendet. Der Patient ist im Anschluss in der weiteren Überwachung unauffällig.

5.13 Versorgung akuter und chronischer Wunden

Ein 42-jähriger Mann kommt am späten Nachmittag mit einem blutigen, vor den Mund gehalten Tuch in die Praxis und berichtet, dass sein Sohn ihm beim Spielen versehentlich auf den Mund geschlagen habe. Er habe dabei eine tiefe Platzwunde an der Oberlippe erlitten (◘ Abb. 5.17).

Verletzungen und daraus resultierende Wunden kommen in der hausärztlichen Praxis ebenso wie chronische Wunden regelmäßig häufig vor. Die Regeln zur Versorgung von Wunden gehören daher zu den Grundkenntnissen der Allgemeinmedizin.

Als Wunde wird eine Unterbrechung des Gewebezusammenhanges mit und ohne

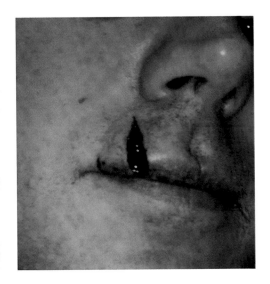

◘ **Abb. 5.17**   42-jähriger Mann mit Oberlippenplatzwunde

Gewebeverlust durch traumatische oder atraumatische Einflussfaktoren bezeichnet.

5.13.1 Akute Wunden

Akute Wunden entstehen i. d. R. durch Verletzungen, seltener durch Infektionen. Auch die durch operative Eingriffe entstandenen Wunden (Operation ist eine Körperverletzung mit Einwilligung) sind als akute Wunden zu bezeichnen. Die Wundheilung erfolgt primär (mit Wundverschluss) oder sekundär (ohne Wundverschluss) phasengerecht und ungestört.

- Phasen der ungestörten Wundheilung
1. exsudative Phase (Entzündungsphase): 1.–4. Tag
2. proliferative Phase (Granulationsphase): 2.–16. Tag
3. reparative Phase (Epithelialisierungsphase): 5.–25. Tag

- Grundsätze der Wundversorgung akuter Wunden

Befragung zur Entstehung und erste Wundinspektion: Die Befragung zum

Unfallhergang und zur Entstehung der Wunde zusammen mit der ersten orientierenden Wundinspektion stellt den Beginn der Wundversorgung dar. Hier ergeben sich Hinweise auf die Schwere der Verletzung und mögliche Fremdkörper oder das Ausmaß der Infektionsgefährdung. Dabei wird auch überprüft, ob Gefäße, Nerven, Sehnen oder Knochen verletzt sind.

> Bei der Beurteilung von Wunden sind immer mögliche Gefäß-, Sehnen-, Nerven-, Knochenverletzungen zu bedenken.

Wundranddesinfektion
Eine Desinfektion der Verletzungsumgebung wird in Wischtechnik von der Wunde weg nach außen großzügig unter Beachtung der Einwirkzeit mit einem gängigen Desinfektionsmittel vorgenommen.

Lokalanästhesie
Die Manipulation an der Wunde ist schmerzhaft und beeinträchtigt daher die Wundversorgung. Deshalb sollte eine rasche Lokalanästhesie immer am Beginn der Wundbehandlung stehen. Vor Injektion ist der Patient auf deren Verträglichkeit zu befragen. Bewährt hat sich für die Lokalanästhesie in der Hausarztpraxis die Infiltrationsanästhesie mit z. B. 2 % Lidocain ohne Zusatz von Vasokonstriktoren. Zur Oberflächenanästhesie bei kleineren Wunden (nicht bei Abschürfungen) können auch lokal anästhesierende Wirkstoffe in Salben und Pflastern verwendet werden.

Wundsäuberung und Wundspülung
Sichtbare Fremdkörper, Schmutz und aus dem Geweberverband gerissenes Material müssen entfernt werden. Eine Wundspülung wird vorsichtig ohne Anwendung von Druck entweder mit physiologischer Kochsalzlösung oder mit Ringerlactatlösung durchgeführt. Als antiseptische Lösung zur Spülung wird nur noch Polyhexanid empfohlen. Bei stark verschmutzten Wunden kann diese Maßnahme das Infektionsrisiko reduzieren.

> Wundspülungen mit Octenidin sind aufgrund schwerer Nebenwirkungen (Gewebeschädigungen) zu unterlassen.

Wunddebridement
Das Wunddebridement geht als chirurgische Maßnahme über die Wundsäuberung hinaus. Dabei werden avitales oder nicht mehr zu refixierendes Gewebe entfernt. Ausgefranste und stark zerquetschte Wundränder werden begradigt und ausgeschnitten.

Wundverschluss
Ob eine Wunde primär oder sekundär versorgt wird, hängt im Wesentlichen von der Art der Verletzung, dem Grad der Verschmutzung und dem Wundalter ab. In der hausärztlichen Praxis bewährt sich nach wie vor die Regel, eine Wunde nur in den ersten 6–8 h nach Entstehung (Regel nach Friedrich) primär zu versorgen, obwohl diese Vorgehensweise nicht evidenzbasiert ist. Ältere Wunden oder solche mit starker Verschmutzung sollten sekundär abheilen. Bei Verletzungen im sichtbaren Bereich des Kopfes spielt die Wundheilung unter kosmetischen Aspekten eine noch größere Rolle, sodass auch nach der genannten Zeitgrenze eine primäre Wundheilung mit Wundverschluss anzustreben ist. Zur Beurteilung und Versorgung einer Wunde am Kopf wird diese an behaarten Stellen nur bei Notwendigkeit vorsichtig und mit Augenmaß ausrasiert. Zum **Wundverschluss geeignete Materialien** sind: klassisches Nahtmaterial, Wundkleber, Klammerpflaster.

Die gängigste und für den Großteil der Wunden sinnvollste Nahttechnik bleibt die Einzelknopfnaht. Wichtig ist, durch die

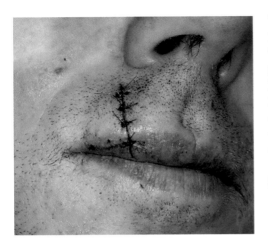

Naht Spannung von den Wundrändern zu nehmen und auf parallelen Wundein- und Ausstich der Nadel mit gleichem Abstand zum Wundrand zu achten (■ Abb. 5.18).

Insbesondere bei der Versorgung von unkomplizierten glatt berandeten Wunden bei Kindern leisten Klammerpflaster oder Wundkleber ausgezeichnete Dienste.

> ❯ Bei Verletzungen im Bereich der Augenbrauen dürfen diese grundsätzlich nicht rasiert werden, da möglicherweise eine dauerhafte Wuchsstörung resultiert.

Mögliche Komplikationen: Narbenkelloidbildung!

Wundverband

Die **trockene, oberflächliche Abschürfung** braucht allenfalls ein abdeckendes Pflaster, im Einzelfall auch keinen Wundverband. Viele mit Naht versorgte Wunden können in den ersten Tagen mit einem sterilen trockenen Wundverband ausreichend gut versorgt werden. Die nässende Wunde wird mit einem Feuchtverband versorgt, i. d. R. als Hydrokolloid, bei starker Exsudation kann auch ein Schaumstoffverband verwendet werden.

Wundkontrollen

Eine erste Wundkontrolle sollte nach einem Tag erfolgen. I. d. R. reichen bei unkomplizierten Verletzungen zwei weitere Kontrollen (z. B. Tag 3 und 7) vor Entfernung des Nahtmaterials aus. Grundsätzlich ist jedoch der individuelle Heilverlauf und die Beschaffenheit der Primärverletzung das Maß des Handelns.

> ❯ Stark kontaminierte Wunden, Wunden mit größerem Weichteilschaden und Bissverletzungen sind wegen der hohen Infektionsgefahr häufiger, mitunter täglich, zu kontrollieren.

Für die **Entfernung des Nahtmaterials** gilt eine Grundregel, von der im Einzelfall abgewichen werden kann

— 5 Tage im Gesicht,
— 7 Tage am Kopf,
— 10 Tage am Körper,
— 14 Tage an Händen und Füßen oder an anderen Körperarealen bei Wunden mit starker Gewebespannung,

wobei der Operationstag nicht mitgezählt werden darf.

Infektionsschutz

Neben der sorgfältigen Verletzungs- und Wundversorgung ist grundsätzlich bei jeder Verletzung die Überprüfung des Tetanusschutzes vorzunehmen und nach den gültigen Kriterien der STIKO zu verfahren.

> ❯ Anlässlich einer Wundversorgung bietet sich dem Hausarzt die Gelegenheit zur Überprüfung des gesamten Impfstatus und zur Ergänzung fehlender Impfungen (▶ Abschn. 10.1.2).

5.13.2 Spezielle Wunden

Bisswunden

Die häufigsten Bisswunden erfolgen durch Katzen, Hunde und Nagetiere, gelegentlich

5

kommen auch Menschenbisse vor. Eine Abstrichentnahme zum Nachweis von pathogenen Keimen aus der Wunde ist zu erwägen.

Auf den primären Wundverschluss wird außer im Gesicht verzichtet und eine sekundäre Wundheilung angestrebt. Je nach Größe der Gewebszerstörung an anderen funktionell wichtigen Körperregionen (Gelenke) ist eventuell eine Wundrandadaptation unter Einlage einer Drainage notwendig.

Die Spülung von Bisswunden ist erwägenswert, da dadurch eine Reduktion der Keimzahl erreicht werden kann.

Bei Verletzungen an Gelenken erfolgt eine Ruhigstellung auf einer Schiene und die Vorstellung in einer spezialisierten Abteilung (pot. AGV: Gelenkinfektion).

Die prophylaktische Gabe von Antibiotika wird in der Literatur kontrovers diskutiert und muss im Einzelfall abgewogen werden.

> Bisswunden sind besonders infektionsgefährdet.

Verletzungen mit Eindringen von Fremdkörpern

Bei Riss- und Stichverletzungen kann es zum Eindringen von Fremdkörpern kommen. Die genaue Wundinspektion, gegebenenfalls unter vorsichtiger Sondierung einer Wunde, ist daher sehr wichtig. Die Entfernung der Fremdkörper sollte mit aller Vorsicht erfolgen, die Nachinspektion der Wundhöhle ist unbedingt durchzuführen.

> Große Fremdkörper (Äste, Nägel etc.) sollten nur entfernt werden, wenn ausgeschlossen werden kann, dass größere Gefäße verletzt sein können und gleichzeitig die Möglichkeit der Blutstillung vorhanden ist.

Verbrühungen, Verbrennungen

Verbrennungen und insbesondere Verbrühungen sind eine häufige Verletzungsart.

Kinder sind davon in hohem Maße betroffen.

In Abhängigkeit von Grad und Ausmaß der thermischen Verletzung handelt es sich um eine rein regionale oder darüber hinaus um eine systemische Erkrankung bis hin zur Schockgefahr. Nur Verletzungsgrade I und IIa (Erythem und oberflächliche Blase) bis max. 5 % der Körperoberfläche beim Erwachsenen sind Verletzungen, die in der Hand des erfahrenen Hausarztes behandelt werden sollten. Bei Kindern sollten nur kleinste Verbrennungen der Stadien I und IIa von sehr erfahrenen Hausärzten behandelt werden, die Vorstellung in spezialisierten Zentren ist großzügig zu stellen.

Die Größenabschätzung erfolgt nach der sogenannten „Neuner-Regel".

- Verbrennungsausmaß (◼ Tab. 5.8)

- Verbrennungsgrad (◼ Tab. 5.9, ◼ Abb. 5.19)

- Therapie bei Verbrühungen, Verbrennungen (◼ Abb. 5.19 und 5.20)

Bei Verbrennungen geringerer Ausdehnung (bis 5–10 % der KOF) kann durch Kühlen von bis zu 10 min mit kühlem (nicht kaltem!) Wasser das Ausmaß des thermischen Schadens auf das betroffene Gewebe vermutlich günstig beeinflusst und eine erste Schmerzlinderung erzielt werden. Größere Areale sollten wegen der Gefahr der Hypothermie nicht oder zumindest nicht dauerhaft gekühlt werden.

Erytheme (Grad I) werden zunächst mit einem feuchten Wundverband versorgt, im weiteren Verlauf sind pflegende Ö/W-Emulsionen sinnvoll. Die Wundheilung erfolgt innerhalb 7–10 Tagen

Blasen, ob unversehrt oder aufgerissen, werden unter sterilen Bedingungen vollständig abgetragen, da das sich bildende Wundsekret zytotoxisch auf die

◘ Tab. 5.8 Einteilung der Verbrennungen nach der Neuner-Regel in Abhängigkeit vom Alter

Körperteil	Kinder bis 1 Jahre (%)	Kinder bis 5 Jahre (%)	Ältere Kinder und Erwachsene (9er-Regel) (%)
Kopf	20	15	9
Arm	9	9,5	9
Körperstamm Brust/ Bauch	15	16	18
Körperstamm Rücken	15	16	18
Bein	15	17	18
Genitalien	2	0	1

◘ Tab. 5.9 Verbrennungsgrade. (Nach der S2k Leitlinie der Deutschen Gesellschaft für Verbrennungsmedizin)

Einteilung	Klinisches Bild	Verbrennungstiefe
Erstgradig	Rötung	Oberflächliche Epithelschädigung ohne Zelltod
Zweitgradig a	Blasenbildung, roter Untergrund, stark schmerzhaft	Schädigung der Epidermis und oberflächlicher Anteile der Dermis mit Sequestrierung
Zweitgradig b	Blasenbildung, heller Untergrund, schmerzhaft	Weitgehende Schädigung der Dermis unter Erhalt der Haarfollikel und Drüsenanhängsel
Drittgradig	Epidermisfetzen, Gewebe nach Reinigung weiß, keine Schmerzen	Vollständige Zerstörung von Epidermis und Dermis
Viertgradig	Verkohlung	Zerstörung weitgehender Schichten mit Unterhautfettgewebe, eventuell Muskeln, Sehnen, Knochen und Gelenken

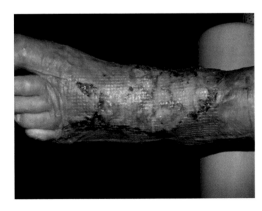

◘ Abb. 5.19 79 -jährige Patientin mit Verbrennung IIb (Verbrühung mit kochendem Wasser)

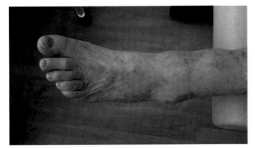

◘ Abb. 5.20 Status der 79-jährigen Patientin nach Wundbehandlung (2 Monate nach Verbrühung)

Wunde zeinwirkt und eine leichtere Keimbesiedelung begünstigt. Im Anschluss kann i. d. R. mit feuchtem Wundverband, bei Hautdefekten auch mit Hydrokolloid oder Schaumstoffverband, weiterversorgt und der Verband 2 bis 3 Tage belassen werden. Generell sollte auf den Einsatz von sog. Brandsalben verzichtet werden. Sie behindern Wundheilung und Wundbeurteilung.

Verletzungen ab Grad IIb werden nach Primärversorgung mit trockenem, nicht anklebenden Wundverband der endgültigen Versorgung in einer spezialisierten Abteilung zugeführt.

Die Nachbehandlung von einfachen abgeheilten Brandwunden erfolgt durch Hautpflege mit rehydrierenden Salben.

5.13.3 Chronische Wunden

Als chronische Wunden werden solche bezeichnet, die nach Entstehung unbehandelt nicht in einem Zeitraum von mindestens 12 Wochen, unter Behandlung nach 8 Wochen abheilen. Chronische Wunden können aus akuten Wunden resultieren oder auch durch Störung der Gewebetrophik langsam entstehen.

- ■ Häufige Ursachen gestörter Wundheilung
- – Infektion
- – physikalische Alteration (Druck)
- – neuropathische Störung
- – venöse und/oder arterielle Perfusionsstörung
- – Lymphabflussstörung

- ■ Grundsätze der Versorgung chronischer Wunden

Vor Beginn der eigentlichen Wundbehandlung müssen die Gründe für die gestörte Wundheilung sicher detektiert werden. Erst nach Beseitigung dieser heilungsbehindernden Ursachen kann durch sachgerechte

Behandlung der Wunde, diese abheilen. Bei weiterhin fehlender oder im Verlauf stockender Heilungstendenz (6 Wochen nach Beginn der Therapie) ist jeweils die Reevaluation möglicher störender Ursachen vorzunehmen. Die Einbindung des Patienten und etwaiger pflegender Angehöriger ist unabdingbarer Bestandteil des Therapiekonzeptes. Ohne ausreichende Kenntnisse über die Ursache und daraus resultierender Verhaltensmaßregeln (z. B. Druckentlastung), kann die oftmals langwierige Behandlung nicht gelingen.

Die Lokaltherapie der Wunde erfolgt nach den folgenden Grundsätzen, die im Wesentlichen denen der Versorgung akuter Wunden gleichen:

Wundreinigung (ggf. in Lokalanästhesie)
Die durch eingetrocknetes Wundsekret, Krusten und möglicherweise Schmutz und Faserstoffe verunreinigte Wunde muss zunächst sorgfältig gereinigt werden. Im häuslichen Umfeld kann dies bei stark verschmutzten Wunden (z. B. Stuhlreste in Dekubitalgeschwüren) im Einzelfall mit fließendem Leitungswasser erfolgen. In der Praxis erfolgt es sinnvollerweise mit steriler, physiologischer Kochsalz- oder Ringerlaktatlösung.

Wunddebridement (in Lokal- oder Vollnarkose)
Wundbeläge behindern die Wundheilung und müssen daher abgetragen werden. Grundsätzlich eignen sich dazu zwei Verfahren.

Die schonende enzymatische (Kollagenasesalben) oder autolytische (Hydrogele) Wundreinigung führt zum sukzessiven Ablösen von Belägen und Nekrosen, die dann leicht entfernt werden können. Das chirurgische Verfahren löst Beläge und Nekrosen bis zur vitalen, blutenden Grenzschicht ab. Die chronische Wunde wird damit in eine akute Wunde mit sekundärer Wundheilung verwandelt.

Nekrosen bis in tiefere Gewebsschichten (Muskeln, Faszien, Sehnen, Knochen) erfordern ein großzügiges Wunddebridement in Vollnarkose unter stationären Bedingungen.

Phasengerechter Wundverband im feuchten Milieu
Ziel des Wundverbandes ist neben dem Schutz der Wunde die Aufrechterhaltung eines physiologischen und damit feuchten Wundmilieus. Diese Form der Therapie ist heute Standard.

Als Exsudat aufnehmende und gleichzeitig Feuchtigkeit spendende Wundauflagen eignen sich vorwiegend Wundschaumauflagen und in der späten Wundphase Hydrokolloidverbände. Zu trockene Wunden sollten unter Verwendung eines Hydrogels angefeuchtet werden.

Der Fixierung der Wundauflage durch eine drucklos angelegte Mullbinde ist, wenn möglich, der Klebefixierung vorzuziehen, da bei langwieriger Behandlung häufig Hautirritationen durch die im Pflaster verwendeten Kleber entstehen.

Große Wundtaschen können zur Verkleinerung der Wundoberfläche idealerweise z. B. mit Alginaten tamponiert werden. Die Abdeckung erfolgt mit den Wundrand nicht überschreitenden Kompressen.

> Eine trockene Nekrose (z. B. einer Zehe) wird ausschließlich trocken verbunden, regelmäßig kontrolliert und abgestoßenes Gewebe nach und nach entfernt. Feuchtes Milieu ist zu vermeiden, da sich rasch eine bakterielle Superinfektion entwickelt, die zur Verschlechterung der Gesamtsituation führt (Sepsisgefahr!).

Häufig verwendete Wundauflagen und Materialien:
- Wundschaumauflage (mit und ohne Silber oder Polyhexanidbeschichtung)
- Hydrokolloidauflagen
- Hydrogele
- Alginate (für Wundtaschen)
- Tüllauflagen (z. B. silikonhaltig)

Regelmäßige Wundkontrolle
Auch dafür gibt es keine festen Regularien. Je kritischer der Wundzustand ist (Infektion, große Wundtaschen, Störungen der Durchblutung, hohe Sekretmengen), desto häufiger sind Verbandswechsel und Wundinspektionen vorzunehmen. Da diese jedoch für den Patienten schmerzhaft und belastend sein können, sind zu häufige Verbandswechsel zu vermeiden. Hier ist Koordination, Kooperation und Kommunikation aller an der Wundversorgung beteiligten Personen ein wichtiger Baustein der Therapie.

> Zur suffizienten Behandlung von chronischen Wunden kann die Zusammenarbeit mit einem Pflegedienst beitragen (▶ Abschn. 11.4) – die Behandlungshoheit sollte allerdings immer beim sachkundigen Hausarzt bleiben.

Dekubitus

Ein erhöhter physikalischer Druck mit dauerhafter Verminderung der kapillaren Perfusion (Perfusionsdruck 30–70 mm Hg) ist Ursache der Entstehung eines Dekubitus. Kofaktoren wie Mangelernährung, Exsikkose, aber auch generalisierte (Altershaut, Pergamenthaut) wie lokale (psoriatische Herde, Intertrigo durch Inkontinenz) Hautveränderungen können die Entstehung eines Dekubitus begünstigen, indem sie die dafür benötigte Druckintensität und Einwirkdauer deutlich vermindern. Je nach Ausmaß der Läsion wird der Dekubitus in 4 Stadien eingeteilt (◻ Tab. 5.10).

Die Wahrscheinlichkeit einer Dekubitusentstehung kann durch Zuhilfenahme von Risikoskalen wie der **Norton-Skala oder der Braden-Skala** eingeschätzt werden.

Präventiv wirken neben der regelmäßigen Inspektion des Patienten das häufige Umlagern, entsprechende druckmindernde

◻ Tab. 5.10 Stadieneinteilung von Dekubitus-läsionen

Grad	Ausmaß des Gewebeschadens
1.	Nicht wegdrückbare Rötung
2.	Teilverlust der Haut
3.	Verlust der Haut und Schädigung der Subkutis
4.	Gewebeverlust in Schichten tiefer als die Subkutis

Bettmatratzen und das Beseitigen der wichtigsten o. g. Kofaktoren.

Wichtige Prädilektionsstellen für die Entwicklung von Dekubiti sind
— das Kreuzbein,
— die Beckenknochen,
— die Fersen,
— die Malleolen.

Spezielle Therapie des Dekubitus

Die Erstmaßnahme und Grundvoraussetzung zur Abheilung der Wunde ist in jedem Fall die notwendige Druckentlastung. Alle weiteren Maßnahmen bleiben sonst ohne Erfolg.

Lokaltherapie
— Ein Dekubitus Grad I heilt i. d. R. bereits durch Einsatz der Präventionsmaßnahmen ab.
— Dekubiti Grad II und III erfordern zusätzlich die Abtragung defekten Gewebes und anschließend die Wundbehandlung im feuchten Milieu.
— Bei Dekubiti Grad IV ist eine chirurgische Therapie mit großzügigem Debridement und plastischer Deckung in Vollnarkose notwendig.

Ulcus cruris

Das Ulcus cruris, umgangssprachlich auch als „offenes Bein" bezeichnet, hat seine Ursache in über 90 % in Störungen der Gefäßversorgung. Dabei überwiegen die venös bedingten (chronisch venöse Insuffizi-enz oder postthrombotisches Syndrom) bei weitem die arteriell bzw. kombinierten Gefäßstörungen.

Letztendlich ist in beiden Fällen die Störung der Mikrozirkulation mit daraus resultierenden trophischen Störungen die Ursache für das entstehende Ulkus.

Diagnostik in der Praxis

Die Palpation der Fußpulse (A. tibialis posterior, A. dorsalis pedis) ist obligat. Bei nicht tastbaren oder deutlich abgeschwächten Pulsen ist die Doppler-Druck-Messung mit Erhebung des Knöchel-Arm-Indexes durchzuführen (▶ Abschn. 4.6).

Ein Wundabstrich zur Erhebung der Kolonialisation mit Keimen zu Beginn der Therapie macht Sinn.

Spezielle Therapie
— Grundvoraussetzung für die Behandlung ist die Beseitigung der Entstehungsursache des Ulcus cruris.
— Bei Superinfektion der Wunde ist generell die systemische und nicht die lokale Antibiose vorzunehmen.
— Bei arterieller Perfusionsstörung ist die Revaskularisation und damit die Erhöhung des Perfusionsdruckes anzustreben
— Bei **venöser Abflussstörung** ist der entscheidende Faktor zur Abheilung des Ulcus cruris die Einleitung einer **Kompressionstherapie** mit **Kompressionsstrümpfen** i. d. R. der Kompressionsklassen II oder III (entsprechend einem Druck von 30–40 mmHg) oder durch **Kompressionsverbände** mit Kurzzugbinden.

❯ Die optimale Wirkung entfaltet die Kompressionstherapie in Kombination mit Bewegung.

— Die Wunde wird nach den oben dargestellten Grundsätzen behandelt.
— Bei sehr großen Ulzerationen ist im Einzelfall die primäre Deckung des Defektes durch eine Hauttransplantation zu erwägen.

❯ Eine Kompressionstherapie ist bei Vorliegen einer arteriellen Durchblutungsstörung (AVK) kontraindiziert.

Diabetisches Fußsyndrom mit Ulkus

Die Folgen des sog. diabetischen Fußsyndroms sind nicht selten Ulzerationen an Unterschenkeln und Füßen (◘ Abb. 5.21).

Das diabetische Fußsyndrom ist charakterisiert durch zwei Folgeerkrankungen des Diabetes mellitus, der diabetischen Polyneuropathie (komplexe Störung des autonomen Nervensystems) (▶ Abschn. 4.2) sowie der arteriellen Verschlusserkrankung (Störungen der Mikro- und Makrozirkulation) (▶ Abschn. 4.6).

Zur Einteilung des Schweregrades einer diabetischen Wunde werden die Klassifikationen nach Wagner (Stadien 0–5, Wundausdehnung und Grad der Gewebszerstörung) und Armstrong (Stadien A-D, Grad der Infektion und Ischämie) kombiniert (◘ Tab. 5.11).

Therapie

Die Druckentlastung (Orthesen, Entlastungsschuhe, Diabetikerschuhe) und die

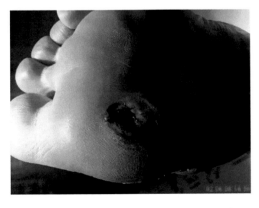

◘ **Abb. 5.21** Bild eines Mal perforans bei einem 66-jährigen Diabetiker

Reperfusion (Thrombozytenaggregationshemmung, Angioplastie, Bypass) sind die zentralen Therapiemaßnahmen. Lokale Maßnahmen vervollständigen die Therapie.

❯ Das diabetische Fußsyndrom ist eine komplexe Störung und erfordert die Zusammenarbeit in einem multiprofessionellen Team.

5.13.4 Wunddokumentation

Die Dokumentation jeder Wundbehandlung ist eine Selbstverständlichkeit. Eine Fotodokumentation ergänzt die schriftlichen Aufzeichnungen in optimaler Weise.

Weitere notwendige Aufzeichnungen bei der Erstversorgung sind:

— Ätiologie (bei einem Unfall mit Ort, Datum, Zeitpunkt und Unfallhergang)
— Primärbeschaffenheit der Wunde (Größe, Tiefe, Infektion)
— Vorgang der Wundversorgung (inkl. verwendetes Material und Lokalanästhetika)
— Aufklärung über mögliche Komplikationen (Narbenkelloid, Wundheilungsstörung)
— Verhaltensmaßregeln an den Patienten
— Hinweise zur Verlaufskontrolle
— Durchführung einer notwendigen Tetanusimpfung

Der Heilverlauf bei Kontrollen muss jeweils zumindest kurz dokumentiert werden, wobei auch hier eine fortlaufende Fotodokumentation dies optimal ergänzt.

Bei einem Schul-, Arbeits- und Wegeunfall sind die Richtlinien der Berufsgenossenschaften zu beachten und die/der Verletzte gegebenenfalls dem H-oder D-Arzt vorzustellen, insbesondere, wenn aus dem Unfall ein längerer Behandlungsfall und/oder Arbeitsunfähigkeit resultiert.

◘ Tab. 5.11 Klassifikation nach Wagner und Armstrong

	0	1	2	3	4	5
	Prä- oder postulzerierte Läsion	Oberflächliche Wunde	Wunde bis zur Ebene von Sehne oder Kapsel	Wunde bis zur Ebene von Knochen oder Gelenk	Nekrose von Teilen des Fußes	Nekrose des gesamten Fußes
A	Ohne Infektion	Ohne Infektion	Ohne Infektion	Ohne Infektion	Ohne Infektion	Ohne Infektion
B	Mit Infektion	Mit Infektion	Mit Infektion	Mit Infektion	Mit Infektion	Mit Infektion
C	Mit Ischämie	Mit Ischämie	Mit Ischämie	Mit Ischämie	Mit Ischämie	Mit Ischämie
D	Mit Infektion und Ischämie	Mit Infektion und Ischämie	Mit Infektion und Ischämie	Mit Infektion und Ischämie	Mit Infektion und Ischämie	Mit Infektion und Ischämie

■ **Relevante Leitlinie**

S2k Leitlinie Behandlung thermischer Verletzungen des Erwachsenen (2018) AWMF 044-001.

S2k Leitlinie Behandlung thermischer Verletzungen im Kindesalter (2015) AWMF 006-128.

S3 Leitlinie Lokaltherapie chronischer Wunden bei Patienten mit den Risiken periphere arterielle Verschlusskrankheit, Diabetes mellitus, chronisch venöse Insuffizienz (2014) AWMF 091-001.

Fallbeispiel

Bei der Untersuchung zeigt sich eine glatt berandete, ca. 1,5 cm das Lippenrot erfassende Wunde der Oberlippe. Nach entsprechender Wundreinigung und Desinfektion wird eine Infiltrationsanästhesie (Feldblock) mit Lidocain vorgenommen und die Adaptationsnaht durchgeführt. Dabei wird besonders auf eine korrekte Stellung des Lippenrots geachtet. Dem Patienten wird eine wiederholte kurzzeitige Kühlung der Region empfohlen, um die Schwellung gering zu halten. Am Folgetag erfolgt eine Wundkontrolle, nach 7 Tagen erfolgt die Fädenentfernung. Die Wunde ist per primam mit geringer Narbenbildung verheilt.

5.14 Auffälliges Blutbild

Fallbeispiel

Eine 45-jährige Patientin stellt sich zur Abklärung von Mattigkeit und seit 2 Monaten bestehender Lymphknotenveränderungen am Hals vor. Da sie auch zu Beginn Halsschmerzen hatte, sei sie schon zweimal beim HNO-Arzt gewesen, der habe eine Mononukleose diagnostiziert und zu Geduld geraten.

■ **Hausärztliche Relevanz**

Häufigkeit Fink: Eisenmangelanämie **, Leukopenie °, Thrombopenie °.

Da Blutbilduntersuchungen zu den häufigsten Laboruntersuchungen gehören, werden Veränderungen der Bestandteile des Blutes sehr häufig gesehen. In den meisten Fällen sind es reaktive Veränderungen, denen keine, oder keine schwerwiegende Erkrankung zugrunde liegt. Die Beurteilung und Abklärung ist aber eine wichtige, notwendige und häufige Tätigkeit in der hausärztlichen Praxis.

- ▪ **Abwendbar gefährliche Verläufe**
- ▬ Malignome als Ursache für Anämie
- ▬ schwere Infektionen
- ▬ myelodysplastisches Syndrom
- ▬ Blutungskomplikationen bei Thrombozytopenien
- ▬ Leukämien

- ▪ **Definition und Ursachen**

Auffällige Blutbildbefunde können verursacht werden durch:
- ▬ **myelodysplastische Syndrome:**
  - Erythrozytopenie, Leukozytopenie, Thrombozytopenie mit Anämie
  - vorwiegend bei älteren Menschen >60 Jahre
  - Differenzierung zur akuten myeloischen Leukämie möglich
  - keine Heilung, supportive Therapie
- ▬ **reaktive Veränderungen** (können einzelne oder alle Bestandteile des Blutes in Funktion oder Menge betreffen) auf andere Krankheitsprozesse oder exogene Faktoren, wie
  - Infektionen: virale (häufig Leukopenie), bakterielle (häufig Leukozytose, „Linksverschiebung" im Differenzial-BB)
  - Noxen: Nikotin (Leukozytose), chemische Substanzen (Arbeitsplatz), Alkohol
  - Aufenthalt im Hochgebirge
  - Medikation: z. B. Chemotherapie (Knochenmarksdepression mit meist erniedrigten Werten und Anämie), heparininduzierte Thrombozytopenie (HIT), Glukokortikoide (Leukozytose)
  - Blutverlust: z. B. durch starke Menstruation, Operation, Ulzeration mit Blutung z. B. des Gastrointesinaltraktes
  - alimentärer Mangel wie Eisenmangel, Vitamin-B12-Mangel

  - bösartige Erkrankungen wie Leukämien
  - Gerinnungsstörungen wie Faktor-V-Leiden oder -V. Willebrand-Jürgens-Syndrom
  - Autoimmunerkrankungen wie Morbus Werlhof
- ▬ Eine der häufigsten Blutbildveränderungen stellt die **Anämie** dar.
  - Die klinisch bedeutsamsten Ursachen für **mikrozytäre hypochrome Anämien** sind Eisenmangel durch: Mangel- und Fehlernährung (Veganer, ältere Menschen), Blutverlust (Menstruation, Operation, Ulkus), chronisch entzündliche Erkrankungen (RA, CED) Insbesondere bei Patienten mit Migrationshintergrund ist auch an Hämoglobinopathien und sideroblastische Anämien zu denken
  - **Makrozytäre hyperchrome Anämien** sind häufig bedingt durch Vitamin-B12-Mangel.

- ▪ **Anamnese und körperlicher Befund**

Blutbildveränderungen sind per se nicht beschwerdebehaftet. Eine typische Patientenangabe bei Anämie ist „Ich bin so müde." oder „Mein Kind ist so blass.". Auch die Angabe „Ich krieg in letzter Zeit so wenig Luft." könnte eine Anämie ausdrücken. Gelegentlich kommen auch Patienten und berichten „Bei mir hört es immer gar nicht zu bluten auf, wenn ich mich schneide.", oder „Ich bekomme so leicht blaue Flecken."

Klinische Befunde können sein:
- ▬ Blässe
- ▬ Zyanose
- ▬ Dyspnoe
- ▬ Tachykardie
- ▬ Abgeschlagenheit, Leistungsknick
- ▬ Nachtschweiß
- ▬ Lymphknotenschwellung
- ▬ Mundwinkelrhagaden
- ▬ Zungenveränderungen (glatt, rot, atrophisch)

- Infektneigung
- Hämatome
- lange Blutungszeit
- Beinödem bei Thrombose

- Diagnostik

Hausärztliche Basisdiagnostik
- Anamnese
  - Ernährungsgewohnheiten (Vegan, Vegetarier)
  - Blutverlust: Operation, Unfall, Stuhlgang, Miktion
  - Medikation: Antikoagulation, Plättchenhemmung, Störung der Blutbildung (z. B. Azathioprin)
  - zuletzt durchgemachte Infekte (Zeitpunkt, Häufigkeit)
  - familiäre Häufungen
  - Nikotin oder andere Substanzen
  - Herzklappenersatz
- körperliche Untersuchung: Vitalparameter, Hautkolorit, Auskultation des Herzens (Aortenstenose?) und der Lunge. Lymphknotenstationen, Palpation des Abdomens (Hepatosplenomegalie?)
- Labor: BB, Differenzial-BB, BKS, CRP, Kreatinin, Leberwerte, Eisen, Ferritin, Transferrin, Transferrinsättigung (❑ Tab. 5.12), Retikulozyten, Vitamin B12, U-Status, Stuhltest auf Blut, INR, PTT, Blutungszeit

Die **Normwerte des Blutbilds** sind in ❑ Tab. 5.13 dargestellt

- erweiterte Laboruntersuchung: z. B. Blutausstrich, von-Willebrand-Faktor, Faktor V

- medizintechnische Untersuchungen: Abdomensonographie (Organneoplasie, Hepatosplenomegalie)

Spezialisierte Diagnostik
Knochenmarkspunktion, ÖGD, Koloskopie, Zystoskopie, spezielle Laboruntersuchen (z. B. Gerinnungslabor), gentechnische Untersuchungen

- Hausärztliche Beratungs- und Behandlungsinhalte
Die Beratungsinhalte richten sich nach der jeweiligen Veränderung:

Allgemeinmaßnahmen
In vielen Fällen handelt es sich um zufällig entdeckte Veränderungen des Blutbildes bei Routineuntersuchungen z. B. im Rahmen einer operationsvorbereitenden Untersuchung.

Hier erfolgen zunächst die anamnestische Klärung und eine zeitnahe Kontrolluntersuchung der Laborwerte, um nicht dem Problem einer reinen „Laborwertbehandlung" aufzusitzen.

Ernährungsberatung.

❯ Medikamente, die die Blutbildung stören, sollten identifiziert und umgehend abgesetzt werden.

Medikation
(meist in geteilter Verantwortung mit dem Spezialisten)
- Eisensubstitution oral: Eisen II Sulfat 100-200 mg/die für 3 Monate, i.v.: 15 mg/kgKG in 0,9 % NaCl Lsg. als Kurzinfusion/Woche

❑ **Tab. 5.12** Unterscheidung Eisenmangelanämie vs. reaktive Anämie anhand der Eisenbindungsproteine

Eisenbindungsproteine	Eisenmangelanämie	Reaktive Anämie
Ferritin (Speicher)	Niedrig	Hoch
Transferrin (Transport)	Hoch	Normal oder niedrig
Transferrinsättigung	Niedrig	Hoch

◘ Tab. 5.13 Normwerte für das Blutbild bei Erwachsenen aus Mitteleuropa. Aus Fuchs 2017)

	Männer	**Frauen**
Erythrozyten	4,8–5,9 Mio./μl	4,3–5,2 Mio./μl
Leukozyten	4.000–10.000 μl	4.000–10.000 /μl
Thrombozyten	150.000–400.000 Mio./μl	150.000–400.000 Mio./μl
Hämoglobin (Hb)	14–18 g/dl	12–16 g/dl
Hämatokrit (HKT)	40–54 %	37–47 %
MCH	28–34 pg	28–34 pg
MCV	78–94 fl	78–94 fl
MCHC	30–36 g/dl	30–36 g/dl
Differenzialblutbild Ohne Unterschied zwischen Männern u. Frauen	**%**	**absolut /μl**
Stabkernige	3–5	150–400
Segmentkernige	50–70	3000–5800
Eosinophile	1–4	50–250
Basophile	0–1	15–50
Monozyten	3–7	285–500
Lymphozyten	25–45	1500–3000

MCH = Mean corpuscular hemoglobin, MCV = Mean corpuscular volume,
MCHC = mean corpuscular hemoglobin concentration
Umrechnung: mmol/l=g/dl × 0,621; g/dl=mmol/l × 1,61

- granulozytenstimulierende Faktoren (z. B. Filgrastim)
- Antihämorrhagikum (Desmopressin 0,4 μg/kgKG 1h vor Eingriff i.v.)
- Substitution von Gerinnungsfaktoren
- Infektionsbehandlung z. B. Antibiose

Transfusionstherapie: Vollbluttransfusionen, Thrombozyten-, Erythrozytenkonzentrate
Chemotherapie bösartiger Bluterkrankungen (Spezialist)
Knochenmarkstransplantation (Spezialist)

Vorgehen bei Anämie

❯ Bei hinreichender Erklärung einer Anämie aus der Anamnese und passender Klinik (z. B. Blutabnahme nach starker Menstruation, alimentärer Eisenmangel) kann zunächst auf weitergehende Diagnostik verzichtet werden.

Der zu erwartende Hb-Anstieg/Woche unter einer Eisensubstitutionstherapie sollte 1 g/dl sein, spätestens nach 4 Wochen muss sich jedoch ein deutlicher Anstieg zeigen. Nach 3 Monaten sollte der Ferritinspiegel zur Überprüfung des Eisenspeichers erfolgen. Bei ausbleibendem Erfolg kann eine intravenöse Eisensubstitution erwogen werden. Sehr selten treten darunter schwere Unverträglichkeitsreaktionen auf.

❯ Eine anamnestisch nicht erklärte Anämie bleibt bis zum Beweis des Gegenteils malignomverdächtig und daher abklärungsbedürftig.

Eine leichte bis mittelschwere Anämie findet sich eher bei Eisenmangel oder Eisenverwertungsstörung. Eine schwere Anämie spricht mindestens zusätzlich für einen Blutverlust.

Eine hohe Retikulozytenzahl, primär oder auch reaktiv z. B. unter Eisensubstitution, spricht für eine intakte Blutbildung, während eine dauerhaft verminderte Retikulozytenzahl auf ein vermindert funktionsfähiges Knochenmark hindeutet (z. B. Myelodysplasie)

Vorgehen bei Veränderung der Leukozyten und/oder Thrombozyten

Für Laborwertveränderungen bei Leukozyten und Thrombozyten ist die Vorgehensweise ähnlich wie bei Anämie:

Als erklärbar reaktiv diagnostizierte Werte werden nach einer entsprechend notwendigen Therapie (Antibiose bei Infekt) oder in Abhängigkeit von anderen Ursachen (Thrombozytopenie durch Splenomegalie bei Mononukleose) beobachtend kontrolliert.

Eine gering ausgeprägte Leukozytose/Leukopenie oder Thrombozytose/Thrombopenie (Abweichung < 20 %) ohne Allgemeinsymptome, aber auch ohne primär erklärbare Ursache kann abwartend offen gehalten nach etwa 2 Wochen kontrolliert werden.

Darüber hinaus bedürfen Leukozytose oder Leukopenie immer der weitergehenden Abklärung durch eine Differenzierung der Leukozyten, um die auslösende Zellreihe zu erkennen.

> Nicht allein die prozentualen Angaben, sondern die Absolutzahlen der einzelnen Zellreihen sind zur Differenzierung wichtig.

Die häufigste Ursache für Thrombozytopenien sind immunologisch bedingte Veränderungen (ITP). Bei einer Thrombozytenzahl < 20.000 besteht eine Behandlungsindikation unabhängig von Blutungszeichen. Etabliert hat sich die Steroidgabe. Thrombozytosen finden sich nach Splenektomie, chronischen Infektionen und Entzündungen, Tumorleiden und myeloproliferativen Erkrankungen Je höher die Plättchenzahl ansteigt, desto höher ist das Risiko einer thrombembolischen Komplikation.

> Bei ausgeprägter Normwertabweichung des Blutbildes oder bei Beteiligung aller Zellreihen oder nicht erklärbarer Veränderung ist eine rasche Überweisung zum Hämatologen zur weiteren Abklärung unverzichtbar.

Die **Leukozytopenie unter Chemotherapie** (betrifft vor allem die neutrophilen Granulozyten) wird in der hausärztlichen Praxis im Rahmen der Blutbildkontrollen häufig gesehen. Hier ist besonders die erhöhte Infektanfälligkeit bei ausgeprägter Neutropenie zu beachten (< 500/µl). Die Infektionsprophylaxe mit Antibiotikum und Antimykotikum ist dann angezeigt. Eine intensive Zusammenarbeit mit dem Onkologen ist unerlässlich.

Vorgehen bei Hinweis für Blutgerinnungsstörungen

Bei Patienten mit häufigen Hämatomen nach Bagatelltraumen, häufigem Nasenbluten, ausgeprägter Regelblutung, langem Nachbluten bei kleinen Verletzungen, aber auch bei petechialen Einblutungen sollte an **Blutgerinnungsstörungen** gedacht werden. Als **Rasteruntersuchungen** dienen die Bestimmung der Thrombozyten, des INR, der PTT und der Blutungszeit.

Die häufigste Blutgerinnungsstörung in der hausärztlichen Praxis stellt das **von-Willebrand-Jürgens-Syndrom** dar. Die Blutungszeit ist meist verlängert, die PTT kann verändert sein.

Die laborchemische Abklärung gelingt durch die Bestimmung des von-Willebrand-Faktors, dieser ist dann erniedrigt.

Die wichtigste therapeutische Maßnahme ist der Verzicht auf ASS und NSAR-haltige Medikamente.

Vor Eingriffen kann Desmopressin intravenös verabreicht werden.

Bei **wiederholten Thrombosen** ist ebenfalls an eine gestörte Blutgerinnung, in diesem Fall eine Thrombophillie (am häufigsten Faktor-V-Mutation-Leiden), zu denken. Molekulargenetische Tests können die Störung nachweisen (▶ Abschn. 2.15).

- Hausärztliche Verlaufskontrollen
Die Intervalle von Blutbildkontrollen sind individuell festzulegen, insbesondere von der Grunderkrankung und Allgemeinsymptomatik und vom Grad der Abweichung abhängig.

Ferritinkontrollen sind im Abstand von 3–6 Monaten sinnvoll.

Genetisch bedingte Störungen der Blutbildung oder der Gerinnung bedürfen nach Diagnosestellung keiner weiteren Kontrollen.

- Zusammenarbeit mit Spezialisten
Hämatologie-Onkologie, Labordiagnostik.

- Relevante Leitlinien
S1 Leitlinie Eisenmangelanämie (2016) AWMF 025-021.

S1-Leitlinie Anämiediagnostik im Kindesalter (2018) AWMF 025-027.

Fallbeispiel

Bei der weiteren Befragung berichtet die Patientin über Nachtschweißigkeit. Die Untersuchung ergibt zahlreiche kleine nicht schmerzhafte Lymphknoten am Hals, weitere Lymphknoten zeigen sich nicht. Die Sonographie des Abdomens ergibt eine grenzwertige Milzgröße von 13×9 cm. Die Laboruntersuchungen ergeben 19 000 Leukozyten bei einem Lymphozytenanteil von 84 %.
Die Patientin wird zur weiteren Abklärung zum Hämatologen überwiesen. Hier ergibt sich eine chronische lymphatische Leukämie. Mit der Patientin wird

das abwartende Offenlassen mit regelmäßiger klinischer und laborchemischer Kontrolle vereinbart. Seit 3 Jahren ist die Patientin klinisch stabil, gibt aber rasche Erschöpfung als Symptom an.

5.15 Operationsvorbereitende Untersuchung

Sinn der operationsvorbereitenden Untersuchung ist die Überprüfung der Operationsfähigkeit, die Feststellung und Einschätzung von Risiken, und die Einleitung von notwendigen Maßnahmen zum risikoarmen Gelingen des Eingriffs.

- Hausärztliche Relevanz
In Deutschland werden immer mehr elektive operative Eingriffe und diese zunehmend ambulant durchgeführt. Dadurch steigt auch die Zahl der ambulant durchzuführenden Operationsvorbereitungsuntersuchungen stark an.

Sehr häufig wird diese Untersuchung vom Hausarzt vorgenommen, da dieser i. d. R. den besten Überblick über die gesundheitlichen Probleme des Patienten hat und heute unstrittiger Weise die Kenntnis der Anamnese und die körperliche Untersuchung die beste Voraussetzung der Risikominimierung für den operativen Eingriff und die Narkose darstellen.

Medizin-technische Untersuchungen und Laboruntersuchungen können ergänzend sinnvoll sein und wertvolle Zusatzinformationen geben, ihre routinemäßige Durchführung wird jedoch mittlerweile als nicht von Vorteil erachtet.

- Hausärztliches Beratungs- und Behandlungsinhalte
Anamnese
Der Großteil der wichtigen Erkrankungen ist dem Hausarzt i. d. R. bekannt und in den Krankenunterlagen hinterlegt, dennoch

macht es Sinn, die wichtigen notwendigen Informationen mit dem Patienten durchzusprechen:
- chronische Erkrankungen, Behinderungen und stattgehabte schwerwiegende Erkrankungen
- bekannte Allergien und Medikamentenunverträglichkeiten
- frühere Operationen, Verträglichkeit bisheriger Narkosen und Blutungsanamnese
- Substanzgebrauch wie Nikotin, Alkohol, Drogen
- ausführliche Medikamentenanamnese einschließlich Eigenmedikation

Körperliche Untersuchung
Neben der Erhebung von Blutdruck, Puls, Gewicht und Größe wird eine körperliche Untersuchung vorgenommen, die vor allem auch Auskunft über den Funktionszustand des Patienten geben muss.
- Kopf-Halsregion unter Inspektion der Mundhöhle (Zahnstatus, Intubationsfähigkeit)
- Thoraxorgane mit Auskultation von Herz und Lunge (Dyspnoe in Ruhe/Belastung)
- Abdomen mit Palpation
- Gefäßstatus (Gehstrecke?)
- funktioneller Gelenkstatus mit Belastungsfähigkeit, Beweglichkeit (Lagerungsfähigkeit)
- funktioneller neurologischer Status (Motorik, Sensibilität, Stand und Gangsicherheit)
- orientierende Prüfung der Sinnesqualitäten Hören und Sehen
- Inspektion der Haut (insbesondere der Operationsregion auf Infektion, Narbenbildung)
- orientierende Prüfung der Psyche (Einsichtsfähigkeit)

Risikoeinschätzung
Anamnese, Untersuchung und Schwere des Eingriffs zusammen erlauben eine Einschät-

zung des Risikos für den betreffenden Patienten und führen zur Bewertung, ob die vorliegenden Informationen ausreichen, oder weitergehende Untersuchungen vorgenommen werden müssen.

Kardiale Risiken verschiedener Operationen (modifiziert nach ESC-Pocket-Guidelines: Nicht kardiale Eingriffe):
- niedriges Risiko (<1 %): z. B. Oberflächenchirurgie, Mamma-OP, Zahnbehandlung, Augen-OP, kleine gynäkologische/urologische OP, kleine orthopädische OP (ASK)
- mittleres Risiko (1–5 %): z. B. Splenektomie, Cholezystektomie, Karotis-OP (CEA, CAS), Perkutane transluminale Angioplastie, Kopf- und Hals-Chirurgie, große orthopädische OP (TEP)
- hohes Risiko (>5 %): z. B. Aorten- und andere größere Gefäßoperationen, Herzchirurgie, Leber- und Pankreasresektionen, Transplantationen, große neurochirurgische Eingriffe

Risiken aus Vorerkrankungen des Patienten
- Z. n. Myokardinarkt und Schlaganfall
- arteriosklerotische Erkrankungen (KHK, AVK)
- chronisch obstruktive Lungenerkrankungen
- Leber und Niereninsuffizienz
- Stoffwechselerkrankungen wie Diabetes mellitus
- Blutungsanomalie

Ergänzende Untersuchungen bei erhöhten Operationsrisiken:
- EKG:
  - bei kardial erkrankten **beschwerdefreien** Patienten vor Eingriff mit hohem Risiko oder bei mehr als einem kardialen Risikofaktor bei mittlerem Risiko
  - bei Patienten mit kardialen Erkrankungen **und** Beschwerden
  - bei Herzschrittmacherpatienten, die keine regelmäßigen Kontrollen durchführen lassen

- Röntgenuntersuchung des Thorax: bei Verdacht auf intrathorakale Erkrankungen, die den Operationsverlauf beeinträchtigen, unabhängig vom Alter (z. B. Pleuraerguss, Pneumonie, Trachealverlagerung durch Struma)
- Lungenfunktion: bei bronchopulmonaler Erkrankung mit Restriktion und/oder Obstruktion
- Echokardiographie: bei allen kardialen Eingriffen, bei neu aufgetretener Atemnot, bei progredienter Verschlechterung einer vorbestehenden Herzinsuffizienz
- Sonographie der Halsgefäße: bei Patienten nach stattgehabtem Apoplex oder TIA innerhalb der letzten 3 Monate, bei allen großen gefäßchirurgischen Eingriffen
- Laboruntersuchungen: für bestimmte Operationen werden häufig vom Operateur bestimmte Laboranforderungen gestellt, wie z. B. bei Struma-Operation TSH und Kalzium oder bei Endoprothesen-Operationen ein CRP Wert. Einen Minimalstandard an Laborwerten für die operationsvorbereitende Untersuchung beinhaltet die Bestimmung von Hämoglobin, Leukozyten, Thrombozyten, Natrium, Kalium, Kreatinin, ASAT, Bilirubin, aPTT und INR (ASAT = Aspartat-Aminotransferase, aPTT = aktivierte, partielle Thromboplastinzeit, INR = International Normalized Ratio)

Aus pathologischen Werten kann sich die Notwendigkeit weiterer Laboruntersuchungen ergeben.

Bei einer Blutungsanamnese kann z. B. die Bestimmung der Blutungszeit oder auch des von-Willebrand-Faktors sinnvoll sein.

Zu treffende Maßnahmen in bestimmten Situationen

Ein häufiger Beratungs- und Handlungsbedarf ergibt sich aus der Medikation des Patienten. Einige Medikamente erfordern perioperativ eine Veränderung der Einnahme.

Metformin: sollte 48 h vor der Operation abgesetzt werden (Gefahr der Ketoazidose)

Insulin: am Morgen des Operationstages wird i. d. R. nur das Basalinsulin gespritzt, das Monitoring erfolgt durch regelmäßige BZ-Kontrollen

Thrombozytenaggregationshemmer wie ASS, Clopidogrel oder Ticagrelor sollten nicht obligat abgesetzt, sondern individuell gehandhabt werden. (Beachte Problematik Stent bei KHK)

Vitamin-K-Antagonisten: zunehmend wird bei kleineren Eingriffen das Blutungsrisiko (HAS-BLED-Score) gegenüber den Risiken der Unterbrechung der Antikoagulation (CHAD2VASc-Score) abgewogen. Dies muss in enger Absprache mit dem Operateur erfolgen (z. B. Zahnbehandlung, Katarakt-OP).

Unterbrechung der Antikoagulation mit Umstellung auf Heparin („**Bridging**") ist erforderlich:

- bei großen Eingriffen
- großem Blutungsrisiko
- hohem Risiko der Thromboemboliebildung (Herzklappenersatz)

Neuere Antikoagulantien (NOAK, Synonym DOAK = Direkte orale Antikoagulantien): Substanzen vom Typ der Thrombinhemmer oder Faktor-Xa-Hemmer werden immer häufiger zur Antikoagulation eingesetzt. Durch ihre Wirkweise wird das Zeitfenster zur Unterbrechung der Antikoagulation kleiner. Ob ein Bridging sinnvoll und notwendig ist, ist letztlich durch Studien nicht belegt. Ein individuelles Vorgehen im Hinblick auf die oben dargestellte Nutzen-Risiko-Abwägung ist zu treffen. Im Einzelnen ist die Fachinformation der Herstellerfirma zu beachten. Die erforderliche Dauer des Absetzens richtet sich nach dem zu erwartenden Blutungsrisiko (◻ Tab. 5.14).

◻ Tab. 5.14   Erforderliche Absetzintervalle von NOAK/DOAK in Abhängigkeit vom Blutungsrisiko

	Dabitagran		Apixaban, Adoxaban, Rivaroxaban	
GFR ml/min	Blutungsrisiko niedrig	Blutungsrisiko hoch	Blutungsrisiko niedrig	Blutungsrisiko hoch
>=80 ml/min	>=24 h	>=48 h	>=24 h	>=48 h
50–79 ml/min	>=36 h	>=72 h	>=24 h	>=48 h
30–49 ml/min	>=48 h	>=96 h	>=24 h	>=48 h
15–29 ml/min	Keine Zulassung	Keine Zulassung	>=36 h	>=48 h
<15 ml/min	Keine Zulassung	Keine Zulassung	Keine Zulassung	Keine Zulassung

Dokumentation

Nach wie vor gibt es keine einheitliche Dokumentation der Ergebnisse der Vorbereitungsuntersuchungen in Deutschland.

Mindeststandard sollte jedoch die schriftliche Mitteilung aller wesentlichen anamnestischen Daten, der erhobenen klinischen Befunde mit Funktionseinschränkungen, ein vollständiger Medikamentenplan sowie Ausdrucke der medizintechnischen Befunde mit Wertung, der Laborwerte und aller notwendigen fachärztlichen Fremdbefunde sein.

■ Zusammenarbeit mit Spezialisten

Notwendige ergänzende Untersuchungen machen die Zusammenarbeit mit Kardiologen, Radiologen und Labormedizinern notwendig. Die Wahl der geeigneten Narkosemethode trifft der Anästhesist, das geeignete Operationsverfahren wählt der Chirurg. Die nach behandelnden Kollegen verlassen sich in ihren Entscheidungen auf die Informationen des Hausarztes, daher ist die präoperative Diagnostik mit der gebotenen Sorgfalt durchzuführen.

■ Relevante Leitlinie

S1 Leitlinie Bridging DEGAM (2013) AWMF 053-027.

5.16 Postoperative Betreuung

Die postoperative Betreuung umfasst die unmittelbare akute Phase nach Beendigung der Operation, in der der Patient in einer Aufwachstation von Anästhesisten und Chirurgen überwacht wird, um dann nach wenigen Stunden oder Tagen nach Hause oder auf Normalstation entlassen zu werden, sowie die sich daran anschließende Phase bis zur vollständigen Wundheilung bzw. Rekonvaleszenz.

■ Hausärztliche Relevanz

Diesen letztgenannten Zeitraum verbringen die Patienten immer länger im häuslichen Umfeld, bedingt durch die zunehmende Anzahl der ambulanten Eingriffe bzw. durch die immer kürzeren Krankenhausverweilzeiten, sodass diese Betreuung zunehmend in das Aufgabengebiet des Hausarztes gehört.

■ Hausärztliches Beratungs- und Behandlungsinhalte

Da die Erfordernisse der Nachbehandlung bei verschiedenen Operationen und die Phase, in der der Patient zur Betreuung in die Arztpraxis kommt, unterschiedlich sind, ist ein vollständig standardisiertes Vorgehen nicht möglich. Vereinzelt erfordert die

Nachbehandlung ein spezielles, vom Operateur gewünschtes Vorgehen. Dies wird i. d. R. durch einen entsprechenden schriftlichen Nachbehandlungsplan mitgeteilt.

Wundkontrolle

Die Häufigkeit der Wundkontrollen richtet sich nach Art und Umfang der Operation, Infektionsrisiko, Nachblutungsrisiko, vorbestehenden Grunderkrankungen (z. B. Diabetes mellitus als Risikofaktor der Wundheilung) sowie bestehender Pharmakotherapie (z. B. Immunsuppression) des Patienten.

Bei der Wundnachschau ist zu achten auf:

- Beschaffenheit und Menge von möglichem Wundsekret: blutig, eitrig, bernsteinfarben?
- Schwellung: Hämatom? Serom? prall?, eindrückbar?
- Hautfarbe: rot?, abgeblasst? livide? Schwarz-nekrotisch?
- Temperatur: überwärmt? kalt?
- Schmerz: Spontan? Auf Druck? Stärke?

Auch der Heilverlauf in den tiefen Abschnitten bzw. betroffenen Organstrukturen sind zu beachten. So z. B.:

- Abdomen: Bauchdecken weich, Peristaltik opB, Stuhlgang und Miktion opB?
- Thorax: Dyspnoe?, Auskultationsbefund vesikulär?, Anzeichen eines Pneumothorax?
- Extremitäten: Gelenke: Beweglichkeit, Durchblutung, Sensibilität?
- neurochirurgische Eingriffe: motorische und sensible Störungen?, Vigilanz ?

Bei zahlreichen Eingriffen werden in die Wunden **Drainagen** eingelegt, um Blut und Wundsekret abzuleiten und damit das Risiko einer Infektion zu minimieren. Diese werden häufig am Tag nach der Operation nach Desinfektion der Einstichstelle am besten ohne Sog durch Zug entfernt.

Nach vollständiger Wundheilung wird das Nahtmaterial entfernt (▶ Abschn. 5.13.1).

Schmerzbehandlung

Ohne adäquate multimodale Schmerzbehandlung wird der Patient notwendige Lagerungen, aber auch eine geeignete Mobilisation nicht durchführen. Zudem wird die Operation für den Patienten auch ein psychisches Trauma sein, was möglicherweise für weiter notwendige Operationen hinderlich wird. Im stationären Bereich werden zunehmend sogenannte FAST-Track-Regime angewendet, die zu einer raschen Mobilisierung und deutlichen Schmerzreduktion führen.

Die Auswahl der Schmerzmedikation im ambulanten Bereich orientiert sich am Stufenschema der WHO. Bewährt hat sich als Basisschmerzmedikation eine Kombination aus NSAR (z. B. Ibuprofen) oder Metamizol in Kombination mit einem milden Opioid wie Tilidin oder Tramadol.

Physiotherapie und Mobilisation

Moderne Nachbehandlungen fordern eine rasche Mobilisation nach der OP. Bei chirurgischen Eingriffen an Extremitäten ist dazu die Verordnung von physiotherapeutischen Behandlungen sinnvoll, die Auswahl der Methoden und die Häufigkeit sind individuell vorzunehmen.

Auch andere Operationen können je nach Schwere und Lokalisation des Eingriffs und Gesamtzustandes des Patienten die unterstützte Mobilisation (z. B. Atemtherapie nach Eingriffen am Thorax) durch einen Therapeuten notwendig machen.

Arbeitsunfähigkeit und postoperative Belastbarkeit

Die Zeitdauer der Arbeitsunfähigkeit nach einem Eingriff ist im Wesentlichen bestimmt durch die Anforderungen des Arbeitsplatzes des Patienten (körperliche

Belastung, hygienische Umstände) und den individuellen Gesamtzustand.

Zunehmend werden starre Regeln zum Verhalten und zur körperlichen Belastung nach Operationen aufgegeben zugunsten individualisierter Verhaltensrichtlinien.

Wiederaufnahme einer Antikoagulation oder Thrombozytenaggregationshemmung
Auch hierfür gibt es kein standardisiertes Vorgehen. Entscheidend bei der Wiederaufnahme der vorbestehenden Therapie ist das individuelle Abwägen zwischen Blutungsrisiko und Thrombembolie- bzw. Ischämierisiko des Patienten.

Thromboseprophylaxe
Wie lange eine Thromboseprophylaxe durchgeführt werden sollte, ist letztendlich nicht abschließend geklärt. Im Wesentlichen hängt es von der Schwere der Operation und des Gewebetraumas sowie vom Gesamtzustand des Patienten (z. B. Adipositas) und vom Immobilisationsgrad ab. Am längsten scheint die Prophylaxe für Eingriffe an den unteren Extremitäten notwendig zu sein, insbesondere bei Hüft-TEP werden 5 Wochen unabhängig vom Mobilisationsgrad empfohlen. Zur Thromboseprophylaxe stehen niedermolekulare Heparine sowie bei bestimmten Indikationen NOAK zur Verfügung.

❯ Bei Anwendung von niedermolekularen Heparinen zur Thromboseprophylaxe ist eine Thrombozytenkontrolle zur frühzeitigen Erkennung einer heparininduzierten Thrombozytopenie (HIT) erforderlich.

▪ **Zusammenarbeit mit Spezialisten**
Bei unklarem oder kompliziertem Heilverlauf erfolgt Rücksprache oder Rücküberweisung an den Operateur aus dem jeweiligen Fachgebiet.

▪ **Relevante Leitlinie**
S3 Leitlinie Prophylaxe der venösen Thromboembolie (2015) AWMF 003-001.

5.17   Reisemedizinische Beratung

Fernreisen, sowohl aus beruflichen als auch aus privaten Gründen, nehmen immer mehr zu. Diese Tatsache führt zu einer zunehmenden Nachfrage nach **reisemedizinischer Beratung**. Die Patienten wünschen Beratung zu Impfungen, Malariaprophylaxe als auch zu allgemeinen reisemedizinischen Themen.

❯ Eine reisemedizinische Beratung hat immer individuell zu erfolgen und muss sich am Gesundheitszustand (z. B. Vorliegen chronischer Erkrankungen) sowie dem Reiseverhalten des Reisenden ausrichten (z. B. Rucksackurlaub, Hilfsdienstaufenthalt in Endemiegebieten).

Die wichtigsten **Reiseimpfungen** sind:
- Totimpfstoffe
  - Cholera: Schluckimpfung bei > 6 Jahre 2 × im Abstand von mindestens 1, maximal 6 Wochen, 2–6 Jahre 3 × halbe Dosis, Auffrischung nach 2 Jahren (>6 Jahre) bzw. 6 Monaten (2–6 Jahre)
  - Hepatitis A: 2 × im Abstand von mindestens 6 Monaten, danach 25 Jahre Impfschutz
  - Hepatitis B: bei Gefahr des Kontakts mit Blut/Körperflüssigkeiten
  - Japanische Enzephalitis: Impfung 2 × im Abstand von 4 Wochen, Auffrischung nach 1 Jahr, danach mindestens 10 Jahre Immunität, eventuell lebenslang
  - Meningokokken: einmalige Impfung entweder bivalent (Typ A und C9 oder tetravalent (Typ A, C, W135 und Y), Auffrischung frühestens nach 3 Jahren (für Mekka Reisende tetravalent verpflichtend)
  - Tollwut: Tag 1, 7, 21, danach Auffrischung nach 1 Jahr bei auf Gewebekulturbasis hergestellten Impfstoff und darauf alle 5 Jahre, bei Impfstoff gezüchtet auf Hühnerfibroblasten

Auffrischung alle 2–5 Jahre (immer nur dann überhaupt Auffrischung, wenn weiter Möglichkeit der Exposition)
- Typhus: Impfung parenteral einmalig, Auffrischung alle 3 Jahre; Impfung oral Tag 1, 3, 5, danach Auffrischung nach 1 Jahr, bei Aufenthalt im Endemiegebiet alle 3 Jahre
- Lebendimpfstoffe
  - Gelbfieber: einmalige Impfung, Schutz lebenslang, manche Länder verlangen Auffrischung nach 10 Jahren

❯ Die Gelbfieberimpfung darf nur von autorisierten Impfstellen durchgeführt werden.

- Die Erforderlichkeit der **Malariaprophylaxe** richtet sich nach dem Land, in das man reisen will, besonders hoch ist das Risiko in vielen afrikanischen Ländern. Bei niedrigem und mittlerem Risiko (z. B. meistens in Asien) wird nur Stand-by-Medikation empfohlen. Zur Verfügung stehen: Atovaquon/Proguanil (dzt. Standardempfehlung), Doxycyclin, Mefloquin, Chloroquin und Artemether/Lumefantrin

❯ Mefloquin kann zur Malariaprophylaxe nicht mehr empfohlen werden, da bei Mefloquin häufig psychiatrische Nebenwirkungen zu beobachten sind.

Im Rahmen der Malariaprophylaxe ist der Reisende auch zum Verhalten zu beraten (z. B. lange, lockere, helle, evtl. mit Permethrin imprägnierte Kleidung insbesondere bei Dämmerung, Moskitonetz, Anwendung von Repellentien, z. B. DEET).

❯ Aufgrund des Infektionszyklus der Spirochäten bricht eine Malaria erst 5 Tage nach dem Stich aus. Bekommt der Reisende in den ersten 5 Tagen der

Reise Fieber, kann es keine Malaria sein. Ab dem 5. Tag der Reise sollte der Patient solange vom Vorliegen einer Malaria ausgehen, bis das Gegenteil bewiesen ist. Abklärung ist dann rasch erforderlich.

Wichtige weitere reisemedizinische Beratungsinhalte können beispielsweise sein:
- Flugtauglichkeit (insbesondere chronisch Kranke, Schwangere) – Informationen der Fluglinien beachten
- Tauchtauglichkeit (Untersuchung hat nach Standards der Gesellschaft für Tauch- und Überdruckmedizin (=GTÜM) zu erfolgen)
- Verfügbarkeit besonderer Behandlungsmethoden (z. B. Dialyse)
- Thrombosegefahr – Prophylaxe (Gabe von Heparin nur bei Hochrisikopatienten zu empfehlen, z. B. Thromboseanamnese, Malignomerkrankung, kurz zurückliegender operativer Eingriff, Ruhigstellung untere Extremität)
- Umgang mit Nahrungsmitteln (z. B. Grundsatz: „cook it – boil it or forget it")
- Umgang mit Kranksein nach Rückkehr von der Reise (z. B. Fieber)
- Reisen in Extremregionen (z. B. Höhenkrankheit bei Kilimandscharo Besteigung)
- Empfehlungen zur „Reiseapotheke" (z. B. Antibiotikum, Antidiarrhoikum)
- Ausstellung eines Attests zum Mitführen bestimmter Medikamente (z. B. Betäubungsmittel)

Um eine qualifizierte reisemedizinische Beratung durchführen zu können, ist der Erwerb einer Zusatzqualifikation („reisemedizinische Beratung") zu empfehlen.

Informationen zu den jeweiligen Reiseländern sind abrufbar unter ▶ https://www.auswaertiges-amt.de/DE/Laenderinformationen/SicherheitshinweiseA-Z-Laenderauswahlseite_node.html.

5.18 Alternativmedizin – komplementäre Heilverfahren

Der Hausarzt wird immer wieder von Patienten nach „alternativen Heilmethoden" gefragt. Dies kann aus unterschiedlichen Gründen erfolgen. Oftmals liegt die Begründung der Patienten darin, dass sie eine „sanfte", nebenwirkungsfreie Behandlung wünschen und diese Möglichkeit in der Komplementärmedizin sehen. Auch Patienten mit langer Krankheitsgeschichte (z. B. chronisches Schmerzsyndrom des Bewegungsapparates, Reizdarmsyndrom, Dyspepsie) fragen nach Komplementärmethoden ebenso wie Patienten mit Tumorleiden, die oft unterstützende Maßnahmen zusätzlich zu den etablierten Methoden wünschen. Die Anwendung komplementärer Verfahren erfordert Erfahrung, für einige (Naturheilverfahren, Homöopathie, Akupunktur, Manuelle Therapie, Balneologie) gibt es Zusatzweiterbildungen, bei denen Zusatzbezeichnungen erworben werden können, die neben der Facharztbezeichnung zusätzlich geführt werden dürfen. Die Anzahl der Ärzte, die solche Zusatzbezeichnungen führen, nimmt ständig zu (2014 knapp 60.000).

Die Wirksamkeit der Komplementärverfahren ist umstritten, es existieren jedoch Studien, die deren Wirksamkeit belegen. Der häufige Einsatz der Verfahren wird jedoch zumeist durch „gute Erfahrungen" mit den jeweiligen Methoden begründet und fast jeder niedergelassene Arzt setzt sie, wenn auch in unterschiedlicher Häufigkeit ein.

Ob ein Verfahren der Komplementärmedizin zugeschrieben wird, ist wesentlich vom Kulturkreis abhängig, in dem das Verfahren angewendet wird. So gehört die Akupunktur und traditionelle chinesische Medizin in asiatischen Ländern zum ganz normalen Spektrum der Medizin.

Setzt man Komplementärverfahren ein, so ist es wichtig, deren Grenzen einzuschätzen und Gefahren für den Patienten, die durch Vorenthalten schulmedizinischer Verfahren entstehen können, frühzeitig zu erkennen.

> Jeder Arzt sollte Toleranz gegenüber den Ärzten zeigen, die andere Methoden anwenden als er selbst, solange diese die Grenzen ihrer Therapie erkennen.

■ Wichtige Verfahren

Homöopathie
Die auf Hahnemann (1755–1843) zurückgehende Heilmethode, basiert auf dem Grundsatz, dass gleiches mit gleichem behandelt wird. Substanzen (z. T. giftige), die eine bestimmte Symptomatik hervorrufen, werden in sehr geringer, hoch verdünnter Dosierung (sog. Potenzen) zur Behandlung verabreicht. Grundlegend ist deshalb eine ausführliche Anamnese, bei der die Symptomatik sehr genau eingegrenzt werden muss, um das richtige Mittel verabreichen zu können (z. B. Aconitum bei plötzlich hohem Fieber, Schüttelfrost).

Naturheilverfahren
Durch Einsatz von natürlichen „Kräften" (z. B. Kälte, Wärme, Wasser, Licht, Heilkräuter etc.) sollen die körpereigenen Heil- und Ordnungskräfte angeregt werden und dadurch Heilung erreicht werden. Zu den in Deutschland vor allem auf Kneipp (1821–1897) zurückgehenden Verfahren zählen: Balneologie (Hydro-/Thermotherapie), Phytotherapie, Ordnungstherapie, Bewegungstherapie und Ernährungstherapie.

Akupunktur
Die aus der traditionellen chinesischen Medizin kommende, seit mehr als 3000 Jahren eingesetzte Heilmethode soll durch Einsatz von Nadeln, Laser, Strom oder auch Druck an bestimmten Punkten Heilung erreichen,

indem durch Aktivieren oder Dämpfen von Punkten auf Meridianen (zwölf Hauptmeridiane (Jing Mai) sowie Konzeptionsgefäß (Ren Mai) und Lenkergefäß (Du Mai)) ein gestörter Energiefluss auf den Bahnen beseitigt werden soll. Unterstützt werden kann das Stechen durch Wärmeapplikation (sog. Moxibustion). Die Datenlage zur Akupunktur ist unterschiedlich, für bestimmte Indikationen besteht aber ein deutlicher Nachweis, sodass bei chronischen Schmerzen der Lendenwirbelsäule oder des Kniegelenks die Kosten von den gesetzlichen Krankenkassen übernommen werden.

Placebo

Bei Placebo handelt es sich um den Einsatz von Scheinarzneimitteln oder Scheininterventionen. Es konnte für einige Krankheitsbilder ein Nachweis der Wirksamkeit beim Einsatz von Placebo aufgezeigt werden.

5.19 Umgang mit der besonderen Betreuungssituation bei multiresistenten Keimen

Immer häufiger wird der Hausarzt mit der Situation konfrontiert, dass ein Patient aus dem Krankenhaus mit multiresistenten Keimen entlassen wird. Vor allem MRSA (Methicillin-resistenter Staphylokokkus aureus), seltener VRE (Vancomycin-resistente Erreger) und MRGN (Multiresistente gramnegative Erreger) spielen eine Rolle. Die Hauptaufgabe ist es, das Pflegepersonal im Heim oder die Angehörigen richtig über das weiter erforderliche Vorgehen zu beraten. In letzter Zeit gehen MRSA Fälle zurück, VRE Fälle nehmen deutlich zu.

- **Hausärztliche Relevanz**

In den letzten Jahren zunehmend, jedoch aufgrund verbesserter Maßnahmen im stationären Bereich eher rückläufig. Bis zu 9 % der Heimbewohner sind MRSA besiedelt.

- **Abwendbar gefährliche Verläufe**

Schwer beherrschbare Infekte.

- **Ursachen**
  - vor allem Übertragung im Rahmen stationärer Aufenthalte
  - Antibiotikatherapie

- **Anamnese**

Die Patienten berichten entweder selbst über den Befall oder es erfolgt eine Information durch das Krankenhaus. Die Patienten selbst äußern oft Sorgen bezüglich des weiteren Vorgehens, haben Angst vor Isolation. Betreuende (Angehörige und Pflegepersonal) sind oft unsicher über das erforderliche Verhalten, haben selbst Sorge vor einer Infektion.

- **Körperlicher Befund**

Meist bestehen keine spezifischen auffälligen klinischen Befunde. Wunden können von MRSA befallen sein.

- **Diagnostik**

Die Diagnostik richtet sich nach der Einteilung in **Risikogruppen**
  - Risikogruppe 1: nachgewiesener MRSA
  - Risikogruppe 2 (erhöhtes Risiko für MRSA): stationäre Behandlung >4 Tage in den letzten 6 Monaten und sanierte MRSA Besiedelung in der Anamnese und/oder 2 der Risikofaktoren (chronische Pflegebedürftigkeit, Antibiotikatherapie in den letzten 6 Monaten, Katheter, Hauterkrankungen wie Gangrän, Ulkus oder chronische Wunden, tiefe Weichteilinfektion, Dialysepflichtigkeit)
  - Risikogruppe 3 (geringes Risiko für MRSA): stationäre Behandlung ohne direkten MRSA-Kontakt und ohne weitere Risikofaktoren
  - Risikogruppe 4: kein Risiko für MRSA-Besiedelung
  - Bei Risikogruppe 1 und 2: Entnahme von Abstrichen aus beiden Nasenvorhöfen und eventuell Wunden und Kathe-

tereintrittsstellen nach dem stationären Aufenthalt
- Bei Risikogruppe 3 und 4 keine Abstrichentnahme
- Kontrollabstriche nach Sanierungsversuch nach einer Behandlungspause von mindestens 48 Std sowie nach 3–6 und 12 Monaten

❯ Erst nach negativem Abstrich nach 12 Monaten gilt der Patient als endgültig saniert.

- **Hausärztliche Beratungs- und Behandlungsinhalte**

Wichtigste Aufgabe ist die Aufklärung über das Wesen eines MRSA-Befalls und die erforderlichen Schritte sowohl zur Behandlung und allgemeinem Verhalten.

Bei positivem Abstrich:
- Offene Wunden, Hauterkrankungen sollten behandelt werden, Zugänge und Katheter nach Möglichkeit entfernt werden.
- Wenn eine Beseitigung nicht möglich ist, sollte man nur bei erhöhter Ausbreitungsgefahr (Pflegeheim, geplanter stationärer Aufenthalt, Dialyse) einen Sanierungsversuch unternehmen.
- Sanierungsversuch über 5 Tage: 3 × täglich antibakterielle Nasensalbe (z. B. Mupirocin) in beide Nasenvorhöfe, 3 × täglich Mundpflege mit Antiseptikum (z. B. Octenidol-Lösung), 1 × täglich Desinfektion von Haut und Haaren (z. B. Octenisan-Waschlösung).
- Desinfektion aller Gegenstände, die mit Haut oder Schleimhaut in Berührung kommen, sowie Wischdesinfektion der handberührten Umgebung, sofortiger Wechsel von Handtüchern, täglicher Wechsel der Bettwäsche
- Kontrolle des Sanierungserfolgs nach einer Behandlungspause von mindestens 48 h

❯ Die wichtigste Schutzmaßnahme im Umgang mit MRSA-Patienten ist die Händedesinfektion.

Trotz erhöhter Übertragungsgefahr in Pflegeheimen sollen MRSA-befallene Patienten barrierearm in die Heimgemeinschaft integriert und keinesfalls stigmatisiert werden. Besuche sind uneingeschränkt (ohne Schutzkleidung) gestattet.

❯ Das Pflegepersonal muss bei allen Maßnahmen mit Körperkontakt Schutzkleidung tragen.

Im Falle eines Krankentransportes muss eine Information über den MRSA-Befall erfolgen.

Für VRE und MRGN gibt es bisher keine Sanierungskonzepte, die Hygieneregeln für MRSA sind auch im Umgang mit VRE und MRGN anzuwenden.

- **Zusammenarbeit mit Spezialisten**

Labor, Krankenhaus.

- **Relevante Leitlinie**

S1 Handlungsempfehlung MRSA (Diagnostik/Therapie-Sanierung/Altenpflegeheime) DEGAM (2013).

5.20 Versorgung von Patienten aus anderen Kulturkreisen

Aufgrund der starken Flüchtlingsströme seit 2015 hat nahezu jeder Hausarzt Kontakt zu Patienten aus anderen Kulturkreisen. Sprachbarrieren erschweren den Arztkontakt ebenso wie unterschiedliche Wertvorstellungen von Patient und Arzt. Die Art der Krankheitsbewältigung sowie auch das Schmerzempfinden können sich erheblich von unseren Vorstellungen unterscheiden.

Das Patientenklientel der Asylbewerber weist einige Unterschiede zu dem einer durchschnittlichen deutschen Allgemeinarztpraxis auf:

- Durch häufige Umzüge ist oft keine kontinuierliche Behandlung, wie sie eigentlich erforderlich wäre, möglich. Oftmals besteht nur einmalige, „notfallmäßige" Behandlung.
- I. d. R. jüngere Patienten mit isolierten, meist akuten Problemen.
- Aufgrund der Herkunft ist allerdings auch mit exotischen Krankheitsbildern zu rechnen.
- Patienten aus anderen Kulturkreisen können andere Auffassungen zum Umgang mit Krankheiten aufweisen.

Das RKI hat Informationen herausgegeben (Epidemiologisches Bulletin 38/2015, ▶ www.rki.de), in denen akut behandlungsbedürftige, für Deutschland ungewöhnliche Infektionskrankheiten, die bei Asylsuchenden auftreten können, mit Inkubationszeit, Symptomen, Übertragbarkeit, Meldepflicht, Erwerbbarkeit auf der Flucht und Vorkommen dargestellt sind (Malaria, Läuserückfallfieber, Typhus, Fleckfieber, Amöbenleberabszess, viszerale Leishmaniose, Lassafieber, Krim-Kongo-Fieber, Meningitis, Leptospirose sowie Tetanus, tuberkulöse Meningitis und andere bakterielle Meningitiden bei Kleinkindern und Neugeborenen).

❯ Die meisten Beratungsursachen bei Asylbewerbern entsprechen jedoch denen der einheimischen Bevölkerung (z. B. virale Infekte, Schmerzen am Bewegungsapparat, Hautprobleme).

Der Hausarzt sollte auch den Impfschutz überprüfen (erste Grundimmunisierung fand meistens in der Erstaufnahme statt) und ggf. weiterführen.

Bei Kindern sollten die dem Alter entsprechenden Früherkennungsuntersuchungen angeboten und durchgeführt werden.

❯ Nach dem Patientenrechtegesetz ist keine Behandlung ohne Aufklärung über Therapie und Risiken möglich, im Zweifel sollte insbesondere vor Eingriffen ein Dolmetscher hinzugezogen werden.

Übersetzungshilfen sind z. B. beim Verein „Armut und Gesundheit in Deutschland e. V." abrufbar.

5.21 Gewichtsprobleme

Fallbeispiel

Frau A.K., 52 Jahre kommt zu einem Routinetermin bei Bluthochdrucktherapie in die Praxis. Im Rahmen der Konsultation spricht sie Ihren Arzt auch wegen ihrem Übergewicht an: „Herr Doktor, ich habe jetzt über 100 kg, das geht nicht so weiter, sie müssen mir helfen!"

Gewichtsprobleme, meistens Übergewicht, seltener aber auch Untergewicht, stellen eine häufige Beratungsursache in der hausärztlichen Praxis dar. Zunehmend in einer Wohlstandsgesellschaft ist das Übergewicht verbunden mit seinen Folgeerkrankungen eine volkswirtschaftliche Herausforderung, die den Hausarzt insbesondere mit seiner Gesundheitsbildungsfunktion fordert. Untergewicht dagegen kann häufiger ein Hinweis für einen schwerwiegenden abwendbar gefährlichen Verlauf sein.

Die Beurteilung, ob Unter- oder Übergewicht vorliegt, richtet sich nach dem **Body Mass Index** = BMI (Quotient aus Gewicht und Körpergröße^2.):

- Untergewicht = BMI <18,5
- Normalgewicht = BMI 18,5–24,9
- Übergewicht = BMI 25–29,9
- Adipositas Grad I = 30–34,9
- Adipositas Grad II = 35–39,9
- Adipositas Grad III = BMI >40.

❯ Die Beurteilung hinsichtlich des Überge-
wichts ist deshalb so wichtig, da mit zunehmendem BMI das Risiko für Folgeerkrankungen erheblich ansteigt.

Als weiterer Parameter zu Fettverteilungsmuster und Risiko kann der Taillenumfang
gelten. (pathologisch bei Frauen >88 cm, bei
Männern >102 cm).

Adipositas ist eigentlich ein Symptom,
wird jedoch zunehmend als eigenständiges
Krankheitsbild angesehen.

5.21.1 Übergewicht (Adipositas)

▪ **Hausärztliche Relevanz**
Häufigkeit Fink Gewichtszunahme/Adipo-
sitas **, in den KV Diagnosestatistiken belegt Adipositas Rang 10 (E66).

▪ **Abwendbar gefährliche Verläufe**
Stoffwechselerkrankungen,   hormonelle
Störungen   (z. B.   Cushing-Syndrom),
Ödembildung z. B. Aszites bei Herzinsuffi-
zienz, Bulimie (▶ Abschn. 6.5.4), Schlafap-
noe

▪ **Ursachen**
— Genetische Veranlagung
— Fehlernährung (übermäßige Kalorien-
  zufuhr), fehlende körperliche Betätigung
— Medikamentennebenwirkung (z. B. An-
  tidepressiva, Corticoide)
— hormonelle Erkrankungen
— Essstörungen

▪ **Anamnese**
Die Patienten beklagen oft ihre Gewichtsprobleme und auch die daraus entstehenden Begleitprobleme wie sozialen Rückzug,
depressive Entwicklung. Gezielt, behutsam,
ist zu fragen ist nach etwaigen Essstörungen sowie möglichen Grundkrankheiten,
familiärer Häufung, Medikamentenanamnese und bereits durchgeführten Abnehm-
versuchen.

▪ **Körperlicher Befund**
Typischer Aspekt, besonders zu beurteilen
ist dabei das Fettverteilungsmuster (s. o.)

▪ **Diagnostik**
— Messung von Körpergröße, Gewicht,
  Taillenumfang und Berechnung des
  BMI
— Körperliche Untersuchung (am besten
  Ganzkörperstatus)
— Weitere Untersuchungen nach etwaiger
  vermuteter Grunderkrankung sowie im
  Hinblick auf Folgeschäden (z. B. Labor)
— Eventuell spezialistische Untersuchun-
  gen (z. B. endokrinologische Testungen)

▪ **Hausärztliche Beratungs- und Behandlungsinhalte**
**Beratung zur Gesundheitsstörung und Le-
bensstilführung**
— **Schwerpunkt** der Beratung muss die eingehende Aufklärung über die Auswirkung auf das Risiko für Folgeerkrankungen sein
— Einsatz eines Basisprogramms mit
  Ernährungs-, Bewegungs- und Verhaltenstherapie mit Schulung zum Nah-
  rungsmitteleinkauf (Lebensmittelkenn-
  zeichnung, z. B. Nutri Score)
— Ernährungsberatung mit Ziel eines
  Energiedefizits von 500 kcal/d unter Einsatz von Fett- oder Kohlehydratverzehr-
  reduktion bzw. Kombination aus beidem, Formulaprodukte können vorübergehend eingesetzt werden
— Motivation zur Umstellung auf „mediterrane Kost"
— Gewichtsreduktionsprogramme können
  das Basisprogramm ergänzen
— Ziel einer Gewichtsreduktion sollte eine
  Abnahme von >5 % bei BMI von 25 –
  35 sowie >10 % bei BMI >35 im Verlauf
  eines Jahres sein (Formulierung eines re-
  alistischen Ziels)
— Auf Stabilisierung des Gewichts nach
  der Gewichtsreduktion ist zu achten

❯ Bei einer Gewichtsabnahme kann es zu vermehrter Bildung von Gallensteinen sowie Ausbildung einer Osteoporose kommen, dazu ist der Patient aufzuklären.

Medikamentöse Therapie
- Nur in Verbindung mit dem Basisprogramm (s. o.) durchzuführen
- Einziges zu empfehlendes Medikament: Orlistat

Chirurgische Therapie
- Bei extremer Adipositas (BMI >40) zu erwägen (bariatrische Chriurgie)

■ Hausärztliche Verlaufskontrollen
- Kontrolle von Gewichtsverlauf und Risikofaktoren in regelmäßigen Abständen, insbesondere auch Anpassung vorhandener Medikation bei Gewichtsreduktion (Blutdrucksenker, Diabetesmedikamente), regelmäßige Motivation zu Bewegung, fettreduzierter Kost

❯ Nach erfolgreicher Gewichtsabnahme sollten Maßnahmen zur langfristigen Gewichtsstabiliserung empfohlen werden, um eine erneute Zunahme zu vermeiden.

■ Zusammenarbeit mit Spezialisten
Ernährungsberatung, weiter Spezialisten in Abhängigkeit von Grund- und Folgeerkrankungen, Chirurg.

■ Relevante Leitlinie
S3 Leitlinie Prävention und Therapie der Adipositas (2014) AWMF 050-001.

5.21.2 Untergewicht (Abmagerung)

■ Hausärztliche Relevanz
Gewichtsabnahme/Abmagerung *

■ Abwendbar gefährliche Verläufe
bösartige Erkrankungen, schwere Infektionen, chronische Erkrankungen (z. B. CED), Anorexia nervosa (▶ Abschn. 6.5.4).

■ Ursachen
- Fehl- Mangelernährung
- genetische Disposition
- bösartige Erkrankungen
- chronische Entzündungen (z. B. M. Crohn, Colitis ulcerosa, HIV, chron. Hepatitis, Tuberkulose, COPD)
- Esstörungen (Anorexia nervosa, Bulimie)
- hormonelle Störungen (z. B. Hyperthyreose, Diabetische Entgleisung (HHS))
- psychische Erkrankungen (z. B. Depression, Psychosen)
- neurologische Erkrankungen (MS, M.Parkinson, Demenz)
- Medikamente (z. B. Diuretika, GLP-1-Analoga, SGLT2 Inhibitoren, SSRI, Schilddrüsenhormone, Donezepil, Laxantien)
- vernachlässigte Mundhygiene, lückenhaftes, fehlendes Gebiss (insbesondere bei alten Menschen)

■ Anamnese
Die Angaben der Patienten sind sehr unterschiedlich und auch abhängig von der Ursache. Während Patienten mit Anorexie häufig das Problem negieren und selbst auf Nachfragen keine verwertbaren Aussagen geben, um das Problem zu verschleiern, kommen Patienten mit anderen, das Untergewicht verursachenden Problemen, gerade wegen des Untergewichts in die Praxen. Gezielt zu fragen ist nach dem Gewichtsverlauf, nach Begleiterscheinungen im Hinblick auf eine mögliche Grunderkrankung sowie nach Vorerkrankungen und Medikamentenanamnese. Insbesondere bei Esstörungen ist die Befragung sehr behutsam durchzuführen, um eine tragfähige Patientenbindung aufbauen zu können.

> Bei raschem, erheblichem ungewollten Gewichtsverlust sind schwerwiegende Grunderkrankungen bis zum Beweis des Gegenteils zu bedenken.

- **Körperlicher Befund**

Typischer Aspekt oft verbunden mit Muskelatrophien.

- **Diagnostik**
- Messung von Körpergröße, Gewicht und BMI
- körperliche Untersuchung (am besten Ganzkörperstatus)
- weitere Untersuchungen nach etwaiger vermuteter Grunderkrankung sowie im Hinblick auf Folgeschäden (z. B. Labor, Sonografie)
- eventuell spezialistische Untersuchungen (z. B. endokrinologische Testungen)

- **Hausärztliche Beratungs- und Behandlungsinhalte**
- der Schwerpunkt der Beratung richtet sich nach dem Beratungsergebnis:
  - bei Essstörungen interdisziplinäres Konzept (Ernährungsberatung, psychologische Betreuung), Einbeziehung von Bezugspersonen in die Beratung, Vermittlung zu Beratungsstellen für Essstörungen
  - bei Mangelernährung Ernährungskonzept mit Substitution unterrepräsentierter Nahrungsstoffe(▶ Abschn. 7.7)
  - Beratung und Behandlung je nach ursächlich zugrunde liegender Gesundheitsstörung

> Sollten keine das Untergewicht begründenden Gesundheitsstörungen nachgewiesen werden können, so ist durchaus abwartendes Offenlassen unter regelmäßiger Kontrolle gerechtfertigt.

- **Hausärztliche Verlaufskontrollen**
- Kontrollen je nach Grunderkrankung, insbesondere bei Essstörungen in geteilter Verantwortung mit Psychologen

- **Zusammenarbeit mit Spezialisten**

in Abhängigkeit von Grund- und Folgeerkrankungen, Psychologe bei Essstörungen

- **Relevante Leitlinie**

Keine Leitlinie zu Untergewicht vorliegend.

Fallbeispiel

Die 163 cm große Patientin berichtet, dass sie schon seit langem übergewichtig sei, jedoch die Marke von 100 kg habe sie noch nie überschritten. Sie habe auch schon mehrere Versuche unternommen, ihr Gewicht zu reduzieren, jedoch nach einiger Zeit „alles wieder zugenommen und noch mehr dazu". Die Patientin, die noch zusätzlich an einem Diabetes mellitus leidet, der mit Metformin behandelt wird (HbA1c 6,3 %), wird nach einem ausführlichen Gespräch zur Ernährungsberatung überwiesen. Im Rahmen dieser Beratung wird ein individuell auf die Patientin abgestimmtes Ernährungsprogramm erstellt, zusätzlich wird sie zu Beginn von moderater sportlicher Betätigung motiviert (Walken, später Laufen, Rad fahren). Die Maßnahmen waren im Verlauf erfolgreich und nach einem halben Jahr konnte eine Gewichtsreduktion von 15 kg festgestellt werden. Die Patientin konnte im Verlauf ihr Gewicht weiter reduzieren, die Blutdruck- und Zuckerwerte normalisierten sich und es war keine Therapie mehr erforderlich. Derzeit hat sie ein Gewicht von 69 kg und geht dreimal pro Woche Laufen über 8–10 km.

5.22 Seltene Erkrankungen

Neben den regelmäßig häufigen Beratungsergebnissen wird der Hausarzt immer wieder auch mit einem Beratungsergebnis aus dem Bereich der „seltenen Erkrankungen" (orphan diseases) konfrontiert. Als seltene Erkrankung wird eine Erkrankung bei einer Häufigkeit von weniger als 1:2000 bezeichnet.

Da kein Hausarzt alle Krankheiten (beispielsweise über 14.500 ICD-Codes) kennen kann, ist es wichtig, bei jedem unklaren oder atypischen Verlauf auch an das eventuelle Vorliegen einer seltenen Erkrankung zu denken. Nur durch das Aufdecken einer seltenen Erkrankung ist es möglich, den Patienten, wenn überhaupt, richtig behandeln zu können. Eine Überweisung in den geeigneten Bereich ist erforderlich. Für viele der seltenen Erkrankungen existieren spezielle Zentren und der Hausarzt wird die betroffenen Patienten oftmals nur begleitend mit betreuen.

Beispiele für seltene Erkrankungen:

- pulmonale Hypertonie
- M. Gaucher
- Progeria

Beratung über seltene Erkrankungen ist sowohl für Ärzte als auch für Betroffene bei ACHSE (Allianz chronischer seltener Erkrankungen, ► www.achse-online.de) möglich.

Zentren für seltene Erkrankungen sind unter ► www.se-atlas.de zu finden.

Geeignete Suchmaschinen, um seltene Krankheiten leichter detektieren zu können, sind:

Orphanet: ► www.orpha.net

Find Zebra: ► www.findzebra.com

Phenomenizer: ► https://compbio.charite.de/phenomizer/

Isabel Healthcare: ► www.isabelhealthcare.com

Übungsfragen

1. Welche hausärztlichen Beratungs- und Behandlungsinhalte zum Hörsturz sind zu beachten?
2. Nennen Sie die häufigsten Ursachen für „das rote Auge".
3. Nennen Sie die beiden wichtigsten Ursachen für das schmerzhafte Skrotum und differenzieren Sie diese.
4. Gibt es eine spezifische Therapie der Niereninsuffizienz?
5. Nennen Sie die wichtigsten Blutungsanomalien und mögliche Ursachen?
6. Nennen Sie die wichtigsten sexuell übertragbaren Krankheiten und welche davon sind meldepflichtig?
7. Welche Impfungen sind bei Schwangeren möglich und indiziert? Was muss der Hausarzt besonders bei Schwangeren beachten, wenn er interkurrente Erkrankungen behandelt?
8. Nennen Sie die therapeutischen Optionen bei Acne vulgaris. Nennen Sie Prädilektionsstellen von Psoriasis, atopischem Ekzem, seborrhoischem Ekzem. Nennen Sie die drei häufigsten bösartigen Hauttumoren. Nennen Sie die Inhalte der ABCDE-Regel bei der Beurteilung von Naevi.
9. Was löst eine Impetigo aus und wie behandelt man diese?
10. An welches Krankheitsbild muss man beim Vorliegen einer Analfistel denken? Wie geht man therapeutisch bei einer Analvenenthrombose vor? Welche Allgemeinmaßnahmen empfiehlt der Hausarzt bei Hämorrhoiden?
11. Welche nichtmotorischen Symptome beeinträchtigen die Lebensqualität des Parkinsonpatienten nachhaltig? Welche Laborwerte sollten bei RLS bestimmt werden? Welchen therapeutischen Bestätigungsversuch bei RLS kann man unternehmen?

5

12. Welche diagnostische Maßnahme ist bei allen psychosomatischen Erkrankungen die wichtigste? Welches sind wichtige Ziele der hausärztlichen psychosomatischen Grundversorgung?

13. Nennen Sie die Phasen der ungestörten Wundheilung. Nennen Sie die häufigsten Ursachen der gestörten Wundheilung.

14. Wie lässt sich anhand von Laborwerten die Eisenmangelanämie von einer reaktiven Anämie unterscheiden? Welche Medikamente dürfen einem Patienten mit einem v-Willebrand-Jürgens-Syndrom nicht verabreicht werden?

15. Was ist der Sinn der operationsvorbereitenden Untersuchung? Welche Medikation bedarf hinsichtlich einer Operation besonderer Beachtung?

16. Wann kann man eine postoperative Thromboseprophylaxe beenden? Welche Laborwerte müssen unter Verabreichung von niedermolekularen Heparinen kontrolliert werden?

17. Nennen Sie die wichtigsten Impfungen, die bei Fernreisen bedacht und eventuell durchgeführt werden müssen?

18. Was ist die wichtigste Schutzmaßnahme im Umgang mit MRSA-Patienten? Muss man MRSA-Patienten in Pflegeheimen komplett isolieren?

19. Nennen Sie wichtige Erkrankungen, die bei Migranten als AGVs zu bedenken sind?

20. Ab wann gilt eine Erkrankung als „seltene Erkrankung"?

Lösungen ▶ Kap. 15

Der kleine Patient – Kinder in der Hausarztpraxis

Inhaltsverzeichnis

© Springer-Verlag GmbH Deutschland, ein Teil von Springer Nature 2020
B. Riedl und W. Peter, *Basiswissen Allgemeinmedizin*,
https://doi.org/10.1007/978-3-662-60324-6_6

Die Versorgung von Kindern ist ein fester Bestandteil in der Allgemeinarztpraxis. Zu den Schwerpunkten der Versorgung gehört neben der Prävention (Impfungen, „U-Untersuchungen") auch die Betreuung der kleinen Patienten bei akuten Problemen sowie chronischen Erkrankungen. Zunehmend bedeutungsvoll wird die Detektion und Behandlung von Entwicklungsstörungen und psychosozialen Problemen. Der betreuende Hausarzt kann zudem auch mit Ernährungsproblemen konfrontiert werden, seltener, aber umso dramatischer auch mit Misshandlungsfolgen.

Deutschland ist eines der wenigen Länder, das bei der Versorgung von Kindern auf die Versorgung sowohl durch Kinderärzte als auch durch Allgemeinärzte baut. Insbesondere im ländlichen Bereich übernehmen oft die Allgemeinärzte die Versorgung der meisten Kinder. Oft werden die Kinder sowohl vom Kinder- als auch vom Allgemeinarzt betreut. Die ausschließliche Betreuung von Kindern durch Allgemeinärzte

steigt von 2,6 % im ersten Jahr bis z. B. über 30 % im 13. Lebensjahr an.

Mit zunehmendem Alter zeigt sich insgesamt, dass die Betreuung der Heranwachsenden vermehrt durch Allgemeinärzte durchgeführt wird (Abb. 6.1).

Ein Vorteil der Versorgung der Kinder durch Allgemeinärzte liegt vor allem in der Kenntnis des gesamten familiären Umfelds, sind doch nicht selten die gesamten Mitglieder der Familie Patienten beim gleichen Allgemeinarzt/Hausarzt. Dieser kennt sowohl die somatische Vorgeschichte als auch mögliche intrafamiliäre Problematiken. An dieser Versorgung wird das Wesen der **Familienmedizin** besonders deutlich (► Kap. 1).

Der Kinder versorgende Allgemeinarzt muss zwingend über entsprechende Kenntnisse zur Versorgung von Kindern verfügen. Auch wenn viele Krankheitsbilder bei Kindern denen Erwachsener ähneln (z. B. uncharakteristisches Fieber), so gestaltet sich der Umgang mit diesen oft anders. Die Kenntnisse der Erwachsenenmedizin

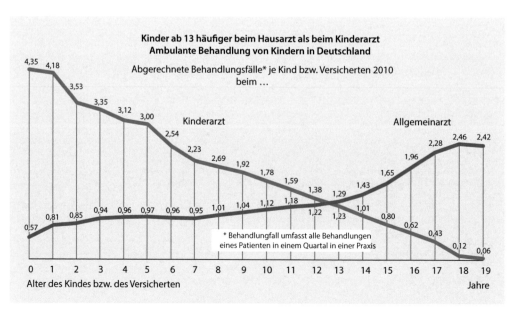

Abb. 6.1 Darstellung der Versorgung der Kinder durch Kinder- und Allgemeinärzte in Deutschland nach Alter. (Aus dem Barmer-Report 2012, mit freundlicher Genehmigung der BARMER-GEK)

dürfen keinesfalls 1:1 auf Kinder umgesetzt werden.

❯ Eine Besonderheit bei der Versorgung stellt die Tatsache dar, dass in die Beratung der kleinen Patienten immer die Bezugspersonen (Eltern, Betreuer) mit einbezogen und deren Sorgen um das Kind intensiv wahr- und ernst genommen werden müssen.

6.1 Häufigkeit von Beratungsursachen und Beratungsergebnissen bei Kindern

Zur Versorgung und Krankheitshäufigkeit existieren wenige Statistiken. Die häufigsten **Beratungsursachen** bei Kindern von 0–4 Jahren in der **Content Studie** (n = 276) waren:
— Husten
— Fieber
— Ohrschmerzen
— Erbrechen
— Durchfall
— Flatulenz/Blähungen
— Augenrötung
— „Risikofaktoren nnb"

Bei 5–14-jährigen (n = 1399) zusätzlich: Warzen, Hals-/Rachensymptome
Die häufigsten **Beratungsergebnisse** waren bei 0–4-jährigen entsprechend der ICPC-Klassifizierung:
— akute Bronchitis/Bronchiolitis
— akute Infektion obere Atemwege
— akute Mittelohrentzündung
— infektiöse Konjunktivitis
— andere virale Erkrankung nnb.

Bei 5–14-jährigen: akute Tonsillitis

6.2 Kinderfrüherkennung

Es besteht ein gesetzlicher Anspruch (seit 1971) auf **Kinderfrüherkennungsuntersuchungen** (sog. U-Untersuchungen), die Inanspruchnahme soll in einigen Bundesländern durch Einladungsschreiben verbessert werden. Derzeit werden von den gesetzlichen Krankenkassen 10 Untersuchungen übernommen, weitere U-Untersuchungen (U10, U11 und J2) sind vorgesehen und werden auch durchgeführt, sie werden aber nicht regelmäßig von den gesetzlichen Krankenkassen vergütet. Sowohl Kinderärzte als auch Allgemeinärzte sind zur Durchführung der U-Untersuchungen berechtigt, ca. 5–15 % der Untersuchungen U3–U9 werden von Allgemeinärzten erbracht, die J1 zu fast 50 %.

❯ U-Untersuchungen U3–U9 werden von mehr als 90 % in Anspruch genommen, die Untersuchung J1 „nur von einer Minderheit".

Sinn der Früherkennungsuntersuchungen ist es, frühzeitig auffällige Entwicklungsstörungen zu erkennen und entgegenwirkende Maßnahmen einzuleiten. Bisher gibt es jedoch nicht für alle Bereiche eine nachgewiesene Evidenz.
Die vorgesehenen Zeiten für die einzelnen Kinderfrüherkennungsuntersuchungen zeigt ◻ Tab. 6.1.

❯ Auch bei Frühgeborenen sind die Zeitvorgaben der U-Untersuchungen einzuhalten, die Frühgeburtlichkeit muss jedoch bei der Beurteilung der Zeiträume berücksichtigt werden.

Die nicht im GKV-Bereich regelmäßig vorgesehenen Untersuchungen U10, U11 und J2 sind im Alter von 7–8 Jahren (U10) 9–10 Jahren (U11) und 16–17 Jahren (J2) vorgesehen.

◻ **Tab. 6.1**   Vorgegebene Zeiträume der einzelnen U-Untersuchungen

U2	3. – 10. Lebenstag
U3	4. – 5. Lebenswoche
U4	3. – 4. Lebensmonat
U5	6. – 7. Lebensmonat
U6	10. – 12. Lebensmonat
U7	21. – 24. Lebensmonat
U7a	34. – 36. Lebensmonat
U8	46. – 48. Lebensmonat
U9	60. – 64. Lebensmonat
J1	vollend. 13. – vollend. 14. Lebensjahr

Schwerpunkte der U-Untersuchungen sind:

- **U2:** Fehlbildungen, Syndromerkrankungen, Herzvitien, Vitamin K Prophylaxe, Hörscreening, spätestens Beginn der Gabe von Vitamin D und Fluorid (500 IE/0,25 mg), Beratung zum Stillen, Ikterus? (▶ Abschn. 6.4.3)
- **U3:** schwerwiegende angeborene Erkrankungen und neurologische Störungen, erste Impfaufklärung, zusätzlich vorgesehen: Vitamin-K-Prophylaxe

❯ Anlässlich der U3 ist ein Screening auf Hüftdysplasie durchzuführen (I. d. R. durch Spezialisten).

- **U4:** neurologische Entwicklung, soziale Interaktion, Gedeihstörungen, spätestens hier erste Impfungen, Ernährung
- **U5:** neurologische Entwicklung und soziale Interaktion
- **U6:** Feinmotorik, Beweglichkeit und Sprachentwicklung
- **U7:** Sinnesorgane, sprachliche, geistige, soziale und motorische Entwicklung
- **U7a:** Sozialisations- und Verhaltensstörungen, Sprachentwicklung, Übergewicht, allergische Erkrankungen, Zahn-, Mund- und Kieferanomalien

- **U8:** Individualisations-, Sozialisations- und Sprachentwicklung
- **U9:** Individualisations-, Sozialisations- und Sprachentwicklung, kognitive Fähigkeiten vor der Einschulung, neuromotorische Entwicklung
- **U10:** motorische und intellektuelle Entwicklung (Lese-Rechtsschreib- und Rechenstörungen). Verhaltensstörungen (z. B. ADHS), Medienverhalten
- **U11:** Schulleistungsprobleme, Sozialisations- und Verhaltensstörungen, Medienverhalten, Bewegungsverhalten, präpubertäre oder pubertäre Problematik (Tanner-Stadien)
- **J1:** pubertäre Entwicklung, Gefährdung von geistiger und motorischer Entwicklung
- **J2:** Pubertäts- und Sexualisationsstörungen, Haltungsprobleme, Schilddrüsenfunktion, Gewichtsentwicklung, Suchtberatung, Berufswahlberatung, Sozialisations- und Verhaltensstörungen

❯ Bei jeder Kinderfrüherkennungsuntersuchung ist ein Ganzkörperstatus grundlegend vorgesehen, dazu je nach Alter geeignete Tests des Hör- und Sehvermögens. Die Entwicklung von Körpergröße, Gewicht, BMI und Kopfumfang ist in Perzentilenkurven zu dokumentieren.

Relevante gesetzliche Grundlage: Kinderrichtlinie des G-BA (▶ https://www.g-ba.de/informationen/richtlinien/15/).

Eine **neue Kinderrichtlinie** ist seit dem 01.09.2016 gültig. Die Grundstruktur der einzelnen Untersuchungen bleibt im Wesentlichen unverändert, es gibt jedoch **einige Neuerungen:**

- Mukoviszidose-Screening (bei U2)
- herausnehmbare Teilnehmerkarte zur Bestätigung der Untersuchungen durch den Arzt, dadurch müssen die Untersuchungshefte nicht mehr in Einrichtungen (z. B. bei Schuleinschreibung) vorgelegt werden

- Zur Beurteilung der Entwicklung muss eine Orientierung an den sog. Grenzsteinen der Entwicklung nach Michaelis (▶ https://mbjs.brandenburg.de/sixcms/media.php/4113/Sonderdruck_Grenzsteine.pdf) durchgeführt werden und bei Abweichung eine weitere Diagnostik eingeleitet werden.
- Die Eltern-Kind-Interaktion muss beurteilt werden
- Die Eltern müssen auf zahnärztliche Früherkennungsuntersuchungen bereits ab der U5 hingewiesen werden.
- Das Ausmaß der Hörprüfung wurde reduziert.
- Für die U4 bis U7 ist der Brückner Test (▶ https://www.aerzteblatt.de/archiv/54889) zur Detektion von Augenanomalien vorgeschrieben, ab der U7a der Stereotest sowie ein Sehtest mit Optotypen (z. B. Landolt-Ringe oder Snellen-E-Haken)
- Die Verwendung einer Stuhlfarbkarte ist vorgeschrieben (U3 und U4)
- Nur auffällige Befunde müssen im Untersuchungsheft dokumentiert werden.

Eine besondere Form der Sekundärprävention stellt das derzeit in einer Studie durchgeführte **Projekt Fr1da** dar, bei dem Kinder entdeckt werden sollen, die an Typ-1-Diabetes erkranken können und somit vor der bisher üblichen diabetischen Dekompensation bewahrt werden sollen. Möglicherweise kann die Gabe von Insulinpulver oral den Krankheitsausbruch verhindern. Bis Ende 2019 waren ca. 97 000 Kinder eingeschlossen und es konnte ein Diabetes mellitus Typ 1 bei knapp 0,3 % der Kinder festgestellt werden. Die bisher erfassten Kinder erlitten keine Ketoazidosen.

6.3 Impfungen

Wenn Kinder durch Allgemeinärzte behandelt werden, gehört die Impfberatung und das Impfen der kleinen Patienten zu deren elementaren Aufgaben. Durch Impfungen sollen typische Kinderkrankheiten im Prinzip eliminiert werden. Für Diphtherie, Tetanus und Poliomyelitis werden in Deutschland auch Durchimpfungsraten von über 95 % erreicht, bei Hepatitis B und Masern zeigen sich jedoch in manchen Regionen deutliche Defizite (z. T. Durchimpfungsraten von nur 50–70 %), was immer wieder insbesondere bei Masern zu endemischen Ausbrüchen führt. Der betreuende Arzt sollte jede Gelegenheit nutzen, die Betreuungspersonen der kleinen Patienten zu Impfungen zu motivieren.

Der aktuelle, von der STIKO vorgegebene Impfkalender ist in ▶ Abschn. 10.1.2 dargestellt.

> Durch hohe Impfraten und das praktische Eliminieren der Erkrankungen, gegen die geimpft wird, sieht der betreuende Arzt diese Erkrankungen heute höchst selten – diese Erkrankungen im Einzelfall dann zu erkennen, ist nicht einfach.

Eine große Herausforderung für den impfenden Arzt sind **Impfskeptiker** (▶ Abschn. 10.1.2), diese sind ernst zu nehmen und eine fundierte Aufklärung ist erforderlich. Ein Positionspapier der Gesellschaft Pädiatrischer Allergologie widerlegt z. B. die Aussage, dass Impfungen die allergische Sensibilisierung gegen Umweltallergene fördern.

Die STIKO hat Empfehlungen herausgegeben, die zur Schmerz- und Stressreduktion bei Impfungen beitragen sollen. (sorgfältige Nadelauswahl, schmerzhafteste

Impfung am Schluss bei Parallelimpfung, Ablenkungsmanöver, in Einzelfällen schmerzstillende Pflaster oder Cremes, Eisspray).

❯ Impfungen sollten bei Säuglingen und Kindern bis 2 Jahren in den M. vastus lateralis, bei Kindern über 2 Jahren in den M. deltoideus erfolgen. Die Injektion in den M. glutaeus ist obsolet.

6.4 Akute Probleme

Die Versorgung akuter Probleme bei Kindern ist fester Bestandteil der Tätigkeit des Allgemeinarztes, dies insbesondere im ländlichen Bereich, hier ist die Versorgung durch Kinderärzte oft nicht gewährleistet. Die ärztliche Inanspruchnahme ist vor allem in den ersten Lebensjahren sehr häufig (>10/Jahr) und nimmt mit zunehmendem Alter deutlich ab.

6.4.1 Wichtige Aspekte bei der Beurteilung akut kranker Kinder

Die wichtigsten Beratungsursachen, die bei Kindern besonders häufig vorkommen, werden in ▶ Kap. 2 (Patient mit akuten Beratungsursachen) besprochen. Hier sind die speziellen **Aspekte, die bei Kindern zusätzlich relevant** sind, dargestellt.

- **Allgemein**
- Je kleiner das Kind, desto rascher kann eine akute Erkrankung bedrohlich werden.
- Kinder können die Beschwerden oft nicht lokalisieren, deshalb ist i. d. R. eine umfangreiche körperliche Untersuchung bis hin zum Ganzkörperstatus durchzuführen.
- Im Zweifel ist das Kind immer in den spezialistischen Bereich zu überweisen.
- Die Betreuungspersonen müssen immer in den Ablauf mit einbezogen werden.

- **Speziell bei bestimmten Beratungsursachen**
(▶ Kap. 2: Der Patient mit einer neuen, akuten Beratungsursache).

Fieber
- Die Inzidenz schwerer bakterieller Infektionen als Ursache von **Fieber** sinkt von 10 % bei Neugeborenen über 5 % bei Säuglingen jünger als 3 Monate bis hin zu 0,5–1 % bei älteren Säuglingen und Kleinkindern ab. Bei der Beurteilung spielen Sorge der Eltern und Instinkt des beurteilenden Arztes eine große Rolle.

❯ Als besonders schwerer AgV ist besonders bei sehr kleinen Kindern mit Fieber die **Sepsis** zu bedenken.

- Bei Kindern über 3 Monate liegen meist virale Infektionen vor (über 90 %).
- Bei länger anhaltendem Fieber (über 7 Tage) ist auch an seltene Ursachen zu denken, gründliche Anamnese und engmaschige klinische Untersuchungen haben einen höheren Stellenwert bei der Beurteilung als technische Untersuchungen.
- Antipyretika sollten nur bei starker Beeinträchtigung des Kindes, sehr hoher Temperatur und mangelnder Flüssigkeitsaufnahme eingesetzt werden (Paracetamol 10–15 mg/kg KG max. 4 × pro Tag oder Ibuprofen 10 mg/kg KG max. 4 × pro Tag).

Beispiele für zu bedenkende Ursachen für Fieber sind in ◨ Abb. 6.2 dargestellt.

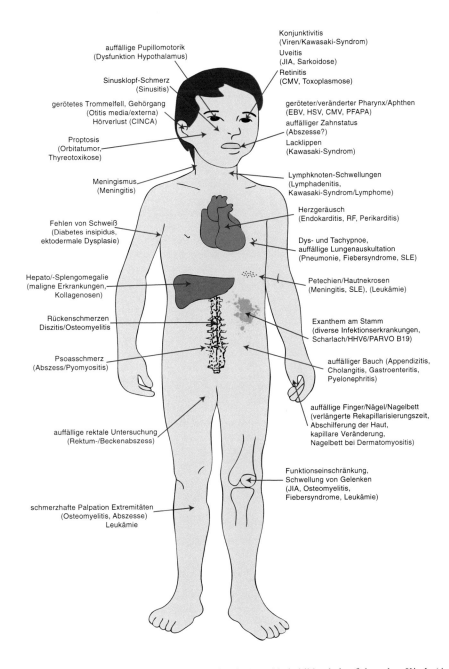

Abb. 6.2 Wichtige Befunde und dabei zu bedenkende Krankheitsbilder beim fiebernden Kind. (Aus Niehues, Tim Das fiebernde Kind in Dt. Ärzteblatt Dtsch Arztebl Int 2013; 110(45): 764–74; DOI: 10.3238/arztebl.2013.0764)

6

❯ ASS sollte bei Kindern zur Fieber-senkung wegen des möglichen Reye-Syndroms (Enzephalopathie bei Zoster- oder Influenza-Infektion und Gabe von ASS) nicht eingesetzt werden.

Fieberkrämpfe

— Sind ein seltenes, das Fieber begleiten-des Ereignis und treten meist bei Kin-dern zwischen 6 Monaten und 5 Jah-ren auf. Das Ereignis erscheint den Be-treuungspersonen dramatisch, ist jedoch meist harmlos. Die Betreuungspersonen sollten darüber aufgeklärt werden, dass Fieberkrämpfe in aller Regel kein Vor-bote epileptischer Anfälle sind. Kleine Kinder (unter 18 Monaten) sollten stati-onär eingewiesen werden, bei erneutem Fieberkrampf ist eine Einweisung nicht unbedingt notwendig.

❯ „Komplizierte Fieberkrämpfe" (Erster-eignis < 6 Monate oder > 5 Jahre, fokale Symptomatik und prolongierter Verlauf (> 15 min) bei Fieberkrämpfen bedürfen einer weiteren Abklärung.

— Die Rezidivrate eines Fieberkrampfes beträgt um 30 %.
— Meist ist der Fieberkrampf bei Eintref-fen des Arztes bereits vorbei und es ist keine Therapie erforderlich. Bei prolon-giertem Verlauf ist die Gabe von Benzo-diazepinen (Diazepam, Lorazepam, Mi-dazolam) z. B. rektal oder buccal indi-ziert.
— Eine frühe Fiebersenkung zur Vorbeu-gung eines Fieberkrampfs senkt das Re-zidivrisiko nicht.

❯ Retrospektive Studien haben gezeigt, dass Fieberkrämpfe keine dauerhaften Folgeschäden nach sich ziehen. Eltern sind dahingehend zu beruhigen.

Husten

— ist bei Kindern sehr häufig und meist Begleitsymptom eines viralen Infekts der oberen Luftwege und meist selbstli-mitierend
— Zur Behandlung wird ausreichende Trinkmenge und Atemluftbefeuchtung (Inhalationen mit Kochsalzlösung) emp-fohlen, von Nikotinkonsum der Betreu-ungspersonen ist dringend abzuraten.
— Codeinpräparate sind zur Behandlung des Hustens seit 2015 für Kinder bis 12 Jahre nicht zugelassen.
— Andere Hustenstiller können wie Codein Atemdepression (Pentoxyverin) oder neuropsychiatrische Nebenwirkun-gen (Dextrometorphan) auslösen, Levo-dropropizin und Noscapin haben keine ausreichende Nutzendokumentation.
— Mukolytika haben keinen ausreichenden Wirknachweis, ebenso pflanzliche Ext-rakte (Eibisch, Thymian, Primel, Efeu).
— Honig vor dem Schlafengehen hat nach-weislich eine lindernde Wirkung auf nächtlichen Hustenreiz, kann aber aller-gische Reaktionen auslösen und ist des-halb nur bedingt zu empfehlen.

❯ Bei plötzlich auftretendem Husten vor allem während Essen oder Spielen muss der AGV einer Aspiration bedacht wer-den.

Otitis media

— Mehr als die Hälfte aller Kinder unter 3 Jahren bekommen eine Otitis media. Kinder klagen aber dabei oft nicht di-rekt über **Ohrschmerzen,** sondern proji-zieren die Schmerzen z. B. in den Bauch, deshalb ist bei anders geklagten Schmer-zen auch immer bei Kindern das Ohr zu untersuchen.
— Eine Antibiotikatherapie ist nur in weni-gen Fällen von Otitis media erforderlich (z. B. bei Kindern unter 6 Monaten oder beidseitige Otitis media).

Halsschmerzen

— Sie können bei Kindern häufiger durch eine Streptokokkeninfektion ausgelöst sein, der Einsatz eines Antibiotikums sollte möglichst restriktiv stattfinden und sich an einer nach dem Centor-score (Jugendliche >15 Jahre) bzw. dem Mc-Issac-Score (Kinder >3 Jahre) erfolgten Abklärung ausrichten (▶ Abschn. 2.2).
— Bei Jugendlichen ist bei Halsschmerzen auch besonders an eine EBV-Virus-Infektion zu denken (▶ Abschn. 6.4.2).

Schmerzen bei Kindern

— Zur allgemeinen Beurteilung von Schmerzen bei Kindern bieten sich entweder die KUSS-Unbehagens- und Schmerzskala nach Büttner (◘ Tab. 6.2) oder die Faces-Pain-Scale (◘ Abb. 6.3) an.

Geeignete Schmerzmittel sind Paracetamol und Ibuprofen, bei chronischen Schmerzen ist auch bei Kindern das WHO Stufenschema anzuwenden (◘ Tab. 8.3).

Erbrechen und Durchfall

— Diese sind für das betroffene Kind umso gefährlicher, je jünger das Kind ist, deshalb ist insbesondere bei kleinen Säuglingen eine großzügige stationäre Einweisung indiziert.
— Erbricht ein kleiner Säugling in den ersten Lebenswochen immer wieder schwallartig, so ist an den AGV der **Pylorusstenose** zu denken und das Kind weiterer spezialisierter Abklärung zuzuführen.

◘ **Tab. 6.2** Kindliche Unbehagens- und Schmerzskala nach Büttner

Beobachtung	Bewertung	Punkte
A	Weinen: gar nicht Stöhnen, Jammern, Wimmern Schreien	0 1 2
B	Gesichtsausdruck: entspannt, lachelnd Mund verzerrt Mund und Augen grimassieren	0 1 2
C	Rumpfhaltung: neutral Unstet Aufbäumen, Krümmen	0 1 2
D	Beinhaltung: neutral Strampelnd, tretend An den Körper gezogen	0 1 2
E	Motorische Unruhe: nicht vorhanden Mäßig Ruhelos	0 1 2

Ab 4 Punkten besteht Handlungsbedarf zur Behandlung der Schmerzen, z. B. Analgetikagabe

— mögliche Hinweise für schwere Dehydratation: Gewichtsabnahme >10 %, Tachykardie, eingesunkene Fontanelle, geringe Urinproduktion, trockene Schleimhäute und stehende Hautfalten. In diesen Fällen umgehende Einweisung erwägen.

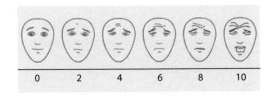

◘ **Abb. 6.3** Faces-pain-scale-Revised: Kind soll auf das Gesicht zeigen, das seinem derzeitigen Empfinden entspricht von 0 (kein Schmerz) bis 10 (stärkster Schmerz)

Wurmbefall

- kommt in der Hausarztpraxis vor allem durch Oxyuren (Madenwürmer) bedingt regelmäßig häufig vor
- Symptome sind vor allem analer Juckreiz, bei starkem Befall auch Bauchschmerzen.
- Die Eltern berichten von den sichtbaren ca. 1 cm langen, weißen Würmern im Stuhl.
- Beratung muss vor allem zum Infektionsweg (anal – oral) und zu den hygienischen Maßnahmen erfolgen.
- Behandlung erfolgt mit Antihelminthikum (Pyrantel einmalig 10 mg/kg KG) oder Mebendazol (100–200 mg).
- Wiederholungsgabe nach 4 Wochen
- Bei chronisch – rezidivierendem Auftreten Mitbehandlung von Haushaltsmitgliedern und Sexualpartnern

6.4.2 Infektiöse Kinderkrankheiten mit Exanthem

Viele Infektionskrankheiten werden von einem Hautausschlag begleitet. Wird der Hausarzt mit einem Hautausschlag konfrontiert, muss er immer auch eine zugrundeliegende Infektionskrankheit bedenken. Einige Krankheitsbilder sieht man heute jedoch nur noch sehr selten, da die meisten Kinder dagegen geimpft sind (Masern, Röteln, Windpocken). **Differenzialdiagnostisch** ist auch an sehr seltene Krankheitsbilder wie **Purpura Schönlein-Henoch, thrombozytopenische Purpura, Leukämiebilder oder auch ein Kawasaki Syndrom** zu denken.

Die wesentlichen Charakteristika der häufigsten Infektionskrankheiten mit Exanthem sind im Folgenden dargestellt, Informationen über die wichtigsten Infektionskrankheiten sind beim RKI zu finden: ▶ https://www.rki.de/DE/Content/Infekt/EpidBull/Merkblaetter/merkblaetter_node.html

Drei-Tage-Fieber (Exanthema subitum)

- Auslöser: Humanes Herpes-Virus (HHV) Typ 6 und 7
- Altersgipfel: 1.–3. Lebensjahr
- Inkubationszeit: 5–15 Tage
- Immunität: lebenslang
- typischer Verlauf: Fieber über 3 Tage und dann erst Auftreten eines makulösen Exanthems
- Therapie: symptomatisch
- Komplikationen: keine, eventuell im Rahmen des Fiebers Fieberkrampf
- Impfung: nicht verfügbar
- Meldepflicht: nein

Masern (Morbilli)

- Auslöser: Paramyxo-Virus (Morbilivirus)
- Altersgipfel: früher Kleinkinder, heute Jugendliche und Erwachsene
- Inkubationszeit: 8–12 Tage
- Immunität: lebenslang
- typischer Verlauf: Beginn mit Fieber und Zeichen eines Luftwegekatarrhs, dann nach Entfieberung erneut Fieberanstieg mit Rhinitis, Husten, Konjunktivitis, Lichtscheu, starkem Krankheitsgefühl und konfluierendem makulopapulösem Exanthem und Enanthem, „Koplik-Flecken" (enoral weißlicher Belag an den Wangen)
- Therapie: symptomatisch
- Komplikationen: Pneumonie, Otitis media, Encephalitis, bakterielle Superinfektionen
- Impfung: ja, im Impfplan 2 × ab 11 Monate im Abstand von mindestens 4 Wochen
- Meldepflicht: ja – bei Verdacht, Erkrankung und Tod

Röteln (Rubeola)

- Auslöser: Rötelnvirus (RNA-Virus)
- Altersgipfel: früher Kleinkinder, heute Jugendliche und Erwachsene

- Inkubationszeit: 14–21 Tage
- Immunität: lebenslang
- typischer Verlauf: Beginn mit Rhinitis und Lymphknotenschwellung nuchal und retroaurikulär, dann makulopapulöses Exanthem, oft Fieber, oftmals Verlauf aber auch asymptomatisch
- Therapie: symptomatisch
- Komplikationen: Rötelnembryopathie, wenn schwangere Frau erkrankt und keine Immunität aufweist, sehr selten Enzephalitis
- Impfung: ja, im Impfplan 2 × ab 11 Monate im Abstand von mindestens 4 Wochen
- Meldepflicht: ja, bei Verdacht, Erkrankung und Tod
- Besonderheit: bei Infektion einer ungeimpften Schwangeren Gefahr der Rötelnembryopathie

Windpocken (Varizellen)

- Auslöser: Varizella-zoster-Virus
- Altersgipfel: früher Kleinkinder, heute Jugendliche und Erwachsene
- Inkubationszeit. 10–21 Tage
- Immunität: lebenslang
- typischer Verlauf: Ausbildung eines Exanthems am gesamten Körper mit behaartem Kopf und enoral mit Blasen, Pusteln, Krusten – Juckreiz
- Therapie: symptomatisch lokal mit Gerbstoff und systemisch mit Antihistaminikum
- Komplikationen: Pneumonie, Enzephalitis (sehr selten), potenziell lebensbedrohliche konnatale Varizellen
- Impfung: ja, im Impfplan 2 × ab 11 Monate im Abstand von mindestens 4 Wochen
- Meldepflicht: ja bei Verdacht, Erkrankung und Tod

Ringelröteln (Exanthema infectiosum)

- Auslöser: Parvovirus B19
- Altersgipfel: Kleinkinder- bis Schulkindalter

- Inkubationszeit: 4–14 Tage
- Immunität: lebenslang
- typischer Verlauf: initial oft Fieber und anschließend Ausbildung eines ringförmigen Erythems, besonders an Armen und Beinen, ausgeprägte Rötung der Wangen („Watschengesicht")
- Therapie: symptomatisch bei Fieber
- Komplikationen: selten Anämie, Panzytopenie, Arthritis
- Impfung: nicht verfügbar
- Meldepflicht: nein
- Besonderheit: Bei Infektion nicht immuner Schwangeren Spontanabort, Gefahr durch Hydrops fetalis, Infektiosität **vor** Ausbruch des Exanthems, deshalb mit Exanthem Besuch von Einrichtungen möglich

Scharlach (Scarlatina)

- Auslöser: ß-hämolysierende Streptokokken Gruppe A (Toxine)
- Altersgipfel: Kleinkinder bis Schulkinderalter
- Inkubationszeit: 1–5 Tage
- Immunität: lebenslang für den jeweiligen Typ
- typischer Verlauf: Tonsillitis, Lymphknotenschwellung, Fieber, Enanthem, scarlatiniformes Exanthem initial „Erdbeerzunge", später „Himbeerzunge" (◻ Abb. 2.1 und 2.2), periorale Blässe. Nach Abklingen des Exanthems Abschuppung der Haut an Händen/Finger und Füßen/Zehen möglich.
- Therapie: Penicillin, bei Allergie z. B. Makrolid
- Komplikationen: rheumatisches Fieber, Endokarditis, Otitis media
- Impfung: nicht verfügbar
- Meldepflicht: nein
- Besonderheit: Bereits nach 1 Tag antibiotischer Behandlung ist ein Besuch von Kindergarten/Schule erlaubt

Keuchhusten (Pertussis)

- Auslöser: gramnegatives Bakterium Bordetella pertussis

- Altersgipfel: Säuglings- Kleinkindalter, seit Impfung jedoch zu ca. zwei Dritteln Erwachsene
- Inkubationszeit: 6–20 Tage (meist ca. 10 Tage)
- Immunität: nicht lebenslang, mehrfache Infektion und Erkrankung möglich
- typischer Verlauf: lange Verläufe möglich. Bei Ungeimpften drei Stadien: Stadium catarrhale (ca. 1–2 Wochen) mit erkältungsähnlichen Symptomen, Stadium convulsivum (ca. 4–6 Wochen) mit Hustenanfällen verbunden mit Erbrechen vorwiegend nachts, wenig Fieber, Stadium decrementi (ca 6–10 Wochen) mit zunehmendem Abklingen der Symptome. Bei Geimpften abgeschwächte Verläufe
- Diagnostik: Labornachweis (Nasenabstrich mit Kultur oder PCR)
- Therapie: Makrolide (Azithromycin, Erythromycin, Clarithromycin), alternativ Cotrimoxazol
- Komplikationen: insbesondere bei Säuglingen Apnoe und Exsikkose, deshalb großzügige stationäre Einweisung veranlassen, Pneumonien durch Superinfektion, Otitis media
- Impfung: ja, Grundimmunisierung im Säuglingsalter, Auffrischung zur Einschulung sowie nach 10 Jahren und einmalig im Erwachsenenalter
- Kindergarten/Schulbesuch: bei Antibiose nach 5 Tagen wieder möglich, ohne Antibiose nach 21 Tagen
- Meldepflicht: ja, namentlich

Pfeiffersches Drüsenfieber (infektiöse Mononukleose)

- Auslöser: Epstein-Barr-Virus (EBV)
- Altersgipfel: Jugendliche sind am häufigsten betroffen
- Inkubationszeit: ca. 4–6 Wochen
- Immunität: lebenslang
- typischer Verlauf: sehr häufig asymptomatischer Verlauf, für den symptomatischen Verlauf typisch sind Halsschmerzen, Bild einer Tonsillitis mit flächigen, weißen Belägen (◻ Abb. 2.3) und Lymphknotenschwellung, Fieber und Abgeschlagenheit, in einigen Fällen makulopapulöses Exanthem
- Diagnostik: klinisches Bild, Nachweis mittels Rachenabstrich, AK-Nachweis im Blut, vermehrt Monozyten im Differenzialblutbild, erhöhte Leberwerte häufig
- Therapie: symptomatisch, Schmerzbekämpfung (z. B. Ibuprofen, Paracetamol), Schonung – Sportverbot, bei schwerem Verlauf evtl. Krankenhauseinweisung
- Komplikationen: Splenomegalie mit Milzruptur, Hepatitis
- Impfung: nein
- Meldepflicht: nein

Mumps

- Auslöser: Mumps-Virus
- Altersgipfel: früher 5–9 Jahre, derzeit eher spätes Jugend-/frühes Erwachsenenalter
- Inkubationszeit: 12–25 Tage, meist 16–18 Tage
- Immunität: lebenslang
- typischer Verlauf: Verlauf oft mit wenig Symptomatik (ca. 1/3) bzw. wie respiratorischer Infekt, typisches Vollbild mit Schwellung beider Parotisdrüsen, seltener nur einseitig
- Diagnostik: klinisches Bild, Labor (ELISA – IgM) RT-PCR aus Rachenabstrich und Urin (insbesondere bei erkrankten geimpften)
- Therapie: symptomatisch, Schmerzbekämpfung (z. B. Ibuprofen, Paracetamol)
- Komplikationen: Beteiligung ZNS bis hin zur Encephalitis, Meningitis, Taubheit, Pankreatitis, Orchitis mit nachfolgender Infertilität, Mastitis und Oophoritis, bei Erkrankungen in der Schwangerschaft Missbildungen möglich
- Impfung: ja im Impfplan 2 × ab 11 Monate im Abstand von mindestens 4 Wochen

- Meldepflicht: ja – bei Verdacht, Erkrankung und Tod

Hand-Fuß-Mund-Krankheit

- Auslöser: Enteroviren (Coxsackie A, vorwiegend A 16, A6 und A 10 sowie Enterovirus 71)
- Altersgipfel: Kleinkinder bis Schulkinderalter
- Inkubationszeit: 3–10 Tage
- Immunität: lebenslang
- typischer Verlauf: initial oft Fieber und anschließend Ausbildung eines schmerzhaften Enanthems sowie Exanthems – nicht juckend – an Hand- und Fußinnenflächen
- Therapie: symptomatisch bei Fieber
- Komplikationen: sehr selten Enzephalitis
- Impfung: nicht verfügbar
- Meldepflicht: nein
- Besonderheit: bei Infektionen von Schwangeren bisher kein eindeutiger Nachweis von schweren Komplikationen, bei Infektionen um den Geburtstermin schwere Verläufe beim Neugeborenen möglich

Scabies

- Auslöser: Krätzemilbe Sarcoptes scabiei
- Altersgipfel: jedes Alter möglich
- Inkubationszeit: 2–5 Wochen, bei Reinfestation 1–4 Tage
- typischer Verlauf: Befall von Regionen mit höherer Körpertemperatur: z. B. Hände, Füße, Axillarfalten, Leisten, Knöchel, Penisschaft. Bei Säuglingen behaarter Kopf. Ausbildung von bis zu 1 cm langen Gängen mit Bläschen am Ende
- Therapie: topische Antiscabiosa (Permethrin, Benzylbenzoat, Crotamiton) oder systemisch oral Ivermectin
- Dauer der Ansteckungsfähigkeit: nach Abschluss der ersten ordnungsgemäßen Behandlung Besuch von Einrichtungen/Arbeit wieder möglich

- Meldepflicht: nein, Einrichtungsleiter müssen melden

> Der Katalog der meldepflichtigen Krankheiten ist in § 6 IfSG, der der meldepflichtigen Krankheitserreger in § 7 IfSG geregelt (▸ https://www.rki.de/DE/Content/Infekt/IfSG/Meldepflichtige_Krankheiten/Meldepflichtige_Krankheiten_node.html).

6.4.3 Ikterus

Neugeborene weisen regelmäßig einen physiologischen Ikterus auf (Insuffizienz der Glukuronyltransferase), ab einem Gesamtbilirubinwert von 14 mg/dl besteht ein schwerer Ikterus, es sind Kontrollen erforderlich und entsprechende Maßnahmen, um einen Kernikterus mit möglichen Spätfolgen zu vermeiden (z. B. stationäre Einweisung, UV-Bestrahlung).

6.4.4 Soor

Besonders bei kleinen Säuglingen entstehen oft weiße Beläge enoral, die sich nur schwer abstreifen lassen. Dies entsteht z. B. bei Antibiotikabehandlung der stillenden Mutter. Behandlung mit Nystatin-Lösung oder Mikonazol-Gel (7–10 Tage). Bei starkem Befall kann das Kind bedrohlich krank werden, da es keine Nahrung mehr zu sich nimmt.

6.4.5 Bauchschmerzen

Bauchschmerzen sind bei Kindern sehr häufig. Oftmals kann keine Ursache festgestellt werden. Auch psychische Probleme können bei Kindern Bauchschmerzen hervorrufen (z. B. Schulangst, Mobbingsituationen) und deshalb sollte bei fehlendem

Nachweis einer Ursache auch in diese Richtung geforscht werden.

> Bauchschmerzen können bei Kindern auch durch Krankheitsbilder anderer Lokalisation hervorgerufen werden (z. B. Otitis media, Hodentorsion), deshalb ist immer eine gründliche Untersuchung des Kindes (am besten Ganzkörperstatus) durchzuführen.

6.4.6 Meteorismus

Besonders in den ersten drei Lebensmonaten entstehen bei den Säuglingen oft Blähungen (Dreimonatskoliken), die den Kindern (und auch den Betreuern) großes Unbehagen bereiten. Durch Herumtragen des Kindes, Gabe von Tee (z. B. Fenchel) und Dimeticon kann Linderung erreicht werden. Eine Evidenz dafür besteht allerdings nicht. Dabei sind immer andere Ursachen des Unwohlbefindens der Säuglinge auszuschließen.

6.4.7 Obstipation

Obstipation bei Kindern kann z. B. durch falsche Ernährung, geringe Trinkmenge oder auch Immobilität im Rahmen einer Erkrankung (z. B. Cerebralparesen, M. Hirschsprung) hervorgerufen werden. Auch im Übergang zur Sauberkeit entstehen immer wieder Obstipationen. Schmerzen infolge von analen Affektionen (z. B. Fissur) können das Auftreten von Obstipation begünstigen. Kurzfristig ist die Gabe von Glyzerinzäpfchen oder auch eines Klistiers hilfreich, eine längere Anwendung ist jedoch unbedingt zu vermeiden. Eine stuhlauflockernde Therapie mit z. B. Macrogol oder Lactulose ist bei langanhaltender Obstipation zu erwägen.

6.4.8 Miktionsstörungen

Harnwegsinfekte sind bei Kindern nicht selten und sollten insbesondere bei Fieber und fehlenden anderen, das Fieber begründenden Befunden, ausgeschlossen werden. Bei eindeutigem Nachweis einer signifikanten Bakteriurie und Leukozyturie ist eine antibiotische Therapie einzuleiten.

6.4.9 Kopfläuse

Kopflausbefall tritt besonders bei Kindern im Kindergarten- und Schulalter auf. Saisonale Häufungen sind zu beobachten (insbesondere nach den Sommerferien). Häufig ist der Befall asymptomatisch, es kann aber auch Juckreiz und Rötung entstehen. Die Behandlung ist mit verschiedenen Substanzen möglich und muss zweimal im Abstand von einer Woche erfolgen (Allethrin, Permethrin, Pyrethrumextrakt, Dimeticon, Malathoin oder Sojaöl und Kokosölextrakte), wobei Resistenzen zu beobachten sind. Aufgrund der Resistenzlage ist derzeit am ehesten Dimeticon zu empfehlen. Die Kleidung kann entweder tiefgekühlt oder bei über 60° gewaschen werden. Es besteht keine Meldepflicht, Betreuer müssen jedoch die Einrichtung (Kindergarten, Schule) informieren, die Leiter der Einrichtungen müssen wiederum das Gesundheitsamt informieren.

6.4.10 Mollusca contagiosa (Dellwarzen)

Dellwarzen werden viral verursacht und durch Schmierinfektion übertragen. Sie treten häufiger bei Neurodermitispatienten auf. Meist heilen sie von selbst ab, die Behandlung mit Kaliumhydroxidlösung oder mittels Kürettage ist möglich, aber nicht regelmäßig indiziert.

6.4.11 Plötzlicher Kindstod

Der plötzliche Kindstod (SIDS = Sudden infant death syndrome) wird von den Eltern häufig gefürchtet. Er ist aber deutlich rückläufig, was mit intensiver Aufklärung begründet wird (1990: 1283 Fälle – 2011: 147 Fälle – 2014: 119).

> ❯ Bezüglich der Vermeidung des plötzlichen Kindstodes ist zum einen ein Erkennen von erhöhtem Risiko und zum anderen eine gründliche Aufklärung der Betreuungspersonen über die möglichen Risikofaktoren erforderlich.

Nicht beeinflussbare Risikofaktoren für den plötzlichen Kindstod:
- Frühgeburt, das Risiko ist höher bei sehr niedrigem Geburtsgewicht
- sehr junge Mutter
- drogenabhängige Mutter
- alleinerziehende Mutter
- Organfehlbildungen
- familiäre Häufung

Beeinflussbare Faktoren für den plötzlichen Kindstod
- Betreuungspersonen rauchen in der Umgebung des Kindes
- Mutter rauchte während der Schwangerschaft
- Bauchlage im Schlaf
- Überwärmung durch Kleidung oder Raumluft
- Bettunterlage sehr weich
- fraglich: vorausgegangener Infekt
- fraglich: Nichtstillen
- fraglich: Jahreszeit (beobachtete Häufung von Januar bis März)

6.4.12 Kawasaki-Syndrom

Ein seltenes, jedoch potenziell gefährliches Krankheitsbild stellt das **Kawasaki-Syndrom** (systemische Vaskulitis) dar. Es ist anfangs nicht leicht von infektinduzierten Erkrankungen zu unterscheiden, zeigt aber doch einige charakteristische Symptome: initial vermehrt konjunktivale Injektion, hohes Fieber bis zu 2 Wochen, Exanthem in Mund/Rachen, an Händen und Füßen sowie Stamm und Extremitäten und Lymphknotenschwellungen. Im weiteren Verlauf Schuppung von Finger- und Zehenspitzen. Im Labor Leukozytose, Hämoglobinerniedrigung und Thrombozytose. Wichtigste und gefährlichste Komplikation sind Pankarditis und Koronaraneurysmen (bei ca. 20 %). Die Therapie besteht in der Gabe von Gammaglobulinen und ASS.

6.5 Probleme bei Kindern mit langem Behandlungsbedarf

Viele Kinder bedürfen der Betreuung aufgrund von Problemen, die längerfristig bestehen. Zum Teil begleiten die Gesundheitsveränderungen die betroffenen Patienten ihr ganzes Leben. Der betreuende Arzt muss die jeweiligen Veränderungen frühzeitig erkennen und die geeigneten diagnostischen und therapeutischen Schritte frühestmöglich einleiten. Oftmals ist die Zusammenarbeit mit Spezialisten erforderlich, Hausarzt und Spezialist werden die Kinder oft gemeinsam betreuen.

Besonders wichtig ist die **Einbeziehung der Bezugspersonen**. Längerer Behandlungsbedarf oder eine dauerhafte chronische Erkrankung bei Kindern bringen neben den somatischen Problemen auch für das betroffene Kind und seine Bezugspersonen oft erhebliche psychosoziale Probleme mit sich. Hier ist großes Einfühlungsvermögen erforderlich und ggf. auch zusätzliche psychologische Mitbetreuung hinzuzuziehen.

6.5.1 Gedeihstörungen, Entwicklungsstörungen

Gedeihstörungen

Ein wesentlicher Bestandteil der U-Untersuchungen ist die Messung von Größe und Gewicht, dies geschieht, um Zeichen der Unterernährung oder auch Wachstumsverzögerungen frühzeitig zu erkennen. Stellt man solche Zeichen fest, sollten Ursachen gesucht und die entsprechenden Therapieansätze eingeleitet werden. I. d. R. ist dies dem spezialisierten Bereich vorbehalten, der Hausarzt wird jedoch das betroffene Kind vor Ort begleiten. In Mitteleuropa sind Gedeihstörungen alleine aufgrund von nicht vorhandener ausreichender Ernährungsmöglichkeiten sehr selten. Tritt eine Gedeihstörung auf, muss immer an eine auslösende Grunderkrankung gedacht werden.

Wichtige Beispiele für mögliche **Ursachen von Gedeihstörungen**

- laufendes Erbrechen bei Pylorusstenose (frühes Säuglingsalter)
- Schluckstörungen bei Fehlbildungen
- anhaltende Diarrhoe bei Kuhmilchallergien (bereits Säuglingsalter), Zöliakie (ab Säuglingsalter, aber auch ältere Kinder), CED (ältere Kinder)
- psychosoziale Ursache bei Vernachlässigung (jedes Kindesalter)
- Anorexia nervosa (Jugendliche)
- kardiopulmonale Einschränkung, z. B. bei Herzvitien oder schwerstem Asthma bronchiale (Säuglinge) oder Zystischer Fibrose

■ Hausärztliche Beratungs- und Behandlungsinhalte

Wichtigste Aufgabe ist es, die Ursache der festgestellten Gedeihstörung herauszufinden (gründliche klinische Untersuchung, eventuell Laboruntersuchungen z. B. bei Zöliakieverdacht) und eine rasche Überweisung zum Spezialisten oder auch stationäre Einweisung zu veranlassen. Der Hausarzt wird bei entsprechender Anpassung der Nahrung (z. B. glutenfrei bei Zöliakie) den kleinen Patienten begleiten und den somatischen Verlauf genau beobachten (U-Untersuchungen)

Entwicklungsstörungen

Auch bei den U-Untersuchungen sollen Hinweise für Entwicklungsstörungen festgestellt werden. Diese können motorisch, sensorisch, kognitiv oder psychisch sein. Auch kann die Entwicklung von Sprache, Kommunikation, Lesen, Rechnen oder allgemeiner Intelligenz beeinträchtigt sein. Das schulische Mitkommen und die Integration in den Klassenverbund können beeinträchtigt sein.

■ Hausärztliche Relevanz

Entwicklungsstörungen sind häufig, fast 10 % aller Kinder weisen in einem der Bereiche Störungen auf. Die Häufigkeit nimmt in den letzten Jahren zu. Begründet wird dies z. B. durch verbesserte Überlebenschancen von Neugeborenen und verbesserte Diagnostik.

■ Ursachen
- genetisch (z. B. Down-Syndrom)
- Folge schwerer Erkrankungen (z. B. Hypoxie bei Geburt, schwere Infektionen wie Sepsis, schwere internistische Erkrankungen (z. B. inoperable Herzfehler)
- unerkannte Hypothyreose
- emotionale Vernachlässigung, mangelnde Förderung, Misshandlungsfolgen
- Unfähigkeit der Eltern, das Kind adäquat zu versorgen (z. B. psychische Erkrankung, Drogenabhängigkeit)

■ Hausärztliche Beratungs- und Behandlungsinhalte
- gründliche Anamnese, Verwendung von Fragebögen, Beachtung von sog. „Grenzsteinen der Entwicklung"
- körperliche Untersuchung auch zum Detektieren von Entwicklungsstörungen begründenden Grunderkrankungen

– Intensive Beratung der Eltern bzw. Bezugspersonen und Darstellen der möglichen Behandlungsoptionen
– Einleitung der entsprechenden Maßnahmen (spezialisierte Untersuchung, multimodales, immer **individuelles Behandlungskonzept** mit z. B. Frühförderung, Ergotherapie, physikalischer Therapie)

■ Zusammenarbeit mit Spezialisten

Je nach Störung: Kinderneurologe, Kinderpsychiater, Sozialpädiatrische Einrichtung, Kinderpsychologe

■ Relevante Leitlinien

S3 Leitlinie 022/017: Definition, Störungsmechanismen, Untersuchung und Therapie bei umschriebenen Entwicklungsstörungen motorischer Funktionen (2011) AWMF 022–017

6.5.2 Probleme aus dem atopischen Formenkreis

Zur Akutbehandlung allergischer Reaktionen ▶ Abschn. 3.8

Asthma bronchiale, Allergien

Asthma bronchiale wird als chronisch entzündliche Erkrankung der Atemwege angesehen. Bis zu 10 % aller Kinder sind betroffen und die Häufigkeit nimmt ständig zu. Bei ca. einem Drittel der Betroffenen tritt eine vollständige Remission im Erwachsenenalter auf.

■ Ursachen

Sowohl genetische als auch umweltbedingte Faktoren werden für das Entstehen von Asthma bronchiale verantwortlich gemacht. Allergien sind häufig für das Auftreten von Asthma prädisponierend. Der Anstieg der Häufigkeit wird damit begründet, dass die Kinder zum einen mehr Umweltschadstoffen ausgesetzt sind und zum anderen weniger mit Infektionen in Kontakt kommen.

■ Anamnese

Die Patienten klagen über Atemnot, oft auch Engegefühl im Brustkorb und Husten. Die Beschwerden treten bei einigen Patienten häufiger in der Nacht auf und sie bringen ihre Beschwerden oft in Verbindung mit körperlicher Belastung, Witterungswechsel (z. B. Nebel) oder auch vorangegangenem Infekt.

Gezielt zu fragen ist nach bekannten oder vermuteten Allergien, vermuteten Auslösern, bereits betroffenen Familienmitgliedern, Tagesschwankungen der Symptomatik und Begleitbeschwerden wie Augen-, Nasen- oder Hautreizungen

■ Körperlicher Befund

Je nach Ausprägung des Beschwerdebildes besteht trockener Husten, Atemnot sowie vor allem im Ausatmen pfeifende Atmung. Bei besonders schweren Verläufen kann auch Erbrechen als Begleitsymptomatik auftreten.

■ Diagnostik
– Körperliche Untersuchung: Auskultation von Herz und Lunge, Untersuchung des HNO-Trakts
– Lungenfunktionsuntersuchung eventuell mit Bronchospasmolysetest (ab ca. 5–6 Jahren möglich)
– Allergiediagnostik mit Prick-Test und eventuell serologischem Nachweis von Allergien

❯ Differenzialdiagnostische Überlegungen zum Asthma bronchiale sollten insbesondere bei Nichtbesserung der Symptomatik nicht vernachlässigt werden (z. B. Fremdkörperaspiration), auch wenn diese sehr selten sind.

- Hausärztliche Beratungs- und Behandlungsinhalte

Nicht medikamentöse Maßnahmen:
Passivrauchen vermeiden, angenehmes Raumklima herstellen, Bewegung, Asthmaschulung.

Medikamentös
- bei Bedarf (Atemnot) ß$_2$-Sympatomimetika (z. B. Salbutamol)
- antiinflammatorische Therapie mit inhalativen Kortikosteroiden (ICS) (z. B. Budesonid) sollte Basis der Langzeittherapie sein. Bei Dauertherapie möglichst niedrigste Dosierung, Überwachung der Körpergrößenentwicklung.
- Einsatz von LABA ab Stufe 4
- eventuell Zugabe von Leukotrienrezeptorantagonisten (LTRA) (z. B. Montelukast)
- Monoklonale Antikörper bei Stufe 6 erwägen (Spezialist)

Die Therapie richtet sich nach dem Stufenschema (◘ Abb. 6.5) und orientiert sich am Grad der Asthmakontrolle (◘ Abb. 6.4 und 6.5), der Einsatz von langwirksamen ß-Sympatomimetika ist bei Kindern umstritten (Gefahr von unbeherrschbaren Asthmaanfällen beschrieben). Eine Langzeittherapie soll begonnen werden, wenn Kinder und Jugendliche Bedarfsmedikation benötigen, um Alltagsaktivitäten ohne Beschwerden bewältigen zu können.

❯ Asthmatherapie bei Kindern ist nicht nur medikamentöse Therapie, zur Behandlung gehört auch die Schulung der kleinen Patienten und deren Betreuungspersonen mit Symptomkontrolle (Peak-flow-Messung) und Selbstmanagementunterweisung.

Bei nachgewiesener Allergie als Auslöser des Asthma bronchiale ist eine Hyposensibilisierung zu erwägen (SCIT, SLIT), gute Erfolge sind nachgewiesen (► Abschn. 6.5.2).

Bei Hausstauballergie ist ein sog. **Encasing** der Bettwäsche mit Spezialbezügen zu überlegen, bei Tierhaarallergien ist eine Allergievermeidung anzustreben, was sich oft bei enger Beziehung zum Haustier (z. B. Katze) bei den kleinen Patienten als schwierig erweist.

Die kleinen Patienten sollten zu Bewegung angeregt werden

- Zusammenarbeit mit Spezialisten

In Einzelfällen ist die Hinzuziehung des Kinderpulmonologen notwendig (z. B. keine zufriedenstellende Symptomkontrolle), im Falle schwerer nicht kontrollierbarer Asthmaanfälle **sofortige Klinikeinweisung.**

Grade der Asthmakontrolle | KINDER UND JUGENDLICHE		Gut kontrolliert	Teilweise kontrolliert	Unkontrolliert
Symptomkontrolle	Hatte der Patient in den letzten 4 Wochen: □ Symptome tagsüber. □ Nächtliches Erwachen durch Asthma. □ Gebrauch von Bedarfsmedikation. □ Aktivitätseinschränkung durch Asthma.	Kein Kriterium erfüllt	1-2 Kriterien erfüllt	3-4 Kriterien erfüllt
Beurteilung des Risikos für eine zukünftige Verschlechterung des Asthmas	Erhebung von: - Lungenfunktion (Vorliegen einer Atemwegsobstruktion) - Anzahl stattgehabter Exazerbationen (keine /1x im Jahr /in der aktuellen Woche)			

◘ **Abb. 6.4**   Grade der Asthmakontrolle bei Kindern und Jugendlichen NVL Asthma AWMF. (© ÄZQ, BÄK, KBV und AWMF 2020; aus NVL Asthma, 4. Auflage, 2020)

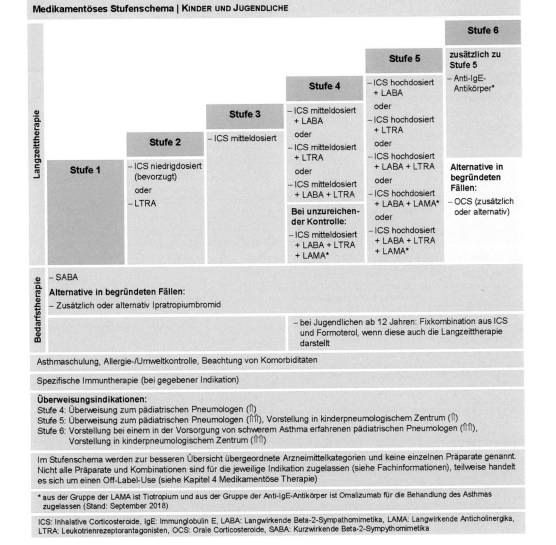

Medikamentöses Stufenschema | KINDER UND JUGENDLICHE

Langzeittherapie

Stufe 1
– ICS niedrigdosiert (bevorzugt)
oder
– LTRA

Stufe 2
– ICS mitteldosiert

Stufe 3
– ICS mitteldosiert

Stufe 4
– ICS mitteldosiert + LABA
oder
– ICS mitteldosiert + LTRA
oder
– ICS mitteldosiert + LABA + LTRA
Bei unzureichender Kontrolle:
– ICS mitteldosiert + LABA + LTRA + LAMA*

Stufe 5
– ICS hochdosiert + LABA
oder
– ICS hochdosiert + LTRA
oder
– ICS hochdosiert + LABA + LTRA
oder
– ICS hochdosiert + LABA + LAMA*
oder
– ICS hochdosiert + LABA + LTRA + LAMA*

Stufe 6
zusätzlich zu Stufe 5
– Anti-IgE-Antikörper*

Alternative in begründeten Fällen:
– OCS (zusätzlich oder alternativ)

Bedarfstherapie
– SABA
Alternative in begründeten Fällen:
– Zusätzlich oder alternativ Ipratropiumbromid

– bei Jugendlichen ab 12 Jahren: Fixkombination aus ICS und Formoterol, wenn diese auch die Langzeittherapie darstellt

Asthmaschulung, Allergie-/Umweltkontrolle, Beachtung von Komorbiditäten

Spezifische Immuntherapie (bei gegebener Indikation)

Überweisungsindikationen:
Stufe 4: Überweisung zum pädiatrischen Pneumologen (⍊)
Stufe 5: Überweisung zum pädiatrischen Pneumologen (⍊⍊), Vorstellung in kinderpneumologischem Zentrum (⍊)
Stufe 6: Vorstellung bei einem in der Vorsorgung von schwerem Asthma erfahrenen pädiatrischen Pneumologen (⍊⍊⍊), Vorstellung in kinderpneumologischem Zentrum (⍊⍊⍊)

Im Stufenschema werden zur besseren Übersicht übergeordnete Arzneimittelkategorien und keine einzelnen Präparate genannt. Nicht alle Präparate und Kombinationen sind für die jeweilige Indikation zugelassen (siehe Fachinformationen), teilweise handelt es sich um einen Off-Label-Use (siehe Kapitel 4 Medikamentöse Therapie)

* aus der Gruppe der LAMA ist Tiotropium und aus der Gruppe der Anti-IgE-Antikörper ist Omalizumab für die Behandlung des Asthmas zugelassen (Stand: September 2018)

ICS: Inhalative Corticosteroide, IgE: Immunglobulin E, LABA: Langwirkende Beta-2-Sympathomimetika, LAMA: Langwirkende Anticholinergika, LTRA: Leukotrienrezeptorantagonisten, OCS: Orale Corticosteroide, SABA: Kurzwirkende Beta-2-Sympythomimetika

◘ **Abb. 6.5** Asthma-Stufenschema zur Behandlung des Asthma bronchiale bei Kindern und Jugendlichen. (© ÄZQ, BÄK, KBV und AWMF 2018; aus NVL Asthma, 3. Auflage, 2018)

▪ **Relevante Leitlinie**

Nationale Versorgungsleitlinie Asthma bronchiale (2020) nvl-002

Neurodermitis (atopisches Ekzem, atopische Dermatitis)

Treten bei Kindern Hautveränderungen auf, so denken die Betreuungspersonen oft sofort an eine Neurodermitis. Von dieser, auch dem atopischen Formenkreis zugeordneten Hauterkrankung sind mehr als 10 % aller Kinder betroffen, doch sollte nicht gleich jeder Hautfleck als Neurodermitis bezeichnet werden, weil dadurch die Betroffenen stark emotional belastet werden. I. d. R. persistiert die Neurodermitis nur selten ins Erwachsenenalter (1–2 %).

Ursachen

- genetisch (Hauttyp sehr trocken oder Barrieredefekte der Haut) oder/und
- auslöserbedingt (Allergie, Hautirritationen)
- weniger durchgemachte Infekte im Kindesalter (Hypothese als Begründung für Anstieg der Neurodermitishäufigkeit in den letzten Jahren)

Anamnese

Häufig werden die Kinder aufgrund einer Hautefloreszenz vorgestellt und die Diagnose „Neurodermitis" vermutet. Juckreiz und daraus folgendes Kratzen an den betroffenen Regionen werden beklagt, dies oft wiederkehrend. Bei ausgeprägtem Befall und langem Verlauf besteht oft großer Leidensdruck mit entsprechender psychischer Belastung.

Gezielt ist nach Auslösern bzw. vermuteten Auslösern der Hautefloreszenzen zu fragen, ebenso nach familiärer Belastung, Begleitsymptomen und psychischen Problemen.

Körperlicher Befund

- trockene Hautstellen, oft mit Kratzerosionen (durch den Juckreiz) und lichenifiziert
- initial auch nässende Stellen mit Schorfbelag (Säuglinge: „Milchschorf")
- schwer betroffene Kinder zeigen z. T. ausgeprägte Unruhe
- je nach Alter unterschiedlich betroffene Körperregionen (Säugling: Kopf und Streckseiten der Extremitäten, Kinder über 2 Jahre Beugefalten Arme/Beine) (◘ Abb. 6.6)
- hinweisend für atopische Neigung können sein: weißer Dermographismus, Hertoghe-Zeichen (laterale dünne Augenbrauen), Dennie-Morgan-Falte (Querfalte -Parallelfalte zum Unterlid), trockene, feinschuppige helle Flecken, vermehrte Handlinien, trockene ekzematöse Finger/Zehenkuppen, Dyshid-

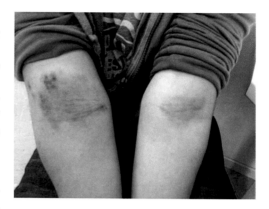

◘ **Abb. 6.6**   15-jähriger Jugendlicher mit seit Kindheit bestehender Neurodermitis, derzeit Abschlussprüfungen und ausgeprägt juckende Neurodermitisherde im Ellbeugenbereich – nach Applikation von Kortikoidcremes deutliche Besserung, Rückbildung nach den Prüfungen

rose an Händen und Füßen, Perleche und Ohrrhagaden

Diagnostik

- meist kann die Diagnose Neurodermitis aufgrund des klinischen Befundes und der anamnestisch hinweisenden Faktoren gestellt werden
- Biopsien ergeben oft unspezifische Befunde und führen nicht weiter
- Allergietestung (z. B. Hausstaub, Tierhaare, Pollen, Nahrungsmittel) Kontraindikation: ß-Blockertherapie, abgelaufene anaphylaktische Reaktion, kurzfristig abgelaufene Exposition, unkontrolliertes Asthma
- In Einzelfällen Bestimmung von Gesamt-IgE und spezifischem IgE

Hausärztliche Beratungs- und Behandlungsinhalte

Beratung der Betreuungspersonen

- Prävention durch Stillen über mindestens 4 Monate
- Meidung von Allergenen bei bekannten Allergien (z. B. Haustierhaltung kritisch diskutieren, was oft von den Betreuungspersonen und Kindern schwierig aufgenommen wird)

- bei Hausstaubmilbenallergie Elimination durch Encasing
- Vermeidung von hautirritierenden Triggerfaktoren (z. B. ungünstige Kleidung wie Wolle)
- Patientenschulungen, insbesondere bei schwereren Verläufen (▶ www.neurodermitisschulung.de)

❯ Impfungen können zwar eine Exazerbation einer Neurodermitis auslösen, sind aber nicht für das Entstehen von Allergien verantwortlich und sollten deshalb unbedingt empfohlen und durchgeführt werden.

Basistherapie
- Hautpflege (rückfettend, hydratisierend), auch mit Zusatz von Harnstoff, auch Ölbäder

Medikamentöse Therapie
- topische Glukokortikoide Stufe I (z. B. Hydrokortison) und II (z. B. niedrigdosiertes Betamethason, Prednicarbat), bei schwererem Befall auch höherpotentere
- topische Calcineurininhibitoren (Tacrolimus/Pimecrolimus) erst ab 3. Lebensjahr: Vorteil, nicht zu Hautatrophie zu führen – mögliche Nebenwirkung: Hautbrennen
- orale Antihistaminika können in Einzelfällen den Juckreiz mindern, eine Evidenz ist jedoch nicht nachgewiesen
- Antibiotika im Einzelfall nur bei infizierter Haut
- UV-Therapie und systemische Therapie mit Ciclosporin A sind nur bei Erwachsenen möglich
- Biologika bei schweren Fällen

❯ Die Anwendung von topischen Kortikoiden birgt die Gefahr der Hautatrophie in sich, insbesondere bei längerer Anwendung und vor allem im Gesicht und intertriginösen Bereichen.

- Zusammenarbeit mit Spezialisten
- in schwereren Fällen Dermatologe
- Schulungseinrichtung mit psychologischen Hilfen
- Rehabilitationseinrichtung bei schwereren Verläufen

▪ Relevante Leitlinie
S2e Leitlinie Neurodermitis (2015) AWMF 013-027

Hyposensibilisierung

Einzige kausale Behandlung von Erkrankungen des atopischen Formenkreises, insbesondere allergischer Rhinitis und Asthma bronchiale, ist die Hyposensibilisierung **(spezifische Immuntherapie, SIT).** Diese hat insbesondere für Pollenallergie, aber auch für Hausstauballergien einen guten Nachweis der Wirksamkeit. Zur Vermeidung des „Etagenwechsels" (Ausbildung eines Asthma bronchiales bei bestehender allergischer Rhinitis) und zum Erreichen eines möglichst guten Ergebnisses sollte der Beginn einer spezifischen Immuntherapie bereits im Kindesalter erwägt und empfohlen werden. Die Compliance der Patienten spielt beim Ergebnis eine große Rolle. Die Therapie kann sowohl subkutan (SCIT) als auch oral-sublingual (SLIT) durchgeführt werden.

Derzeit in Deutschland zur Verfügung stehende Allergene zur SIT: Birke, Erle, Buche, Gräser, Hausstaubmilbe, Bienengift, Wespengift

❯ Eine spezifische Immuntherapie darf nur von einem mit der Therapie vertrauten und notfallmedizinisch versierten Arzt durchgeführt werden, schwere Nebenwirkungen sind jedoch bei richtiger Anwendung sehr selten.

▪ Relevante Leitlinie
S2k Leitlinie SIT der Deutschen Gesellschaft für Allergologie (2014)

6.5.3 Diabetes mellitus

Typ 1 Diabetes mellitus nimmt in den letzten Jahren laufend zu, eine Erklärung dafür gibt es bisher nicht. Vermehrt treten aber auch bei älteren Kindern und Jugendlichen Typ 2 Diabetes (▸ Abschn. 4.2) Fälle auf. Hierfür sind veränderte Ernährungsgewohnheiten und vermehrte Adipositasfälle verantwortlich. In seltenen Fällen auch Sonderformen wie MODY (Maturity – Onset Diabetes of the Young).

- **Abwendbar gefährliche Verläufe**
Diabetische Ketoazidose (▸ Abschn. 3.7)

- **Ursache**
Genetische Disposition, Infektionen als Auslöser werden diskutiert, Kinder mit Übergewicht haben ein deutlich erhöhtes Risiko für eine Entwicklung eines Typ-2-Diabetes bereits im Kindesalter

- **Anamnese**
Ausgeprägter Durst mit Polydipsie, Polyurie, Müdigkeit, Gewichtsabnahme

- **Diagnostische Maßnahmen**
Anamnese und körperliche Untersuchung, Blutzucker, HbA1c, Autoantikörper (Spezialist)

- **Hausärztliche Beratungs- und Behandlungsinhalte**
Schulung der Patienten und Betreuungspersonen, Ernährungsberatung, psychosoziale Beratung von Betroffenem und Bezugspersonen zur besseren Krankheitsbewältigung, Insulintherapie

❯ Um eine Verschlechterung des Krankheitsbildes im Übergang vom Jugendlichen- ins Erwachsenenalter zu vermeiden, ist bei den Patienten eine Transition (▸ Abschn. 6.6) unbedingt durchzuführen

- **Zusammenarbeit mit Spezialisten**
Kinderdiabetologe

- **Relevante Leitlinie**
S3 Leitlinie Diabetes mellitus im Kindes- und Jugendalter (2015) AWMF 057-016

6.5.4 Enuresis nocturna

- nächtliches, ungewolltes Einnässen ab einem Alter von 5 Jahren
- primär: wenn noch nie „sauber", sekundär: wenn schon „sauber" gewesen
- Jungen häufiger betroffen als Mädchen
- Häufigkeit: ca. 15 % der 5-jährigen und 10 % der 7-jährigen sind betroffen, bei Fink Rang 232

- **Abwendbar gefährliche Verläufe**
Diabetes insipidus, Fehlbildungen

- **Ursachen**
- genetisch bedingt, relativer ADH-Mangel
- häufiger psychische/psychosomatische Komorbidität
- häufig wird das Problem von Betreuungspersonen und Kindern nicht thematisiert, weil diese sich dafür schämen

- **Diagnostik**
- ausführliche Anamnese, Miktionsprotokoll, körperliche Untersuchung, Urinuntersuchung sowie sonographische Untersuchung von Blase und Nieren
- von übermäßiger invasiver Diagnostik sollte nur in Einzelfällen Gebrauch gemacht werden

- **Hausärztliche Beratungs- und Behandlungsinhalte**
Diese liegen in der Schulung der Patienten und Betreuungspersonen (Miktionstagebuch, Toilettengang vor dem Bettgehen), bei Persistenz apparative Verhaltensthera-

pie mittels Klingelhose oder- matte, medikamentös: Desmopressin.

- Relevante Leitlinie

S1-Leitlinie: Enuresis und nicht – organische (funktionelle) Harninkontinenz bei Kindern und Jugendlichen (2015)

6.5.5 Essstörungen

Essstörungen treten vorwiegend bei weiblichen Jugendlichen auf, in seltenen Fällen leiden auch Jungen daran. Immerhin ca. 5 % aller Mädchen sind davon betroffen. Da die meisten Jugendlichen nur noch vom Hausarzt behandelt werden, kommt diesem bei Diagnosestellung und Einleitung der Behandlung besondere Bedeutung zu. Es gibt verschiedene Formen von Essstörungen:

- **Anorexia nervosa** (Magersucht): definiert mit einem Körpergewicht mindestens 15 % unter Normalgewicht, wobei die Gewichtsabnahme absichtlich entsteht – Die Krankheit ist gekennzeichnet durch gesteigerte Angst vor Gewichtszunahme, Essrituale, Perfektionismus
- **Bulimia nervosa** (Bulimie): gekennzeichnet durch unkontrollierte Essanfälle („Fressattacken") und damit verbundenem Versuch, die Kalorienaufnahme wieder rückgängig zu machen (Erbrechen, Sport, Abführmittel)
- **Binge-eating-Störung:** gekennzeichnet durch Essattacken ohne anschließenden Versuch, die übermäßige Aufnahme rückgängig zu machen

Frühzeitiges Erkennen und Behandeln bessert die Heilungschancen, die Jugendlichen suchen meist nicht die Praxis aufgrund der Essstörung auf, oft werden somatische Probleme geschildert. Eventuell Einsatz von Fragebögen (Eating-Disorder-Examination-Questionnaire, EDE-Q).

Die Behandlung hat multimodal zu erfolgen, insbesondere sind psychotherapeutische Ansätze erforderlich, im Einzelfall ist eine stationäre Einweisung indiziert (eventuell sogar zur Zwangsernährung)

❯ Zur Prävention von Essstörungen ist eine intensive Aufklärung der Jugendlichen in Schulen oder auch bei der J1-Untersuchung sinnvoll.

- Relevante Leitlinie

S3 Leitlinie Essstörungen, Diagnostik und Therapie von Essstörungen (2018) AWMF 051-026

6.5.6 Chronische Bauchschmerzen, Unverträglichkeiten, Zöliakie, CED

Wiederkehrende Bauchschmerzen gehören zu den häufigsten Schmerzsymptomen bei Kindern.

Organische Ursachen für chronische Bauchschmerzen bei Kindern können z. B. Nahrungsmittel-Unverträglichkeiten, Zöliakie, oder eine chronisch entzündliche Darmerkrankung (z. B. M. Crohn, Colitis ulcerosa) sein (▶ Abschn. 4.17.3). Diese Erkrankungen sind selten, sollten aber frühzeitig bedacht und erkannt werden, insbesondere, wenn z. B. chronische Durchfälle, Gewichtsverlust, Begleitsymptome wie Gelenkbeschwerden sowie familiäre Vorbelastung bestehen.

Die Diagnostik sollte sich an der jeweiligen Symptomatik orientieren und nicht in jedem Fall alle Untersuchungen einschließen.

Sehr häufig ist keine Ursache der wiederkehrenden Bauchschmerzen erkennbar und es liegen sog. **funktionelle Bauchschmerzen** vor. Nach den pädiatrischen Rom-III-Kriterien liegen funktionelle chronische Bauchschmerzen vor, wenn die

Bauchschmerzen länger als zwei Monate bestehen, häufiger als einmal wöchentlich auftreten und nicht organisch bedingt erklärt werden können. Entitäten sind: Dyspepsie, Reizdarmsyndrom, abdominelle Migräne und funktionelle Bauchschmerzen im Kindesalter (▶ Abschn. 4.17 und 4.18).

Die Therapie richtet sich bei den organisch bedingten chronischen Bauchschmerzen nach der Grunderkrankung, im Falle funktioneller chronischer Bauchschmerzen ist vor allem psychologische Betreuung der betroffenen Kinder und der Betreuungspersonen erforderlich. Das Kind belastende Faktoren sollten dabei erkannt und bearbeitet werden (Schulprobleme, Mobbingsituationen, familiäre Konflikte). Medikamentöse Therapieansätze, alternative Heilmethoden sowie diätetische Maßnahmen haben eine nur geringe Evidenz.

6.5.7 Gelenkprobleme

Gelenkprobleme sind im Kinder- und Jugendalter häufig, schwere, das Kind längerfristig belastende Ursachen jedoch selten.

Ein Screening auf **Hüftdysplasie** (Inzidenz ca. 2–4 % Mitteleuropa) ist bei der U3 vorgesehen. Die Behandlung erfolgt je nach Schweregrad mittels Spreizhose oder Orthesen.

Klagt das Kind über länger anhaltende Schmerzen im Bereich der Leiste bis hin zur Innenseite des Knies und hinkt zudem, so ist an einen **M. Perthes** zu denken, die weitere Diagnostik und Therapie erfolgt beim Spezialisten (Entlastung – evtl. OP).

Bei Jungen zwischen 10 und 15 Jahren mit anhaltenden Schmerzen und Schwellung insbesondere im Bereich der proximalen ventralen Tibia ist an einen **Morbus Osgood-Schlatter** zu denken und den Betroffenen nach Bestätigung des Verdachts zu Schonung und vor allem Sportverzicht über längere Zeit zu raten. Im Einzelfall ist auch eine Operation erforderlich.

Kindliches, juveniles Rheuma ist sehr selten, sollte aber bei Gelenkschwellungen bedacht werden. Die Überweisung des betroffenen Kindes zum Spezialisten ist unerlässlich. Häufigere Differenzialdiagnosen von Gelenkschwellungen sind die **Coxitis fugax** („Hüftschnupfen") und **Borreliose.**

6.5.8 Kopfschmerzen

Rezidivierende Kopfschmerzen treten bei fast zwei Drittel aller Kinder und Jugendlichen auf. Kopfschmerzen ohne Ursache werden als **primäre Kopfschmerzen** bezeichnet. Die meisten Kinder und Jugendlichen haben Spannungskopfschmerzen, etwa 10 % allerdings eine Migräne. Die abwendbar gefährlichen Verläufe Hirntumor und Meningitis sind sehr selten.

Die sowohl für Kinder als auch Erwachsene geltenden Kriterien für Migräne und Spannungskopfschmerz nach IHS (= internationale Headache-Society) sind in ▶ Abschn. 2.11 dargestellt.

- **Hausärztliche Beratungs- und Behandlungsinhalte**

Eingehende Beratung der betroffenen Patienten zu möglichen Auslösern der Kopfschmerzen (z. B. Alkohol, Kaffee, Rauchen, fehlende körperliche Aktivität, Stress) und dem entsprechenden Verhalten (z. B. Ruhephasen, Sport).

> Das Führen eines Kopfschmerzkalenders alleine kann schon eine Reduktion der Kopfschmerzhäufigkeit bewirken.

Medikamentös sind Ibuprofen und Paracetamol (jeweils 10–15 mg/kg KG maximal alle 6 h) Mittel der 1. Wahl, eventuell kann auch ASS (über 12 Jahre) oder Naproxen eingesetzt werden. Für die Wirksamkeit von Pfefferminzölapplikation an den Schläfen gibt es positive Nachweise.

6.5.9 Psychische Störungen, ADHS

Kinder können in ihrer Zeit bis zum Erwachsenwerden viele verschiedene psychische Störungen aufweisen, die oftmals mit ihrer Entwicklung und der Beziehung zu ihren Bezugspersonen (z. B. Eltern, Betreuer, Lehrer, Mitschüler) eng verbunden sind. Besonders häufig sind:

- Schlafstörungen (jedes Alter, insbesondere Säuglinge und Kleinkinder)
- Beziehungsstörungen – Bindungsstörungen (jedes Alter)
- Fütterungsstörungen (Säuglinge, Kleinkinder)
- Regulationsstörungen, insbesondere ADHS (= Aufmerksamkeitsdefizit-Hyperaktivitätsstörung) (insbesondere Kinder im Kindergarten-, Vorschul-, Schulalter)
- Affektstörungen (Depression, Angst) (jedes Alter, zunehmend mit älter werden)
- Störungen im Sozialverhalten (zunehmend im Jugendalter)
- selbstverletzendes Verhalten (Jugendalter)
- Schulvermeidung
- Suchtverhalten (Nikotin-, Alkohol-, Drogenkonsum)
- Essstörungen (Jugendliche) (▶ Abschn. 6.5.4)

▪ **Hausärztliche Relevanz**

Psychische Störungen im Kindes- und Jugendalter sind sehr häufig (Prävalenz bei Kindern vom 2.–5. Lebensjahr 16–18 %, bei Jugendlichen ca. 10 %) und damit in der hausärztlichen Praxis von hoher Relevanz. Im Bayerischen Gesundheitsbericht von 2015 wird festgestellt, dass bei 27,5 % aller Kinder, die 2013 einen Arztkontakt hatten, eine Diagnose aus der Gruppe „Psychische und Verhaltensstörungen" (ICD F00–F99) dokumentiert wurde.

▪ **Anamnese**

Oftmals werden die psychischen Probleme nicht direkt angesprochen. Eltern von **Säuglingen und Kleinkindern** berichten zwar über vermehrtes Schreien, gestörten Schlaf oder mangelnde Nahrungsaufnahme, vermuten aber dabei organische Ursachen für die geschilderte Problematik. Bei **Kindergartenkindern und Schulkindern** beklagen die Betreuungspersonen häufig deren Unruhe und mangelnde Konzentrationsfähigkeit sowie damit verbundene Probleme in der Familie und Kindergarten/Schule. Dabei fühlen sich die Eltern oft selbst stark belastet oder überfordert. Auch **ältere Kinder oder Jugendliche** sprechen ihre Problematik oft nicht direkt an, sondern schildern somatische Probleme.

Aufgabe des Hausarztes ist es, die Problematik gezielt zu hinterfragen, insbesondere nach Interaktionsauffälligkeiten. Einige Screeningfragen im Hinblick auf psychische Störungen sind auch in den U-Untersuchungen vorgesehen. Bei älteren Kindern und Jugendlichen bieten sich zur Detektion von psychischen Störungen auch Fragebögen an, so z. B. der Fragebogen zu Stärken und Schwächen (SDQ – Strengths and Difficulties Questionaire) ▶ https://www.sdqinfo.com/.

▪ **Körperliche Befunde**

Die Befunde richten sich nach dem zugrunde liegenden Problem. Nicht alleine das Kind selbst, sondern auch die Betreuungspersonen und die Interaktionen des Kindes mit diesen spielen hierbei eine Rolle. So kann bei einem ausgeprägt hyperaktiven Kind eine Untersuchung schwierig sein, weil es sich kaum ruhig halten kann und dabei die Eltern von der Situation völlig überfordert wirken.

▪ **Hausärztliche Beratungs- und Behandlungsinhalte**

Wichtigste Aufgabe für den Hausarzt ist das Erkennen der psychischen Störung.

Wird eine solche vermutet, so sind weitere Untersuchungen einzuleiten. Organische Ursachen sind auszuschließen (z. B. Infekte oder nasale Obstruktion bei Schlafstörungen, gastrointestinale Erkrankungen bei Fütterungsstörungen).

Der Hausarzt kann zum Verhalten beraten, so z. B. zu schlaffördernden Maßnahmen, indem die Eltern die Ängste des Kindes durch Ruhe und Körperkontakt nehmen können oder Schaffen einer entspannten Atmosphäre zur Reduktion der Fütterungsstörungen. Bei schwereren psychischen Problematiken ist jedoch das Hinzuziehen von Spezialisten (Kinder- und Jugendpsychiater) oder gar eine stationäre Einweisung (z. B. Suizidalität bei schwerer Depression) erforderlich.

Oftmals wird der Hausarzt den im spezialisierten Bereich behandelten kleinen Patienten mit betreuen und z. B. die Medikation fortführen und Kontrollen zu möglichen Nebenwirkungen durchführen. (z. B. Hepatotoxizität bei Methylphenidat-Therapie)

> Eine Methylphenidat-Therapie ist nur nach gesicherter Diagnosestellung durch den Spezialisten erlaubt.

■ Zusammenarbeit mit Spezialisten
Kinder- und Jugendpsychiater, -psychologe, -psychotherapeut

6.5.10 Missbrauch („Kindeswohlgefährdung")

Besonderes „Fingerspitzengfühl" des Hausarztes ist erforderlich, wenn es um tatsächlich stattgefundenen oder auch vermuteten Missbrauch eines Kindes geht. Missbrauch kann durch körperliche Gewalt, aber auch durch Vernachlässigung oder in Form sexuellen Missbrauchs erfolgen. Wenn Missbrauch erfolgt, so findet dies sehr häufig in der Familie oder im familiären Umfeld des betroffenen Kindes statt.

■ Hausärztliche Relevanz
2013 wurden mehr als 14 000 Kinder in Deutschland Opfer sexuellen Missbrauchs, des Weiteren über 4 000 Kinder Opfer körperlicher Misshandlung, eine hohe Dunkelziffer ist zu vermuten. Dem Hausarzt kommt bei der Beurteilung eine große Bedeutung zu, da er am besten das familiäre Umfeld der Kinder kennt.

■ Anamnese
Im Allgemeinen werden die Kinder und auch die Betreuungspersonen einen Missbrauch nicht direkt formulieren. Verletzungsmuster werden oft anders beschrieben, als sie tatsächlich waren.

■ Körperliche Befunde
Bei **Verletzungen** an bestimmten Körperregionen ist eher an eine körperliche Misshandlung zu denken, dennoch ist dies nicht beweisend (◘ Abb. 6.7). Prädilektionsstellen sind vor allem das Schädeldach, Ohren,

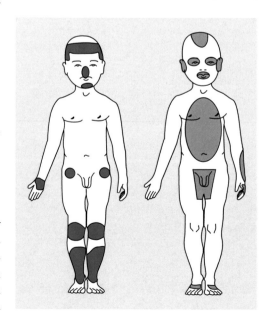

◘ Abb. 6.7 Typische Prädilektionsstellen bei Kindern hinweisend eher für unfallbedingte Verletzungen (dunkelblau) im Gegensatz zu misshandlungsbedingten Verletzungen (hellblau). (Aus: Mader und Riedl 2018)

Thorax sowie die Streckseiten der Arme, Hände und der Fußrücken. Die Gewalteinwirkung kann z. B. mit spitzen Gegenständen, stumpf oder thermisch sein, bei Säuglingen auch durch Schütteln.

Vernachlässigungen zeigen sich oft in Gewichtreduktion, Entwicklungsrückständen und auch in Form psychischer Auffälligkeit der Kinder.

Hinweise für **sexuellen Missbrauch** können Veränderungen im Verhalten des Kindes zeigen. Dies können Rückzugstendenz des Kindes, neue Verhaltensauffälligkeiten, Einnässen oder auch Zwangshaltungen sein. Bei der klinischen Untersuchung können möglicherweise direkte Verletzungen an Genitale oder Anus nachgewiesen werden.

■ Hausärztliche Beratungs- und Behandlungsinhalte

Bei offensichtlichem Missbrauch ist sofort zu handeln und das Jugendamt einzuschalten und eventuell Anzeige zu erstatten. Das Kind ist dann eventuell auch vom Jugendamt zu schützen und aus seinem Umfeld zu entfernen und z. B. Bei „Pflegeeltern" unterzubringen.

Besteht der **Verdacht** auf einen Missbrauch, so befindet sich der Arzt in dem Spannungsfeld, einerseits bei Meldung voreilig das Kind und dessen Betreuungspersonen zu stigmatisieren und andererseits das Kind weiteren Misshandlungen auszusetzen, wenn er den Fall nicht entsprechend verfolgt. Der Versuch, ein vertrauensvolles Gespräch mit den Betreuungspersonen ohne Wertung zu führen, sollte in jedem Fall unternommen werden. Im Zweifel sollte der Arzt die Hilfe von Beratungsstellen oder auch eine Kinderschutzambulanz in Anspruch nehmen, zusätzlich auch Hilfe durch das Jugendamt.

In jedem Fall müssen die Befunde genauestens dokumentiert werden, dies am besten mittels fast wörtlicher Aufzeichnungen des Gesprächs sowie Fotodokumentation der Befunde. Eventuell vorhandene Spuren müssen gesichert werden.

Zur **Prävention** von Missbrauch sollte der Arzt bei bestimmten Risikokonstellationen versuchen, die Betreuungspersonen an Beratungsstellen zu verweisen (z. B. frühe Hilfen im Rahmen der KoKi-Netzwerke = Koordinierende Kinderschutzstellen).

❯ Bestehen gewichtige Anhaltspunkte für Kindeswohlgefährdung, so ist umgehend das Jugendamt, eventuell sogar die Polizei zu informieren. Hierzu ist keine Einwilligung der Personensorgeberechtigten erforderlich.

Ist ein Missbrauch nachgewiesen, so ist zu erwägen, wie das Kind und die Betreuungspersonen weiter behandelt werden. Hier ist neben intensiver Beratung auch eventuell psychologische Betreuung erforderlich.

❯ Nach § 34 StGB darf der Arzt im Missbrauchsfall die Schweigepflicht verletzen. Er begeht keine Straftat bei Verletzung einer Vorschrift, wenn höheres Gut dagegensteht („rechtfertigender Notstand").

Für Fragen in Problemfällen steht die **Medizinische Kinderschutzhotline** Tel. 08001921000 über 24 h täglich zur Verfügung.

■ Zusammenarbeit mit Spezialisten

Kinderschutzambulanz, Betreuungsstellen, Jugendamt, Kinder- und Jugendpsychologe

■ Relevante Leitlinie

S3(+) Leitlinie Kinderschutz (2019) AWMF 027-069

6.6 Transition

Viele chronische Krankheiten (z. B. Asthma, Diabetes mellitus 1, CED, juveniles Rheuma, Herzvitien), die im Kindesalter auftreten, bedürfen der dauerhaften Versorgung. Da in Deutschland Kinderärzte nur Kinder und Jugendliche bis 18 Jahre behandeln dürfen, ist es erforderlich, dass diese Kinder im Erwachsenenalter zuverlässig weiterbehandelt werden. Dieser geplante und gesteuerte Übergang der ärztlichen Versorgung der adoleszenten Patienten mit chronischen Erkrankungen wird als **Transition** bezeichnet. Ein Problem dabei ist, dass die Patienten zunehmend Selbstständigkeit erlangen müssen, also nicht mehr unbedingt mir ihren Betreuungspersonen ihren Arzt aufsuchen. Eine zentrale Rolle spielt hier der Hausarzt, der die Koordination der Behandlung durch erforderliche spezialisierte Einrichtungen sowie die Grundführung der Patienten entweder weiter innehat, da der Jugendliche schon von ihm behandelt wurde, oder aber vom vorher behandelnden Kinderarzt übernehmen muss. Damit die Transition gut abläuft, sollten sog. **Transitionskonferenzen** durchgeführt werden, bei denen alle an der Versorgung des Patienten bisher und in Zukunft beteiligten Ärzte sowie die Betreuungspersonen des Patienten ein optimales Konzept für den Patienten erstellen.

6.7 Arzneitherapie

Bei der medikamentösen Behandlung von Kindern ist mit größter Sorgfalt vorzugehen, um von den Kindern Schaden fern zu halten. Sehr viele Arzneimittel, die bei Kindern eingesetzt werden, haben gar keine Zulassung für die Behandlung von Kindern, sie werden als **Off-label-use** eingesetzt. Diese Off-label-Behandlungen bergen ein deutlich höheres Risiko unerwünschter Arzneimittelwirkungen (UAW) in sich. Auch durch Überdosierungen können Kinder erheblich gefährdet werden. Erfahrungen mit Überdosierungswirkungen führten z. B. zur Einschränkung oder Verbot von Medikamenten für Kinder (z. B. Paracetamol, Metoclopramid, Codein). Die höchste

Rate von UAW (11,9 %) wurde bei der Therapie mit Methylphenhydat festgestellt (KIGGS-Erhebung).

❯ Erwachsenendosierungen dürfen keinesfalls analog auf die Behandlung von Kindern übertragen werden!

Als geeignetes Hilfsmittel für die richtige Dosierung von Medikamenten in akuten Notfällen steht das „Notfalllineal" zur Verfügung (▶ www.notfalllineal.de)

6.8 Juristische Aspekte

Die Behandlung von Kindern und Jugendlichen wirft auch rechtliche Fragen auf, insbesondere bezüglich der Einwilligung in medizinische Eingriffe. Bereits eine Blutentnahme stellt, wenn sie ohne Einwilligung durchgeführt wird, eine Körperverletzung dar.

Prinzipiell ist vor Eingriffen die Zustimmung aller Sorgeberechtigten (also z. B. beider Elternteile) erforderlich. In Abhängigkeit von der Schwere des Eingriffs kann man auch darauf vertrauen, dass der begleitende Sorgeberechtigte die Zustimmung des Weiteren hat.

Der Gesetzgeber hat im Patientenrechtegesetz keine feste Altersgrenze festgelegt, ab der der minderjährige Patient selbst einer Maßnahme zustimmen kann und nicht seine Betreuungspersonen. Er zielt damit auf die natürliche Einsichtsfähigkeit des Patienten ab und nimmt den behandelnden Arzt in die Pflicht, dieser muss sich von der Einsichtsfähigkeit überzeugen. Beispielsweise wird davon ausgegangen, dass Mädchen ab einem Alter von 14 Jahren die „Pille" ohne Zustimmung der Erziehungsberechtigten verordnet werden darf.

❯ Besteht eine Einwilligungsfähigkeit des minderjährigen Patienten, so ist dessen

Einwilligung in einen Eingriff auch erforderlich, ansonsten müssen die betreuungsberechtigten Personen einwilligen.

Gerade in Palliativsituationen spielen diese rechtlichen Problematiken eine große Rolle und können in Form der vorausschauenden Behandlungsplanung im Interesse des Kindes unter Würdigung seiner Wünsche gut geregelt werden (▶ Abschn. 11.8).

❯ Die Erziehungsberechtigten haben uneingeschränkten Zugriff auf die Daten ihrer Kinder bis 18 Jahren.

Übungsfragen
- Nennen Sie die Inhalte, die in der neuen Kinderrichtlinie bei den Kindervorsorgeuntersuchungen (U-Untersuchungen) neu vorgesehen sind.
- Welche sind die häufigsten Beratungsursachen bei kleinen Kindern von 0–4 Jahren.
- Dürfen Codeinpräparate zur Hustenstillung bei Kindern eingesetzt werden?
- Benennen Sie die unterschiedlichen Inkubationszeiten von Masern, Windpocken, Röteln, Scharlach.
- Welche allgemeinen Beratungsinhalte ergeben sich für Kind und Betreuungspersonen bei Neurodermitispatienten?
- Sind alle Medikamente für Kinder zugelassen?
- Darf ein Arzt einen Missbrauch an das Jugendamt melden und wenn ja warum?

Lösungen ▶ Kap. 15

Der alte Patient („Geriatrie")

Inhaltsverzeichnis

© Springer-Verlag GmbH Deutschland, ein Teil von Springer Nature 2020
B. Riedl und W. Peter, *Basiswissen Allgemeinmedizin*,
https://doi.org/10.1007/978-3-662-60324-6_7

Der ältere Patient und seine vielfältigen gesundheitlichen Probleme sind in der hausärztlichen Praxis umfassende und häufige Versorgungsrealität. Der Hausarzt ist i. d. R. der erste und wichtigste Ansprechpartner gerade für diese Patientengruppe. Dazu braucht er umfassende Kenntnisse der physiologischen Besonderheiten des älteren Menschen, der Auswirkungen der Multimorbidität und der Problematik von Polypharmakotherapie. Die wesentlichen Aspekte der hausärztlichen geriatrischen Betreuung werden in diesem Kapitel dargestellt.

So sehr die Allgemeinmedizin sich als Versorgungsangebot für Menschen jeden Alters, Geschlechtes und für jede Art von Beschwerden versteht, so bedeutend ist dennoch die Gruppe der älteren Menschen jenseits des 65. Lebensjahres im Patientenklientel einer hausärztlichen Praxis. Durch die zunehmende Lebenserwartung nimmt die Zahl der alten (75–89-jährige) und hochbetagten (über 90-jährige) Menschen zu und beansprucht ein hohes Maß an medizinischen, insbesondere auch hausärztlichen Ressourcen.

In keinem anderen Lebensabschnitt als dem „Alter" ist die Inhomogenität des Allgemeinzustandes und der „Entwicklung" eines Menschen indifferenter. Während Kleinkinder nahezu alle mit 1 Jahr laufen lernen, Jugendliche mit 12–15 Jahren pubertieren und geschlechtsreif werden und Frauen um das 50.–55. Lebensjahr in die Menopause kommen, finden wir bei 85-jährigen eine Versorgungsdifferenz von vollständiger Pflegebedürftigkeit bis uneingeschränkter Selbstversorgung, Multimorbidität bis völliger Gesundheit.

Aus dieser Situation ergibt sich der Anspruch und die Bedingung der hausärztlichen Versorgung sog. **geriatrischer Patienten.** Der Bedarf ergibt sich nur zum Teil aus einer solitären Erkrankung wie „arterielle Hypertonie", sondern im Besonderen auch und gerade aus dem

Ausmaß von Funktionseinschränkungen, die eine wesentlich **komplexere Betrachtung und Behandlung** erfordern als eben eine einzelne Erkrankung.

Diese gesundheitlichen Störungen, die aufgrund vielfältiger Ursachen einen ähnlichen Symptomenkomplex zeigen können, werden beim alten Menschen als geriatrische Syndrome bezeichnet. Die **4 wichtigsten geriatrischen Syndrome** („geriatric giants") sind:

- Instabilität (Gleichgewichtsprobleme und Stürze)
- Immobilität
- Inkontinenz
- intellektueller Abbau (bis hin zur Demenz)

Weitere besonders wichtige Probleme bei alten Menschen sind
- emotionale Störungen (Depressionen)
- Mangelernährung und Störung des Flüssigkeitshaushaltes
- Polypharmazie (iatrogene Schädigung)
- Gebrechlichkeit

7.1 Instabilität und die Folgen: Stürze

Ein Sturz ist ein **unfreiwilliges, plötzliches unkontrolliertes Hinfallen** oder -gleiten des Körpers auf eine tiefere Ebene aus dem Stehen, Sitzen oder Liegen.

- Als Sturz zählt auch ein verhindertes Ereignis, z. B. Auffangen durch eine andere Person.
- Sturzhäufigkeit: ein Drittel aller Menschen über 65 Jahre stürzt einmal pro Jahr.
- Das Sturzrisiko steigt mit dem Alter, bei über 80-jährigen stürzt jeder 2. einmal im Jahr.

- **Sturzursachen**

Es bestehen intrinsische und extrinsische Ursachen. Ab dem 80. Lebensjahr wirken zunehmend die intrinsischen Ursachen sturzauslösend, zudem verursachen die Stürze häufig schwerwiegendere Verletzungen.

Intrinsische Ursachen

- muskuläre Schwäche (z. B. Beinmuskulatur)
- Kraftverlust (z. B. Haltekraft)
- Störungen der Beweglichkeit (z. B. Periarthropathie)
- Gleichgewichtsstörungen (z. B. Orthostase)
- eingeschränkte Sehleistung (z. B. Katarakt)

Extrinsische Ursachen

- Polymedikation (z. B. mehr als 4 Medikamente)
- potenziell inadäquate Medikation (z. B. Benzodiazepine)
- gefährdendes Wohnumfeld (z. B. Teppiche, schlechte Beleuchtung)
- Erkrankungen, die eine häufige Koinzidenz mit Stürzen aufweisen:
- Dranginkontinenz (Vermeiden wollen von Harnabgang)
- Herz-Kreislauf-Erkrankungen (Orthostase, Bradykardie)
- Arthrose (Versacken einer Extremität durch Schmerz)

- **Sturzfolgen**

Häufigste Folgen von Stürzen sind Frakturen, hier insbesondere Femurhalsfraktur und Radiusfraktur.

Bis zu 150 000 Oberschenkelhalsfrakturen (mit steigender Tendenz) treten jedes Jahr in Deutschland auf. Die Mortalität im ersten Jahr nach dem Ereignis liegt bei etwa 10 000, ca. 30 000 Patienten bleiben dauerhaft pflegebedürftig.

> Langfristige Folge von Stürzen bei älteren Patienten ist in erster Linie der Verlust der Eigenständigkeit.

Stürze führen zudem durch die Angst vor einem nächsten Sturz zu einem Vermeidungsverhalten hinsichtlich körperlicher Aktivität und Mobilität. Dadurch wird eine Abwärtsspirale mit weiterem Verlust an Muskelkraft und Beweglichkeit in Gang gesetzt, die ihrerseits dann das erneute Sturzrisiko erhöht.

- **Sturzprophylaxe**

Eine der wichtigsten Prophylaxemaßnahmen ist es, das Sturzrisiko eines älteren Patienten möglichst frühzeitig, also am besten bereits vor einem Sturz zu ermitteln.

Dazu dient die gezielte Befragung nach

- extrinsischen und intrinsischen Faktoren,
- stattgehabten Stürzen oder Beinahestürzen
- sowie die Durchführung von Assessmentverfahren (▶ Abschn. 7.10)

Nach einem Sturz ist es wichtig, diesen zu thematisieren und mögliche Ursachen zu finden und zu beseitigen.

Die Patienten sollten ein **Sturzpräventionsprogramm** absolvieren. Die Effektivität solcher Programme ist nachgewiesen. Sturzprogramme sollten die Aspekte **Muskelkräftigung, Gleichgewichtstraining und Koordinationsförderung** beinhalten.

Weitere wichtige Maßnahmen sind:

- Vitamin-D-Prophylaxe (▶ Abschn. 7.7)
- Wohnumfeld begutachten und optimieren
- augenärztliche Untersuchung
- Inkontinenzanamnese und Beratung
- geeignete Hilfsmittel verordnen (Gehstock, Rollator, Hüftprotektor)
- Verordnung eines Hausnotrufes

7.2 Immobilität

Immobilität ist das komplette oder teilweise Unvermögen, sich aus eigenem Antrieb aus einer Position aufzurichten, die Lage zu verändern oder sich fortzubewegen.

■ Ursachen

Das Immobilitätssyndrom ist ein dynamisches Geschehen und als Folge von Funktionsverlusten zu begreifen. Die im Vorkapitel beschriebenen Gründe für Instabilität mit Sturzneigung sind ein wesentlicher Bestandteil dieser Dynamik.

◘ Abb. 7.1 zeigt die Vielzahl der beitragenden Ursachen.

■ Diagnostik

Selbst ein bettlägeriger Patient kann eine Restmobilität aufweisen. Die bloße augenscheinliche Begutachtung reicht also in den meisten Fällen nicht aus, um den Grad der Immobilität festzustellen.

Auch hier bedient man sich also sinnvollerweise der beschriebenen Assessmentverfahren, wobei bei fortgeschrittenem Immobilitätsgrad diese nicht wirklich geeignet sind, die Restfunktionen des Patienten zu beschreiben. Daher muss konkret nachgefragt werden:

— Werden Aufforderungen vom Patienten verstanden?

— Können Extremitäten noch selbstständig und gezielt bewegt werden?
— Ist die Greiffunktion erhalten?
— Liegen Kontrakturen vor?
— Kann der Patient den Rumpf bewegen?
— Kann der Patient sich aufsetzen?
— Kann der Patient am Transfer mitwirken?
— Kann der Patient stehen?

Folgen der Immobilität:
— rascher Muskelabbau bis zu Sarkopenie
— Abbau der Knochenmasse (Osteoporose)
— Ausbildung von Kontrakturen
— chronische Schmerzen
— Dekubitus
— Pneumonie
— Thrombembolien

❯ Immobilität ist mit einer deutlich erhöhten Mortalität verbunden.

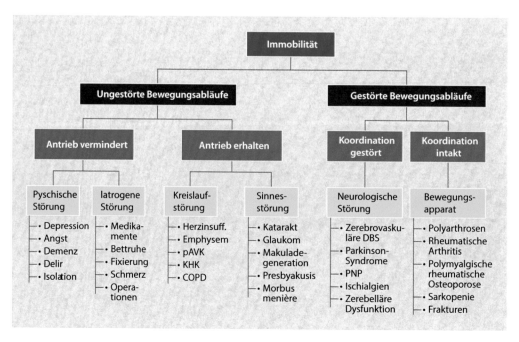

◘ **Abb. 7.1**   Ursachen für Immobilität im Alter. (Aus Renteln-Kruse, Springer-Verlag 2004)

- Prophylaxe und Therapie

Immobilität ist ein nicht gewollter End-zustand als Folge von Krankheit und Gebrechlichkeit.

Der weitgehende Verzicht auf Immobilisierung bzw. die rasche mobilisierende Pflege sind daher unverzichtbarer Bestandteil zur Prophylaxe einer Morbiditätskaskade beim alten Menschen.

Sinnvolle und notwendige Maßnahmen bei eingetretener Immobilität sind die Überprüfung und Anpassung funktionsverbessernder Maßnahmen wie

- Optimierung der Medikation bezüglich bestehender Organerkrankungen,
- Ernährungstherapie,
- Physiotherapie,
- Ergotherapie,
- Hilfsmittelverordnungen.

7.3 Inkontinenz

Die Inkontinenz des alten Menschen ist selten Ursache einer einzelnen Erkrankung oder Störung, sondern meistens Folge von mehreren Funktionsdefiziten. Sie ist also ein klassisches geriatrisches Syndrom.

Dabei bleibt sie häufig über lange Zeit unentdeckt, da die Patienten sie aus Scham nicht ansprechen, aber auch von ärztlicher Seite nicht gezielt und einfühlsam nach den Symptomen gefragt wird.

So ist die Inkontinenz auch heute noch ein Tabuleiden, das ca. 8–10 % der Männer und 22–30 % der Frauen über 60 Jahren, bei den über 80-jährigen bis zu 50 %, betrifft.

> ❯ Inkontinenz ist der häufigste Grund für Stürze und in der Folge nicht selten Ursache für Pflegebedürftigkeit und Pflegeheimaufenthalt.

7.3.1 Harninkontinenz

- Formen der Harninkontinenz

Inkontinenz kann verschiedene Ursachen haben und tritt deshalb in verschiedenen Ausprägungsformen auf:

1. **Dranginkontinenz:** es kommt zu plötzlichem und dringlichem Harndrang, der mit unwillkürlichem Harnverlust einhergeht.
2. **Belastungsinkontinenz:** körperliche Anstrengung unterschiedlichen Ausmaßes führt zu unkontrolliertem Harnverlust (Grad I: Niesen, Husten; Grad II: Aufstehen, Gehen; Grad III: im Liegen)
3. **Mischinkontinenz:** Drang- und Belastungsinkontinenz treten gemeinsam auf
4. **Inkontinenz bei Harnretention:** unvollständige Blasenentleerung mit Restharnbildung führt zu stetiger Tropfinkontinenz („Überlaufblase")

Während bei Frauen die Belastungsinkontinenz die häufigste Form darstellt, ist dies bei Männern mit bis zu 80 % die Dranginkontinenz.

- Ursachen

Multifaktorielle Funktionsdefizite führen in ihrem Zusammenspiel zur Harninkontinenz:

- anatomische Veränderung: Beckenbodenschwäche, Blasensenkung
- Störungen der Blasenfunktion: Kapazitätsreduktion, Störung der Detrusoraktivität
- vaginaler Östrogenmangel: Schleimhautatrophie:
- Prostatahyperplasie mit dem Symptomenkomplex: Nykturie, Pollakisurie, plötzlicher Harndrang
- Entzündungen der unteren Harnwege: chronische Infekte

7

Dazu gesellen sich nicht selten Grunderkrankungen, die das Miktionsgeschehen beeinflussen:

- internistische Grunderkrankungen (z. B. Herzinsuffizienz, Diabetes mellitus)
- neurodegenerative Erkrankungen (z. B. Demenz, Schlaganfall, Parkinson)
- Mobilitätsbeschränkungen (z. B. Polyarthrose)

- **Diagnostisches Vorgehen**

❯ Das wichtigste diagnostische Hilfsmittel bei Harninkontinenz ist das gezielte und einfühlsame Nachfragen.

Zur objektiveren Erfassung der Symptomatik und bei in Einzelfällen auch besserer Zugangsmöglichkeit zum Patienten steht der ICIQ-Fragebogen zur Verfügung.

Körperliche Untersuchung
- Erhebung des Gesamtstatus
- vaginale und rektale Untersuchung der Frau: (lokale Veränderung des Meatus urethrae, Zystozele, Rektozele, Kolpitis, Sphinktertonus?)
- Rektal-digitale Untersuchung des Mannes und Beurteilung des äußeren Genitales (lokale Veränderung des Meatus urinae, Penisveränderungen, Prostata nach Größe und Konsistenz, Analsphinktertonus)
- Hustentest bei voller Blase: Urinabgang?

Laboruntersuchungen
- Als Primärdiagnostik reicht es aus, einen Urinstatus mittels Teststreifenverfahren durchzuführen.
- Auffällige Befunde (Hämaturie, Bakteriurie) werden dann entsprechend weiterverfolgt.

Technische Untersuchungen
Als nichtinvasives Verfahren eignet sich die abdominelle Sonographie hervorragend zur Restharnbestimmung. Bei Notwendigkeit können auch anderweitige Erkrankungen der Urogenitalorgane mit abgeklärt werden.

Invasive und belastende Untersuchungen wie Urodynamik und Zystoskopie sollten beim alten Menschen nur angewendet werden, wenn sich daraus eine zwingende therapeutische Konsequenz ergibt.

- **Therapie**
Vor Einleitung eines therapeutischen Verfahrens ist zu klären, ob die Inkontinenz an sich behandelt werden soll oder nur die Folgen des unwillkürlichen Harnverlustes beseitigt werden sollen. Folgende Fragen sind zu beantworten:
- Wie ist der Therapiewunsch des Patienten?
- Gibt es Möglichkeiten, die Inkontinenz zu bessern oder zu beheben?
- Wie invasiv sind diese Maßnahmen für den Patienten?

Geeignete Therapieverfahren:
- **Lebensstilveränderung:** maßvolle Gewichtsreduktion, Verzicht auf diuretische Getränke
- **Beckenbodengymnastik:** Anleitung durch Physiotherapie, dauerhafte Therapie in Eigenregie
- **für Frauen:** vaginale lokale Östrogentherapie mit einer 1 %-Östrogensalbe oder Ovula. Bei Blasensenkung: Einlegen eines Pessars, operative Hebung z. B. durch TVT
- **für Männer:** Therapie der Prostatahyperplasie durch Medikation, aber auch TUR-P
- **Blasentraining:** langsame Steigerung der Füllmenge
- **Verhaltenstherapie:** zeitlich festgelegte eigenständige oder geführte Miktion (bei Demenz)
- **Medikation:** Anticholinergika können die Drangsymptomatik verbessern (Oxybutynin und Trospium)

> ❯ Anticholinerge Substanzen sind wegen ihrer zentralen Nebenwirkungen problematisch. Der Einsatz sollte im Einzelfall abgewogen und unter strenger Kontrolle erfolgen.

- **Hilfsmittelversorgung**

Bei fehlendem Therapiewunsch bzw. bei fehlender Therapiemöglichkeit mit Beseitigung der Inkontinenz kann diesen Patienten jedoch durch die Verordnung von Hilfsmitteln geholfen werden.
- aufsaugende Inkontinenzvorlagen
- Kondomurinal
- transurethraler Dauerkatheter oder suprapubischer Dauerkatheter als ultima ratio

7.3.2 Stuhlinkontinenz

Eine seltenere Form der Inkontinenz stellt die **Inkontinenzia alvi** dar. Sie kommt aber dennoch in über 15 % der über 70-jährigen Patienten vor und steigt bei hochbetagten und dementen Patienten häufig in Koinzidenz mit der Harninkontinenz weiter stark an.

Die Stuhlinkontinenz wird in **drei Formen** eingeteilt
- passive Inkontinenz: unbemerkter stetiger Stuhlverlust
- Dranginkontinenz: Bemerken des Stuhldrangs, ohne den Verlust verhindern zu können
- Stuhlschmieren: kontrollierter bewusster Stuhlgang mit Nachschmieren

Die Stuhlinkontinenz wird in **3 Grade** eingeteilt:
- Grad I: unkontrollierter Abgang von Winden
- Grad II: unkontrollierter Abgang von flüssigem Stuhl
- Grad III: unkontrollierter Abgang von festem Stuhl

- **Ursachen**
  - Schließmuskelschwäche
  - Hämorrhoidalleiden
  - Rektumprolaps
  - Überlaufstühle bei Obstipation
  - Diarrhoe bei Infektionen, Reizdarmsyndrom, Divertikulose
  - Medikamente (Anticholinergika)
  - neurodegenerative Erkrankungen

- **Diagnostik**
  - gezieltes Nachfragen: Stuhlinkontinenz ist ein noch größeres Tabuthema als Harninkontinenz und extrem schambesetzt.
  - Inspektion der Analregion (Analprolaps, Fissuren, Hämorrhoiden, Mariske)
  - rektal digitale Untersuchung (Tumore, Sphinktertonus)
  - im Einzelfall bei therapeutischer Konsequenz: endoskopische Verfahren, Defäkographie

- **Therapeutische Möglichkeiten**
  - Stuhlregulierende Maßnahmen (Ernährungsumstellung)
  - Medikation (z. B. Flohsamen, Macrogol, Loperamid)
  - Beckenbodentraining
  - operative Verfahren: im fortgeschrittenen Alter eher als Ausnahme
  - Inkontinenzvorlagen

7.4 Intellektueller Abbau (Demenz)

Demenz ist die alltagsrelevante Störung des Gedächtnisses ohne relevante Bewusstseinsstörung. Die Defizite müssen über mindestens 6 Monate anhalten und dürfen nicht nur vorübergehender Natur sein. Im Verlauf gesellen sich Störungen der Affektsteuerung, des Antriebs und des Sozialverhaltens dazu. (nach Definition ICD-10 Alzheimer-Demenz).

Diese Definition enthält alle erforderlichen Diagnosekriterien:
- Verschlechterung des Gedächtnisses mit alltagsrelevanter Störung
- erhaltenes Bewusstsein
- emotionaler Kontrollverlust
- Anhalten über mindestens 6 Monate

Von der Demenz abzugrenzen ist das sog. **mild cognitive impairment (MCI).** Dabei handelt es sich um leichte kognitive Defizite ohne relevante Einschränkungen des selbstbestimmten alltäglichen Lebens, wie sie beim älteren Menschen mit zunehmendem Lebensalter immer häufiger vorkommen. Sie münden nicht zwingend in einer Demenz, sind aber häufige Vorboten einer dementiellen Erkrankung.

■ **Häufigkeit und Folgen**
Derzeit leben ca. 1,2 Mio. Demenzkranke in Deutschland.

Die Demenz ist eine der Hauptursachen für Pflegebedürftigkeit und Heimunterbringung.

■ **Demenzformen**
Die Ursachen für demenzielle Syndrome sind vielfältig und es lassen sich in der Literatur über 100 verschiedene Formen finden.

Die mit Abstand wichtigsten Formen sind (und umfassen zusammen etwa 90 % aller Demenzerkrankungen):
- Alzheimer-Demenz (primäre neurodegenerative Veränderungen)
- vaskuläre Demenz (Mikroangiopathie mit sekundärer neurodegenerativer Veränderung)
- Mischform aus Alzheimer und vaskulärer Demenz

Weitere relevante Demenzformen sind
- Demenz im Rahmen der Parkinson-Erkrankung
- Lewy-Körperchen-Demenz
- Frontotemporale Demenz
- Demenz bei Alkoholerkrankung
- Demenzen als Folge von Multimedikation
- Demenzen bei Ernährungsstörungen
- Demenzen bei psychiatrischen Grunderkrankungen

❯ Pseudodemenzen, die z. B. bei Hirntumoren, Hydrozephalus, chronisch subduralem Hämatom, Intoxikationen sowie bei UAW auftreten, müssen in jedem Fall vor Klassifizierung einer Demenz ausgeschlossen werden.

■ **Pathogenese der häufigsten primären Demenzerkrankungen**

Demenz vom Alzheimertyp (DAT)
Die wesentlichen pathophysiologischen Veränderungen sind die zerebralen Ablagerungen von Amyloiden und die intrazelluläre Aggregation sog. hyperphosphorylierter Tau-Proteine (Neurofibrillen) mit nachfolgendem Zelluntergang. Nicht eindeutig geklärt ist die Ursache der vermehrten Bildung von Amyloid und Neurofibrillen. Bisherige Erkenntnisse sprechen für einen gestörten neuronalen Energiestoffwechsel als Ursache. Die Konzentrationen der für die Informationsübertragung zwischen den Neuronen wichtigen Botenstoffe im postsynaptischen Spalt sind erheblich gestört, so ist Cholin vermindert, Glutamat erhöht.

Demenz vom vaskulären Typ
Mikroangiopathien (z. B. bei Diabetes mellitus, bei arterieller Hypertonie, TIA bei Vorhofflimmern etc.) führen zu einer Vielzahl an klinisch meist unbemerkten akuten und chronischen ischämischen Infarzierungen, die letztendlich zu massenhafter Marklagerdegeneration führen.

Diagnostik

Hausärztliche Aufgabe ist es, das Krankheitsbild bei Vorhandensein der klassischen o. g. Kriterien zu erkennen.

Die wichtigsten diagnostischen Kriterien sind dabei die Eigen- und Fremdanamnese, sowie Gedächtnistestungen.

Die **Eigen- und Fremdanamnese** sollte dabei folgende Punkte umfassen:

- Werden Antworten, Begebenheiten und Geschichten stetig wiederholt?
- Werden Alltagsgegenstände ohne Nennung umschrieben (Wortfindungsstörungen)?
- Werden alltägliche Aufgaben und Verrichtungen vergessen (z. B. Post hereinholen)?
- Werden Gegenstände häufig verlegt, an unpassenden Orten abgelegt, nicht gefunden und Dritte verdächtigt, sie an sich genommen zu haben?
- Bereitet der Umgang mit Geld und Rechnungen Probleme? (Geldzähltest, Abschn. 15.2)
- Werden Fragen stetig wiederholt, ohne eine korrekte Antwort zu geben?
- Wird das eigene Äußere vernachlässigt? (soziale Verwahrlosung)

Bei den Gedächtnistestungen haben sich die im Abschnitt „Geriatrisches Basisassessment" (▶ Abschn. 7.10) dargestellten Testverfahren bewährt. Eine Kombination aus mehreren Testungen stellt das Ergebnis auf ein sichereres Fundament.

Folgende weiteren diagnostischen Maßnahmen sind notwendig und ausreichend:

- Labor (Blutbild, Leber- und Nierenwerte, Elektrolyte, Blutzucker, TSH, Vitamin B12, BKS) zum Ausschluss anderer Ursachen
- klinische Untersuchung
- EKG (Vorhofflimmern als Risikofaktor für vaskuläre Demenz)
- CT oder NMR zum Ausschluss anderer hirnorganischer Ursachen

Verlauf

Obwohl die Erkrankung einen dynamischen Prozess darstellt, kann man anhand des Hilfsbedarfs eine Einteilung in **drei Phasen** vornehmen.

- In der ersten Phase der Erkrankung, der **Frühphase,** sind die meisten Erkrankten in der Lage, sich **weitgehend selbst zu versorgen** und bedürfen i. d. R. nur einer kontrollierenden Unterstützung.
- In der **mittleren Erkrankungsphase** ist eine **weitgehende, dauerhafte Unterstützung notwendig,** die Patienten können jedoch viele Tätigkeiten noch selbst ausführen und im sozialen Verbund aktiv teilnehmen.
- Die **Spätphase** der Erkrankung zeichnet sich durch **vollständigen Verlust der Eigenständigkeit** mit Persönlichkeitsstörungen und vollständiger Pflegebedürftigkeit aus.

Therapie

Bevor bei Patienten mit demenziellem Syndrom eine medikamentöse Therapie erwogen wird, sollte die aktuell bestehende Medikation hinsichtlich kognitiver Nebenwirkungen (z. B. anticholinerge Substanzen) überprüft und ggf. beendet werden. Die medikamentöse Therapie der primären Demenz gestaltet sich nach wie vor schwierig, eine Heilung der Erkrankung ist nicht möglich.

Der Verlauf kann aber in der Frühphase beeinflusst und in der Progredienz um wenige Monate (6–12) hinausgeschoben werden. Dieses mögliche Zeitfenster sollte im Sinne einer Verbesserung der Lebensqualität genutzt werden.

Medikamentöse Therapie kognitiver Einschränkungen

Medikamentös behandelbar sind nur die Demenz vom Alzheimertyp (auch Mischformen) und die Demenz bei Morbus Parkinson. Letztere ausschließlich mit dem Wirkstoff **Rivastigmin.**

Frühphase (leichte Demenz MMST 20 – 26 Pkte.): zentral wirksame **Acetylcholinesterasehemmer** (Donepezil, Galantamin, Rivastigmin) erhöhen die Konzentration von Acetylcholin im postsynaptischen Spalt. Dadurch sollen sie das durch den Untergang cholinerger Neurone entstandene Defizit ausgleichen. Bedeutsame unerwünschte Arzneimittelwirkungen (=UAW) sind gastrointestinale Beschwerden, Bradykardien und Synkopen. Eine Behandlung mit diesen Medikamenten als Dauer- oder Langzeittherapie wird empfohlen, dabei ist die höchstmögliche nebenwirkungsfreie Dosis zu verabreichen. Auch bei Zunahme der Symptomatik kann die Therapie fortgeführt werden.

Spätphase (mittlere MMST 10 – 19 Pkte. bis schwere Demenz MMST <10 Pkte.): empfohlen wird der **N-Methyl-D-Aspartat(NMDA)-Rezeptorantagonist** Memantin, er blockiert die erregende Wirkung des im postsynaptischen Spalt vermehrt vorliegenden Neurotransmitters Glutamat und unterbindet damit dessen Neurotoxizität. UAW sind u. a. Schwindel, Kopfschmerz, Schläfrigkeit und Blutdruckerhöhungen.

Weitere Ansätze mit nicht einheitlichen Studiennachweisen
- diätetische Nahrungsmittel: Souvenaid. Eine Formuladiät als Kombination von Omega-3-Fettsäuren, Phospholipiden, Cholin, Uridin, Vitamin E, Vitamin-B-Komplex, Folsäure und Selen wird in den Leitlinien erwähnt
- Ginkgo biloba: bei leichter und mittelschwerer Demenz

Medikamentöse Therapie psychiatrischer Symptome
Im weiteren Verlauf der Erkrankung kann es zu Störungen der Affektsteuerung, psychomotorischer Unruhe, Depression und Ängsten sowie Wahnvorstellungen kommen.

Geeignete Medikamente für die Behandlung **psychotischer Zustände** und **Agitiertheit** sind das **Neuroleptikum** Risperidon (0,2–2 mg) sowie als Alternative der SSR-Inhibitor Citalopram (10–20 mg). **Depressionen** können gut mit den Substanzen Sertralin (50–100 mg) und Mirtazapin (7,5–30 mg) therapiert werden. Beide zeigen keine anticholinergen Nebenwirkungen. Auf Neuroleptika wie Olanzapin und Haloperidol sollte wegen der anticholinergen bzw. extrapyramidalen Nebenwirkungen bei dementen Patienten verzichtet werden.

> Alle Antipsychotika gehen bei geriatrischen Patienten mit einer erhöhten Mortalität einher!

Nichtmedikamentöse Therapie
- **Validation:** Dies ist eine Pflege- und Kommunikationstechnik, bei der die Situation, in der sich der Kranke befindet, angenommen wird, indem er ermuntert wird, darüber zu erzählen. Durch die Beachtung seiner Gefühle und Stimmungslage wird Geborgenheit und Zufriedenheit geschaffen.
- **Milieutherapie:** Sie basiert darauf, dass beim demenziellen Abbau vertraute Umgebungen und Situationen lange Zeit als solche erkannt werden und dem Patienten daher Orientierung und Sicherheit geben. Sie umfasst alle Lebensbereiche (z. B. Einrichtung, Kleidung, Musik und Kunst, wiederkehrende Rituale).
- **Bewegungstherapie:** Bewegung fördert die Mikrozirkulation im Gehirn und bessert die Neuroplastizität.
- **Physiotherapie:** Demenz führt auch zu einem Verlust an motorischen Fertigkeiten. Zur Sicherung von Mobilität und Transfer leistet Physiotherapie einen Beitrag.
- **Ergotherapie:** Das regelmäßige Einüben von Tätigkeiten, ggf. unter Verwendung von Hilfsmitteln, kann den Verlust

von Fertigkeiten hinausschieben, die Selbstständigkeit des Patienten unterstützen und Notwendigkeit pflegerischer Maßnahmen vermindern.

— **Hilfsmittelverordnungen:** Der frühzeitige Einsatz sichert die Pflege bzw. soziale Teilhabe der Betroffenen und entlastet die Pflegenden.

▪ **Prävention**

Da bisher keine kausale Therapie der Demenzen zur Verfügung steht, kommt einer möglichen Prävention ein hoher Stellenwert zu.

Die Faktoren Lebensalter und Geschlecht (weibliches Geschlecht geht mit einem höheren Risiko einher) sind unbeeinflussbar, beeinflusst werden kann aber eine **Lebensführung,** die sich auf Alterungsprozesse positiv auswirkt, wie:

— Nikotinverzicht
— geringer Alkoholkonsum
— mediterrane, weitgehend fleischlose Ernährung
— regelmäßige Bewegung
— geistige Aktivität und Bildung

Auch die stringente Behandlung von einigen Grunderkrankungen, wie

— vaskuläre Erkrankungen,
— Vorhofflimmern,
— arterielle Hypertonie,
— Stoffwechselerkrankungen,

wirkt sich präventiv auf die Demenzentstehung aus.

▪ **Therapie sekundärer Demenzen**

Bei den sekundären Demenzen liegt sie in der Beseitigung bzw. Linderung der primär zugrunde liegenden Erkrankung, in mittleren und späteren Stadien ist sie aber dadurch kaum noch beeinflussbar.

▪ **Angehörigenschulung**

Angehörigenschulung und Unterweisung ist eine zentrale Aufgabe des Hausarztes.

Das sehr unterschiedliche Verhalten der betroffenen Patienten kann häufig von den Angehörigen nicht richtig eingeschätzt werden. Während kognitive Fehlleistungen („Vergessen") als wesentliches Krankheitsmerkmal von der Umgebung angenommen werden, sind hygienische Defizite („Verwahrlosen") selten akzeptiert und Persönlichkeitsveränderungen („Enthemmen") häufig fehlgedeutet. Insbesondere die emotionale Verbundenheit mit dem Erkrankten führt leicht zu Fehlreaktionen („Das macht er mit Absicht." etc.). Dies erfordert eine enge Führung und Begleitung der Angehörigen und des Pflegepersonals. Unterstützung erhalten pflegende Angehörige auch durch spezielle Selbsthilfegruppen.

7.5 Depression

Depressive Störungen kommen in jedem Alter regelhaft vor. Schätzungen gehen von einer Erkrankungshäufigkeit von 5–7 % in der Bevölkerung aus. Für Deutschland bedeutet dies etwa 4 Mio. an Depressionen erkrankte Personen. Bei den hochbetagten Patienten steigt der prozentuale Anteil an Depressionen auf bis zu 25 % an. Ursachen, Ausprägung und Verlauf zeigen einige Unterschiede zum Krankheitsgeschehen in jüngeren Lebensphasen.

▪ **Ursachen**

Es gibt sog. **lebensphasenspezifische Auslöser.** Dazu gehören:

— Berentung
— Verlust an körperlicher und geistiger Leistungsfähigkeit („das Altern")
— Verlust des Lebenspartners durch Tod

Alterungsbedingte Veränderungen des Gehirnstoffwechsels unter Beteiligung der entsprechenden Transmitterfunktionen ermöglichen eine Zunahme kognitiver und emotionaler Störungen.

Multimorbidität stellt einen erheblichen Risikofaktor für die Entstehung einer Depression dar, da der Patient seinen eigenen Verfall, seinen Leistungs- und damit gefühlten Bedeutungsverlust wahrnimmt.

Es besteht eine Komorbidität mit zahlreichen internistischen und neurodegenerativen Erkrankungen. Dazu zählen:

- Diabetes mellitus
- Herz-Kreislauf-Erkrankungen
- Morbus Parkinson
- Demenz
- COPD
- Suchtkrankheiten
- Schilddrüsenerkrankungen
- Vitamin-B12-Mangel

Auch häufig eingesetzte Medikamente können Depressionen auslösen, z. B. Steroide, Digitalispräparate, Antibiotika (Gyrasehemmer).

■ Symptome und Verlauf

Die **Hauptsymptome** einer Depression sind beim alten Menschen die gleichen wie bei jungen Patienten (▸ Abschn. 4.14.1).

Jedoch ist die deutliche Ausprägung der Hauptsymptome meist abgeschwächter und die Vielzahl der geschilderten klassischen Nebensymptome oft geringer. Der Verlauf ist also bezogen auf die klassische Depressionssymptomatik häufig oligosymptomatisch.

❯ Die Vielgestaltigkeit der geklagten somatoformen Beschwerden und die somatische Multimorbidität erschweren häufig die Abgrenzbarkeit und die eindeutige Zuordnung zum Krankheitsbild einer Depression. Die Folge ist oft eine therapeutische Unterversorgung.

■ Diagnostik

Wie immer steht **das anamnestische Gespräch** im Vordergrund, dabei können strukturierte Fragebögen eingesetzt und so eine objektivierbare Grundlage für die Diagnose gestellt werden. Bewährt hat

sich die Depressionsskala nach Yesavage (▸ Abschn. 12.7.3).

Zu den Diagnosekriterien für Depression siehe ▸ Abschn. 4.14.1

Laborchemische Untersuchungen dienen dazu, Grunderkrankungen, die eine Depressionen auslösen können, zu entdecken (sinnvoll sind Blutbild, TSH, Vitamin B12, Blutzucker und HbA1c).

■ Differenzialdiagnosen

- **Demenz:** Eine Depression kann mit ausgeprägten Störungen der Kognition einhergehen, die zunächst auch an eine Demenz denken lassen. Die Differenzierung einer Depression mit kognitiven Defiziten von einer Demenz mit Depression, was nicht selten gemeinsam auftritt, ist zudem äußerst schwierig. Zur genaueren Abgrenzung einer Depression von einer Demenz kann man einen standardisierten Test wie den TFDD (= Test zur Früherkennung von Demenzen mit Depressionsabgrenzung) verwenden.
- Trauerreaktion (▸ Abschn. 8.1.2)

■ Therapie

Psychotherapie ist als **Basistherapie** und nicht nur als ergänzende Behandlung zu sehen. Auch für ältere Menschen ist dies eine besonders sinnvolle und geeignete Therapieform. Das höhere Lebensalter und die damit verbundenen Lebenserfahrungen mit bereits früher durchgemachten und bewältigten Krisen kann hier ein Vorteil sein. Im Therapiesetting ist auf die gesundheitliche Gesamtsituation des Patienten Rücksicht zu nehmen (Sitzungsdauer, Einschränkungen bei Sprechfähigkeit, Hören und Sehen, Mobilität).

Bewegungstherapie ist heute Standard als ergänzende Maßnahme zur Therapie einer Depression. Auch für ältere Patienten sollte dies im Rahmen ihrer Möglichkeiten in ein Therapiekonzept eingebunden werden.

Medikation

Bewährt haben sich aufgrund Ihres Wirkprofils und der relativ guten Verträglichkeit selektive Serotonin-Wiederaufnahme-Hemmer (SSRI, z. B. Citalopram 10–20 mg/die sowie Mirtazapin 7,5–30 mg/die).

UAW können zu Beginn der Therapie eine erhöhte psychomotorische Unruhe sowie Hyponatriämie und Diarrhoe sein. Das seltene Serotoninsyndrom ist zu bedenken (Schwitzen, Zittern Verwirrtheit, Blutdruckabfall).

Zu Beginn wird eine niedrige Dosis gewählt und bei Verträglichkeit die Wirkung nach 6 Wochen überprüft und ggf. angepasst. Bei Wirksamkeit wird die Therapie für 6–12 Monate durchgeführt, danach kann ein Auslassversuch unternommen werden. Bei einem Rezidiv wird mindestens 2 Jahre, nach einem weiteren Rezidiv lebenslang therapiert.

❯ Auf ältere trizyklische Antidepressiva sollte wegen ihrer anticholinergen Nebenwirkungen (Mundtrockenheit, Schwindel, Sehstörung, Obstipation) wenn möglich verzichtet werden, andernfalls ist mit einer erniedrigten (halben) Anfangsdosis zu therapieren.

▪ **Zusammenarbeit mit Spezialisten**

Bei nicht eindeutiger Diagnose oder bei ausbleibendem Therapieerfolg sollte die Überweisung zum Psychiater erfolgen, bei schwerem und rasch progredientem Verlauf sowie bei Suizidalität ist die Einweisung in eine stationäre Einrichtung zu erwägen.

7.6 Suizidalität

Menschen jenseits des 65. Lebensjahres verüben deutlich öfter als in jüngeren Lebensabschnitten einen Suizid. Bei Männern ist die Rate 1,7-fach, bei Frauen 2-fach höher als der Durchschnitt des gleichen Geschlechts. Da die Patienten in dieser Altersgruppe mehrheitlich eine der sog. harten Methoden (Erhängen, Erschießen, Sturz aus großer Höhe) wählen, führen sie öfter zu tödlichem Ausgang. Außerdem geben die Patienten ihrer Umwelt häufig wenig Hinweise auf ihre seelischen Nöte und Suizidgedanken. Tun sie es dennoch, ist von besonders hoher Suizidgefahr auszugehen.

❯ Ältere einsame und multimorbide Menschen müssen per se als potenziell suizidgefährdet betrachtet werden.

Besondere Risiken für einen Suizidversuch bei Depression im Alter sind dann vor allem:

– Suizidversuch in der Anamnese
– Suizidversuch bei einer nahen Bezugsperson
– missbräuchlicher Substanzgebrauch
– Verlust einer nahen Bezugsperson
– belastende Lebenssituation (sozial, ökonomisch)

▪ **Prävention**

Das offene, einfühlsame Gespräch bei jedem Verdacht auf Suizidalität, aber auch bereits bei Patienten in kritischen Lebenssituationen, kann für den betroffenen Menschen entlastend wirken.

Depressionen sind einer raschen psychotherapeutischen und medikamentösen Therapie zuzuführen.

Falls der Betroffene einverstanden ist, können Angehörige und Bezugspersonen informiert werden und als Ansprechpartner für den Patienten zur Verfügung stehen. Krisendienste, Seelsorger (auch Telefonseelsorge) können mit einbezogen werden, damit dem Patienten ein Netz an Gesprächsangeboten zur Verfügung steht.

Falls der Patient absprachefähig erscheint, kann ein Agreement getroffen werden, in dem der Patient einem ihm vertrauenswürdigen Therapeuten (z. B. seinem Hausarzt) verspricht, den Suizid nicht auszuführen, sich helfen zu lassen und eine Behandlung aufzunehmen. Für ältere Patienten hat dieses „Ehrenwort" hohen Bindungscharakter.

- ■ Krisenintervention

Bei akuter Suizidalität ist unter aufklärender Einbeziehung des Patienten eine akutstationäre Einweisung vorzunehmen, im Sinne des Fürsorgegebotes muss dies zur Not auch gegen den Willen des Patienten durchgesetzt werden.

7.7 Mangelernährung und Störungen des Flüssigkeitshaushaltes

Mangelernährung ist eine der häufigsten Diagnosen bei Menschen jenseits des 65. Lebensjahres. Vermutlich bis zu 10 % und mehr aller älteren Menschen, aber vor allem bis zu 2/3 aller im Pflegeheim lebenden Älteren weisen Zeichen einer zumindest teilweisen Mangelernährung auf.

Malnutrition ist definiert als mangelhafte Aufnahme von Energie und Proteinen mit gleichzeitiger Unterversorgung von Vitaminen, Vitalstoffen, Elektrolyten und Spurenelementen.

Die Folgen dieser Situation im Alter sind erheblich. Sie begünstigen das Problem der Sarkopenie, der Gebrechlichkeit und gehen einher mit erhöhter Morbidität sowie Mortalität.

Indikatoren für Mangelernährung im Alter:

- unbeabsichtigter auffälliger Gewichtsverlust vom Ausgangsgewicht > 5 % in 3 Monaten oder >10 % in 6 Monaten
- deutlich reduzierte Körpermasse (Fett- und Muskelmasse) bei einem BMI < 20 kg/m^2
- Serumalbuminspiegel unter 3,5 g/dl

Neben den mangelnden Kalorien und der mangelnden Nährstoffzufuhr besteht bei vielen alten Menschen häufig auch zusätzlich oder alleine ein Defizit an Flüssigkeitszufuhr.

Mithilfe des sog. Mini-Nutritional-Assessment (MNA: ▶ https://www.mna-elderly.com/forms/mini/mna_mini_german.pdf), dessen erste 6 Fragen als schnelles Kurzscreening dienen, kann drohende oder manifeste Mangelernährung erfasst werden.

- ■ Ursachen

Appetit, Hunger- und Sättigungsgefühl nehmen im Laufe des Alterungsprozesses ab, sind also ein intrinsischer, vermutlich neuroendokrin bedingter Faktor. Dies für sich kann jedoch nicht das Problem der dauerhaften fehlerhaften defizitären Ernährung erklären.

Die Ursachen der Mangelernährung sind häufig vielfältig, die nachfolgende Liste zeigt nur die häufigsten auf:

- Störungen der Sensorik: Geschmacks- und Geruchssinn verändert
- Störungen des Kauapparates: krankhafter Zahnstatus, atrophische Mundschleimhaut, reduzierter Speichelfluss
- Verdauungsstörungen: Reflux, Motilitätsstörung, Diarrhoe, Obstipation
- konsumierende Morbidität: z. B. Karzinom, COPD, Hyperthyreose etc.
- Folgezustände einer Erkrankung: Funktionsstörungen des Schluckaktes, Lähmung einer Extremität
- Arzneimittelnebenwirkungen (häufig: Diuretika; NSAR, Antihypertonika, Psychopharmaka)
- fehlende Mobilität und fehlendes soziales Netz: Reduktion von Einkaufshäufigkeit und Menge, erschwerte Speisenzubereitung, Alleinsein beim Essen

- ■ Besonders häufige Mangelsyndrome und ihre Folgen

Hauptproblem der Mangelernährung ist die verminderte Kalorien- und Eiweißzufuhr. Daneben werden aber weitere essenzielle Nährstoffe in verminderter Menge zugeführt. Daraus resultieren besonders häufig:

- Elektrolytstörungen: **Hyponatriämie** führt zu Vigilanzstörung bis hin zu Verwirrtheit, **Hypokaliämie** begünstig Herzrhythmusstörungen, **Hypomagnesiämie** führt zu Muskelkrämpfen, **Hypokalzämie** begünstigt die Osteoporose
- Mineralstoffmangel (Eisen, Zink): **Eisenmangel** führt zu Anämie mit Müdigkeit, Antriebsstörung, Zungenbrennen, aber auch zu Störungen der Sauerstoffversorgung mit Angina pectoris, zerebralen Durchblutungsstörungen, Wundheilungsproblemen etc.
- Vitaminmangel (Vitamin B12, Folsäure, Vitamin D)
  - **Vitamin-D-Mangel** führt generell zu unspezifischen Symptomen wie chronischer Müdigkeit und Abgeschlagenheit, dazu ist bewiesenermaßen das Osteoporoserisiko erhöht. Daneben kommt es gehäuft zu Autoimmunerkrankungen und Störungen der Infektabwehr.
  - **Vitamin-B12-Mangel** führt zu Anämie, gastrointestinalen Störungen, neurologischen Symptomen wie Polyneuropathie oder auch zu pseudodementiellen Syndromen.

Mangelernährung ist ein synergistisch negativ, die fragile Gesamtsituation eines älteren Menschen beeinflussendes Problem.

▪ Risiken

Folgen der Malnutrition sind Gewichtsverlust, Verlust an Muskelmasse und damit Verlust an Kraft und körperlicher Funktion. Daraus folgt eine Einschränkung der Mobilität und **erhöhtes Sturzrisiko** (▶ Abschn. 7.1).

Die **Gefahr von chronischen Wunden** (z. B. durch Dekubiti) nimmt zu. Wundheilungsstörungen sowie allgemein erhöhte Infektneigung treten auf (▶ Abschn. 5.13.3).

❯ Durch Malnutrition wird ein Circulus vitiosus in Gang gesetzt, der Gebrechlichkeit fördert, die Vulnerabilität verstärkt und letztendlich die vorzeitige Sterblichkeit erhöht.

▪ Anamnese, körperliche Zeichen und sinnvolle Untersuchungen

Im hausärztlichen Alltag können zur Beurteilung einer möglichen Mangelernährung auch erlebte und selbstbeobachtete Veränderungen des Patienten als mögliche Indikatoren herangezogen werden. I. d. R. ist bekannt, in welches soziale Umfeld der Patient eingebunden ist. Folgen von Erkrankungen mit Beeinträchtigung der Mobilität und Selbstversorgung werden vom Hausarzt meist mitbehandelt. Augenscheinliche Veränderungen, wie äußere Verwahrlosung, zu weite Kleidung, Blässe, Kraftlosigkeit sind weitere erkennbare Symptome. Dies ersetzt dennoch nicht die gezielte Befragung nach Ernährung und Trinkverhalten.

Die **gezielte körperliche Untersuchung** bei V. a. Mangelernährung umfasst:

- Erhebung von Größe und Gewicht, Errechnung des Body-Mass-Index, $BMI = (Gewicht\ in\ kg)/(Größe\ in\ m)^2$
- Inspektion der Mundhöhle mit Erhebung des Zahnstatus (inkl. Begutachtung der Prothese!) und der Kiefergelenke
- Beobachtung des Schluckaktes (im Zweifel essen und trinken lassen)
- Auskultation der Lunge (Rasseln?, Aspiration?)
- Palpation des Abdomens
- Zeichen von Exsikkose (trockene Zunge, stehende Hautfalten)
- Prüfung der groben Kraft und der Extremitätenfunktion (Aufstehen erschwert? Händedruck kraftlos?)
- Muskelstatus (Atrophie der Oberarm- und Wadenmuskulatur?)

❯ Abweichend vom jüngeren Patienten liegt im Alter je nach Geschlecht der BMI idealerweise zwischen 25 und 27.

7

Laborchemische Untersuchungen sind von weniger großer Bedeutung (allenfalls Blutbild mit Ferritin, BKS und CRP, Elektrolyte, Blutzucker, Gesamteiweiß und Albumin, Serumkreatinin und Harnstoff). Ein Harnstoff-Kreatinin-Quotient größer als 30 kann eine Abnahme der Muskelmasse anzeigen.

❯ Bei entsprechendem klinischem Verdacht (z. B. konsumierende Erkrankung) sollten weiterführende Untersuchungen (z. B. Sonographie, Endoskopie) nur dann durchgeführt werden, wenn sich daraus therapeutische Konsequenzen ergeben würden.

▪ Therapie
Die Therapie der Mangelernährung braucht einen **multimodalen Ansatz**.

Altersadäquate Ernährung
Das Bereitstellen einer dem Alter und Allgemeinzustand des Patienten gerechten Ernährung ist Grundvoraussetzung zur Vermeidung bzw. Beseitigung einer Mangelernährung. Grundsätzlich gelten die Empfehlungen der DGE auch für gesunde alte aktive Menschen (50 % Kohlehydrate, 30 % Fett, 20 % Eiweiß).

Energiebedarf
Auch beim alten Menschen orientiert sich der Bedarf an Geschlecht, Köpergewicht und Aktivitätsgrad, wobei gerade hier die Schwankungen erheblich sein können und von völliger Immobilisation bis ausgeprägt umtriebiger Aktivität reichen.
Dazu kommen noch Grunderkrankungen, wie z. B. chronische

Wunden, die einen erhöhten Bedarf erfordern.
Als Faustformel können folgende Kalorienmengen gelten (◼ Tab. 7.1):

Proteinbedarf
Der alte Mensch weist im Vergleich zum jüngeren einen höheren Eiweißbedarf auf, um seinen Muskelabbau zu verhindern bzw. die Infektabwehr aufrechtzuerhalten.
Der Bedarf reicht von einer Beschränkung auf 0,8 g/kg Körpergewicht beim chronisch Niereninsuffizienten ab Stadien III/IV bis zu 1,2 g/kg Körpergewicht bei Rehabilitation oder chronischen Wunden.

Flüssigkeitsbedarf
30–40 ml/kg KG in Abhängigkeit von Herz- und Nierenfunktion

Kritische Nährstoffe
Bei inadäquater Ernährung kommt es früher oder später bei fast allen relevanten Nährstoffen zu einer problematischen Situation. Bei einigen wenigen Elektrolyten, Mineralstoffen und Vitaminen treten Mangelsyndrome aber häufiger und leichter ein und sie sind auch bereits bei einem Teil der gesunden Bevölkerung als nur kritisch ausreichend zu bewerten.

Vitamin B12 und Folsäure
Bereits in der Allgemeinbevölkerung sind 4 % von Mangelzuständen betroffen, bei älteren Menschen geht man von 20 % und mehr aus. Insbesondere die Gruppe der Pflegebedürftigen dürfte daher ein sehr starkes Risiko einer Mangelversorgung mit Vitamin B12 und Folsäure aufweisen. Der

◼ **Tab. 7.1**   Kalorienbedarf im Alter abhängig vom Geschlecht

	Bettlägerige Patienten	Sitzende Patienten	Mobile Patienten
Frau (kcal/kg KG)	20	25	30
Mann (kcal/kg KG)	25	30	35

Körper verfügt über relativ große Speicher, sodass eine Verarmung erst nach Jahren auftritt. Da die Resorption aus dem Ileum erfolgt und eine intakte gastrointestinale Situation bei vielen älteren Patienten nicht mehr vorhanden ist (zusätzlich eingeschränkt durch zahlreiche Medikamente, die insbesondere in der Behandlung von Älteren häufig Verwendung finden), ist diese Störung jedoch langfristig klinisch relevant.

Der Tagesbedarf für Vitamin B12 liegt bei 3 μg, der vorwiegend aus tierischer Ernährung und hier vor allem aus Fleisch gedeckt wird.

Mangelsyndrome können sowohl oral (tgl. 2 mg) als auch parenteral (i.v. oder i.m. 1 mg) ausgeglichen werden. Dies kann durch Kombinationspräparate mit Folsäure erfolgen.

Vitamin D

Vitamin D wird vom Menschen in der Haut unter Sonnenweinwirkung produziert. In Westeuropa ist der Stand und die Intensität der Sonnenstrahlung in der Mittagszeit (etwa 11:00 bis 15:00 Uhr) geeignet, etwa bei zeitlich halber Erythemdosis (je nach Hauttyp) bei Bestrahlung von Gesicht und Extremitäten, die für einen Menschen notwendige Menge zu produzieren. Nur ein geringer Teil des Vitamin Ds kann durch Nahrung aufgenommen werden (Lachs etc.).

Da ältere Menschen eher die Sonne meiden und Hospitalisierte, Pflegeheimbewohner und bettlägerig Pflegebedürftige kaum bis gar nicht der Sonnenbestrahlung ausgesetzt werden, kommt es bei dieser Altersgruppe in bis zu 80 % zu Vitamin-D-Mangelsyndromen.

Therapie: manifester Mangel 8 Wochen 2 × 20 000 Vitamin D/Woche

DGE: empfohlene tägliche Zufuhr bei über 60-jährigen 800 IE–2000 IE/Tag

Elektrolyte

Mangel an Elektrolyten ist relativ einfach über regelmäßige Laborkontrollen feststellbar. Diese sollten insbesondere bei Therapie mit Diuretika engmaschig erfolgen. I. d. R. kann hier ein Mangel durch orale Substitution gut ausgeglichen und der Therapieerfolg über Laborkontrollen rasch gesehen werden.

Eisen

Die intestinale Resorptionsfähigkeit von Eisen nimmt im Alter ab. Da die Zufuhr vorwiegend über Fleisch erfolgt, entsteht auch hier sehr leicht eine Unterversorgung mit Entwicklung einer schleichenden Anämie. Gegebenenfalls wird durch orale Beigabe eines Eisenpräparates (auch in Tropfenform verfügbar unter Berücksichtigung der UAW Obstipation und Übelkeit) ein entsprechendes Defizit ausgeglichen. Besonders ausgeprägte Formen können zu Beginn durch Eisengabe i.v. rasch ausgeglichen werden.

Multimodaler Ansatz

Den richtigen Bedarf zu erkennen und zur Verfügung zu stellen ist das eine, das andere ist es, die vielfachen Hemmnisse, die eine altersgerechte Ernährung verhindern, zu beseitigen. Die folgende Auflistung zeigt die nötigen Interventionsmaßnahmen, die über ein übliches ärztliches Handeln hinausgehen:

- Beseitigung der Probleme bei der Nahrungsaufnahme (Zahnbehandlung, Schlucktraining, Physiotherapie, Hilfsmittel bei Greifstörungen)
- Behandlung chronischer appetitstörender Erkrankungen (Depressionen, Demenz, chronische gastrointestinale Störungen)
- unterstützende pflegerische Maßnahmen (z. B. verbale Aufforderung, Kleinschneiden, Hilfe beim Essen)

— Mahlzeiten und Lebensmittel der individuellen Patientensituation anpassen (z. B. Berücksichtigung persönlicher Vorlieben, zusätzliche Zwischenmahlzeiten, Fingerfood)

— Anreicherung von Speisen und Gerichten (mit kalorienreichen Lebensmitteln wie Sahne, Butter, Öl oder mit Nährstoffkonzentraten, Multivitamin und Mineralstoffkomplexen und Proteinpulver)

— oral ergänzende oder ersetzende Ernährung (Trinknahrung, Sondennahrung, parenterale Ernährung)

— angenehme Essumgebung (z. B. Essen am Tisch in einem Esszimmer gemeinsam mit anderen, ruhige und entspannte Atmosphäre, Essen als soziales Erlebnis)

7.8   Pharmakotherapie

Bis zu zwei Drittel aller verordneten Medikamente werden in Deutschland von älteren Patienten eingenommen. Dazu kommen im Schnitt noch einmal bis zu 7 weitere frei verkäufliche Arzneimittel je Patienten.

Die Arzneimittelforschung beschäftigt sich zwar intensiv mit der Therapie der einzelnen Erkrankung, berücksichtigt dabei aber kaum komplexe Krankheitsverläufe von mehreren chronischen Erkrankungen. Häufig ist dies sogar Ausschlusskriterium für Arzneimittelstudien. Nach Rentelen-Kruse beziehen sich besonders häufige Ausschlusskriterien von Studien auf höheres Lebensalter, Ko-Morbidität, Multimorbidität oder eingeschränkte Lebenserwartung. Auch Leitlinien medizinischer Fachgesellschaften beziehen sich auf die Therapie einer einzelnen Erkrankung, ohne sie ausreichend in den Kontext der Multimorbidität einzubinden.

7.8.1   Einflussfaktoren auf die Pharmakotherapie

▪ Multimorbidität

Multimorbidität ist das nebeneinander Auftreten von mindestens drei chronischen Erkrankungen bei ein und derselben Person. Dabei ist von bloßen Funktionseinbußen oder Alterungsprozessen abzusehen, lediglich behandlungsbedürftige Störungen der Gesundheit sind zu berücksichtigen.

Der Begriff der Multimorbidität ist dabei nicht abschließend geregelt. Ca. 80 % der über 80-jährigen Patienten leiden an zwei und mehr behandlungsbedürftigen chronischen Erkrankungen. Immerhin jeder 5. erkrankt an 5 und mehr therapierelevanten Störungen, die es gilt, leitliniengerecht zu versorgen.

Bei multimorbiden Patienten sollten immer die persönlichen Präferenzen der Betroffenen in das Behandlungsregime einbezogen werden. Hierzu sind gemäß DEGAM die folgenden Themenbereiche von besonderer Bedeutung:

— Erhalt von sozialer Rolle und sozialen Aktivitäten

— Verhinderung von gefährdenden Ereignissen (AgV)

— Reduktion von Medikamentennebenwirkungen

— Reduktion von behandlungsbedingten Belastungen

— Lebensverlängerung

Bei der Behandlung multimorbider Patienten geht es nicht zwingend um die optimale Behandlung von somatischen chronischen Erkrankungen, sondern um die optimale Behandlungsstrategie unter Einbeziehung der Bedürfnisse des Patienten auch mit Hinzuziehung der Bezugspersonen.

❯ Bei der Behandlung von multi-morbiden Patienten sind laufend die patientenseitigen und die arztseitigen Schwerpunkte miteinander abzugleichen und die für den Patienten besten Entscheidungen zu treffen.

■ Veränderungen der Pharmakokinetik und -dynamik

Unterschiedlich verlaufende kontinuierliche Veränderungsprozesse der verschiedenen Organfunktionen („Alterung") führen zu veränderter Pharmakokinetik und -dynamik. Dabei ist zu beachten, dass sowohl intra- als auch interpersonell erhebliche Unterschiede auftreten können.

Änderungen der Pharmakokinetik im Alter sind im Wesentlichen bestimmt durch
— Herabsetzung der Plasmaeiweißbindung
— erhöhten Körperfettanteil
— verminderten Körperwasseranteil
— reduzierte glomeruläre Filtrationsrate
— veränderte Leberfunktion
— abnehmende enzymatische Kapazität des Cytochroms P450

Änderungen der Pharmakodynamik stellt man sich im Wesentlichen als ein erhöhtes oder verändertes Ansprechen auf Wirkstoffe vor, z. B. im Bereich des ZNS durch Abnahme neuronaler Zellen oder der Synapsendichte. Der genaue Wirkmechanismus wird bisher nicht vollständig verstanden.

■ Vulnerabilität

Der Begriff der Vulnerabilität („Verletzbarkeit") beschreibt in diesem Zusammenhang eine Art Gesamtschau auf den Patienten. Nur die Betrachtung der Anzahl seiner Erkrankungen, das Ausmaß der Niereninsuffizienz oder die Punktzahl im Barthel-Index greifen zu kurz.

■ Adhärenz

Adhärenz bezeichnet die **Therapietreue,** also das Maß mit dem eine verordnete Therapie in richtiger Wirkstärke und Häufigkeit zur vorgesehenen Zeit eingenommen wird.

❯ Je höher die Anzahl der einzunehmenden Medikamente ist, desto größer ist die Wahrscheinlichkeit, dass die Medikamente gar nicht mehr oder nicht zuverlässig richtig eingenommen werden.

Folgende Faktoren begünstigen Nonadhärenz:
— mehr als 5 einzunehmende Medikamente (z. B. Polymedikation)
— kognitive Störungen (z. B. Vergesslichkeit)
— feinmotorische Störungen (z. B. Tremor)
— Visuseinschränkungen (z. B. Katarakt)
— fehlendes soziales Netz (z. B. alleinlebend)

7.8.2 Probleme und Folgen

Bei der Einnahme von 5 oder mehr Medikamenten spricht man von Polypharmazie. Das Interaktionspotenzial einer solchen Medikation ist nicht mehr überschaubar. Bei Interaktionen unterscheidet man:
— Interaktionen zwischen Medikamenten (drug-to-drug)
— Interaktionen zwischen Medikamenten und Koerkrankungen (drug-to-disease)

7.8.3 Potenziell inadäquate Medikamente (PIM)

Dies beschreibt Medikamente, von denen man weiß, dass sie für den Patienten ungeeignet sind, ihm also mit größerer Wahrscheinlichkeit Schaden zufügen werden und für die es eine sicherere Alternative gibt.

7.8.4 Unerwünschte Arzneimittelwirkung (UAW) und Unerwünschte Arzneimittelereignisse (UAE)

Während unerwünschte Arzneimittelwirkung die Vielzahl der bagatellisierend als „Nebenwirkung" beschriebenen Symptome wie Übelkeit, Obstipation, Appetitlosigkeit etc. beschreiben, sind mit unerwünschten Arzneimittelereignissen Therapiefolgen gemeint, die bei über 65-jährigen Patienten immerhin zu 7–10 % aller Krankenhauseinweisungen führen (am häufigsten: Stürze, Delir, gastrointestinale Blutungen).

7.8.5 Verschreibungskasakaden

Unerwünschte Arzneimittelwirkungen werden häufig nicht als solche erkannt und als eigenständiges neues Symptom oder Erkrankung gewertet und ziehen damit eine erneute Medikation nach sich. Dieser Vorgang, der durchaus 2–3 Folgeverordnungen betreffen kann, wird mit Verschreibungskaskade bezeichnet.

7.8.6 Hausärztliches Vorgehen

Selbst bei Kenntnis aller Fallstricke ist es im Alltag des hausärztlichen Betreuungsgeschehens kaum möglich, die medikamentöse Versorgung eines geriatrischen Patienten problemlos und im Konsens mit allen Leitlinien zu gestalten. Allein durch die sorgfältige Versorgung einer Herzinsuffizienz kann bereits das Problem der Polymedikation mit 5 und mehr Medikamenten erreicht werden.

▪ **Medikamentenanamnese**

Sorgfältiges Erfragen aller bisher eingenommenen Medikamente in Dosis, Häufigkeit und Indikation, inklusive der Selbstmedikation und Nahrungsergänzungspräparate. Daraus erfolgt die Erstellung eines Medikationsplanes.

▪ **Überprüfung der bestehenden Medikation auf indikationsgerechte Versorgung**

Neben einer möglichen Über- und Fehlversorgung kann hier auch eine Unterversorgung, die immerhin bei 10 % der geriatrischen Patienten vorliegt, erkannt werden. Ein geeignetes Hilfsmittel dazu sind die sog. MAI(Medication-Appropriatness-Index)-Kriterien (◘ Tab. 7.2).

Als brauchbare Hilfsmittel zur Erkennung von potenziell inadäquaten Medikamenten für ältere Patienten stehen zwei auf den deutschen Arzneimittelmarkt zugeschnittene Arzneimittellisten zur Verfügung:

‒ **Priscus-Liste:** Nennung von potenziellen UAW und Interaktionen, Überwachungsnotwendigkeiten und geeigneten unbedenklicheren Alternativen
‒ **FORTA-Liste:** Einteilung der häufigsten verwendeten Arzneimittel nach Indikation und Alterstauglichkeit in 4 Grade (A: eindeutig positiv bis D: soll vermieden werden)

Auch viele Medikamentendatenbanken, die in Patientendokumentationssystemen integriert sind, bieten die Möglichkeiten auf Interaktionspotenziale hinzuweisen.

▪ **Überwachung**

Neben der regelmäßigen Überprüfung der noch bestehenden Notwendigkeit einer Therapie, am besten quartalsweise (wenigstens jedoch alle 6 Monate), ist das regelmäßige Nachfragen nach bestehender Wirkung und aufgetretener UAW wichtig.

◼ **Tab. 7.2** MAI-Kriterien zur Analyse einer Medikation auf indikationsgerechte Versorgung

1. Die Indikation stimmt
2. Die Wirksamkeit des Arzneimittels ist belegt
3. Die Dosierung stimmt
4. Die Anwendung ist ausreichend sicher
5. Die Handhabbarkeit ist gegeben
6. Interaktionen mit anderen Medikamenten sind berücksichtigt
7. Interaktionen mit vorliegenden Erkrankungen sind berücksichtigt
8. Eine Doppelverordnung ist ausgeschlossen
9. Die Dauer der Therapie ist adäquat
10. Die Wirtschaftlichkeit ist gegeben

Labormonitoring durch Überwachung von Blutbild, Gerinnungsparametern, Elektrolyten, Nieren- und Leberfunktion sollten dabei eher großzügig erfolgen.

Das Serumkreatinin ist kein geeigneter Parameter zur Abschätzung der Nierenfunktion. Einzig verlässlicher Wert ist die glomeruläre Filtrationsrate (▶ Abschn. 5.4.).

Zur Dosisberechnung bei Nierenfunktionsstörungen bietet sich das Portal ▶ www.dosing.de der Universität Heidelberg an.

▪ **Verordnung neuer Medikamente**

Bei Notwendigkeit einer neuen Medikation sind die vorgenannten Kriterien zu berücksichtigen und es gilt der Grundsatz: start low, go slow (niedrige Anfangsdosis, langsam und behutsam steigern).

▪ **Absetzen von Medikamenten**

Der Verzicht auf eine Medikation bei nicht mehr vorhandenen Beschwerden oder Veränderung der Therapieziele sollte selbstverständliche Überlegung im Behandlungsverlauf sein. Ausschleichendes

Vorgehen, insbesondere bei Psychopharmaka oder Schmerzmedikation (hier ggf. über 4 und mehr Wochen) ist sinnvoll. Es besteht die Notwendigkeit, den Patienten engmaschig zu kontrollieren.

▪ **Orientierung der Medikation an Therapiezielen und Patientenvorstellungen**

Alle Leitlinien, Therapielisten und Indikationskriterien entbinden den Hausarzt nicht von seiner Aufgabe, die für den Patienten individuell bestmögliche Arzneimitteltherapie zusammenzustellen. Dabei sollte er unbedingt die Wünsche und Vorstellungen des Patienten zur Pharmakotherapie kennen und einbeziehen sowie den Medikationsplan an gemeinsam erarbeiteten Therapiezielen orientieren:
— Schmerzen lindern
— Mobilität und Selbstversorgung erhalten
— ausreichende kardiopulmonale Belastbarkeit
— guter Appetit
— Ausscheidungsfähigkeit und Kontinenz erhalten
— Schlaf und Vigilanz fördern
— emotionale Stabilität erreichen
— soziale Kompetenz erhalten

▪ **Ausschöpfung nichtmedikamentöser Therapiestrategien**

Durch Hinzunehmen nichtmedikamentöser Therapien können ggf. Arzneimittel eingespart werden (Heilmittel: Physiotherapie, Ergotherapie, Logopädie/Hilfsmittel: z. B. Rollator, Gehhilfe etc.).

▪ **Besprechung der Medikation**

Jede Veränderung der Therapie sollte ausführlich mit dem Patienten und/oder seinen Pflegern, Betreuern und Angehörigen besprochen werden. Man sollte sich versichern, dass diese verstanden wurde. Grundsätzlich sollte zum Abschluss ein aktueller schriftlicher Behandlungsplan (▶ Abschn. 11.9.4) ausgehändigt werden.

- Relevante Leitlinie

S2e Leitlinie Hausärztliche Leitlinie: Multimedikation DEGAM AWMF 053-043.

7.9 Gebrechlichkeit (Frailty)

Der Begriff „Gebrechlichkeit" beschreibt
einen nicht abschließend allgemeingültig
definierten Zustand, der sich aus der Folge
von **beschleunigten Funktionseinbußen**
der Organsysteme, kognitiver Leistungsminderung, aber auch psychosozialer
Defizite im Laufe des Alterungsprozesses
ergibt.

Gebrechlichkeit führt zu einer erhöhten
Vulnerabilität, einem Zustand erhöhter
Anfälligkeit gegenüber jeder Art von
gesundheitlicher Belastung, auch wenn
diese primär banal erscheint. Es besteht ein
labiles Gleichgewicht im Gesamtzustand
des alten Menschen. Noch bestehende
Mobilität und Selbstständigkeit kann rasch
in Immobilität und Pflegebedürftigkeit
umschlagen.

Multimorbidität kann Gebrechlichkeit
bedingen, muss es aber nicht. Umgekehrt
kann Gebrechlichkeit bestehen, ohne dass
scherwiegende chronische oder akute
Erkrankungen vorliegen.

Mit Gebrechlichkeit eng verknüpft sind
Funktionseinbußen im kognitiven Bereich,
im endokrinen System (Anstieg kata-
boler Hormone) und im Immunsystem
(inflammatorische Prozesse). Der Verlust von
Körpergewicht, Muskelmasse und Muskelkraft (Sarkopenie) ist ein Meilenstein bei der
Entstehung von Gebrechlichkeit.

Neben Anamnese und körperlicher
Untersuchung können Fragebögen (z. B.
FARC), Muskelhandkraftmessungen
und Tests wie der Chair rising Test
(▶ Abschn. 14.2) Aufschluss über eine
drohende oder bestehende Sarkopenie geben.

Das **Gebrechlichkeitsmodell nach Fried**
beschreibt **5 wesentliche Merkmale:**
- Gewichtsverlust
- Erschöpfung
- Kraftlosigkeit
- reduzierte Gehgeschwindigkeit (<0,8 m/
  sec)
- reduzierte körperliche Aktivität

0 Merkmale = keine Anzeichen von
Gebrechlichkeit
1–2 Merkmale = beginnende Gebrechlichkeit
3–5 Merkmale = manifeste Gebrechlichkeit

❯ Körperliche Aktivität mit Kraft, Ausdauer
und Gleichgewichtstraining sowie protein-
reiche, kalorisch ausreichende Ernährung
sind die beiden am besten gegen Gebrechlichkeit wirkenden Maßnahmen.

7.10 Das geriatrische Basis-Assessment

Die Morbidität des alten Menschen ist
nicht vorzugsweise durch die Summe der
organbezogenen Erkrankungen, sondern
vor allem auch durch funktionelle Defizite
mit entsprechenden Einschränkungen für
die Lebensführung bestimmt.

Diese Einschränkungen sind nicht
durch übliche klinische Untersuchungsmethoden wie z. B. Auskultation, Palpation
etc. zu erkennen oder in ihrer Bedeutung
einzuschätzen, daher wurden nach und
nach spezielle, z. T. sehr umfangreiche
Assessmentverfahren in die Begutachtung
geriatrischer Patienten eingeführt.

Ziel dieser geriatrischen Assessments ist es, bisher nicht erkannte oder
im Vordergrund stehende Defizite des
alten Menschen durch Anwendung
systematischer Tests aufzudecken und im
Rahmen eines Scores in Ihrer Ausprägung
zu quantifizieren.

Das **geriatrische Basis-Assessment** wurde
speziell zur Anwendung in der hausärztlichen Praxis konzipiert (die wichtigsten
Tests sind in ▶ Abschn. 12.7.3 dargestellt).

Dabei werden **vier wesentliche Bereiche** betrachtet. Verschiedene Tests, Indices und Fragebögen stehen dafür zur Verfügung:

- Alltagskompetenz (Barthel-Index, geriatrisches Screening nach Lachs, Geldzähltest (▶ Abschn. 14.2)
- Mobilität (Timed-up-and-go-Test, Tandem-Stand, Chair-Rising-Test ▶ Abschn. 14.2)
- kognitive Fähigkeiten (Uhren-Test, Mini-Mental-Status-Test) (verfügbar unter: ▶ https://de.wikipedia.org/wiki/ Mini-Mental-Status-Test), Dem Tec
- emotionale Fähigkeiten (geriatrische Depressionsskala nach Yesavage) (▶ Abschn. 12.7.3)

Die hausärztliche Leitlinie geriatrisches Assessment der DEGAM präferiert ein MAGIC genanntes Screeningverfahren, das bei jedem Patienten über 70 Jahren bei mindestens einer der beiden folgenden Signalfragen mit Ja beantworteten Frage durchgeführt werden sollte.

Signalfragen bei MAGIC:

Fühlen Sie sich voller Energie?

Haben Sie Schwierigkeiten eine Strecke von 400 m zu gehen?

MAGIC erfasst neben den oben genannten Bereichen weitere bedeutende Bereiche des Alltags

1. Leistungsfähigkeit
2. Sehen
3. Hören
4. Stürze
5. Harninkontinenz
6. Depressivität

7. Soziales Umfeld
8. Impfungen
9. Kognitive Leistung

Fakultativ: Schmerzen, Schwindel, Mobilität und Beweglichkeit, Ungewollter Gewichtsverlust, Medikationscheck

Die Ergebnisse dieser Erhebungen sollen dazu beitragen, das Ziel der Behandlung alter Menschen zur größtmöglichen Selbstständigkeit und Unabhängigkeit in der Lebensführung zu optimieren und in die Strategien zur Behandlung organbezogener Störungen mit einzubeziehen.

- Relevante Leitlinien

S3 Leitlinie Multimorbidität DEGAM (2017) AWMF 053-047

S3 Leitlinie Demenzen (2016) AWMF 038-013

S1 Leitlinie Geriatrisches Assessment in der Hausarztpraxis DEGAM (2017) AWMF 053-015

Übungsfragen

- Wie lauten die sog. geriatric giants?
- Welche Ziele verfolgt die Therapie geriatrischer Patienten?
- Nennen Sie die Besonderheiten der Pharmakotherapie im Alter.
- Welche ernährungsbedingten Mangelerscheinungen im Alter sind häufig?
- Was versteht man unter dem Begriff Gebrechlichkeit?

Lösungen ▶ Kap. 15

Der Patient am Ende des Lebens (Palliativmedizin)

Inhaltsverzeichnis

© Springer-Verlag GmbH Deutschland, ein Teil von Springer Nature 2020
B. Riedl und W. Peter, *Basiswissen Allgemeinmedizin*,
https://doi.org/10.1007/978-3-662-60324-6_8

8

Die Behandlung und Begleitung von Menschen im letzten Lebensabschnitt bis hin zum Tode ist elementare Aufgabe des Hausarztes und wird von vielen Patienten gewünscht. Der Hausarzt nimmt seine Rolle dabei im Rahmen der sog. allgemeinen ambulanten Palliativversorgung (AAPV) innerhalb eines Teams, aus den Patienten begleitenden Personen, wahr. In besonderen Betreuungssituationen wird er dabei durch ein spezialisiertes Palliativteam unterstützt (SAPV). Das nachfolgende Kapitel beschreibt die wesentlichen Inhalte und Merkmale der palliativen Betreuung und die damit verbundenen Aufgaben des Hausarztes.

Auch wenn über 50 % der Patienten ihre letzten Lebenstage im Krankenhaus verbringen und dort verstarben, so zeigte eine 2011 veröffentlichte Auswertung von Todesbescheinigungen, dass immerhin 23 % Zuhause und 19 % im Pflegeheim verstarben. Sterbebegleitung und palliativmedizinische Behandlung gehören daher zu den Grundaufgaben eines jeden Hausarztes.

Palliativmedizin ist die Behandlung von Patienten, die an einer nicht heilbaren Erkrankung leiden, die progredient verläuft und eine begrenzte Lebenserwartung mit sich bringt.

Der Tod dieser Patienten steht nicht immer unmittelbar bevor, die Patienten sind häufig noch ohne schwere Beeinträchtigungen (hoher Barthel- und Karnofsky-Index – ▶ Abschn. 12.7.3 bzw. 12.7.4).

Palliativtherapie setzt früh, mit dem Erhalt der Diagnose einer lebenszeitbegrenzenden Erkrankung ein (◘ Abb. 8.1). Die Einbeziehung des gesamten Umfeldes des Patienten ist sinnvoll und notwendig.

Die Behandlung orientiert sich am Symptom, dieses soll zum Wohl des Patienten gelindert und kontrolliert werden. Palliativmedizin bezieht neben den körperlichen Beschwerden auch die psychosozialen und spirituellen Nöte und Bedürfnisse des Patienten und die Betreuung der wichtigen Bezugspersonen des Erkrankten mit ein.

❯ Unnötige, den Patienten belastende diagnostische und therapeutische Maßnahmen sind in der Palliativsituation zu vermeiden, insbesondere, wenn diese ohne definierten gewinnbringenden Nutzen sind.

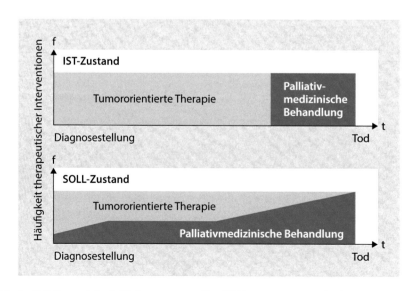

◘ **Abb. 8.1**   Ist-Soll-Zustand der Palliativversorgung. (Aus Hiddemann, Bartram, Springer-Verlag 2010)

Alle Maßnahmen müssen in ständiger erklärender Kommunikation mit dem Patienten erfolgen.

Palliativmedizin ist immer eine Teamaufgabe (Ärzte, Pflegepersonal, Physiotherapie, Seelsorge, Angehörige).

- **Wesentliche Grundsätze und Aufgaben**

Schwer erkrankte Menschen fürchten die Veränderung ihrer Lebenssituation, den Verlust von Arbeit, Angehörigen, Freunden, insbesondere erleben Sie Angst vor dem Verlust ihrer Selbstbestimmung und haben Angst vor Leiden und Tod. Vor jedem Tod aber steht ein Lebensweg, der auch gelebt werden muss und mit Leben zu füllen ist. Hausärztliche Aufgabe ist es, dem Patienten dabei beizustehen und ihn zu ermutigen, dieses „Lebensstück" anzunehmen und zu erleben. Dabei sollten die nachfolgenden Grundsätze stets beachtet werden.

- Würde des Patienten achten
- Selbstbestimmung und respektvoller Umgang
- Achtung der weltlichen und religiösen Überzeugungen
- persönliche Hygiene und Intimität zulassen
- bestehende Lebensführung zulassen: persönliche Dinge des Lebens, Kleidung, Schmuck
- Teilhabe am Leben ermöglichen
- Bedürfnis von Zuneigung und Liebe
- Integration in Familie und Freundeskreis
- kulturelles und spirituelles Leben
- Gefühl, gebraucht zu werden und nützlich zu sein
- Hilfe im Sterben sicherstellen
- Aufklärung über Krankheit
- Kompetenz der Helfenden
- Gefühl der Sicherheit
- Linderung der Beschwerden

- **Allgemeine Therapieregeln**
- Kommunikation
- offene, wertschätzende Kommunikation:

- mit dem **Patienten:** Krankheitsverlauf und Problemsituationen müssen offen angesprochen und gemeinsam gelöst werden. Betroffenheit und Mit-Leiden dürfen nicht zu Verschlossenheit und falscher Rücksichtnahme bis hin zu Verschweigen von Sachverhalten führen.
- mit den **Angehörigen:** Innerhalb von Familien bringt Krankheit und naher Tod das Gefüge häufig komplett durcheinander, es herrscht Sprachlosigkeit und nicht selten kommen ungelöste Konflikte zum Vorschein.
- im **Team:** Gegenseitige Information und Konsensbildung über den Behandlungsverlauf sind stets herzustellen, Meinungsverschiedenheiten dürfen nicht vor dem Patienten, sondern müssen untereinander geklärt werden („an einem Strang ziehen"). Das Team ist in einer Führungs- und Vermittlerrolle gegenüber Patient und Angehörigen.

Für alle Beteiligten besteht die Gefahr der Kollusion, also des gemeinsamen Verschweigens und Nichtaussprechens von Wahrheiten und konfliktbeladenen Geschehnissen, in der Hoffnung, den anderen zu schonen, letztendlich aber mit der Konsequenz, ungelöste Konflikte und Belastungen zurückzulassen.

- **Medikamentöse und nichtmedikamentöse Maßnahmen**

Solange es möglich ist, sollten orale, transdermale, später auch subkutane Applikationsformen für Medikamente bevorzugt werden. Die intravenöse Verabreichung von Medikamenten sollte nur in Ausnahmefällen herangezogen werden (z. B. Schmerzpumpe bei schwersten Schmerzzuständen über ZVK) und zeitlich limitiert sein.

Für viele in der Palliativmedizin eingesetzte Medikamente gibt es in der dafür verwendeten Indikation (z. B. Buscopan bei Rasselatmung) keine arzneimittelrechtliche Zulassung. Es handelt sich dann um einen sog. **„Off-label-use"** (▶ Abschn. 6.7).

Alle Maßnahmen, die das Wohlbefinden des Patienten steigern, sind in ihrer Bedeutung als therapeutische Maßnahme und damit als Teil des Gesamtkonzeptes zu betrachten. Sie sind den rein ärztlichen und medikamentösen Therapieformen mindestens ebenbürtig, teilweise sogar wichtiger.

Dazu gehören unter anderem:
- Pflege und Lagerung
- Psychotherapie
- Musik- und Kunsttherapie
- Aromatherapie
- Physio- und Ergotherapie
- Atemtherapie
- Entspannungstherapie

> Jeder Mensch ist ein spirituelles Wesen und die Sinnhaftigkeit des eigenen Lebens sowie der eigenen Vergänglichkeit beschäftigt jeden Menschen. Seelsorgerische Betreuung und Gespräche sollten jedem Patienten angeboten und ermöglicht werden.

▪ Angehörigenbetreuung

Die Einbindung der Angehörigen ist Teil des therapeutischen Konzeptes, gleichzeitig aber brauchen die Angehörigen als Betroffene selber Betreuung und manchmal auch Therapie. Nicht jeder Angehörige ist in der Lage, die Belastungen, die mit der Betreuung eines sterbenden Patienten einhergehen, zu tragen. Es ist Aufgabe des Hausarztes, gemeinsam mit dem Team die Belastungsfähigkeit und Grenzen zu erkennen und die Angehörigen zu unterstützen und für deren Entlastung zu sorgen. Dies kann auch durch die Hinzunahme Dritter, die sich ausschließlich um die Angehörigen kümmern, geschehen. In vielen Fällen ist dies sogar sinnvoller, da damit ein ausschließliches Augenmerk auf den Angehörigen gelegt wird.

▪ Teambetreuung

So sehr palliativmedizinische Tätigkeit befriedigend sein kann, in so hohem Maße kann sie auch belastend sein. Daher sind die einzelnen Teammitglieder nicht nur sich selbst gegenüber zur Achtsamkeit zu ermutigen, sondern auch jedem Kollegen zur Unterstützung und Aufmerksamkeit verpflichtet. Balintarbeit und Supervision sind geeignet zur Prophylaxe von emotionalem Stress.

8.1 Häufige begleitende Beschwerden

8.1.1 Psychische Probleme

Ein großer Teil der Palliativpatienten (bis zu 80 %) erleidet bis zur Terminalphase psychische Störungen in Form von Ängsten, Verwirrtheitszuständen und Depressionen. Von den Depressionen abzugrenzen sind physiologische Trauerreaktionen, was nicht immer einfach ist (► Abschn. 7.5).

8.1.2 Trauerreaktion und Depression

5 Phasen nach Kübler-Ross
- Nicht-Wahrhaben-Wollen
- Zorn
- Verhandeln
- Niedergeschlagenheit
- Zustimmung

Die Merkmale einer Depression gegenüber einer Trauerreaktion sind wie oben erwähnt nicht immer einfach zu differenzieren (◻ Tab. 8.1).

Die Koinzidenz für Palliativerkrankungen und Depressionen liegt bei 30–50 %, also deutlich über der durchschnittlichen Zahl an depressiven Patienten bezogen auf die Gesamtbevölkerung.

80 % dieser Patienten haben Suizidgedanken, 10 % von ihnen versterben durch Suizid. Depressive Tumorpatienten begehen

Tab. 8.1 Abgrenzung von Trauerreaktion zu Depression. (Modifiziert nach Leitlinie Palliativmedizin)	
Depression	**Trauerreaktion**
Gefühl des Ausgestoßen seins oder Alleinseins	Gefühl, mit anderen in Verbindung zu stehen
Gefühl der Unveränderlichkeit	Gefühl, es geht wieder vorbei
Gedankenkreisen	Kann Erinnerungen genießen
Selbstabwertung	Erhalt des Selbstwertgefühls
Zustand ständig	Zustand wechselnd
Keine Hoffnung, kein Interesse an der Zukunft	Blick in die Zukunft möglich
Perspektivlosigkeit Geringe Freude an Aktivitäten	Möglichkeit, sich zu freuen
Suizidalität	Lebenswunsch

den Suizid häufig geplant und nicht im Affekt.

- Ursachen
  - erhöhtes Risiko durch depressive Erkrankung in der Anamnese und familiäre Disposition
  - eingreifende Therapiemaßnahmen mit Verlust der Autonomie
  - fehlende Unterstützung und soziale Fürsorge
  - Tumorassoziierte Veränderungen (ZNS-Metastasen, paraneoplastische Syndrome, metabolische Störungen)

- Therapie

Die Therapie setzt sich zusammen aus medikamentöser (vorzugsweise trizyklische Antidepressiva oder SSRI) und psychotherapeutischer Behandlung, idealerweise durch einen psychoonkologisch ausgebildeten Therapeuten.

8.1.3 Ernährung

Eine große Anzahl der Patienten entwickelt nicht erst in der finalen Phase der Erkrankung Störungen der Nahrungsaufnahme und des Trinkverhaltens.

Diese können sowohl durch somatische als auch psychische Folgen der Primärerkrankung, Folgen der Therapie, aber auch unabhängig von beidem auftreten.

Die wesentlichen Ursachen dafür sind:
- Appetitstörungen
- Geschmacksstörungen
- Geruchsstörungen
- Übelkeit und Erbrechen
- Völlegefühl und Obstipation
- Schmerzen durch die Erkrankung
- Schmerzen und Unverträglichkeiten durch Nahrungsaufnahme
- Unmöglichkeit der oralen Nahrungsaufnahme
- Schluckstörungen
- Kachexie, Schwäche

Das Ausmaß des diagnostischen und therapeutischen Eingreifens in Störungen des Ess- und Trinkverhaltens eines Patienten in palliativer Situation ist in erster Linie von seinem Leidensdruck und seinem Wunsch nach Abhilfe abhängig. Essen und Trinken wird von Angehörigen als Zeichen des noch bestehenden Wohlergehens besorgt vom Patienten eingefordert. Hier sind immer wieder aufklärende Gespräche mit den Angehörigen zu führen. Ihnen muss auch bewusstgemacht werden, dass übermäßige Nahrungs- und Flüssigkeitszufuhr eine Belastung für den Patienten darstellen können.

❯ Sterbende verhungern nicht durch mangelnde Kalorienzufuhr und verdursten nicht wegen fehlender Flüssigkeitsaufnahme.

- **Diagnostische Maßnahmen (siehe auch** ▶ Abschn. 7.8)
- Patientengespräch: Frage nach selbstvermuteten Ursachen
- körperliche Untersuchung: Inspektion der Mundhöhle, Palpation des Abdomens
- möglicherweise Laboruntersuchungen: BB, CRP, TSH
- technische Untersuchungen nur bei nachhaltig verbessernder therapeutischer Konsequenz. z. B. Sonographie, ÖGD

- **Therapeutische Maßnahmen: (siehe auch** ▶ Abschn. 7.8)
- Kleine appetitlich zubereitete Mahlzeiten
- Wunschkost
- Unterstützung durch Trink- und gegebenenfalls Sondennahrung (diese restriktiv!)
- gute Mundpflege: Zahnhygiene, Schleimhautpflege
- Verzicht auf Medikamente, die den Appetit stören

Rasche Flüssigkeitsverluste (z. B. durch ausgeprägte Diarrhoe) können zu schweren Kreislaufbelastungen führen, chronischer Flüssigkeitsmangel zur Verwirrtheit des Patienten. Kurzfristig kann dieses Defizit durch parenterale Substitution einer begrenzten Volumenmenge ausgeglichen werden, vorzugsweise als subkutane Infusion:
- Geeignete Applikationsorte sind die Bauchdecke und die Oberschenkel.
- Verwendung einer Schmetterlings-Kanüle z. B. G21, mit durchsichtigem Pflaster fixiert, kann bis zu 7 Tage verweilen
- geeignete Infusionslösungen: physiologische Kochsalzlösung, Ringerlösung, 5 % Glukoselösung

- Zusatz von subkutan applizierbaren Medikamenten möglich
- Tropfgeschwindigkeit: 7 Tropfen/pro Minute/24 h entspricht einer Infusionsmenge von 480 ml

Durst als subjektive Empfindung ist quälend, dies korreliert jedoch nicht mit der Nahrungs- oder Flüssigkeitsmenge, sondern häufig mit dem Problem Mundtrockenheit.

- **Ursachen der Mundtrockenheit**
Die fürsorgliche Mundpflege ist eine große Entlastung für den Sterbenden und gleichzeitig eine gute Möglichkeit, Angehörige in die Betreuung einzubinden.

Mit der Mundpflege soll die Säuberung von Belägen und Borken erzielt werden, die Schleimhaut befeuchtet werden und dem Patienten ein erfrischendes Empfinden ermöglicht werden. Die Mundpflege ist durch die begleitende Inspektion der Mundhöhle zugleich eine diagnostische Maßnahme und stellt ebenso eine Prophylaxe vor Pilzbefall und Entzündungen dar.

Durchführung der **Mundpflege:**
- Häufigkeit alle 30 bis 60 min
- Schleimhäute befeuchten
- Lippen cremen
- Zähne und ggf. Prothesen reinigen und auf festen Sitz achten

Die wichtigsten Beschwerden im Bereich der Mundhöhle werden im Folgenden dargestellt.

Bildung von Borken und Belägen
Treten vor allem dann auf, wenn Mundtrockenheit, Mundatmung und fehlende orale Nahrungs- und Flüssigkeitszufuhr die natürliche Reinigung der Mundhöhle nicht mehr gewährleisten. Dies führt auch zu üblem Mundgeruch.

Maßnahmen:
- vorsichtige mechanische Reinigung mit in Tee getränkten Tupfern oder weichen Zahnbürsten

- Einträufeln von Butter, angedickter Sahne, geschmacksneutralen Ölen
- Brausepulver, Brausetabletten in die Mundhöhle geben
- kleine Eiswürfelchen, gefrorener Joghurt oder gefrorene Obststücke lutschen lassen
- Mundspüllösungen, Chlorophylldragees gegen Mundgeruch

Schmerzen im Mund („painful mouth")

Treten meist als Folge von Schleimhautentzündungen, Infektionen, Rhagaden und Medikamentennebenwirkungen auf. Selten sind sie Folge direkten Tumorwachstums oder anderer primärer Erkrankungen der Mundhöhle.

Maßnahmen:
- Auftragen von Lokalanästhetika in Form von Gels oder Sprays
- benzocainhaltige Lutschpastillen
- Kamillenspülungen
- mit 4 % Xylocain (30 ml) und Dexamethason (8 mg) Lösung versetzter Reisschleim (200–300 ml)

Infektionen der Mundhöhle

Entstehen als Folge eines Immundefizites durch eine konsumierende Grunderkrankung oder häufiger als Folge einer Chemo-, Steroid- oder Antibiotikatherapie. Meist handelt es sich um eine Soorinfektion, aber auch Herpesinfektionen treten gehäuft auf.

Maßnahmen:
- Mundspülungen mit antiseptischen Lösungen wie PVP-Lösung
- Verabreichung von Nystatinsuspensionen mit anschließendem Verschlucken 4 × tgl. für bis zu 2 Wochen, bei ausgeprägtem Befall (auch des Ösophagus) Fluconazol oral
- Spülungen mit Salbeitee oder salbeihaltigen Lösungen
- Aciclovir lokal oder systemisch

8.1.4 Stuhlgangsprobleme

Sowohl Diarrhoe als auch Obstipation bis hin zu Koprostase und Ileus (paralytisch oder mechanisch) können als Symptome einer gestörten Stuhlentleerung auftreten. Hier ist zu unterscheiden zwischen krankheitsbedingten Veränderungen und Therapiefolgen.

- Häufige Ursachen
- Immobilisation
- ballaststoffarme Kost
- reduzierte Trinkmenge
- Medikamente (z. B. Opioide), Chemotherapie, Strahlentherapie
- neurodegenerative Erkrankungen wie Morbus Parkinson
- paraneoplastische Syndrome
- endokrinologische Störungen wie Hyper-/Hypothyreose
- obstruktives Tumorwachstum

- Symptome
- Völlegefühl
- Meteorismus und aufgetriebenes Abdomen
- Bauchkrämpfe und Schmerzen
- Übelkeit und Erbrechen (bis hin zu Miserere = Stuhlerbrechen)
- Kreislaufprobleme
- Dyspnoe
- Exsikkose

- Diagnostische Maßnahmen
- Die Aussagen des Patienten über sein bisheriges Stuhlverhalten sind in die Diagnostik mit einzubeziehen.
- Die Invasivität der Maßnahmen ist vom Krankheitsverlauf und Stadium abhängig.
- körperliche Untersuchung (inkl. rektaldigitaler Untersuchung)

- Laboruntersuchungen: BB, CRP, TSH, Nierenwerte mit Elektrolyten, Leber, Pankreas
- ggf. Sonographie, Röntgen des Abdomens, CT, MRT (in frühen Stadien)
- ggf. Gastroskopie und Koloskopie (in frühen Stadien)

- **Therapeutische Maßnahmen bei Diarrhoe**
- Überprüfung der Kost, Überprüfung der Medikation (Laxantien aussetzen oder reduzieren)
- Flüssigkeit und Elektrolytsubstitution
- Probiotika
- Adstringentien: Pektine, Tannine
- Antibiotika bei bakteriellen Darmerkrankungen
- Opioide: Loperamid, Tinctura opii 20–30 gtt

- **Therapeutische Maßnahmen bei Obstipation**
- Optimierung von Mobilisation, Kost und Flüssigkeitszufuhr. Obstipierende Medikamente absetzen, bei Opioidtherapie grundsätzlich Verordnung eines Laxans
- Stufenschema der Therapie der Obstipation (▶ Abschn. 4.18.1)
- Als weitere Option steht der für die Obstipation der Frau zugelassene Wirkstoff Prucaloprid, ein Prokinetikum, zur Verfügung.
- Physiotherapeutische Maßnahmen wie z. B. Kolonmassage können in allen Stufen angewendet werden.

- **Therapeutische Maßnahmen bei Obstruktion (inkompletter bis kompletter Ileus)**
- Ein entlastender operativer Eingriff (Beseitigung der Obstruktion, Anlage eines Stomas) sollte nur dann erfolgen, wenn der Patient noch in gutem Allgemeinzustand ist, durch den Eingriff eine nennenswerte Verbesserung der Lebensqualität bei noch optimistischer

Prognose bezüglich der Lebenszeit zu erwarten ist und keine abdominelle Radiatio in der Vorgeschichte erfolgte.
- Obstruktion im Bereich der ösophago-gastro-duodenalen Passage kann ggf. durch die Einlage eines Stents beseitigt werden.
- Ablaufsonden nasogastral oder als PEG können entlastende Wirkung zeigen.
- Bei fortgeschrittenen Krankheitsverläufen können die wesentlichen Symptome Erbrechen (bis hin zu Miserere) und krampfartige Schmerzen medikamentös kontrolliert werden.
- Geeignete Maßnahmen sind:
  - **Antiemetika:** Metoclopramid (nur bei inkompletter Obstruktion), Haloperidol und Dimenhydrinat
  - **Antisekretolytika:** Butylscopolamin, Scopoloman, Octreotid
  - **Spasmolytika und Analgetika:** Butylscopolamin, Metamizol, Morphin
  - **Dexamethason:** als antiobstruktive, antiemetische und analgetische Comedikation

8.1.5 Übelkeit und Erbrechen.

Übelkeit und Erbrechen sind als unabhängige Beschwerden zu sehen. Sie können, müssen aber nicht zusammen auftreten. Bis zu 70 % der Patienten leiden an einem oder beiden Symptomen.

Eine Vielzahl von Ursachen kann Auslöser sein:
- gastrointestinale Beeinträchtigungen
- Schluckstörungen
- Reflux
- Geschmacks- und Geruchsstörungen
- verschiedenste Arzneimittel: Chemotherapie, Opioide, Antibiotika
- metabolische Veränderungen
- Ketoazidose
- Hyperkalzämie
- Urämie
- Störung der zerebralen/neuronalen Funktion

- Hirnmetastasen
- Schmerz und psychische Alteration

Die Symptome kommen in unterschiedlichen Ausprägungsformen vor:
- Übelkeit, die sich nach dem Erbrechen bessert
- schwallartiges, intermittierendes Erbrechen
- ständige Übelkeit

▪ Diagnostik

Diagnostische Bemühungen zielen auf das Erkennen von auslösenden Ursachen ab. Die gezielte Anamnese des Patienten und der betreuenden Personen sowie die körperliche Untersuchung mit Inspektion der Mundhöhle und Palpation des Abdomens sind obligat. Laboruntersuchungen wie Elektrolyte, Nieren- und Leberwerte, Pankreasenzyme sowie eine Abdomensonographie können Hinweise auf gastrointestinale Stase oder Obstruktion ergeben.

❯ Bei gastrointestinalen Problemen sollte stets die laufende Medikation auf ihre Nebenwirkungen überprüft werden, da diese für die Symptomatik verantwortlich sein kann.

▪ Therapie

Auslösende Ursachen sollten erkannt und wenn möglich beseitigt werden.

Als Allgemeinmaßnahmen eignen sich die Zubereitung von im Geschmack angenehmer Wunschkost, kleine Mahlzeiten, Vermeidung von unangenehmen Gerüchen (auch Wundgeruch), Entspannungsverfahren, erhöhte Lagerung bei Bettlägerigkeit.

Allgemeine Therapieregeln für die Medikation:
- Antiemetikumwahl erfolgt nach Pathophysiologie der Ursache

◻ **Tab. 8.2** Wichtige antiemetische Medikamente

Wirkstoff	Dosis
Metoclopramid	10–20 mg/4–6h (p.o., rektal) bis 120 mg sc. i.v./24 h
Haloperidol	2–5 mg 2 x tgl p. o
Dimenhydrinat	50–100 mg/4–6/h p.o., 150 mg 1–3 × rektal bis 400 mg/tgl. i.v./i. m
Domperidon	10–20 mg p. o 30 mg rektal 2–3 × tgl
Ondensatron Tropisetron	4–8 mg 2 x tgl. p.o., 5 mg 1 × tgl p.o./s.c
Promethazin	25 mg Tbl 1–4 × tgl. p. o 10–20 gtt 1–5 × tgl. p. o
Levomepromazin	5–10 mg/tgl p.o./s. c 25 mg langsam i.v./i. m

- Applikationsschema entsprechend der Wirkdauer
- Bedarfsmedikation zur Dosisanpassung dazu verordnen
- initial: rektal, subkutan, intravenös
- additives Antiemetikum, wenn nach 24 h keine Besserung eintritt
- bei Sistieren der Symptome nach 72 h: Umstellung auf orale Medikation

Die wichtigsten antiemetischen Basismedikamente sind in ◻ Tab. 8.2 dargestellt.

8.1.6 Atemprobleme

In den letzten Lebenswochen leiden 70–80 % der Patienten an Dyspnoe. Dabei ist die erschwerte Atmung z. T. Folge der Grunderkrankung und der therapeutischen Maßnahmen, z. T. aber auch durch andere Erkrankungen (z. B. Asthma bronchiale) verursacht. Häufig findet sich keine objektivierbare Störung.

❯ Das Ausmaß der empfundenen Atemnot ist eine subjektive Empfindung des Patienten und seine Einschätzung ist deshalb Richtschnur zur Behandlung.

- Mögliche Ursachen
- Obstruktion
- Asthma bronchiale/COPD
- Trachealstenose
- Restriktion
- Pleuraerguss
- Tumormasse
- Atelektase
- Pneumonie
- kardiale Erkrankung
- Lungenödem
- neuromuskulär
- Störung der Atemmuskulatur und des Antriebs
- psychogen
- Angst

- Diagnostik

Diese orientiert sich wieder am Gesamtzustand des Patienten. Anamnese und körperliche Untersuchung stehen im Vordergrund, Laboruntersuchen (Entzündungsparameter), Sonographie, Röntgen-Thorax, ggf. CT können ergänzend hinzukommen.

- Therapie

Nichtmedikamentöse Maßnahmen
- Atemtherapie
- Lagerung
- Entspannungstherapie
- Frischluftzufuhr (Ventilator)
- dem Patienten beistehen und Nähe vermitteln

❯ Sauerstoffgabe ist keine obligate Maßnahme bei Atemnot in der Palliativsituation, sie sollte nur bei Hypoxämie zur Linderung der Atemnot eingesetzt werden.

Medikamentöse Therapie
- Morphingabe (oral, buccal, subcutan)
- Tranquillantien bei Angst und Agitiertheit (Lorazepam, Midazolam)
- Behandlung der auslösenden Ursachen (z. B. Lungenstauung)

Kausale Therapie objektivierbarer Störungen
- Sauerstoffgabe (bei Hypoxämie)
- Absaugen von nicht abhustbarem Schleim (nicht in der Sterbephase)
- Punktion von Pleuraergüssen und Aszites
- Drainage bei Pneumothorax
- Bronchospasmolyse bei Obstruktion (Salbutamol-Dosieraerosol oder Vernebler)
- Steroidtherapie bei Obstruktion (Prednisolon, Dexamethason)
- Diurese bei Lungenödem (Furosemid, Torasemid)
- antibiotische Therapie bei Pneumonie (nicht im Finalstadium)

8.1.7 Fatigue

Fatigue ist ein Zustand umfassender chronischer Müdigkeit und allgemeiner Abgeschlagenheit und Kraftlosigkeit, der sich durch Ruhe, Erholung und Schlaf nicht beheben lässt. Die Ursache dafür kann in der Erkrankung selbst liegen (primäre Fatigue) oder durch die Behandlungsfolgen (sekundäre Fatigue) entstehen. Differenzialdiagnostisch davon abzugrenzen ist die Depression. Beides kann sich überlappen.

- Ursachen

Die Ursachen primärer Fatigue sind nicht abschließend geklärt. Erklärungsmodelle beinhalten die Wirkung sog. Zytokine (TNF, Interferone, Kachexine), paraneoplastischer Symptome und patientenintrinsischer Copingstrategien (▶ Abschn. 2.19).
Wichtige Ursachen sekundärer Fatigue können sein:

- Grundkrankheit (z. B. Tumorleiden, Herzinsuffizienz, COPD)
- Chemotherapie
- Radiatio
- Gewebeschaden durch Operation
- Anämie
- Störungen des Flüssigkeitshaushaltes und Mangelernährung
- Infektionen

- Diagnostik

Fatigue ist in seiner Wahrnehmung und Intensität ein **subjektives** Symptom. Es wird vom Patienten unterschiedlich geklagt, meist aber mit unendlicher Müdigkeit und Kraftlosigkeit beschrieben. Zur Objektivierung werden verschiedene Assessmentverfahren vorgeschlagen.

Ein für den Praxisalltag taugliches Instrument scheint die folgende Aufstellung zu sein:

Mindestens 6 der folgenden 11 Symptome müssen zutreffen. (Nach Schmoll et al.)

- Müdigkeit, Energiemangel oder inadäquat gesteigertes Ruhebedürfnis
- Gefühl der generalisierten Schwäche oder Gliederschwere
- Konzentrationsstörungen
- Mangel an Motivation oder Interesse, den normalen Altersaktivitäten nachzugehen
- gestörtes Schlafmuster (Schlaflosigkeit oder übermäßiges Schlafbedürfnis)
- Erleben des Schlafs als wenig erholsam
- Gefühl, sich zu jeder Aktivität zwingen zu müssen
- ausgeprägte emotionale Reaktion auf die empfundene Erschöpfung (z. B. Niedergeschlagenheit, Frustration, Reizbarkeit)
- Schwierigkeiten bei der Bewältigung des Alltags
- Störungen des Kurzzeitgedächtnisses

- nach körperlicher Anstrengung mehrere Stunden andauerndes Unwohlsein

- Weitere wichtige diagnostische Maßnahmen
- Überprüfung der Therapie auf UAW
- Untersuchung im Hinblick Labor: Elektrolytstörungen, Anämie, Infektion, Vitamin-B12-Mangel, Schilddrüsenfunktionsstörungen, Nieren- und Leberfunktionsstörungen

- Therapie
- Es gibt keine therapeutische Einzelmaßnahme, mit der Fatigue zu beseitigen ist.
- wirkungsvolle allgemeine Therapieansätze sind:
  - Führen eines Tagebuchs: Erkennen von Leistungshochs zur Planung der Tagesaktivität
  - Ernährung: Flüssigkeitshaushalt optimieren, vitaminreiche Ernährung sichern
  - Sport/Bewegung: nach dem Patienten zumutbarem Umfang
  - Kunst/Musik/Literatur: aktive und passive Teilhabe fördern
  - soziale Kontakte und positiv besetzte Erlebnisse fördern
  - sekundäre Ursachen beseitigen oder begrenzen (z. B. Anämie lindern, Medikamente absetzen oder Dosierungen verändern)

Beispiele für mögliche medikamentöse Therapieansätze:
- Memantine 200–400 mg/die bei Patienten mit Enzephalitis disseminata
- Methylphenidat 10–20 mg/die
- Dexamethason 4–32 mg
- Modafinil 200–400 mg
- naturheilkundliche Ansätze mit Ginsengpräparaten 800–2000 mg/die

Für alle genannten Wirkstoffe liegen nur wenige Studien vor.

8.1.8 Schmerzen

Die Definition der Weltschmerzorganisation International Association for the Study of Pain (IASP) greift vermutlich zu kurz, um den Schmerz eines Menschen mit lebenszeitlimitierender Erkrankung zu beschreiben. **Cecil Saunders, die Begründerin der Palliativmedizin,** hat daher den Begriff des „Total Pain" eingeführt und meint damit neben den objektivierbaren körperlichen Ursachen für Schmerz auch die psychischen, sozialen und spirituellen Einflüsse auf das Krankheitsgeschehen und Schmerzerlebnis des Patienten.

Schmerz in seiner Vielfältigkeit ist daher ein zentrales Symptom eines Patienten in palliativer therapeutischer Situation.

- Schmerzentstehung
- **nozizeptiver Schmerz:** Eine chemische, thermische oder mechanische Schädigung des Gewebes führt zu dauerhafter Erregung der Nozizeptoren (z. B. durch Operation, Tumorwachstum, Radiatio).
- **neuropathischer Schmerz:** Die peripheren und/oder zentralen nozizeptiven Einheiten sind selbst beschädigt (z. B. durch Chemotherapie).
- **mixed pain:** Eine Kombination aus beiden Schmerzarten stellt die häufigste Schmerzform, insbesondere bei Karzinomerkrankungen, dar.
- **emotionaler Schmerz:** die oben beschriebenen triggernden Einflüsse aus dem gesamten Lebensbereich des Patienten

- Diagnostik

Umfassende Befragung und körperliche Untersuchung bilden die Grundlage der Diagnostik. Bildgebende Verfahren wie Sonographie, Röntgen, CT/MRT können ergänzend wertvolle Erkenntnisse bringen. Ihr Einsatz hängt von der Gesamtsituation des Patienten ab.

Visuelle oder numerische Schmerzskalen dienen zur Einschätzung des Schweregrades des empfundenen Schmerzes, aber auch zur Objektivierung des Therapieerfolges (▶ Abschn. 4.20).

- Therapie

Auch und gerade in der Palliativmedizin ist ein sog. „multimodaler" Ansatz, also Therapie auf vielfältige Art und Weise, notwendig und wichtig, um das Therapieziel, nämlich dem Patienten eine ihn zufriedenstellende Linderung seiner Schmerzen zu bringen, zu erreichen.

Hierzu zählen als allgemeine Maßnahmen wieder die oben bereits mehrfach erwähnten Basistherapien.

Medikamentöse Analgetika

Die Weltgesundheitsorganisation hat für die Schmerztherapie ein Stufenschema entwickelt, das grundsätzlich auch für die Palliativmedizin Anwendung findet (◘ Tab. 8.3).

❯ Für Opioiddosen gelten als Äqivalente zu Morphin
- Tramadol oder Tilidin oral zu Morphin oral: 5:1
- Morphin oral zu Oxycodon oral: 1,5–2 zu 1
- Morphin oral zu Hydromorphon oral: 5:1
- Morphin oral zu Buprenorphin: 75:1 bzw. 10 µg/h zu 30 mg oral
- Morphin oral zu Fentanyl: 100:1 bzw. 12,5 µg/h zu 30 mg oral

Als sog. **Koanalgetika** versteht man Medikamente, die durch Behandlung schmerzverstärkender und verursachender Symptome zur Schmerzlinderung beitragen.

Dazu gehören Medikamente wie:

Spasmolytika (Butylscopolamin), Muskelrelaxantien (Metyhlcarbamol) Antidepressiva (Amitryptillin, Doxepin), Antiemetika (MCP) Steroide (Dexamethason), Antikonvulsiva (Pregabalin, Gabapentin), Bisphosphonate. Sie sind keiner der o. g.

▣ Tab. 8.3	Stufenschema der Schmerztherapie nach WHO
Stufe 1: Nicht-opioid-haltige Schmerzmittel	Nichtsteroidale Antirheumatika (NSAR), z. B. Acetylsalicylsäure (ASS), Ibuprofen, Diclofenac, Aniline, z. B. Paracetamol oder Pyrazolone, z. B. Metamizol
Stufe 2: Schwach wirksame Opioide	Tramadol undTilidin/Naloxon Eine Kombination von Medikamenten der Stufen 1 und 2 ist möglich Ausschließlich Tilidin in Tropfenform unterliegt der Betäubungsmittel-Verschreibungsverordnung
Stufe 3: Stark wirksame Opioide	Morphin, Oxycodon, Hydromorphon als Stufe-3-Medikamente der ersten Wahl In retardierter Form zur Basismedikation, unretardiert und schnell wirkend als Akutmedikation, ebenso wie Fentanyl als Buccaltablette Transdermale Applikation von Fentanyl und Buprenorphin als mögliche Alternative bei Patienten mit Schluckstörungen

Eine Kombination der Medikamente der Stufe 1 mit Stufe 2 oder 3 ist möglich. Alle Opioide der Stufe 3 unterliegen der Betäubungsmittel-Verschreibungsverordnung

Stufen zugeordnet und können immer dazu kombiniert werden.

Wichtige Grundregeln zur medikamentösen Schmerztherapie sind im Folgenden dargestellt:

- orale Medikation bevorzugen
- Auswahl des Schmerzmittels, nach Pathophysiologie und Intensität
- Steigerung der Dosis und Kombination der Schmerzmedikamente bis zur zufriedenstellenden Linderung
- Ergänzung durch Koanalgetika, wenn nötig
- vorbeugende Therapie möglicher Nebenwirkungen der Schmerztherapie (z. B. Laxans als fester Therapiebestandteil bei Opioidtherapie)
- Verabreichung der Medikation nach einem festen Schema
- Bereitstellung einer schnell wirkenden Bedarfsmedikation für Akut- und Durchbruchsbeschwerden (1/6 der festen retardierten Bedarfsmedikation
- vorausschauendes Anpassen der Medikation (z. B. Erhöhung der Dosen)

Weitere sinnvolle Therapiemaßnahmen können sein:

- lokale Strahlentherapie (z. B. Knochenmetastasen)
- Ergusspunktionen zur Druckentlastung (Pleuraerguss, Aszites)
- Anlage von Ablaufsonden (Druckentlastung bei gastrointestinaler Obstruktion)

8.2 Letzte Lebenstage und -stunden

Wie das Leben eines jeden Menschen ein individuelles Geschehen ist, so ist auch der Sterbeprozess jedes Einzelnen von Individualität geprägt. Es kann ein leichtes Hinübergleiten sein, bei dem der Sterbende keine palliativmedizinische Unterstützung braucht. Es kann aber auch ein schweres, für den Sterbenden und seine Angehörigen belastendes aus dem Leben Kämpfen sein, das alle Anstrengungen der palliativmedizinischen Kunst bedarf, um es zu einem menschlichen Sterben werden zu lassen.

Die zentralen Symptome der letzten Tage und Stunden sind Schmerzen, Atemnot und Verwirrtheitszustände mit und ohne Agitation sowie zunehmende Angst. Nicht selten sind diese Symptome dann so akzentuiert, dass sie als veränderter Krankheitsverlauf erkennbar sind und damit die eigentliche Sterbephase kennzeichnen.

Diese wird als der Zeitraum der letzten 3–7 Tage definiert. In dieser Phase gehen Hunger und Durstgefühl verloren, die Ausscheidungen von Stuhl und Urin sistieren und lange Phasen des Dämmerns werden nur noch von immer kürzeren Wachphasen durchbrochen.

- **Therapeutisches Handeln**
- den natürlichen Krankheitsverlauf zulassen
- krankheitsspezifische Therapie absetzen
- Diagnostische Maßnahmen beschränken sich auf Befragen, Beobachten und nicht belastende körperliche Untersuchung.
- Pflege und Lagerung nicht mehr zur Prophylaxe, sondern nur noch zur Linderung
- künstliche Ernährung und Flüssigkeitszufuhr großzügig **nicht** weiterführen
- Durst und Hungergefühl, falls geäußert, durch geeignete Maßnahmen stillen
- dem Patienten Nähe vermitteln, bei ihm sein
- angenehme Atmosphäre schaffen (beruhigende Musik, Düfte, Erzählungen)

Die **wichtigsten Medikamente** in der Sterbephase:
- **Morphin** zur Linderung von **Schmerz und Atemnot,** Umsetzung von oraler auf subkutane Gabe (Hälfte der oral verabreichten Gesamttagesdosis in 4–6 Einzeldosen). Zur Behandlung von Schmerzspitzen oder Atemnot weitere Gaben (1/6 der erforderlichen Tagesdosis).
- **Haloperidol** zur Linderung von **Unruhe und Verwirrtheit** (5–20 mg p.o. oder s.c.).
- **Lorazepam** (1,0 mg sublingual) oder Midazolam (2,5–5 mg s.c.) zur Linderung von **Angst,** Atemnot oder Anfällen
- **Butylscopolamin oder Glycopyroniumbromid** zur Linderung der angstmachenden **Rasselatmung:** In den letzten Lebensstunden entwickelt sich eine

Schaukelatmung mit An- und Abschwellen der Atemtiefe und Frequenz mit dazwischenliegenden Pausen (Cheyne-Stoke'sche Atmung). Dazu gesellt sich Rasseln als Ausdruck des nahenden Todes: es handelt sich hier um eine Hypersekretion des Pharynx. I. d. R. empfindet der sterbende Patient dadurch keine Atemnot. Butylscopolamin (20 mg s.c./60 mg s.c./die) oder Glycopyroniumbromid (0,2 mg s.c. in der Einzeldosis) können hier Linderung verschaffen.

> In besonders schweren Verlaufsfällen mit stärksten Schmerzen, Dyspnoe und Unruhe kann eine Schmerzpumpentherapie und möglicherweise eine terminale Sedierung notwendig werden. Dazu bedarf es der Zusammenarbeit mit einer spezialisierten palliativtherapeutischen Einrichtung (SAPPV).

8.3 Trauerbegleitung

Das Lebensende eines Menschen ist der Beginn eines veränderten Lebens der Hinterbliebenen. Trauer, Wut, Erschöpfung, Zusammenbruch, aber auch Erleichterung, Dankbarkeit, Befreiung können Emotionen sein, die bei Angehörigen nach dem Tod eines Patienten auftreten und dem betreuenden Team und damit auch dem Hausarzt begegnen. Diese Gefühle sollten zugelassen, nicht unterdrückt und nicht wertend kommentiert werden.

Trauer ist eine individuell verlaufende emotionale Reaktion. Verschiedene Modelle versuchen den Trauerprozess in einem Phasenmodell darzustellen.

Im Wesentlichen sind dies immer wieder:
- Realisierung des dauerhaften Verlustes
- emotionales Durchleben der schmerzhaften Erkenntnis

- Abschiednehmen, Loslassen und suchendes Zurechtfinden in der neuen Situation
- Einnehmen und Ausfüllen der neuen Rolle

> Trauer ist zeitlich nicht in einen fixen Rahmen zu pressen, eine Resttrauer wird die meisten Menschen lebenslang begleiten.

Der an sich normale Prozess der Trauer bedarf i. d. R. keiner spezifischen Therapie.

Das Zuhören, das Nachfragen und das Bestärken des trauernden Angehörigen in den Tagen, Wochen, Monaten und Jahren nach dem Tod sind i. d. R. ausreichende Maßnahmen.

Einzelne wenige Patienten bedürfen in der Akutphase einer kurzfristigen medikamentösen Unterstützung, insbesondere wenn eine emotionale oder somatische belastende Grunderkrankung vorliegt. Hier kann im Einzelfall ein zeitlich sehr limitierter Einsatz eines Sedativums (z. B. Lorazepam) erwogen werden.

Unterstützende Trauerbegleitung bieten:
- Selbsthilfegruppen
- Hospizvereine
- ausgebildete Trauerbegleiter
- Psychotherapeuten

Ein **pathologischer Trauerprozess** zeichnet sich nicht allein durch die Zeitdauer aus, sondern vielmehr auch durch das emotionale Verharren in der gemeinsamen Lebenssituation mit dem Verstorbenen und dem Ausbleiben eines prozesshaften Verlaufs. Pathologische Trauerreaktionen basieren oft auf pathologischen Beziehungsgeflechten zwischen dem Hinterbliebenen und dem Verstorbenen oder auch auf besonderen Umständen des Todes (Unfall, Gewalt, Suizid).

Pathologische Trauerreaktionen können einmünden in Depressionen, somatoforme Störungen und Angsterkrankungen. Diese sind dann entsprechend leitliniengerecht (▶ Abschn. 4.14 und 7.5) zu behandeln.

- **Relevante Leitlinie**

S1Leitlinie Hausärztliche Beratung „Ganz am Ende des Lebens" unter Berücksichtigung der rechtlichen Aspekte DEGAM (2013) AWMF 053-038

S3 Leitlinie Palliativmedizin für Patienten mit nicht heilbarer Krebserkrankung (2019) AWMF 128-001

Übungsfragen
- Definieren Sie den Begriff Palliativmedizin.
- Welche wichtigen nichtmedikamentösen Therapieformen werden in der Palliativmedizin eingesetzt?
- Nennen Sie stichpunktartig die wichtigsten Beschwerdekomplexe palliativer Patienten.
- Nennen Sie die Grundzüge der Schmerztherapie.

Lösungen ▶ Kap. 15

Ärztliche Leichenschau

Inhaltsverzeichnis

© Springer-Verlag GmbH Deutschland, ein Teil von Springer Nature 2020
B. Riedl und W. Peter, *Basiswissen Allgemeinmedizin*,
https://doi.org/10.1007/978-3-662-60324-6_9

Die Gesetze der Bundesländer Deutschlands verlangen die ärztliche Untersuchung jedes Toten vor seiner Beisetzung. Es gehört zur Aufgabe eines jeden Arztes, diese „Leichenschau" nach Bekanntwerden des Todes unverzüglich durchzuführen. Neben der Feststellung sicherer Todeszeichen („Totenflecke, Totenstarre, Fäulnis) und dem damit verbundenen Entfallen der weiteren Behandlungspflicht, sind mit der Leichenschau weitere bürokratische Verpflichtungen verbunden.

9.1 Gesetzliche Regelung

Der letzte ärztliche Dienst am Menschen ist die Feststellung seines Todes. Gleichzeitig stellt dies eine hoheitliche Aufgabe dar, die für den Durchführenden bei Verletzung seiner Sorgsamkeitspflicht strafbewährt sein kann.

Die sog. Leichenschau wird in Deutschland durch die **Bestattungsgesetze der einzelnen Bundesländer** geregelt, die **nicht einheitlich** sind.

❯ Jeder Arzt ist grundsätzlich zur Durchführung der Leichenschau verpflichtet. Er kann dies nur aus wichtigem Grund ablehnen.

Aufgabe der Leichenschau ist die Feststellung des Todes, der Identität des Toten, der Todesursache und des Todeszeitpunktes. Es sieht die Einstufung der Todesart vor und die Überprüfung, ob Infektionen nach dem Infektionsschutzgesetz vorliegen. Alle Ergebnisse sind verpflichtend im Totenschein einzutragen.

9.2 Durchführung

Die Leichenschau ist unverzüglich („ohne schuldhaftes Zögern") nach Mitteilung eines Todesfalles vorzunehmen. Sie ist grundsätzlich an der vollständig entkleideten Leiche durchzuführen, auch Verbände und Prothesen müssen entfernt werden. Die gesamte Körperoberfläche und alle Körperöffnungen sind dabei zu inspizieren, um versteckte Verletzungen und Hinweise auf nicht natürliche Todesursachen nicht zu übersehen. Auf ausreichend gute Beleuchtung ist dabei zu achten.

9.3 Feststellung des Todes

Die Feststellung des Todes darf nur erfolgen, wenn mindestens eines von drei sog. sicheren Zeichen des Todes vorhanden ist oder mit dem Leben nicht vereinbare Verletzungen vorliegen (z. B. Dekapitation).

Als sichere Todeszeichen gelten:

- **Leichenflecken** entstehen durch das Absinken des Blutes in die Gefäße der abhängenden Partien („Hypostase"). Sie treten nach etwa 30 min in typischer fleckiger Form und bläulich livider Farbe auf, sind nach 6 bis 12 h vollständig ausgeprägt (◘ Abb. 9.1) und dann konfluierend; sie treten an den abhängigen, aber nicht aufliegenden Körperpartien auf, sind anfänglich leicht wegdrückbar und bis etwa 12 h post mortem durch Umlagerung der Leiche zum Verschwinden zu bringen. Nach diesem Zeitraum ist dies nicht mehr möglich.
- **Leichenstarre** entsteht aufgrund des Sistierens der Stoffwechselvorgänge durch starre Verbindungen von Aktin und Myosin bei fehlendem Adenosintriphosphat (ATP): Sie entwickelt sich nach etwa 2 h, beginnt an den kleinen Gelenken und breitet sich vom Kopf über den Hals-Nacken-Bereich auf die oberen Extremitäten und zum Schluss auf die unteren Extremitäten aus. Nach etwa 12 h hat sie ihre volle Ausprägung erreicht. Sie ist ein reversibles Geschehen und stark von Umgebungsbedingungen abhängig. Frühestens nach etwa

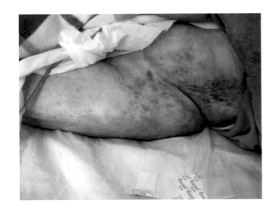

Abb. 9.1 Leichenflecken 4 h nach Exitus einer Pflegepatientin (konfluierend – noch wegdrückbar)

18 h, i. d. R. aber später (24 bis 48 h) beginnt sie sich wieder zu lösen.

- **Autolyse und Fäulnis:** Anzeichen sind Grünverfärbung der Haut, durchscheinende Venenzeichnungen und ein aufgedunsener Körper mit Hautablösung, intensiver Geruch und Madenbefall. Beginn und Art der Fäulnis hängen sehr stark von klimatischen Bedingungen ab (rasches Einsetzen in warmer feuchter Umgebung).

> Ausgeblutete Tote weisen kaum Leichenflecken auf, bei Kohlenmonoxidvergiftungen sind die Leichenflecken auffallend intensiv hellrot.

9.4 Feststellung der Todesart

Für die Klassifizierung der Todesart gibt es drei Möglichkeiten:

- **natürlicher Tod:** jedes Sterben, das ohne Einfluss von außen, also durch den Verlauf einer Erkrankung eintritt
- **unnatürlicher Tod:** jedes Sterben, das durch eine äußere Einwirkung eintritt, die bei Nichtauftreten dieses Ereignisses den Tod nicht herbeigeführt hätte.

Ob dieses Ereignis durch eine strafbare Handlung, durch Suizid oder einen tragischen Unfall herbeigeführt wurde, spielt dabei zunächst keine Rolle.

- **ungeklärter Tod:** jeder Todesfall der nicht sicher als natürlicher oder unnatürlicher Tod eingeordnet werden kann

Die Klassifizierung natürlicher Tod darf nur vorgenommen werden, wenn dies aus der persönlichen Kenntnis oder der zuverlässig dokumentierten Krankengeschichte des Patienten möglich und zweifelsfrei erklärbar ist und sich aus der Leichenschau keine Verdachtsmomente auf einen unnatürlichen Tod ergeben.

9.5 Melde- und Auskunftspflicht

Grundsätzlich gilt die ärztliche Schweigepflicht über den Tod hinaus.

Da jedoch bei unnatürlichem oder ungeklärtem Tod, bei unbekannter Identität eines Leichnams oder bei Infektionserkrankungen nach dem Infektionsschutzgesetz eine Meldepflicht besteht, geht damit eine Einschränkung der Schweigepflicht einher.

Jeder vorbehandelnde Arzt ist in diesen Fällen ebenfalls zur Mitwirkung verpflichtet.

❯ Bei ungeklärtem und unnatürlichem Tod sowie unbekannter Identität des Leichnams hat eine Meldung an Justizbehörden, bei Infektionserkrankungen eine Meldung an das Gesundheitsamt zu erfolgen.

9.6 Fehler und Fallstricke bei der Leichenschau

Die Art und Durchführung der Leichenschau in Deutschland birgt viele Gefahren, die wirkliche Todesursache und Todesart zu verkennen, in sich. So werden jährlich ca. 1 200 Tötungsdelikte vermutlich nicht als solche erkannt.

Die wichtigsten Fehlerursachen sind:
- nicht vollständiges Entkleiden und fehlende sorgsame Inspektion des Leichnams
- Fehldeutung von Merkmalen wie Leichenflecken, Hämatomen etc.
- Unkenntnis der Krankengeschichte des Verstorbenen
- Bedrängt werden von Angehörigen und Justizbehörden (Interessenskollision des Hausarztes)

■ Relevante Leitlinie

S1-Leitlinie Regeln zur Durchführung der Leichenschau der deutschen Gesellschaft für Rechtsmedizin (2017).

Übungsfragen
1. Nennen Sie die sicheren Zeichen des Todes und wann lassen sie sich nachweisen?

Lösungen ▶ Kap. 15

Prävention – Früherkennung

Inhaltsverzeichnis

© Springer-Verlag GmbH Deutschland, ein Teil von Springer Nature 2020
B. Riedl und W. Peter, *Basiswissen Allgemeinmedizin*,
https://doi.org/10.1007/978-3-662-60324-6_10

Neben der Betreuung der Patienten bei akuten und chronischen Problemen stellen für den Hausarzt die Maßnahmen der Prävention und Früherkennung die dritte wichtige Säule seiner Tätigkeit dar. Die vier Formen der Prävention und ihre wesentlichen Aspekte werden in diesem Kapitel dargestellt.

Neben der Betreuung der Patienten bei akuten und chronischen Problemen stellen für den Hausarzt die Maßnahmen der Prävention und Früherkennung die dritte wichtige Säule seiner Tätigkeit dar. Vier Formen der Prävention (nach Jamoulle) werden definiert:

- **Primärprävention:** Patient ist weder krank noch wurde eine Krankheit festgestellt
- **Sekundärprävention:** Patient ist krank, die Krankheit wurde noch nicht festgestellt
- **Tertiärprävention:** Patient ist krank, die Krankheit ist auch festgestellt
- **Quartärprävention:** der Patient ist nicht krank, es wird aber das Vorliegen einer Krankheit unterstellt

10.1 Primärprävention

Die Möglichkeiten der Primärprävention liegen darin, das Auftreten einer Krankheit zu verhindern. Zu den Maßnahmen gehören Beratung zur Lebensstiländerung und zur Impfung.

10.1.1 Beratung zur Lebensstiländerung

Die Änderung des Lebensstils ist die wirkungsvollste Maßnahme der Prävention, die der Mensch durchführen kann.

- Beispiele
- Rauchstopp zur Verhinderung von Bronchialkarzinom, kardiovaskulären Ereignissen oder COPD. Rauchen von mehr als 10 Zigaretten pro Tag verkürzt die Lebenserwartung von 40-jährigen Männern um 9,4 Jahre, von 40-jährigen Frauen um 7,3 Jahre
- Veränderungen der Ess- und Trinkgewohnheiten zur Vermeidung von Stoffwechselerkrankungen oder Leberschäden, Reduktion der Aufnahme von gesättigten Fetten und Salz
- Bewegung: Vorbeugung vor z. B. Stoffwechselerkrankungen, Karzinomleiden, Sturzneigung im Alter verbunden mit Frakturen. Die lebensverlängernde Wirkung von regelmäßiger sportlicher Betätigung ist nachgewiesen.
- ausreichende Ruhephasen/Entspannung zur Vorbeugung von stressbedingten Reaktionen
- konsequenter Sonnenschutz zur Vorbeugung von Hautkrebs (S3-Leitlinie „Prävention von Hautkrebs")
- Empfehlung zur Sonnenexposition zur Vermeidung eines Vitamin-D-Mangels und damit zur Frakturprophylaxe

❯ Eine Empfehlung zur Vitaminsubstitution zur Primärprophylaxe kann aufgrund allenfalls geringer Evidenz nicht gegeben werden.

❯ Die Empfehlungen der S3-Leitlinie zur Primärprävention von Hautkrebs stehen im Gegensatz zur Vitamin-D-Mangel-Vermeidung durch Sonnenexposition sowie der Empfehlung zur Bewegung und werden deshalb von der DEGAM nicht als generelle Empfehlung an die ganze Bevölkerung mitgetragen. Bestimmte Bevölkerungsgruppen sollten demnach eine moderate Sonnenbestrahlung erhalten.

10.1.2 Impfungen zur Vermeidung von Infektionskrankheiten

Die ständige Impfkommission (STIKO) legt fest, welche Impfungen für die Patienten bei welchem Lebensalter und individueller Situation (z. B. chronisches Kranksein, berufliches Risiko) empfohlen werden (◘ Tab. 10.1). Der Impfkalender wird jährlich im epidemiologischen Bulletin des Robert Koch Instituts (RKI) veröffentlicht, i. d. R. in Ausgabe 34 des Jahres (► www.rki.de/stiko und ► https://www.rki.de/DE/Content/Kommissionen/STIKO/Empfehlungen/Impfempfehlungen_node.html).

Die STIKO unterscheidet zwischen **Standardimpfungen** „S" (allgemein empfohlene Impfungen), **Indikationsimpfungen** „I" (Impfungen bei besonderer epidemiologischer Situation und Gefährdung) sowie Impfungen aufgrund **beruflichen Risikos** „B" und **Reiseimpfungen** „R" (► Abschn. 5.17).

- Standardimpfungen und Indikationsimpfungen

STIKO-empfohlene Impfungen
- Tetanus
- Diphterie
- Pertussis
- Haemophilus influenza Typ B
- Poliomyelitis
- Hepatitis B
- Pneumokokken
- Rotavirus
- Meningokokken Typ C
- Masern
- Mumps
- Röteln
- Varizellen
- Human Papilloma Virus (HPV)
- Influenza ab 60 Jahre
- Herpes Zoster ab 60 Jahre

- Indikationsimpfungen (nach STIKO)
- FSME (Frühsommermeningoenzephalitis)= „Zeckenimpfung" in Abhängigkeit von Risikogebieten (nahezu komplett Süddeutschland, aber auch viele Landkreise im Norden und Osten) Informationen zu Endemiegebiten gibt ► www.zecken.de.
- Haemophilus influenza Typ B bei Erwachsenen mit funktioneller Asplenie
- Hepatitis A bei Personen mit erhöhter Infektionsgefahr
- Hepatitis B bei erhöhtem, nichtberuflichem Infektionsrisiko
- Influenza „Grippeimpfung" für Schwangere und chronisch Kranke
- Meningokokken Typ A, W, C, Y oder B für gesundheitlich gefährdete Personen
- Pertussisimpfung für Personen, die Kontakt zu Neugeborenen haben können, sowie Frauen im gebärfähigen Alter
- Pneumokokkenimpfung für chronisch Kranke
- Röteln für ungeimpfte Frauen
- Varizellen für seronegative Frauen mit Kinderwunsch sowie Patienten mit schwerer Neurodermitis
- Herpes Zoster für chronisch Kranke ab 50 Jahre

❯ Masern-, Mumps-, Röteln-, Varizellen- und Rotavirus-Impfung sind Lebendimpfstoffe und bei Schwangeren und Immunsupprimierten kontraindiziert.

❯ Ab 2020 besteht für alle Kinder ab vollendetem 1. Lebensjahr bei Besuch von Kindergarten oder Schule sowie in Gemeinschaftseinrichtungen tätigen nach 1970 Geborenen eine Masernimpfpflicht.

Die Impfraten sind in Deutschland sehr unterschiedlich, nach einer Umfrage des RKI sind nur 52,6 % der Menschen über 60 Jahre gegen Influenza geimpft und 75,6 % gegen Tetanus. In manchen Gebieten haben weniger als 50 % der Kinder im Alter von 2 Jahren die zweite MMR-Impfung bekommen.

10

▸ **Tab. 10.1** Impfkalender des Robert Koch-Instituts (RKI, Berlin). Von der Ständigen Impfkommission empfohlene Standardimpfungen für Säuglinge, Kinder, Jugendliche und Erwachsene. (Mit freundlicher Genehmigung des RKI) (Stand 19.9.2020)

Die ersten 10 Altersspalten gehören zu „Alter in Monaten" (mit „Alter in Wochen" = 6), die letzten 8 Altersspalten zu „Alter in Jahren".

Impfung	6	2	3	4	5–10	11	12	13–14	15	16–23	2–4	5–6	7–8	9–14	15–16	17	ab 18	ab 60
(U/J)				U4	U5	U6				U7	U7a/U8	U9	U10	U11/J1		J2		
Rotaviren	G1[a]		G2	(G3)														
Tetanus[b]		G1		G2		G3*						A1		A2			A*	A*
Diphtherie[b]		G1		G2		G3*						A1		A2			A*	A*
Pertussis[b]		G1		G2		G3*						A1		A2			A3*	
Hib[b] *H. influenzae* Typ b		G1		G2		G3*												
Poliomyelitis[b]		G1		G2		G3*								A1				
Hepatitis B[b]		G1		G2		G3*												
Pneumokokken[b]		G1		G2		G3*												S[g]
Meningokokken C							G1											
Masern						G1			G2								S[f]	
Mumps, Röteln						G1			G2									
Varizellen						G1			G2									
HPV Humane Papillomviren														G1[f] G2[e]				
Herpes zoster																		G1[h] G2[h]
Influenza																		S (jährlich)

■ Empfohlener Impfzeitpunkt

▢ Nachholimpfzeitraum für Grund- bzw. Erstimmunisierung aller noch nicht Geimpften bzw. für Komplettierung einer unvollständigen Impfserie

Erläuterungen

G Grundimmunisierung (in bis zu 3 Teilimpfungen G1–G3)
A Auffrischimpfung
S Standardimpfung

a Erste Impfstoffdosis bereits ab dem Alter von 6 Wochen, je nach verwendetem Impfstoff 2 bzw. 3 Impfstoffdosen im Abstand von mind. 4 Wochen
b Frühgeborene: zusätzliche Impfstoffdosis im Alter von 3 Monaten, d. h. insgesamt 4 Impfstoffdosen
c Mindestabstand zur vorangegangenen Dosis: 6 Monate
d Zwei Impfstoffdosen im Abstand von mind. 5 Monaten, bei Nachholimpfung beginnend im Alter > 14 Jahren oder bei einem Impfabstand von < 5 Monaten ist zwischen 1. und 2. Dosis eine 3. Dosis erforderlich
e Td-Auffrischimpfung alle 10 Jahre. Nächste fällige Td-Impfung einmalig als Tdap- bzw. bei entsprechender Indikation als Tdap-IPV-Kombinationsimpfung
f Einmalige Impfung mit einem MMR-Impfstoff für alle nach 1970 geborenen Personen ≥ 18 Jahre mit unklarem Impfstatus, ohne Impfung oder mit nur einer Impfung in der Kindheit
g Impfung mit dem 23-valenten Polysaccharid-Impfstoff
h Zweimalige Impfung mit dem adjuvantierten Herpes-zoster-Totimpfstoff im Abstand von mindestens 2 bis maximal 6 Monaten
* Impfungen können auf mehrere Impftermine verteilt werden. MMR und V können am selben Termin oder im 4-wöchigem Abstand gegeben werden

■ Kontraindikationen

Echte Kontraindikationen

— schwere akute Erkrankungen, Fieber >38,5 °C
— bekannte Allergien gegen Impfstoffinhalte (z. B. Hühnereiweiß)
— Immunschwäche (Lebendimpfstoffe)

Falsche Kontraindikationen

— banale Infekte, subfebrile Temperaturen bis 38,5 °C
— Kontakt zu Kranken
— Fieberkrampfanamnese
— Ekzeme, auch atopische
— Antibiotikatherapie

❯ Vor jeder Impfung muss über die Erkrankung, gegen die geimpft wird, sowie über die möglichen Nebenwirkungen der Impfung aufgeklärt werden.

Impfschäden sind sehr selten, müssen gemeldet werden. Für die Folgen kommt der Staat auf.

Der Hausarzt wird immer wieder mit **Impfskepsis** konfrontiert. Er sollte die Bedenken der Impfskeptiker aufnehmen, zuhören und im Anschluss daran bezüglich der vorgebrachten Argumente aufklären. Keinesfalls sollte er Zwang ausüben. Insbesondere der Hinweis auf den Gesellschaftsschutz ist wichtig, dies auch im Hinblick auf Menschen, die tatsächlich nicht geimpft werden können (z. B. Lebendimpfung bei Immunsupprimierten). Hilfreich können Informationen der BZgA (Bundeszentrale für gesundheitliche Aufklärung): ▶ www.impfen-info.de oder auf der Seite des RKI sein.

10.2 Sekundärprävention (Krankheitsfrüherkennung)

Zu den Maßnahmen der Sekundärprävention (Patient krank, aber Krankheit noch nicht festgestellt) gehören sämtliche Früherkennungsuntersuchungen. Alle vorgesehenen Früherkennungsuntersuchungen werden von den Krankenkassen übernommen. Die Effektivität der Maßnahmen ist z. T. umstritten (insbesondere bezüglich Prostata- und Hautkrebs).

Die Früherkennungsuntersuchungen sind
— **Kinderfrüherkennung** U1–J2 (▶ Abschn. 6.2)
— **Krebsfrüherkennung**
  – Krebsfrüherkennung Frauen: jährlich ab 20 Jahre: Anamnese, klinische Untersuchung, alle 3 Jahre Abstrich zur PAP-Untersuchung, Beratung, ab 30 Jahre zusätzlich Brustuntersuchung (klinisch)
  – Krebsfrüherkennung Männer: jährlich ab 45 Jahre: Anamnese, klinische Untersuchung äußeres Genitale sowie rektal-digitale Untersuchung, Beratung
  – Hautkrebsscreening: 2-jährlich ab 35 Jahre: Anamnese, Ganzkörperuntersuchung der Haut (ohne technische Hilfsmittel) im Hinblick auf das Vorliegen von Basaliom, aktinischen Keratosen, spinozellulärem Karzinom (alles epitheliale Tumoren) und Melanom (melanozytärer Tumor), Beratung
  – Darmkrebsfrüherkennung: jährlich ab 50 Jahre: Anamnese, rektal

digitale Untersuchung, Test auf okkultes Blut im Stuhl bis 54 Jahre. Ferner: einmal ab 55 Jahre bei Frauen und ab 50 Jahren bei Männern und einmalige Wiederholung nach 10 Jahren: Koloskopie. Bei Ablehnung der Koloskopie Test auf okkultes Blut alle 2 Jahre möglich. Seit 2019 besteht ein Einladungsprogramm

- Mammographiescreening: 2-jährlich Mammographie bis zum Alter von 70 Jahren, alle Frauen über 50 Jahre werden schriftlich eingeladen
- Screening auf Aortenaneurysma: einmalig für Männer ab 65 Jahren

> Stellt der Hausarzt beim Hautkrebsscreening einen verdächtigen Befund fest, so muss er den Patienten zum Dermatologen überweisen, die Leitlinie empfiehlt dies innerhalb einer Frist von 10 Arbeitstagen (Sondervotum DEGAM nur für malignes Melanom).

Fakten zur Krebsfrüherkennung
- Durch das Mammographiescreening kann die brustkrebsspezifische Sterblichkeit relativ um ca. 20 % reduziert werden. Die Gefahr von Übertherapien und vermehrt entstehenden Komplikationen wird aber diskutiert.
- Die PSA-Untersuchung ist umstritten und sollte nicht vom Arzt empfohlen werden. **Ausnahme ist das Hochrisiko bei familiärer Belastung im jüngeren Alter.** Wünscht der Untersuchte die Untersuchung ausdrücklich, so sollte man sie nach eingehender Aufklärung durchführen, wünscht er sie nicht von sich aus, so soll sie ihm auch nicht angeboten werden (DEGAM S1-Handlungsempfehlung 2013). Zur Aufklärung gehört insbesondere, dass bei positivem Befund nebenwirkungsbehaftete Untersuchungen erforderlich werden und Übertherapien zu Inkontinenz und Potenzstörungen führen können, ohne dass der Patient einen Vorteil durch die Therapie hat. Aufklärungshilfe bietet der arriba – PSA (▶ https://arriba-hausarzt.de/module/psa-screening)
- Für das Hautkrebsscreening konnte bisher nach den Kriterien der WHO kein ausreichender Nutzen nachgewiesen werden. Diesem nicht nachgewiesenen Nutzen stehen Nachteile durch Überdiagnostik und -therapie gegenüber.
- Der jahrelang übliche Gujak-Test auf okkultes Blut (FOBT) wurde 2016 durch den immunologischen Test auf okkultes Blut im Stuhl ersetzt (IFOBT).
- Die Sterberate beim Darmkrebs geht deutlich zurück, Daten weisen darauf hin, dass bei vorausgegangener unauffälliger Koloskopie das Risiko eines Adenoms oder Karzinoms sehr gering ist.

Gesundheitsuntersuchung (Check-up 35)
- Einmalig zwischen 20 und 35 Jahre, dann alle 3 Jahre ab 35 Jahre: Anamnese, klinische Untersuchung (Ganzkörperstatus), Laboruntersuchung (Cholesterin, HDL, LDL, Blutzucker), individuelle Beratung, Impfberatung

- Bei der individuellen Beratung zum kardiovaskulären Risiko empfiehlt sich der **Arriba-Rechner** (herunterzuladen bei ▶ www.arriba-hausarzt.de): Hier wird das individuelle Risiko, in den nächsten 10 Jahren ein kardiovaskuläres Ereignis zu erleiden, aufgrund des Alters und der Parameter Geschlecht, Alter, Raucherstatus, bereits stattgehabtes kardiovaskuläres Ereignis, Familienanamnese mit kardiovaskulärem

Ereignis vor dem 55. Lebensjahr, Blutdruckwert, Hochdrucktherapie, Diabetes und ggf. HbA1c sowie Cholesterin und HDL-Cholesterin bestimmt. Eine Alternative zum Arriba-Rechner ist der Procam-Score (Berechnung des Herzinfarktrisikos in den nächsten 10 Jahren).

❯ Eine Bestimmung von Homocysteinspiegel und Lipoprotein a ist nicht sinnvoll, weil es keine adäquate Behandlung zur Risikoreduktion eines kardiovaskulären Ereignisses gibt.

Bei allen Früherkennungsuntersuchungen ist eine dieser Untersuchung vorausgehende Aufklärung über Nutzen und Risiko der Maßnahme durchzuführen. Hier sind insbesondere die Folgen einer Übertherapie bei falsch positiven Befunden einzubeziehen.

❯ Zur besseren Abschätzung von Nutzen und Risiko von Früherkennungsuntersuchungen stehen sog. Faktenboxen (▶ www.harding-center.mpg.de/de/Faktenboxen) zur Verfügung.

10.3 Tertiärprävention

Durch Tertiärprävention (der Patient ist krank und die Krankheit bereits festgestellt) kann das Risiko betroffener Patienten deutlich gesenkt werden. Lebensstiländerung in Kombination mit medikamentöser Therapie kann dazu führen, dass das Risiko der betroffenen Patienten auf ein Risikoniveau fast wie von Gesunden gesenkt werden kann.

Beispiel: 55-jähriger Patient mit stattgehabtem Herzinfarkt, Raucher mit erhöhtem Blutdruck kann das Risiko durch Rauchstopp sowie Therapie mit ASS, Betablocker und Statin von über 50 % auf unter 10 % senken (Arriba-Rechner).

Zu den Maßnahmen der Tertiärprävention zählen auch Rehabilitationsmaßnahmen (▶ Abschn. 11.7).

10.4 Quartärprävention

Mit Quartärprävention (Patient ist nicht krank, ihm wird aber eine Krankheit unterstellt) soll das Vermeiden unnötiger Untersuchungen und Therapien erreicht werden. Nicht bei jedem Symptom müssen sofort alle möglichen Untersuchungen durchgeführt werden, der Hausarzt sollte im Gegenteil unter Bedenken abwendbar gefährlicher Verläufe den Fall abwartend offenhalten. Gründe für eine Überversorgung können sein:
- Patientenforderung nach der überflüssigen Leistung
- nie hinterfragte, lange eingebürgerte Maßnahmen ohne nachgewiesene Evidenz
- Vergütungsanreize
- Überangebot der Leistung
- Unkenntnis, Fehler des Arztes

Beispiel: Nicht jeder Patient mit Rückenschmerzen sollte sofort eine Kernspintomographie bekommen.

10.5 Über- und Unterversorgung

2019 wurde von der DEGAM eine S3 Leitlinie „Schutz vor Über- und Unterversorgung" veröffentlicht. In dieser Leitlinie wird **Überversorgung** als eine über die Bedarfsdeckung hinausgehende Versorgung mit Leistungen meist ohne hinreichenden Nutzen oder ohne Indikation definiert. Unter **Unterversorgung** wird demgegenüber definiert, wenn eine Versorgung trotz anerkanntem Bedarf ganz oder teilweise unterlassen wird. Mit **Überdiagnostik** wiederum werden diagnostische überflüssige Maßnahmen zur Therapieentscheidung oder zum Erkennen einer Erkrankung beschrieben. Dazu werden auch Überdiagnosen und deren Folgen, insbesondere Überbehandlungen gerechnet.

■ Hausärztliche Relevanz

Die Besonderheit des hausärztlichen Handelns besteht entsprechend der Leitlinie bezüglich Über- und Unterversorgung darin, dass dem Hausarzt eine Vermittlerrolle zwischen Patienten und Spezialisten zugewiesen ist, dies insbesondere deswegen, da der Hausarzt „den ganzen Patienten im Blick hat und Bedarfe im Einzelfall am besten einschätzen kann".

■ Inhalte der Leitlinie

Insgesamt 24 Themen (davon 20 zu Über- und 4 zu Unterversorgung werden in der Leitlinie genannt. Diese beziehen sich auf vorhandene Leitlinien.

Die einzelnen Bereiche, die in der Leitlinie angesprochen werden, sind: (Die Inhalte werden jeweils in den einzelnen Kapiteln explizit genannt) (+ = Überversorgung, − = Unterversorgung)

━ Halsschmerzen + + (▶ Abschn. 2.2),
━ Husten + + + + / − (▶ Abschn. 2.3),
━ Kreuzschmerzen + + + + + + + / − (▶ Abschn. 2.6),
━ Brustschmerzen + + (▶ Abschn. 2.13)
━ Müdigkeit + / − (▶ Abschn. 2.18)
━ Alkoholbedingte Störungen + (▶ Abschn. 4.19)
━ Prävention von Hautkrebs + (▶ Abschn. 10.2)
━ Prostatakarzinom (Krebsfrüherkennung) + (▶ Abschn. 10.2)
━ Demenz + + / − (▶ Abschn. 7.4)

■ Relevante Leitlinie

S 3 Leitlinie „Schutz vor Über- und Unterversorgung" (2018) DEGAM AWMF 053-045.

Übungsfragen

1. Nennen Sie die vier Formen der Prävention mit jeweils einem Beispiel.

Lösungen ▶ Kap. 15

Hausarzt im Netz der Versorgung

Inhaltsverzeichnis

© Springer-Verlag GmbH Deutschland, ein Teil von Springer Nature 2020
B. Riedl und W. Peter, *Basiswissen Allgemeinmedizin*,
https://doi.org/10.1007/978-3-662-60324-6_11

Der Hausarzt nimmt in der Behandlung der Patienten eine zentrale Rolle ein, die ihm sowohl von der Politik, der gesetzlichen Sozialversicherung, aber auch von den Patienten selbst zugewiesen wird. Dennoch ist das Versorgungsgeschehen heute so komplex, dass ein enges und vielfältiges Zusammenwirken mit anderen Gesundheitsberufen und Versorgungsebenen notwendig ist. Das folgende Kapitel gibt einen Überblick über die Besonderheiten dieser Zusammenarbeit.

Der Hausarzt nimmt in der Behandlung der Patienten eine **zentrale Rolle** ein, die ihm sowohl von der Politik, der gesetzlichen Sozialversicherung, aber auch von den Patienten selbst zugewiesen wird. Dabei ist das Versorgungsgeschehen heute so komplex, dass ein **enges und vielfältiges Zusammenwirken** mit anderen Gesundheitsberufen und Versorgungsebenen unerlässlich ist.

11.1 Spezialisten

Der Hausarzt ist in der Lage, die meisten Probleme (mehr als 90 %) der Patienten in seinem Bereich zu versorgen. Für diejenigen Probleme, die er nicht selbst versorgen kann, ist er jedoch auf die zusätzliche Hilfe von **Spezialisten** angewiesen. Diese Hilfe kann unterschiedlich erfolgen, so z. B. Konsiliaruntersuchung bis hin zur umfassenden Mitbetreuung bei schwerer Erkrankung. Dabei sollte der Hausarzt die Koordination der Maßnahmen führen. Ein solches Vorgehen, in dem der Hausarzt die Koordination inne hat und gemeinsam mit dem Spezialisten zum Beratungsergebnis und der Versorgung des Patienten kommt, wird als **geteilte Verantwortung** bezeichnet. Als Informationsmedium dient vom Hausarzt zum Spezialisten der Überweisungsschein (▶ Abschn. 12.6.1) und vom Spezialisten zum Hausarzt der Arztbrief.

❯ Eine Überweisung zum Spezialisten ist nicht namentlich erlaubt, sondern darf nur das Fachgebiet nennen, der Patient hat eine „freie Arztwahl".

Deutschland ist eines der Länder, in dem es kein reines Primärarztsystem gibt. Somit ist für die Patienten der sofortige Zugang sowohl zu Hausärzten als auch zu Spezialisten (z. B. Orthopäde, Kardiologe, Neurologe) möglich. Diese Tatsache führt oft dazu, dass der Hausarzt, der eigentlich den Patienten mit der Gesamtheit seiner gesundheitlichen Probleme betreuen sollte, von verschiedenen Problemen nicht in Kenntnis gesetzt ist. Wünschenswert wäre eine generelle Information durch den Spezialisten an den Hausarzt, auch wenn der Patient ohne Überweisung zum Spezialisten geht.

❯ Zur Übermittlung von Informationen zwischen den Ärzten ist eine Zustimmung des Patienten erforderlich (Datenschutz).

11.2 Krankenhaus

Noch seltener als auf die Hilfe des Spezialisten wird der Hausarzt auf die Unterstützung der stationären Einrichtungen (ca. 1 %) zurückgreifen müssen. Gesetzlich geregelt ist, dass eine Einweisung nur erlaubt ist, wenn eine ambulante Behandlung nicht mehr ausreicht (§ 39 SGB V). Gesetzlich versicherte Patienten dürfen nur in Krankenhäusern behandelt werden, die auch für die Versorgung zugelassen sind (Krankenhausplan) und prinzipiell ist nur eine Versorgung im nächstgelegenen geeigneten Krankenhaus gestattet.

Elementar ist, dass der einweisende Arzt den aufnehmenden Krankenhausarzt über den Fall informiert, insbesondere über Besonderheiten (z. B. alleinstehender Patient ohne Unterstützung, Allergien, wichtige Vorerkrankungen, Medikation). Als Informationsmedium dient das Formular „Verordnung von Krankenhausbehandlung" (▶ Abschn. 12.6.1).

Gesetzlich vorgeschrieben ist ein **Entlassmanagement** (§ 39 SGB V) zur „Lösung von Problemen beim Übergang in die Versorgung nach der Krankenhausbehandlung". Hierzu dient der **Entlassungsbericht,** aus dem der weiterbehandelnde Arzt alle Informationen ziehen muss, insbesondere zur Medikation und eventuell erforderlichen Kontrolluntersuchungen. Eine Zustimmung des Patienten zur Datenübermittlung ist erforderlich. Im Falle von Unklarheiten sollte der Hausarzt rasche Rücksprache mit dem Krankenhausarzt halten, um den Patienten nicht zu gefährden.

❯ Die Entlassmedikation sollte kritisch geprüft und eventuell überflüssige Medikamente auch abgesetzt werden (z. B. PPI ohne Indikation).

Krankenhäuser sind seit 2016 berechtigt, bei Entlassung eines Patienten Medikamente und z. B. physikalische Therapie im Interesse eines reibungslosen Übergangs in den ambulanten Bereich in kleinster Verordnungsmenge zu rezeptieren.

■ **Relevante Leitlinie**
S. 1-DEGAM Handlungsempfehlung 053–033: Umgang mit Entlassmedikation (2013).

11.3 Nichtärztliche Gesundheitsberufe

Bei der Behandlung vieler Krankheitsbilder, vorwiegend aus dem orthopädischen und neurologischen Bereich, wird der Hausarzt nicht nur Medikamente verordnen, sondern auch sog. Heilmittel, also Maßnahmen der

▬ physikalischen Therapies,
▬ Ergotherapie,
▬ Logopädie.

■ **Physikalische Therapie**
Physikalische Therapie wird vor allem bei orthopädischen Krankheitsbildern, Folgen von Verletzungen oder bei neurologischen Erkrankungen eingesetzt. Zu den Maßnahmen der physikalischen Therapie zählen die passiven Therapieformen Massage, Lymphdrainage, Elektrotherapie, Inhalationstherapie und Thermotherapie (z. B. Applikation von Kälte oder Wärme) sowie als aktive Therapieform die Bewegungstherapie (z. B. Krankengymnastik).

❯ Für Massagen besteht so gut wie keine Evidenz, allenfalls gering bei subakuten und chronischen Kreuzschmerzen.

■ **Ergotherapie**
Durch Ergotherapie sollen gestörte motorische, psychische, sensorische und kognitive Funktionen verbessert oder wiederhergestellt werden. Sie hat besondere Bedeutung bei der Behandlung von Entwicklungsstörungen bei Kindern, handchirurgischen Problemen oder auch bei komplexen neurologischen Krankheitsbildern wie Folgen des Schlaganfalls oder kognitiven Störungen.

■ **Logopädie**
Durch Maßnahmen der Stimm-, Sprech- und Sprachtherapie sollen z. B. Störungen der sprachlichen Entwicklung bei Kindern oder auch sekundär entstandene Störungen der sprachlichen Funktion wie z. B. Aphasie nach Schlaganfall verbessert oder behoben werden. Logopädie kann auch bei Schluckstörungen eingesetzt werden.

Die Verordnung von Heilmitteln erfolgt auf speziellen Formularen (Heilmittelverordnung, ▶ Abschn. 12.6.1).

11.4 Pflegedienst und Heime

Eine zunehmende Zahl (>700.000) von älteren und pflegebedürftigen Patienten wird heute in Pflegeeinrichtungen (ca. 12.400) betreut oder im häuslichen Umfeld von ambulanten Pflegediensten versorgt. Die Zusammenarbeit mit Pflegeberufen in der hausärztlichen Praxis ist tägliche Normalität und nimmt an Bedeutung eher zu.

Die Rahmenbedingungen, unter denen diese gemeinsame Patientenbetreuung stattfindet, sind durchaus nicht ohne Konfliktpotenzial. Ursachen hierfür können sein:

- Zeitmangel auf beiden Seiten
- viele und wechselnde Ansprechpartner
- unterschiedliche Arbeitsweisen von verschiedenen Pflegeeinrichtungen und Ärzten
- unterschiedliche berufliche Kompetenzen
- z. T. unterschiedliche rechtliche Rahmenbedingungen

Die wichtigste Grundlage zum Gelingen einer guten Zusammenarbeit zum Wohle des Patienten ist eine gegenseitig wertschätzende Kommunikation. Diese berücksichtigt:

- Anerkennung der Kompetenzen und Expertise des jeweiligen Berufsstandes
- Besonderheiten der rechtlichen Stellung der handelnden Personen
- Dokumentation im notwendigen Umfang mit klaren Handlungsanweisungen und Besprechungsergebnissen
- gemeinsame Visiten
- gegenseitige Erreichbarkeit

Bei der Delegation von Aufgaben an das Pflegepersonal ist zu beachten, dass

- nur eine Aufgabe, die nicht unter Arztvorbehalt steht, delegiert werden darf;

- nur eine befähigte Pflegefachkraft eine solche Aufgabe ausführen darf und sie der Ausführung zustimmen muss;
- diese Aufgabe und ihre Delegation ordentlich dokumentiert werden muss.

Die wesentlichen Pflichten des Arztes in der Zusammenarbeit mit den Pflegeberufen sind:

- Auswahl der ärztlichen/medizinischen Handlung
- Anleitungspflicht bei Delegation
- Überwachungspflicht auf ordnungsgemäße Durchführung

Die wesentlichen Pflichten des Pflegepersonals sind:

- Übernahmeverantwortung: Verpflichtung zur Nachfrage, wenn keine eindeutigen Anordnungen vorliegen (kein Handeln oder Nichthandeln aus eigener Vorstellung)
- Verweigerungsrecht bzw. -pflicht, wenn sich eine Pflegekraft nicht befähigt sieht, eine delegierte Handlung durchzuführen
- Durchführungsverantwortung: eine übernommene Behandlungsverpflichtung muss fachgerecht und sorgfältig ausgeführt und dokumentiert werden

11.5 Medizinische/r Fachangestellte/r und nichtärztliche/r Praxisassistent/-in

Keine Praxis funktioniert ohne die Mitarbeit gut ausgebildeter **medizinischer Fachangestellter,** früher „ArzthelferIn" genannt. Nur ein gut aufeinander abgestimmtes Team kann die vielfältigen verwaltungstechnischen, rechtlichen und medizinischen Anforderungen der ambulanten Versorgung bewältigen.

Der dreijährige Ausbildungsberuf wird in einer Arztpraxis bzw. einer ermächtigten Krankenhausambulanz erlernt. Die Ausbildung fällt also direkt in das Aufgabengebiet und die Verantwortung des Praxisinhabers. Voraussetzung zur Ausbildung ist nach dem Berufsbildungsgesetz der Besitz entsprechender Kenntnisse, entweder beim Praxisinhaber selber oder einer berufserfahrenen medizinischen Fachangestellten. Die Ärztekammern in Deutschland bieten ihren Mitgliedern den Erwerb der Ausbildungsbefähigung („Ausbildung der Ausbilder") an.

Das Aufgabengebiet der medizinischen Fachangestellten umfasst neben Verwaltungsaufgaben auch Mitwirkung bei und Durchführung von diagnostischen und therapeutischen medizinischen Maßnahmen. Beispiele solcher Aufgabengebiete sind:

- Mitarbeit bei der Abrechnung
- Mitarbeit beim Qualitätsmanagement
- Patientenanmeldung und Ablauforganisation
- Durchführung medizintechnischer Untersuchungen wie EKG, Lungenfunktionsprüfung
- Assistenz bei chirurgischen Eingriffen
- Labortätigkeiten

Ähnlich wie in der Zusammenarbeit mit Pflegeberufen sind ärztliche Leistungen an entsprechend qualifiziertes nichtärztliches Personal delegierbar.

Dazu hat der Kassenärztliche Bundesverband mit dem Spitzenverband der gesetzlichen Krankenversicherung eine „Vereinbarung über die Delegation ärztlicher Leistungen an nichtärztliches Personal in der ambulanten vertragsärztlichen Versorgung gemäß § 28 Abs. 1 S. 3 SGB V" geschlossen. Darin sind die Anforderungen festgehalten.

Auf dem Hintergrund der immer komplexer werdenden Anforderungen sowohl an die Verwaltungsaufgaben, aber auch an die medizinischen und betreuerischen Aufgaben an die medizinischen Fachangestellten wurden weiterqualifizierende Fortbildungen konzipiert:

Verwaltungsbereich:
- **ArztfachhelferIn:** Ziel ist die Tätigkeit als leitende/r Angestellte/r einer Praxis (Organisation, QM, Verwaltung)
- **BetriebswirtIn im Gesundheitswesen:** Leiter/-in von Großpraxen oder Gesundheitszentren

Medizinischer Bereich:
- **Nichtärztliche/r Praxisassisten/-tin** (NäPa), Versorgungsassistent/-in in der Hausarztpraxis (VERAH): curriculare Fortbildungen in wichtigen Bereichen wie Wundmanagement, Palliativmedizin, Geriatrie, Sozialmedizin, die mit einer Prüfung abgeschlossen werden und zur Arztentlastung bei Betreuung chronischer, älterer Patienten insbesondere im häuslichen Umfeld beitragen sollen. Eine eigenständige Vergütung im Rahmen des Versorgungsauftrages der GKV, aber auch in der hausarztzentrierten Versorgung, besteht.
- **Physician Assistants** (PA): Ein neuer Beruf mit akademischer Ausbildung ist der Physician Assistant (PA). Die bisher fast ausschließlich in Kliniken beschäftigten PA können Gespräche und Eingriffe sowie technische Untersuchungen durchführen und Arztbriefe schreiben. Ein Einsatz in Arztpraxen ist denkbar, bisher jedoch nur selten.

11.6 Selbsthilfegruppen

Selbsthilfegruppen tragen einen nicht unerheblichen Anteil zum Umgang mit einer schwereren (meist chronischen) Erkrankung bei. Der Austausch, der sich in einer Gruppe

von Betroffenen mit einem gleichgelager-
ten Problem ergibt, führt zu gegenseitiger
Hilfe und Informationsverbesserung (z. B.
neue Behandlungsmethoden, soziale Hilfen,
sinnvolle Hilfsmittel). Zusätzlich wird von
den Gruppen eine Außenwirkung beabsich-
tigt, die auf die Erkrankung aufmerksam
machen will und dadurch einerseits (öffent-
liche) Unterstützung erreichen und andererseits eine Stigmatisierung verhindern will
(z. B. bei HIV/AIDS). Die Mitarbeit des einzelnen Betroffenen Kranken in einer Selbsthilfegruppe stärkt zudem dessen eigenes
Selbstvertrauen.

❯ Durch den Zusammenschluss in Selbsthilfegruppen können sich Betroffene gegenseitig erheblich helfen und zur besseren Krankheitsbewältigung beitragen.

Selbsthilfegruppen können auf Antrag z. B.
von den Krankenkassen gefördert werden,
sind aber prinzipiell auf Beiträge und Spen-
den angewiesen.
   Wichtige Beispiele für Selbsthilfegrup-
pen:
— Demenz
— Multiple Sklerose
— Psoriasis
— Diabetes mellitus
— Epilepsie
— M. Parkinson
— Aphasie
— Tinnitus
— psychische Erkrankungen
— Essstörungen
— Suchterkrankungen

Das schnelle Finden einer Selbsthilfegruppe
ist bei NAKOS (Nationale Kontakt- und
Informationsstelle zur Anregung und Unterstützung von Selbsthilfegruppen, ▶ https://www.nakos.de) möglich.
   In vielen Regionen gibt es dazu Ver-
zeichnisse, in denen Selbsthilfegruppen und
deren Ansprechpartner genannt sind.

11.7 Begutachtung für Versorgungsamt und Rehabilitation

Zu den Aufgaben des Hausarztes gehört
auch die Erstellung von Befundberichten
zur Einleitung von Rehabilitationsmaßnahmen, im Rahmen von Rentenverfahren und
im Rahmen von Verfahren zur Beurteilung
von Behinderungen.

▪ **Rehabilitationsverfahren**
Patienten haben Anspruch auf Rehabilitation, wenn aufgrund ihrer gesundheitlichen Beeinträchtigung z. B. die Erwerbsfähigkeit gefährdet oder die Möglichkeit der
Teilhabe eingeschränkt ist. Zuständig für
die Rehabilitationsmaßnahmen sind entweder der Rentenversicherungsträger (z. B.
bei Berufstätigen) oder die Krankenkassen
(z. B. bei Rentnern oder Nichterwerbstäti-
gen). Der Hausarzt erstellt einen Befund-
bericht (Muster 61 bei GKV), in dem besonders auf die Funktionseinschränkungen
eingegangen wird. Dieser ist maßgeblicher
Bestandteil im Rahmen des Verfahrens der
Rehabilitationsbewilligung. Wenn möglich,
soll die Rehabilitationsmaßnahme ambulant durchgeführt werden.

▪ **Anschlussheilbehandlung (AHB)**
Unmittelbar (spätestens binnen 2 Wochen)
im Anschluss an eine schwere Erkrankung
oder eine Operation kann eine AHB (stationär) bewilligt werden, die dazu beitragen
soll, den Patienten rascher wiederherstellen
zu können. Träger einer AHB ist der Rentenversicherungsträger.

▪ **Schwerbehinderungsverfahren**
Führt eine Gesundheitsstörung zu einer
dauerhaften   Funktionseinschränkung,
so kann der betroffene Patient einen Antrag auf Einstufung einer Behinderung
(GdB = Grad   der   Behinderung)   stellen.

Zuständig hierfür ist das „Versorgungsamt", dieses stuft den Patienten i. d. R. aufgrund des hausärztlichen Berichtes über die Funktionseinschränkungen des Patienten ein. Ab einem GdB von 50 % erhält der Patient einen Schwerbehindertenausweis. Die Einstufung ab einem GdB von 30 % ist mit Vergünstigungen für den Patienten (z. B. Kündigungsschutz oder vermehrte Urlaubstage) verbunden. 2017 waren laut statistischem Bundesamt ca. 9,4 % in Deutschland (7,8 Mio.) schwerbehindert mit einem Grad der Behinderung >50 %.

11.8 Patientenverfügung

Eine Patientenverfügung stellt die vorweggenommene Willenskundgebung eines Menschen zur Einleitung oder Unterlassung einer medizinisch indizierten Maßnahme dar, für einen Zeitpunkt, in dem er selber aufgrund seiner gesundheitlichen Situation nicht mehr in der Lage ist, diesen Willen (Zustimmung oder Ablehnung) zu bekunden (Regelung in § 1901a-c und 1904 BGB).

Eine Patientenverfügung kann von einem volljährigen Menschen erstellt werden. Voraussetzung ist die Einsichtsfähigkeit in seine Entscheidung. Sie muss schriftlich erstellt und eigenhändig unterschrieben sein. Die Verwendung von Vordrucken ist dabei möglich. Dabei darf sie aber nicht pauschal verfasst sein (z. B. „Ich lehne lebensverlängernde Maßnahmen ab"), sondern muss konkrete Behandlungssituationen benennen (z. B.: „keine wiederbelebenden Maßnahmen, keine Sondenernährung, keine Flüssigkeitszufuhr im unmittelbaren Sterbeprozess bei Krebsleiden oder Demenz").

> ❯ Eine Beratung oder Beglaubigung durch einen Notar bei der Erstellung einer Patientenverfügung ist nicht zwingend notwendig.

Der Widerruf einer Verfügung kann mündlich erfolgen.

Eine regelmäßige Erneuerung ist ebenfalls nicht notwendig. Es wird aber empfohlen, regelmäßig zu überdenken, ob die eigene Lebenssituation der Patientenverfügung noch entspricht, oder der medizinische Fortschritt ein anderes Vorgehen ermöglicht. Dann sollte eine Anpassung der Patientenverfügung vorgenommen werden. Diese Änderung muss erneut unterschrieben werden.

Ist die Indikation für eine medizinische Behandlung eindeutig gegeben und die Willenserklärung des Patienten bezogen auf diese vorliegende Situation eindeutig und gültig (kein Widerruf), so hat der Arzt dem Patientenwillen entsprechend zu handeln.

Ist der Patientenwillen bezogen auf die vorliegende Situation aus der Patientenverfügung nicht eindeutig zu ermitteln, muss der behandelnde Arzt prüfen, ob eine rechtlich bestellte Betreuung vorliegt oder der Patient einen Bevollmächtigten eingesetzt hat.

Im Dialog ist hier der mutmaßliche Patientenwillen zu beraten und Konsens herzustellen. Gelingt dies, handelt der Arzt entsprechend.

Gelingt kein Konsens oder liegen weder Betreuung noch Vollmacht vor, so ist das Betreuungsgericht einzuschalten.

In einer Notfallsituation (rasches Handeln ohne zeitlichen Verzug) soll der Arzt im Gespräch mit den Angehörigen des Patienten eine gemeinsame Entscheidung treffen. Gelingt dies nicht, so ist eine indizierte Maßnahme einzuleiten und im Nachhinein das Betreuungsgericht hinzuzuziehen. Die weiteren Entscheidungsprozesse laufen dann wie oben beschrieben.

▪ **Sonderfall Kinder und Jugendliche**

Kinder und Jugendliche können selbstverständlich Ihre Ansichten zu medizinischer Behandlung bei schwerwiegender

Erkrankung äußern und auch schriftlich niederlegen. Eine rechtlich bindende Patientenverfügung im Sinne des Gesetzes § 1901a können sie – wegen der im Gesetz geforderten Volljährigkeit – nicht erstellen. Hier entscheiden letztendlich die gesetzlich Berechtigten, i. d. R. die Eltern oder andere Erziehungsberechtigte. Dennoch sind, insbesondere bei älteren Kindern und Jugendlichen mit zunehmendem Alter, deren Anschauungen und Wünsche bei der Konsensbildung von Arzt und gesetzlichem Vertreter zu berücksichtigen, insbesondere, da Jugendliche bei bestehender Einwilligungsfähigkeit aktuelle Maßnahmen ablehnen oder ihnen zustimmen können.

- **Hausärztliches Handeln**

Obwohl es im Gesetz nicht vorgesehen ist, so erscheint es doch äußerst sinnvoll, dass der Hausarzt seinen Patienten bei der Erstellung einer Patientenverfügung berät. Hier können medizinische Sachverhalte erklärt und der aktuelle Stand der Notfall- und Palliativmedizin dargestellt werden. Aus der Kenntnis der Krankengeschichte des Patienten können individuelle Notwendigkeiten und Bedürfnisse berücksichtigt werden.

> Viele Patienten wünschen Beratung zur Patientenverfügung. Obwohl dies keine Leistung der gesetzlichen Krankenversicherung ist, sollte sich der Hausarzt dieser Aufgabe bereitwillig stellen.

Durch einen Vermerk in der Krankenakte kann man diese Beratung und auch die Einsichtsfähigkeit und den erklärten freien Willen des Patienten festhalten.

Der Patient sollte in diesem Zusammenhang auch auf die Errichtung einer **Vorsorgevollmacht** (Bestellung eines Vertrauten, der im Falle eines sich nicht selbst versorgen Könnens sich um die Belange des Betroffenen kümmern soll) oder einer Betreuungsverfügung hingewiesen werden.

Sinnvoll: Das Vorliegen einer Patientenverfügung und/oder einer Vorsorgevollmacht kann beim zentralen Vorsorgeregister der Bundesnotarkammer gegen Gebühr hinterlegt werden. Dadurch sind diese im Zweifel und im Notfall schneller nachweisbar. (Bundesnotarkammer, Zentrales Vorsorgeregister, Postfach 080.151, 10.001 Berlin, Telefon 0800 3.550.500. ▶ www.vorsorgeregister.de, E-Mail: info@vorsorgeregister.de).

11.9 Aktuelle Ansätze zur Weiterentwicklung der Verbesserung der Versorgung

Um eine gute, auf dem aktuellen Stand der Wissenschaft basierende Versorgung der Patienten gewährleisten zu können, ist es erforderlich, dass sich jeder Arzt ständig fortbildet.

> Für niedergelassene Vertragsärzte besteht eine gesetzlich vorgeschriebene Fortbildungspflicht. Wird sie nicht erfüllt, so zieht dies Honorarkürzungen und im äußersten Fall Zulassungsentzug nach sich.

Qualitativ hochwertig fortbilden kann sich ein Hausarzt insbesondere durch Literaturstudium unabhängiger Fachzeitschriften (z. B. Zeitschrift für Allgemeinmedizin), Qualitätszirkel sowie unabhängige wissenschaftliche Fortbildungsveranstaltungen (z. B. jährlicher Kongress der DEGAM, practica Fortbildung des IhF = Institut für hausärztliche Fortbildung).

Gerade für den Allgemeinarzt stellt die Tatsache, dass er mit dem spezialisierten Wissen aller Fächer umgehen muss, eine besonders hohe Herausforderung dar. Hinzu kommt, dass die Patienten aufgrund der digitalen Medien und der darin enthaltenen Flut von Informationen immer besser informiert sind. Konfliktpotential beim

Wunsch nach optimaler Versorgung kann dadurch entstehen, dass die Vorgaben von Leitlinien dem Grundsatz des § 12 SGB V (Leistungen müssen ausreichend, wirtschaftlich und zweckmäßig sein und dürfen das Maß des Notwendigen nicht überschreiten) entgegenstehen und die finanziellen Ressourcen begrenzt sind.

Grundlage für eine Versorgung auf dem aktuellsten Stand bilden die Evidenzbasierte Medizin (EbM), im Rahmen derer auf Leitlinien und hochqualifizierte Studien zurückgegriffen wird.

11.9.1 Evidenzbasierte Medizin (EbM)

Unter **Evidenzbasierter Medizin** („evidence based medicine") oder evidenzbasierter Praxis („evidence based practice") im engeren Sinne versteht man eine Vorgehensweise des medizinischen Handelns, Patienten individuell auf der Basis der besten zur Verfügung stehenden Daten zu versorgen. Diese Technik umfasst die systematische Suche nach der relevanten Evidenz in der medizinischen Literatur für ein konkretes klinisches Problem, die kritische Beurteilung der Validität der Evidenz nach klinisch epidemiologischen Gesichtspunkten, die Bewertung der Größe des beobachteten Effekts sowie die Anwendung dieser Evidenz auf den konkreten Patienten mithilfe der klinischen Erfahrung und der Vorstellungen der Patienten (Definition des Deutschen Netzwerks Evidenzbasierte Medizin = DNEbM ▶ https://www.ebm-netzwerk.de/was-ist-ebm/grundbegriffe/definitionen/).

❯ In jede patientenbezogene Entscheidung fließen wissenschaftliche Evidenz, klinische Erfahrung des handelnden Arztes, Erwartungen des Patienten sowie auch die Vorgaben des gesetzlichen Rahmens ein.

Ein Beispiel: Ein ansonsten gesunder Patient mit Fieber und Husten will unbedingt ein Antibiotikum, sodass es schnell besser werden würde.
1. beantwortbare Frage formulieren (PICO = Patient – Intervention – Comparison – Outcome)
2. Literatursuche
3. kritische Bewertung (critical appraisal)
4. Anwendung auf den Patienten
5. Überprüfung des eigenen Vorgehens

Lösung des Problems:
1. Patient mit Husten und Fieber, Vergleich Behandlung Antibiotika vs. Behandlung ohne Antibiotika, Vergleich der Dauer der Symptome, Hinweis auf unerwünschte Arzneimittelwirkungen
2. für Allgemeinarzt geeignet: DEGAM-Leitlinie Husten
3. Aussage Leitlinie: keine antibiotische Behandlung bei unkomplizierter Bronchitis
4. eingehende Aufklärung, dass ein Antibiotikum nicht erforderlich ist
5. Wiedereinbestellung des Patienten zur Kontrolle

Zur Beurteilung der Qualität der Evidenz sind sog. **Evidenzklassen** definiert (◻ Tab. 11.1).

Die Evidenzklassen bilden die Grundlage für die Grade der **Empfehlungen in Leitlinien** (A = starke Empfehlung, „soll", „soll nicht"; B = Empfehlung, „sollte", „sollte nicht"; C = Empfehlung offen, „kann erwogen werden", „kann verzichtet werden") Der Empfehlungsgrad A umfasst die Evidenzklassen Ia und Ib, Grad B die Klassen II und III, Grad C die Klasse IV.

11.9.2 Leitlinien

Leitlinien sind systematisch entwickelte, wissenschaftlich begründete und praxisorientierte Entscheidungshilfen für die

□ Tab. 11.1 Evidenzklassen

Klasse	Inhalt
Ia	Systematische Übersichtsarbeit randomisierter kontrollierter Studien (RCT)
Ib	Mindestens eine randomisierte kontrollierte Studie
IIa	Mindestens eine gut angelegte kontrollierte, aber nicht randomisierte Studie
IIb	Gut angelegte, quasi experimentelle Studie
III	Gut angelegte, nicht experimentell deskriptive Studie
IV	Expertenmeinung, Konsensuskonferenz, klinische Erfahrungen

angemessene ärztliche Vorgehensweise bei speziellen gesundheitlichen Problemen und stellen den nach einem definierten, transparent gemachten Vorgehen erzielten Konsens mehrerer Experten zu bestimmten ärztlichen Vorgehensweisen dar. Sie sind Orientierungshilfen im Sinne von „Handlungs- und Entscheidungskorridoren", von denen in **begründeten Fällen abgewichen werden kann oder sogar muss** (gekürzte Definition nach Leitlinien.de des Ärztlichen Zentrums für Qualität in der Medizin, ▶ www.leitlinien.de).

❯ Im Gegensatz zu Richtlinien sind Leitlinien nicht verbindlich. Ihre Anwendbarkeit ist in der individuellen Situation des Patienten (z. B. Begleiterkrankungen des Patienten) zu prüfen.

Die **Leitlinien** sind in drei, auf die Entwicklungsmethodik bezogene **Klassen** eingeteilt:
- S 1: von einer Expertengruppe im informellen Kreis erarbeitet = Empfehlungen
- S 2: entweder formale Konsensfindung („S2k") und/oder formale „Evidenz"-Recherche („S2e")
- S 3: Leitlinie mit allen Elementen einer systematischen Entwicklung (Logik-, Entscheidungs- und „Outcome"-Analyse, z. B. alle nationalen Versorgungsleitlinien)

Die Arbeitsgemeinschaft der wissenschaftlichen medizinischen Fachgesellschaften (=AWMF) fasst die Leitlinien der Fachgesellschaften zusammen. Die Leitlinien sind auf ▶ www.awmf.de abrufbar und herunterzuladen.

Besonders an vielen **DEGAM-Leitlinien** ist die Orientierung am Symptom und nicht an einem bestimmten Krankheitsbild (siehe ▶ Abschn. 12.9).

11.9.3 Gemeinsam klug entscheiden

Unter dem Dach der AWMF besteht seit 2015 die Institution „Gemeinsam klug entscheiden", die durch ausgewählte Empfehlungen zu prioritären Themen zur Verbesserung der Versorgungsqualität beitragen soll. Der Patient und Versorgungsaspekte sollen dabei in den Mittelpunkt gestellt werden und damit zu einer partizipativen Entscheidungsfindung, die wissenschaftlich und ethisch begründet ist, beitragen. Die Empfehlungen sollen eine Antwort auf eine zunehmend marktwirtschaftliche Orientierung des Gesundheitssystems sein. Die DEGAM ist in diesem Gremium vertreten.

Die Empfehlungen wollen wichtige evidenzbasierte Maßnahmen identifizieren, die nicht fachgerecht eingesetzt werden. Dabei werden **Negativempfehlungen** für durchgeführte Maßnahmen, die nachweislich nicht nutzbringend sind (Überversorgung) sowie **Positivempfehlungen** für häufig unterlassene Maßnahmen, deren Nutzen nachgewiesen ist (Unterversorgung), ausgesprochen.

Internationales Pendant zur Institution „Klug entscheiden" sind die **„Choosing wisely"**-Initiativen.

Beispiele für Klug-entscheiden-Empfehlungen (=KEE) sind:

— Nach osteoporosetypischen Frakturen soll bei älteren Patienten i. d. R. eine spezifische Osteoporosetherapie eingeleitet werden.

— Alle Patienten mit Diabetes mellitus sollen bei Einleitung einer medikamentösen Therapie eine spezifische Schulung erhalten.

— Bei peripherer arterieller Verschlusskrankheit (PAVK) im klinischen Stadium II n. Fontaine. („Schaufensterkrankheit") soll, wenn immer möglich, ein strukturiertes Gehtraining durchgeführt werden.

— Bei Indikation zur oralen Antikoagulation soll wegen einer peripheren arteriellen Verschlusskrankheit (PAVK) eine zusätzliche Thrombozytenfunktionshemmung nicht erfolgen.

— Kein MRT bei unspezifischem Kreuzschmerz < 6 Wochen ohne „Red flags"

11.9.4 IT-gestützte Hilfen

Zunehmend spielen IT-gestützte Hilfen in der Versorgung von z. B. chronisch kranken Patienten eine Rolle. So können z. B. durch Übertragung von Daten Veränderungen beim Patienten rasch ohne direkten Arzt-Patienten-Kontakt erfasst werden (z. B. rasche Gewichtszunahme bei Patienten mit Herzinsuffizienz, Detektion von Hypoglykämien) und darauf zeitnah, eventuell lebenserhaltend reagiert werden.

Ein weiterer, aktuell gesetzlich vorgeschriebener Beitrag zur Fehlervermeidung und Patientensicherheit ist der **elektronische Medikationsplan,** der jedem Patienten mit Polypharmazie (Versorgung mit mehr als 3 Medikamenten) zur Verfügung gestellt werden muss.

Speicherung wichtiger Patientendaten (z. B. Medikation, wichtige Erkrankungen in der Vorgeschichte, Allergien, Impfstatus) würde die **elektronische Gesundheitskarte** ermöglichen, hier sind jedoch datenschutzrechtliche Aspekte zu bedenken.

Zahlreiche Programme und Apps stehen zur Verfügung, die Evidenz der Maßnahmen muss aber in vielen Fällen erst nachgewiesen werden. Der Einsatz von Gesundheits-Apps als Unterstützung der Behandlung soll von den Krankenkassen ab 2020 übernommen werden, wenn diese zertifiziert sind.

11.9.5 Initiative „Jeder Fehler zählt"

Einen Beitrag zur Verbesserung der Versorgung sowie der Patientensicherheit leistet auch die von der DEGAM, dem Gesundheitsministerium und weiteren Institutionen ins Leben gerufene Initiative „Jeder Fehler zählt" (▶ https://www.jeder-fehler-zaehlt. de/). In diesem Forum kann jeder Hausarzt einen Fehlerbericht erstellen, der dann anonymisiert veröffentlicht wird und anderen Kollegen zur Einsicht zur Verfügung steht. Tipps zur Fehlervermeidung sowie umfangreiche Literaturhinweise zu diesem Thema stehen auf der Internetseite zur Verfügung.

11.9.6 Onlineplattform Deximed

Mit der Onlineplattform Deximed steht ein kostenpflichtiges, unabhängiges, leitlinienkonformes Informationsmedium zur Verfügung, das von der DEGAM unterstützt wird und mehrere tausend hausarztrelevante Artikel sowie Patienteninformationen zur Verfügung stellt.

11.9.7 Telemedizin und Online (Video-) Sprechstunden

Telemedizinische Behandlung ist in Deutschland unter Beachtung bestimmter, insbesondere datenschutzrechtlicher, Vorschriften erlaubt. Telemedizin kann z. B. für die Behandlungen spezieller Krankheitsbilder (wie etwa Übermittlung von CT-Bildern an eine Stroke unit von einem peripheren Krankenhaus in die Spezialeinrichtung bei Apoplex) oder für Online-Sprechstunden (Videosprechstunden) eingesetzt werden. Für die Durchführung einer Online-Sprechstunde hat die Bundesärztekammer einen engen Rahmen definiert: „wenn dies ärztlich vertretbar ist… (§ 7 Abs 4 MBO-Ä = Musterberufsordnung Ärzte). Während der Corona-Pandemie wurde die Videosprechstunde häufig eingesetzt, um persönliche Arzt-Patienten-Kontakte zur Ansteckungsreduktion zu vermeiden.

11.10 Nutzung digitaler Informationsportale

Zunehmend informieren sich Patienten zu ihren Gesundheitsstörungen in digitalen Medien („Rat suchen bei Dr. Google"), bereits vor einem Arztbesuch zu ca. 58 % und im Anschluss an den Kontakt zu 62 % (laut einer Studie der Bertelsmann Stiftung). Diese Tatsache stellt den Hausarzt im Umgang mit den Patienten vor neue Herausforderungen und er sollte darauf auch im Gespräch eingehen bzw. gezielt danach fragen. In Einzelfällen kann die Nutzung von Online-Informationsquellen auch die ärztliche Behandlung unterstützen. Hier sind z. B. die Seiten der Ärztekammern und KVen, der AWMF (z. B. Patientenleitlinien der NVL, ▶ Abschn. 12.10) und des RKI geeignet. Vor dem Einfluss spezifischer Interessen (z. B. der Pharmaindustrie) sind die Patienten zu warnen.

> **Übungsfragen**
> 1. Nennen Sie die wichtigsten Institutionen, mit denen der Hausarzt regelmäßig zusammenarbeiten muss, um den Patienten im komplexen System der Versorgung optimal versorgen zu können.
>
> **Lösungen** ▶ Kap. 15

Hausärztliche Praxisführung

Inhaltsverzeichnis

Aspekte rund um die hausärztliche Praxisführung

Inhaltsverzeichnis

© Springer-Verlag GmbH Deutschland, ein Teil von Springer Nature 2020
B. Riedl und W. Peter, *Basiswissen Allgemeinmedizin*,
https://doi.org/10.1007/978-3-662-60324-6_12

Die Versorgung der Patienten eines Hausarztes findet hauptsächlich in dessen Praxisräumen statt, zusätzlich in Einzelfällen auch im Rahmen eines Hausbesuchs. Zur optimalen, leitliniengerechten Versorgung seiner Patienten braucht er eine gewisse Ausstattung, die Abläufe sollten durch ein gut funktionierendes Qualitätsmanagement strukturiert sein. Dabei können Tests, Scores sowie Leitlinien hilfreich sein. In diesem Kapitel werden diese Themen beschrieben.

12.1 Hausbesuch als besonderer Patientenkontakt

Ist ein Patient aufgrund seiner Erkrankung nicht in der Lage, in die Praxis zu kommen, so wird er von seinem Hausarzt einen **Hausbesuch** anfordern. Der Hausbesuch ist grundlegender Bestandteil der hausärztlichen Tätigkeit und fast jeder niedergelassene Hausarzt führt Hausbesuche durch (Beispiel: Bayern im Quartal 1/2020: 92,25 %).

Das Spektrum der Hausbesuche erstreckt sich vom Notfallbesuch (sofortig auszuführen, z. B. Brustschmerz, Atemnot) über den dringlichen Hausbesuch (zeitnah auszuführen, z. B. immobilisierende Kreuzschmerzen) bis hin zum geplanten Besuch bei immobilen, chronisch kranken Patienten (z. B. Patient nach Schlaganfall) sowohl im häuslichen Umfeld als auch im Alten-/Pflegeheim. Im ländlichen Bereich ist die Anzahl der von Hausärzten zu erbringenden dringlichen Besuchen und Notfallbesuchen höher als im städtischen, da dort diese häufig von Notarzt oder Bereitschaftsdienst erbracht werden.

> Ein großer Vorteil für den Hausarzt beim Hausbesuch ist der Eindruck vom häuslichen, privaten Umfeld des Patienten („erlebte Anamnese") (■ Abb. 12.1).

> Ohne die Institution des Hausbesuchs wäre eine suffiziente Behandlung bei immobilen, chronisch kranken Patienten nicht möglich.

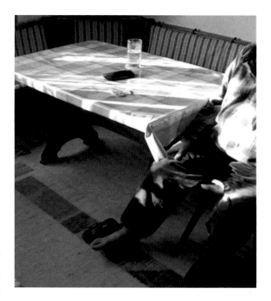

■ **Abb. 12.1**   Bestellter Hausbesuch wegen Gichtanfall, am Tisch ein Bier

12.2 Räumliche Praxisausstattung

Um seinen Beruf als niedergelassener Allgemeinarzt ausüben zu können, benötigt er eine „Praxis", also den Ort, wo er die Patienten, die zu ihm in die Praxis kommen können, behandelt. Grundlegend erforderlich in diesen Räumen sind mindestens ein Bereich für die Patientenannahme, ein Behandlungsraum sowie getrennte Toiletten für Personal und Patienten, ferner ein Sozialraum für das Personal. Das Vorhalten der letzten drei Räume ist gesetzlich vorgegeben.

Neben dieser Mindestraumausstattung kann der Hausarzt noch weitere Räume wie z. B. zusätzliche Sprechzimmer, einen Extraraum für chirurgische Eingriffe, Labor, Infusionsplätze, Räume für physikalische Therapie, Ultraschallraum und einen Raum für Ergometrie vorhalten.

> Die über das Mindestmaß hinausgehende räumliche Ausstattung des Allgemeinarztes muss sich immer an seinen individuellen Vorstellungen und auch am finanziell machbaren Rahmen orientieren.

12.3 Technische Praxisausstattung

Zur Abklärung der jeweiligen Beratungsprobleme seiner Patienten steht dem Allgemeinarzt über Anamnese, klinische Untersuchung und Gespräch hinausgehend ein breites Spektrum an Untersuchungs- und Behandlungstechniken zur Verfügung.

Viele Techniken dienen zur Verfeinerung der Abklärung der einzelnen Beratungsprobleme, sind jedoch nicht unbedingt in der Hausarztpraxis erforderlich und können auch an den spezialisierten Bereich delegiert werden. Sie sollten jedoch keinesfalls bei einer Unklarheit dem Patienten vorenthalten werden.

❯ Das jeweilige Spektrum technischer Untersuchungs- und Behandlungsmöglichkeiten richtet sich nach den individuellen Vorstellungen und der Ausbildung des Allgemeinarztes, es gibt prinzipiell keine Vorschriften, was vorgehalten werden muss.

Mögliche technische Untersuchungs- und Behandlungsmöglichkeiten sind (es besteht kein Anspruch auf Vollständigkeit, da die Angebotsspektren der Allgemeinärzte sehr unterschiedlich sind):

- Blutdruckmessgerät: **unerlässlich**
- Thermometer: **unerlässlich**
- Waage: **unerlässlich,** muss geeicht sein – insbesondere unerlässlich für alle Ärzte, die Kinderfrüherkennungsuntersuchungen durchführen (geeichte Kinderwaage)
- Otoskop: **unerlässlich** zur Diagnostik von Beratungsproblemen an den Ohren
- EKG: **unerlässlich** zur kardiologischen Basisdiagnostik
- Infusion: **unerlässlich,** insbesondere zur Notfallbehandlung
- Lungenfunktionsprüfung: **unerlässlich** zur Diagnostik von Asthma und COPD
- Sonographie: nicht unbedingt erforderlich, ist aber sehr hilfreich zur Abklärung von Beratungsproblemen im Bereich des Abdomens, der Schilddrüse, des Thorax (Pleuraerguss) oder im Bereich des Urogenitaltrakts (Qualifikationsvoraussetzung erforderlich)
- Langzeit-Blutdruckmessung: nicht unbedingt erforderlich, zur Detektion einer Hypertonie und zur Verfeinerung der Diagnostik (Tag-Nacht-Schwankung) sehr hilfreich
- Langzeit-EKG: nicht unbedingt erforderlich, jedoch zur Abklärung von z. B. Herzrhythmusstörungen oder Synkopen sehr hilfreich (Qualifikationsvoraussetzung erforderlich)
- Defibrillator: nicht unbedingt erforderlich, kann Leben retten und ist unerlässlich, wenn man Ergometrien oder Hyposensibilisierungen durchführt (gesetzlich vorgeschrieben)
- Ergometriemessplatz: nicht erforderlich, kann aber zur Verfeinerung der Diagnostik von Thoraxschmerzen beitragen, die eingeschränkte Spezifität und Evidenz ist zu berücksichtigen
- Pulsoximetrie: nicht erforderlich, kann aber gerade im Notfall (auch Hausbesuch) zur Sicherung des Beratungsergebnisses beitragen
- Dopplersonographie: nicht erforderlich, jedoch hilfreich zur Abklärung von Durchblutungsstörungen
- Sehtest: nicht erforderlich, hilfreich zur Abklärung von Sehstörungen, unerlässlich für Ärzte, die Kinderfrüherkennungsuntersuchungen durchführen (genaue Vorgaben für U7a)
- Hörtest: nicht erforderlich, hilfreich zur Abklärung von Hörstörungen, unerlässlich für Ärzte, die Kinderfrüherkennungsuntersuchungen durchführen
- Geräte zur physikalischen Therapie (Elektrotherapie, Thermotherapie, Ultraschall, Inhalation): nicht erforderlich, können jedoch in einzelnen Fällen hilfreich sein bei jedoch teilweise unklarer Evidenz

- Kryotherapie: nicht erforderlich, jedoch bei einzelnen Hautproblemen (z. B. Verrucae) hilfreich
- Prokto-, Rektoskop: nicht erforderlich, jedoch hilfreich bei der Diagnostik von Problemen im Enddarmbereich
- Dermatoskop: nicht erforderlich, jedoch sehr hilfreich bei der Differenzierung unklarer Hauteffloreszenzen zur Detektion von Neoplasien

> Für einige Untersuchungs- und Behandlungstechniken sind spezielle Genehmigungen durch die kassenärztliche Vereinigung erforderlich.

Beim **Hausbesuch** sind Blutdruckmessgerät, Thermometer, Otoskop und Infusion unerlässlich, Pulsoximetrie und Notfall-EKG können hilfreich sein. Eine Möglichkeit der Vernetzung mit der Praxis ist zu erwägen, insbesondere, wenn Hausbesuche vom medizinischen Fachpersonal durchgeführt werden.

12.4 Präsenzlabor

Zur Abklärung einzelner Beratungsprobleme ist der Hausarzt auf Laboruntersuchungen angewiesen, um das Beratungsergebnis zu sichern. Die meisten Laboruntersuchungen werden heute aufgrund gesetzlicher Vorschriften als Auftragsleistungen in Laborpraxen durchgeführt, für einzelne Untersuchungen ist es jedoch sinnvoll, sie in der Praxis (Präsenzlabor) vorzuhalten. Schnelltests werden auch als POCT (Point of Care Test) bezeichnet.
- Uriteststreifen: **unerlässlich** zur Diagnostik von Harnwegsinfekten, Mehrfachteststreifen geben auch Hinweise auf Leberstörungen (z. B. Cholestase), Diabetes mellitus, Ketoazidose

- Urintest auf Mikroalbumin: **unerlässlich** zur Diagnostik von Nierenfunktionsstörungen, insbesondere bei Diabetikern
- Blutzuckerschnelltest: **unerlässlich,** insbesondere im Notfall (Bewusstlosigkeit)
- INR-Schnelltest: nicht erforderlich, jedoch hilfreich zum Erhalt rascherer Information über die INR Einstellung, erspart Zeit durch Wegfall des Doppelkontakts
- Streptokokkenschnelltest: **unerlässlich,** wenn der Hausarzt Kinder betreut zur leitliniengerechten Detektion von Streptokokkeninfekten
- D-Dimer-Schnelltest: nicht unbedingt erforderlich, jedoch sehr hilfreich zur Abklärung von Thrombose oder Lungenembolie, insbesondere deren Ausschluss
- Troponin-T-Schnelltest: nicht unbedingt erforderlich, jedoch sehr hilfreich zur Abklärung von Thoraxschmerzen
- EBV-Schnelltest: nicht erforderlich, jedoch hilfreich bei Abklärung EBV
- Schwangerschaftstest: nicht erforderlich, jedoch im Einzelfall hilfreich
- CRP – Schnelltest: hilfreich, insbesondere im Hinblick auf zu erwägende Antibiotikatherapie

Für den Hausbesuch sind Urinteststreifen und Blutzuckerschnelltest unerlässlich.

12.5 Qualitätsmanagement

Der GBA definiert Qualitätsmanagement als zielorientierte, systematische Anwendung von nützlichen und bewährten Instrumenten in der medizinischen und psychotherapeutischen Versorgung. Durch die regelmäßige Überprüfung und Hinterfragung des Erreichten soll sichergestellt werden, dass das hohe Versorgungsniveau gehalten und dort, wo erforderlich, weiter ausgebaut werden kann.

❯ Die Einführung eines Qualitätsmanagements ist für jede Arztpraxis gesetzlich vorgeschrieben. (§ 136 a SGB V und Qualitätsmanagementrichtlinie des GBA)

Ziele von Qualitätsmanagement können sein (Beispiele)
- Für den Arzt: Fehlervermeidung, Patientenzufriedenheit, Verbesserung der Transparenz der Abläufe, verbesserte Mitarbeitermotivation, Steigerung der Effizienz, Kostenreduktion
- Für die Mitarbeiter: Verbesserte Arbeitssicherheit und Zufriedenheit am Arbeitsplatz
- Für die Patienten: Verbesserte Sicherheit (durch verbesserte Hygiene, standardisierte Abläufe), Transparenz
- Für die Leistungsfinanzierer (Kassen): Kostensenkung, verbesserte Zufriedenheit der Versicherten
- Für die Gesellschaft: Verbesserung der allgemeinen Gesundheit der Bevölkerung dadurch, dass alle Praxen ähnliche, strukturierte, transparente Leistungen anbieten

Es gibt verschiedene QM Systeme, die die Praxen verwenden können, nicht alle sind speziell auf die Hausarztpraxis abgestimmt. Auf die Hausarztpraxis abgestimmt sind z. B. EPA (=European Praxisassessment) und HÄQM (=Hausärztliches Qualitätsmanagement)

Eine Zertifizierung von externen Begutachtern ist nicht vorgeschrieben.

12.6 Formulare

Zur Verordnung von Medikamenten, Heilmitteln und Hilfsmitteln sowie anlässlich einer Überweisung zum Spezialisten oder einer Einweisung zur stationären Behandlung muss der niedergelassene Vertragsarzt vorgeschriebene Formulare verwenden. Ebenso gibt es solche Formulare für die Bescheinigung einer Arbeitsunfähigkeit oder zur Dokumentation einer Behandlung von Patienten in Vertretung und Notfalldienst. Weitere häufiger zum Einsatz kommende Formulare sind die Verordnung einer Krankenbeförderung, die Bescheinigung für den Bezug von Krankengeld bei Erkrankung eines Kindes, die Verordnung häuslicher Krankenpflege sowie das Formular zur stufenweisen Wiedereingliederung in das Erwerbsleben (Wiedereingliederungsplan).

Die Formulare können vom Arzt entweder von einer zugelassenen Druckerei angefordert oder aber selbstständig auf fälschungssicherem Blankopapier ausgedruckt werden.

Alle verfügbaren Formulare für die vertragsärztliche Versorgung sind zu finden unter: ▶ http://www.kbv.de/media/sp/02_Mustersammlung.pdf.

❯ Die dargestellten Formulare dürfen nur für Versicherte der GKV verwendet werden, jedoch nicht für Privatpatienten.

12.6.1 Wichtige Formulare

▪ Rezept

Kassenrezept Arznei-/Hilfsmittelverordnung (Abb. 12.2)
Auf dem Arzneiverordnungsblatt werden die Medikamente verordnet, ein Rezept darf maximal 3 Medikamente enthalten. Braucht ein Patient mehr Medikamente, so müssen mehrere Rezepte ausgestellt werden. Bei Verordnung von Medikamenten darf auf dem Rezept keine Diagnose vermerkt werden. Zu Lasten der gesetzlichen Krankenversicherung dürfen nur verschreibungspflichtige Medikamente oder nicht verschreibungspflichtige, apothekenpflichtige Medikamente unter den Vorgaben einer Ausnahmegenehmigung verordnet werden.

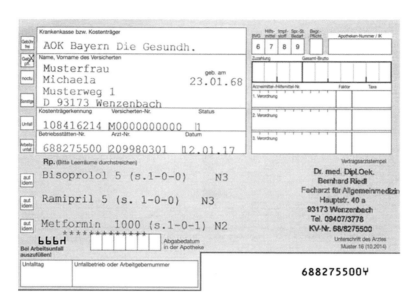

Abb. 12.2 Kassenrezept

Ebenfalls auf dem Arzneiverordnungsblatt werden Hilfsmittel (z. B. Bandagen, Gehstöcke, Rollstuhl) verordnet, im Gegensatz zur Medikamentenverordnung muss das Rezept bei einer Hilfsmittelverordnung mit einer Diagnose versehen werden.

> ❯ Für die Verordnung von Betäubungsmitteln ist ein gesondertes Formular erforderlich, welches nur von der Bundesopiumstelle in Berlin nach Antrag erhältlich ist (▶ http://www.bfarm.de/DE/Bundesopiumstelle/_node.html).

- **Heilmittelverordnung (** Abb. 12.3)
Für die Verordnung von physikalischer Therapie, Ergotherapie sowie Logopädie (Maßnahmen der Stimm-, Sprech- und Sprachtherapie) muss jeweils ein spezielles Formular verwendet werden. Allen Formularen gemeinsam ist, dass sowohl Diagnose als auch Leitsymptomatik angegeben werden müssen und dafür ein Indikationsschlüssel und die ICD-Codierung zusätzlich erforderlich sind. Die The-

rapieziele sollen formuliert werden und bei Überschreitung des Regelfalls (z. B. Zustand nach Hüft-TEP 30 Anwendungen Krankengymnastik) muss eine Begründung angegeben werden. Maßnahmen der podologischen Behandlung werden auf der gleichen Heilmittelverordnung wie physikalische Therapie verordnet.

> ❯ Ab 1.1.2021 gibt es nur noch ein einheitliches Formular für **alle** Heilmittelverordnungen (Muster 13)

- **Überweisungsschein (** Abb. 12.4)
Ist eine Untersuchung oder Behandlung erforderlich, die der Hausarzt nicht selbst durchführen kann, so „überweist" er den Patienten und stellt einen Überweisungsschein aus. Auf diesem sind die Diagnose, bereits erhobene Befunde und Vortherapien sowie die Fragestellung anzugeben.

Es gibt verschiedene Formen der Überweisung:

- kurativ: zu Diagnostik und Therapie einer Erkrankung

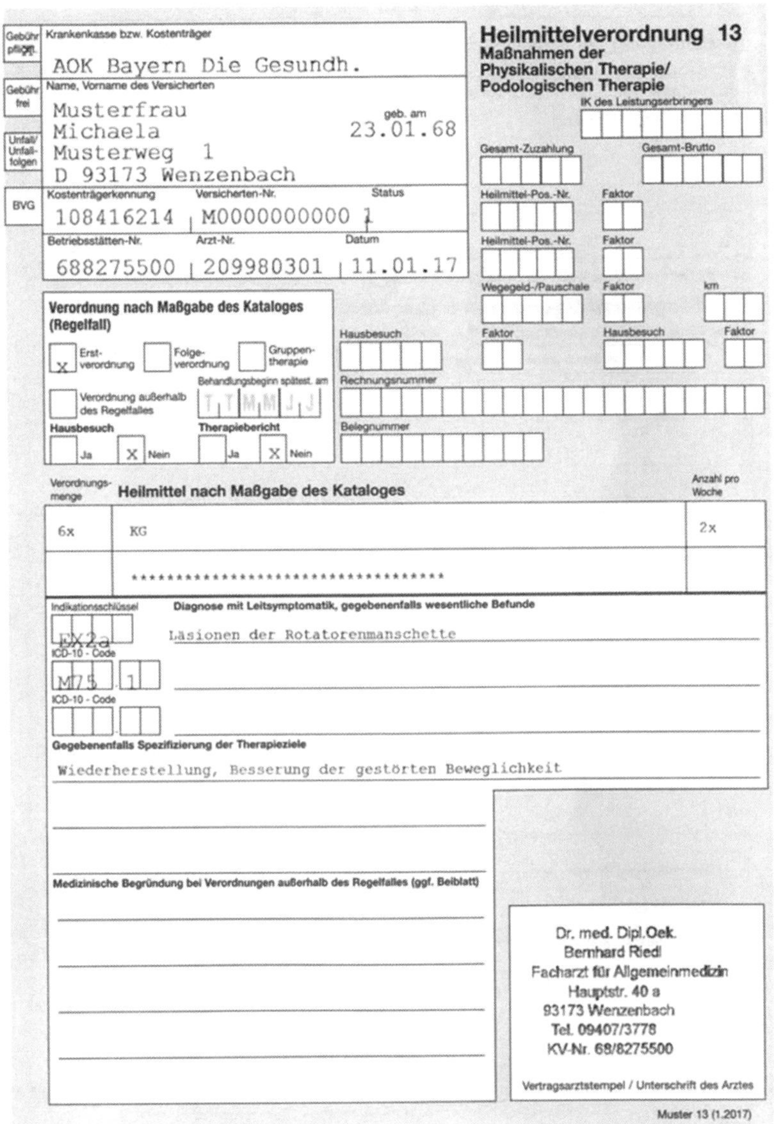
Gebühr pflicht.
Gebühr frei
Unfall/ Unfall-folgen
BVG
Krankenkasse bzw. Kostenträger
AOK Bayern Die Gesundh.
Name, Vorname des Versicherten
Musterfrau
Michaela
Musterweg 1
D 93173 Wenzenbach
geb. am
23.01.68
Kostenträgerkennung
108416214
Versicherten-Nr.
M0000000000
Status
1
Betriebsstätten-Nr.
688275500
Arzt-Nr.
209980301
Datum
11.01.17

Heilmittelverordnung 13
Maßnahmen der Physikalischen Therapie/ Podologischen Therapie
IK des Leistungserbringers
Gesamt-Zuzahlung
Gesamt-Brutto
Heilmittel-Pos.-Nr.
Faktor
Heilmittel-Pos.-Nr.
Faktor
Wegegeld-/Pauschale
Faktor
km
Hausbesuch
Faktor
Hausbesuch
Faktor
Rechnungsnummer
Belegnummer

Verordnung nach Maßgabe des Kataloges (Regelfall)
X Erst-verordnung
Folge-verordnung
Gruppen-therapie
Behandlungsbeginn spätest. am
T T M M J J
Verordnung außerhalb des Regelfalles
Hausbesuch
Ja
X Nein
Therapiebericht
Ja
X Nein

Verordnungs-menge
Heilmittel nach Maßgabe des Kataloges
Anzahl pro Woche

6x	KG	2x
	************************************	

Indikationsschlüssel
EX2a
Diagnose mit Leitsymptomatik, gegebenenfalls wesentliche Befunde
Läsionen der Rotatorenmanschette
ICD-10 - Code
M75.1
ICD-10 - Code
Gegebenenfalls Spezifizierung der Therapieziele
Wiederherstellung, Besserung der gestörten Beweglichkeit
Medizinische Begründung bei Verordnungen außerhalb des Regelfalles (ggf. Beiblatt)

Dr. med. Dipl.Oek.
Bernhard Riedl
Facharzt für Allgemeinmedizin
Hauptstr. 40 a
93173 Wenzenbach
Tel. 09407/3778
KV-Nr. 68/8275500
Vertragsarztstempel / Unterschrift des Arztes
Muster 13 (1.2017)

Abb. 12.3 Heilmittelverordnung

- präventiv: zu Präventionsmaßnahmen (z. B. Früherkennung, Impfung)
- Behandlung nach § 116b SGB V: ambulante Behandlung bei seltenen Erkrankungen
- zur belegärztlichen Behandlung

Die Überweisung kann verschiedene Umfänge haben:

- Auftragsleistung: nur Anforderung einer bestimmten Untersuchung (z. B. CT, MRT)
- Konsiliaruntersuchung: nur Diagnostik durch den Spezialisten gewünscht

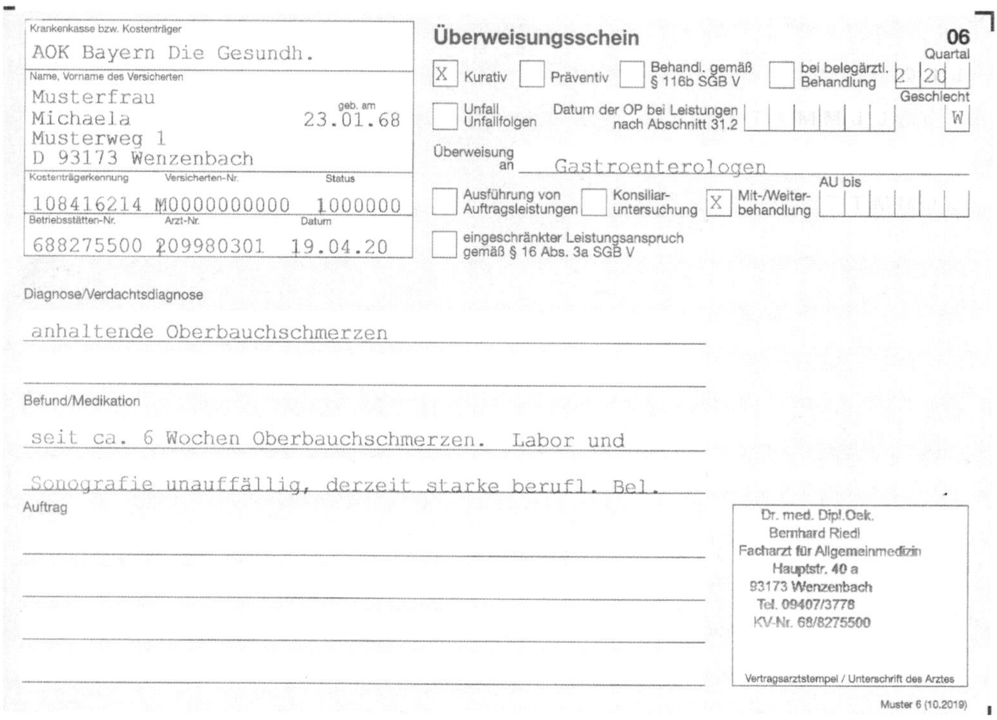
Krankenkasse bzw. Kostenträger
AOK Bayern Die Gesundh.
Name, Vorname des Versicherten
Musterfrau
Michaela geb. am 23.01.68
Musterweg 1
D 93173 Wenzenbach
Kostenträgerkennung Versicherten-Nr. Status
108416214 M0000000000 1000000
Betriebsstätten-Nr. Arzt-Nr. Datum
688275500 209980301 19.04.20

Überweisungsschein 06
Quartal 2 20
[X] Kurativ [ ] Präventiv [ ] Behandl. gemäß § 116b SGB V [ ] bei belegärztl. Behandlung
Geschlecht W
[ ] Unfall Unfallfolgen
Datum der OP bei Leistungen nach Abschnitt 31.2
Überweisung an Gastroenterologen
[ ] Ausführung von Auftragsleistungen [ ] Konsiliaruntersuchung [X] Mit-/Weiterbehandlung
AU bis
[ ] eingeschränkter Leistungsanspruch gemäß § 16 Abs. 3a SGB V

Diagnose/Verdachtsdiagnose
anhaltende Oberbauchschmerzen

Befund/Medikation
seit ca. 6 Wochen Oberbauchschmerzen. Labor und
Sonografie unauffällig, derzeit starke berufl. Bel.

Auftrag

Dr. med. Dipl.Oek.
Bernhard Riedl
Facharzt für Allgemeinmedizin
Hauptstr. 40 a
93173 Wenzenbach
Tel. 09407/3778
KV-Nr. 68/8275500

Vertragsarztstempel / Unterschrift des Arztes

Muster 6 (10.2019)

Abb. 12.4 Überweisungsschein

- Mit-/Weiterbehandlung: vollumfängliche Möglichkeit der Diagnostik und Therapie durch den Spezialisten

> Der Überweisungsschein ist das wichtigste Informationsmedium vom Hausarzt zum Spezialisten und sollte deshalb immer vollständig unter Beachtung aller bekannten Informationen ausgefüllt werden.

- **Verordnung von Krankenhausbehandlung („Einweisungsschein") (Abb. 12.5)**

Ist eine stationäre Behandlung erforderlich, so stellt der einweisende Arzt eine Verordnung von Krankenhausbehandlung aus. Auf dieser sind die Diagnose sowie Informationen zu bisherigen Untersuchungsergebnissen, bisherigen Maßnahmen, Fragestellung und mitgegebenen Befunden anzugeben. Das Formular ist dreiteilig, der erste Teil ist für die Krankenkasse bestimmt und erhält als Information nur die Diagnose.

> Möglichst genaue Angaben auf dem Einweisungsschein können Doppeluntersuchungen vermeiden und Schäden vom Patienten fernhalten (z. B. durch Angaben von Allergien).

- **Arbeitsunfähigkeitsbescheinigung (Abb. 12.6)**

Stellt der Hausarzt fest, dass der Patient aufgrund seiner Erkrankung derzeit nicht arbeitsfähig ist, so stellt er eine Arbeitsunfähigkeitsbescheinigung aus. Auf dieser ist zu vermerken, ob es eine Erst- oder Folgebescheinigung ist, wann die Arbeitsun-

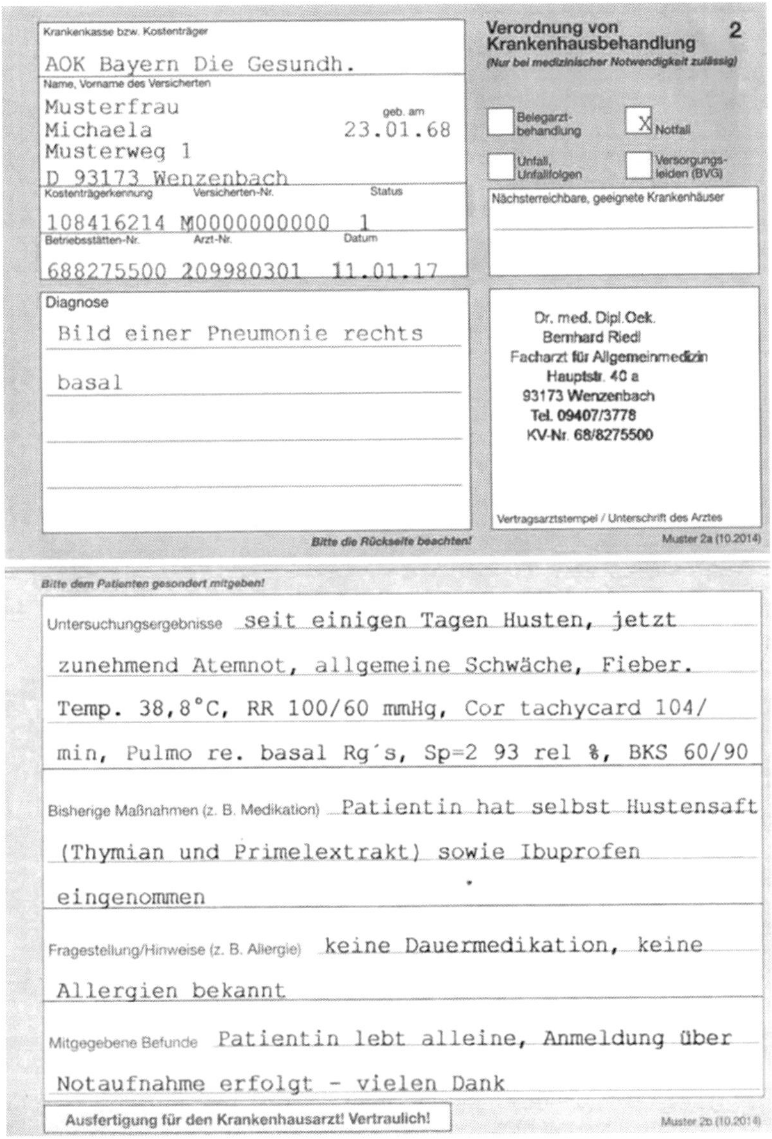

Abb. 12.5 Einweisungsschein

fähigkeit festgestellt wurde und wie lange sie dauert. Weiterhin ist die Diagnose mit ICD-Schlüssel anzugeben und ggf. auch, ob die Einleitung von besonderen Maßnahmen (z. B. Einleitung eines Reha-Verfahrens oder stufenweiser Wiedereingliederung) für erforderlich gehalten werden. Die seit 01.01.2016 gültigen Formulare sind auch für den Krankengeldfall (Arbeitsunfähigkeitsdauer länger als 6 Wochen) zu verwenden.

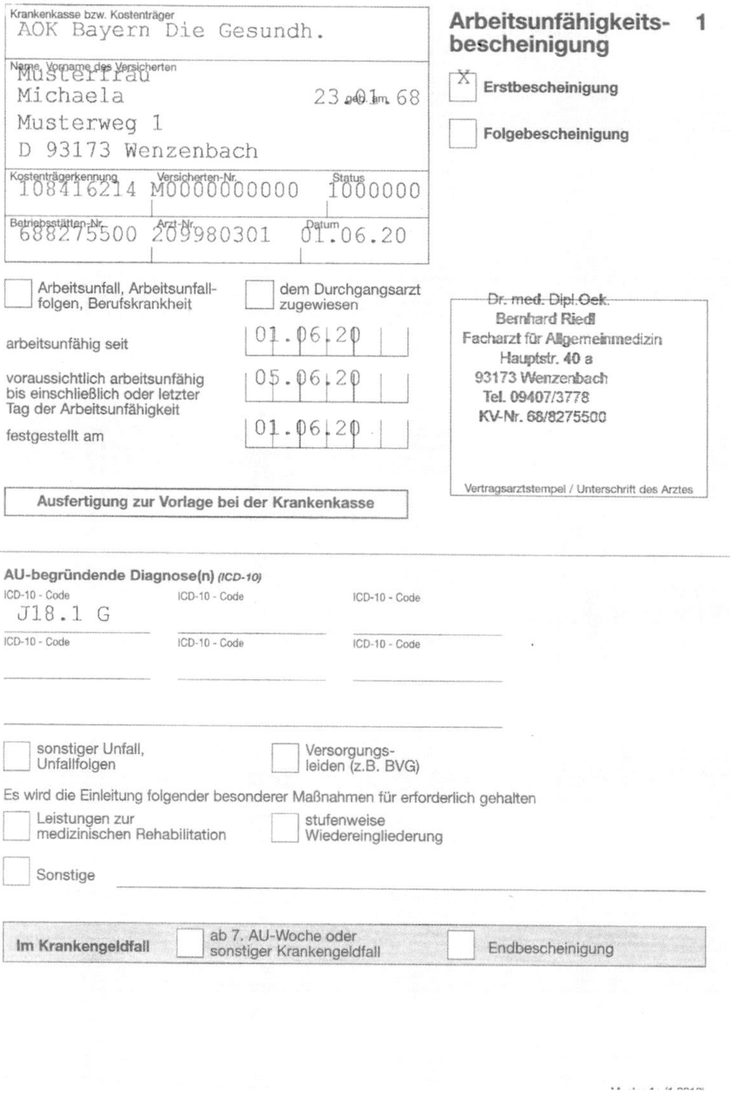

Krankenkasse bzw. Kostenträger
AOK Bayern Die Gesundh.

Name, Vorname des Versicherten
Musterfrau
Michaela   23 .01. 68
Musterweg 1
D 93173 Wenzenbach

Kostenträgerkennung	Versicherten-Nr.	Status
108416214	M0000000000	1000000

Betriebsstätten-Nr.	Arzt-Nr.	Datum
688275500	209980301	01.06.20

**Arbeitsunfähigkeits- 1
bescheinigung**

[X] Erstbescheinigung

[ ] Folgebescheinigung

[ ] Arbeitsunfall, Arbeitsunfall-
folgen, Berufskrankheit

[ ] dem Durchgangsarzt
zugewiesen

arbeitsunfähig seit | 01.06.20 |

voraussichtlich arbeitsunfähig
bis einschließlich oder letzter
Tag der Arbeitsunfähigkeit | 05.06.20 |

festgestellt am | 01.06.20 |

Dr. med. Dipl.Oek.
Bernhard Riedl
Facharzt für Allgemeinmedizin
Hauptstr. 40 a
93173 Wenzenbach
Tel. 09407/3778
KV-Nr. 68/8275500

Vertragsarztstempel / Unterschrift des Arztes

Ausfertigung zur Vorlage bei der Krankenkasse

AU-begründende Diagnose(n) *(ICD-10)*

ICD-10 - Code	ICD-10 - Code	ICD-10 - Code
J18.1 G		

ICD-10 - Code	ICD-10 - Code	ICD-10 - Code

[ ] sonstiger Unfall,
Unfallfolgen

[ ] Versorgungs-
leiden (z.B. BVG)

Es wird die Einleitung folgender besonderer Maßnahmen für erforderlich gehalten

[ ] Leistungen zur
medizinischen Rehabilitation

[ ] stufenweise
Wiedereingliederung

[ ] Sonstige

Im Krankengeldfall   [ ] ab 7. AU-Woche oder
sonstiger Krankengeldfall   [ ] Endbescheinigung

□ **Abb. 12.6**   Arbeitsunfähigkeitsbescheinigung

12.6.2   Weitere Formulare

- **Notfall-/Vertretungsschein:** zu verwenden, wenn der Hausarzt einen Patienten im Bereitschaftsdienst, im Notfall oder in Vertretung für einen anderen Arzt behandelt. Auf dem Durchschlag sollten alle wichtigen Informationen zum Fall vermerkt sein.
- **Verordnung einer Krankenbeförderung:** wird ausgestellt, wenn der Patient vom Rettungsdienst zur stationären Behandlung, zur ambulanten Operation oder zur ambulanten Behandlung (nur in Ausnahmefällen wie Pflegestufe 2 und 3 oder Schwerstbehinderung) gebracht werden muss.
- **Bescheinigung für den Bezug von Krankengeld bei Erkrankung eines Kindes:** wird ausgestellt, wenn ein Erziehungsberechtigter aufgrund der Erkrankung des Kindes der Arbeit fernbleiben muss

12.7 · Nützliche Tools

467   **12**

(10 bis 50 Tage/Jahr in Abhängigkeit von Kinderzahl und ob allein- oder gemeinsam erziehend)
- **Verordnung häuslicher Krankenpflege:** wird ausgestellt, wenn der Patient aufgrund seiner Erkrankung medizinische Hilfe durch einen Pflegedienst braucht (z. B. für Verbände, Insulininjektion)
- **Formular zur stufenweisen Wiedereingliederung in das Erwerbsleben** (Wiedereingliederungsplan): wird ausgestellt, wenn der Patient aufgrund seiner Erkrankung langsam wieder an das Berufsleben herangeführt werden soll (z. B. bei Vollschichtarbeit 8 Std. ein Plan von 4–6 h Arbeit ansteigend)
- **Überweisungsschein für Laboratoriumsuntersuchungen als Auftragsleistung:** Laboruntersuchungen müssen auf einem speziellen Überweisungsschein angefordert werden
- **Antrag auf Kostenübernahme für Rehabilitationssport oder Funktionstraining**
- **Verordnung von medizinischer Rehabilitation**
- **Verordnung spezialisierter ambulanter Palliativversorgung** (SAPV)

12.7 Nützliche Tools

12.7.1 Scores, Tests, Assessments und Fragebögen

Zur Entscheidungsfindung können in bestimmten Fällen Scores, Tests, Assessments oder auch Fragebögen beitragen. Die wichtigsten sind in diesem Abschnitt zusammengefasst bzw. es wird auf die Darstellung in den einzelnen Kapiteln hingewiesen:
- **Centor-Score** zur Abschätzung der Wahrscheinlichkeit einer Streptokokken-A-Infektion bei Erwachsenen (▶ Abschn. 2.2)
- **Mc-Isaac-Score** zur Abschätzung der Wahrscheinlichkeit einer Streptokokken-A-Infektion bei Kindern bis 15 Jahren (▶ Abschn. 2.2)

- **EAR Score** zur Abschätzung der Notwendigkeit des Hinzuziehens eines Spezialisten bei Otitis externa (▶ Abschn. 2.5)
- **Alvarado Score** zur Abschätzung der Wahrscheinlichkeit des Vorliegens einer Appendizitis (▶ Abschn. 2.8)
- **Glasgow Coma Scale** zur Beurteilung des Bewusstseinszustandes (▶ Kap. 3)
- **CHA2DS2-Vasc-Score** zur Beurteilung des Schlaganfallrisikos (▶ Abschn. 4.4)
- **HAS-Bled-Score** zur Einschätzung des Blutungsrisikos bei Antikoagulation (▶ Abschn. 4.4)
- **Marburger-Herz-Score** zur Abschätzung der KHK Wahrscheinlichkeit (▶ Abschn. 2.14)
- **Wells-Score** zur Abschätzung der Wahrscheinlichkeit einer Lungenembolie (▶ Abschn. 2.14)
- **Wells-Score** zur Abschätzung der Wahrscheinlichkeit einer Thrombose (▶ Abschn. 2.15)
- **CRB-65-Index** zur Risikostratifizierung einer Pneumonie (Abschn. 2.4)
- **IHS-Klassifikation** Kopfschmerzen (▶ Abschn. 2.12)
- Risikoeinstufung **„SCORE"** (▶ Abschn. 4.8)
- **COPD-Assessment-Test CAT** (▶ Abschn. 4.9)
- **PHQ 9 Fragebogen** zur Abschätzung der Schwere einer Depression (▶ Abschn. 4.14.1)
- **EULAR/ACR-Kriterien** für Rheuma (▶ Abschn. 4.11)
- **ROM-III-Kriterien für** Obstipation (▶ Abschn. 4.18)
- **AUDIT-C-Fragebogen** für Sucht (▶ Abschn. 4.19)
- **MAT** (Mini Audio Test) zur Erfassung von Hörminderung ab 50. Lebensjahr (▶ Abschn. 5.1.4)
- **ABCDE-Regel** zur Beurteilung von Hauteffloreszenzen im Hinblick auf Melanom (▶ Abschn. 5.8.15)
- **Verbrennungsgrade** (▶ Abschn. 5.13.2)
- **Hauttypen nach Fitzpatrick** (▶ Abschn. 5.8.15)

- **Wagner-Armstrong-Klassifikation** zur Einteilung von Effloreszenzen beim diabetischen Fußsyndrom (▶ Abschn. 5.13.3)
- **Dekubitusgradeinteilung** (▶ Abschn. 5.13.3)
- **kindliches Unbehagensschema** zur Beurteilung von Schmerzen beim Kind (▶ Abschn. 6.4.1)

12.7.2 Patienten mit dauerhaftem, langfristigem Behandlungsbedarf

CAGE-Test (▶ Abschn. 4.19) **C**ut down, **A**nnoyed, **G**uilty, **E**ye-opener
1. Haben Sie jemals daran gedacht, weniger zu trinken? Ja Nein
2. Haben Sie sich schon einmal darüber geärgert, dass Sie von anderen wegen Ihres Alkoholkonsums kritisiert wurden? Ja Nein
3. Haben Sie sich jemals wegen Ihres Trinkens schuldig gefühlt? Ja Nein
4. Haben Sie jemals morgens als erstes Alkohol getrunken, um
5. sich nervlich zu stabilisieren oder einen Kater loszuwerden? Ja Nein

Bei mindestens zwei „Ja"-Antworten Hinweis für ein Alkoholproblem. Wahrscheinlichkeit eines Alkoholmissbrauchs: 62% bei einer positiven Antwort, 89 % bei 2 positiven Antworten, bei mehr als 3 99 %.

12.7.3 Der alte Patient (Geriatrie)

- Geriatrische Depressionsskala nach Yesavage (▶ Kap. 7, ◘ Tab. 12.1)

- Barthel-Index (◘ Tab. 12.2) zur Beurteilung der Alltagskompetenz geriatrischer Patienten (▶ Abschn. 7.10)
Der Barthel-Index wurde 1965 von Barthel und Mahoney eingeführt. Er bewertet in 10 unterschiedlich gewichteten Items grundlegende Alltagsaktivitäten mit insgesamt 100

Punkten. Durch die direkte beobachtende Wertung der Situation des einzelnen Menschen unter Verzicht auf spezielle Testverfahren begründet sich seine hohe Relevanz und seine weltweite Verbreitung und Bedeutung bei der Beurteilung der Selbstversorgungsfähigkeiten. Er bewertet das, was der Einzelne tatsächlich tut, und nicht, wozu er noch in der Lage wäre, z. B. durch Anleitung von außen. Er berücksichtigt damit auch die kognitive Bewältigung der Lebenssituation und erkennt somit den Hilfsbedarf des einzelnen Menschen. Dies bezieht sich aber nur auf die beurteilten Alltagsfelder. Unberücksichtigt bleiben die kommunikativen und sozialen Aktivitäten, die einer eigenständigen Beurteilung bedürfen. Die maximale Punktzahl im Barthel-Test schließt nicht Hilfsbedürftigkeit in anderen Lebensbereichen aus.

- Timed-Up-and-Go-Test zur Beurteilung der Mobilität (▶ Abschn. 7.10)
Dieser Test nach Podsialdo und Richardson überprüft die minimale Beweglichkeit, die notwendig ist, um z. B. selbständig zur Toilette zu gehen und die minimale Gehgeschwindigkeit von 0,5 m/sec., die notwendig ist, um eine Straße zu überqueren.

Handlungsanleitung
Der Proband sitzt auf einem Stuhl mit Armlehne. Er darf ggf. ein Hilfsmittel (z. B. Stock) benutzen. Die Arme liegen locker auf den Armstützen und der Rücken liegt der Rücklehne des Stuhles an. Beim Erreichen dieser Position hilft der Untersucher nicht mit. Nach Aufforderung soll der Proband aufstehen und mit einem normalen und sicheren Gang bis zu einer Linie laufen, die in 3 m Entfernung vor dem Stuhl auf dem Boden angezeichnet ist, sich dort umdrehen, wieder zum Stuhl gehen und sich in die Ausgangsposition begeben. Die dafür benötigte Zeit wird in Sekunden notiert; es ist keine Stoppuhr vorgeschrieben. Vor der eigentlichen Zeitmessung kann der Proband den Bewegungsablauf üben. Der

◘ Tab. 12.1 Geriatrische Depressionsskala. (Nach Yesavage et al. 1983)

Nr.	Frage	JA	NEIN
1.	Sind Sie grundsätzlich mit Ihrem Leben zufrieden?		
2.	Haben Sie viele Ihrer Aktivitäten und Interessen aufgegeben?		
3.	Haben Sie das Gefühl, Ihr Leben sei unausgefüllt?		
4.	Ist Ihnen oft langweilig?		
5.	Sind Sie die meiste Zeit guter Laune?		
6.	Haben Sie Angst, dass Ihnen etwas Schlimmes zustoßen wird?		
7.	Fühlen Sie sich die meiste Zeit glücklich?		
8.	Fühlen Sie sich oft hilflos?		
9.	Bleiben Sie lieber zu Hause, anstatt auszugehen und Neues zu unternehmen?		
10.	Glauben Sie, mehr Probleme mit dem Gedächtnis zu haben als die meisten anderen?		
11.	Finden Sie, es sei schön, jetzt zu leben?		
12.	Kommen Sie sich in Ihrem jetzigen Zustand ziemlich wertlos vor?		
13.	Fühlen Sie sich voller Energie?		
14.	Finden Sie, dass Ihre Situation hoffnungslos ist?		
15.	Glauben Sie, dass es den meisten Leuten besser geht als Ihnen?		

Auswertung: Für Antwort NEIN auf die Fragen 1, 5, 7, 11, 13 sowie für Antwort JA auf die übrigen Fragen gibt es je einen Punkt. 0–5 Punkte keine Depression, 6–10 Punkte leichte Depression, 11–15 Punkte schwere Depression

Untersucher darf den Bewegungsablauf einmal demonstrieren.

Ergebnisinterpretation und Ergebnisdokumentation
- Stufe 0: Zeitdauer unter 10 s, volle Mobilität
- Stufe 1: Zeitdauer zwischen 11 und 19 s, alltagskompetente Mobilität
- Stufe 2: Zeitdauer zwischen 20 und 29 s, eingeschränkte Mobilität
- Stufe 3: Zeitdauer über 30 s, erheblich eingeschränkte Mobilität

- Tandemstand zur Beurteilung des Sturzrisikos (► Abschn. 7.10)

Beide Füße stehen in einer Linie hintereinander, die Ferse des voran gesetzten Fußes berührt die Spitze des anderen Fußes, die Arme hängen locker, die Augen sind geöffnet (◘ Abb. 12.7).

Kann diese Position weniger als 10 s gehalten werden, also erfolgt ein Umsetzen eines Beins, so liegt ein erhöhtes Sturzrisiko vor.

Aus Sicherheitsgründen führen Sie den Test mit der Möglichkeit einer Haltehilfe für den Probanden durch, falls dieser das Gleichgewicht nicht halten kann.

12.7.4 Palliativmedizin

- Karnofsky-Index zur Beurteilung des Allgemeinzustandes bei Palliativpatienten (► Kap. 8, ◘ Tab. 12.3)

◘ Tab. 12.2 Barthel-Index

Essen	
10	Selbstständig
5	Braucht etwas Hilfe
0	Unfähig zu essen
Körperpflege	
5	Selbstständig, benötigt keine Hilfe
0	Abhängig von fremder Hilfe
Baden	
5	Selbstständig, benötigt keine Hilfe
0	Abhängig von fremder Hilfe
Toilettenbenutzung	
10	Selbstständig, benötigt keine Hilfe
5	Benötigt Hilfe wg. fehlenden Gleichgewichts oder beim Ausziehen
0	Abhängig von fremder Hilfe
Aufsetzen und Umsetzen	
15	Selbstständig, benötigt keine Hilfe
10	Geringe physische bzw. verbale Hilfe oder Beaufsichtigung erforderlich
5	Erhebliche physische Hilfe beim Transfer erforderlich, Sitzen selbstständig
0	Abhängig von fremder Hilfe, fehlende Sitzbalance
Aufstehen und Gehen/Rollstullbenutzung	
15	Selbstständiges Gehen möglich (Hilfsmittel erlaubt), Strecke > 50 m
10	Unterstütztes Gehen möglich, Strecke > 50 m
5	Unabhängig mit Rollstuhl, incl. Ecken, Strecke > 50 m
0	Immobil bzw. Strecke < 50 m
Treppensteigen	
10	Selbstständig
5	Benötigt Hilfe oder Überwachung
0	Unfähig, alleine Treppen zu stiegen
An- und Auskleiden	
10	Selbstständig, benötigt keine Hilfe
5	Braucht etwas Hilfe, kann aber ca. 50 % allein durchführen
0	Unfähig, sich allein an- und auszuziehen
Stuhlkontrolle	
10	Ständig kontinent
5	Gelegentlich kontinent (max. 1-mal pro Woche)
0	Inkontinent
Harnkontrolle	

◘ Tab. 12.2 (Fortsetzung)

	Essen
10	Ist harnkontinent oder kompensiert seine Harninkontinenz, versorgt DK selbstständig und mit Erfolg- kein Einnässen von Bett oder Kleidung
5	Gelegentlich inkontinent (max. 1x pro Woche)
0	Ist durchschnittlich mehr als 1x/Tag harninkontinent

Summe: maximal 100 erreicht:
Interpretation:
0–30 Punkte: weitgehend bis vollständig pflegeabhängig
35–80 Punkte: hilfsbedürftig
85–95 Punkte: punktuell hilfsbedürftig
100 Punkte: komplette Selbstständigkeit in den befragten Bereichen

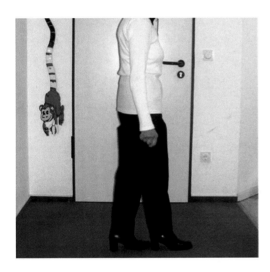

◘ Abb. 12.7 Tandemstand zur Überprüfung des Sturzrisikos

12.8 Diagnostische Programme nach Braun und Mader

Für die wichtigsten Beratungsursachen existieren die von Braun und Mader entwickelten diagnostischen Programme. Diese sollen als Checklisten dazu beitragen, ein strukturiertes Abarbeiten des Falls zu ermöglichen. Sowohl für die Anamnese („subjektiv") als auch für die Diagnostik („objektiv") soll erreicht werden, dass keine wesentlichen Aspekte vergessen werden. (z. B. uncharakteristisches Fieber – „Tropenreise"). Ein Beispiel für ein diagnostisches Programm zeigt ◘ Abb. 12.8. Die Programme sind kostenfrei verfügbar unter ▶ www.springermedizin.de/checklisten-allgemeinmedizin

12.9 DEGAM-Leitlinien

Die Deutsche Gesellschaft für Allgemeinmedizin (DEGAM) veröffentlicht Leitlinien mit **hausärztlicher Relevanz** zu verschiedenen Themen. **Besonderheit** vieler DEGAM Leitlinien ist die **Orientierung an einem Symptom** und nicht an einem Krankheitsbild. Dies stellt ein **Alleinstellungsmerkmal** der dadurch an der Praxis orientierten Leitlinien dar. Eine weitere Besonderheit ist die bei vielen Leitlinien zur Verfügung stehende **Patienteninformation**. Derzeit sind (mit unterschiedlicher Laufzeit) verfügbar (▶ http://www.degam.de/degam-leitlinien-379.html):

- Akuter Schwindel in der Hausarztpraxis S3
- Antikoagulantien S1-Handlungsempfehlung
- Brennen beim Wasserlassen S3
- Bridging S1-Handlungsempfehlung
- Brustschmerz S3

◻ **Tab. 12.3** Skalen zur Beurteilung des Allgemeinzustandes (Karnofsky-Index/WHO-Einteilung)

Punkte	Karnofsky-Index	WHO-Einteilung	Grad
100	Normal; keine Beschwerden, kein Hinweis auf eine Erkrankung	Uneingeschränkte normale Aktivität	0
90	Normale Aktivität möglich, geringe Krankheitssymptome		
80	Normale Aktivität nur mit Anstrengung, mäßige Krankheitssymptome	Ambulant mit Beschwerden, kann sich selbst versorgen	1
70	Selbstversorgung, aber unfähig zu normaler Aktivität oder Arbeit		
60	Gelegentliche Hilfe, aber noch weitgehende Selbstversorgung	Versorgt sich selbst, arbeitsunfähig, tagsüber weniger als die Hälfte der Zeit im Bett	2
50	Häufige Unterstützung und medizinische Versorgung erforderlich		
40	Überwiegend bettlägerig, spezielle Hilfe und Pflege erforderlich	Tagsüber mehr als die Hälfte der Zeit im Bett; pflegebedürftig	3
30	Dauernd bettlägerig, evtl. Krankenhauseinweisung, jedoch keine akute Lebensgefahr		
20	Schwerkrank, aktive unterstützende Therapie., evtl. Krankenhauseinweisung	Völlig pflegebedürftig und bettlägerig	4
10	Moribund, rasches Fortschreiten der Erkrankung		
0	Tod		

12

- Durchfall S1-Handlungsempfehlung
- EHEC/HUS S1-Handlungsempfehlung
- Erhöhter TSH Wert in der Hausarztpraxis S2k
- Geriatrisches Assessment in der Hausarztpraxis S1
- Gicht akute und chronische S1-Handlungsempfehlung
- Hämaturie (nicht sichtbare) S1-Handlungsempfehlung
- Halsschmerzen S3
- Hausärztliche Beratung „ganz am Ende des Lebens" unter Berücksichtigung der rechtlichen Aspekte S1

- Hausärztliche Risikoberatung zur kardiovaskulären Prävalenz S3
- Hitzebedingte Gesundheitsstörungen in der hausärztlichen Praxis S1
- Husten S3
- Knieschmerz bei Arthrosezeichen S1
- Living Guideline: Neues Coronavirus – Informationen für die Hausarztpraxis S1
- Medikamentenmonitoring S1-Handlungsempfehlung
- Müdigkeit S3
- Multimedikation: hausärztliche Leitlinie S2e
- Multimorbidität S3

Checkliste Nr. 1 Fieber-Programm	– für uncharakteristische Fieberfälle und deren fieberfreie Varianten (Afebrile Allgemeinreaktion) Braun RN (1964) Med Welt 15:1320–1328; mod. Braun RN, Danninger H (1989, 1995) mod. Landolt-Theuss P (2001) mod. Mader FH (2003, 2005) mod. Mader FH (2019)

Subjektiv

Erster Eindruck (leicht/ schwer krank)

Vorschaltdiagnostik (Epidemie?)

Krank (Bettruhe) seit

Gleich/ besser/ schlechter

Schon mal gehabt

Fieberhöhe (axillar, rektal, Ohr, oral, geschätzt)

Fieberdauer/ Fieberschübe

Mattigkeit/ Appetitlosigkeit/ Schlafstörung

Frösteln/ Schweiße

Nasenatmung/ Atemnot

Ausschlag

Aktuelle Operation/ Implantation von Fremdmaterial

Schnupfen/ Niesen/ Husten/ Auswurf (klar/ gelb/ blutig)

Halsschmerzen/ Heiserkeit

Kopf-/ Ohrenschmerzen

Stamm-/ Waden-/ Glieder-/ Gelenk-/ Nackenschmerzen/ sonstige Schmerzen (z.B. Bauch/ Mutterbrust)

Übelkeit/ Brechreiz/ Erbrechen

Durchfall/ Verstopfung

Pollakisurie/ Algurie

Menstruelle Anomalien

Gewichtsabnahme

Tropenreise/ HIV-Möglichkeit

Genuss von roher Milch (Listeriose!)/ Besonderes gegessen/ Medikamente

Katze gekratzt (Felinose!)/ Keller-/ Kanalarbeiten/ Mäusekot (Hantavirusinfektion! Leptospirose!)/ Zecken-/ Kanülenstich/ Mückenstich im Ausland (Papatacci-Fieber!)/ Vogelhaltung/ Impfung

Berufliche Exposition

Ängste (Furcht vor)

Vermutete Ursache

Selbstbehandlung/ ärztliche Anbehandlung

Sonst noch

Objektiv

Inspektion Körper/ Beine (z.B. Erysipel!)

Nasensekretion (Spekulum)

Nasennebenhöhlen druckschmerzhaft

Gehörgang/ Trommelfell (Kleinkind)

Mund/ Rachen

Nackensteife

Halslymphknoten

Lungenauskultation/ -perkussion

Herzauskultation

Abdomen palpatorisch

Nieren klopfempfindlich

Blutdruck/ Puls

Temperaturmessung (Messort!)

Urin

BKS/ CRP/ Differentialblutbild (Lymphozyten! Monozyten!)

Sonstiges Labor/ Aminotransferasen/ HIV/ Borrelienserologie/ Epstein-Barr-Virus-Serologie

Sonographie Abdomen/ Röntgen-Thorax/ CT Nasennebenhöhlen

Sonst auffällig

Beratungsergebnis

Maßnahmen

■ **Abb. 12.8** Beispiel für ein diagnostisches Programm nach Braun/Mader (Fieber-Programm). (Aus Mader/ Brückner 2019)

- Nackenschmerzen S3
- Neue Thrombozytenaggregationshemmer: Einsatz in der Hausarztpraxis S2e
- Ohrenschmerzen S2k
- Pflegende Angehörige S3
- Rhinosinusitis S3
- Schlaganfall S3
- Schmerzen (chronische) S1-Handlungsempfehlung
- Schutz vor Über- und Unterversorgung – gemeinsam entscheiden S3
- Versorgung von Patienten mit nicht-dialysepflichtiger Niereninsuffizienz in der Hausarztpraxis S3

Ein besonderes Beispiel für eine aktuell ständig sich verändernde Leitlinie/Handlungsempfehlung ist die „Living Guideline" Corona, die den Hausärzten eine aktuelle Orientierung in einer akuten Krisensituation an die Hand gegeben hat.

> Seit 2015 werden Leitlinien auch nach den Interessenkonflikten beurteilt (▶ www.leitlinienwatch.de), unter den unbedenklichen Leitlinien sind vor allem Leitlinien der DEGAM.

12.10 Nationale Versorgungsleitlinien (NVL)

Für Krankheitsbilder, die besonders häufig auftreten und meist versorgungsübergreifender Patientenbetreuung bedürfen stehen „Nationale Versorgungsleitlinien" zur Verfügung. Diese werden vom ÄZQ auf Initiative von Bundesärztekammer, KBV und AWMF herausgegeben. An allen NVL ist die DEGAM beteiligt. Zu allen NVL gibt

es Informationen für die Patienten in einer Patientenleitlinie und Patienteninformationsblättern zu relevanten Themen. Derzeit sind 8 NVL verfügbar:

- Asthma
- COPD
- Depression
- Diabetes
- Herzinsuffizienz
- Hypertonie
- KHK
- Kreuzschmerz

12.11 Der Hausarzt im Spannungsfeld des Sozialgesetzbuchs

Nach § 12 SGB V müssen Leistungen, die den Versicherten der gesetzlichen Krankenversicherung zur Verfügung gestellt werden, ausreichend, notwendig und wirtschaftlich sein. Sie dürfen das Maß des Notwendigen nicht überschreiten.

Aufgrund dieser gesetzlichen Vorgabe ist eine Überprüfung der Wirtschaftlichkeit sowohl der Behandlung durch den Arzt als auch der Verordnung von Medikamenten oder Behandlungen wie z. B. physikalischer Therapie vorgeschrieben (§ 106 SGB V). Diese Überprüfung wird von eigens eingerichteten Prüfstellen, die von GKV und KVen getragen werden, durchgeführt. Kommt der Arzt in eine Prüfung, so kann er gegen die Maßnahme Widerspruch vor dem Beschwerdeausschuss und im weiteren auch Klage vor dem Sozialgericht einreichen. Der Gesetzgeber versucht in den letzten Jahren, die Wirtschaftlichkeitsprüfung zu entschärfen, um diese als Niederlassungshindernis zu entkräften.

Prüfungsteil

Inhaltsverzeichnis

MC-Fragen und -Antworten

Inhaltsverzeichnis

© Springer-Verlag GmbH Deutschland, ein Teil von Springer Nature 2020
B. Riedl und W. Peter, *Basiswissen Allgemeinmedizin*,
https://doi.org/10.1007/978-3-662-60324-6_13

In diesem Kapitel sind exemplarisch MC-Fragen und -Antworten zu wichtigen Themen dargestellt.

13.1 MC-Fragen

1. Welche Antwort ist **falsch?** Zu den **Centor-Kriterien** der Entscheidungsfindung, ob eine GAS-Pharyngitis vorliegt, gehören:
   A. Fieber in der Anamnese
   B. Fehlen von Husten
   C. Vorliegen von Rhinitis
   D. geschwollene vordere Lymphknoten
   E. Tonsillenexsudate

2. Welche Aussage ist **falsch? Heiserkeit**
   A. kommt in der Hausarztpraxis regelmäßig vor
   B. kann durch ein Karzinom des Larynx verursacht sein
   C. wird akut häufig durch virale Infekte verursacht
   D. erfordert meist eine Antibiotikatherapie
   E. kann bei funktioneller Ursache logopädisch behandelt werden

3. Welche Antwort ist **falsch?** Zu den **Hauptsymptomen** einer **Sinusitis** gehören:
   A. Gesichtsschmerz
   B. Stauungsgefühl im Gesichtsbereich
   C. Verstopfung der Nase
   D. eitriger Schnupfen
   E. Ohren- und Zahnschmerzen

4. Welche Therapie sollte leitliniengerecht beim **unspezifischen Kreuzschmerz** anfänglich eingesetzt werden?
   A. Akupunktur
   B. therapeutische Lokalanästhesie („Quaddeln")
   C. intramuskuläre Injektion von Kortison und NSAR
   D. Schmerzmittel oral (z. B. Ibuprofen)
   E. Physiotherapie

5. Welche Zuordnung bezüglich bestimmter **Untersuchungen des Bewegungsapparates** ist richtig
   A. Phalen-Test: Hinweis für rheumatoide Arthritis
   B. Hoffmann-Tinel-Zeichen: Hinweis für rheumatoide Arthritis
   C. Gaenslen-Zeichen: Hinweis für rheumatoide Arthritis
   D. Schober-Zeichen: Hinweis für rheumatoide Arthritis
   E. Lasegue-Zeichen: Hinweis für rheumatoide Arthritis

6. Welche Zuordnung zur Lokalisation von **Bauchschmerzen** ist am ehesten **falsch?**
   A. linker Unterbauch – Divertikulitis
   B. rechter Unterbauch – Appendizitis
   C. rechter Oberbauch – Pankreatitis
   D. Epigastrium – Gastritis
   E. linker Oberbauch – Milzinfarkt

7. Welche Antwort ist **falsch?** Bei welchen Situationen muss der Hausarzt bei **Durchfall** eine erweiterte Diagnostik durchführen?
   A. bei Verdacht auf bösartige Erkrankung
   B. bei stattgehabter Antibiotikatherapie in den letzten 2 Monaten
   C. bei einer Dauer des Durchfalls unter 3 Tagen
   D. bei abgelaufenem Aufenthalt in den Tropen
   E. bei Beschwerdepersistenz

8. Welche Antwort ist **falsch?** Bei der initialen Behandlung einer Prellung (Kontusion) oder Verstauchung (Distorsion) kommen routinemäßig zum Einsatz?
   A. Ruhigstellung
   B. Wärmebehandlung
   C. Hochlagerung
   D. Kältebehandlung
   E. Kompressionsverband

9. Welche Antwort ist richtig? Bei einer **Nadelstichverletzung** eines Mitarbeiters in einer Praxis hat zu erfolgen
   A. Blutentnahme beim Verletzten einmalig am Unfalltag zum Ausschluss vorhandener Infektionen
   B. Blutentnahme beim Indexpatienten mehrfach (0,1,3,6 Monate) zum Ausschluss vorhandener Infektionen
   C. umgehende Überweisung zum Durchgangsarzt (= D-Arzt), da ein Arbeitsunfall vorliegt
   D. Abbinden des verletzten Bereichs zur Vermeidung einer Krankheitsausbreitung
   E. generell Untersuchung auf HbsAg bei Verletztem und Indexpatienten

10. Welche Antwort ist **falsch?** Bei V. a. ein **akutes koronares Syndrom** sind folgende grundsätzlich Maßnahmen angezeigt:
    A. Gabe von ASS 75–250 mg intravenös bei fehlender Kontraindikation
    B. Gabe von 5000 I.E. Heparin
    C. Gabe von 5 mg Morphin bei starken Schmerzen
    D. Patienten mit hochgelagerten Beinen lagern
    E. Bei Blutdruck systolisch >100 mmHg Gabe von 1–2 Hüben Nitroglycerinspray

11. Welche Antwort ist **falsch?** Typische Symptome einer **Hypoglykämie** können sein:
    A. Unruhe
    B. Zittern
    C. Heißhunger
    D. Bradykardie
    E. Schweißausbruch

12. Welche Aussage ist **falsch?** Bei einer **anaphylaktischen Reaktion** sollen folgende Medikamente gegeben werden:
    A. Dimetinden
    B. Prednisolon
    C. Ranitidin
    D. Pantoprazol
    E. Adrenalin

13. Welche Antwort ist falsch? Im Laufe einer **kardiopulmonalen Reanimation** kommen nach der geltenden Leitlinie routinemäßig folgende Medikamente je nach Indikation zum Einsatz
    A. Amiodaron
    B. Atropin
    C. Lidocain
    D. Adrenalin
    E. Magnesiumsulfat

14. Welche Aussage ist richtig? Welches Medikament ist nicht Medikament erster Wahl bei der **Hypertoniebehandlung:**
    A. Bisoprolol
    B. Doxazosin
    C. Enalapril
    D. Valsartan
    E. Hydrochlorothiazid

15. Welche Aussage ist richtig? Welche Maßnahme nach der ESC-Leitlinie ist **nicht** Inhalt der Beratung zur Lebensstiländerung bei **Hypertoniepatienten?**
    A. Reduktion von Salzkonsum
    B. Zufuhr von viel Obst und Gemüse
    C. Reduktion von Kaffeekonsum
    D. Motivation zu körperlicher Bewegung
    E. Gewichtsreduktion

16. Welche Zuordnung zur medikamentösen **Therapie der Herzinsuffizienz** ist richtig:
    A. Spironolacton – Basismedikation
    B. Nifedipin – Reservemedikation
    C. Enalapril – Reservemedikation
    D. Valsartan – primäre Basismedikation
    E. Hydrochlorothiazid – kontraindiziert

17. Welche Aussage ist richtig? Welche Maßnahme ist nach der ESC-Leitlinie **nicht** Inhalt der Beratung zur Lebensstiländerung bei **Herzinsuffizienz?**
    A. Reduktion von Salzkonsum
    B. Vermeidung körperlicher Bewegung
    C. Gewichtsreduktion
    D. Vermeidung übermäßiger Flüssigkeitszufuhr (>3 Liter)
    E. Reduktion des Alkoholkonsums

18. Welches Kriterium ist kein Inhalt des CHA2DS2-VASc-Scores zur Beurteilung der Notwendigkeit einer Antikoagulation bei **Vorhofflimmern?**
    A. stattgehabter Schlaganfall
    B. Diabetes mellitus
    C. Hypercholesterinämie
    D. Herzinsuffizienz
    E. Alter

19. Welche Zuordnung von Behandlungsoptionen bei Herzrhythmusstörungen ist **falsch?**
    A. Bradyarrhythmie: Herzschrittmacher
    B. ventrikuläre Extrasystolen: regelhaft Gabe von Antiarrhythmika
    C. Tachyarrhythmie: Kardioversionsversuch mit β-Blocker
    D. Vorhofflimmern: Antikoagulation zur Schlaganfallprophylaxe
    E. Vorhofflattern: stationäre Einweisung zur Kardioversion

20. Welche Aussage ist **falsch?** Medikamente mit nachgewiesener Verbesserung der Prognose bei **KHK** sind
    A. Thrombozytenaggregationshemmer
    B. β-Blocker
    C. ACE-Hemmer
    D. Nitrate
    E. Statine

21. Welche Zuordnung im Rahmen der **pAVK** ist richtig?
    A. Stadium IIa nach Fontaine: Ruheschmerz
    B. ABI-Index >1,3: Normalbefund, keine AVK
    C. Thrombozytenaggregationshemmung: ASS und Clopidogrel beide gleichzeitig geben
    D. klinische Untersuchung: fehlende Fußpulse beweisen AVK
    E. Risiko: pAVK erhöht das Risiko für kardiovaskuläre Ereignisse

22. Welche Zuordnung zum Umgang des Hausarztes in bestimmten Stadien einer **bösartigen Erkrankung** ist richtig:
    A. Diagnosestellung: Einleitung einer Rehabilitationsmaßnahme
    B. Nachsorge: beim Spezialisten, da nur technische Untersuchungen erforderlich
    C. Therapiebegleitung: nicht erforderlich, da der Patient beim Spezialisten in Behandlung steht
    D. Patient nach Primärtherapie: Versuch Wiedereingliederung ins Berufsleben
    E. Feststellung Rezidiv: abwartendes Offenhalten und kurzfristige Kontrolle

23. Eine Basisdiagnostik zur **Osteoporose** sollte der Hausarzt durchführen:
    A. bei Männern ab 60 Jahren
    B. bei jeder Frau nach der Menopause
    C. bei stattgehabten Frakturen
    D. bei Frauen ab 70 Jahren
    E. bei Kortisontherapie (systemisch, topisch, nasal)

24. Welche Zuordnung ist richtig?
    A. Niereninsuffizienz Stadium 2: GFR 45–60 ml/min/1,73 m^2 moderate Niereninsuffizienz
    B. Niereninsuffizienz Stadium 3: GFR 45–60 ml/min/1,73 m^2 schwere Niereninsuffizienz
    C. Niereninsuffizienz Stadium 4: GFR 15–30 ml/min/1,73 m^2 schwere Niereninsuffizienz
    D. Niereninsuffizienz Stadium 1: GFR 60–90 ml/min/1,73 m^2 milde Niereninsuffizienz
    E. Niereninsuffizienz Stadium 2: GFR 45–60 ml/min/1,73 m^2 milde Niereninsuffizienz

25. Welche Aussage ist richtig?
    A. Zum Schutz der Niere sollten immer ACE-Hemmer und AT-I-Antagonist kombiniert werden.

B. Allopurinol kann unbedenklich bei jedem Stadium der Niereninsuffizienz in Normaldosierung gegeben werden.

C. Ab einer GFR von unter 60 ml/min/1,73 m^2 ist Metformin grundsätzlich kontraindiziert.

D. Digoxin sollte bei Niereninsuffizienz durch Digitoxin ersetzt werden.

E. Ciprofloxacin kann bei schwerer Niereninsuffizienz eingesetzt werden.

26. Welche Zuordnung ist richtig? **Hauterscheinungen** treten bei den genannten Krankheitsbildern häufig an den zugeordneten Stellen auf:

A. allergisches Kontaktekzem auf Berufsstoffe: Körperstamm

B. atopisches Ekzem Säuglinge: Körperstamm

C. atopisches Ekzem Erwachsene: Streckseiten Unterschenkel

D. Psoriasis: Intimbereich

E. seborrhoisches Ekzem: Extremitäten

27. Welche Antwort ist **falsch**? Bei der **ABCDE-Regel** zur Beurteilung von **Naevi** steht

A. A für Assymetrie

B. B für Begrenzung

C. C für Colour (Farbe)

D. D für Dicke

E. E für Elevation

28. Welche Zuordnung ist richtig? Als Therapien bei **Problemen im Analbereich** können empfohlen werden?

A. Analfissur: Kortikoidsalbe

B. Analvenenthrombose: Inzision

C. Analfistel: Lokalanaesthetikum

D. Analekzem: Behandlung der Grunderkrankung

E. Hämorrhoiden Grad I: Operation

29. Welche Antwort ist richtig? Bei welchen Patienten ist vom Hausarzt ein **MRSA**-Abstrich durchzuführen?

A. bei stattgehabtem kurzen stationären Aufenthalt (2 Tage)

B. bei stattgehabtem stationären Aufenthalt über 10 Tage ohne MRSA-Vorgeschichte und ohne weitere Komplikationen

C. bei stattgehabtem stationären Aufenthalt über 6 Tage in den letzten 6 Monaten, zusätzlich bestehende Pflegebedürftigkeit, PEG und Hautulkus

D. bei stattgehabtem stationären Aufenthalt über 6 Tage ohne weitere Komplikationen

30. Welche Aussage ist **falsch**? Typische Kriterien für **Migräne** sind

A. Vorliegen von Erbrechen/Übelkeit und/oder Photophobie

B. pulsierender Charakter und mittlerer bis starker Kopfschmerz

C. einseitige Lokalisation

D. Dauer maximal 5 h

E. Kopfschmerzen nicht auf andere Ursache zurückzuführen

31. Welche Aussage ist richtig?

A. Müdigkeit ist meistens mit einer bedrohlichen Erkrankung assoziiert.

B. Psychische Erkrankungen zeigen selten das Symptom Müdigkeit.

C. Ältere Männer werden häufiger mit dem Symptom Müdigkeit vorstellig als junge Frauen.

D. Müdigkeit ist ein selten beklagtes Symptom.

E. Müdigkeit ist ein unspezifisches Symptom.

32. Welche Zuordnung bei **Schilddrüsenerkrankungen** ist richtig?

A. Alter Patient und Hypothyreose: intensive Schilddrüsenhormonsubstitution

B. Patienten nach Schilddrüsenoperation: Bestimmung von Kalzium

C. sonografischer Schilddrüsenknoten >2 cm: abwartendes Verhalten

D. Verdacht auf Hashimoto-Thyreoiditis: Bestimmung der TSH-Rezeptorantikörper = TRAK

E. Struma II: nur bei Kopfreklination tastbare Vergrößerung der Schilddrüse

13.2 MC-Antworten

1. **Richtig ist Lösung C:** Vorliegen oder Nichtvorliegen von Rhinitis ist kein Kriterium für die Entscheidung, ob eine GAS-Pharyngitis vorliegt.
2. **Richtig ist Lösung D:** Bei Heiserkeit ist i. d. R. eine Antibiotikagabe nicht indiziert.
3. **Richtig ist Lösung E:** Ohren- und Zahnschmerzen sind ein Nebensymptom, beim Vorliegen zweier Hauptsymptome ist vom Vorliegen einer Sinusitis auszugehen.
4. **Richtig ist Lösung D:** Initial sollte beim unspezifischen Kreuzschmerz nur Schmerzmittel eingesetzt werden, die nationale Versorgungsleitlinie empfiehlt weder Physiotherapie noch alternative Heilmethoden. Eine Injektion von Kortison und NSAR ist gar verboten.
5. **Richtig ist Lösung C**
   – Phalen-Test wird zur Diagnostik des Karpaltunnelsyndroms eingesetzt.
   – Hoffmann-Tinel-Test ebenso für KTS
   – richtig
   – Schober-Zeichen wird zur Beurteilung der Beweglichkeit der LWS eingesetzt
   – Lasegue-Zeichen eingesetzt als Nervendehnungszeichen bei Lumboischialgien.
6. **Richtig ist Lösung C:** Eine Pankreatitis ist am ehesten bei Schmerzen im linken Oberbauch oder Epigastrium zu vermuten.
7. **Richtig ist Lösung C:** erweiterte Diagnostik mit z. B. Laboruntersuchungen oder Stuhluntersuchung auf pathogene Keime ist nur in den Fällen A, B, D und E erforderlich. Keine generelle zusätzliche Diagnostik bei Durchfall über

Anamnese und klinische Untersuchung hinaus.
8. **Richtig ist Lösung B:** Bei einer frischen Verletzung (Kontusion/Distorsion) soll nach dem PECH-Schema behandelt werden: Pause, Eis, Kompression, Hochlagern – Wärme kommt nicht zum Einsatz, da diese die Schwellneigung noch verstärkt.
9. **Richtig ist Lösung C:** Blutentnahmen auf Anti-HCV, Anti-HIV, beim Verletzten am Unfalltag, nach 6 Wochen, 12 Wochen und 6 Monaten, HbsAg nur bei nicht geimpften, ansonsten Anti-HBc. Blutentnahme beim Indexpatienten nur am Unfalltag zur Detektion einer vorliegenden Infektion. Jede Nadelstichverletzung ist ein Arbeitsunfall und deshalb ist der Patient zum D-Arzt zu überweisen. Die Wunde muss ausgespült und desinfiziert werden.
10. **Richtig ist Lösung D:** Der Patient sollte mit leicht erhöhtem Oberkörper 30° gelagert werden.
11. **Richtig ist Lösung D:** Nicht Bradykardie, sondern Tachykardie tritt i. d. R. bei Hypoglykämie auf.
12. **Richtig ist Lösung D:** Notwendig bei der anaphylaktischen Reaktion ist die Versorgung mit H1- und H2-Blocker sowie Kortikoid und eventuell Adrenalin, PPI sind hier nicht als Notfallmedikament indiziert.
13. **Richtig ist Lösung B:** Atropin wird nach den derzeit geltenden Leitlinien zur Reanimation nicht mehr routinemäßig empfohlen.
14. **Richtig ist Lösung B:** Alpha-Blocker sind nicht Medikamente erster Wahl bei der Hypertoniebehandlung. A = Betablocker, C = ACE – Hemmer, D = Angiotensinrezeptorblocker, E = Diuretikum.
15. **Richtig ist Lösung C:** Kaffeereduktion ist entsprechend der ESC-Leitlinie nicht zur Lebensstiländerung als Maßnahme zur Blutdrucksenkung mit hoher Evidenz genannt.

16. **Richtig ist Lösung A:**
    - Basis ab NYHA II,
    - kontraindiziert,
    - Basismedikation,
    - Nur bei ACE-Hemmer Kontraindikation indiziert,
    - ergänzend bei Hypovolämie zur Symptomverbesserung
17. **Richtig ist Lösung B:** Gerade die Motivation zur körperlichen Bewegung ist Bestandteil der Beratung zur Lebensstilführung, da Bewegung die Prognose positiv beeinflusst.
18. **Richtig ist Lösung C:** Hypercholesterinämie ist kein Kriterium des CHA2DS2-VASc-Scores, alle anderen schon.
19. **Richtig ist Lösung B:** Bei ventrikulärer Extrasystolie ist i. d. R., insbesondere bei Herzgesunden, keine Therapie erforderlich.
20. **Richtig ist Lösung D:** Nitrate werden nur zur symptomatischen Behandlung von Angina-pectoris-Anfällen eingesetzt, haben aber keinen Nachweis einer Prognoseverbesserung bei KHK.
21. **Richtig ist Lösung E:** Beschwerden bei einer Gehstrecke >200 m; ABI >1,3 Hinweis für Mediasklerose – kein Normalbefund. ASS und Clopidogrel sollen bei pAVK nicht gemeinsam gegeben werden, da dies die Prognose nicht verbessert. Die Feststellung fehlender Fußpulse ist ein sehr unsicheres Zeichen und sollte durch weitere Untersuchungen abgeklärt werden. Das Vorliegen einer pAVK erhöht das Risiko von kardiovaskulären Ereignissen deutlich, ebenso das der Sterblichkeit.
22. **Richtig ist Lösung D:**
    - Bei Diagnosestellung ist zuerst i. d. R. eine Primärtherapie erforderlich
    - die Nachsorge richtet sich nach den Leitlinien und ist durchaus beim Hausarzt möglich
    - Laborkontrollen und klinische Kontrollen beim Hausarzt möglich
    - richtig, wenn berufstätiger Patient und aufgrund Befinden möglich
    - umgehend Koordination von Diagnostik und Therapie
23. **Richtig ist Lösung D:** Männer ab 70 Jahre nur mit bestimmter zusätzlicher Indikation (z. B. Herzinsuffizienz). Nach der Menopause nur bei bestimmter Konstellation, z. B. Fraktur ohne adäquatem Trauma. Nicht jede Fraktur muss Osteoporose als Ursache haben, insbesondere Frakturen kleiner Knochen oder Frakturen mit entsprechendem Trauma. Bei Frauen bereits ab 60 Jahren nur mit bestimmter zusätzlicher Indikation (z. B. Rauchen). Kortisongaben müssen das Äquivalent von systemisch 2,5 mg Prednisolon überschreiten.
24. **Richtig ist Lösung C**
25. **Richtig ist Lösung D**
    - Gefahr der Hyperkaliämie
    - Gefahr durch Ausscheidung des Metabolits Oxipurinol
    - Metformin kann bis zu einer GFR von 30 ml/min/1,73 m^2 reduziert gegeben werden
    - richtig, da Digitoxin in der Leber verstoffwechselt wird
    - Ciprofloxacin ist nierenfunktionsabhängig, Ersatz wäre Moxifloxacin
26. **Richtig ist Lösung D**
    - vor allem Hände
    - vor allem Wangen
    - Beugeseiten
    - korrekt, zusätzlich Streckseiten Ellbogen, Knie, Unterarme, Unterschenkel
    - Kopfhaut, Augenbrauen, Nasolabialfalte, Schweißrinnen Thorax und Anal-Inguinalbereich
27. **Richtig ist Lösung D:** D steht für Durchmesser >5 mm
28. **Richtig ist Lösung D**
    - Behandlung mit Nitroglycerin- oder Nitrendipinsalbe, Kortikoid kurzfristig bei Analekzem
    - Die Inzision ist heute nicht mehr empfohlen, wenn OP, dann Exzision

- Therapie der Wahl ist die Operation
- korrekt: z. B. Behandlung der Allergie oder der dermatologischen Grunderkrankung
- normalerweise keine Beschwerden, wenn überhaupt Therapie, dann Lokalanästhetika und Antiphlogistika (auch bei Grad II gültig)

29. **Richtig ist Lösung C:** MRSA-Diagnostik ist nur bei Risikogruppen 1 (nachgewiesener MRSA) und 2 (siehe Antwort C) erforderlich, eine generelle MRSA-Diagnostik bei Patienten, die stationär behandelt wurden, ist nicht indiziert

30. **Richtig ist Lösung D:** Die Migräne-typischen Kopfschmerzen dauern zwischen 2 und 72 h

31. **Richtig ist Lösung E:** Müdigkeit ist kein Symptom einer bestimmten Erkrankung, sondern kann vielfältige Ursachen haben.

32. **Richtig ist Lösung B:**
- Vorsichtige Einstellung erst ab TSH > 10 mU
- richtig: Bestimmung zum Ausschluss eines Hypoparathyreoidismus
- bereits ab einer Größe > 1 cm sollte ein Schilddrüsenknoten weiter abgeklärt werden
- TRAK Bestimmung bei Verdacht auf M. Basedow, bei Verdacht auf Hashimoto Thyreoiditis vorwiegend Bestimmung von Thyreoperoxidaseantikörper = TPO- AK
- Struma II b: bereits bei normaler Kopfhaltung vergrößerte Schilddrüse sichtbar

13

Klinische Fälle

Inhaltsverzeichnis

Um Arzt werden zu können, muss man die Hürde des Staatsexamens überwinden. In diesem Kapitel sind allgemeine und spezielle Tipps zum Staatsexamen, vor allem dem mündlichen, dargestellt. Exemplarisch sind drei Fälle ausgearbeitet mit verschiedenen Fallvarianten.

14.1 Allgemeines zum Staatsexamen Allgemeinmedizin

Der Erfolg des Studiums der Humanmedizin wird mit drei großen Prüfungen (Staatsexamen) überprüft. Während das schriftliche und mündliche **1. Staatsexamen** (früher „Physikum") vor allem naturwissenschaftliche Grundlagen (z. B. Anatomie, Physiologie, Biochemie, Chemie, Physik) überprüft, werden im nur schriftlichen **2. Staatsexamen** („Hammerexamen") nach dem 10. Semester alle Fächer der Medizin mit Multiple-choice-(MC)Fragen (▶ Kap. 3) geprüft, dabei ist ein kleiner Anteil Allgemeinmedizin. Mit dem mündlichen **3. Staatsexamen** schließt das Studium der Humanmedizin ab. Prüfungsfächer sind Innere Medizin, Chirurgie, das gewählte 3. PJ-Fach sowie derzeit ein 4. zugelostes Fach. Nachdem Allgemeinmedizin als PJ-Fach derzeit freiwillig möglich ist, kann es also zum einen als 3. oder auch als zugelostes 4. Fach Prüfungsbestandteil des 3. Staatsexamens sein.

Die Vorgaben für die Staatsexamina sind in der Approbationsordnung für Ärzte (ÄApprO) gesetzlich festgelegt ▶ http://www.gesetze-im-internet.de/_appro_2002/.

14.1.1 Zweites (schriftliches) Staatsexamen

Im schriftlichen 2. Staatsexamen wird ausschließlich mit Multiple-choice-Fragen geprüft. Die Allgemeinmedizin nimmt hier nur einen kleinen Teil ein, jedoch fließt das hausärztliche Vorgehen insbesondere in die fallbezogenen Fragen ein. An unseren Fällen, die den wichtigsten Kapiteln angefügt sind, kann man den Ablauf solcher Fragen gut üben.

Derzeit sind nur Einfachwahlaufgaben mit einer richtigen oder einer falschen Antwort sowie Zuordnungsaufgaben im Gebrauch.

Einige Tipps zur Bearbeitung von Multiple-choice-Fragen:

— Lesen Sie die Aufgabe genau durch und achten Sie auf jedes Wort (vor allem, ob etwas **nicht** zutrifft bzw. **falsch** ist!).
— Achten Sie genau auf die Art der Aufgabe: Welche Antwort ist **richtig** oder welche Antwort ist **falsch?**
— Lesen Sie die Aufgabe immer ganz durch, auch wenn Sie sich sicher sind, die Antwort zu wissen.
— Antworten Sie nicht zu übereilt.
— Gehen Sie am Schluss noch einmal alle Fragen durch, wenn Zeit zur Verfügung ist.
— Kontrollieren Sie den Antwortbogen, ob Sie auch alles richtig angekreuzt haben.
— Geben Sie nicht vorzeitig ab, wenn Sie sich nicht sicher sind, alle obigen Punkte erfüllt zu haben. Beispielhafte Fragen zu einzelnen Kapiteln sind in ▶ Kap. 13 zusammengestellt.

14.1.2 Drittes (mündliches) Staatsexamen

Das 3. Staatsexamen findet an zwei Tagen statt. Der **erste Tag** findet am Krankenbett statt, gemäß der Approbationsordnung erfolgt eine Patientenvorstellung und eine **vor allem praktische Prüfung**. Am **zweiten Tag** wird dann **praxisbezogen auch mehr theoretisches Wissen** geprüft. Die Prüfungseinheiten dauern pro Prüfling mindestens 45 und höchstens 60 min, sodass auf jedes Fach maximal ¼ Stunde entfällt. Bis zu 4

Studenten sind in einer Prüfungssitzung zugelassen. Die genauen Vorgaben sind im § 30 der Approbationsordnung vorgegeben (▶ http://www.gesetze-im-internet.de/_appro_2002/__30.html).

❯ Die Prüfung ist in dem Bundesland abzulegen, in dem der Student zum Zeitpunkt der Meldung zur Prüfung studiert.

Einige Tipps für die mündliche Prüfung:
— Nervosität ist normal und erhöht die Aufmerksamkeit.
— Wenn eine Frage nicht verstanden wurde, immer nachfragen.
— Nicht überhastet antworten, lieber eine kurze „Nachdenkpause" einlegen.
— Gedankengänge auf dem Lösungsweg durchaus formulieren, dadurch werden die Lösungsansätze für den Prüfer nachvollziehbarer.
— Auch mal eingestehen, dass man etwas nicht weiß.
— Eventuell kurze Notizen machen, insbesondere zu einem Fall, um darauf zurückgreifen zu können.
— Ohne Zeitdruck zur Prüfung erscheinen, denn Hetze erhöht den »Stressfaktor«.
— Angemessene, jedoch nicht überzogene Kleidung.
— Fast alle Prüfer wollen einem Prüfling nichts „Schlechtes", sie wurden ja selbst mal geprüft und wissen, wie sich eine solche Situation anfühlt.

14.2 Staatsexamen Allgemeinmedizin 1. Tag (Praxis)

Gesetzlich vorgegeben ist für den ersten Tag die »praktische Prüfung mit Patientenvorstellung« (§ 30 ÄApprO, Absatz 1). Je nach Mobilität des vorzustellenden Patienten bieten sich die verschiedensten Fragen nach praktischen Untersuchungstechniken gerade im Fach Allgemeinmedizin an.

Ohne einen Anspruch auf Vollständigkeit erheben zu wollen, stellen wir Beispiele für Fragen zur Praxis im Staatsexamen dar.

■ **Allgemeine Untersuchungstechniken**
— **Blutdruckmessung** nach Riva-Rocci (banal, aber sollte jeder richtig können) – dabei erklären können, welche Manschette richtig ist – zu schmale Manschette misst zu hohe, zu breite zu niedrige Werte
— **Auskultation von Herz und Lunge** mit Beschreibung typischer Befunde (z. B. Herzgeräusche, typischer Befund bei Pneumonie, Typischer Befund bei Pleuraerguss, Asthmatypische Lungenauskultation)
— **Perkussion der Lunge** und Beschreibung typischer Befunde (z. B. Pneumothorax, Pleuraerguss)
— Untersuchung der **Schilddrüse**
— Überprüfung der **Muskeleigenreflexe** und Beschreibung typischer Befunde (z. B. abgeschwächter Achillessehnenreflex bei Diskusprolaps L5/S1)
— Untersuchung des **Bauchs** mit Beschreibung typischer Befunde (z. B. Aszites, Hernien)
— Tasten des **Pulsstatus** an Armen und Beinen
— Beurteilung des **Hautturgors** und Beschreibung typischer Befunde (z. B. Exsikkose)

■ **Spezielle hausärztlich relevante Untersuchungstechniken**
Nervensystem
— Darstellen eines raschen Untersuchungsgangs der **Hirnnerven** (I: Geruch abfragen, II: orientierende Visusprüfung, III: Pupillenprüfung mit Licht, III–IV und VI: Augenbewegung prüfen, V: Sensibilitätsprüfung Gesicht, VII: Zähne zeigen, pfeifen, Backen blähen, Stirn runzeln, Augenschluss, VIII: orientierende Hörprüfung, IX und X: Rachen-Gaumensegelinspektion bei

Lautgeben (»a«), XI: Schulter gegen Kraft heben, XII: Zunge rausstrecken). Dabei z. B. erklären, wann eine periphere (Stirnrunzeln nicht möglich) und wann eine zentrale (Stirnrunzeln möglich) Fazialisparese vorliegt, oder dass die Zunge bei zentraler Schädigung zur kranken Seite abweicht.

- **Romberg-Test:** Patient steht mit ausgestreckten Armen und geschlossenen Augen mindestens 20 s: Bei Fallneigung nach links Vestibularausfall der gleichen Seite.
- **Unterberger-Tretversuch:** Patient macht mit ausgestreckten Armen und geschlossenen Augen mindestens 50 Schritte: Abweichen um mehr als 45° weist auf Vestibularschaden der gleichen Seite hin.
- orientierende **Sensibilitätsprüfung** der Extremitäten: Benennung der Dermatome, z. B. Unterschenkelaussenseite und lateraler Fuß-Dermatom S1 bei Diskusprolaps, 2.–4. Finger als Hinweis für Dermatom C7 oder Nervus-medianus-Läsion bei Karpaltunnelsyndrom
- Prüfung des **Meningismus**: Kopfflexion im Liegen nicht möglich oder schmerzhaft mit Nackensteife als Ausdruck für z. B. Meningitis oder Subarachnoidalblutung – orientierend ist z. B. bei Kindern auch prüfbar, ob das Kind die Stirn zum Knie bringen kann
- **Hoffmann-Tinel-Test** (□ Abb. 14.1): Beklopfen des Karpalkanals bewirkt elektrisieren: Hinweis für Schädigung des N. medianus bei Karpaltunnelsyndrom (=KTS)

Hals, Nase, Ohren
- **Untersuchung des Ohrs mit Otoskop** und Beschreibung des Trommelfellbefundes – Bedeutung des Lichtreflexes – z. B. Beschreibung des Befundes bei Otitis media: stark gerötetes Trommelfell, möglicherweise vorgewölbt, Verlust des Lichtreflexes

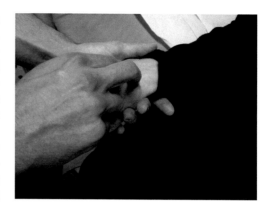

□ **Abb. 14.1   Hoffmann-Tinel-Test bei Karpaltunnelsyndrom** – der Untersucher beklopft mehrfach den Bereich des Karpaltunnels – Elektrisieren in den Fingern ist hinweisend für ein KTS

- **Weber- und Rinne-Test:** (▶ Abschn. 2.5)
- Untersuchung des **Rachenraums** und Beschreibung des Befundes (Zunge, Schleimhaut, Tonsillen, Gaumensegel symmetrisch?)
- Prüfung der **Nervenaustrittspunkte und Nebenhöhlen** auf Druck- und Klopfschmerzempfindlichkeit (Stirnhöhle, Kieferhöhlen)

Bewegungsapparat
- Untersuchung und Beschreiben der **Beweglichkeit der Halswirbelsäule** mittels der Neutral-Null-Methode (z. B. Rotation: 40 – 0 – 50 Grad links-rechts, Kinn-Brust-Abstand in Flexion – Extension (z. B. 2–18 cm)
- Darstellen des **Schober- und Ott-Zeichens:** Schober: ausgehend von Dornfortsatz S1 10 cm nach kranial abmessen und dann mit anliegendem Maßband Patienten nach vorne beugen lassen (normal + 4 cm), Ott: ausgehend von Dornfortsatz C7 30 cm nach kaudal abmessen und dann mit anliegendem Maßband Patienten nach vorne beugen lassen (normal + 3 cm)
- Untersuchung und Beschreibung der einzelnen Gelenkbeweglichkeiten nach

14

der **Neutral-Null-Methode**: z. B. Hüfte: Innenrotation 20 – 0 – 30 Außenrotation, Flexion 120 – 0 – 10 Extension, Abduktion 30 – 0 – 20 Adduktion

- Untersuchung im Hinblick auf eine **Akromioklaviculargelenkssprengung** (AC-Gelenk): Beschreibung des **Klaviertastenphänomens** = Klavikula lässt sich deutlich im Gelenk nach kaudal drücken und federt
- Untersuchung und Beschreibung des **Schultergelenks** im Hinblick auf **Impingementsyndrom** als Ausdruck einer Läsion der Rotatorenmanschette: Arm abduzieren bis über den Kopf, dabei sog. „painful arc": Schmerzen im Bereich von ca. 70–120°
- Untersuchung des **Kniegelenks auf Bandstabilität:** vordere Schublade, Varisierungs- und Valgisierungs-Stress-Test
- Nachweis eines **Kniegelenksergusses:** „tanzende Patella"
- **Gaenslen-Handgriff**: Kompression der Fingergrundgelenke: Bei Schmerzen Hinweis für mögliche rheumatoide Arthritis (■ Abb. 14.2)
- Lasegue- und Braguard-Test

Verdacht auf Thrombose
- **Payr-Zeichen** (Druckschmerz bei Druck auf die Fußsohle)
- **Homann-Zeichen** (bei Dorsalflexion des Fußes entsteht Spannungsschmerz)
- **Tschmarcke-Zeichen** (Druckschmerz im Verlauf der Wade bis zur Kniekehle)

In Verbindung mit Schwellung und Schmerzen in der Wade

Verdacht auf AVK
- Tasten der Fußpulse (A. dorsalis pedis, A. tibialis anterior)
- Durchführen des Ratschow-Tests (▶ Abschn. 4.6)

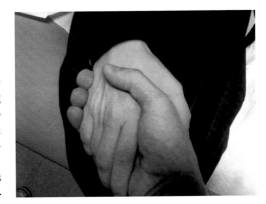

■ **Abb. 14.2 Gaenslen-Handgriff** – starker Schmerz bei Kompression der Fingergrundgelenke kann auf das Vorliegen einer rheumatoiden Arthritis hinweisen

Haut, Beschreibung von Hauterscheinungen
- Nahezu jeder Patient weist Hautveränderungen auf. Somit bietet es sich an, dass der Prüfer am Krankenbett einzelne Hautbefunde beschreiben lässt.
- **Verteilungsmuster und Aspekt:** z. B. einzelne oder viele, gruppiert, konfluierend, disseminiert, bevorzugte Region (Streck- oder Beugeseite), nur eine Körperhälfte oder beide, Größe und Form (z. B. rund, oval, länglich), Farbe, Begrenzung, vulnerabel
- **Beschreibung der Effloreszenz:** Makula (Veränderung im Hautniveau), Papel (Erhabenheit), Knoten – Nodus (verdickte Erhabenheit), Blase (Erhabenheit mit Flüssigkeit), Pustel (Erhabenheit mit Eiter), Quaddel (erhabene, flüchtige Schwellung), Plaque (Erhabenheit mit Schuppen), Exkoriation (oberflächlicher Hautdefekt), Ulkus – Geschwür (tieferer Hautdefekt), Schrunde – Rhagade (Riss mit Verhornungen am Rand), Fissur (Riss in der Schleimhaut), Nekrose (abgestorbenes Areal), Keratose (Hautschuppung), Lichenifikation (vergrößertes, verdicktes Hautareal)

Geriatrie

- **Timed-up-and-go-Test:** ▶ Abschn. 12.7.3
- **Chair-Rising-Test**: Patient soll fünfmal mit vor dem Brustkorb verschränkten Armen aufstehen und sich wieder hinsetzen – eine Zeit über 11 s weist auf vermehrte Sturzgefahr hin.
- **Geldzähltest nach Nikolaus**: Patient erhält einen Geldbeutel mit 9,80 EUR (5 EUR Schein, 2 EUR Münze, 2 × 1 EUR Münze, 1 × 50 Cent Münze und 3 × 10 Cent Münzen) und soll dies zählen. Bei Werten über 45 s ist eine eingeschränkte Selbstständigkeit zu vermuten, es besteht Hilfsbedarf, bei über 75 s erheblich.
- **Tandemstand und Semitandemstand:** ▶ Abschn. 12.7.3

Diabetes mellitus

Benennen der Untersuchungsgeräte zum Nachweis einer Neuropathie (Stimmgabel nach Rydel-Seiffer, Semmes-Weinstein-Monofilament, Tip Therm) und Darstellen der Untersuchungsgänge.

❯ Selbstverständlich ist, dass sich aus allen „praktischen" Fragen die Frage nach der Konsequenz eines Untersuchungsergebnisses und den zu ergreifenden erforderlichen Schritten ergibt.

14.3 Staatsexamen Allgemeinmedizin 2. Tag (Theorie)

Die Prüfung am zweiten Tag hat mehr unter Berücksichtigung theoretischen Wissens zu erfolgen. Im Bereich Allgemeinmedizin bieten sich hier insbesondere Fälle an, anhand derer der Umgang mit dem Fall vom ersten Patientenkontakt bis hin z. B. zu einer Langzeitversorgung geprüft werden kann. Zum Einstieg bieten sich auch kleine konkrete Fragen zu einzelnen Aspekten an.

Beispiele für Einstiegsfragen:

- Erläutern von wesentlichen Grundbegriffen der allgemeinmedizinischen Berufstheorie (z. B. abwendbar gefährlicher Verlauf, abwartendes Offenlassen)
- Beschreiben des geriatrischen Assessments (z. B. Barthel-Index)
- Darstellung wesentlicher Medikamentennebenwirkungen
- Darstellung des Impfplans für Kinder oder Erwachsene (auch konkret anhand eines vorgelegten Impfausweises)
- Abfragen bestimmter hausärztlich relevanter Scores und Erklären der sich aus dem jeweiligen Ergebnis ergebenden Konsequenzen

14.3.1 Allgemeines

Im Folgenden sind exemplarisch Fälle dargestellt, die zeigen sollen, wie eine Prüfung anhand eines Falles ablaufen kann. Durch die Struktur des Buches und die Einfassung der wichtigsten Kapitel mit Fällen ist es möglich, für die jeweiligen Beratungsursachen beziehungsweise Krankheitssituationen ebenfalls eine Prüfungssituation zu üben. Der Ablauf könnte lauten:

1. Hat diese Beratungsursache eine hausärztliche Relevanz und wenn ja, wie hoch schätzen Sie diese ein?
2. Benennen Sie wichtige, bereits jetzt nach den ersten Sätzen zu bedenkende, abwendbar gefährlichen Verläufe.
3. Was würden Sie den Patienten weiter fragen?
4. Was würden Sie in der hausärztlichen Praxis klinisch untersuchen?
5. Was würden Sie in der hausärztlichen Praxis mit technischen Hilfsmitteln untersuchen?
6. Sind sofortige weitere Untersuchungen durch Spezialisten oder gar im Krankenhaus erforderlich?
7. Welches Beratungsergebnis formulieren Sie?

8. Wie würden Sie als Hausarzt den Patienten allgemein (nichtmedikamentös) zu diesem Beratungsergebnis beraten?
9. Wie würden Sie den Patienten medikamentös behandeln?
10. Welche weiteren Maßnahmen sind erforderlich?
11. Sind Verlaufskontrollen erforderlich?
12. Ist eine weitere Zusammenarbeit mit Spezialisten angezeigt?
13. Wie schätzen Sie die Prognose und den weiteren zeitlichen Behandlungsbedarf ein?

> Bei der Vorbereitung auf das Examen sollte man sich an den häufigsten Beratungsursachen in den wissenschaftlichen Fälleverteilungsstatistiken (sh ◻ Tab. 1.1) und den Statistiken der kassenärztlichen Versorgung (sh. ◻ Tab. 1.2) orientieren.

14.3.2 Exemplarische Fälle

> Die dargestellten exemplarischen Staatsexamensfälle sind sehr umfangreich und ein ganzer Fall kann in einer Prüfungssitzung nicht komplett abgefragt werden. Es bietet sich jedoch an verschiedenen Stellen ein Einstieg oder Ausschnitt der Fragemöglichkeit an.

Kreuzschmerz

Frau M. N., 68 Jahre, Nichtraucherin, bisher nicht ernsthaft krank gewesen, stellt sich in der Praxis mit seit 4 Tagen bestehenden starken Rückenschmerzen im Bereich der LWS vor. Sie hat außer einer leichten Hypertonie keine Vorerkrankungen. Die Schmerzen würden bei Bewegung deutlich zunehmen.

? 1. Schätzen Sie die Beratungsursache „Schmerzen im Bereich der LWS" als häufige Beratungsursache in der Hausarztpraxis ein?
2. Was würden Sie von dem Patienten weiter erfragen?

3. Welche abwendbar gefährlichen Verläufe sind in Betracht zu ziehen?

✓ 1. Kreuzschmerzen gehören zu den häufigsten Beratungsursachen
2. Schmerzdauer, Schmerzqualität, Ausstrahlen, tageszeitliche Schmerzverteilung, Verstärkung bei Belastung oder Ruhe, früheres ähnliches Ereignis, Stuhl-/Miktionsverhalten, Alltagseinschränkung, Medikamentenanamnese, Vorerkrankungen, Aktivitäten, psychische Belastungen
3. Wirbelsäulenbezogene AGV´s:
   - infektiöse Probleme, z. B. Spondylodiszitis
   - bösartige Erkrankungen, insbesondere Metastasen
   - rheumatologische Erkrankungen, z. B. M. Bechterew
   - Frakturen, z. B. osteoporotische Fraktur
   - Diskusprolaps
   - Andere AGV's:
   - kardiale Ursachen, z. B. Myokardinfarkt
   - pulmonale Ursachen, z. B. Lungenembolie, Pleuritis
   - Nierenkolik
   - Gallenkolik
   - Gefäßprobleme, z. B. Aortenaneurysma
   - Pankreatitis
   - Herpes zoster, Borreliose

? 1. Was würden Sie untersuchen?
2. Würden Sie sofort technische Untersuchungen erwägen?

✓ 1. Haltung
   - Beobachtung von Gangbild, Bewegung (z. B. beim Auskleiden)
   - Druckschmerzempfindlichkeit, Klopfschmerz, orientierende neurologische Untersuchung (Reflex, Sensibilität, Motorik)
   - Beweglichkeit

– Lasegue-, Bragard-Test (evtl. erklären)

2. Solange kein Verdacht auf einen spezifischen Kreuzschmerz besteht, ist initial keine bildgebende Untersuchung angezeigt.

Bei der Untersuchung zeigt sich bei der Patientin ein ausgeprägter Klopfschmerz über den Dornfortsätzen LWK 3 und LWK 4, die Beweglichkeit ist sehr stark schmerzbedingt eingeschränkt. Es zeigen sich keine neurologischen Ausfallserscheinungen, die Patientin berichtet über kein Schmerzausstrahlen, Stuhlgang und Miktion seien unauffällig

❓ 1. An welchen abwendbar gefährlichen Verlauf denken Sie jetzt besonders?
2. Welche Untersuchung würden sie aufgrund Ihres Verdachts jetzt veranlassen?

✔ 1. Aufgrund des Alters und des Befundes ist an eine osteoporotische Fraktur zu denken.
2. Röntgenbild der LWS bzw. auch CT oder NMR

Bei der Patientin zeigt sich im bildgebenden Verfahren eine frische LWK 3 Fraktur mit Deckplatteneinbruch

❓ 1. Wie sieht die Schmerztherapie aus?
2. Würden Sie im Verlauf weitere Untersuchungen vorsehen?
3. Welche Aussage kann Ihnen eine Knochendichtemessung geben?

✔ 1. adäquate Schmerztherapie nach WHO-Schema unter Beachtung der Risikofaktoren
– nach Schmerzbekämpfung Einleitung rehabilitativer Maßnahmen (Physiotherapie)
2. Da die Patientin älter als 60 Jahre ist und eine Wirbelkörperfraktur ohne Trauma erlitten hat, ist entsprechend

der Leitlinie eine Basisdiagnostik angezeigt. Dazu gehört Basislabor zum Erfassen von Risikofaktoren und sekundären Osteoporosen sowie differentialdiagnostisch anderer Osteopathien. Insbesondere dient es der Differentialdiagnose einer Osteomalazie. Weiterhin ist eine Knochendichtemessung erforderlich.

3. Der sog. T-Score gibt Information, ob eine Osteoporose vorliegt (T-score <−2,5). Aufgrund des Ergebnisses ergeben sich entsprechend der Leitlinie die Vorgaben zur weiteren Therapie, insbesondere der medikamentösen Therapie.

Bei der Osteodensitometrie ergibt sich bei Messung an LWS und Femur ein T-Score von −3,2.

❓ 1. Welche nichtmedikamentösen Maßnahmen leiten Sie ein?
2. Welche Medikation verordnen Sie und was beachten Sie dabei?

✔ 1. Beratung zur Frakturprophylaxe
– Förderung von Muskelkraft und Koordination
– Vermeidung von Immobilität
– Erfassung der Sturzgefährdung
– Vermeidung von Sturzauslösern, insbesondere gefährlichen Medikamenten
– Erreichung eines Body-Mass-Index >20
– Zufuhr von mindestens 1000 mg Kalzium pro Tag, ggf. Substitution
– Zufuhr von 800–1000 IE Vitamin D3 täglich bei erhöhter Sturzgefahr und geringer Sonnenlichtexposition (unter Beachtung von Ausnahmen, z. B. Nierensteine)
2. Bisphosphonat oral (z. B. Alendronat 70 mg 1x/Woche). Nebenwirkungen: Schleimhautreizungen der Speiseröhre, deshalb Einnahme nicht im Liegen und viel Flüssigkeit dazu

Nach 6 Wochen geht es der Patientin auch nach Weglassen der Schmerzmedikation wieder recht gut, sie kann ihren Haushalt verrichten und auch wieder spazierengehen.

❓ 1. Braucht die Patientin Verlaufskontrollen?

✓ 1. Die Betreuung ist eine Langzeitbetreuung. Insbesondere regelmäßig alle 3–6 Monate den Risikostatus beurteilen, vor allem die Sturzgefährdung. Bei der Bisphosphonattherapie Kontrolle von Verträglichkeit und Adhärenz. Bei erneuten Schmerzen an eine neue Fraktur denken.

Nach einem Jahr, der Patientin geht es gut, fragt die Patientin nach einer „Knochendichtekontrolle". Sie ist weiter mobil, geht in die Seniorengymnastik, fährt Rad und arbeitet auch wieder im Garten

❓ 1. Ist diese Knochendichtemessung angezeigt?

✓ 1. Knochendichtekontrolluntersuchungen bei Patienten ohne spezifische medikamentöse Therapie sind nur dann erforderlich, wenn sich durch die Veränderung des T-Scores eine Therapieentscheidung ergäbe.

Brustschmerz

Frau K. F., 56 Jahre (Raucherin, 164 cm, 85 kg), Angestellte in einem Büro, hat einen Termin in der Praxis vereinbart, weil sie seit einigen Tagen zunehmend Schmerzen im Brustkorb habe, die sich bei Anstrengung verschlechtern würden. Auch würde die Luft etwas „knapp" werden.

❓ 1. Schätzen Sie die Beratungsursache „Schmerzen im Brustkorb" als häufige Beratungsursache in der Hausarztpraxis ein?
2. Welches ist die häufigste Ursache für „Brustschmerzen"?

3. Was würden Sie von dem Patienten weiter erfragen?
4. Welche abwendbar gefährlichen Verläufe sind in Betracht zu ziehen?
5. Was würden Sie untersuchen?
6. Gibt es ein Instrument/einen Score zur Abschätzung der Brustschmerzen?
7. Würden Sie sofort technische Untersuchungen erwägen?

✓ 1. Brustschmerzen gehören zu den häufigeren Beratungsursachen
2. Fast die Hälfte aller Brustschmerzfälle sind muskuloskelettal bedingt, viel seltener ist KHK (ca. 1/6) die Ursache.
3. Schmerzdauer, Schmerzqualität, Ausstrahlen, tageszeitliche Schmerzverteilung, Verstärkung bei Belastung oder Ruhe, früheres ähnliches Ereignis, Atemnot, eigene Vermutung, Medikamentenanamnese, Vorerkrankungen, Aktivitäten, psychische Belastungen, Risikoverhalten (Rauchen, Ernährung)
4. Herzinfarkt
   – dekompensierte Herzinsuffizienz
   – Lungenembolie
   – Aortendissektion, -aneurysma
   – Pleuritis, Pneumonie
   – Myokarditis
   – Pneumothorax
   – Herpes zoster
5. Vitalparameter (Blutdruck, Puls, Herz- und Lungenauskultation)
   – Palpation des Thorax auf Druckschmerzempfindlichkeit
   – Beurteilung der Psyche (z. B. ängstlicher Patient)
   – Beinödeme?

6. Ja: z. B. Marburger-Herz-Score zur Abschätzung der KHK-Wahrscheinlichkeit und den Wells-Score zur Abschätzung des Risikos einer Lungenembolie (◻ Abb. 2.13)
7. Ja: umgehend EKG, Akutlabor (Troponin-T-Test), Pulsoxymetrie

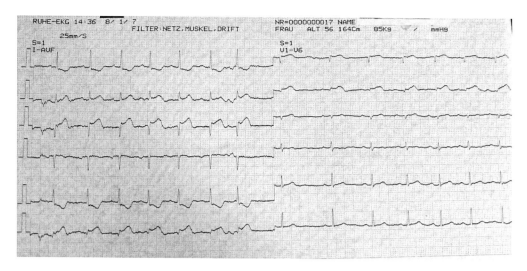

RUHE-EKG 14:36 8/ 1/ 7   FILTER:NETZ,MUSKEL,DRIFT   NR=0000000017 NAME
25mm/S   FRAU   ALT 56 164Cm   85Kg   mmHg
S=1
I-AUF   S=1
U1-U6

■ **Abb. 14.3   EKG der Patientin** (Fallvariante A)

Fallvariante A: Die klinische Untersuchung ergibt eine stabile Patientin (Blutdruck 140/80 mmHg, Puls 72/min, Herz- und Lungenauskultation unauffällig, keine Beinödeme). Im EKG zeigt sich vorliegender Befund (■ Abb. 14.3).

 1. Beschreiben Sie das vorliegende EKG.
2. An welchen abwendbar gefährlichen Verlauf denken Sie jetzt besonders?
3. Welche Untersuchung würden sie aufgrund Ihres Verdachts jetzt veranlassen?
4. Welche Sofortmaßnahmen ergreifen Sie noch in der Praxis?

 1. Linkstyp, Sinusrhythmus um 75/min, deutliche ST-Hebung in Ableitung II, III, aVF, V1 und V2, ST-Senkung in Ableitung I, aVL = Hinweis für einen ST-Hebungsinfarkt (Hinterwandinfarkt)
2. Herzinfarkt
3. Keine weitere Untersuchung in der Praxis, sofortige Klinikeinweisung mit Rettungsdienst und (Not-) Arztbegleitung

4. umgehende Anforderung des Rettungsdienstes mit Notarzt
– Legen eines i.-v.-Zugangs und Anschließen einer Infusion, die langsam läuft
– Gabe von Sauerstoff, wenn vorhanden (2–4 l/min nur bei < 90% Sauerstoffsättigung)
– Gabe von 2 Hub Nitroglycerinspray (wenn Blutdruck über 100 mmHg systolisch)
– Gabe von 75–250 mg Acetylsalicylsäure (ASS)i. v., sofern die Patientin nicht schon dauerhaft ASS einnimmt
– Heparin 5000 IE i. v.
– bei Schmerzen Gabe von Morphin i. v. (initial 5 mg), Beachten von Atemdepression als Gefahr

Die Patientin wurde 3 Tage stationär behandelt und bekam noch am selben Tag einen beschichteten Stent in die rechte Herzkranzarterie (RCA). Noch am Entlassungstag kommt sie in die Praxis.

 1. Welche nichtmedikamentösen Empfehlungen geben Sie der Patientin?
2. Welche leitliniengerechte prognoseverbessernde Medikation verordnen Sie und was beachten Sie dabei?

3. Welche weiteren Maßnahmen müssen Sie als Hausarzt noch in Erwägung ziehen?
4. Braucht die Patientin Verlaufskontrollen?
5. Nennen Sie allgemeine Ziele der hausärztlichen Langzeitbetreuung bei chronischen Erkrankungen

✅ 1. Rauchstopp
   – Gewichtsabnahme
   – Ernährungsumstellung
   – Bewegung, idealerweise Anbindung an eine Koronarsportgruppe
2. Lebenslang ASS 100 mg/Tag
   – duale Thrombozytenaggregationshemmung für mindestens 6 bis maximal 12 Monate (z. B. ASS kombiniert mit Clopidogrel oder Prasugrel oder Ticagrelor)
   – Lipidsenker, in erster Linie Statine, bei Unverträglichkeit Ezetimib
   – Blutdrucksenkende Medikamente: β-Blocker, ACE-Hemmer (bei Unverträglichkeit Angiotensinrezeptorenblocker)

3. Rehabilitation, Arbeitsunfähigkeit und eventuell Wiedereingliederungskonzept, DMP-Programm-Einschreibung
4. Die Betreuung ist eine Langzeitbetreuung. Insbesondere regelmäßig alle 3–6 Monate den Risikostatus beurteilen sowie die Adhärenz bezüglich der Medikamenteneinnahme überprüfen.
5. – gute Lebensqualität
   – Erhalt von Aktivität und Teilhabe in Beruf, Familie und sozialem Umfeld
   – Verbesserung der Prognose
   – möglichst selbstständiger Umgang des Patienten mit seiner Krankheit

Die Patientin weist über zwei Jahre einen stabilen Verlauf auf, es bestehen keine pektanginösen Beschwerden bei Belastung. Sie fragt nun nach, ob eine Kontrolle des „Herzkatheters" sinnvoll ist.

❓ 1. Was raten Sie ihr?

✅ 1. Eine routinemäßige Herzkatheteruntersuchung ist bei beschwerdefreien Patienten nicht indiziert.

Fallvariante B: Die klinische Untersuchung ergibt einen stabilen Patienten (Blutdruck 140/80 mmHg, Puls unregelmäßig um 120/min, Herz- und Lungenauskultation unauffällig, keine Beinödeme). Im EKG zeigt sich vorliegender Befund (◘ Abb. 14.4).

❓ 1. Beschreiben Sie das vorliegende EKG.
2. An welchen abwendbar gefährlichen Verlauf denken Sie jetzt besonders?
3. Welche Untersuchung würden Sie aufgrund Ihres Verdachts jetzt veranlassen?
4. Welche Sofortmaßnahmen ergreifen Sie noch in der Praxis?

✅ 1. Linkstyp, absolute Arrhythmie bei Vorhofflimmern um 120/min, ST-Strecken unauffällig, Artefakt in in V6, 1 ventr. Extrasystole in BW Abl.
2. Tachyarrhythmie, Bildung eines Vorhofthrombus und Auslösung eines Schlaganfalls oder einer arteriellen Embolie
3. Keine weitere Untersuchung in der Praxis, bei Erstereignis umgehende Klinikeinweisung mit Rettungsdienst
4. umgehende Anforderung des Rettungsdienstes
   – Legen eines i.-V.-Zugangs und Anschließen einer Infusion, die langsam läuft
   – bei stabiler Patientin und umgehender Einweisung keine zwingende Medikamentengabe erforderlich, insbesondere wenn keine Monitorüberwachung möglich ist
   – zur Frequenzregulierung β-Blocker oder Verapamil möglich
   – bei Patienten ohne struktureller Herzerkrankung (KHK,

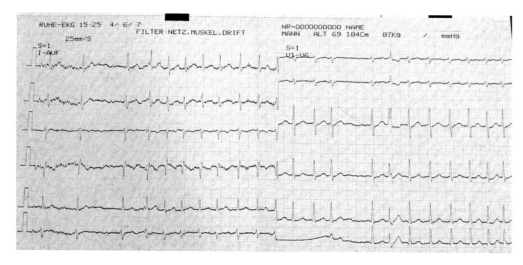

□ **Abb. 14.4   EKG des Patienten** (Fallvariante B)

Herzinsuffizienz) i. v.-Gabe von Flecainid oder Propafenon zur medikamentösen Kardioversion möglich
- bei Patienten mit struktureller Herzerkrankung Amiodaron i. v. zur medikamentösen Kardioversion möglich

Die Patientin wurde 3 Tage stationär behandelt und bekam noch am selben Tag eine elektrische Kardioversion. Bei Entlassung besteht ein normofrequenter Sinusrhythmus und die Patientin ist belastbar. Es wurde ihr empfohlen, einen β-Blocker (Bisoprolol) einzunehmen.

❓ 1. Nach welchem Score beurteilen Sie die Notwendigkeit der Antikoagulation?

✅ 1. CHA2DS2-Vasc-Score:
   - Congestive heart failure, (Herzinsuffizienz) (1 Punkt)
   - Hypertension (1 Punkt)
   - Age (>75) (2 Punkte)
   - Diabetes mellitus (1 Punkt)
   - Stroke (Schlaganfall oder TIA) (2 Punkte)

   - Vascular disease (KHK, AVK) (1 Punkt)
   - Age (65–74) (1 Punkt)
   - Sex (weibliches Geschlecht) (1 Punkt)

Die Patientin weist mit 56 Jahren nur 1 Punkt auf und benötigt deshalb keine Antikoagulation.

❓ 1. Braucht die Patientin Verlaufskontrollen?
   2. Nennen Sie allgemeine Ziele der hausärztlichen Langzeitbetreuung bei chronischen Erkrankungen.

✅ 1. Die Betreuung ist eine Langzeitbetreuung. Insbesondere regelmäßig alle 3–6 Monate den Risikostatus beurteilen sowie die Adhärenz bezüglich der Medikamenteneinnahme überprüfen. Auch sollten regelmäßig Langzeit-EKGs durchgeführt werden, um weitere Episoden von Vorhofflimmern zu detektieren.
   2. – gute Lebensqualität
      - Erhalt von Aktivität und Teilhabe in Beruf, Familie und sozialem Umfeld
      - Verbesserung der Prognose

- möglichst selbständiger Umgang des Patienten mit seiner Krankheit

Bauchschmerz

Herr K. F.; 57 Jahre, Nichtraucher, Techniker in einer Elektrofirma, beklagt seit 3 Tagen Schmerzen im linken Unterbauch. So etwas habe er noch nie gehabt, außer einer mit Valproat behandelten Epilepsie und einer mit Ramipril behandelten Hypertonie bestehen keine Vorerkrankungen.

❓ 1. Schätzen Sie die Beratungsursache „Unterbauchschmerzen" als häufige Beratungsursache in der Hausarztpraxis ein?
2. Können Sie bei Bauchschmerzen immer eine exakte Ursache bestimmen?
3. Was würden Sie von dem Patienten weiter erfragen?
4. Worauf könnte eine Beschreibung der Schmerzqualität besonders hinweisen? Nennen Sie Beispiele.
5. Nennen Sie Beispiele für abwendbar gefährlichen Verläufe bei linksseitigen Unterbauchschmerzen!
6. Was würden Sie untersuchen?
7. Würden Sie sofort technische Untersuchungen erwägen?

✅ 1. Bauchschmerzen gehören zu den häufigsten Beratungsursachen in der Allgemeinarztpraxis, etwa ein Sechstel der Bauchschmerzfälle fällt auf den linken Unterbauch.
2. Häufig sind unspezifische Bauchschmerzen und eine Ursache ist dann nicht festzustellen.
3. Schmerzdauer, Schmerzqualität, Ausstrahlen, tageszeitliche Schmerzverteilung, Verstärkung bei Bewegung (z. B. Gehen) oder vermehrt in Ruhe, früheres ähnliches Ereignis, Verhalten von Stuhlgang und Miktion, eigene Vermutung, Medikamentenanamnese, Vorerkrankungen, Aktivitäten

4. heftig, ganz akut aufgetreten, „wie Messerstich": z. B. Perforation, Gefäßverschluss
   - wellenartig, oft bei Bewegung etwas besser: Kolik Harnleiter, Niere
   - langsam zunehmend: Entzündung Divertikulitis, Appendizitis
5. entzündlicher Prozess (Divertikulitis, M. Crohn, Psoasabszess)
   - Perforationen (Divertikel, Darm – neoplasien, M. Crohn)
   - Koliken (Harnleiter, Niere)
   - Ileus
   - maligne Erkrankungen
   - Pyelonephritis
   - Ischämien (z. B. Mesenterialinfarkt)
   - Inkarzeration (Leistenhernie)
6. Vitalparameter (Blutdruck, Puls, Körpertemperatur)
   - Inspektion und Palpation des Abdomens, incl. der Leistenregionen
   - Prüfung der Klopfschmerzempfindlichkeit der Nierenlager

7. Ja: Urinuntersuchung, Blutuntersuchung (Entzündungswerte, Nierenwerte, Leberwerte), Sonographie

Fallvariante A: Bei der klinischen Untersuchung zeigt sich ein stabiler Patient, Blutdruck 135/80 mmHg, Puls regelmäßig 76/min, Temperatur axillar 36,4 °C, rektal 37,5 °C. Die Untersuchung des Bauchraums ergibt keinen Hinweis auf eine Hernie, im linken Unterbauch besteht ein erheblicher Druckschmerz mit einer leichten Abwehrspannung, die Darmgeräusche sind unauffällig. Die Sonographie ergab im linken Unterbauch eine leichte Darmwandverdickung, an dieser Stelle auch erheblichen Druckschmerz.

Laborwerte: Hämoglobin 14,6 g/dl, Leukozyten 11 400/Mikroliter, CRP 8,3 mg/l (Norm < 5,0), Nieren- und Leberwerte unauffällig. Urinteststreifen unauffällig.

? 1. An welchen abwendbar gefährlichen
Verlauf denken Sie jetzt besonders?

✓ 1. Am ehesten Divertikulitis, auch
eine Darmperforation bei Karzinom
wäre möglich, chronisch-entzündli-
che Darmerkrankung.

Nach eingehender Zusammenschau von
Anamnese und Befunden ist vom Vorliegen
des Bildes einer Divertikulitis auszugehen.

? 1. Welche Untersuchung würden sie
aufgrund Ihres Verdachts jetzt veranlassen?
2. Würden Sie den Patienten selbst weiter behandeln oder benötigen Sie
Hilfe durch einen Spezialisten oder
gar das Krankenhaus?

✓ 1. Keine weitere Untersuchung in der
Praxis möglich
2. Bei einer unkomplizierten Divertikulitis ist keine stationäre Behandlung
erforderlich, bei einer komplizierten Divertikulitis (Perforation, Fistel,
Abszess) jedoch sollte eine stationäre
Behandlung erfolgen.

Bei dem Patienten besteht kein Hinweis auf
einen Abszess oder gar eine Perforation,
das Ereignis ist ein Erstereignis.

? 1. Wie würden Sie den Patienten behandeln?
2. Welche Antibiotikatherapie empfehlen Sie?
3. Empfehlen Sie Kontrollen und wenn
ja in welchen Abständen?

✓ 1. Es liegt das Bild einer unkompli-zier-
ten Divertikulitis vor. Eine antibiotische Behandlung ist bei der unkomplizierten Divertikulitis nicht erforderlich. Allerdings hat der Patient als
Komorbidität eine Hypertonie, deshalb ist entsprechend der S2k-Leitli-
nie Divertikelkrankheit (AWMF021-

020)/Divertikulitis eine Antibiotikatherapie zu empfehlen.
2. Ciprofloxacin und Metronidazol
(2 x 500 mg/Tag bzw. 3 x 400 mg/Tag)
3. Es sind engmaschige, anfangs 1–2
tägliche Kontrollen erforderlich, der
klinische Befund sollte dabei kontrolliert werden, im Verlauf auch Kontrolle der Entzündungswerte.

Nach zwei Wochen ist der Patient wieder
völlig beschwerdefrei und arbeitsfähig.

? 1. Welche weiteren Maßnahmen würden Sie dem Patienten empfehlen?
Nichtmedikamentöse Empfehlungen?
2. Würden Sie weitere Untersuchungen
empfehlen?

✓ 1. Ernährungsumstellung auf ballaststoffreiche, eher vegetarische Kost,
Bewegung
2. Sollte der Patient noch nie eine Koloskopie erhalten haben, wäre ihm
dazu zu raten, auch im Hinblick auf
die Prävention eines Karzinoms sowie auch zu dessen Ausschluss.

Der Patient erlitt im Laufe der nächsten 5
Jahre noch zweimal eine Divertikulitis, die
Koloskopie nach dem Erstereignis ergab
außer dem Nachweis von Divertikeln einen
unauffälligen Befund, insbesondere keine
Neoplasien. Der Patient hat seine Ernährung umgestellt und geht 3-mal pro Woche
zum Walking. Nachdem er jetzt erneut eine
Divertikulitis erleidet, fragt er, ob es denn
nicht eine Möglichkeit gäbe, das Auftreten
der Entzündungen zu verhindern.

? 1. Was raten Sie ihm?

✓ 1. Zu erwägen wäre eine Operation, dies
sollte aber keine generelle Empfehlung sein. Es hat eine Nutzen-Risi-
ko-Empfehlung zu erfolgen und wenn
überhaupt, dann sollte er sich im beschwerdefreien Intervall operieren

lassen. Auch nach einer Operation besteht das Risiko für Rezidive weiterhin.

Fallvariante B: Bei der klinischen Untersuchung zeigt sich ein stabiler Patient, Blutdruck 135/80 mmHg, Puls regelmäßig 76/min, Temperatur axillar 36,4 °C, rektal 36,8 °C. Die Untersuchung des Bauchraums ergibt keinen Hinweis auf eine Hernie, im linken Unterbauch besteht ein leichter Druckschmerz ohne Abwehrspannung, die Darmgeräusche sind unauffällig. Das linke Nierenlager ist klopfschmerzempfindlich. Die Sonographie ergibt im linken Unterbauch einen unauffälligen Befund, jedoch ist das Nierenbecken links erweitert.

Laborwerte: Hämoglobin 14,6 g/dl, Leukozyten 8600/Mikroliter, CRP 5,2 mg/l (Norm < 5,0), Nieren- und Leberwerte unauffällig. Im Urinteststreifen Blut dreifach positiv.

❓ 1. An welchen abwendbar gefährlichen Verlauf denken Sie jetzt besonders?

✅ 1. Am ehesten Harnleiterkolik mit Aufstau der linken Niere

Nach eingehender Zusammenschau von Anamnese und Befunden ist vom Vorliegen des Bildes einer Harnleiterkolik mit Nierenstau auszugehen.

❓ 1. Welche Untersuchung würden Sie aufgrund Ihres Verdachts jetzt veranlassen?
2. Würden Sie den Patienten selbst weiter behandeln oder benötigen Sie Hilfe durch einen Spezialisten oder gar das Krankenhaus?

✅ 1. Keine weitere Untersuchung in der Praxis möglich, jedoch beim Spezialisten weitere bildgebende Diagnostik möglich (Abdomenleeraufnahme, Röntgen-Kontrastmitteluntersuchung, CT)

2. Wenn der Patient nur wenig Schmerzen hat, ist eine Überweisung zur weiteren zeitnahen Abklärung (z. B. Urologe) indiziert.

Fallvariante C: Bei dem Patienten bestehen ausgeprägte Schmerzen, er gibt auf der VAS eine Schmerzintensität von 8–9 an und kann sich nicht ruhighalten, da ihm Bewegung etwas hilft. Er hat einen Würgereiz und fühlt sich nicht gut.

❓ 1. Wie würden Sie den Patienten sofort in der Praxis behandeln?
2. Welche Nebenwirkungen müssen Sie dabei bedenken?
3. Welches Medikament würden Sie bei einer Schwangeren einsetzen?
4. Empfehlen Sie Kontrollen und wenn ja in welchen Abständen?

✅ 1. Sofortige Gabe von Metamizol i. v. (bis zu 2 g) sowie Diclofenac (100 mg) oder Indometacin (100 mg) rektal, bei Nichtansprechen Opioidgabe
2. Metamizol: allergische Reaktion, Agranulozytose, Diclofenac/Indometacin: gastrointestinale Nebenwirkungen bis hin zur Magenblutung, Nierenschädigung
3. Paracetamol und Opioide
4. Es sind engmaschige, anfangs 1–2 tägliche Kontrollen erforderlich, der klinische Befund sollte dabei kontrolliert werden sowie der sonographische Befund – bei Nichtbesserung allerdings umgehende Überweisung zum Spezialisten oder stationäre Einweisung

Nach 2 Tagen ist der Patient wieder völlig beschwerdefrei, er hat einen kurzen Schmerz in der Harnröhre verspürt und fühlt sich wieder gut. Der sonographische Befund ist unauffällig, es ist also von einem Steinabgang auszugehen.

? 1. Welche weiteren Maßnahmen würden Sie dem Patienten empfehlen? Nichtmedikamentöse Empfehlungen?

✓ 1. Ernährungsumstellung auf Ernährung mit viel Obst und Gemüse und wenig Fleisch, Gesteigerte Flüssigkeitszufuhr (mindestens 2,5–3 l/Tag)

Fallvariante D: Bei der klinischen Untersuchung zeigt sich ein stabiler Patient, Blutdruck 135/80 mmHg, Puls regelmäßig 76/min, Temperatur axillar 36,4 °C, rektal 36,7 °C. Die Untersuchung des Bauchraums ergibt keinen Hinweis auf eine Hernie, im linken Unterbauch besteht ein leichter Druckschmerz ohne Abwehrspannung, die Darmgeräusche sind unauffällig. Die Sonographie ergibt einen unauffälligen Befund. Die Laborwerte, insbesondere Entzündungszeichen, sind unauffällig. Es wird abwartend offengehalten, eine Kontrolle 2 Tage später zeigt einen beschwerdefreien Patienten. 4 Wochen später erscheint der Patient wieder in der Praxis, er klagt über Schmerzen, zusätzlich über seit einigen Tagen bestehende Durchfälle mit Blut- und Schleimbeimengung. Auf gezieltes Befragen gibt er an, dass er dies schon öfters gehabt habe, aber dem nicht weiter nachgegangen sei, weil es immer wieder weggegangen sei. Jetzt sei er aber doch verunsichert.

Laborwerte: Hämoglobin 13,1 g/dl, Leukozyten 12 000/Mikroliter, CRP 12,4 mg/l (Norm < 5,0), Nieren- und Leberwerte unauffällig. Uринteststreifen unauffällig.

? 1. An welchen abwendbar gefährlichen Verlauf denken Sie jetzt besonders?
2. Besteht zur CED eine hausärztliche Relevanz und wenn ja, nimmt diese zu oder ab?
3. Welche Untersuchung würden sie aufgrund Ihres Verdachts jetzt veranlassen?
4. Würden Sie den Patienten selbst weiter behandeln oder benötigen Sie Hilfe durch einen Spezialisten oder gar das Krankenhaus?

✓ 1. Am ehesten chronische entzündliche Darmerkrankung (M. Crohn oder Colitis ulcerosa)
2. CED sind regelmäßig häufig in der hausärztlichen Praxis und nehmen zu
3. Stuhluntersuchung auf Blut und pathogene Keime, Bestimmung von Calprotectin im Stuhl
4. Es besteht kein hochakutes Geschehen, deshalb Führung im ambulanten Bereich möglich. Unbedingt erforderlich ist eine endoskopische Untersuchung zur Diagnosesicherung.

Bei der Koloskopie und der histologischen Aufbereitung der Biopsien ergibt sich eine Colitis ulcerosa mit Befall des linksseitigen Kolons („Linksseitenkolitis").

? 1. Wie würden Sie den Patienten behandeln?
2. Was ist das Ziel ihrer Behandlung?
3. Was müssen Sie mit dem Patienten besprechen, wenn die Behandlung mit Mesalazin (topisch und oral) sowie Kortikoiden nicht zur Remission führt?
4. Empfehlen Sie Kontrollen und wenn ja in welchen Abständen?
5. Wie lange sollte die remissionserhaltende Therapie bei Remission mindestens durchgeführt werden?
6. Was müssen Sie weiter beachten und dem Patienten auch mitteilen?
7. Welche Rolle spielt die psychische Belastung bei der Entstehung der Krankheit und beim Krankheitsverlauf?

✓ 1. In Zusammenarbeit mit dem Spezialisten: topische Behandlung mit 5-ASA(Aminosalicylate)-Präparaten (z. B. Mesalazin) als Einläufe oder Schaum (z. B. 1 g/d) in Kombination mit oraler Mesalazinbehandlung (z. B. 1,5 g/d). Bei Nichtbesserung systemische Steroide.
2. Remission (Induktion und Erhaltung)

3. Es muss ein Abwägen von operativen Maßnahmen und alternativ Ciclosporin oder Tacrolimus erfolgen, diesbezüglich ist aufzuklären, die Entscheidung muss jedoch mit dem Spezialisten getroffen werden.
4. Es sind engmaschige, anfangs 1–2 tägliche Kontrollen erforderlich, wichtig ist dabei die Anamnese zu Stuhlverhalten und Blutbeimengung, der klinische Befund sollte kontrolliert werden, im Verlauf auch Kontrolle der Entzündungswerte. Koloskopiekontrollen zur Überprüfung der Aktivität sind bei Remission nicht erforderlich.
5. mindestens 2 Jahre
6. Das Karzinomrisiko ist bei Colitis ulcerosa erhöht und deshalb müssen Koloskopiekontrollen durchgeführt werden, die erste 8 Jahre nach Krankheitsbeginn, bei linksseitiger Colitis ulcerosa ab 15 Jahre nach Krankheitsbeginn alle 1–2 Jahre.
7. bei Entstehung keine, bei Krankheitsverlauf verschlechternde Beeinflussung

Kopfschmerzen

Frau B.L., 39 Jahre hat einen Termin in der Praxis ausgemacht wegen ihrer seit Tagen bestehenden Kopfschmerzen.

❓ 1. Schätzen Sie die Beratungsursache „Kopfschmerzen" als häufige Beratungsursache in der Hausarztpraxis ein?
2. Was würden Sie von der Patientin weiter erfragen?
3. Welche abwendbar gefährlichen Verläufe sind in Betracht zu ziehen?

✔ 1. Kopfschmerzen gehören zu den häufigen Beratungsursachen in der Hausarztpraxis.
2. Schmerzdauer, Schmerzqualität, Schmerzlokalisation, Ausstrahlen, tageszeitliche Schmerzverteilung, Abhängigkeit von Belastung, Auslö-

ser, Begleiterscheinungen (z. B. Erbrechen, Sehstörungen), frühere ähnliche Beschwerden, Alltagseinschränkung, Medikamentenanamnese, Vorerkrankungen, Aktivitäten, Verletzung, familiäre Belastung mit Kopfschmerzen, psychische Belastung, eigene Einschätzung der Patientin
3. – Hirntumoren
   – infektiöse Prozesse, z. B. Meningitis, Encephalitis
   – cerebrale Durchblutungsstörungen (Apoplex, TIA)
   – Blutungen (Hirnblutungen, subarachnoidale Blutung)
   – Herpes zoster
   – Verletzungsfolgen

❓ 1. Was würden Sie untersuchen?
2. Würden Sie sofort technische Untersuchungen erwägen?

✔ 1. – Vitalwerte (Blutdruck, Puls – regelmäßig?), Temperatur
   – Prüfung auf Nackensteife
   – Untersuchung des Hirnnervenstatus, der Augen, Ohren, Nasennebenhöhlen
   – Reflexe
2. In der Regel nein, bei Hinweis auf abwendbar gefährliche Verläufe eventuell Labor (BB, CRP) zum Ausschluss einer Infektion sowie CT, NMR bei Verdacht auf Apoplex, Blutung oder Tumor

Fallvariante A: Auf weiteres Befragen schildert die Patientin, dass die Schmerzen beidseitig bestehen, manchmal kürzer, aber auch zeitweise über Tage andauern. Sie sei in letzter Zeit sehr durch Arbeit und Familie belastet und könne kaum abschalten.

❓ 1. An welche Art von Kopfschmerzen denken Sie jetzt besonders und warum?
2. Würden Sie in diesem Fall dann noch weitere Untersuchungen veranlassen

✓ 1. An Spannungskopfschmerzen
2. Bei eindeutig feststehendem Beratungsergebnis „Spannungskopfschmerzen" nein

❓ 1. Zu welchen Maßnahmen raten Sie der Patientin?
2. Welche medikamentöse Therapie würden Sie verordnen?
3. Gibt es Maßnahmen oder Medikamente zur Anfallsprophylaxe?

✓ 1. Lebensordnung mit Vermeiden von Auslösefaktoren und Stressbewältigungsmaßnahmen, Entspannungsmaßnahmen (am besten progressive Muskelrelaxation nach Jacobson), Rat zur Bewegung auch in der akuten Schmerzsituation, eventuell Akupunktur. Führen eines Kopfschmerzkalenders, da dies allein die Frequenz der Spannungskopfschmerzphasen verringern kann.
2. Mittel der ersten Wahl sind: Acetylsalicylsäure, Ibuprofen und Naproxen. Mittel der zweiten Wahl: Paracetamol, Diclofenac und Metamizol
3. Ja, empfohlen werden Amitriptylin oder Doxepin und es ist der Patientin zu den Lebensordnungsänderungen und Bewegung zu raten

Fallvariante B: Die Patientin klagt über einseitige Schmerzen, die eher pulsierend sind und sich durch Bewegung verstärken. Sie musste auch erbrechen und die Helligkeit würde sie sehr stören.

❓ 1. An welche Art von Kopfschmerzen denken Sie jetzt besonders?
2. Würden Sie in diesem Fall dann noch weitere Untersuchungen veranlassen

✓ 1. An eine Migräne
2. Bei eindeutig feststehendem Beratungsergebnis „Migräne" nein

❓ 1. Warum können Sie sich auf das Beratungsergebnis „Migräne" festlegen und durch welche Kriterien können Sie die Migräne vom Spannungskopfschmerz abgrenzen?
2. Zu welchen Maßnahmen raten Sie der Patientin im Anfall?
3. Was veranlassen Sie im Anfallsgeschehen?
4. Welche medikamentöse Therapie würden Sie verordnen?
5. Gibt es Maßnahmen oder Medikamente zur Anfallsprophylaxe?

✓ 1. Charakteristisch für die Migräne ist die einseitige Lokalisation. Wenn zusätzlich zwei weitere Kriterien vorliegen (pulsierender Charakter, stärkerer Schmerz, Verstärkung durch Bewegung) sowie Übelkeit und Erbrechen und/oder Lichtempfindlichkeit vorliegt, dann kann man vom Vorliegen einer Migräne ausgehen. Beim Spannungskopfschmerz ist die Lokalisation eher beidseitig, der Schmerz eher leichter und nicht pulsierend und er nimmt bei Bewegung nicht zu.
2. Im Anfall Empfehlung von Ruhe, Aufenthalt in dunklem Raum
3. z. B. Gabe von 1000 mg Acetylsalicylsäure intravenös oder Sumatriptan 6 mg subcutan
4. Triptane (z. B. Sumatriptan). Nicht triptanhaltige Mittel der ersten Wahl sind: Acetylsalicylsäure, Ibuprofen und Naproxen, der zweiten Wahl: Paracetamol, Diclofenac und Metamizol. Bei Übelkeit und Erbrechen kann Metoclopramid oder Domperidon empfohlen werden.
5. Lebensordnung mit Vermeiden von Auslösefaktoren und Stressbewältigungsmaßnahmen, Entspannungsmaßnahmen (am besten progressive Muskelrelaxation nach Jacobson),

14

Rat zur Bewegung (Ausdauersport), eventuell Akupunktur. An medikamentöser Prophylaxe können Betablocker (z. B. Metoprolol oder Propranolol) oder Flunarizin empfohlen werden. Kopfschmerzkalender führen.

Beinschmerzen

Frau K. M., 72 Jahre, ruft in der Praxis an, weil sie Schmerzen im Bein habe. Sie fühle sich auch sonst nicht so gut und bittet deshalb um einen Hausbesuch. An Vorerkrankungen sind Ihnen ein Asthma bronchiale und eine Hypertonie bekannt. Das Asthma behandelt sie mit einem Spray (Kombination aus Corticoid und LABA) sowie im Notfall mit Salbutamol, die Hypertonie mit Candesartan. Allergien sind nicht bekannt.

? 1. Schätzen Sie die Beratungsursache »Beinschmerzen« als häufige Beratungsursache in der Hausarztpraxis ein?
2. Was würden Sie von der Patientin weiter erfragen?
3. Welche abwendbar gefährlichen Verläufe sind in Betracht zu ziehen?

✓ 1. Beinschmerzen gehören zu den häufigeren Beratungsursachen in der Hausarztpraxis.
2. Schmerzdauer, Schmerzqualität, Ausstrahlen, tageszeitliche Schmerzverteilung, Verstärkung bei Belastung oder Ruhe bzw. bei Hoch- oder Tieflagern, früheres ähnliches Ereignis, Alltagseinschränkung, Medikamentenanamnese, Vorerkrankungen, Aktivitäten, eigene Einschätzung der Patientin
3. – arterielle Durchblutungsstörungen
   – Thrombose
   – infektiöse Probleme, z. B. Erysipel
   – bösartige Erkrankungen, insbesondere Metastasen
   – rheumatologische Erkrankungen
   – Verletzungsfolgen
   – Diskusprolaps und Nervenreizerscheinungen

? 1. Was würden Sie untersuchen?
2. Würden Sie sofort technische Untersuchungen erwägen?

✓ 1. – Vitalwerte (Blutdruck, Puls (regelmäßig?), Temperatur
   – Aussehen des Beins (Farbe, Schwellung, Ödeme?)
   – Pulsstatus
   – Reflexe
   – Prüfung der Sensibilität
2. Bei Hinweis auf eine Thrombose ist eine Kompressionssonografie und die Bestimmung der D–Dimere zu erwägen, bei nicht tastbaren Pulsen eine dopplersonografische Druckmessung. Bei Verletzungen eventuell Veranlassung von radiologischen Untersuchungen beim Spezialisten, bei neurologischen Symptomen neurolgische, spezialistische Untersuchungen

Fallvariante A: Bei der klinischen Untersuchung zeigt sich eine stabile Patientin, Blutdruck 145/80 mmHg, Puls regelmäßig 68/min, Temperatur 36,8 °C. Das rechte Bein ist geschwollen und die Patientin gibt an, wegen einem Infekt die letzten Tage im Bett verbracht zu haben.

? 1. An welchen abwendbar gefährlichen Verlauf denken Sie jetzt besonders?

✓ 1. An eine tiefe Beinvenenthrombose

? 1. Was würden Sie jetzt weiter symptombezogen körperlich untersuchen?
2. Welcher Score steht Ihnen zur Abschätzung der Wahrscheinlichkeit des Vorliegens einer Thrombose zur Verfügung?
3. Welche technischen Untersuchungen würden sie aufgrund Ihres Verdachts jetzt veranlassen?
4. Würden Sie die Patientin selbst weiter behandeln oder benötigen Sie Hilfe durch einen Spezialisten oder gar das Krankenhaus?

5. Ist eine Immobilisation der Patientin erforderlich?

✓ 1. Untersuchung im Hinblick auf Thrombose: Payr-Zeichen, Homann-Zeichen, Tschmarcke Zeichen (▶ Abschn. 15.2) Untersuchung der Leiste im Hinblick auf Abflusstörung (z. B. große Lymphknoten bei Tumor)
2. Der Wells-Score (◻ Tab. 2.13)
3. Bestimmung der D-Dimere und Kompressionssonografie
4. Sofern das Beratungsergebnis eindeutig gestellt werden kann, ist eine Überweisung oder Einweisung nicht zwingend erforderlich, wenn die Therapie sofort eingeleitet werden kann.
5. Eine Immobilisation wird bei Thrombose unabhängig von der Lokalisation heute nicht mehr empfohlen.

❓ 1. Welche Therapie veranlassen Sie?
2. Was ist bei einer Heparinbehandlung zu beachten?

✓ 1. Niedermolekulares Heparin in gewichtsadaptierter, therapeutischer Dosierung
2. Die heparinindzierte Thrombozytopenie und deshalb notwendige regelmäßige Blutbildkontrollen

Fallvariante B: Bei der körperlichen Untersuchung zeigt sich ein Blutdruck von 160/80 mmHg, der Puls ist unregelmäßig 84/min, bei der Herzauskultation ist die Herzaktion unregelmäßig, es besteht ein systolisches Herzgeräusch über der Mitralklappe. Das rechte Bein ist kühler als das linke und die Pulse nicht tastbar. Die Patientin lagert das Bein eher tief, da dann die Schmerzen (VAS: 8) etwas weniger sind.

❓ 1. An welchen abwendbar gefährlichen Verlauf denken Sie jetzt besonders?

✓ 1. An einen akuten arteriellen Verschluss

❓ 1. Würden Sie die Patientin selbst weiter behandeln oder benötigen Sie Hilfe durch einen Spezialisten oder gar das Krankenhaus?
2. Welche Maßnahmen würden Sie sonst noch ergreifen?

✓ 1. Keine weitere Untersuchung beim Hausbesuch möglich, deshalb sofortige Einweisung ins Krankenhaus
2. Schmerzbekämpfung (z. B. mit Morphin 10 mg intravenös) und Gabe von Heparin (5000 I.E. unfraktioniertes Heparin i. v.) sowie Anlegen einer Infusion

❓ 1. Sie haben ein Herzgeräusch gehört, auf welches Vitium weist das am ehesten hin?
2. Welche Maßnahmen sind nach der Krankenhausentlassung in der Dauerbehandlung bei der Patientin notwendig?
3. Welcher Score hilft bei der Entscheidung zur Antikoagulation

✓ 1. Mitralinsuffizienz
2. – Dringendes Anraten zum Gehtraining, am Besten unter fachlicher Anleitung, Anpassung der Risikofaktoen, falls vorliegend (z. B. Rauchen, Diabetes mellitus, Hyperlipidämie, Ernährung)
 – Durchführung einer Antikoagulation wegen dem Vorhofflimmern
3. Der CHA2DS2-Vasc-Score (▶ Abschn. 4.4)

Fallvariante C: Bei der Patientin bestehen ausgeprägte Schmerzen im rechten Bein, zusätzlich auch im Rücken, sie gibt auf der VAS eine Schmerzintensität von 9–10 an und kann sich kaum bewegen, da die Schmerzen im rechten Bein massiv zunehmen. Sie schildert eine Gefühlsstörung im Vorfuß medial und könne die Großzehe nicht so gut heben.

? 1. An welchen abwendbar gefährlichen Verlauf denken Sie in diesem Fall besonders?

✓ 1. An einen Nervenläsion im Bereich L5/S1 aufgrund eines Bandscheibenvorfalls

? 1. Welche Maßnahmen würden Sie umgehend ergreifen?
2. Würden Sie die Patientin selbst weiter behandeln oder benötigen Sie Hilfe durch einen Spezialisten oder gar das Krankenhaus?
3. Wie nennt man die Warnzeichen Schmerzen, Sensiblitätsstörung im Bein und Lähmung, die in Verbindung mit Rückenschmerzen auftreten?

✓ 1. Schmerzbekämpfung, z. B. mit nichtsteroidalem Antirheumatikum (z. B. Ibuprofen oder Diclofenac) in Kombination mit Metamizol und/oder schwach wirksamem Opioid (z. B. Tilidin)
2. Bei radikulärer Symptomatik ist eine rasche weitere Abklärung mittels MRT erforderlich, um einen Bandscheibenvorfall bzw. anderweitige Läsionen, die die Beschwerden auslösen, erkennen zu können, eventuell ist bei einem Diskusprolaps mit Wurzelkompression das Hinzuziehen eines Neurochirurgen erforderlich. Bei schwersten, nicht stillbaren Schmerzen auch stationäre Einweisung
3. Red flags

? 1. Was müssen Sie bei der Verordnung von nichtsteroidalen Antirheumatica bedenken?
2. Welche weiteren Maßnahmen sind möglich, insbesondere dann, wenn die Patientin nichts sofort einer operativen Behandlung bedarf?

✓ 1. Die potentielle Gefahr von Schleimhautläsionen an Magen und Darm, insbesondere bei älteren Menschen oder Menschen mit diesbezüglicher Anamnese. In diesen Fällen sollte ein PPI als „Magenschutz" zusätzlich verordnet werden.
2. Physiotherapie und Motivation zur Bewegung

Lösungen zu den Übungsfragen

© Springer-Verlag GmbH Deutschland, ein Teil von Springer Nature 2020
B. Riedl und W. Peter, *Basiswissen Allgemeinmedizin*,
https://doi.org/10.1007/978-3-662-60324-6_15

In diesem Kapitel findet man die Lösungen zu den Übungsfragen der einzelnen Kapitel.

- ▶ Kap. 1
1. akut: uncharakteristisches Fieber > Myalgie > Kreuzschmerz > Luftwegekatarrh kombiniert > Arthropathie chronisch: Hypertonie > Diabetes mellitus > Arthrose > Herzinsuffizienz > Neoplasie maligne
2. „ein gesundheitsgefährdender, möglicherweise lebensbedrohlicher Verlauf, der bei sachgemäßem Eingreifen des Arztes abwendbar ist" (Fink 2010)
3. Aufgrund der Tatsache, dass in vielen Beratungssituationen der Allgemeinarztpraxis keine exakte Diagnosestellung bzw. Zuordnung zu einem bestimmten Krankheitsbild möglich ist, entsteht die Situation, dass der Fall offengehalten werden muss. In Absprache mit dem Patienten („geteilte Verantwortung") ist der Fall fortlaufend zu beobachten und es müssen insbesondere dabei ständig abwendbar gefährliche Verläufe bedacht werden.

- ▶ Kap. 2
Allgemeiner Fragenblock
1. Orientieren Sie sich an unserer Systematik, dementsprechend ***** ist überaus häufig, täglich erscheinen Patienten mit diesem Beratungsproblem in der Praxis, **** ist sehr häufig, also mehrfach pro Woche, *** noch häufig, jedoch nicht jede Woche, ** weniger häufig und * gerade noch regelmäßig häufig, also mindestens 1 × pro Jahr.
2. Zu jeder Beratungsursache sollten einige abwendbar gefährliche Verläufe benannt werden können, dabei kann man sich an dem Schema „I vindicate AIDS" (▶ Abschn. 1.7) orientieren.
3. Es sollten die wichtigsten Auslöser genannt werden können, z. B. »bei Halsschmerzen vorwiegend Viren, aber auch – weniger häufig – Streptokokken.

4. Hier vor allem in einem Art Stufenschema vorgehen: klinische Untersuchung (was?), Labor in der Praxis (z. B. Urin, Troponin-T-Test, D-Dimere etc.), technische Untersuchungen (z. B. EKG, Sonographie, Lungenfunktion etc.).
5. Hier sollten Untersuchungen genannt werden, die man veranlasst, aber dann auch selbst interpretiert: weitere Laboruntersuchungen, Röntgenuntersuchungen (z. B. Röntgen-Thorax bei Verdacht auf Pneumonie, Kernspintomographie bei Verdacht auf Diskusprolaps mit neurologischen Ausfällen etc.).
6. Hier Benennen von Verhaltensempfehlungen: z. B. Gewichtsabnahme, Sport, Salzreduktion bei Hypertonie etc.
7. Hier Benennen der wichtigsten medikamentösen Therapieansätze: z. B. prognoseverbessernde Medikation bei Herzinsuffizienz (ACE-Hemmer, β-Blocker, Mineralkortikoidantagonisten).
8. Es sollten die Spezialisten genannt werden, die anlässlich der Beratungsursache hinzugezogen werden müssen: z. B. Kardiologe zur Durchführung eines Herzechos bei Herzinsuffizienz, Krankenhaus bei drohendem ketoazidotischen Koma beim Kind.
9. Wann sollte ein Patient wieder einbestellt werden, z. B. bei unklarem Fieber kurzfristig zur Überprüfung, ob sich nicht doch ein abwendbar gefährlicher Verlauf (z. B. Pneumonie) entwickelt.

- Spezieller Fragenblock
1. Pneumonie, Erysipel, Pyelonephritis, Sepsis, Tumore, Lymphome, reiseassoziierte Erkrankungen (z. B. Malaria)
2. Am häufigsten verantwortlich für Halsschmerzen sind Viren, besonders Rhinoviren, weit weniger Bakterien, davon 15–30 % Streptokokken Gruppe A.
3. Bei Erwachsenen der Centor-Score, bei Kindern bis 15 der Mc-Isaac-Score: es werden dort berücksichtigt Fieber, Feh-

len von Husten, Lymphknotenschwellung, Tonsillenexsudate.

4. Warnsymptome Husten: Hämoptoe, Dyspnoe, Tachypnoe, starkes Krankheitsgefühl, hohes Fieber, Gewichtsverlust, mögliche Tuberkuloseexposition; Abklärung ohne Symptomatik nach 8 Wochen unumgänglich. Warnsymptome Heiserkeit; Hämoptysen, Dyspnoe, Dysphagie, zervikale Lymphadenopathie, starkes Krankheitsgefühl, hohes Fieber, Gewichtsverlust; Abklärung ohne weitere Symptomatik nach 3 Wochen unumgänglich

5. Da Sinusitiden meist viral bedingt sind, sollte nur selten mit Antibiotika behandelt werden (nur bei schweren Verläufen mit Fieber, starken Schmerzen) – zu den Allgemeinmaßnahmen mit Evidenz gehören Inhalationen, Flüssigkeitszufuhr, abschwellende Maßnahmen, Schmerzmittel, Phytopharmaka.

6. Meistens (ca. 80 %) heilt eine Otitis media spontan ab – die Behandlung erfolgt mit Schmerzmittel (z. B. Paracetamol, Ibuprofen) sowie Flüssigkeitszufuhr und vor allem bei Kindern Zuwendung. Antibiotika sind nur in Einzelfällen notwendig (schwere Verläufe mit Fieber, sehr kleine Kinder <6 Monate).

7. falsche Bewegungsmuster, Zwangshaltung, schwere Arbeit, Bewegungsmangel, Übergewicht, psychische Belastung, Stress und ungünstiges persönliches Umfeld

8. Beratung des Patienten über die ungefährliche Erkrankung nach Ausschluss von AGVs, Motivation zur Bewegung, Schmerzbekämpfung mit Paracetamol oder Ibuprofen. Akupunktur, Physiotherapie und andere physikalische Maßnahmen sollte man initial nicht empfehlen (Gefahr der Bahnung einer Chronifizierung).

9. Verletzungsfolgen, Infektionen (insbesondere bakterielle wie Kniegelenksempyem), Borreliose, Erkrankungen aus dem rheumatischen Formenkreis

10. Ruhigstellung und Kühlen, zusätzlich Gabe von Prednisolon über 3 Tage sowie NSAR (z. B. Ibuprofen). Bei Risikopatienten zusätzlich PPI zum Magenschutz. Bei Kontraindikation von NSAR und Kortikoiden Colchizin. Allopurinol und Febuxostat dürfen im Anfall nicht gegeben werden.

11. Eine Zuordnung von Bauchschmerzen zu bestimmten Krankheitsbildern ist fast in der Hälfte aller Fälle nicht möglich, da die Bauchschmerzen unspezifisch sind.

12. Epigastrium: Gastritis, Ulkus; rechter Oberbauch: Cholezystitis, Hepatitis; linker Oberbauch: Pankreatitis, Gastritis; Rechter Unterbauch: Appendizitis, Adnexitis, Harnleiterkolik; linker Unterbauch: Divertikulitis, Harnleiterkolik, Adnexitis

13. ausreichende Flüssigkeitszufuhr, diätetische Maßnahmen sowie symptomatische Behandlung mit Phytopharmaka (z. B. Iberis amara) oder Antiemetika (z. B. Metoclopramid, Dimenhydrinat)

14. entzündlich verursacht durch Viren, Bakterien oder Protozoen; nicht entzündlich als Begleiterscheinung z. B. bei Malignomen des Darms, Hyperthyreose, Neuropathie oder Pankreasinsuffizienz. Es sind aber auch Intoxikationen und vor allem Medikamentennebenwirkungen zu bedenken.

15. Harnwegsinfekte beim Mann, bei Schwangeren und Kindern, sowie bei älteren Frauen

16. primäre Kopfschmerzen: ohne erkennbare Organpathologie; sekundäre Kopfschmerzen: als Folge einer erkennbaren Organpathologie; tertiäre Kopfschmerzen: Gesichtsneuralgien;

17. Inhalte eines Kopfschmerzkalenders: Kalendertag, Uhrzeit und Zeitdauer des Auftretens, Kopfschmerzintensität, Medikation, mögliche auslösende Ursachen, Verhalten während der Attacke, Schmerzintensität 2 h nach Therapiebeginn.

Objektivierbare Aufzeichnung zur Einschätzung der Schwere der Erkrankung, zum Erkennen möglicher auslösender Faktoren, des Medikamentenverbrauchs, des Therapieerfolgs und ggf. zur Notwendigkeit der Durchführung einer Prophylaxemaßnahme

18. am häufigsten sind die peripher vestibulären Formen: benigner paroxysmaler Lagerungsschwindel, auslösbar, in Ruhe kaum vorhanden, Dreh-, Liftschwindel; Morbus Meniere, Drehschwindel mit Hörminderung und Tinnitus, einseitig, periodisch; Neuritis vestibularis, Drehschwindel mit Fallneigung, besteht auch in Ruhe, Übelkeit, Erbrechen; phobischer Schwindel, Schwankschwindel, vegetative Symptome, unter Stress, keine objektivierbare Gang- oder Standunsicherheit.

19. Altersschwindel ist eine multifaktorielle, nicht in einzelne Ursachen aufzulösende Schwindelform. Schwindel im Alter unterscheidet sich nicht von Schwindel in anderen Lebensphasen und kann ursächlich geklärt werden

20. Nahezu die Hälfte aller Fälle von Brustschmerzen sind muskuloskelettal bedingt. Geschlecht und Alter (Männer >55 Jahre, Frauen >65 Jahre)

21. bekannte vaskuläre Erkrankung, belastungsabhängige Schmerzen, Selbstvermutung des Patienten, dass die Beschwerden vom Herz kommen, sowie nicht durch Palpation reproduzierbare Schmerzen (für jedes Kriterium einen Punkt – bei 3 Punkten mittlere KHK-Wahrscheinlichkeit, bei 4 und 5 Punkten hohe Wahrscheinlichkeit für Vorliegen einer KHK).

22. obere Extremität: Tendovaginitis stenosans, Palmarfibromatose, Karpaltunnelsyndrom, Epicondylitis humeroradialis und humeroulnaris; untere Extremität: Varikosis, chronisch venöse Insuffizienz, Thrombophlebitis, Tiefe Venenthrombose, Insertionstendopathien wie Tractus iliotibialis Syndrom, Pes anserinus Syndrom, Achillodynie, Wadenkrämpfe

23. AVK, Nervenläsionen (z. B. verursacht durch Diskusprolaps oder Neuropathie), Osteonekrosen, Infektionen, Charcotfuß auf dem Boden eines diabetischen Fußsyndroms

24. PECH = Pause, Eis (kühlen), K(C)ompression (Verband), Hochlagern.

25. Eine Nadelstichverletzung ist ein Arbeitsunfall und muss gemeldet werden – eine Überweisung zum Unfallarzt hat zu erfolgen sowie eine Dokumentation im Verbandsbuch. Gründliche Reinigung und Desinfektion. Blutentnahmen beim Indexpatienten einmalig (Hepatitis und HIV) sowie beim Verletzten zum Zeitpunkt der Verletzung sowie nach 6 und 12 Wochen und 6 Monaten (Hepatitis und HIV)

26. bei schmerzhaften eher an entzündliche Prozesse, bei nicht schmerzhaften eher an Malignome.

27. Ist ein vergrößerter Lymphknoten nicht definiert zuordenbar (z. B. bei Kindern mit rezidivierender Tonsillitis), sollte er nach 4 Wochen entfernt und histologisch untersucht werden.

28. chronische Müdigkeit: ohne weitere Symptome und länger als 6 Monate anhaltend.

29. Unauffällige Anamnese, körperliche Untersuchung und Basislabor (BB, BKS, CRP, GOT; GPT; gGT, TSH, BZ, Kreatinin, Elektrolyte) schließen eine lebensbedrohliche Erkrankung weitgehend aus.

30. trockene Haut, vor allem bei älteren Patienten oder bei Neurodermitis; Begleiterscheinungen bei systemischen Erkrankungen (Niereninsuffizienz, Leberaffektionen, Malignome wie Lymphome), Medikamentennebenwirkungen sowie psychogen

31. Effluvium = diffuser Haarausfall, Alopezie = flächiger, sichtbarer Haarausfall

32. bösartige Erkrankungen, schwere Infektionen, Schilddrüsenfunktionsstörungen, Medikamentennebenwirkungen

33. Als erstes und wichtigstes die Mundhöhle und insbesondere auch den Zahnstatus und die Nebenhöhlen, da dort die häufigsten Ursachen für Mundgeruch zu finden sind.

▪ ▶ Kap. 3

1. Augenöffnung, verbale Kommunikation, motorische (Bewegungs-)Reaktion.

2. Wenn keine Lebenszeichen und keine Atmung vorhanden, Hilfe rufen und sofortige Reanimation 30:2 Herzdruckmassage:Beatmung, dann Rhythmuskontrolle und bei defibrillierbarer Situation (Kammerflimmern – ventrikuläre Tachykardie) Defibrillation; dabei nur minimale Unterbrechungen der Herzdruckmassage

3. distributiver Schock (am häufigsten > 50 %) z. B.septischer Schock > anaphylaktischer Schock; hypovolämischer Schock (ca. 25 %); kardiogener Schock (>10 %); obstruktiver Schock (selten ca. 1 %)

4. Somnolenz (leicht erweckbar), Sopor (schwer erweckbar), Koma (nicht erweckbar)

5. Lagerung mit leicht erhöhtem Oberkörper (30°), Infusion, Monitoring des Herzrhythmus, Sauerstoffgabe, ASS 500 mg i. v., wenn es der Patient nicht schon regelmäßig einnimmt, Nitroglycerin als Spray oder Kapsel, Schmerzbekämpfung mit Morphin, Heparin i. v. 5000 IE. Dazu umgehende stationäre Einweisung mit (Not-) Arztbegleitung.

6. Lagerung mit erhöhtem Oberkörper oder im Sitzen (»Kutschersitz«), Atmung mit Lippenbremse, Sauerstoffgabe 2–3 l/min, bei Fremdkörpern: Abhusten, Abklopfen, Heimlich-Handgriff

7. akutes Koronarsyndrom, Lungenembolie

8. DKA: eher bei jüngeren, entsteht durch Insulinmangel, Kussmaulatmung, Azetongeruch, Polyurie, Durst, Blutzuckerwerte nicht so hoch (>250 mg/dl). HHS: eher ältere Patienten, entsteht durch Exsikkose oder schwere Zusatzerkrankungen (z. B. Influenza), Zeichen der Exsikkose, Bewusstseinsstörung, Tachykardie, Blutzuckerwerte sehr hoch (oft >600 mg/dl). Besonders gefährlich sind Hypoglykämien unter Sulfonylharnstofftherapie, da diese eine hohe Rezidivrate haben. Eine stationäre Einweisung sollte unbedingt erfolgen.

9. Kinder: Nahrungsmittel > Insektengift > Medikamente; Erwachsene: Insektengifte > Medikamente > Nahrungsmittel. Infusion, Sauerstoff, Adrenalin (i. m.), Antihistaminika (H1-Blocker z. B. Dimentiden, H2-Blocker z. B. Ranitidin), Kortikoide – bei pulmonaler Symptomatik Inhalation von Salbutamol oder verdünntem Adrenalin – bei Kreislaufstillstand sofortige Reanimation. Adrenalin-Autoinjektor, flüssiges Antihistaminikum und Kortikoid, inhalatives Betamimetikum sowie ein Allergiepass mit Notfallplan

10. Time is brain: die optimale Versorgung ist möglich bei Therapie innerhalb der ersten 4 h nach dem Ereignis. Blutdruck nur bei Werten >220 mmHg systolisch und/oder >120 mmHg diastolisch moderat senken mit Urapidil i. v. (10-mg-Schritte) oder Captopril 6,25–12,5 mg oral

11. bei Patienten unter Einnahme von Antikoagulantien (z. B. Phenprocoumon, Dabigatran, Epixaban)

12. die „6 P nach Pratt": Pain (Schmerz), Pallor (Blässe), Pulselessness (Pulsverlust), Paresthesia (Sensibilitätsstörung), Paralysis (Bewegungsunfähigkeit) und Prostration (Schock)

13. Ursachen für einen epileptischen Anfall können neben der Erstmanifestation einer Epilepsie auch Schlafentzug,

◻ Tab. 15.1 Diagnosekriterien für Diabetes mellitus

	Hba1c	NPG	oGTT NPG/2h
Diabetes	>=6,5 mg% (>=48 mmol/mol) = **Therapie**	>=125 mg/dl (7,0 mmol/l) = Therapie	2h >=200 mg/dl (11,1 mmol/l) = **Therapie**
	>5,7 mg% <6,5 mg% = oGGT	>100 mg/dl <125 mg/dl = oGGT	NPG 100–125 mg/dl und/oder 2 h 140–199 mg/dl = Beratung und Kontrolle
Kein Diabetes	<5,7 mg% (<39 mmol/mol)	<100 mg/dl (5,6 mmol/l)	NPG < 100 mg/dl (5,6 mmol/l) und 2 h < 140 mg/dl (7,8 mmol/l)

Alkoholprobleme und vor allem auch eine Hypoglykämie sein, deshalb sollte man immer den Blutzucker kontrollieren. In der Regel dauert ein epileptischer Anfall nicht länger als 3 min und deshalb sieht der herbeigerufene Arzt meist kein „Anfallsvollbild" mehr. In solchen Fällen ist dann auch keine Benzodiazepingabe mehr erforderlich.

14. durch die Bewusstseinsstörung und das rasche Auftreten. Wichtige Ursachen: Fieber und akute Infektionen, Exsikkose, Polypharmazie, anticholinerge Medikamente, Narkosen, Alkohol-und Drogenentzug

15. Alkohol > Medikamente > Drogen > giftige Tiere; in suizidaler Absicht Medikamente – deshalb immer beim Notfall die Medikamente asservieren!

15

▪ ▶ Kap. 4

1. Hoher Blutdruck ist einer der großen Risikofaktoren für das Entstehen von Herz-Kreislauf-Erkrankungen (KHK, Herzinsuffizienz sowie Schlaganfall). Beratung zur Lebensstiländerung: Salzreduktion, Alkoholkonsum auf kleine Mengen reduzieren, Ernährung mit viel Obst und Gemüse, Bewegung, Gewichtsreduktion auf BMI < 25 kg/qm, Rauchverzicht sowie Reduktion psychischer Belastung. Diuretika (Thiazide), Betablocker, Kalziumantagonisten,

ACE-Hemmer, Angiotensinrezeptorenblocker. Es gibt keine Empfehlung, welches Medikament das der ersten Wahl ist, jedoch sind die Kontraindikationen (z. B. Betablocker – Asthma, Kalziumantagonisten – Herzinsuffizienz NYHA III) zu beachten.

2. Zu Laborwerten ◻ Tab. 15.1 Typ 1 Diabetes mellitus: primär insulinabhängiger Diabetes, Ursache vermutlich Autoimmunprozess, Typ 2 Diabetes mellitus: primär nicht insulinabhängiger Diabetes, Ursache Disposition und Lebensführung, LADA: ein autoimmun bedingter Diabetes mellitus des bereits Erwachsenen, der dem Typ 1 Diabetes zuzuordnen ist, aber der oft primär nicht mit Insulin behandelt werden muss, MODY: autosomal dominant vererbte Diabetesform, die bereits beim Jugendlichen auftritt und nicht primär insulinabhängig ist, Metformin, Sulfonylharnstoffderivate, Glinide, SGLT2-Hemmer, DPP4-Hemmer, GLP1-Rezeptoragonisten, Alpha-Glucosidasehemmer Acarbose, Insuline.

3. NYHA I: keine Einschränkung der körperlichen Aktivität, NYHA II: in Ruhe beschwerdefrei, leichte Einschränkung der körperlichen Aktivität, NYHA III: in Ruhe beschwerdefrei, bei geringer körperlicher Belastung Symptome, NYHA IV: Keine körper-

liche Betätigung ohne Symptome möglich, Symptome bereits in Ruhe möglich. ACE-Hemmer, Betablocker, Mineralokortikoidantagonisten. Es ist nachgewiesen, dass gut aufgeklärte Patienten eine bessere Compliance und damit Prognose haben.

4. Herzerkrankungen (KHK, Vitien), Elektrolytentgleisungen, Infektionen, Wirkung bestimmter Substanzen (z. B. Alkohol, Drogen, Kaffee), psychische Belastungen, Hyperthyreose, Medikamente. Herzinsuffizienz, hoher Blutdruck, Alter, Diabetes mellitus, stattgehabter Schlaganfall, Gefäßkrankheiten (KHK und AVK), Diabetes mellitus, Geschlecht (Kriterien im CHADS2-Vasc-Score).

5. Das Belastungs-EKG hat eine relativ niedrige Sensitivität und Spezifität (nur jeweils um 70–75 %), wird aber häufig eingesetzt, da leicht verfügbar. In Zusammenschau mit den klinischen Befunden und Beschwerden ist es aber durchaus zur Entscheidungsfindung bei Patienten mit Brustschmerzen hilfreich. Patienten mit KHK bedürfen einer lebenslangen ärztlichen Begleitung. Dabei ist sowohl auf den somatischen als auch den psychischen Zustand zu achten. Auf Herzinsuffizienzzeichen und das Auftreten von belastungsabhängigen thorakalen Schmerzen ist besonders zu achten. Thrombozytenaggregationshemmer (z. B. ASS), Lipidsenker (z. B. Statine) sowie blutdrucksenkende Medikamente (z. B. ACE-Hemmer, Betablocker).

6. Patienten mit pAVK haben ein deutlich höheres Risiko, ein kardiovaskuläres Risiko zu erleiden. Es werden die Dopplerverschlussdrücke an Armen und Beinen gemessen und daraus ergibt sich ein Index (Druck Bein/Druck Arm): >0,9 Normalbefund, <0,9 Hinweis für pAVK (0,75–0,9 leicht, 0,5–0,75 mittelschwer, <0,5 schwer)

7. Das Risiko für einen erneuten Schlaganfall liegt bei 30–55 %. Hemiparese: Halbseitenschwäche (keine kom-

plette Lähmung!). Hemiplegie: Halbseitenlähmung. Ataxie: Störung der Bewegungskoordination. Apraxie: Unfähigkeit, willkürlich zielgerichtete Bewegungen auszuführen (keine Lähmung!). Aphasie: Erworbene Störung der Sprache. Anopsie: Unfähigkeit zu Sehen bzw. Gesichtsfeldausfall (Hemianopsie, Quadrantenanopsie etc.). Physikalische Therapie, Ergotherapie, Logopädie. Reapoplexprophylaxe: Rauchstopp, Optimierung der Lebensführung, optimale Behandlung von Risikofaktoren wie Hypertonie oder Stoffwechselerkrankungen wie Diabetes mellitus und Hypercholesterinämie. Bei atherosklerotischem Infarkt: Thrombozytenaggregationshemmer. Bei thrombembolischem Infarkt durch Vorhofflimmern Antikoagulationsbehandlung

8. SCORE schätzt unter Berücksichtigung von Geschlecht, Alter, Raucherstatus, systolischem Blutdruck und Gesamtcholesterin die Wahrscheinlichkeit, innerhalb der nächsten zehn Jahre eine tödliche kardiovaskuläre Erkrankung zu erleiden. Sehr hohes Risiko = Wahrscheinlichkeit >10 %. Hohes Risiko = Wahrscheinlichkeit >= 5 % <10 %. Moderates Risiko = Wahrscheinlichkeit <5 %. Kontraindikation: Itraconazol, Ketoconazol, Gemfibrozil, Erythromycin, Clarithromycin, Ciclosporin. Indikationen für dauerhafte harnsäuresenkende Therapie: mehr als zwei Anfälle pro Jahr, ein Urolithiasis mit Uratsteinen, Tophi, stark erhöhte Werte unter Chemotherapie

9. ◻ Tab. 15.2

10. Männer: Prostata > Lunge > Darm > Harnblase > Melanom; Frauen: Brustdrüse > Darm > Lunge > Gebärmutterkörper > Melanom. Versuch der Ausgliederung der Erkrankung, durchgehender Versuch, die Krankheit zu bekämpfen, Krankheit wird strukturierter Mittelpunkt des Lebens, Integration der Krankheit in den Lebensprozess, Erleben der

◻ Tab. 15.2 Unterschied der Ursachen, des klinischen Bildes und der Lungenfunktionsparameter von Asthma bronchiale und COPD

	Asthma bronchiale	COPD
Wichtigste Ursachen	Allergie, Atopie	Zigarettenrauch
Entzündung	Eosinophil	Neutrophil
Obstruktion	Anfallsartig	Dauernd
Dyspnoe	Anfallsartig	Dauernd, belastungsabhängig
Schleim	Wenig	Viel, dyskrin, häufig verfärbt
Lungenfunktion	Vollreversible Obstruktion	Teilreversible Obstruktion
Bronchiale Hyperreagibilität	Immer	Möglich

Krankheit als einen überwältigenden und/oder zerstörerischen Prozess.

11. Gaenslen-Test: die leichte Kompression der MCP durch die Untersucherhand führt zu Schmerzen. Bei folgenden Befunden: mehr als 2 geschwollene Gelenke und Gaenslen-Test positiv und Morgensteifigkeit länger als 30–60 min sollte eine weitergehende Diagnostik vorgenommen werden.

12. Zur Abgrenzung anderer Gelenks- und Weichteilerkrankungen, da es keine arthrosespezifischen Laborwerte gibt. Gewichtsreduktion bei Übergewicht, gelenkschonende Bewegung, physikalische Therapie, Physiotherapie, Orthesen, Schuhzurichtungen, Einlagen, Gehhilfen.

13. Frauen nach der Menopause sowie Männer >60 Jahre: Frakturen ohne adäquates Trauma, Kortikoid-Dauertherapie, Diabetes mellitus I, rheumatoide Arthritis, therapiebedürftige Epilepsie; Frauen >60 Jahre und Männer >70 Jahre: positive Familienanamnese, Untergewicht, Rauchen, erhöhte Sturzneigung, Immobilität. Förderung von Muskelkraft und Koordination, Vermeidung von Immobilität, Erfassung der Sturzgefährdung, Vermeidung von Sturzauslösern (z. B. Medikamente), Gewichtsstabilisierung (BMI >20 kg/qm), Sicherung einer Kalziumzufuhr >1000 mg/d,

Vitamin-D3-Gabe von 800–1000 IE, Motivation zu Rauchstopp, Überprüfung der Dauermedikation (z. B. Kortikoide, Antidepressiva)

14. Der sog. „2-Fragen-Test" hat sich als Screeningmethode bewährt: „ühlten Sie sich im letzten Monat häufig niedergeschlagen, traurig bedrückt oder hoffnungslos?", „Hatten Sie im letzten Monat deutlich weniger Lust und Freude an Dingen, die Sie sonst gerne tun?" Werden beide Fragen mit ja beantwortet, ist die Wahrscheinlichkeit einer Depression sehr hoch. Einteilung Schlafstörungen (◻ Tab. 15.3)

15. genetisch, strukturell (z. B. bei Hirntumoren, Trauma, Alkoholentzug, Hypoglykämie) und unbekannt (also weder genetisch noch strukturell). Vermeidung von auslösenden Reizen (Schlafentzug, Lichtreize, Lärm, Alkohol), Beratung zu Nebenwirkungen und Teratogenität von Antiepileptika, Beratung zur Fahrtauglichkeit bzw. Umgang mit gefährdenden Situationen (z. B. Maschinenbedienen am Arbeitsplatz, Hobbys wie Bergsteigen)

16. klinische Untersuchung (immer), Schilddrüsensonographie (bei Vergrößerung, Verdacht auf Knoten oder Zysten), Laboruntersuchung TSH (bei Verdacht auf Schilddrüsenfunktionsstörung) – nur bei Veränderung des TSH weitere Laborun-

◻ Tab. 15.3 Klassifikation Schlafstörung

Kriterien	Leicht	Mittel	Schwer
Häufigkeit der Schlafstörung	Fast jede Nacht	Jede Nacht	Jede Nacht
Allgemeine Befindlichkeitsstörung bei Tage	Häufig	Immer	Immer
Berufliche und soziale Beeinträchtigung	Keine oder gering	Gering bis mäßig	Schwer

tersuchungen (Schilddrüsenantikörper bei erhöhtem TSH z. B. zum Nachweis einer Hashimoto-Thyreoiditis, bei erniedrigtem TSH-Bestimmung von freiem T3 und T4 zum Nachweis einer Hyperthyreose)

17. nur bei schweren erosiven Verlaufsformen des Refluxes und bei Barettösophagitis, die Therapie muss regelmäßig reevaluiert werden, bei langfristiger Abheilung (>1 Jahr) kann eine Reduktion oder ein Auslassversuch unternommen werden. Langfristige UAW: Vitamin-B12-Mangel, Begünstigung einer Osteoporose, Interaktionen mit anderen Medikamenten, bakterielle Fehlbesiedlung des Dünndarms. Negatives Calprotectin schließt eine entzündliche Erkrankung des Darms weitgehend aus. Fistelbildung, Ileus, Kolonkarzinom. Sonographie der Leber, AFP-Bestimmung in 6-monatigen Abständen

18. Die „normale" Stuhlfrequenz liegt im Bereich von 3×/Tag bis 3×/Woche.

19. Ab 10 mm Größe, um ein Karzinom auszuschließen. Sonografisch hat der Polyp im Gegensatz zum Gallenstein keinen „Schallschatten".

20. Nikotin und Alkoholabhängigkeit. Empathisches und verständnisvolles Aufdecken der Problematik, Unterbreiten konkreter Hilfsangebote und wiederholtes Aufgreifen der Problematik („Kurzintervention") im Rahmen der hausärztlichen Betreuung. Kurzintervention ist nachweislich motivationsfördernd für die Abstinenz

21. Eine Schmerzskala dient der (subjektiven) Quantifizierung der Schmerzintensität. Es gibt numerische Skalen (0 = kein Schmerz, 10 = stärkster vorstellbarer Schmerz) und visuelle Skalen (z. B. Smilies mit unterschiedlichem Gesichtsausdruck). Chronifizierungsrisiken: wiederholte AU-Zeiten wegen der gleichen schmerzhaften Erkrankung, Unzufriedenheit am Arbeitsplatz, ungünstige (körperliche) Arbeitsbedingungen, psychische Erkrankungen, niedriger sozialer Status

22. Diabetes mellitus I und II, KHK, Asthma bronchiale, COPD, Brustkrebs

▪ ► Kap. 5

1. Aufklärung des Patienten zum einen, dass die Ursache unbekannt ist und zum anderen, dass eine Spontanheilung möglich ist. In leichteren Fällen kann man deshalb ohne medikamentöse Therapie abwartend Offenhalten, bei schwereren Fällen ist eine systemische Kortikoidtherapie empfohlen.

2. Konjunktivitis (allergische, toxische, infektiöse Reizung der Bindehaut, Fremdkörper, Verletzungen), Hyposphagma (subkonjunktivale Einblutung), Iritis (bei rheumatischen Erkrankungen, urogenitalen Erkrankungen), Glaukom (Erhöhung des Augeninnendrucks)

3. ◻ Tab. 15.4

4. Eine spezifische Therapie der Niereninsuffizienz gibt es nicht. Wichtig ist die Reduktion von Risikofaktoren (z. B. Rauchverzicht, Behandlung des hohen

◻ Tab. 15.4 Differenzialdiagnostik schmerzhafter Hoden

Diagnostische Differenzierung	Nebenhodenentzündung	Hodentorsion
Alter	Eher älter	Eher jünger
Ursachen	Vorerkrankung der Harnwege	Keine
Schmerzen	Rasch stärker werdend	Plötzlich einsetzend
Begleitsymptome	Fieber, Miktionsschmerz	Kein Fieber, Übelkeit
Anheben des Hodens	Lindert den Schmerz (Prehnzeichen +)	Verstärkt den Schmerz (Prehnzeichen −)

Blutdrucks), die Behandlung von Grunderkrankungen (z. B. Diabetes mellitus), Überprüfung der Medikation auf Nephrotoxizität, Ernährungsberatung (eiweißarm aber kalorienreich) sowie die Behandlung von Begleiterscheinungen der Niereninsuffizienz (Anämie, metabolische Azidose, Hyperphosphatämie, renale Osteopathie)

5. Hypermenorrhoe: zu starke Blutung, Hypomenorrhoe: zu geringe Blutung, Menorrhagie: verlängerte Blutung, Metrorrhagie: azyklische, lang andauernde, zyklusunabhängige Blutung, Oligomenorrhoe: zu selten auftretende Blutung, Amenorrhoe: ausbleibende Blutung Wesentliche Ursachen: Hypermenorrhoe (z. B. Myome, Endometriumpolypen, Endometriumkarzinom), Hypomenorrhoe (bei Antikonzeptionsbehandlung, insbesondere auch bei Gestagenspiralen, beginnende Menopause), Menorrhagien (Myome, Endometriose, Karzinome), Metrorrhagien (Myome, Karzinome, östrogenproduzierende Ovarialtumoren), Amenorrhoe (z. B. Kraniopharyngeom, M. Cushing, nach schweren Allgemeinerkrankungen, Anorexie)

6. HIV, Hepatitis B, Syphilis, Gonorrhoe, Chlamydieninfektion, Herpes genitalis; Meldepflicht gültig für Syphilis, HIV (beide nicht namentlich) und Hepatitis B (namentlich)

7. Grundsätzlich sind Totimpfstoffe möglich, im ersten Trimenon sollten nur Tetanus, Tollwut und Influenza, wenn er-

forderlich, verabreicht werden. Besonders empfohlen ist die Grippeschutzimpfung, Lebendimpfstoffe sind kontraindiziert. Bei jeder Medikamentenverordnung ist die Gefahr von toxischen Wirkungen zu überprüfen, Informationen in einschlägigen Nachschlagewerken oder unter ► www.embryotox.de sind bei jeder Unklarheit unbedingt einzuholen. Bei speziellen Infektionen (Röteln, Ringelröteln, Varizellen) ist die Schwangere zur Teratogenität der Infektionen zu beraten.

8. Beratung zum Krankheitsbild, insbesondere über das i. d. R. stattfindende Ausheilen der Erkrankung. Beratung zu Hautpflege und Lebensführung (insbesondere Rauchen und Ernährung). Bei leichten Formen topische Behandlung mit Retinoid, Azelainsäure oder Benzoylperoxid, bei mittelschweren Fällen dazu topisches Antibiotikum, in Einzelfällen auch systemisches Antibiotikum. Bei schweren Fällen systemisches Retinoid, bei Frauen auch Antiandrogene. Atopisches Ekzem: beim Säugling Kopf und Streckseiten der Extremitäten, bei Kindern über 2 Jahren Beugefalten Arme und Beine; Psoriasis: Streckseiten Ellbogen und Unterarme, Streckseiten Knie und Unterschenkel sowie Intim- und Steißbeinbereich; seborrhoisches Ekzem: Schweißrinnen, behaarter Kopf und Intimbereich. Aktinische Keratose (Präkanzerose), daraus entstehend in ca. 5–10 % Plattenepithelkarzinom; Basaliom = Basalzellkarzinom (semimaligne,

15

da nicht metastasierend); Malignes Melanom. A = Asymmetrie, B = Begrenzung, C = Colour/Farbe, D = Durchmesser (>5 mm), E = Elevation

9. meistens Staphylokokken oder Streptokokken; Behandlung bei sehr leichtem Befall antiseptisch, bei leichten Fällen lokal mit Fusidinsäurehaltiger Salbe, bei ausgedehnten Befunden systemische Behandlung mit Penicillin (Streptokokken) oder Flucloxacillin (Staphylokokken)

10. Morbus Crohn. Lokalanästhetika und Antiphlogistika, Abwarten durchaus möglich, wenn überhaupt chirurgische Intervention, dann Exzision beim Spezialisten, die alleinige Inzision kann nicht empfohlen werden. Stuhlregulierungsmaßnahmen und Unterlassen von übermäßigem Pressen bei der Defäkation, dazu Vermeidung von Laxantien und übermäßiger Analhygiene.

11. Nichtmotorische Symptome: Depression, Demenz, Schlafstörung, Obstipation, Dyspepsie, Übelkeit, Dranginkontinenz, erektile Dysfunktion. BB, Ferritin, Vitamin B12 (Holotranscobalamin), HbA1c, Blutzucker. Ein therapeutischer Bestätigungsversuch mit der einmaligen Gabe von L-Dopa 100 mg kann die Diagnose häufig, aber nicht immer bestätigen.

12. eine umfangreiche zeitbeanspruchende Anamnese. Aufbauen einer tragfähigen Vertrauensbasis, die vorhandenen Ressourcen des Patienten herausfinden und ihn in diesen bestärken, den Patienten positiv für eine Therapie motivieren.

13. Wundheilungsphasen: 1. Exsudative Phase (Entzündungsphase): 1.–4. Tag, 2. Proliferative Phase (Granulationsphase): 2.–16. Tag, 3. Reparative Phase (Epithelialisierungsphase): 5.–25. Tag. Häufige Ursachen gestörter Wundheilung: Infektion, physikalische Alteration (Druck), neuropathische Störung, venöse und/oder arterielle Perfusionsstörung, Lymphabflussstörung

14. ◘ Tab. 15.5, ASS und NSAR

15. Überprüfung der Operationsfähigkeit, Erkennung und Einschätzung von Risiken, Einleitung und Durchführung von präoperativen Maßnahmen zum risikoarmen Gelingen des Eingriffs. Metformin (48 h vorher absetzen), Insulin (am Morgen der Operation nur Basalinsulin verabreichen), individuelles Vorgehen bei Thrombozytenaggregationshemmern (z. B. Stent), Antikoagulantien („Bridging")

16. Es gibt keine allgemeingültige Regel, es hängt von der Art des Eingriffs (z. B. lange bei TEP der Hüfte), den individuellen Risiken des Patienten (frühere Thrombose) und seinem Mobilisationsgrad ab. Zur Erkennung einer heparininduzierten Thrombozytopenie regelmäßige Thrombozyten (BB) Kontrollen notwendig.

17. Hepatitis A und B, Typhus, Tollwut, japanische Enzephalitis, Cholera, Meningokokken, Gelbfieber (nur bei zugelassenen Impfstellen möglich)

18. Händedesinfektion. Nein, man sollte MRSA befallene Patienten in die Heimgemeinschaft integrieren und keinesfalls stigmatisieren. Besuche sind gestattet. Bei Krankentransporten ist der Krankentransportdienst über den MRSA-Befall zu informieren.

19. Malaria, Typhus, Tuberkulose

◘ Tab. 15.5 Unterscheidung Eisenmangelanämievarianten		
Eisenbindungsproteine	**Eisenmangelanämie**	**Reaktive Anämie**
Ferritin (Speicher)	Niedrig	Hoch
Transferrin (Transport)	Hoch	Normal oder niedrig
Transferrinsättigung	Niedrig	Hoch

20. bei einer Häufigkeit von weniger als 1:2000

- ▶ Kap. 6
1. Mukoviszidose Screening, Orientierung bei der Entwicklungsbeurteilung an den Grenzsteinen der Entwicklung nach Michaelis, Beurteilung der Eltern-Kind-Interaktion, Hinweis auf zahnärztliche Früherkennung ab U7a, Brücknertest zur Detektion von Augenanomalien von U4–U7, Stuhlfarbkarte.
2. Husten, Fieber, Ohrschmerzen, Erbrechen, Durchfall, Blähungen, Augenrötungen.
3. Codeinpräparate sind bis 12 Jahre nicht zugelassen, deshalb auch nicht einsetzbar.
4. Masern: 8–12 Tage, Windpocken: 10–21 Tage, Röteln: 14–21 Tage, Scharlach: 1–5 Tage
5. Prävention durch Stillen über mindestens 4 Monate, Meidung von Allergenen bei bekannten Allergien, Encasing bei Hausstaubmilbenallergie, Vermeiden von hautirritierenden Kleidungsstücken wie z. B. Wolle, Patientenschulungen empfehlen, Beratung zu Hautpflege (rückfettend, hydratisierend)
6. Viele Medikamente, die bei Kindern eingesetzt werden, haben gar keine Zulassung für Kinder und werden damit „Off-Label-Use" eingesetzt, dadurch ergibt sich ein höheres Risiko für unerwünschte Arzneimittelwirkungen (UAW).
7. Eigentlich darf ein Arzt die Schweigepflicht nicht verletzen (Straftat). Aufgrund des „rechtfertigenden Notstandes" darf ein Arzt die Straftat der Verletzung der Schweigepflicht begehen, wenn ein höheres Gut gegen diese Verletzung der Straftat steht (Kindeswohlgefährdung, -missbrauch).

- ▶ Kap. 7
1. Die 4 wichtigsten geriatrischen Syndrome („geriatric giants") sind: Instabilität (Gleichgewichtsprobleme und

Stürze), Immobilität, Inkontinenz, intellektueller Abbau (bis hin zur Demenz)
2. Die Therapie ist ausgerichtet auf die Behebung bzw. Linderung von komplexen Funktionsstörungen, wobei die optimale Behandlung einer einzelnen Erkrankung in den Hintergrund treten kann.
3. Multimorbidität und Polypharmakotherapie mit daraus resultierenden Interaktionen, Veränderung der Pharmakokinetik und -dynamik im Stoffwechsel des alten Menschen, Vulnerabilität („Verletzbarkeit") des einzelnen Patienten, Therapietreue bedingt durch zahlreiche Einflussfaktoren.
4. Elektrolytstörungen (Natrium, Kalium, Magnesium, Calcium), Mineralstoffmangel (Eisen, Zink), Vitaminmangel (Vitamin B12, Folsäure, Vitamin D)
5. Gebrechlichkeit beschreibt einen Zustand, der die Folgen beschleunigter Funktionseinbußen von Organen, kognitiver Leistungsfähigkeit und psychosozialer Defizite im Alterungsprozess umfasst.

- ▶ Kap. 8
1. Palliativmedizin ist die Behandlung von Patienten, die an einer nicht heilbaren Erkrankung leiden, die progredient verläuft und eine begrenzte Lebenszeit mit sich bringt.
2. Pflege und Lagerung, Psychotherapie, Musik- und Kunsttherapie, Aromatherapie, Physio- und Ergotherapie, Atemtherapie, Entspannungstherapie
3. Probleme und Beschwerden: Psyche, Ernährung, Flüssigkeitshaushalt, Mundtrockenheit, Ausscheidung, Übelkeit und Erbrechen, Atmung, Fatigue, Schmerz
4. Grundzüge der Schmerztherapie
   - orale Medikation bevorzugen, Auswahl des Schmerzmittels nach Pathophysiologie und Intensität
   - Steigerung der Dosis und Kombination der Schmerzmedikamente bis zur

zufriedenstellenden Linerung, Ergänzung durch Koanalgetika, wenn nötig

- vorbeugende Therapie möglicher Nebenwirkungen der Schmerztherapie (z. B. Laxans als fester Therapiebestandteil bei Opioidtherapie)
- Verabreichung der Medikation nach einem festen Schema, Bereitstellung einer schnell wirkenden Bedarfsmedikation für Akut- und Durchbruchsbeschwerden
- vorausschauendes Anpassen der Medikation (z. B. Erhöhung der Dosen)

▪ ▶ Kap. 9

1. Leichenflecken (nach ca. 30 min, vollständig nach 6–12 h), Leichenstarre (nach ca. 2 h, vollständig nach ca. 12 h), Autolyse und Fäulnis (Eintritt abhängig von Umgebungsfaktoren wie Ort, Temperatur)

▪ ▶ Kap. 10

1. Primärprävention: Patient ist weder krank noch wurde eine Krankheit festgestellt (Impfung); Sekundärprävention: Patient ist krank, die Krankheit wurde noch nicht festgestellt (Kinder-/Krebsfrüherkennung); Tertiärprävention: Patient ist krank, die Krankheit ist auch festgestellt (KHK, Diabetes mellitus); Quartärprävention: der Patient ist nicht krank, es wird aber das Vorliegen einer Krankheit unterstellt (Kernspintomographie bei Patient mit unkompliziertem Rückenschmerz)

▪ ▶ Kap. 11

1. Spezialisten, Krankenhaus, Physiotherapeuten, Ergotherapeuten, Logopäden, Pflegedienst, Pflegeheim, MFA, Rehabilitationseinrichtungen, Selbsthilfegruppen

Serviceteil

© Springer-Verlag GmbH Deutschland, ein Teil von Springer Nature 2020
B. Riedl und W. Peter, *Basiswissen Allgemeinmedizin*, https://doi.org/10.1007/978-3-662-60324-6

Literatur

Weiterführende, vertiefende Literatur

Bachler H, Fischer C (2018) Allgemeinmedizin Leitfaden für Famulatur, AMPOL, KPJ und Turnus, 7. Aufl. TGAM, Innsbruck

Beck G (2016) Arzneimanagement im Alter. Probleme – Strategien – Lösungen. In: Landendörfer P. Mader FH (Hrsg). Kirchheim, Mainz

Bideau C, Bojanowski S, Herlan K, Schröder F, Ziegler S (2014) Medikamentenliste aus der Hausarztpraxis. Bochum

Braun R, Fink W, Kamenski G (2007) Lehrbuch der Allgemeinmedizin. Berger, Horn

Fink W, Kamenski G, Kleinbichler D (2010) Braun Kasugrafie. Berger, Wien

Gesenhues S, Gesenhues A. Weltermann B (2014) Praxisleitfaden Allgemeinmedizin, 8. Aufl. Elsevier, München

Grundke S, Klement A (2015) Pflegebedürftigkeit. Beratung – Betreuung – Zusammenarbeit. Hausarzt. In: Landendörfer P, Mader FH (Hrsg). Mainz

Klein R (2019) Die 100 Fälle Allgemeinmedizin, 3. Aufl. Elsevier, München

Kochen MM (2017) (Hrsg) Allgemeinmedizin und Familienmedizin, 5. Aufl. Thieme, Stuttgart

Kunz R, Ollenschläger G, Raspe H, Jonitz G, Donner-Banzhoff N (2000) (Hrsg) Lehrbuch Evidenzbasierte Medizin in Klinik und Praxis, 2. überarbeitete und erweiterte Auflage. Deutscher Ärzte, Köln

Landendörfer P (2010) Gedächtnisstörungen. Diagnostik – Behandlung – Betreuung. In: Landendörfer P, Mader FH (Hrsg). Kirchheim, Mainz

Landendörfer P (2015) Sterbebegleitung im Alter. Hausärztliche Palliativmedizin im Team. In: Landendörfer P, Mader FH (Hrsg). Kirchheim, Mainz

Mader, F, Brückner T (2019) (Hrsg) Programmierte Diagnostik in der Allgemeinmedizin, 6.Aufl. Springer, Heidelberg

Mader FH, Riedl B (2017) Allgemeinmedizin und Praxis, 8. Aufl. Springer, Berlin

Meyer F, Knorr H (2012) Sinnesstörungen. Hören-Sehen-Gleichgewicht halten-Schmecken. In: Landendörfer P, Mader FH (Hrsg). Kirchheim, Mainz

Pjontek R, Scheibe F, Tabatabai J (2016) Heidelberger Standarduntersuchung, 3. Aufl. Medizinische Fakultät Heidelberg, Heidelberg

Smollich M, Scheel M (2015) Arzneistoffe – die TOP 100. Schattauer, Stuttgart

Weber F, Grupp C (2012) Ernährungsstörungen. Essen – Trinken – Sondenkost. In: Landendörfer P, Mader FH (Hrsg). Kirchheim, Mainz

Internetadressen

Deutsche Gesellschaft für Allgemeinmedizin und Familienmedizin (▶ www.degam.de)

Arbeitsgemeinschaft der Wissenschaftlichen Medizinischen Fachgesellschaften (Zusammenschluss von 174 Fachgesellschaften) Hier alle wesentlichen Leitlinien zum Download verfügbar (▶ www.awmf.de)

Bundesärztekammer (Hier z. B. alles über Approbationsordnung und Weiterbildung verfügbar) (▶ www.bundesaerztekammer.de)

Robert-Koch-Institut (Hier Informationen über Infektionskrankheiten, Impfen – STIKO – etc.) (▶ www.rki.de)

Bundeszentrale für gesundheitliche Aufklärung (Hier Informationen zu Gesundheitsförderung, Prävention etc.) (▶ www.bzga.de)

DEGAM-Leitlinien (▶ www.degam.de/leitlinien)

DEXIMED (Online Portal hausärztliches Wissen) (▶ www.deximed.de)

Centre of Evidence based medicine (CEBM) (▶ www.cebm.net)

Arzneimittelkommission der deutschen Ärzteschaft (Informationen zu Arzneimitteln und Arzneimittelsicherheit) (▶ www.akdae.de)

Institut für Qualität und Wirtschaftlichkeit im Gesundheitswesen (▶ www.iqwig.de)

Junge Allgemeinmedizin Deutschland (▶ www.jungeallgemeinmedizin.de)

Deutscher Hausärzteverband (▶ www.hausaerzteverband.de)

Zeitschrift für Allgemeinmedizin (Organ der DEGAM mit wissenschaftlichen Beiträgen und DEGAM Benefits) (▶ www.online-zfa.de)

Stiftung Deutsche Depressionshilfe und Deutsche Depressionsliga (▶ http://www.deutsche-depressionshilfe.de, ▶ http://www.depressionsliga.de)

IHS-Klassifikation der Kopfschmerzen (▶ https://ichd-3.org/de/)

Stroke units (▶ http://www.dsg-info.de/stroke-units/stroke-units-uebersicht.html)

Liste der Giftnotrufzentralen (▶ http://www.bvl.bund.de/DE/01_Lebensmittel/03_Verbraucher/09_InfektionenIntoxikationen/02_Giftnotrufzentralen/lm_LMVergiftung_giftnotrufzentralen_node.html)

Stichwortverzeichnis